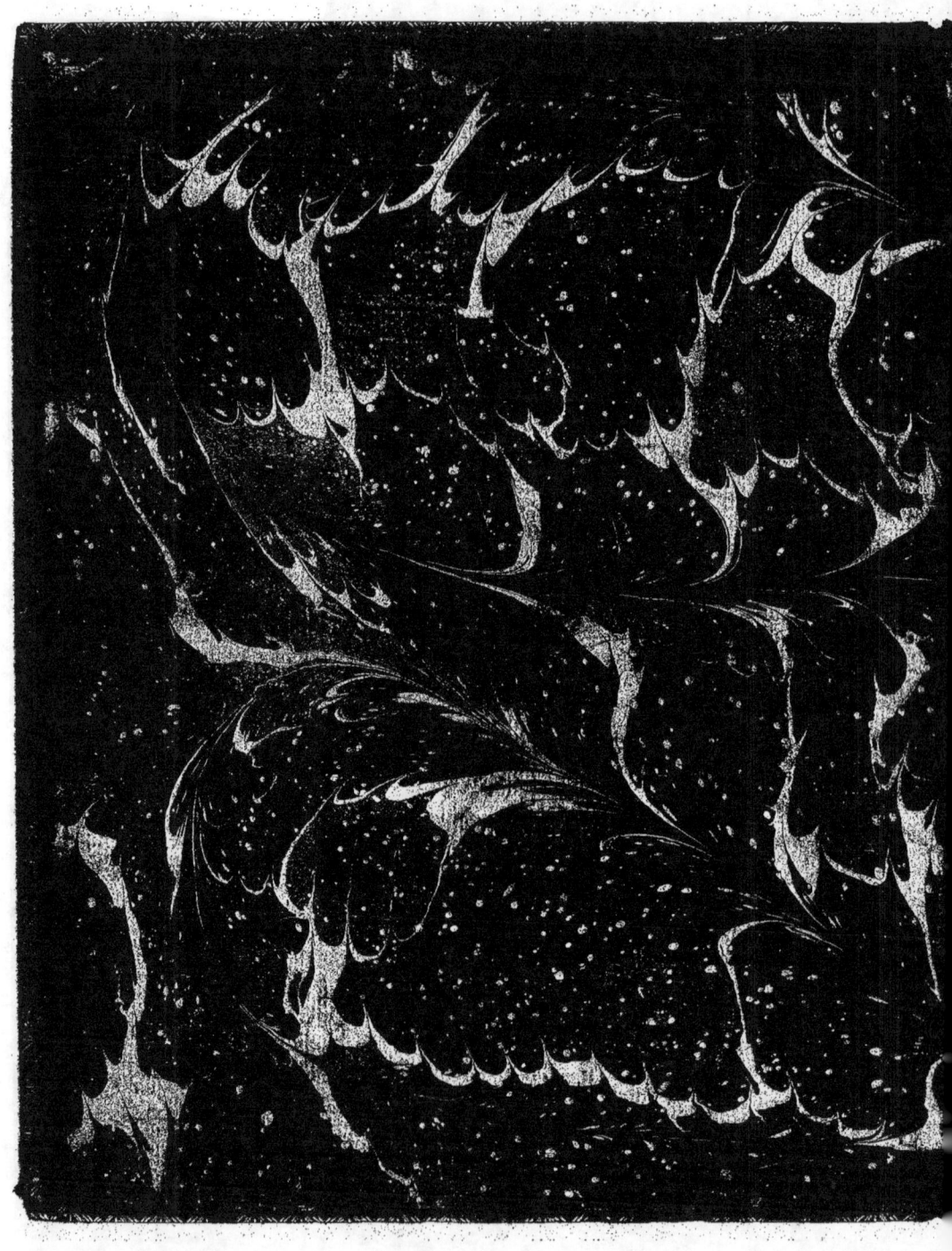

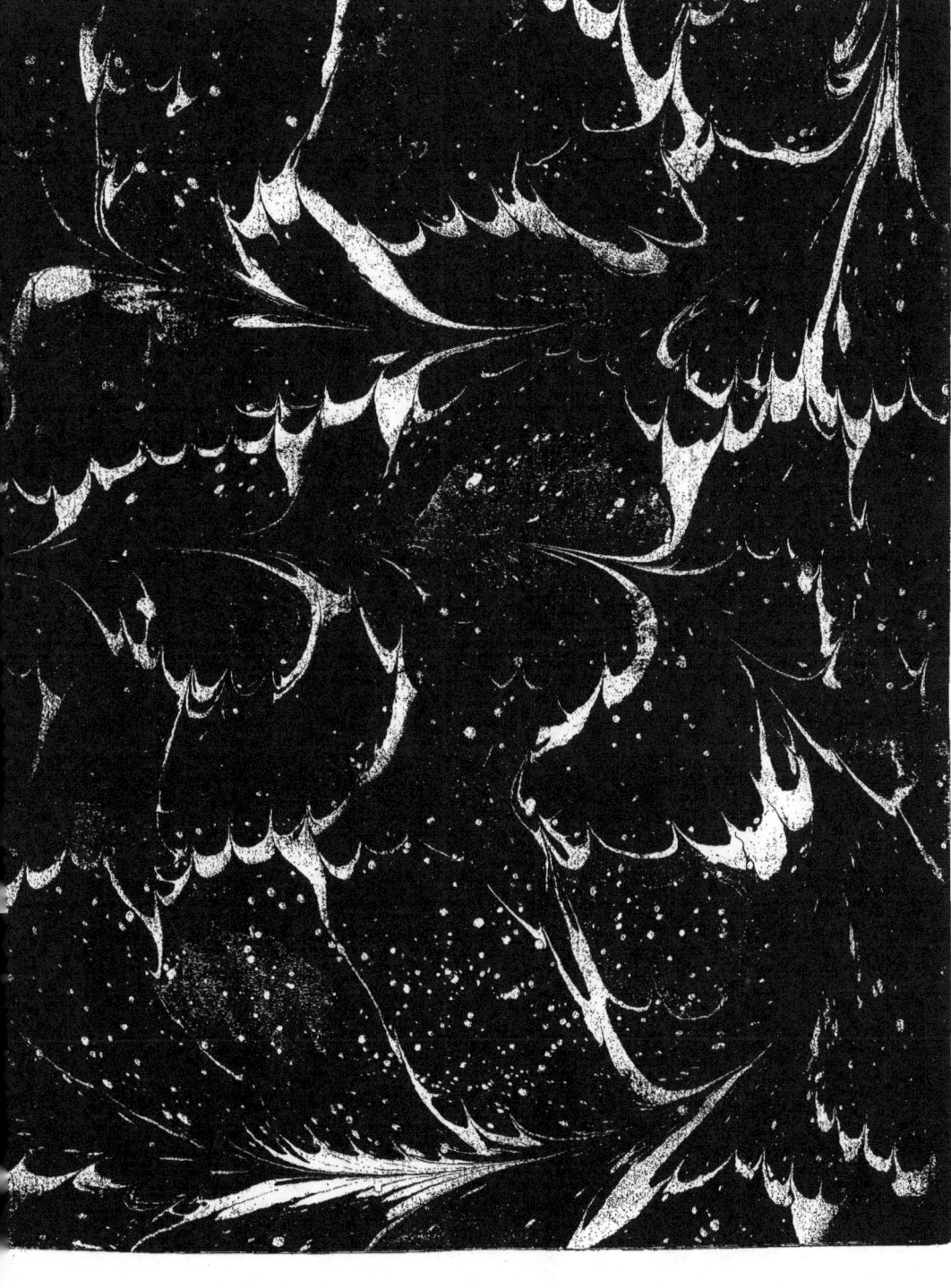

Sc. et arts n° 3451.
7422

HISTOIRE
DE
LA CHIRURGIE,
Depuis son origine jusqu'à nos jours.

Par M. PEYRILHE, Professeur royal de Chimie au Collége de Chirurgie de Paris, Conseiller de l'Académie royale de Chirurgie, Docteur en Médecine en l'Université de Toulouse, de l'Académie des Sciences, Inscriptions & Belles-Lettres de la même Ville & de celle des Sciences de Montpellier.

Tome Second.

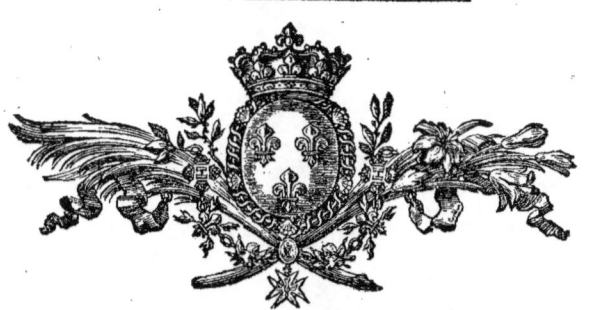

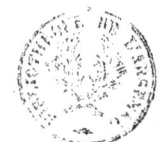

A PARIS,
DE L'IMPRIMERIE ROYALE.

M. DCCLXXX.

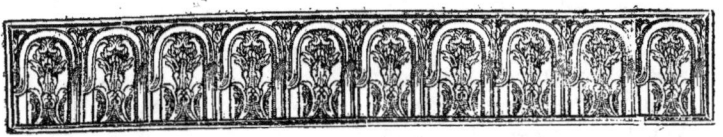

PRÉFACE.

S'IL est difficile d'écrire avec succès l'histoire d'un art, lorsqu'on s'en est tracé le plan, il est plus difficile encore de la continuer avec honneur sur un plan d'adoption. Celui qui crée le projet d'un pareil ouvrage obéit à un instinct secret qui en méditoit & préparoit de loin l'exécution : il en est bien autrement des Continuateurs : pour l'ordinaire les circonstances les décident, rarement le talent & le goût sont-ils consultés. De-là le peu de succès des continuations : quelquefois bonnes d'abord, elles finissent presque toutes par être mauvaises en passant en différentes mains.

Tout semble se réunir pour décourager les Continuateurs. Comme si ce n'étoit pas assez d'avoir à lutter contre les difficultés de l'entreprise, d'avoir à repousser la certitude affligeante, qu'on parcourt rarement avec gloire la carrière où ils s'engagent, ils ne peuvent se dissimuler qu'il existe des hommes sévères jusqu'à l'injustice, qui, sans examiner si l'ouvrage est utile, ne veulent le juger que par comparaison. Ces critiques emploient leur sagacité à balancer les talens, l'étendue de l'esprit & les connoissances du Continuateur avec le mérite souvent exagéré du premier Auteur, & se font un titre de ce parallèle pour rabaisser des efforts qu'ils eussent encouragés, sans l'injuste comparaison dont ils font la règle de leur jugement.

PRÉFACE.

A ces confidérations générales, déjà fi propres à nous faire fentir les dangers de l'entreprife dont on nous a confié l'exécution, il s'en joint une autre plus puiffante encore, celle du mérite perfonnel du premier Auteur de cette Hiftoire.

M. Dujardin réuniffoit tout ce qui peut former un bon hiftorien de la Chirurgie. La Littérature ancienne & moderne lui étoient également familières. Il leur avoit confacré fa jeuneffe, & dans l'âge mûr, lorfqu'il eut embraffé la Chirurgie, il donnoit encore à l'objet de fes premières études des momens précieux, que les hommes ordinaires perdent fans regret, parce qu'il leur faut des délaffemens, & qu'ils ignorent qu'on fe délaffe utilement en variant l'objet de fon application.

Quoique jeune lorfqu'il entreprit cette Hiftoire, M. Dujardin avoit exercé fuffifamment la Chirurgie pour connoître par lui-même, & d'une manière-pratique, l'enfemble des maladies, les opérations qu'elles exigent, les diverfes méthodes de les pratiquer, &, fi l'on peut s'exprimer ainfi, leurs fineffes. Il avoit fuivi avec fuccès la pratique des grands Maîtres, & s'étoit rendu propre, en quelque forte, leur expérience, par cette obfervation réfléchie qui fuit l'inftrument à travers les chairs qui le cachent, & par cette fagacité qui démêle tout ce qu'il fait, parce qu'elle fait d'avance tout ce qu'il doit faire.

Né à Neuilly-Saint-Front, petite ville du Soiffonnois, de parens livrés au Commerce, mais peu favorifés de la fortune, M. Dujardin fit fes premières études dans une forte d'obfcurité: d'abord en particulier dans la maifon paternelle, enfuite chez les Oratoriens de Soiffons, & il les termina par un cours de Philofophie & la Maîtrife-ès-arts dans l'Univerfité de Paris.

PRÉFACE.

Il fut quelque temps incertain fur le choix d'un état. Des mœurs douces, un goût décidé pour l'étude, & par conféquent pour la retraite, fembloient le deftiner à l'état Eccléfiaftique. Il l'embraffa; il penfa même à fe confacrer à la Religion d'une manière plus fpéciale en fe dévouant au cloitre; mais fon goût pour la Littérature profane, devenu plus vif par la privation, fit évanouir ce projet. Ce fut alors que, preffé de faire choix d'une profeffion, il paffa, comme Boërhaave (a), de l'état Eccléfiaftique à l'art de guérir.

L'inftitution traditionnelle ou domeftique des Afclépiades, qu'on ne retrouve plus que parmi les Chirurgiens, parut à M. Dujardin préférable à l'éducation fcolaftique, qui s'introduifit vers le commencement du xve fiècle. Cette inftitution fuppofe un Maître; le jeune Élève fit choix de M. de la Barre, Chirurgien diftingué de Soiffons; qui, flatté de cette préférence, fe chargea avec joie, je dirois prefque avec reconnoiffance, de lui fervir de guide dans la nouvelle carrière où il entroit. Après trois années d'études fous ce Praticien eftimable, d'autant plus fructueufes que la fréquentation des malades ajoutoit fans ceffe l'exemple au précepte, M. Dujardin revint dans la Capitale, pour entendre les Profeffeurs les plus célèbres, pour s'exercer dans les diffections anatomiques & fréquenter les hôpitaux: il fut même admis dans celui de tous qui devroit être le plus utile au Maître & aux Élèves, & qui l'eft fi peu, par l'excès même des objets d'inftruction qu'il préfente, l'Hôtel-Dieu.

A peine M. Dujardin eut-il connu le corps Chirurgical de la Capitale, qu'il defira d'y être admis. La

_____
(a) Boërhaave fe deftinoit au miniftère Évangelique; mais forcé d'y renoncer fur des foupçons de Spinofifme, il embraffa la Médecine.

modicité de sa fortune étoit un obstacle à sa louable ambition : engagé depuis quelque temps dans la carrière de la Licence, il n'y marchoit qu'à pas lents ; mais ses talens méritoient des facilités, il en trouva.

M. de la Martinière, Premier Chirurgien du Roi, empressé de faire refleurir les Lettres dans l'ancien collége de Saint-Louis, venoit de proposer aux jeunes Chirurgiens un combat honorable, un concours dont la réception gratuite des deux Concurrens qui se seroient le plus distingués devoit être le prix *(b)*. Animés d'une noble émulation, la plupart des Membres du Collége abandonnèrent les rétributions que la Loi décerne aux Examinateurs : par-là les fonds destinés à deux réceptions suffirent à trois, & M. Dujardin, l'un des vainqueurs *(c)*, trouva dans ses talens une ressource non moins honorable qu'inattendue.

A peine sorti de la Licence, le nouveau Maître se fit un plan d'études convenable à l'homme instruit. Il entreprit de parcourir les anciens monumens de la Chirurgie, la plume à la main ; il notoit ou recueilloit les inventions & les perfections à mesure qu'elles se présentoient, disons mieux, il rassembloit dès-lors, sans autre dessein que sa propre instruction, les matériaux de l'histoire de la Chirurgie. Il étoit déjà fort avancé dans ces recherches, lorsqu'il s'aperçut qu'elles

---

(b) Voyez Mercure de France, *janvier 1767, vol. I, page 163.*

(c) Le Collége n'a pas joui long-temps des talens du second, M. Lescure, mort, comme le premier, à la fleur de son âge, Chirurgien-major de la Gendarmerie. On me dispensera de nommer le troisième : il éprouve la douleur de survivre à deux amis, & ressent d'autant plus vivement les pertes du Collége dans ces deux morts prématurées, qu'avec moins de talent que de zèle, il desireroit acquitter une triple reconnoissance.

PRÉFACE.

pouvoient être utiles aux autres : il en fit part à fes amis, & nous l'encourageames à les continuer. Peu de temps après, il en communiqua des fragmens à l'Académie des Curieux de la Nature, & cette Société favante crut ne pouvoir mieux marquer à l'Auteur le cas qu'elle faifoit de fon travail, qu'en l'affociant à fa gloire & à fes travaux *(d)*.

Le projet d'écrire l'hiftoire de la Chirurgie n'étoit pas né encoré, & peut-être la modeftie de fon Auteur eût-elle mis un obftacle infurmontable à fa naiffance ; mais le Chef de la Chirurgie Françoife, non moins recommandable par fon zèle actif que par les fuccès brillans d'une longue pratique, étoit déjà informé des richeffes que poffédoit M. Dujardin ; il voulut les connoître & bientôt après en diriger l'emploi. Ainfi naquit l'hiftoire de la Chirurgie, fous le poids de laquelle M. Dujardin fuccomba peu de temps après qu'il eut publié le premier volume *(e)*.

Si, pour continuer avec fuccès cet Ouvrage, il ne falloit qu'être bien pénétré du deffein du premier Auteur, fa mort laifferoit peu de chofes à regretter. Marquer tous les pas que l'Art a faits, foit qu'ils le rapprochent ou qu'ils l'éloignent de la perfection; annoncer en quel temps & par qui il fut hâté ou retardé dans fa marche; préfenter les découvertes véritablement originales, les vues propres de chaque Auteur, avec les inductions les plus

---

(d) Cette Compagnie, en lui accordant le titre d'Académicien, approuva le projet de l'*Hiftoire de la Chirurgie*. Dans une lettre que lui écrivit, au nom de cette Société, le célèbre M. Ferdinand-Jacques Baierus, il lui difoit : *Confilium tuum quod cepifti de confcribendâ Chirurgiæ Hiftoriâ pro dignitate laudo, & ad perficiendum opus vegetas animi corporifque vires animitùs, comprecor.*

(e) Il étoit né le 13 janvier 1738, & mourut le 3 février 1775.

remarquables qu'il tire de ses principes & de ceux de ses prédécesseurs ; disposer les inventions dans l'ordre de leur naissance ; en donner une idée plus ou moins étendue ; indiquer où elles se trouvent, afin d'épargner au Lecteur, qui sait qu'elles existent, la peine de les chercher, & à celui qui l'ignore, celle de les inventer ; montrer comment une découverte a produit d'autres découvertes, & favoriser les génies inventifs en développant l'art d'inventer ; rapporter les inventions de tout genre à leurs véritables Auteurs ; déterminer le temps, le lieu, les circonstances où ils vécurent, & recueillir les traits les plus intéressans de leur vie : voilà quel fut le dessein de M. Dujardin & quel est le nôtre.

Ce plan laisse peu de choses à desirer, mais l'exécution est hérissée d'obstacles. La perte des monumens originaux, où les découvertes étoient comme entassées, les a éparpillées, si l'on peut s'exprimer ainsi ; on ne les retrouve plus qu'une à une, & pour l'ordinaire apostillées du nom d'écrivains obscurs qui n'en furent que les dépositaires. Cependant ces hommes ignorés sont pour nous les véritables inventeurs, & réclament leur place dans cette Histoire. De-là la nécessité des recherches biographiques & bibliographiques, qui pour l'ordinaire n'inspirent pas un grand intérêt, & la juste crainte d'indisposer certains Lecteurs, qui ne voient rien de plus positif dans ces recherches que l'ennui qu'elles leur font éprouver. Leur utilité ne permet pas néanmoins qu'on les néglige. A la vérité, les faits particuliers, les anecdotes n'appartiennent pas à l'Art même ; mais il est conforme à l'usage & à la raison de les recueillir, parce que la doctrine des Écrivains doit être appréciée relativement aux lieux, aux circonstances & au temps où ils ont vécu. Si le

temps

PRÉFACE.

temps, par exemple, où chaque Auteur a écrit, n'est déterminé d'une manière positive, il est impossible que les détails touchant les progrès de l'Art soient exacts, & qu'on ne tombe dans beaucoup d'erreurs en exposant ses états successifs & ses révolutions. Quoique cette partie de l'Histoire nous ait coûté beaucoup, nous n'espérons pas de recueillir le fruit de nos peines. Sans doute il est des hommes nés avec le courage nécessaire pour parcourir la carrière où nous osons marcher; ceux-là sauront apprécier des recherches toujours puisées dans les sources, & leur fixer un prix proportionné au temps, à la patience & au discernement qu'elles supposent; ils nous sauront gré de n'avoir omis, dans ces premiers temps, aucuns des Promoteurs de la Chirurgie, quoique la plupart des titres qu'ils avoient à notre estime n'existent plus *(f)*: mais aussi combien n'est-il pas de Lecteurs qui, contens d'une petite provision de connoissances usuelles, s'embarrassent peu de les augmenter & sur-tout de savoir par qui ces connoissances sont arrivées jusqu'à eux! Comment vaincre leur éloignement pour tout ouvrage de la nature de celui-ci! Nous ne l'entreprendrons pas; mais nous leur rappellerons que l'histoire d'un Art est un livre qui doit instruire, & que par malheur l'instruction se fait toujours acheter par le travail, & quelquefois par la fatigue & l'ennui.

Nous avons réuni dans cet Ouvrage l'histoire de l'art & celle de la profession. La première doit contenir

---

(f) *Pulchrum imprimis videtur*, dit Pline le jeune, *non pati occidere quibus eternitas debetur.*

Les découvertes des temps postérieurs étant beaucoup plus marquées, plus sensibles, & les inventeurs plus certains, nous espérons abréger beaucoup à l'avenir la nomenclature & les détails biographiques.

PRÉFACE.

toutes les vérités & toutes les erreurs que le temps a vu naître & mourir, c'eſt-à-dire, tous les dogmes qui ont régné ſucceſſivement en Chirurgie, avec les faits & les raiſonnemens qui leur ſervoient de baſe, & former ainſi la *bibliothèque* la plus ample & la plus utile qu'un Chirurgien ſortant des mains de ſes Inſtituteurs puiſſe lire, & peut-être la ſeule dont il ait beſoin ; en un mot, cette partie de l'Hiſtoire doit préſenter une ſorte de *Code* chirurgical, où ſeront réunies & les loix abrogées & celles qui ſont encore en vigueur. A cet égard, notre Hiſtoire aura l'avantage de joindre l'expérience des temps paſſés à l'expérience perſonnelle. L'expérience que chacun peut acquérir eſt très-bornée ; on ne l'augmente qu'en liſant, & la lecture devient immenſe, ſi l'on veut fouiller dans les ſources. Nous l'abrégeons en ne faiſant paſſer qu'une fois les objets ſous les yeux du Lecteur. Les cas qui ſont arrivés peuvent ſe préſenter encore, & ce n'eſt peut-être que dans un livre de la nature de celui-ci qu'on peut les réunir tous.

Quant à l'hiſtoire de la profeſſion, ceux qui cultivent un art aiment à ſavoir quel rang il a tenu dans tous les temps parmi les autres arts ; à connoître le degré d'eſtime accordé à ceux qui l'ont profeſſé ; enfin, à juger du mérite perſonnel de ſes promoteurs. Nous eſpérons qu'à cet égard on ſera content de nos efforts. Ce n'eſt pas que ſur cette partie même de notre travail nous ne devions nous attendre à quelques contradictions. On nous reprochera, par exemple, d'avoir confondu le Médecin avec le Chirurgien, en nous ſervant d'une dénomination commune ; mais nous croyons avoir répondu à ce reproche en prouvant, dans l'Ouvrage même, que l'art de guérir n'admit point de partage ni

PRÉFACE.

chez les Grecs, ni chez les Romains, par conséquent que les Médecins & les Chirurgiens, tels qu'ils existent aujourd'hui dans l'opinion publique, ne furent point connus de l'Antiquité. Nous avons démontré par les inscriptions, par l'autorité des anciens Médecins, par celle de quelques modernes, par les loix des Empereurs, par les décisions des Jurisconsultes, par les histoires civiles, par les conciles, enfin par tous les monumens subsistans de l'état des Arts & de ceux qui les cultivoient chez les Romains; que le même homme réunissoit en lui les trois professions qui constituent aujourd'hui l'art de guérir, & enfin nous sommes arrivés à cette conclusion inébranlable : qu'*il n'exista point jusqu'à la renaissance des Lettres, entre les Médecins opérans ou vulnéraires, & les non opérans ou diététiques, d'autre distinction que celle que met entre des personnes de la même profession la mesure différente de connoissances & d'habileté* (g).

Il est un autre genre de difficultés que nous n'osons nous flatter d'avoir toujours vaincues. Il existe une infinité de nuances entre les opinions, les méthodes, les procédés opératoires. Il a fallu démêler ces nuances, les détacher des livres qui les renferment & les unir au Tout, formé du rapprochement d'une infinité de matières diverses, d'autant plus difficiles à fondre ensemble, qu'elles n'ont pour l'ordinaire d'autre analogie que l'unité de leur objet, la santé. Cette partie de l'Histoire exigeoit d'autant plus de sagacité, que les Anciens, dessinant à grands traits, omettoient souvent les idées intermédiaires (h), & qu'on ne connoît pas

---

(g) *Voyez* ci-après, page 54 *& suivantes.*
(h) Galen. *Method. Meden.* lib. *IV*, *cap.* *IV*.

PRÉFACE.

avec affez de précifion ni la valeur exacte des mots qu'ils ont employés, ni la forme des inftrumens dont ils fe fervoient, ni la jufte fignification des noms impofés aux parties fur lefquelles ils opéroient. Enfin il eft une multitude d'opinions, de conjectures, d'interprétations, &c. incertaines, vagues & prefque arbitraires dont il a fallu, pour ainfi dire, calculer les degrés de probabilité, afin de fe décider en faveur du fentiment le plus probable. Le Lecteur ne voyant pas toujours les objets fous la même face que nous, ne fauroit être par-tout de notre avis; mais nous ofons lui demander une grâce que fon équité ne nous refufera point: En préférant une opinion à une autre, nous n'entendons pas déclarer fauffe celle que nous n'adoptons pas; qu'il croie avoir raifon en penfant autrement que nous, mais qu'il ne décide pas légèrement que nous avons tort, parce que nous penfons autrement que lui.

Nous ne nous flattons pas que notre Ouvrage foit ce que nous voudrions qu'il fût, & ce qu'il fera peut-être un jour, un livre où rien ne manque, où rien ne furabonde, où chaque chofe fe trouve à fa place. C'eft au temps à le porter au degré de perfection que nous défefpérons de lui donner nous-mêmes. Nous croirions avoir fait un bon emploi de nos veilles, fi ceux qui viendront après nous étoient difpenfés de le refondre, s'il ne leur reftoit qu'à le perfectionner. Le Clerc, qui, comme nous, travailla fur les originaux, n'enfanta d'abord qu'une efquiffe informe, qu'on n'eftima jamais & qu'on ne lit plus. En réuffiffant mieux dans la fuite, il laiffa beaucoup de chofes à defirer: fon Livre eft plutôt un excellent *recueil de Mémoires pour fervir à l'hiftoire de la Médecine* qu'une bonne hiftoire de cette Science. L'Hiftoire demande une fuite, un tiffu, un

PRÉFACE.

enfemble, un tout, & c'eft ce qu'on ne trouve pas dans l'Ouvrage de le Clerc.

Uniquement attachés à la précifion & à la clarté, nous nous fommes moins occupés des grâces du ftyle que de l'impartialité. On a dit qu'il feroit à defirer qu'un Hiftorien politique n'eût point de patrie. Ne pourroit-on pas dire auffi qu'il faudroit qu'un Hiftorien de la Chirurgie ne fût ni Médecin, ni Chirurgien ou qu'il fût l'un & l'autre? Lorfqu'un Artifte parle de fon art, on doit s'attendre à lui en voir enfler les avantages; Rollin a exagéré ceux de la Rhétorique : mais, lorfque ce même Artifte parle d'un art affez voifin du fien, pour donner lieu à la rivalité, ne doit-on pas s'attendre à le lui voir déprimer, pour faire reffortir davantage celui qu'il profeffe?

Il femble que nous foyons placés par le hafard dans le jufte milieu où devroit fe trouver l'impartialité. Si notre jeuneffe fut confacrée à l'étude & à l'exercice de la Médecine (i), des circonftances trop honorables (k) pour qu'il nous foit permis de les rapporter, nous affocièrent dans l'âge mûr au Collége royal de Chirurgie de Paris. Dans cette efpèce de neutralité, la partialité ne pourroit être que l'effet d'une impulfion étrangère, & nous déclarons que, quoique nous écrivions dans le fein d'une Compagnie qui a beaucoup d'injuftices à pardonner, beaucoup de déclamations à repouffer, beaucoup de préjugés fourdement entretenus à combattre, nous avons joui de la plus entière liberté.

(i) L'Auteur fut reçu Docteur en Médecine à Touloufe le 14 novembre 1759, & Membre du Collége de Chirurgie le 6 avril 1768.

(k) Voyez ci-devant, note (c).

PRÉFACE.

Livrés à nos propres reſſources, ſans autre ſecours que le zèle & le travail, & chargés d'une tâche dont on ne ſent bien l'étendue & les difficultés qu'en eſſayant de la remplir, nous avons pu nous tromper, mais nous n'avons voulu tromper perſonne. La loi pénible & dangereuſe que nous nous ſommes impoſée, & dont nous ne nous écartons jamais, non-ſeulement de citer nos autorités, mais encore de les tranſcrire le plus ſouvent au bas des pages, prouve qu'en diſant notre avis, nous avons deſiré que chacun conſervât le ſien. Cette précaution nous a paru d'autant plus néceſſaire, que ſi nous ne réuniſſons pas les talens divers & les connoiſſances infiniment variées que cette Hiſtoire exigeroit, nous avons du moins aſſez de jugement pour en ſentir les difficultés & nous défier de nos forces. Cette ſage défiance ne manque pas de motifs qui la juſtifient : en parcourant notre Ouvrage, au moment de le livrer au Public, nous y avons aperçu des imperfections, & nous les avouerions ſans peine, quand l'expérience ne nous auroit pas appris qu'on peut rectifier les volumes déjà publiés, par ceux qui paroîtront dans la ſuite *(1)*. La Critique ira plus loin ſans doute ; elle découvrira de véritables fautes ; car nous ne doutons pas qu'il n'en exiſte, dans leſquelles nous ſommes tombés, moins par négligence que par impuiſſance de mieux faire. Par cet aveu, nous ne cherchons pas à la déſarmer ; elle eſt utile ; elle épure la gloire d'un Auteur, & n'humilie l'amour-propre qu'autant qu'il eſt

---

(1) Comme en rendant aux Anciens les inventions qui leur appartiennent, on a beaucoup diminué la part que l'indifférence où la pareſſe accordoit aux Modernes, on croit pouvoir aſſurer que le reſte de cette Hiſtoire, conduite juſqu'à nos jours, n'excèdera pas deux volumes, de l'étendue de celui-ci.

PRÉFACE.

puéril ou exceffif. Bien réfolus de profiter de fes avis, nous recueillerons avec foin tous ceux qu'on voudra bien nous donner: ils nous flatteroient dictés par l'amitié; mais fuffent-ils échappés à l'envie, fi nous avions été affez heureux pour l'exciter, nous les recevrions avec reconnoiffance.

EXTRAIT DES REGISTRES
de l'Académie royale de Chirurgie.

Du jeudi 27 Juillet 1780.

M.rs HEVIN & MAJAULT, nommés Commiffaires pour l'examen du fecond Tome de l'hiftoire de la Chirurgie, qui comprend fes progrès depuis *Celfe* jufqu'à *Galien*, & depuis Galien jufqu'au feptième fiècle, ayant dit dans leur rapport, que cet Ouvrage leur a paru très-favamment écrit, non-feulement par l'immenfe érudition dont il eft rempli, mais encore par le judicieux difcernement avec lequel M. Peyrilhe a analyfé les Ouvrages de ceux dont il fait l'Hiftoire, LA COMPAGNIE a permis à l'Auteur de prendre, à la tête de cet Ouvrage, le titre de *Confeiller de l'Académie royale de Chirurgie*: en foi de quoi j'ai délivré le préfent Extrait des Regiftres. A Paris le 28 Août 1780. *Signé* LOUIS, *Secrétaire perpétuel de l'Académie royale de Chirurgie.*

FAUTES À CORRIGER.

Page 16, à la note, colonne 2, omnio, lisez somnio.
Page 60, ligne 10, c'est que, lisez c'est ce que.
Page 106, ligne dernière, tout ou plus, lisez tout au plus.
Page 126, ligne 24, couru lisez encouru.
Page 130, à la note, florum, lisez florem.
Page 137, à la note, ligne dernière, Scapelli, lisez Scalpelli.
Page 206, ligne 24, l'aggutination, lisez l'aglutination.
Page 231, à la note, profondius, lisez profundius.
Page 240, ligne 7, tout, lisez toute.
Page 308, ligne 25, de ceux vient, lisez de ceux qu'il vient.
Page 346, ligne 18, d'extinction, lisez d'extension.
Page 348, ligne 18, ces, lisez ses.
Page 366, à la note, colonne 2, ligne 1, distencta, lisez distenta.
Page 404, à la note, Pingle, lisez Pringle.
Page 630, ligne 20, ces derniers, lisez ces dernières.
Page 656, à la note, ligne 4, après tête, ajoutez les yeux.
Page 710, ligne 12 de la note, substituer, lisez subsister.
Page 755, ligne 31, Maxime, lisez Maximien.
Page 756, ligne 3, Maxime, lisez Maximien.

HISTOIRE

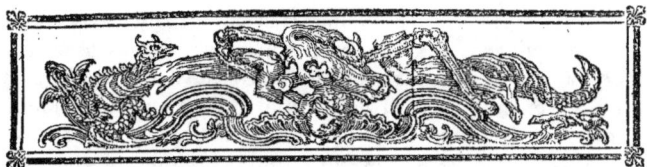

HISTOIRE
DE
LA CHIRURGIE.

LIVRE CINQUIÈME.

ÉTAT de la Chirurgie depuis le règne d'Auguste jusqu'à celui de Marc-Aurèle, comprenant ses progrès depuis Celse jusqu'à Galien.

ne considérer que les monumens actuels des progrès de la Chirurgie durant cette époque d'environ deux siècles, on n'en sauroit prendre une idée avantageuse; mais si l'on juge de l'édifice par les débris conservés dans les Compilateurs, on verra qu'elle avança réellement vers la perfection.

Nous avons fait tous nos efforts pour trouver & pour mettre au jour ces précieuses ruines, & nous espérons que si les yeux de nos Lecteurs en sont agréablement frappés, leurs esprits n'en seront pas occupés moins utilement. Ce sont à la vérité des déserts que nous allons parcourir, mais les déserts même ont leurs charmes pour les amateurs que le zèle y conduit, parce que c'est souvent dans ces lieux rebutans au

Tome II. A

premier aspect, que la Nature étale ses richesses avec le plus de magnificence & de profusion. Parcourons donc avec courage la longue carrière qui s'ouvre devant nous. Souvent nous verrons des Écrivains dont on ne connoît que les noms; mais nous en rencontrerons aussi dont les noms se sont conservés avec des titres qui leur assurent une sorte d'immortalité.

On a déjà parlé d'un très-grand nombre de Chirurgiens antérieurs à Celse ou qui étoient ses contemporains, & cependant ceux dont les travaux ont été soumis à l'analyse ne sont pas les seuls qui se distinguèrent sous le règne d'Auguste. Il reste à faire connoître encore quelques-uns d'entr'eux qu'on a cru devoir renvoyer à cette époque : d'un côté, pour ne pas mettre un trop grand intervalle entre Celse & le Père de la Médecine; & de l'autre, pour ne pas interrompre à chaque instant l'exposition des travaux de Celse *(a)*, à mesure qu'on rencontroit quelqu'un des Chirurgiens qui sont placés ici. Le parti qu'on a pris paroît d'autant plus raisonnable, qu'il n'est pas sûr que toutes les personnes dont Celse fait mention l'aient précédé; & qu'au contraire la plupart d'entr'eux n'étant connus que par ce qu'il en dit lui-même, ou par ce qu'en disent des Écrivains qui lui sont postérieurs, il est presque certain que ces Médecins ne le précédèrent pas de beaucoup, ou qu'ils furent même ses contemporains. On convient néanmoins sans peine, que quelque fortes que puissent être ces considérations, on n'auroit pas suspendu la marche de la narration, si l'histoire nous eût présenté beaucoup d'hommes comparables au Chirurgien Démosthène, de qui nous avons

---

(a) Nous saisissons la première occasion qui se présente de parler de Celse, pour rétablir un passage de Quintilien, dont l'altération faisoit de cet Homme célèbre un Écrivain médiocre. Depuis environ dix-huit ans on s'étoit aperçu que ce passage de Quintilien étoit fautif; & quoique la correction qu'on en fit vers ce même temps fût connue de quelques personnes lorsque le premier volume de cet Ouvrage parut, on ne l'employa point alors. Selon cette correction, au lieu de *C. Celsus mediocri vir ingenio*, il faudroit lire, *C. Celsus Medicus, acri vir ingenio*. *Voyez* Goulin, Mémoires littéraires, *page 281, année 1775.*

déjà dit un mot ailleurs, parce qu'alors on n'auroit pas eu à craindre ces temps de stérilité, cet immense vide qu'on a tâché de rendre moins sensible en sacrifiant quelque chose de la rigueur chronologique.

Démosthène étoit disciple d'Alexandre Philalethe, c'est-à-dire, *ami de la vérité*, surnom que Démosthène lui-même mérita & reçut de ses contemporains. On trouve dans les écrits de Galien, un Démosthène de Marseille *(b)*, & Ménage place sous Néron un Médecin de la même ville & du même nom *(c)*; mais on ignore si c'est de notre Chirurgien que l'un & l'autre ont parlé. Philalethe avoit écrit sur les maladies des yeux, trois Livres fort estimés, & souvent cités par Galien, par Oribase & par beaucoup d'autres anciens Auteurs *(d)*. On doit remarquer ici que ce même Ouvrage est cité par Sylvaticus, Médecin de Robert, roi de Naples, au commencement du XIV.ᵉ siècle; mais on doit s'abstenir de conclure, avec Freind, de cette seule induction, *qu'il est évident que ces livres existoient alors*; parce que Sylvaticus peut avoir cité les fragmens que nous connoissons, ou quelques autres que nous n'avons plus, sous le nom de leur véritable Auteur & sous leur titre primitif, sans renvoyer à la compilation par laquelle il les connoissoit. Oribase a pris chez Démosthène ce qu'il dit de la *chémose*, maladie de l'œil, qu'on ne trouveroit peut-être point sous ce nom ailleurs que dans ses Écrits *(e)*. Est-ce qu'elle n'auroit pas paru digne à ses prédécesseurs d'une dénomination, & moins encore d'une description particulière ? La chémose en effet n'est qu'une inflammation violente des paupières qui les renverse & les empêche de revenir assez sur le globe de l'œil pour le recouvrir entièrement. Ce que Démosthène appelle *inflammation de l'œil* n'est pas non plus une maladie grave; elle est très-ordinaire aux vieillards chez qui l'on voit les yeux se tuméfier sans cause manifeste, pâlir, s'humecter avec grande

DÉMOSTHÈNE.

(b) De Comp. med. *f. g. sub fin.*
(c) Dans l'Antibaillet.
(d) Galen. *de puls. lib. IV, cap. V.*
(e) Synops. *liv. VIII, cap XL.*

démangeaison & fluxion. Le prurit commence brusquement au grand angle de l'œil, & ne ressemble pas mal à celui que cause la piqûre d'une mouche ou d'un moucheron. Des onctions de miel safrané à la face interne des paupières, de miel seul à leur face externe; des fomentations d'eau tiède sur la tête en été, & d'eau de mer en hiver; le bain, & au sortir de l'eau un peu de vin; la saignée ou les purgations, selon les circonstances, sont tout ce qu'il emploie pour la combattre *(f)*. Rien n'est en effet plus rationel que cette curation si, comme on a lieu de le croire, la maladie a sa source dans le défaut de transpiration, défaut très-ordinaire aux vieillards chez qui l'on sait d'ailleurs que cette excrétion est toujours fort âcre, & par conséquent très-propre à produire le désordre dont il est ici question. Nous avons de Démosthène non-seulement un collyre dans lequel les cathérétiques sont tempérés par le safran & l'opium *(g)*, mélange dont l'antiquité fournit plusieurs exemples, peut-être mal appréciés par les modernes, mais encore plusieurs autres préparations qu'on peut voir dans le Recueil d'Aëtius *(h)*. Soit qu'il ne fût pas assez rassuré contre les accidens de l'extirpation de la luette, soit qu'il existe des cas où il préférât le cautère potentiel à l'instrument tranchant, il décrit avec soin cette dernière méthode, & voici quel étoit son cautère : il prenoit quatre onces de chaux vive, deux gros de cendres gravelées, faites avec la lie récente, autant de nitre fixé par les charbons, & un gros de *minium (i)*. Il délayoit toutes ces matières dans une quantité suffisante de lessive, & les réduisoit à la consistance

---

(f) Tetrabib. *II, serm. 3, cap.* XII.

(g) Oribas. Synops. *de collyriis*, lib. IV.

(h) Tetrabib. *IV, serm. 2, cap* LII.

(i) Le vrai *minium* étoit-il connu du temps de Démosthène ? ne pourroit-on pas soupçonner les Anciens d'avoir donné ce nom, qui désigne aujourd'hui une chaux rouge de plomb, ou à la *terra plumbaria rubra*, ou à la *pseudo-galena rubens*, la blende rouge, de Wallerius *(mineralogia)* ? la première de ces substances est rougie par une ochre martiale ou par une terre grasse pleine de rouille, & la seconde est une espèce de mine de zinc. Pour les temps postérieurs, Dioscoride prouve qu'on appeloit le cinnabre, *minium: argentum vivum fit ex minio, quod abusivè cinnabaris dicitur.* Lib. V, cap. LXX.

de miel, en leur faisant prendre deux ou trois bouillons : il conseille ensuite d'enfermer ce cautère dans une boîte de plomb pour le conserver humide, & s'il se dessèche, de l'humecter avec un peu de lessive. Outre la cautérisation de la luette, dont nous ne décrirons pas le procédé, quoiqu'il puisse trouver son application dans la pratique moderne, le cautère de Démosthène avoit beaucoup d'autres destinations; il servoit à détruire les verrues formicaires & autres, celles des doigts qui repoussent sans cesse, les cors des pieds & des mains, les callosités, les cicatrices qui surmontent le niveau des parties voisines, le charbon *(k)*, & les autres excroissances du même genre. Oribase attribue encore à Démosthène une machine appelée ἀτραβη, mais qu'il ne décrit pas, & que nous sommes par conséquent dans l'impossibilité de faire connoître, & plus encore d'apprécier *(l)*.

CLÉOPHANTE. Galien fait mention de Cléophante à propos d'un malagme contre la goutte *(m)*, & Celse le représente comme un de ces anciens Écrivains chez lesquels le fameux Asclepiade avoit puisé ses dogmes *(n)*; ce qui fait remonter Cléophante au-delà de cette époque. SÉRAPION, Sérapion, de la secte empirique, composa quelques médicamens externes, parmi lesquels on distingue avantageusement celui qu'il employoit pour guérir les contusions reçues en s'exerçant au pugilat, jeu fort célèbre autrefois, dans lequel les athlètes se battoient à coups de poings pour toutes armes *(o)*.

Parmi les Chirurgiens de l'école d'Alexandrie, autrefois célèbres par leurs Écrits, & dont on a fait mention ailleurs, on trouve un Philoxène, auteur de plusieurs volumes sur la PHILOXÈNE. Chirurgie, encore existans du temps de Celse *(p)*; auquel on pourroit associer peut-être un Claudius Philoxène, à qui CLAUDIUS Galien est redevable de beaucoup de remèdes externes insérés PHILOXÈNE.

(k) Aëtius, *tetrabib.* IV, *ser.* 2, *cap.* LII.
(l) Machin. *cap.* IV.
(m) *De comp. med. secund. gener.* lib. VII.
(n) Lib. III, cap. XIV.
(o) Galen. *de comp. med. secund. gener.* lib. II.
(p) Ibid. Lib. VII, initio.

NILUS ou NILEUS. dans fes Recueils *(q);* on voit Nileus *(r)*, un autre Nilus ou Nileus *(f)*, Paficrate, qui d'Architecte devenu Chirurgien,
PASICRATE. réforma le *plinthium Nilei*, machine propre aux extenfions,
ARISTION. retouchée après lui par Hérodote *(t);* on rencontre Ariftion, fils
ARISTON. de ce dernier, qu'on peut croire le même homme que l'Arifton
ARISTUS. de Celfe *(u)* & l'Ariftus dont Scribonius adopta quelques
compofitions *(x)* : tous ces hommes très-obfcurs aujourd'hui,
quelle que fût autrefois leur célébrité, ne fe montrent un inftant
dans l'hiftoire que comme auteurs ou réformateurs de diverfes
machines fervant aux luxations, genre de travail qui fit plus
d'une fois à cette époque les plus grandes réputations, mais
qui n'en affura pas la durée, parce qu'elles devoient finir
ZOPYRUS. avec l'apparence d'utilité fur laquelle elles portoient. Comme
APOLLONIUS. eux, Apollonius de *Citium*, petite ville du royaume de
Chypre, écrivit fur les fractures & les luxations. Il étoit
difciple de Zopyrus, contemporain de Mithridate, lequel
Zopyrus n'a laiffé que des formules, quoiqu'on dût beaucoup
attendre d'un homme qui pratiquoit la Chirurgie dans la
fameufe école d'Alexandrie *(y)*, alors le plus beau théâtre
des grands talens. Les Écrits & le nom d'Apollonius, long-
temps oubliés ou perdus, viennent de renaître en quelque
forte par les foins du célèbre Cocchi. Ce Savant, dont les
Sciences en général, & la Chirurgie en particulier, répareront
fi difficilement la perte, ne pouvant faire entrer les Écrits
d'Apollonius dans la première partie de la collection de
Nicete qu'il publioit, crut rendre fervice aux Chirurgiens
en leur en procurant une notice. Ces Écrits confiftent, felon
M. Cocchi, en trois Commentaires grecs fur les livres
d'Hippocrate, *de articulis;* ils font divifés en autant de livres,
fous-divifés en cinquante-fix fections, & ornés de vingt-neuf

(q) De comp. med. fecund. loc. lib. III.

(r) Celf. *lib. VIII, cap. XX.* Oribaf. *de Machinam. cap. VIII.*

(f) Celfus, Galenus, Oribafius, Aëtius, paffim.

(t) Oribaf. *de Machin.*

(u) Lib. V, cap. XXVIII.

(x) Compof. *77, 79.*

(y) Ibid. Compof. *169.* Oribaf. *lib. XIV, cap. LII, LVIII, LXI,* Voyez auffi la note fuivante.

figures aussi grossières qu'incorrectes. Apollonius les avoit dédiés à l'un des Ptolémées que M. Cocchi croit être ce Ptolémée Aulete qui devint roi de Chypre environ soixante-dix ans avant Jésus-Christ *(z)*. On voit par la préface de ces Commentaires, que le Mécène d'Apollonius aimoit la Chirurgie, ou qu'au moins il étoit curieux de connoître la doctrine des luxations, préférence fondée sur l'habitude où l'on étoit alors de s'exercer journellement à des jeux violens : car si ces jeux rendoient les corps agiles, vigoureux & forts ; s'ils les maintenoient en santé, même au milieu des excès, il arrivoit souvent aussi qu'ils luxoient ou fracturoient les membres. Cette considération suffit pour rendre raison de cette multitude de Traités sur les fractures & les luxations que l'antiquité nous a transmis, ou à leur place la certitude qu'ils ont existé. Selon le célèbre Éditeur, Apollonius ne se borna pas à interpréter le texte d'Hippocrate, à l'éclaircir, à développer son excellence, comme ont fait depuis tant d'autres Commentateurs, il l'enrichit encore de ses propres découvertes, & substitua des méthodes simples & faciles aux

---

(z) Apollonii Citiensis. De articulis; liber I.

Cum animadvertam, Rex PTO-LEMAEE, te Medicam artem amare, simulque videam NOS, qui tua mandata perficimus, participes eorum esse quæ divinus HIPPOCRATES, in auxilium hominum, scribens, de instrumentis excogitavit, opportunum putavi ea quæ sunt ab ipso tradita de articulis excidentibus commodè comprehendens, humeri quoque reponendi rationem, quod in præsens jussisti, TIBI impertire. Quandoquidem nonnulli ob rerum quarundam imperitiam minus idonei fuére, alii verò etsi rerum multarum usu benè essent constituti, segnitiâ tamen suâ ne TIBI hæc exponerent impediti fuére. Sed quidam neque cùm articuli suis sedibus excidunt, vel cùm ea quæ juncta sunt dehiscunt illicò deprehendentes, neque subductâ ratione colligentes, artificiosos reponendi modos per instrumenta omisère, articulorum verò impulsiones, quæ in palæstra fiunt & quæ populariter exercentur, nullus hujusmodi oblivisicuntur. Ut autem TIBI facilia intellectu sint quæ HIPPOCRATES de singulis tradidit, ejus dictata primum exponam, expeditiores reponendi modos subjungens, quasi collationem quamdam ab ipsis operibus quæ hominum una molientium ministerio fiunt. Quorum nonnulla & IPSE, perfeci, alia ZOPYRO assidens ALEXANDRIÆ observavi. Hunc autem virum tum in fractis, tum in motis ossibus, curationes quæ manu fiunt, juxta HIPPOCRATIS plerumque præcepta instituisse testis NOBIS fuerit POSIDONIUS, qui Medici ejusdem consuetudine usus est. Initium igitur quod fecit HIPPOCRATES libro de articulis hujusmodi est. HUMERI ARTICULUM, &c.

procédés du divin Vieillard, toujours ingénieux, mais quelquefois embarrassés & difficiles. Ç'en est assez sans doute pour nous faire desirer la publication de ces Commentaires, & pour ajouter aux justes regrets que doit inspirer la mort prématurée du Savant estimable qui se proposoit de nous en faire jouir.

PROTARCHUS. Protarque *(a)* Nymphodorus *(b)*, le même peut-être que
NYMPHODORUS. le Nymphodotus de Galien *(c)* & d'Aëtius, travaillèrent aussi
NYMPHODOTUS. sur les luxations; nous avons même du second un Glossocome, retouché par l'Aristion *(d)*, dont nous parlions il n'y a qu'un
NICANDER. instant. Nicander, auteur des livres intitulés : *Alexipharmaca* & *Theriaca*, ne mérite une place ici que par le peu qu'il dit de la morsure des bêtes venimeuses & des antidotes qu'on doit leur opposer; mais Attalus son contemporain, en qui finit la race des Attalides, rois de Pergame, nous appartient à meilleur titre. Ce Prince, vraiment digne du Trône, préférant l'art de conserver les hommes à l'art barbare qui les détruit, écarta la guerre de ses États, maintint ses peuples en paix, & profita lui-même du calme qu'il leur procuroit pour cultiver dans toute son étendue l'art de guérir, même la Chimie, ou plutôt la Métallurgie, & pour faire sur des criminels condamnés à mort des expériences utiles à la société, dont ces malheureux sont le fléau. Les plus solides vertus avoient embelli sa vie, la piété filiale la termina : il mourut d'une fièvre gagnée pour avoir été trop long-temps exposé au Soleil, occupé à bâtir de ses propres mains un mausolée à sa mère *(e)*.

On ignore s'il écrivit sur la Médecine, mais les formules de
MITHRIDATE. médicamens rapportées sous son nom par Celse *(f)* & par
NICOMÈDE. Galien *(g)*, prouvent qu'il la pratiqua. C'est aussi par des formules que les noms de Mithridate & de Nicomède-

---

(a) Celse, *lib. VIII, cap. XX.*
(b) Oribas. *de Machin.*
(c) De comp. med. secund. gener. lib. VI.
(d) Oribas. *ibid.*
(e) La transposition est ici très-frappante, puisque ce Prince mourut l'an 133 avant Jésus-Christ, mais elle n'est point de conséquence.
(f) Lib. V, cap. XIX.
(g) De comp. med. secund. gener. lib. I, II.

Philopator

DE LA CHIRURGIE. Liv. V. 9

Philopator *(h)* font paffés dans les Écrits de Médecine : prefque toutes celles de Mithridate ont pour objet de réfifter aux poifons *(i)*. Pour Parthenius ou Parthemus *(k)*, contemporain de Mithridate ; Philonide de Sicile, le même peut-être que le Philénide de Scribonius, difciple de Paccius d'Antioche *(l)*, & Métrodore, Sectateur d'Afclepiade, on n'en connoît guère que le nom *(m)*. Enfin Erotian parle avec éloge d'un Afclation *(n)*, que M. de Haller appelle Afclapion *(o)*; & qu'il foupçonne, on ne fait fur quel fondement, d'être le même que l'Afclapon de Patras, Médecin de Cicéron, ou plutôt de Tyro fon affranchi, & du refte de fa famille. Nous connoiffons très-peu l'Afclation d'Erotian, mais le Médecin de Patras eft devenu fameux par la confiance de l'Orateur romain *(p)*. Ici Cicéron compte beaucoup fur la promeffe qu'il lui fait de rétablir en peu de temps fon cher Tyro; là il s'occupe de fes honoraires, ce qu'il exprime affez plaifamment pour être rapporté: *j'ai écrit*, dit-il, *à Curius de rendre hommage au Médecin (q)*. Cette précaution pouvoit être utile, car il nous apprend ailleurs que ce Médecin aimoit beaucoup *qu'on lui fît hommage ; je penfe*, dit-il à fon Intendant, *qu'il convient de donner quelque argent au Médecin, afin de réchauffer fon zèle (r)*.

PARTHENIUS.
PARTHEMUS.
PHILONIDES.
PHILENIDES.
MÉTRODORE.

Mofchus *(f)*, Bœthus *(t)*, Medus *(u)*, n'ont qu'un malagme pour tout titre & pour tout appui de leur nom. Micon *(x)*, que M. Cocchi aime mieux appeler Nicon *(y)*, fit auffi des

MOSCHUS.
BŒTHUS.
MEDUS.
MICON ou NICON.

(h) De comp. med. fecund. gener. lib. V. Secund. loc. lib. II.

(i) Ibid. lib. VII. Scribon. Largus, compof. 169.

(k) Lib. V, cap. XVIII.

(l) Galen. comp. med. fecund. gener. lib. VII. Scribon. comp. 97.

(m) Galen. De fimpl. med. facult. lib. I, cap. XXXIII.

(n) In Dictionnario, inter opera Galeni.

(o) Biblioth. Chir. t. I, pag. 29.

(p) Ep. fam. lib. XIII, Epift. 20.

(q) Curio mifi ut medico honos habeatur. Ibid. Epift. 16.

(r) Medico ipfi puto aliquid dandum, quo fit ftudiofior. Ibid. Epift. 6.

(f) Celf. lib. V, cap. XVIII; Galen. de comp. med. fecund. loc. lib. IV.

(t) Oribaf. Synopf. ad Euft.

(u) Celf. ibid.

(x) Id. ibid. & cap. XXVIII.

(y) Græcorum Chirurgici libri.

malagmes, parmi lesquels il s'en trouve un pour les dartres, où les cantharides entrent, & sur lequel semble avoir été calqué celui qui valut à Pamphile une fortune immense, ainsi que nous le dirons plus bas. C'est encore parce que Celse apposa leurs noms à des formules, que nous connoissons Aristogène *(z)*, Euthyclée *(a)*, Sesagore *(b)*, Ctesiphon *(c)*, Irenée *(d)*, Théoxène *(e)*, Numenius *(f)* & Dixius *(g)*. Des formules d'emplâtres ont aussi perpétué les noms de Philocrate *(h)*, d'Hécatée *(i)*, de Diogène *(k)*, & conservé le souvenir d'un Juif anonyme, parmi les recettes duquel il en est une qu'on a laissé tomber en désuétude sans la remplacer, & qui néanmoins pourroit trouver son application, dans les cas très-communs où, conformément à l'intention de son Auteur, on veut doucement ronger & réprimer les chairs : elle étoit faite de chaux & de nitre très-rouge délayés dans l'urine, & réduits en consistance de liniment *(l)*.

{ARISTOGÈNE. EUTHYCLÉE. SESAGORAS. CTESIPHON. IRENEUS. THEOXENUS. DIXIUS. PHILOCRATES. HECATÆUS. DIOGÈNE. INDÆUS.}

{DIONYSIUS.} Le nom de Denys revient souvent dans les Écrits anciens; & lorsqu'il se présente, on est presque toujours embarrassé de savoir à qui le rapporter, tant les hommes de ce nom sont nombreux & difficiles à démêler. Outre le Disciple d'Héraclite dont nous avons parlé, & le Tyran de Syracuse, qui pratiquoit la Médecine, au rapport d'Élien *(m)*, & sur-tout la Médecine externe, *brûlant, divisant, coupant*, & faisant en général tout ce que cet Art conseille, Galien cite un Denys de Samos *(n)* & un autre de Milet *(o)*. Scribonius parle

---

(z) Celf. *cap. XVIII.*
(a) Ibidem.
(b) Ibidem.
(c) Ibid. Galen. *comp. med. secund. gener. lib. VI.*
(d) Celf. *ibid. cap. XXVIII.*
(e) Idem, *ibid.*
(f) Idem, *ibid. cap. XXI.*
(g) Idem, *ibid. cap. XVIII.*
(h) Idem, *ibid. cap. XIX, XXVI.*

(i) Ibidem.
(k) Ibid. Galen. *comp. med. secund. loc. lib. III.*
(l) Idem, *ibid. cap. XIX, XXII*; Aëtius, *tetrabib. IV, fer. 3, cap. XIV.*
(m) Variarum hist. lib. XI, cap. XI.
(n) Galen. *comp. secund. gener. lib. IV.*
(o) Idem, *comp. secund. loc. lib. IV.*

d'un troisième qui se voua plus particulièrement à la Chirurgie, & qui nous a laissé des médicamens externes de toute espèce *(p)*, avec le souvenir qu'il étoit partisan des ligatures des mains, pour arrêter les hémorragies *(q)*. Il y a quelque apparence que ce Denys est le même qui cautérisoit les hémorroïdes de la manière qui suit : il les saupoudroit d'abord avec du sandarach, & les recouvroit ensuite avec cinq parties d'orpiment & de cuivre brûlé, mêlés & confondus dans huit parties de chaux, moyen très-violent sans doute, mais dont la prudence pourroit tirer parti contre les hémorroïdes *celluleuses*. Le lendemain il ouvroit les tubercules par une simple piqûre, & se conduisoit dans tout le reste du traitement d'après l'intention qu'il avoit d'établir une cicatrice propre à former une barrière utile contre les nouveaux transports d'humeurs & les nouvelles fluxions sur les vaisseaux hémorroïdaux *(r)*.

Philon, devenu célèbre par le médicament qui porte son nom *(s)*, en a laissé quelques-uns d'externes, genre de mérite qu'il partage avec Cléon *(t)* & Théodote *(u)*. Nous avons en particulier de ce Théodote un collyre, autrefois très-célèbre & d'un usage fréquent parmi les Médecins d'Alexandrie.

Hermon *(x)*, qu'on distingueroit peut-être mal-à-propos d'Hermias *(y)*, Hierax *(z)*, Halieus *(a)*, Ménophile *(b)*, Craton *(c)*, Philete *(d)*, ne sont pas plus recommandables à nos yeux que le Médecin Théodote. Ptolémée *(e)*,

PHILON.

CLÉON.
THEODOTUS.

HERMON.
HERMIAS.
HIERAX.
HALIEUS.
MENOPHILUS.
CRATO.
PHILETUS.
PTOLÉMÆUS.

(p) Comp. 212, 213.

(q) Cæl. Aurelian. Chron. *lib. II, cap. XIII, sub fine.*

(r) Le texte comporte un autre sens, mais il est autant puérile que celui-ci est simple & sensé. *Cels. lib. VI, cap. XVIII.*

(s) Philonium romanum.

(t) Oribas. Synops. *lib. III, ad Eust.* Cels. *lib. VI, cap. VI.*

(u) Cels. *ibid.*

(x) Ibidem.

(y) Galen. *comp. med. secund. loc. lib. IV.*

(z) Cels. *ibid.* Galen. *comp. med. secund. gener. lib. V.*

(a) Galen. *ibid. lib. V & VII, ex Andromacho.*

(b) Cels. *ibid.*

(c) Idem, *ibid.* & *cap. XVIII.*

(d) Idem, *ibid. cap. VI.*

(e) Cæl. Aurelian. Chron. *lib. III, cap. VIII.*

MÉNÉMACHUS. ÉVELPIDE. ANTISTIUS. SOCRATE. GLYCON.

Ménémaque *(f)*, Evelpide, Antiftius *(g)*, Socrate *(h)*, Glycon *(i)* & Caridemus, fe font diftinguer par quelques particularités de peu d'importance & d'une bien mince utilité. Le premier, connu comme Chirurgien & Sectateur d'Érafiftrate, en fuppofant toutefois que ce foit le même dont parlent Celfe *(k)* & Cæl. Aurelianus, *(l)* joignit au foible avantage d'avoir laiffé beaucoup de formules, qu'on peut voir dans Galien & dans quelques autres anciens Auteurs, le mérite bien plus réel de s'être aperçu, le premier peut-être, de l'inefficacité de la ponction dans l'hydropifie afcite, & d'en avoir trouvé la véritable caufe, la fquirrhofité du foie *(m)*. Il nous eft refté de Ménémaque, quelques fragmens, mais ils n'ont rien de remarquable *(n)*. Evelpide fe rendit célèbre par fes connoiffances dans les maladies des yeux, d'où il fut appelé Médecin oculifte, felon l'ufage de ce temps-là. Celfe préféroit à tous les remèdes du même genre, un topique de la compofition de cet Oculifte, pour les afpérités des paupières *(o)*. Quant au fameux Antiftius, ce fut lui qui vifita les plaies de Jules-Céfar après fa mort, & qui par fon rapport, les fit connoître au peuple, aux Confuls & au Sénat. Cette anecdote, & plufieurs autres de même efpèce qu'on pourroit recueillir des Hiftoriens, femblent annoncer que la Jurifprudence des Romains fur cet objet étoit à peu-près la même que celle de nos jours; car fans l'utilité légale, à quoi bon vifiter avec tant de foin les bleffures d'un mort? C'eft donc par lui que nous favons que de vingt-trois coups de poignard dont fut percé le Vainqueur des Gaules, un feul étoit mortel *(p)*. La même anecdote

---

(f) Cæl. Aurelian. Chron. *lib. III, cap. VIII.*

(g) Sueton. *in Jul. Cæfare.*

(h) Cæl. Aurelian. *ibid.*

(i) Cicer. Epift. *lib. VI.*

(k) Celf. *lib. VI, cap. VII.*

(l) Ibidem.

(m) Cæl. Aurelian. *ibid.*

(n) Galen. *de cucurbitulis.* Oribaf. *de Hirudinibus, collect. lib. VII, cap. XXI.*

(o) Ibidem.

(p) Nec in tot vulneribus, ut Antiftius Medicus exiftimabat, Lethale ullum repertum eft, nifi quod fecundò in pectore acceperat. Sueton. Ibid.

nous fait connoître encore une des sources où les Romains pouvoient puiser quelques notions anatomiques, & favorise l'opinion de ceux qui pensent qu'ils n'ont pas toujours décrit les parties des brutes pour celles de l'homme *(q)*.

Socrate, Médecin-Chirurgien, se signala dans la cure de l'hydropisie, en multipliant beaucoup les scarifications, & cautérisant ces petites plaies avec le fer rouge, afin de rendre aux solides, par le feu, ce qu'il leur enlevoit de ton, de ressort ou de *spasme,* pour parler le langage des Méthodistes, en rompant leur continuité *(r)*.

Glycon, Chirurgien militaire *(s)*, servant dans l'armée que commandoient les Consuls Hirtius, Pansa & le jeune Octave, soigna les plaies du second, blessé gravement, ainsi que son collégue, dans le combat qu'ils livrèrent à Marc-Antoine dans la Gaule Cisalpine, proche la voie Émilienne. La mort des Consuls & l'usage qu'Octave fit du commandement, resté tout entier dans ses mains après la mort de deux hommes dont la conservation importoit tant à la République, donnèrent lieu de soupçonner le Chirurgien d'avoir empoisonné les blessures de Pansa. On lui donna des Gardes pour empêcher son évasion *(t)*; mais cette calomnie affreuse, mille fois renouvelée à la mort des Grands sous diverses couleurs, par le parti dont cette mort renverse les projets, fut bien glorieusement vengée par l'illustre & grave témoignage de l'immortel Brutus, témoignage d'autant moins suspect, que cette fatale mort devoit causer sa perte & la ruine de la République *(u)* dont il étoit le principal soutien. Nous connoissons enfin Caridemus par l'avantage qu'il eut de résister à l'opinion générale alors, qui faisoit de l'hydrophobie une maladie nouvelle *(x)*, à peu-près comme on a fait depuis

CARIDEMUS.

(q) Voyez ci-après dans la vie de Galien.

(r) Socrates Chirurgus omni ex parte divisuras faciens, easdem adussit extemplò corporis ingerens raptum quem Græci σπάσμον vocant. Cæl. Aur. ibid.

(s) Scribon. *Larg. comp. 206.*

(t) Suetonius in vita Cæsar. August.

(u) Cicer. Epist. ibid.

(x) Cæl. Aurelian. acut. *lib. III,* cap. *xv.* M. de Haller (Biblioth. Chir.) appelle notre Auteur, Charidemus, mais c'est sans doute une faute d'impression.

autant de nouveaux fléaux de l'une & de l'autre vérole, du rachitis & du fcorbut. Cette opinion devenoit d'autant plus foutenable alors, qu'aucun ancien Médecin n'ayant tracé le traitement de la rage, il eft très-vraifemblable ou qu'on ne l'avoit point vue, ou qu'on l'avoit regardée comme une de ces complications étranges, extraordinaires, qui bien qu'elles altèrent les principaux traits des maladies, jufqu'à les rendre méconnoiffables, ne fe caractérifent jamais affez elles-mêmes pour être cenfées conftituer des efpèces particulières. Telle eft fans doute la caufe inconnue du filence des Anciens fur la rage; car enfin ils n'étoient pas tous dans la pofition fâcheufe de Themifon, lequel long-temps après avoir été mordu d'un chien enragé, fentoit renaître fes anciennes craintes dès qu'il fongeoit à parler de la rage dans fes Écrits (y). Peut-on douter que Caridemus, feul contre tous, n'eût pour lui la vérité ? Comment fe perfuader en effet que la rage eût tardé tant de fiècles à fe manifefter, s'il eft vrai, comme on le croit généralement, qu'il fe développe de temps en temps des rages fpontanées (z) ! Les animaux ont pu dégénérer, mais ils n'ont point changé d'effence, & par conféquent les circonftances qui développent aujourd'hui cette maladie affreufe, ont dû, ce femble, exifter autrefois & produire le même effet. On feroit curieux fans doute de favoir en quel temps fut foutenue cette efpèce de paradoxe, devenu depuis, comme tant d'autres, une vérité de fait ? Mais pour le déterminer, il faudroit connoître le temps où Caridemus vécut;

(y) *Antiquorum Medicorum nullus iftius paffionis tradidit curationem. Aiunt denique Themifonem quanquam volentem, non potuiffe: fi quidem ex rabido cane quondam fuerat vulneratus, & fi ejus curationem affumeret mente, quippe fcripturus, continuò admonitus in eandem relaberetur.* Cæl. Aurel. acut. morb. lib. III, cap. XVI. Diofcoride *(lib. VI, cap. XXXVI)* rend la chofe un peu différemment. *Proinde ex iis qui hoc vitium fenferint, neminem fervatum vidimus, nifi forfitan ex hiftoriâ unum & alterum evafiffe audiamus: fi quidem Eudemus fuperaffe quendam affirmat. Themifonem aliqui demorfum in hunc furorem incidiffe, & evafiffe fatentur. Alii ipfum cùm amico aquam expavefcenti morem gereret, & officium exhiberet, quâdam naturarum concordiâ, fimilem contraxiffe affectum: fed poft multos tandem cruciatus fervatum extitiffe.*

(z) *Vid.* Sauvages, Nofolog. ubi de *Hydrophobia*.

& tout ce que nous favons à cet égard, c'eft que s'il n'eft point antérieur à Soranus, il l'eft au moins à Cælius Aurelianus fon Commentateur.

Un fait non moins paradoxal que le précédent dans l'efprit de nos Pères, fut avancé vers le même temps par Démétrius d'Attalée ou d'Apamée, ville de l'Afie mineure, aujourd'hui Apamiz. Celui-ci foutenoit avec raifon, *que l'hydrophobie eft quelquefois une maladie lente & chronique, qu'on a vu fe prolonger au-delà de deux années, lorfque la perfonne enragée n'a qu'une foible horreur de l'eau (a)*.

A ce Démétrius, on peut en joindre un autre, cité par Héraclide *(b)*, appelé le *Bythinien*, dont le nom revient fouvent dans les Écrits de Cæl. Aurelianus & de Galien, & fuppofer à celui-ci des opinions particulières fur des fujets importans, puifque le Traducteur de Soranus lui donne des Difciples & des Sectateurs *(c)*. Démétrius Bythinus.

On fait honneur à ce Démétrius d'une méthode de traiter les *ifchiatiques*, laquelle confiftoit à leur appliquer un cautère actuel, tantôt à nu, tantôt à travers un linge imbibé d'huile, entre le pouce & l'index de la main correfpondante au côté malade, & à faire durer long-temps la fuppuration des ulcères qui fuccédoient à la cautérifation; mais cette méthode eft moins une invention nouvelle, qu'une légère modification des moyens anciennement employés contre la fciatique.

Comme Démétrius, Marcus Artorius écrivit fur la rage, ordinairement défignée alors par le nom d'hydrophobie. Il en plaçoit le fiége dans l'eftomac, reconnoiffant toutefois que les membranes du cerveau fouffrent auffi, mais fympathiquement *(d)*. Cæl. Aurelianus rapporte encore, d'après Artorius, plufieurs particularités concernant cette maladie. Il nous apprend, par exemple, que certains contemporains de ce Médecin, fubmergeoient les hydrophobes dans un vaiffeau Marcus Artorius.

(a) Cæl. Aurel. Acut. *lib. III*, cap. XI.
(b) Apud. Galen. *de comp. med. fecund. loc. lib. IV*.
(c) Chron. *lib. V, cap. I*.
(d) Cæl. Aurel. Acut. *lib. III*, cap. XIV.

plein d'eau, même dans un puits, enfermés dans un sac de peau, pour les forcer à boire, & cela d'après la persuasion où l'on étoit alors que les noyés avaloient involontairement l'eau qu'on croyoit leur faire rendre en les suspendant. Cette pratique, à tous égards vicieuse, amène de la part de l'Auteur ou de l'Historien, une réflexion fort judicieuse : *insensés*, dit-il, *ils ignoroient que le point essentiel de la curation de la rage ne consiste pas à forcer les malades à boire, mais à faire en sorte qu'ils veuillent & puissent boire (e)* ! « or, continue-t-il, c'est
» cette volonté de boire qu'on ne sauroit leur rendre, témoin ce
» Soldat courageux, toujours ferme au milieu des combats, qui,
» devenu hydrophobe, s'indignoit contre lui-même de se sentir
» frappé d'une terreur qu'il ne pouvoit ni vaincre ni exprimer,
à l'aspect d'un verre d'eau *(f)* ».

Ce même Artorius joue un trop grand rôle, est trop connu dans l'histoire de Rome, pour ne pas mériter de l'être un peu dans celle de son Art. Il étoit Médecin-Chirurgien, &, comme on peut croire, ami d'Auguste *(g)*. On rapporte de lui que la nuit qui précéda la bataille de Philippes, où Brutus & Cassius furent défaits & se donnèrent la mort, environ l'an 711 de la fondation de Rome, Minerve lui apparut en songe, & lui commanda d'aller trouver le Triumvir, alors malade, & de lui dire de sa part, que nonobstant son indisposition il ne manquât pas de se trouver le lendemain sur le champ de bataille *(h)*. Auguste dut la vie à ce conseil ; car il l'empêcha de tomber entre les mains de Brutus, qui força pendant la bataille avec un corps de troupes le camp qu'il avoit quitté, & l'on peut croire que le meurtrier du père n'eût point épargné le fils adoptif.

Peut-on assez admirer, qu'il nous soit permis d'en faire la remarque, l'irrévocable destinée de la superbe Rome. Si Octave périt, elle est libre encore ; Antoine & Lépide

---

(e) Cæl. Aurel. Acut. *l. III, c. XVI.*
(f) Ibid. cap. *XI.*
(g) Egressus est tamen amici *(medici)*
monitus omnia. Suet. in vitâ Augusti.
(h) Voyez Bernier, Essai de Médecine, *pag. 89.*

aspireroient

aspireroient en vain à lui donner un maître. Il s'opère une sorte de prodige en faveur de sa liberté : le patriotisme étouffant les cris de la Nature & du sang, frappe, rompt ses fers, & à l'instant qu'ils tombent, un songe d'Artorius, l'imposture hardie d'un esprit actif & pénétrant, viennent les renouer ! Mais interdisons-nous toutes réflexions sur des objets trop grands pour une plume émoussée & flétrie par l'habitude de recueillir péniblement des dates incertaines, des faits minutieux, des opinions bizarres, & mille autres choses également embrouillées & confuses, qu'il falloit pourtant rassembler pour servir souvent de préservatif & quelquefois d'exemple aux siècles à venir.

Heras de Cappadoce, Antonius Musa, Hyginus, Florus, Apuleius Celsus, Callinicus, Paccius, appartiennent à la même époque : on pourroit même faire remonter un peu plus haut ceux dans la pratique ou dans les ouvrages desquels Celse puisa certains remèdes qu'il fit passer jusqu'à nous.

Heras Cappadocien, qu'on croit disciple d'Héraclide *(i)*, & qu'on soupçonne avec raison d'avoir exercé sa profession à Rome *(k)*, paroît antérieur à Celse : s'il ne l'est point, il est au moins certain que ses Écrits précédèrent ceux de l'Écrivain romain. Nous ne connoissons d'Heras qu'un petit nombre de formules, & les titres de quelques-uns de ses Ouvrages. Nous n'avons par conséquent aucune notion sûre & déterminée de la matière traitée dans le plus connu de ses Écrits, intitulé : Ναρθηκα ; mot dérivé de ναρ, férule, & de θηκη, boîte. *Nartheca* signifie proprement la boîte où l'on enferme les médicamens ; mais on voit par l'emploi qu'Heras fait de ce mot, à l'imitation de Cratille, qu'il peut aussi signifier les livres qui en traitent. Ce livre d'Heras étoit donc, selon toute apparence, un recueil de médicamens, en partie composés par notre Auteur *(l)*, & puisés en partie dans les meilleures sources qu'on avoit alors, telles que les Écrits d'Attalus *(m)*, d'Héraclide & de plusieurs

---

(i) Bernier, Essais de Médecine, Ire Partie, chap. IV.

(k) Haller, *Biblioth. botan.* p. 69.

(l) Galen. *de comp. med. secund. loc.* lib. VI.

(m) Ibid. lib. I.

autres Écrivains de matière médicale. Parmi les autres Ouvrages d'Heras, on trouve un Traité des catagmatiques *(n)* & des céphaliques, duquel on pourroit inférer que notre Auteur cultivoit la Chirurgie *(o)*. Cette conjecture est même d'autant mieux fondée, que la plupart des remèdes qui nous restent de lui, sont destinés aux maladies externes : tels sont différens acopes contre la paralysie & la sciatique *(p)*, un médicament *aisé* dont il se servoit, en le modifiant un peu, dans toutes les affections des oreilles, bannalité que Galien n'approuve point *(q)*; différentes formules de remèdes catagmatiques, incapables de produire l'effet que les anciens Médecins en attendoient, & qu'ils croyoient même en obtenir, malgré les désaveux fréquens de l'expérience; une espèce d'opiate propre aux maladies de la bouche, dont il usoit tout-à-la-fois comme médicament interne, comme liniment & comme gargarisme *(r)*; un remède contre les contusions, composé de la manière qui suit : on prend un scrupule de suc de ciguë, deux dragmes de safran, une dragme de myrrhe, une dragme de suc d'acacia, deux dragmes d'opium & de thapsie *(s)*, avec une dragme de gomme qu'on réduit en pâte, au moyen d'un peu d'eau *(t)*. Enfin la panacée suivante, que les rares & nombreuses propriétés dont on la décore, ne nous permettent pas de passer sous silence, est encore de la composition de ce Médecin. La panacée d'Heras, appelée par quelques-uns *santé*, convient, dit Galien, aux maladies légères comme aux graves; elle arrête les *nomes (u)*, sans néanmoins exciter de croûtes ni produire de duretés dans les parties environnantes; elle fait tomber en écailles toutes les parties corrompues, de sorte qu'elle ne diffère en rien de la staphisaigre agreste

---

(n) On appelle catagmatiques toutes les choses employées au traitement des fractures; c'est dans ce sens que Galien, livre I.er *de comp. med. secund. gener. cap. IV*, appelle un certain bandage, *catagmatique.*

(o) Galen. *de comp. med. sec. loc. lib. II.*

(p) Ibid. *lib. VII, cap. XV.*

(q) Idem *de comp. med. secund. loc. lib. III, cap. I.*

(r) Ibid. *lib. VI, cap. I.*

(s) Voyez Dioscoride, *lib. IV, cap. XV.*

(t) Ibid. *lib V, cap. I.*

(u) Νομή, ulcère rongeant, *phagédene,* Voy. Galen. *de c. m. s. l. cap. IV.*

délayée dans l'huile de myrte ; elle arrête les hémorragies, flétrit & confume les hémorroïdes, guérit les fiftules, les charbons, les ægilops & les ulcères chroniques : en général, lorfqu'elle eft fondue dans l'huile de ciprès, elle déterge & conduit à cicatrice les ulcères chroniques les moins curables, ceux même qui font fitués dans des endroits profonds & inacceffibles, tels que la matrice. On applique également avec fuccès la panacée d'Heras fur les ulcères extérieurs ; & quelque rébelles qu'ils foient, elle les rend fur le champ plus traitables, diminue la douleur qu'ils caufent, & rappelle le fommeil que la douleur banniffoit ; voilà fes vertus. Voici fa compofition : on prend quatre gros d'ivette, de grande confoude, de carline, de marrube ; douze gros & demi d'encens ; fix gros de polium, de petite centaurée ; quatre gros d'aunée, d'ariftoloche ; trois gros de myrrhe, fix gros d'aloès, fix gros & dix-huit grains de galbanum, une livre fix onces & demie d'huile, trois onces fix gros de miel, une once & demie de propolis ; fix gros & dix-huit grains d'alun de plume, de térébenthine, de chalcite ; fix onces deux gros de bitume, de terre pharmacite *(x)*, de litharge d'argent ; trois gros de gale, de poudre d'iris. On met dans l'huile les herbes & les racines pilées de la veille ; & après les avoir laiffé macérer toute la nuit, on y jette la litharge d'argent, la terre *pharmacite* & le bitume. On fait digérer ce mélange à la chaleur la plus douce ; & lorfqu'il a pris de la confiftance, on retire le vaiffeau du feu. Il faut avoir liquéfié dans un autre vafe le miel, la réfine, le galbanum & le propolis, & les mêler en les verfant dans le vaiffeau du premier mélange. Enfuite on ajoute les fubftances sèches, avec lefquelles on fait cuire le médicament jufqu'à

(x) Pline *(lib. XXXV, cap. XVI)* dit que la pharmacite, ainfi nommée à caufe de l'excellence de fes vertus médicales, *eft bituminis fimillima : experimentum, fi ceræ modo oleo accepto liquefcat, & fi nigricans color maneat toftæ.* A cela Galien ajoute, qu'elle approche de la nature de la cire, tous caractères qui la rapprochent du charbon de terre ; on l'appeloit auffi *ampelite, ex eo* (dit Aëtius, tetr. I, ferm. 1, cap. IX) *quod Agricolæ vere appetente ipfam diluant, ex ea que radices vitium quæ germen emiferunt, illinant, ut animalcula vitibus noxia eas non contingant.*

C ij

ce qu'il ne s'attache plus aux doigts ; & le vaisseau retiré du feu, on y jette la myrrhe & l'encens réduits en poudre. Comme les autres emplâtres, on doit cuire celui-ci dans un grand vaisseau, & prendre garde que la matière ne se gonfle & ne se répande ; car il est difficile de l'éteindre lorsqu'elle a pris feu.

La formule & la dispensation de la panacée d'Heras, fournissent un exemple avantageux des progrès de la Pharmacie chez les Anciens, & donne lieu de s'étonner que le tâtonnement de l'expérience ait pu les conduire aussi loin qu'ils ont été dans cette importante branche de l'Art de guérir. On peut dire qu'ils ne marchèrent qu'en tâtonnant; car il est certain que la Chimie, & par conséquent la partie scientifique de la Pharmacie, étoient inconnues des contemporains d'Heras. Il falloit bien que le siècle d'Auguste, si célèbre par ses productions littéraires, le cédât par quelque endroit au beau siècle de Louis XIV, époque incontestable de la naissance de la Chimie rationnelle, la seule qui mérite le nom de Science, & qui puisse honorer ceux qui la cultivent.

De tous les Médecins contemporains d'Heras, ou qui se distinguèrent sous le règne d'Auguste, le plus fameux sans doute fut Antonius, surnommé *Musa*, surnom qui lui fut donné, selon quelques-uns, à cause de son bel esprit *(y)*, ou qu'il emprunta, selon quelques autres, de la famille Pomponia à laquelle il étoit propre. Il avoit été disciple de Themison ; il étoit imbu de ses maximes, ce qui le mit à portée, dit-on, de faire à la doctrine de cet homme célèbre, quelques petits changemens *(z)* dont on ne trouve plus cependant aucun vestige dans les Écrits des anciens Médecins. Attaché, comme on sait, à la Cour d'Auguste, il gagna les bonnes grâces de ce Prince, & parvint même à un tel degré de faveur, que déjà comblé de richesses, il en obtint le privilége de porter l'anneau d'or, quoiqu'il ne fût qu'affranchi, prérogative

---

(y) Scaliger, *in Virgilii catalecta.*
(z) Voyez le Clerc, *pag.* 555.

affectée jusqu'alors aux premières familles de Rome. A la considération de Musa, Auguste étendit même la distinction dont il honoroit son premier Médecin, à tous ceux qui faisoient pour lors, & qui seroient par la suite, profession de la Médecine; à quoi il ajouta, pour réunir l'utile à l'agréable, l'exemption des charges publiques. Les empereurs Vespasien, Adrien & Antonin, confirmèrent ces priviléges, & l'on ne voit aucune part qu'ils aient été révoqués, tant qu'a duré l'Empire romain *(a)*. L'enthousiasme du peuple & du Sénat pour Antonius Musa, égalant ou surpassant même les dons du Prince, lui fit ériger une statue *(b)* à côté de celle d'Esculape. Ces honneurs, ces distinctions, ces priviléges accordés avec tant de profusion au médecin Musa, pourroient étonner aujourd'hui ceux qui voudroient en pénétrer le motif; mais ne suffit-il pas de savoir qu'Auguste étoit valétudinaire *(c)*, qu'il aimoit par conséquent la vie que les infirmités rendent plus chère, & qu'il craignoit d'autant plus de la perdre qu'il avoit plus de peine à la conserver? Pouvoit-il donc refuser quelque chose à Musa, le plus grand sans doute de tous les Médecins aux yeux d'Auguste, puisqu'il le croyoit le plus capable d'adoucir ses maux & de prolonger sa vie *(d)*. D'ailleurs le peuple & le Sénat lui-même, accoutumés au joug que cet adroit & heureux tyran avoit su leur rendre agréable, aimoient leur Maître jusqu'à l'idolâtrie *(e)*, & sembloient craindre de redevenir libres.

(a) Histoire de Dion Cassius, abrégée par Xiphilin, *p. 83*.

(b) Tous les Historiens de Médecine, disent que cette statue étoit d'airain, s'y croyant autorisés par la relation de Suétone qui dit: *Medico Antonio Musæ, cujus operâ ex ancipiti morbo convaluerat (Augustus), statuam ære collato juxta signum Esculapii statuerunt.* Octav. August. n.° 59.

(c) Ibid. n.°ˢ 80 & 81.

(d) Aussi rien n'est plus vrai, plus spirituel, plus philosophique que la réponse d'Habicot à la duchesse de Nemours, qui lui demanda qui étoit le meilleur Chirurgien de Paris; *il n'y en a qu'un au monde*, répondit-il, *celui qu'on affectionne.*

(e) *Nonnulli patrum familiarum testamento caverunt ut ab hæredibus suis, Prælato victimæ titulo, in capitolium ducerentur, votum que pro se solverent, quod superstitem Augustum reliquissent.* Ibid. n.° 59.

Voilà les deux sources d'où découlèrent les honneurs rendus à Musa; voici quelle en fut la principale occasion. Auguste de retour de son expédition de Biscaye, tomba dans un tel état de maladie, à la suite de plusieurs fluxions *(f)* sur le foie, dès long-temps malade, qu'on n'en espéroit plus rien, & que sa fin sembloit inévitable. Dans cette circonstance, Musa n'hésita point à tenter un remède incertain, douteux, & sur-tout contraire à ceux qu'on avoit employés jusqu'alors sans succès. Auguste cédant à la nécessité, consentit à l'essai proposé, & laissa substituer les fomentations froides aux fomentations chaudes. L'essai fut heureux; les fomentations froides, associées à des boissons & à des lavemens pareillement froids, rétablirent l'Empereur & assurèrent un Maître à la République *(g)*. La manière d'employer ces fomentations ne nous est pas connue; mais on peut conjecturer, par ce qu'en dit Horace qui se baignoit par le conseil de ce même Musa, que c'étoient des douches d'eau froide qu'on recevoit sur la partie malade *(h)*.

La fortune, après avoir comblé Musa de ses faveurs, ne tarda pas à l'abandonner sans retour. Un succès inattendu dans une circonstance grave, auquel il eut peut-être moins

---

(f) Graves & periculosas valetudines per omnem vitam aliquot expertus est : præcipue Cantabriâ domitâ, cùm etiam distillationibus, jecinore viciato, ad desperationem redactus, contrariam & ancipitem rationem medendi necessario subiit ; quia calida fomenta non proderant, frigidis curari coactus, auctore Antonio Musa. Ibid. n.° 81. Voyez dans Pline, l'emploi qu'il fait du mot *distillatio*, mot dont nous ne croyons pas avoir rendu la signification par celui de fluxion, employé faute d'un meilleur.

(g) Dion Cassius, *loc. cit.*

(h) . . . . *nam mihi Baïas*
Musa supervacuas Antonius; & tamen illis
Me facit invisum, gelidâ cùm perluor undâ
Per medium frigus, sanè myrteta relinqui,
Dictaque cessantem nervis elidere morbum
Sulphura contemni vicus gemit, invidus ægris,
Qui caput & stomachum supponere fontibus audent
Clusinis, gabiosque petunt, & frigida rura.

Epist. XV, lib. I.

de part que la Nature, l'avoit élevé; un évènement fâcheux le perdit : le jeune Marcellus mourut dans ses mains, quoiqu'il le traitât, comme Auguste, par les bains froids. Non-seulement cette mort lui fut imputée, on alla même jusqu'à le soupçonner d'avoir fait périr ce Prince en le baignant à contre-temps, pour complaire à l'Impératrice Livie, qui le voyoit avec peine préférer à ses fils dans la succession à l'Empire *(i)*. Si l'on en croit quelques Auteurs *(k)*, Musa fut chassé de la Cour, & peu de temps après massacré dans la chaleur d'une sédition, par le peuple, ennemi depuis long-temps de ses opérations chirurgicales.

Le motif qu'on assigne au massacre de notre Médecin de Cour, nous paroît d'autant moins fondé, qu'on ne trouve rien dans les Anciens qui puisse faire soupçonner en Musa l'exercice de la Chirurgie : tout ce que nous avons pu recueillir de lui, qu'on puisse rapporter à cet Art, & qui vaille la peine d'être remarqué, consiste en un cataplasme qu'il appliquoit sur le ventre des hydropiques pour déterminer l'évacuation des eaux, & qu'il composoit de parties égales d'elaterium, de staphisaigre, d'hysope & de fiel de taureau, incorporés dans la pulpe de figues *(l);* avec une autre composition contre le catarrhe & l'aphonie, que nous n'indiquons ici que parce que la décoction de ciguë y sert de base à l'opium, à la myrrhe & à la semence de jusquiame *(m)*.

La condition servile d'Antonius Musa, qu'on ne peut

(i) Il s'agit ici du jeune Marcellus, fils d'Octavie sœur d'Auguste, mort à la fleur de son âge, l'an de Rome 731; ce qui fixe à peu-près le temps de la mort d'Antonius Musa. Virgile a parlé de ce Marcellus dans le sixième livre de l'Énéïde, & l'on sait qu'Octavie entendant réciter l'endroit qui concernoit son fils, & sur-tout ces mots : *tu Marcellus eris*, en fut si touchée, qu'elle s'évanouit. On sait aussi qu'Octavie donna à Virgile autant de dix sesterces, c'est-à-dire de 400 livres de notre monnoie, qu'il contient de vers. Il est bon de remettre de pareils traits de munificence sous les yeux des Grands, à qui la Nature semble n'avoir donné des talens que pour apprécier ceux des autres, & des richesses que pour les récompenser.

(k) Bernier, comme je crois, d'après Leonardo di Capoa, *p. 400*.

(l) Galen. *de comp. med. secund. loc. lib. IX.*

(m) Ibid. *lib. I.*

révoquer en doute, a fait penser à quelques Auteurs modernes *(n)*, que la Médecine n'étoit exercée à Rome durant les règnes des premiers Empereurs, & même assez longtemps après, que par des Esclaves. Pour appuyer cette conjecture, ils allèguent quelques autres exemples de Médecins esclaves, pareillement incontestables. Ils citent plusieurs passages d'Auteurs romains, tels que Sénèque *(o)*, Suétone *(p)*, Cicéron *(q)*, Claudien *(r)*, & vont même jusqu'à rapporter des autorités des Jurisconsultes *(ʃ)*. Ces témoignages sont plus que suffisans sans doute, pour prouver que des Esclaves pratiquèrent la Médecine à Rome. Et pourquoi des Médecins ne seroient-ils pas tombés dans l'esclavage comme le reste des hommes? Platon n'eut-il pas deux fois ce malheur? Il fut court à la vérité; mais comme tous les Esclaves n'étoient pas des Platons, ils ne trouvoient pas tous des Philosophes aussi généreux que Nicère, qui sacrifiassent une partie de leur fortune à les racheter. Pour se convaincre de la nécessité d'admettre ici des exceptions, & de ne pas inférer de la condition servile de quelques Médecins, qu'ils furent tous de la même trempe, il suffit de jeter les yeux sur les premiers hommes qui pratiquèrent cet Art à Rome avec distinction, tels qu'Archagatus, Asclépiade & plusieurs autres. On ne sauroit présumer en effet que ces deux hommes entr'autres fussent de condition servile; car ils étoient d'un pays (la Grèce) où la Médecine étoit ordinairement entre les mains des personnes libres & de la première condition. Les

---

(n) Robertellus, Dempsterus & autres.

(o) De beneficiis, lib. III, cap. XXIV, où il dit que Domitius avoit un Esclave Médecin, qui lui sauva la vie en lui donnant un narcotique, au lieu du poison qu'il lui demandoit.

(p) In Nerone, cap. 11, où il donne à entendre la même chose.

(q) Dans sa harangue pour le roi Déjotarus, cet Auteur parle d'un Médecin, nommé Phidippus, qui étoit esclave.

(r) De Bello Gildonico & Orose, lib. VII, cap. 11.

(ʃ) Lucius Titius ita testamento cavit: Medicos tibi commendo illum & illum. In tuo judicio erit ut habeas bonos libertos & Medicos. Quod si ego eis libertatem dedissem, veritus sum quod sorori meæ carissimæ fecerunt medici servi ejus, manumissi ab ea, qui salario expleto reliquerunt eam. Scævola, leg. 41, parag. 6.

Magistrats

Magistrats d'Athènes, animés par un esprit bien différent de celui qu'on voudroit prêter aux Romains, avoient même fait une loi, par laquelle il étoit défendu très-févèrement aux femmes & aux esclaves d'exercer cette profession *(t)*. Quoique cette loi ne regardât pas toute la Grèce, ou qu'elle ne fût pas constamment observée, comme on l'infère d'un passage de Diogène-Laërce *(u)*, lequel ne permet pas de révoquer en doute que la Grèce n'ait eu des Médecins esclaves, elle n'en montre pas moins l'idée avantageuse qu'on avoit dans le pays où elle fut portée, de la science des Asclépiades, & par conséquent que cette science n'étoit point l'apanage habituel de la servitude. Il en est de même à l'égard des Médecins de Rome ; & ce qui doit porter la conviction dans les esprits les plus prévenus, c'est que Jules-César, au rapport de Suétone *(x)*, *donna le droit de bourgeoisie romaine à tous ceux qui faisoient profession de Médecine, afin qu'ils demeurassent plus volontiers à Rome, & que d'autres vinssent s'y établir ;* & qu'à ce droit, Auguste ajouta le privilége de porter l'anneau d'or, comme nous le disions il n'y a qu'un instant. Ces priviléges, incompatibles avec l'esclavage, n'eussent-ils pas été illusoires & ridicules dans la supposition que tous les Médecins qui demeuroient alors à Rome étoient des esclaves, puisqu'on leur accordoit des distinctions dont ils n'auroient pu jouir ? Il est vrai, & c'est peut-être ce qui semble autoriser la prétention chimérique que nous combattons, que peu de Romains se livrèrent d'abord à l'exercice de la Médecine, & que les Grecs, qui l'avoient apportée à Rome, avec les autres Arts, furent long-temps les seuls qui l'exercèrent. C'est ce que nous apprend Pline le Naturaliste, lorsqu'il dit, *que très-peu de Romains se mêlèrent de la Médecine, & que le petit nombre de ceux qui s'y livrèrent, avoient d'abord passé chez les Grecs, s'étant aperçus que ceux qui traitoient la Médecine*

(t) Hygin. *Fabul. cap. CCLXXIV.*
(u) Diogen. *lib. VI, segm. 30.*

(x) Sueton. *in Cæsare.*

autrement qu'à la Grecque, n'étoient pas à beaucoup près autant estimés que les autres *(y)*. Quels que fuſſent les motifs qui détournèrent les Romains de l'exercice de cet art, on en découvre un bien suffisant dans la constitution de la République, entièrement tournée vers la guerre, & par conséquent dans le génie du peuple Romain. Cependant ces Maîtres du Monde daignèrent enfin pratiquer la Médecine. Il est vrai qu'ils furent en petit nombre, comme nous l'avons dit, & qu'ils ne commencèrent guère à paroître que ſous les règnes d'Auguste & de Tibère. Tels furent, ſous le règne du premier, Julius Baſſus & Sextus Niger, que Pline ſemble déſigner dans le paſſage que nous venons de rapporter, parce qu'ils avoient écrit en Grec, & Caſſius, Caius Volgius, avec Æmilius Macer; & ſous les règnes de Tibère & de Caligula *(z)*, Aruntius, Calpetanus, Rubrius, Albutius, Hertinius, &c.

JULIUS BASSUS.
SEXTUS NIGER.
CASSIUS.
CAIUS VOLGIUS.
ÆMILIUS MACER.
ARUNTIUS.
CALPETANUS.
RUBRIUS.
ALBUTIUS.
HERTINIUS.

On a dit ailleurs que quelques vrais Médecins furent esclaves à Athènes & à Rome; mais en même temps on a inſinué que la plupart de ces esclaves prétendus Médecins étoient attachés aux fonctions miniſtrantes de la Médecine. Cet Art n'étant pas encore partagé, puisque ce n'eſt que chez les Arabes qu'on entrevoit les premiers veſtiges de ſa diviſion effective *(a)*, les fonctions ſubalternes devoient être très-multipliées ; & dans le nombre il devoit s'en trouver de peu d'importance, que les Médecins confioient à des Eſclaves, même du temps d'Hippocrate, & long-temps après Galien *(b)* ; à peu-près, comme de nos jours, un Chirurgien d'Amérique, comme eux Médecin, Chirurgien & Pharmacien, confieroit à ſon Nègre le ſoin de donner un clyſtère, d'appliquer un cataplaſme : ou bien il en étoit alors comme aux

(y) Pauciſſimi Quiritum attigére, & ipſi ſtatim ad Græcos transfugæ; imò verò auctoritas aliter quam Græcè eam tractantibus, etiam apud imperitos expertesque linguæ non eſt; ac minus creduntquæ ad ſuam ſalutem pertinent, ſi intelligunt. Lib. XXIX, cap. I.

(z) Plin. ibid.

(a) Voyez *Guid. de Cauliaco, cap. ſingulari.*

(b) Galen. *de morb. popul. lib.* VI, cap. I.

douzième & treizième siècles, temps où Guy de Chauliac nous apprend que *les Chirurgiens avoient quitté certaines maladies aux Barbiers, Dentateurs & Arracheurs de dents (c)*.

Quittons cette digression pour achever ce qui nous reste à dire de quelques contemporains de Musa.

Hygynus ou Hygienus Hipparchus, affranchi d'Auguste, est connu par quelques formules conservées dans Galien, telles qu'un véſicatoire composé de feuilles & de racines de lepidium *(d)*, avec lequel il guérissoit les sciatiques & les douleurs invétérées. L'usage qu'il en faisoit n'étoit différent de celui que nous faisons nous-mêmes aujourd'hui de l'emplâtre des cantharides, que par le bain dans lequel il mettoit les malades après avoir placé l'emplâtre *(e)*.

HYGYNUS ou HYGIENUS HIPPARCHUS.

Un collyre moins recommandable par ses qualités absolues, que par les bons effets qu'en ressentit Antonia, mère de Drusus, *que des Médecins étoient sur le point de rendre aveugle*, nous a transmis le nom de Florus; nous ferons pourtant connoître ce collyre dont Avicenne paroît s'être servi *(f)*, mais avec quelques légers changemens, qu'on peut voir chez cet Auteur. On prend d'acacia, de roses sèches, de mélilot, six onces; de *spodium cyprium (g)*, trois onces; de pommes de mandragore, deux gros; de safran, trois onces; d'opium, six gros; de graines de jusquiame, trois onces; de myrrhe, de cuivre brûlé & lavé, quatre gros; de gomme, cinq onces; de vin de Falerne, d'eau de pluie, neuf onces. On mêle ensemble l'eau & le vin; on y jette les roses, le mélilot, la graine de jusquiame, les pommes de mandragore, ou au défaut de pommes, leur écorce, & on

FLORUS, PHLORUS ou FLORIS.

(c) Guid. traict. 6, doct. 11, chap. 11. Peut-être n'est-il pas inutile d'avertir ici qu'en rapportant le vieux françois de Guy, il s'en faut de beaucoup que nous croyions faire usage d'une vieille traduction: nous tâcherons d'éclaircir ce fait ailleurs.

(d) Gal. *de comp. med. secund. loc. lib. X, cap. 11.*

(e) Ibid. *lib. XV, cap. vii.*

(f) Tom. II, lib. V, sum. 2, tract. 2, pag. 323.

(g) Fit autem (spodium cyprium) liquescentibus cadmia & ærario lapide. Levissimè hæc efflatur, & ocius evolat quæ e fornacibus & tectis adhærescit, a fuligine distans candore. Plin. Hist. Nat. lib. III, cap. xiii.

D ij

les laisse macérer pendant trois ou cinq jours : on exprime ensuite cette infusion, & l'on y fait entrer les autres ingrédiens pour lui donner la consistance & la forme de cataplasme.

APULEIUS.   Apulée Celse, de Centorvi en Sicile, qui passe pour l'Auteur de quelques fragmens sur l'Agriculture, n'est aujourd'hui connu que par le peu que dit de lui Scribonius son disciple. Nous en disons autant de Paccius d'Antioche, Auditeur de Philénide, mort sous Tibère *(h)*. Enfin il n'est resté du nom & des Écrits de Callinicus, qu'un malagme mentionné par Andromaque & conservé par Galien *(i)*.

JULIUS BASSUS.   On connoît Julius Bassus, parce qu'il est souvent cité par Dioscoride *(k)*, par Scribonius *(l)* & par Galien *(m)*, qui nous en a transmis un liniment contre la paralysie. Peut-être

Deux autres BASSUS. exista-t-il à peu-près dans le même temps deux autres Médecins de ce nom, l'un desquels avoit inventé le bandage appelé *ara (n)*, & l'autre un topique pour les yeux. Aurelianus

TULLIUS BASSUS. parle d'un Tullius Bassus qui combattoit l'hydrophobie par les sternutatoires & les lavemens. Ce Médecin parle aussi de Niger, ami de Bassus, qui joignoit à ces moyens la purgation

NICERATUS. avec l'ellébore blanc *(o)*. Il nous reste de Niceratus quelques formules, parmi lesquelles on trouve un errhine *(p)*. Les noms

OCTAVIE. d'Octavie, sœur d'Auguste; & de Messaline, femme de
MESSALINE. Claude, se sont conservés dans les livres de Médecine, en particulier dans ceux de Scribonius, à côté du *Dentifrique* dont elles se servoient *(q)* pour conserver & blanchir

MARTIANUS. les dents. Martianus est connu par un collyre essayé sur lui-même avec succès *(r)*; par une fomentation aromatique, *aussi propre*, dit-il, *à réprimer l'inflammation des viscères lorsqu'elle*

(h) Scribon. *Compos.* 97.

(i) De comp. med. secund. gener. lib. *VII*.

(k) In principio.

(l) Compos. 29.

(m) De comp. med. secund. gener. lib. *VII*.

(n) Idem. De comp. med. secund. loc. lib. *VII*.

(o) Acut. Morb. lib. *III*, cap. *XVI*.

(p) Galen. De comp. med. secund. loc. lib. *IX*.

(q) Scribon. larg. comp. 60.

(r) Aët. tetr. *II*, ser. *3*, cap. *CX*.

commence, qu'à la guérir lorsqu'elle est confirmée *(s)*, & par un vomitif très-efficace contre toutes les espèces d'angine, de l'effet duquel il est même si sûr, qu'il conseille, en homme avisé qui ne veut point faire des ingrats, d'exiger les honoraires d'avance *(praexige mercedem) (t)*.

MÉNÉCRATE.

Ménécrate, né sous Auguste, & successivement Médecin de plusieurs Empereurs, mourut sous Claude, comme il paroît par une inscription grecque trouvée à Rome, & rapportée par Gruter & par Mercuriali *(u)*. Il mérita sans doute les honneurs dont il jouît auprès des Princes; car entr'autres témoignages avantageux, il est annoncé par Galien comme un Écrivain distingué de matière médicale *(x)*. Dans un de ses Ouvrages, Ménécrate s'élève avec force contre l'usage auquel on tenoit beaucoup alors, de marquer les doses des remèdes par des signes particuliers, & pour ainsi dire hiéroglyphiques *(y)*. Rien n'est cependant plus sage que ce genre d'écriture, parce que rien n'est plus propre à écarter de ces armes, tout-à-la-fois si salutaires & si meurtrières, des mains qui ne sauroient les manier sans risque. Ces hommes qui préfèrent un bon mot à la sûreté publique, qui, nouveaux Ménécrates, tâchent de jeter du ridicule sur ces caractères & ces abréviations; voudroient-ils qu'on mît dans les mains de leurs enfans des épées nues, ou qu'on les armât d'une mèche allumée au milieu d'une batterie de mortiers & de canons ? Les formules sont ces armes terribles; l'écriture ordinaire est l'étincelle; & malgré leurs sarcasmes, ils sont eux-mêmes les enfans. En un mot, l'usage d'écrire les formules en langue vulgaire, & la proscription des caractères médicinaux, a perdu plus d'hommes que la fameuse peste d'Athènes n'en moissonna.

Ce même Ménécrate cultiva la Chirurgie; il inventa même plusieurs médicamens externes, dont il reste un

(s) Aëtius, *tetr. III, serm.* 1, *cap.* XXVII.

(t) Idem. *tetr. II, serm.* 4, *cap.* XLVII.

(u) Variarum lection. *lib. III*, *cap.* XXII.

(x) De comp. med. sec. loc. *lib.* VI.
(y) De antid. *lib.* I.

emplâtre discussif *(a)*; un autre appelé *protée (b)*; le diachylon dont on se sert encore *(c)*, & un onguent très-bien composé pour faire suppurer & pour cicatriser les tumeurs scrophuleuses, & les duretés du sein *(d)*. Remarquons, au sujet de l'emploi de ce dernier médicament, que Ménécrate ne le changeoit d'abord que tous les cinq jours, ensuite tous les trois, & qu'enfin lorsque la tumeur étoit abcédée, il la pansoit tous les jours, & renouveloit le topique à chaque pansement: méthode très-rationelle, & dont on ne s'écartera jamais qu'au détriment de l'Art. Ce Médecin est encore auteur de deux bandages, l'un pour la main *(e)*, & l'autre pour le nez: ce dernier est connu sous le nom d'*accipiter* ou *épervier (f)*. Cæl. Aurelianus cite un Ménécrate, surnommé *Zeophletensis*, qui paroît être le même que celui dont nous venons de parler *(g)*, ou qu'on ne sauroit en distinguer aujourd'hui.

DAMOCRATE. Damocrate doit avoir vécu vers le même temps, puisqu'il guérit Consida, fille de M. Servilius *(h)*, Consul sous Auguste. Consida se refusant à toutes sortes de remèdes, Damocrate eut recours au lait de chèvre, rendu plus médicamenteux qu'il ne l'est par lui-même, en nourrissant ces animaux de lentisque, arbre aromatique & résineux qui fournit le mastic. Ce Médecin avoit écrit trois Traités dont Brassavole a traduit les titres par les mots, *Clinicus*, *Philiatrus* & *Pythicus*, ouvrages qui n'existent plus, à quelques fragmens près qu'on lit dans Galien. Presque tous ces fragmens sont écrits en vers *(i)*, & ne contiennent que des formules, pour la plupart, de médicamens externes. On y voit un dentifrique pour blanchir & affermir les dents *(k)*; différens

---

(a) Galen. *De comp. med. secund. gen. lib. VI.*

(b) De comp. med. secund. loc. lib. V. On trouve dans Aëtius un collyre de ce nom. *Tetr. II, serm. 3, cap. CX.*

(c) Galen. *De comp. med. secund. gener, lib. VII.*

(d) Ibid. *lib. VI.*

(e) Galen. *de fasc. n.° 121.*

(f) Idem, ibid. n.° 53, 54.

(g) Morb. chron. lib. I, cap. IV.

(h) Hist. Nat. lib. XXIV, cap. VII. Plin.

(i) Gal. *de antid. lib. I.*

(k) De comp. med. secund. loc. lib. V.

malagmes *(l)* & les emplâtres fuivans : *empl. dyfrachitis (m)*, un digeftif *de chaux vive*, très-recommandé par Criton, pour déterger les fiftules & les vieux ulcères calleux, & dont il fe fervoit auffi comme rubéfiant & légèrement cathérétique, pour appeler ou fixer la goutte aux extrémités; & même, à l'exemple d'Higinus, pour diffiper les douleurs fciatiques, à peu-près comme on fe fert aujourd'hui de l'emplâtre de cantharides *(n)*. Enfin l'emplâtre difcuffif de fel blanc *(o)*, de dictame *(p)*, citrin *(q)*, & quelques collyres, font auffi de la compofition de Damocrate.

Charicles, célèbre Médecin Grec, eft devenu fameux par la part que lui donna la méchanceté de Macron dans l'affaffinat de Tibère *(r)*. Comme on attendoit avec impatience la mort de l'Empereur, on fit venir ce Médecin pour favoir de lui le temps que le Prince avoit à vivre. Après avoir entretenu quelque temps l'Empereur, feignant de fe retirer pour aller vaquer à fes affaires, Charicles lui prit la main comme par devoir & par affection; & cependant lui tâtant le pouls, il fe crut affez inftruit par ce léger indice pour affurer à Macron que l'Empereur mourroit dans deux jours. Encouragé par ce pronoftic, Macron fut engager Caligula à prendre poffeffion de l'Empire. Au jour marqué, Tibère perdit en effet la connoiffance, & fut cru mort. Il revint pourtant à lui, mais Macron craignant que fes menées ne fuffent découvertes & févèrement punies par l'Empereur s'il vivoit plus long-temps, le fit étouffer fous des vêtemens accumulés, cachant peut-être en cela le plus noir des attentats fous le voile trompeur d'un fervice officieux.

CHARICLES.

Conçoit-on que Tibère, ce monftre avide de fang, qui fembloit avoir formé le projet d'anéantir l'efpèce humaine,

---

(l) De comp. med. fecund. loc. lib. VIII.
(m) Galen. c. m. fec. gen. lib. V.
(n) Ibid. lib. VI.
(o) Ibidem.
(p) Ibid. lib. V.
(q) Ibid. lib. VI.
(r) C. Corn. Tacit, Annal. lib. XI, n.º 50. Suétone conte la chofe un peu différemment. *In vita Tiber.* n.ºˢ 72, 73.

soit l'inventeur d'un remède accueilli de Galien *(f)?* S'il eut quelque notion de la Médecine, ainsi que pourroit le faire présumer la fantaisie qu'il eut un jour étant à Rhodes, de visiter tous les malades qui se trouvoient dans la ville *(t)*, il ne s'en servit point sans doute pour soulager l'humanité souffrante, mais pour inventer le supplice le plus horrible & le plus barbare, parce qu'il est tout-à-la-fois le plus long & le plus réfléchi. Tourmenté peut-être par des rétentions d'urine, fruit de ses débauches, le vieillard de Caprée se fit un jeu cruel d'en procurer aux autres, presque au même instant où sa barbarie vouloit se repaître du spectacle de leurs souffrances ; & comme s'il eût éprouvé qu'en fléchissant les membres sur le tronc on modère un peu la violence des douleurs, il porta le rafinement de la cruauté jusqu'à les priver du foible adoucissement que procure la flection. L'expédient étoit immanquable : il égayoit le repas, il caressoit les convives, il les pressoit de boire, & lorsqu'ils commençoient à sentir le besoin de rendre les urines, le Monstre ordonnoit qu'on leur liât la verge & qu'on les distendit en tout sens avec la *lyre*, instrument de torture chez les Romains *(u)*. Mais revenons à Charicles, il nous reste de lui des tablettes propres à détacher les graviers des reins, comme à guérir leurs ulcérations *(x)*; une fomentation pour les douleurs de tête récentes *(y)*, & un épithême pour les douleurs invétérées *(z)*.

ANTHERO.   Anthero, contemporain de Charicles, & affranchi de Tibère, est presque inconnu, nonobstant une découverte propre à rendre son nom célèbre dans tous les âges, si elle étoit réelle. C'est la propriété de dissiper les attaques de goutte, & de les écarter même pour toujours, qu'il crut voir

---

(f) De comp. med. secund. gener. lib. V, cap. XII.

(t) Suéton. in vita Tiberii.

(u) Excogitaverat autem inter genera cruciatus, etiam ut larga meri potione per fallaciam oneratos, repente veretris deligatis, fidicularum simul urinæque tormento distenderet. Suet. in vita Tiber. n.° 62.

(x) Galen. de comp. med. secund. loc. lib. X.

(y) Ibid. lib. II.

(z) Ibidem.

dans la torpille noire de mer. La manière d'appliquer le remède n'est pas moins singulière que le remède même : il faut que le malade se transporte pendant l'attaque sur le rivage de la mer, & que là, debout sur *la plage humide*, il pose ses pieds sur la torpille en vie, & les y tienne appliqués, jusqu'à ce que l'engourdissement qu'elle produit, gagnant successivement le pied & la jambe, arrive au genou *(a)*.

Si la torpille guérit la goutte, il est bien étonnant qu'on l'ait oublié ; & si elle ne la guérit point, il n'est pas moins étonnant qu'elle valut une immense fortune à Anthero. Remarquons une particularité de cette application, peut-être essentielle au succès, c'est que le malade doit être placé sur cette partie du rivage que la mer baigne de ses flots, *quod alluit mare*. Ne seroit-il pas très-possible que l'espèce de pédiluve que prend alors le malade, eût quelque part au succès ? On seroit d'autant plus porté à le penser ainsi, qu'Hippocrate n'ignoroit point, & que Galien assure expressément, que l'eau fraîche, versée abondamment sur les articulations que la goutte occupe, dissipe la douleur, en faisant succéder la stupeur à l'excès de sensibilité *(b)*. On doit souhaiter que les goutteux qui sont à portée de la mer, veuillent vérifier les effets de cet étrange moyen : s'il réussissoit, la torpille étant électrique, on pourroit, d'après l'analogie, espérer de la suppléer dans les lieux éloignés de la mer, par l'appareil de l'électricité. Le desir de conserver à cette conjecture quelque degré de probabilité, ne nous fera cependant pas dissimuler, que des expériences nouvelles semblent substituer à l'électricité de la torpille, un véritable magnétisme *(c)*. Mais quand on supposeroit cette dernière

---

(a) Ad utramlibet podagram torpedinem nigram vivam cum accesserit dolor subjicere pedibus oportet, stantibus in littore non sicco, sed quod alluit mare, donec sentiat torpere pedem totum & tibiam usque ad genua. Hoc & in praesenti tollit dolorem, & in futurum remediat. Hoc Anthero, Tiberii Libertus, supra haereditates (on lit dans Marcellus Empiricus, *supra fidem*) remediatus est. Scrib. larg. comp. 41. Voyez aussi Paul & Aëce, *passim*.

(b) Comment. V, in aphoris. 25.

(c) Vid. Godef. Wilh. Schillinc, M. D. Diatribe, de morbo in Europa penè ignoto.... cui adjuncta est.... *observatio physica de torpedine*, 1770.

découverte auffi certaine qu'elle l'eft peu, notre conjecture n'en auroit pas moins de force; car alors il fuffiroit, pour la vue thérapeutique, de fubftituer l'aimant à l'appareil électrique. L'induction n'en acquerroit même que plus de force, puifque la torpille & l'aimant ont entr'eux des propriétés communes, déjà reconnues & confirmées par les Obfervateurs, & qu'on verra plus bas que, fi la torpille guérit les douleurs de tête, l'aimant jouit auffi de la même propriété. La mauvaife foi, le difcrédit de Marcellus Empiricus, nous empêcheroient de recourir à fon témoignage *(d)*, fi l'on ne favoit que les plus mauvais compilateurs ont puifé par-fois dans les meilleures fources, & fi nous n'avions reconnu nous-mêmes dans l'aimant, par différens effais, la plupart heureux, la vertu que Marcellus lui attribue.

C'eft à peu-près du temps de Scribonius, & fous le règne d'Augufte, que l'art Vétérinaire, dépouillant fa groffièreté naturelle, parut pour la première fois orné des grâces du langage Romain. Cet art, prefque auffi ancien que la Médecine, emprunta d'elle d'abord les moyens dont il fe fervit; mais bientôt fortifié par fes propres effais, il l'enrichit à fon tour de fes inventions. Le berger règne defpotiquement fur fes fujets; il veut, & il exécute. De-là, des tentatives plus fréquentes & plus hardies, des remèdes plus puiffans & plus efficaces, des guérifons plus promptes, & dans bien des cas, la certitude du fuccès, lorfqu'à peine nous oferions l'attendre ou l'efpérer fur des fujets humains.

Il en étoit fans doute de l'art Vétérinaire chez les Anciens, comme il en eft parmi nous; des artifans groffiers en faifoient leur profeffion; mais des hommes inftruits, des Gens

---

(d) De Medicamentis liber, cap. 1. Sed, *& torpedinem totam (dico autem animal marinum) capitis dolores fanare capiti admotam, fedemque everfam coercere, a quibufdam eft proditum ; verùm ego cùm utrunque effem expertus, neutrum verum comperi. Eam igitur cùm cogitaffem vivam effe applicandam, cui caput doleret (poffe enim fieri, ut hoc medicamen anodynon effet, ac dolore liberaret fimiliter, ut alia quæ fenfum obftupefaciunt) ita habere comperi. Putoque eum, qui primus eft ufus, tali quapiam motum ratione experiri aggreffum.* Galen. de fimpl. med. facult. *lib. XI,* au mot *Narce, Torpedo.*

de Lettres, des Médecins même, le cultivoient par goût, ou dans la vue de l'utilité qu'ils espéroient en retirer pour leurs propres bestiaux, pour ceux de leurs amis, de leurs voisins, de leurs compatriotes, ou pour répandre avec leurs Écrits, les préceptes de cet Art, & servir les hommes de tous les temps dans leur fortune, comme la plupart d'entre eux secouroient leurs contemporains dans leurs infirmités.

Sans doute ils ne pensoient pas, ces hommes citoyens, que le nom de *Médecin vétérinaire* dût un jour les ravaler, les dégrader en quelque sorte aux yeux des descendans de ces barbares Gaulois, qu'ils ne daignoient pas même éclairer (e). Ils étoient donc bien éloignés de soupçonner, qu'un Brunon (ou un Castel) craindroit un jour de *salir* son Dictionnaire des termes de l'Art qu'ils cultivoient !

Heureusement pour l'honneur de notre siècle, que ce travers, que ce préjugé vraiment gothique, n'est pas celui des hommes dont les noms doivent, comme ceux de quelques Vétérinaires, parvenir à la dernière postérité. M. de Haller n'a pas dédaigné de recueillir les noms de la plupart de ces Médecins de bestiaux : il n'a pas non plus négligé d'en détacher & de transporter dans notre Art, ce qui peut le perfectionner & l'enrichir. Nous suivrons son exemple, & ce sera notre faute, si dans l'extrait de leurs travaux, nos Lecteurs ne rencontrent rien dont l'Art de guérir les hommes puisse profiter.

Cependant, on n'exigera pas, sans doute, que nous descendions dans les détails biographiques qui concernent ces Médecins. Qu'un Hieronymus, un Hippocrate, un Apsyrtus, un Eumelus, aient précédé Hieroclès, Anatolius, Himerius, Pamphilus, Tiberius, Æmilius d'*Espagne*, Africanus, Mago *de Carthage*, Théomnestus, Didymus, Pelagonius, Archidemus, Litorius *de Bénévent*, Diophantès ou *Diophanès*, Hippasius Helias, Tetrippus, Stratonicus, Tarentinus, &c. ou qu'ils les aient suivis; qu'ils soient venus

---

(e) Galen. *De sanit. tuenda*, lib. I, cap. 1.

après Damon & Appellès de *Laodice,* Secundus Epiphanius, Marcus, Agathoclès, Antipater, Memnon, Dius, Apolloniadès, Hegefagoras, Fronto d'*Éphèfe,* Herodion, Gaius & Paficratès d'*Alexandrie,* Frontinus, Elenus, Ménécratès de *Smyrne,* Papias Antiochus, &c. ou qu'ils les aient devancés, c'eft d'une trop petite importance relativement à l'objet principal de cet Ouvrage, pour fervir d'excufe ou de motif aux recherches pénibles & longues où il faudroit entrer, fi l'on vouloit fixer à peu-près leurs âges, & répandre quelque peu de jour fur leur vie & fur leurs Écrits. Qu'il nous fuffife donc d'extraire de la collection Vétérinaire de Ruel *(f),* ce que nos lecteurs Chirurgiens y remarqueroient eux-mêmes, s'ils prenoient la peine de la parcourir.

Nous en ferons autant des Écrits de Columelle; mais fa perfonne mérite une diftinction particulière, parmi la foule des Vétérinaires qui le précédèrent ou le fuivirent jufqu'à Végèce. Nous commencerons même par analyfer fes travaux en ce genre, parce que s'il n'eft pas un des plus anciens Écrivains de Médecine vétérinaire, il eft au moins le plus diftingué, comme l'un de ceux dont nous connoiffons le mieux la vie & les Écrits. En effet, de tous les Agriculteurs ou Écrivains d'Agriculture qui fe font occupés de l'Art vétérinaire, aucun ne l'a fait avec plus de difcernement, de fageffe & de clarté *(g),* que L. Junius Moderatus Columelle. La pureté de fa diction décèle le fiècle où il vécut; il parle de Celfe & de Sénèque, comme étant fes contemporains, ce qui n'empêche pas qu'il n'ait vu le règne de Claude, mort le 13 octobre l'an 54, & qu'il n'ait même vécu long-temps après, puifqu'on entrevoit qu'il écrivoit après l'an 64 *(h).*

La Chirurgie de Columelle eft très-vigoureufe: pour

(f) Veterinarlæ Medicinæ, lib. II; J. Ruellio, Interprete. Parifiis, 1530, in-fol.

(g) Nous n'entendons pas parler des Grecs, qui peut-être lui font très-poftérieurs. Virgile, en Poëte plein de goût, n'avoit qu'effleuré la vété- rinaire, & les Écrits de Celfe fur cette matière n'exiftent plus: Celfe eft mentionné comme Écrivain Vétérinaire, par Pelagonius, *pag. 67, oper. cit.*

(h) Goulin, Mémoires Littéraires, année *1775, page 247.*

ouvrir les dépôts, il donne par-tout la préférence au cautère actuel sur le fer tranchant; il extirpe le contour des vieux ulcères, & le cautérise avec le fer rouge ou le suif bouillant. Ses pansemens, même ceux des plaies récentes, sont très-actifs; l'urine, le sel, le nitre, la lessive de cendres de sarment, les cendres même, la litharge, l'ail, le tithimale, &c. en sont les agens les plus communs.

La manière de faire le séton, décrite par Columelle, est bien entendue, & plus propre que la méthode ordinaire usitée en Chirurgie, à dériver l'humeur viciée vers l'émonctoire qui lui est ouvert *(i)*: la voici. On incise en rond la partie la plus large de l'oreille de l'animal avec une alène de cuivre, de façon que les sources du sang, qui ne tarde pas à couler, tracent une figure approchante de la lettre O. Après qu'on a fait cette première opération à la partie interne & supérieure de l'oreille, on la perce avec la même alène dans le centre du petit cercle tracé, & l'on place dans ce trou une racine d'ellébore noir. On ne fait point de bandage, parce que les bords de la plaie ne tardant pas à se tuméfier, serrent si bien la racine, qu'ils ne lui permettent plus de s'échapper. Les bœufs sont sujets à des engorgemens de sang, à des espèces de panaris qui les font boiter. Si la chaleur gagne la corne du pied malgré les scarifications, qui sont le moyen le plus capable d'en arrêter le progrès, il faut se hâter, dit Columelle, d'y faire des incisions profondes; parce que si l'on attend la maturation, la guérison sera tardive & difficile à obtenir *(k)*. Columelle a raison; & l'on verra dans la suite de cette Histoire, ce précepte hippiatrique passer

(i) Ænea subulâ pars auriculæ latissima circumscribitur, ita ut, manante sanguine tanquam o litteræ ductus appareat orbiculus. Hoc & intrinsecus & ex superiori parte auriculæ cum factum, est media pars descripti orbiculi eadem subula transuitur, & facto foramini prædicta radicula (radix consiliginis) inseritur; quam cùm recens plaga comprehendit, ita continet, ut elabi non possit; in eam deinde auriculam omnis vis morbi pestilensque virus elicitur, donec pars, quæ subulâ circumscripta est, demortua excidit, & minimæ partis jacturâ caput conservatur. De Re Rusticâ, lib. VI, cap. V.

(k) Ibid. cap. XII.

dans la Chirurgie: car nous ne croyons pas qu'il soit possible de ne pas reconnoître dans cette maladie le panaris de l'homme & ses accidens. Les brebis sont sujettes à une espèce de gale croûteuse, qui ne cède pour l'ordinaire qu'à l'extirpation de la partie affectée. *(l)*. Virgile, avant notre Auteur, conseilloit cette extirpation dans deux vers connus de tout le monde *(m)*. Columelle parle encore d'un tubercule familier à ce bétail, entretenu, peut-être même formé, par un ver *(vermiculus)*, maladie dont le traitement veut être conduit avec les mêmes précautions que celui du dragoneau, je veux dire que dans l'un & l'autre cas il faut enlever le ver tout entier. Cette précaution est si nécessaire, dit Columelle, que si dans l'extirpation du tubercule on laisse une portion de l'insecte, l'ulcère devient sanieux & si difficile à guérir qu'on est souvent contraint d'amputer l'extrémité malade *(n)*. Enfin il donne d'excellens préceptes sur la castration des animaux. Celle qui se pratique sur le taureau, présente même une particularité très-remarquable; c'est qu'en faisant la resection des testicules, on laisse une portion de leur masse attachée au cordon; portion qui, s'opposant à l'hémorragie, épargne une ligature, qui n'est jamais sans douleur, ni pour l'ordinaire sans quelque danger. Ce peu suffit pour donner une idée des connoissances de Columelle dans la vétérinaire: passons à la collection dont nous avons placé les Coopérateurs à la tête de cet article.

La première chose qui frappe en ouvrant ce Livre, c'est la matière & le mécanisme du pessaire, employé par Apsyrte pour maintenir la matrice après sa réduction. Il renverse

---

(l) De Re Rusticâ, lib. VII, cap. V.
(m) Rien n'est, dit-il, plus efficace,
Quàm si quis ferro potuit rescindere summum
Ulceris os : alitur vitium, vivitque tegendo,
Dum medicas adhibere manus ad vulnera pastor
Abnegat. ....
Georg. lib. III.
(n) De Re Rusticâ, lib. VII, cap. V.

la jument fur le dos; arrofe de beaucoup d'eau chaude le vifcère forti; le crible d'une infinité de piqûres d'aiguilles, le réduit, & l'injecte fortement avec une décoction de galles, faite dans parties égales de lie & de gros vin noir, & demi-partie d'huile. Cela fait, Apfyrte infinue dans la vulve, une veffie vide; il la diftend, au moyen d'un chalumeau dans lequel il fouffle; & lorfqu'elle a pris le volume néceffaire, il la lie à fon col, & la retient par un bandage : après dix jours, il perce la veffie, la vide & la retire. Apfyrte ajoute, qu'il eft avantageux pour la guérifon, que la bête prenne de l'embonpoint; il confeille en conféquence les pâturages gras *(o)*.

On verra dans la fuite, chez les Arabes *(p)*, cette invention de Hippiatrie, paffer dans la Chirurgie humaine; en reffortir après quelques fiècles; y rentrer enfin avec une autre defti-nation : chez Blegny *(q)*, pour la chute du rectum; chez Levret *(r)*, après Bellocq, pour l'hémorragie du même inteftin *(f)*.

On voit dans le même Ouvrage, que les glandes ma-xillaires des beftiaux, comme celles de l'homme, recèlent quelquefois des concrétions pierreufes, & qu'il eft néceffaire d'en extraire avec foin tous les fragmens, parce qu'ils fervent de bafe à de nouvaux calculs, & reproduifent la maladie *(t)*. Pour la rétention d'urine caufée par une humeur acrimonieufe, Apfyrte introduit des matières âcres dans le

(o) Lib. cit. pag. 22: un Bio-graphe moderne écrit Abfyrtus, mais Ruel toujours Apfyrtus.

(p) Et fi vis, accipe veficam ovis, & ftringe fuper foramen ejus can-nulam arundinis, & intromitte veficam totam in vulvam ejus. Deinde fuffla in cannulam cum virtute, donec infletur vefica intra vulvam, fractura enim redit. Deinde impleatur cum coto, & flet aliquot diebus.....Donec fanetur. Albucafis, *lib. III, cap. XIX*, quando frangitur vulva mulieris.

(q) Art de guérir les Hernies, p. 255.

(r) Levret, Art des Accouche-mens, p. 345, 3.ᵐᵉ édit.

(f) Comme on n'arrive guère aux inventions utiles qu'après avoir épuifé les conceptions folles, il n'eft pas inutile de publier, qu'un jeune Élève en Chirurgie avoit imaginé de tranf-porter cette veffie dans la matrice des femmes récemment accouchées, pour arrêter les pertes utérines qui les em-portent en un inftant.

(t) Veterinariæ Medicinæ, p. 25.

rectum des cavales, & les fait faillir par des étalons ardens & vigoureux; mais il n'approuve point qu'on porte la main dans cet inteſtin, pour rétablir la veſſie déplacée ou renverſée: & la raiſon qu'il donne de l'inutilité de cette intromiſſion, c'eſt que la veſſie ne ſe déplace point *(u)*. Les Hippiatres étoient partagés ſur cet accident; car dans un autre endroit de la même Collection, on ſuppoſe réel le déplacement *(x)*. Les Sarmates, dans la rétention d'urine des jumens, ſe ſervoient avec ſuccès des fumigations sèches de caſtoreum. Peut-être a-t-on eu tort de ne pas ſe ſaiſir de ce moyen pour l'appliquer aux hommes *(y)*.

On ne devine pas quelle pouvoit être la maniere d'agir, l'utilité de la perforation de *l'os de la poitrine (le ſternum)*, deſtinée à donner iſſue à l'air ou *eſprit* qui cauſe l'enflure des flancs. Comme cette opération s'exécutoit avec le trépan, c'eſt-là un de ces exemples qui prouvent que le Vétérinaire exécute ce que le Chirurgien n'a pas encore ſoupçonné poſſible. Malgré la fameuſe exciſion du ſternum, faite par Galien, il y a ſeize ſiècles, il s'eſt peut-être écoulé deux mille ans entre la perforation du ſternum des chevaux & celle du même os dans l'homme *(z)*. On eſt d'autant plus étonné de voir un de ces Hippiatres exciter le vomiſſement dans le cheval, en portant une plume de vautour au fond du goſier, pour déterminer la rentrée d'une portion d'inteſtin ſortie par une plaie de l'abdomen, qu'il paroît certain que cet animal ne vomit point; & qu'on ne peut avoir eſſayé ce moyen, comme il eſt évident qu'on l'a fait, ſans en apercevoir les inconvéniens & le danger *(a)*. Nos connoiſſances ne ſe prêtent pas davantage à l'application d'éponges imbibées de vinaigre, ſur les parotides pendant le travail de la ſuppuration; mais on eſt de l'avis d'Hiéroclès, quand il défend d'introduire le doigt dans le

---

(u) Veterin. Medicin. pag. 44.
(x) Idem, pag. 104.
(y) Idem, pag. 45.
(z) Idem, pag. 58.
(a) Idem, pag. 69.

vide

DE LA CHIRURGIE. Liv. V.

vide que ces tumeurs laissent après l'ouverture de leurs abcès, crainte de favoriser les fistules & les sinus, auxquels ces sortes de plaies ont beaucoup de disposition *(b)*. Le moyen suivant, employé par Apsyrte & Hieroclès, contre la douleur des épaules, invite à chercher la raison des bons effets qu'ils en attestent : il consiste à souffler les chevaux comme on souffle un bœuf mort, jusqu'à rendre leurs tégumens emphysémateux ; à percer ensuite de quelques petits trous les endroits distendus par l'air, & à les fomenter avec du vinaigre & du sel *(c)*. Cette insufflation peut être inefficace, mais elle n'est pas dangereuse. On la pratiquoit dès le temps d'Aristote, pour disposer les animaux à prendre de l'embonpoint ; & les Maquignons Suisses & Anglois, en ont fait depuis une ruse de leur métier. Sur l'homme même, on l'a tentée impunément : un mendiant souffloit ses enfans, pour exciter la charité des passans ; & un malheureux soufflé comme un bœuf par des voleurs, se garantit du danger de la suffocation & se guérit lui-même, en s'ouvrant la peau du cou, pour donner issue à l'air *(d)*.

Le bouton d'alun, dont on se servoit, il n'y a pas encore long-temps dans les amputations des grandes extrémités, peut être une imitation rafinée de l'espèce de fosset introduit par Pelagonius, dans l'extrémité des grosses veines pour arrêter le sang, lorsque les moyens ordinaires ne réussissoient point. Il est enfin presque inutile de remarquer que les anciens Hippiatres guérissoient les fractures des chevaux, au plus tard dans l'espace de quarante jours ; le fait est généralement connu. Ce qui l'est moins, c'est qu'ils s'étoient aperçus qu'en cautérisant un cal difforme, ils dessoudoient les os *(e)*.

(b) Veterin. Medec. pag. 24.
(c) Idem, pag. 33.
(d) Consul. Hallerum, Element. physiol. tom. I, pag. 12, 13.

(e) Pag. 74 & 75. M. le Baron de Sind, dans son Hippiatrie, publiée à Gottingue, en 1770, *in-fol.* prétend que c'est une erreur de croire incurables les fractures des chevaux. Il a raison, puisqu'il les traite lui-même avec succès : mais il paroît se persuader que les anciens Hippiatres ne les guérissoient point *(Haller. Biblioth. Chir. t. I, pag. 99)*; en cela, il a très-certainement tort.

C'en est assez sans doute, sur un objet accessoire; il est temps de reprendre le fil de l'Histoire, & de jeter les yeux, malgré le peu d'intérêt qu'ils inspirent, sur Ambrosius, Traséas, Glycon, & quelques autres contemporains de Columelle.

AMBROSIUS. Une préparation prétendue lithontriptique, où rien n'est remarquable que les précautions superstitieuses de sa manipulation, a fait arriver jusqu'à nous le nom d'Ambrosius, Médecin de Pouzol, ville du royaume de Naples *(f)*.

TRASÉAS. Traséas, Chirurgien, n'est pareillement redevable de la durée de son nom, qu'à deux emplâtres; dont un *vert (g)*, qui reçoit sa principale vertu du cuivre dissout par le vinaigre, propre aux cas où l'on se sert du baume vert de Metz; l'autre *noir (h)*, qu'il appliquoit comme défensif sur toutes les plaies récentes. On retrouve dans Galien *(i)* ce dernier topique, sous le nom d'*emplâtre Indien de Tarsée*, Chirurgien; ce qui nous porte à conjecturer que le Tarsée de Galien, est le même homme que le Traséas de Scribonius, & ce semble avec d'autant plus de fondement, que la transposition d'une seule lettre fait toute la différence de ces deux noms. Glycon *(k)* & Ariste *(l)*, qui, peut-être, ne sont pas différens des hommes du même nom, mentionnés plus haut, tous deux Chirurgiens, n'ont pas de meilleurs titres à notre reconnoissance que Traséas : néanmoins Ariste passe pour l'inventeur de l'onguent *tetrapharmacum*, dont on se sert encore aujourd'hui.

ZOPYRUS GORDIENSIS, Zopyrus de Gordie, ancienne ville de l'Asie mineure *(Gordiensis)*, Médecin, qui vécut vers le même temps, mais que nous croyons postérieur au Zopyre dont il est parlé plus haut, n'est pas plus connu qu'eux. On pense que c'est le Zopyre Phrygien que Plutarque *(m)* introduit dans ses

---

(f) Scrib. Larg. compos. *152.*
(g) Idem. *204.*
(h) Idem. *208.*
(i) De comp. med. sec. gen. lib. *IV.*

(k) Scrib. Compos. *106, 107.*
(l) Idem. *109.*
(m) Des propos de table, *quest. 6.*

dialogues, comme un homme très-versé dans la philosophie d'Epicure. L'on croit aussi que les deux fragmens conservés par Oribase, l'un sur les épulotiques & l'autre sur les astringens, lui doivent appartenir *(n)*. Il est au moins bien certain que c'est de lui que Scribonius avoit reçu l'espèce d'amulette, qui, comme l'antidote d'Apuleius Celsus, rend aux hydrophobes la faculté de boire en triomphant de leur répugnance pour la boisson. Ce remède, si merveilleux dans son effet, s'il n'étoit pas imaginaire, n'est autre chose qu'un morceau de peau d'hiène, qu'on attache, enveloppé dans un linge, au bras gauche du malade. Scribonius mettant dans son récit la plus grande exactitude, a soin de nous avertir qu'il s'étoit procuré de cette peau, pour être à même de faire un essai de cette importance quand l'occasion s'en présenteroit, mais qu'heureusement elle ne s'offrit point *(o)*. M. de Haller *(p)* ne manque pas de bonnes raisons pour déclarer ce remède souverainement ridicule. Pour nous, sans rien attendre des tentatives qu'on pourroit en faire, nous ne voudrions pas, à son exemple, couvrir d'un ridicule anticipé, celui qui prendroit la peine d'examiner un fait qu'il seroit si important de trouver vrai. Rien n'est si utile aux Sciences & aux Arts que l'expérience; rien n'est plus rare que les hommes doués de l'ardeur, du courage, de la patience & du talent nécessaires pour observer. Faut-il donc décourager les Observateurs!

Les accidens de la rage n'ont été vus que fort tard dans l'homme, & seulement environ un demi-siècle avant l'ère chrétienne. On n'en connoît point d'exemple antérieur; en remontant même un peu plus haut, on trouve établi comme un fait incontestable, par Aristote, que l'homme est le seul entre les animaux pour qui la morsure du chien enragé n'est point contagieuse *(q)*. Il s'est trouvé des Écrivains qui, ne pouvant se persuader ni que la rage ait respecté si long-temps l'espèce humaine, ni qu'Aristote pût ignorer un fait de cette

---

(n) Collect. lib. XIV, pag. 58, 61.
(o) Scrib. Compos. 172.
(p) Biblioth. chirurg. t. I, p. 37.
(q) Hist. animal. cap. XXII.

nature, ont prétendu que le texte de cet Auteur concernant la rage étoit altéré ; mais Mercuriali prouve le contraire par les argumens les plus solides *(r)*. 1.° Aucun Écrivain antérieur à l'Inſtituteur d'Alexandre, ne parle de la rage de l'homme, quoique pluſieurs d'entr'eux aient fait mention de celle des animaux. 2.° Nous apprenons de Plutarque *(ſ)*, qu'Athenodorus, dans ſon premier livre *des Maladies populaires*, ſoutenoit que l'hydrophobie n'avoit été connue à Rome que du temps d'Aſclépiade, contemporain du grand Pompée. Il feroit poſſible cependant que cette maladie eût exiſté dans les temps les plus reculés, mais que le long intervalle qui ſépare quelquefois l'infection de la cataſtrophe, eût fait méconnoître la cauſe de la mort, & le genre de maladie qui la cauſoit. Galien avoit vu ſept mois, même un an, s'écouler entre la morſure & la mort ; Avicenne ſept ans, & Albertus juſqu'à douze années. Quoique Cæl. Aurelianus ait voulu prouver par des paſſages d'Homère, de Menandre, de Démocrite, & d'Hippocrate même, l'ancienneté de cette maladie *(t)*, il eſt certain que c'eſt dans Ovide que nous en trouvons un des premiers veſtiges *(u)*. Celſe eſt véritablement un des plus anciens Médecins, parmi ceux dont les Écrits nous ſont reſtés, qui faſſe mention de l'hydrophobie ; mais il n'eſt pas le premier ; car propoſant divers remèdes & différentes opinions ſur la bonté de ces remèdes, il ne permet pas de douter qu'on ne s'en fût occupé long-temps avant lui *(x)*.

SCRIBONIUS. Quoiqu'il nous reſte de Scribonius-Largus un livre entier de recettes & de procédés curatifs, il ne mérite guère une meilleure place parmi les Inventeurs dont nous faiſons l'hiſtoire, que les hommes peu connus dont on a recueilli les noms, moins dans la vue de rendre cet Ouvrage plus

---

(r) Variar. lection. lib. *I*, cap. *II*.
(ſ) Des propos de table, livre *VIII*.
(t) Acut. morb. lib. *III*.
*(u) Solvere nodoſam neſcit Medicina podagram,
  Nec formidatis ulla medetur aquis.*
(x) Tom. *I*, pag. 386 ; & tome *II*, pag. 13 & ſuiv. de cet Ouvrage.

complet, qu'afin que les Amateurs des restes de la docte antiquité, quels qu'ils puissent être, ne nous reprochent pas de les avoir omis. Scribonius, disciple de Triphon *(y)*, mort avant que Celse écrivît; &, selon la conjecture de M. Goulin, vers l'an 25 de notre ère *(z)*, vivoit sous Claude, comme on l'apprend de son Épitre dédicatoire à C. Julius Callistus; celui, des affranchis de cet Empereur, qui pénétra le plus avant dans sa confiance. D'ailleurs Scribonius parlant dans le cours de son ouvrage, de l'Impératrice Messaline, l'appelle la femme *de notre Dieu César.* Enfin une preuve plus démonstrative encore, c'est qu'il accompagna Claude dans son expédition d'Angleterre l'an 43, de laquelle cet Empereur triompha l'année suivante. Il n'est pas également certain que le nom de Scribonius fût son vrai nom: car d'un côté l'on se persuadera difficilement que du temps de Claude, la famille Scribonia donnât des Médecins à Rome; & de l'autre, on n'ignore point que les affranchis prenoient souvent le nom des familles qui leur avoient donné la liberté *(a)*. On ne sait pas au juste dans quelle langue Scribonius écrivit. Quelques Savans, à la tête desquels on doit mettre Cornarius *(b)*, croient qu'il écrivit en grec, & que nous n'avons qu'une traduction de ses Ouvrages: un style grossier, & quelques mots barbares dont il s'est servi, sont la base de cette opinion. Rhodius, son Commentateur, défend l'opinion contraire, & nous la croyons la mieux fondée. En effet, quant au style, il est difficile d'être élégant dans des formules; & l'on voit par l'élégance & la pureté de sa préface, que Scribonius connoissoit toutes les beautés du langage romain: pour les barbarismes, ils peuvent avoir été glissés

---

(y) Parmi plusieurs emplâtres que Scribonius attribue à Triphon, il en est un qu'il dit tenir de Triphon *son Maître: Accepimus a Triphone, Præceptore nostro.*

(z) *Mém. litt. pag. 228.*

(a) N'en doutons pas, Scribonius étoit esclave. Eh! quel autre qu'un vil esclave auroit eu la bassesse d'appeler le ridicule, le stupide, le féroce Claude, son *Dieu César!* Quelle pitié, quel dégoût... Claude un *Dieu!*

(b) *Præfatio in Marcellum Empiricum.*

dans le texte par les Copistes des âges postérieurs. Enfin Scribonius fournit lui-même une preuve sans replique en faveur de Rhodius, car il dit très-formellement qu'il a écrit en latin *(c)*. Toute la compilation de Scribonius est marquée au coin de l'empirisme philosophique; l'exactitude vétilleuse qu'il apporte à bien connoître les plus minces circonstances des formules qu'il recueille, ainsi que les procédés bizarres, quelquefois même superstitieux, dont il les accompagne, ne sont qu'un argument de plus en faveur du jugement que nous en portons. On ne doit donc pas être surpris de l'entendre parler ainsi. « Dans les consultations des Médecins les plus
» accrédités, & parmi le conflict des opinions & des avis
» qui les partageoient, lorsqu'il s'agissoit de savoir ce qu'il
» faut faire à un malade, & par quel moyen il faut lui procurer du secours, j'ai vu des gens du peuple, même des
» gens obscurs & inconnus, mais rendus habiles par l'expérience, & (ce que je rougis d'avouer) des gens d'une
» profession très-étrangère à la Médecine & qui se doutoient
» à peine de son existence; je les ai vus, dis-je, donner un
» remède efficace, & délivrer, comme par miracle, un malade de la douleur & du danger...... Quelquefois on
» m'a décerné le beau titre de Médecin savant, pour avoir
» administré certains médicamens avec succès; je sais même
» très-certainement que plusieurs se sont acquis par-là
» beaucoup de gloire ». Scribonius répète ici ce que disoit Celse de l'ordre dans lequel la Médecine administre ses secours: il dit « que le premier soin qui se présente à remplir
» à l'égard des malades, est de diriger l'usage des alimens; &
» que si l'on ne réussit point par cette voie, il faut recourir à
» quelque chose de plus actif, c'est-à-dire aux remèdes; ils

(c) Ut primùm enim potuisti, dit Scribonius à C. J. Callistus son Mécène & son ami, *non es passus, cessare tuæ erga me pietatis officium, tradendo scripta mea latina medicinalia deo nostro Cæsari. In præfatione.* Il faut néanmoins convenir qu'en même temps que ce passage prouve que les Écrits présentés à Claude étoient *latins*, il donne à entendre aussi que notre Auteur avoit écrit en grec; sans cela l'épithète *latina* seroit plus que superflue.

font plus puiffans & plus efficaces que les alimens : mais fi « le mal rébelle ne cède point à ces moyens, on eft alors « forcé d'en venir aux incifions, & enfin à l'application du « cautère actuel ». D'accord avec Celfe à cet égard, il le contredit d'une manière affez claire & affez pofitive fur le prétendu partage de l'Art, fi Celfe a réellement penfé ce qu'on croit voir à ce fujet dans fes Écrits : « Le domaine de la Médecine eft fi vafte, dit-il, que chacun eft le maître « d'y choifir fa part, *auffi en voit-on plufieurs porter le nom de* « *Médecins, bien qu'ils ne proffeffent qu'une feule partie de* « *l'Art (d).* Pour moi, ajoute-t-il, j'ai fuivi les routes « frayées par ceux qui m'ont précédé; & j'ai cru ne pouvoir « rien faire de mieux, que de me rendre habile dans toutes, « perfuadé que j'en retirerois beaucoup d'avantage; mais ce- « pendant moins excité par l'appât du gain, ou par l'amour « de la gloire, que par la fatisfaction d'être verfé dans la « Médecine ». Scribonius remarque enfin, ce qui tient plus particulièrement encore à l'hiftoire de notre Art, que de fon temps, on ne vouloit pas d'abord fe foumettre aux incifions; que prefque tout le monde les avoit en horreur ; que les malades ne fe déterminoient à les fouffrir que dans la dernière néceffité, & lorfque la confervation de leur vie en dépendoit.

On a vu plus haut, qu'Anthero s'étoit utilement fervi contre la *goutte chaude & froide (e),* de la torpille noire de mer. Scribonius, guidé fans doute par l'analogie, applique le même moyen avec fuccès, aux douleurs chroniques &

(d) *Multos itaque animadvertimus, unius partis fanandi fcientiâ, medici plenum nomen confecutos.* Scrib. larg. f.° 142.

Auffi trouve-t-on dans les Auteurs, comme nous le dirons bientôt plus amplement, *Medicus vulnerarius, Medicus ophthalmicus, Medicus ocularius, Medicus chirurgus, Medicus veterinarius.* Ceci vient à l'appui de ce que nous obfervions (cette note eft de M. Goulin, *Mém. Litt.* pag. 236, ann. 1775), page 29, que les participes Χειρίζων & Χειρυργών fuivoient le mot Ιατρός pour exprimer le *Médecin opérant :* c'eft du fecond participe, pris adjectivement, qu'on a fait le mot *Chirurgus,* duquel, difions-nous, Celfe paroît s'être fervi le premier.

(e) Scrib. Compof. 163.

violentes de la tête. Une seule torpille ne suffit pas pour l'ordinaire; il faut en placer plusieurs successivement sur le lieu de la douleur, & quelquefois jusqu'à trois. Il y a apparence qu'il les laissoit mourir avant de les retirer, mais il ne le dit point. Le moment d'en cesser l'application, est marqué par la disparition de la douleur, & par la stupeur qui lui succède, stupeur qu'il seroit sans doute dangereux de porter trop loin *(f)*. Devons-nous remarquer que Scribonius substitue à l'huile de vers, conseillée par Celse, contre la tuméfaction & la douleur d'oreilles, celle de cloportes; & qu'à ce moyen, favorable à la suppuration, il en joint un autre dont l'effet est contraire; observant que le tout ainsi confondu, ne laisse pas de conduire à la parfaite cicatrisation, l'ulcère qui existoit déjà lors de l'application du médicament? Ce topique extraordinaire par ses vertus, consiste en un mélange de deux tiers de fleurs de poix, qui ne sont autre chose que la vapeur élevée de la poix pendant la cuisson, & d'un tiers d'huile d'olives, dont on remplit le conduit auditif externe. L'auteur parle ici d'après l'expérience faite sur lui-même: divers autres moyens ayant échoué contre une maladie de cette espèce dont il étoit tourmenté, celui-ci le guérit en très-peu de temps. Dans les circonstances où ce topique conviendroit, il semble qu'on pourroit lui substituer utilement les baumes naturels, dont la poix & l'huile ne sont qu'une grossière imitation *(g)*. Plusieurs Chirurgiens, avant Scribonius, avoient conseillé de porter dans les narines, pour en arrêter les hémorragies, des corps susceptibles de se dilater en s'humectant, chargés ou imbibés de substances stiptiques; mais aucun d'eux ne s'étoit avisé de placer dans le centre de ces tentes, une plume de

---

(f) *Capitis dolorem quemvis veterem & intolerabilem protinus solvit & in posterum remediat torpedo viva nigra, imposita eo loco qui in dolore est, donec desinat dolor & obstupescat ea pars: quod cùm primùm senserit, removeatur remedium, ne sensus auferatur hujus partis. Plures autem parandæ sunt hujus generis torpedines, quia nonnunquam vix ad duas tresve respondet curatio, id est torpor, quod signum est remediationis.* Comp. 1 r.

(g) Compos. 39, 40.

canard, pour conserver à l'air un libre accès dans le poumon; précaution sur-tout nécessaire, selon lui, lorsqu'on tamponne les deux narines *(h)*. Les cas particuliers qui suggérèrent cet expédient à notre Auteur, pouvant se présenter encore, on ne manquera pas d'occasions de vérifier les prétendus avantages de cette minutieuse invention. Nous ajouterons que Scribonius ne croyoit pas inutile, pour arrêter l'hémorragie du nez, de verser du vinaigre dans l'oreille correspondante à la narine qui fournit le sang, & même dans les deux oreilles, si le sang coule des deux côtés.

Il n'est pas sans exemple que des ulcères cancéreux ou des tumeurs de même nature, s'emparent du *rectum*. Cette maladie, principalement caractérisée par des déjections fréquentes, sanguinolentes & douloureuses, est une des plus embarrassantes pour le Chirurgien, & des plus funestes pour le malade. A la manière dont en parle Scribonius, on reconnoît qu'il l'avoit vue, & par conséquent qu'il l'avoit observée un des premiers. Il nous a conservé des tablettes destinées à la combattre, avec l'anecdote qu'elles n'étoient point du goût des Chirurgiens de son temps; mais il nous avertit aussi qu'ils eussent été moins prévenus contr'elles, s'ils se fussent donné la peine de considérer qu'il ne les conseille qu'à titre de caustique. On prend pour former ces tablettes, trente parties de cendres de papier, vingt-quatre de chaux vive, douze d'orpiment & six de sandarach; on réduit en pâte ces substances, en les humectant avec du vin, dans lequel on a fait bouillir des roses & des lentilles, & on les convertit en pastilles, d'un ou deux gros. Pour s'en servir, l'on en dissout une dans l'eau de lentilles, si le malade a la fièvre, & dans le vin de myrte s'il ne l'a point; & l'on porte le remède sur le mal, au moyen d'une seringue à injection *(i)*. Scribonius mit en usage, pour les douleurs, les abcès & les ulcères de la vessie, l'eau ferrée, ce qu'on n'avoit point

---

(h) Scribonius, *Compos.* 47.
(i) Idem, *Compos.* 114.

fai avant lui. L'analogie le conduisit à cette tentative: « elle
» lui fut, dit-il, suggérée par la propriété de remédier aux
» maladies de ce viscère, qu'on avoit reconnue à des eaux
» martiales chaudes qui couloient dans la Toscane, & qu'on
» appeloit à raison de leur vertu, *Eaux de vessie, Eaux vésicaires
(vesicariæ)* : » ce dernier nom avoit été substitué à celui
d'*Eaux de Milon*, qu'elles portoient auparavant ; soit que
la source appartint autrefois à Milon Gracchus, homme
de race Prétorienne ; soit que ce célèbre personnage leur eût
donné le sien, après s'en être si bien trouvé, qu'il rendit par
leur secours jusqu'à cinquante pierres *(k)*.

Quoique Scribonius regardât la rage comme absolument
incurable, il ne laisse pas de rapporter plusieurs remèdes contre
cette maladie, entre lesquels on voit avec plaisir, à côté de
celui que Livie, femme d'Auguste, administroit contre l'angine, l'antidote qu'elle distribuoit *de ses propres mains*, aux
personnes mordues par des animaux enragés. Il est beau de
voir une Impératrice, qui régnoit sur les trois quarts du globe
alors connu, sentir le prix de la vie d'un seul homme, &
s'occuper elle-même à la conserver *(l)* ! L'histoire doit
perpétuer de pareils exemples d'humanité. Que ne puis-je
espérer de faire parvenir à nos derniers neveux, celui que
vient de donner aux François attendris la bienfaisance active
& compatissante de leur auguste Reine *(m)* !

On peut douter que la Médecine eût adopté, dans les
temps dont nous parlons, l'usage interne des cantharides ;
quoique Scribonius en décrive les accidens avec tant d'exactitude, que l'observation postérieure n'a rien ajouté d'essentiel

---

(k) Comp. 146. Le Milon dont
parle Scribonius ne seroit-il pas le
fameux Romain de ce nom, adopté
dans la famille des Anniens ! On sait
qu'il suscita de grandes factions pendant qu'il briguoit le Consulat avec
Pompée, factions qui le firent exiler
à Marseille, malgré le beau Plaidoyer
que Cicéron prononça pour lui. C'est
peut-être à cause de son esprit re-
muant & factieux que Scribonius lui
donne le surnom de *Gracque*.

(l) Comp. 175.

(m) Voyez dans le Mercure de
France, l'accident arrivé à la chasse, à
Achères, *novembre 1773*, temps où
l'auteur écrivoit ceci.

a description : syncopes, piſſemens de ſang, ulcérations à
a veſſie, rien n'y eſt oublié. Peut-être eſt-ce un des moyens
dont ſe ſervoient les eſclaves pour ſe ſouſtraire au travail ou pour
ſe défaire. Ce que notre Auteur rapporte du ſang de taureau
bu clandeſtinement, fortifie cette conjecture : *Quelqu'obſti-
nément*, dit-il, *que la perſonne nie d'avoir bu de ce ſang, vous
vous en aſſurerez par les veſtiges que vous rencontrerez dans
les intervalles des dents.* La fraude eſt évidente ici ; car on
avoue, on ſe hâte même de publier un malheur, une imprudence qu'on a commiſe ; mais on cèle, on nie un délit. Il
eſt donc probable qu'il s'agit de ces ſubſtances avalées mali-
cieuſement & dans la vue de ſe détruire. Quoi qu'il en ſoit,
Scribonius employoit contre le premier de ces deux poiſons,
je veux dire les cantharides *(n)*, les mêmes moyens dont
on uſe aujourd'hui ; & contre le ſecond *(o)*, qui ne nuit que
par ſa coagulation & par ſon impénétrabilité aux fluides
digeſtifs, le vinaigre chaud chargé de nitre & de laſer, bu
abondamment & de plein gré, ou injecté de force dans
l'eſtomac. La Chirurgie peut profiter de ce dernier conſeil,
pour des cas analogues à celui-ci, je veux dire, lorſqu'une
hémorragie aura rempli en quelque ſorte l'eſtomac & les
inteſtins d'un malade, de ſon propre ſang, ce qui n'eſt point
ſans exemple.

La ſangſuë avalée, s'attache à l'arrière-bouche, l'irrite, &
produit un ſentiment déſagréable. On fera lâcher priſe à cet
inſecte, par une abondante boiſſon de vinaigre pur, ou dans
lequel on aura diſſout du ſel, du nitre, ou fait infuſer des
racines de laſer : des boules de neige avalées en grand
nombre, produiſent le même effet *(p)*. Ce cas, qui doit
être fort rare, reparut à Mahon pendant qu'il étoit au pouvoir
des François, en 1757 *(q)*, accompagné de crachement de

(n) Scribon. *Comp.* 189.
(o) Comp. 196. On ſe familia-
riſera difficilement avec l'idée de regarder le ſang de taureau comme un
poiſon ; & cependant Cæl. Aurelian.
(*Chron. lib. I, cap. IV.*) cite l'exemple de Thémiſtocle qui mourut pour
en avoir bu.
(p) Comp. 199.
(q) Journal de Médecine, *février*
1758.

fang; circonftance dont Scribonius ne parle point. Les différens remèdes employés par le Médecin, & douze livres de fang rendu par les crachats, fans compter celui qui fut tiré par quatre faignées, mirent un malheureux foldat à la veille de périr d'une maladie, qui ceffe d'en être une, dès qu'on la reconnoît. Ce qu'il y a de plus fingulier & de plus remarquable dans l'obfervation moderne, c'eft que tandis que tous les remèdes ordonnés par le Médecin François portoient à faux, le malade demanda lui-même celui qui devoit opérer la guérifon, & précifément celui-là même que lui eût prefcrit le Chirurgien Romain, le vinaigre. La pratique de Scribonius dans la chute du rectum, n'eft pas inférieure à la nôtre. Toutes les fois que l'inteftin fe préfente à la vue, il faut le laver avec le vin chaud, le fuc de verveine ou la leffive de cendres : on l'oint de même utilement avec la poix liquide, l'huile de cèdre, & quelquefois avec l'*andronion (r)*, & l'on ne le fait rentrer qu'après que les onctions font un peu defféchées *(f)*.

Plufieurs Écrivains avoient parlé de l'acope *(t)* avant Scribonius; mais nous ne connoiffons point de plus anciennes formules de ces topiques, que celles dont il dit que Livie, & Antonia femme de Drufus, fe fervoient, tant pour les frictions adminiftrées après le bain, que contre les douleurs des membres.

Les Grecs donnèrent d'abord le nom d'Acope à tout ce qui diffipe la laffitude, & l'on voit qu'Hippocrate s'eft fervi de ce mot dans fa fignification primitive *(u)*; mais dans la fuite fa fignification fut reftreinte aux feuls médicamens qui,

---

(r) Ce médicament inventé par un Médecin nommé Andron, eft une tablette compofée, felon Paul d'Egine *(lib. IV, XXV)*, de douze gros d'écailles d'airain brûlé, d'une once de fel ammoniac, d'alun, de verd-degris & d'encens, auxquels le vin fert d'excipient : il eft cathérétique, & c'eft par-là même qu'il peut opérer la guérifon radicale des renverfemens du rectum produits par l'atonie & l'empâtement.

(f). Comp. 232.

(t) Mot formé de κοπον, laffitude, & d'ἀ privatif, ἄκοπον.

(u). Lib. II, aph. 48.

placés à la surface du corps, en raniment les forces. Infensiblement le même nom fut donné, tant aux topiques qui combattent les vieilles douleurs des membres, qu'à ceux qui rappellent le mouvement & le sentiment perdus. Enfin, du temps d'Oribase, on ne distinguoit presque plus ce topique du sinapisme dont nous parlerons plus bas. Voici la manière dont on le compose en hiver : on prend trois livres de graisse d'oie ou de cochon qui n'ait pas produit ; on la lave dans l'eau froide, & après l'avoir transportée dans un autre vase, on ajoute trois pintes & demie de vin, ou moitié seulement, si on ne pile que grossièrement les substances suivantes qui doivent y entrer : bois de cinnamomum, cardamomum, souchet, jonc odorant, de chacun trois onces; feuilles de roses sèches, une once, & dix sommités de mélilot. Faites bouillir & retirez du feu. Réiterez cette coction trois jours de suite, & le troisième jour, passez à travers un linge ou un filtre fait de joncs; mettez dans un autre vaisseau le vin & la graisse qui restent, & lorsque la graisse sera figée, percez le fond de ce vaisseau, laissez écouler le vin, remettez la graisse dans le premier vaisseau, & ajoutez même quantité de nouveau vin, avec les drogues suivantes, seulement concassées; spicanard de Syrie, lavande, de chacun deux onces; amomum, canelle, trois onces; myrrhe, cumin, trois onces; feuilles de roses sèches, deux onces. Faites bouillir le matin, le soir & le lendemain; passez comme la première fois, & recevez dans le même vaisseau, dont vous aurez bouché le trou : lorsque la graisse sera figée, ôtez-là, faites couler le vin, mêlez-le au précédent, & mettez le tout dans des vaisseaux d'étain bien bouchés *(x)*.

Voilà à-peu-près ce que nous avons trouvé dans Scribonius Largus, qui n'eût pas été dit par ses prédécesseurs. Les médicamens chirurgicaux, parmi lesquels on trouve les *dentifriques* dont se servoient Octavie, sœur d'Auguste, Livie & Messaline, forment la plus grande partie de sa

---

(x) Scribon. *Comp.* 271.

collection, quoiqu'il ne parle des maladies chirurgicales, que pour faire connoître la manière d'employer ces remèdes, & les effets qu'on en doit attendre. L'on fera peu furpris de l'efpèce de prédilection qu'il témoigne pour les moyens que la Chirurgie emploie, fi l'on fe rappelle qu'il étoit Élève de Triphon, un des plus célèbres Chirurgiens de l'antiquité, & qu'il fentoit combien il importe à l'humanité, que le Chirurgien foit verfé dans la connoiffance des médicamens. « Les » parties de la Médecine, dit-il, en paraphrafant Celfe, & ren- » chériffant fur lui, font fi impliquées & fi étroitement liées les » unes aux autres, qu'elles ne peuvent être féparées, que tout » l'Art n'y perde. On comprend par-là, continue-t-il, qu'on » ne peut remplir les préceptes de la Chirurgie fans la *Diététique,* » ni ceux de la Diététique fans la Chirurgie, *c'est-à-dire* (c'eft » toujours Scribonius qui parle) fans cette partie qui rend familière la connoiffance des médicamens utiles. »

Détournons un moment les yeux de la fuite de cette hiftoire, pour les fixer fur un grand nombre de *Médecins Oculiftes (Medici Ocularii, Medici ab Oculis),* qui vécurent en des temps différens, & à des époques très-incertaines, mais fur-tout depuis Augufte, jufque vers le règne de l'Empereur Commode.

D'abord, obfervons, pour rendre raifon du titre de *Médecin,* qu'on trouve pour l'ordinaire joint à celui d'*Oculifte,* qu'il falloit néceffairement une épithète ajoutée à ce dernier mot, pour diftinguer les Chirurgiens dévoués aux maladies des yeux, de certains ouvriers qui faifoient des yeux pour les ftatues *(y),* & qu'on pourroit comparer à ceux qui fabriquent parmi nous les yeux de verre & d'émail. *(z).* Mais pourquoi le nom de Médecin fut-il donné aux Oculiftes Romains,

---

(y) Plutarque rapporte, comme un préfage finiftre, que la veille du jour où Hieron le Spartiate mourut, les yeux de fa ftatue tombèrent. *Des Oracles.* Il ne paroît pas qu'à l'époque où Plutarque écrivoit, c'eft-à-dire vers le commencement du II.ᵉ fiècle, on eût encore imaginé de voiler la difformité d'un œil perdu par un œil artificiel.

(z) J. Hern. Emmanuel Walch, *Sigillum medici romani.*

plutôt que celui de Chirurgien ? N'étoit-il pas plus naturel, & sur-tout plus conforme au partage de l'Art, qu'on suppose fait dès avant le temps dont nous parlons, de les appeler *Chirurgiens Oculistes* que Médecins ? Pourquoi les décora-t-on d'un titre que les Médecins modernes prétendent ne convenir à aucun de ceux qui font servir leurs mains à rendre la santé aux hommes, & leur appartenir exclusivement, comme ayant succédé seuls aux droits honorifiques des communs ancêtres des enfans d'Esculape ? Cette question si futile aux yeux de l'homme indifférent & sensé, mais à laquelle des prétentions cent fois détruites, & toujours renaissantes, ont donné quelque importance, exige que nous prenions les choses d'un peu plus haut, & que nous entrions dans quelques détails propres à l'éclaircir.

Les Anciens, tant Grecs que Romains, donnoient le nom de *Médecin* à tous ceux qui s'occupoient à secourir les hommes ou les animaux dans leurs infirmités (a). « Ils n'avoient qu'un seul terme, dit M. Goulin (b), pour désigner « le *Guérisseur*, Ἰατήρ ou Ἰατρός, dont la signification n'est point « équivoque, mais qui n'indique point les moyens employés « pour parvenir à la guérison. Ce mot revient souvent dans « Homère, & l'on n'en voit point d'autres dans les Poëtes, « ni dans les Historiens qui ont écrit depuis jusqu'à Plutarque, « c'est-à-dire, durant dix siècles ; il signifioit celui qui guérit, « qui traite les maladies, quel que fût le moyen qu'il em- « ployoit, la Diète ou la Chirurgie. «

Le mot Diète avoit une signification fort étendue, il se « disoit, non-seulement du régime à l'égard des alimens & de « la boisson, mais encore à l'égard du sommeil, de l'exercice, « de la veille, du bain, &c. soit que l'usage en fût réglé pour « conserver la santé, ou pour la rétablir en cas de maladie. « Le mot de *Chirurgie* ne signifioit alors que l'œuvre de la « main de la part du Médecin, ou bien un moyen de curation : « *dans les cas*, dit Hippocrate, *où l'opération de la main*, «

(a) Histoire de la Chirurgie, tome *I*, page 339.
(b) Mémoires Littéraires, année 1775, page 28.

» Χειρυργία, *se borne à une seule section, la division doit se faire*
» *promptement (c)* : & un peu plus loin : *il est très-honteux de ne*
» *pas retirer tout l'avantage qu'on desire de la Chirurgie,* comme
» moyen de curation, *(d).* Nulle part il n'emploie ce terme
» pour exprimer un Art séparé de la Médecine ; mais tout le
» monde est d'accord sur ce point.

» Il est bien vrai que lorsqu'il veut dire un Médecin
» opérant, il s'exprime ainsi, Ἰατὴρ Χειρίζων ; Galien se sert
» aussi des mêmes expressions ; mais il écrit quelquefois Ἰατὴρ
» Χειρυργῶν ; ce qui signifie la même chose.

» Xénophon nomme Ἰατροὺς, ceux qui furent choisis par
» Cyrus-le-Grand, lorsqu'il partit pour porter du secours à
» Cyaxare ; il désigne par le même mot, ceux qu'il avoit dans
» son palais, ainsi que ceux que les Grecs choisirent pour
» panser le grand nombre de blessés qu'ils ramenoient dans
» leur pays, après la funeste expédition de Cyrus-le-Jeune.

» Souvent Ἰατρὸς est employé seul par Galien dans les
» endroits où il parle de plaies, de pansemens, d'incisions,
» &c.... bien que les Traducteurs l'aient rendu par celui de
» *Chirurgus.* Je sais que cet Écrivain s'est servi deux ou trois
» fois du mot Χειρυργὸς ; *c'est qu'à Rome,* dit-il, *il y avoit*
» *des hommes qui faisoient les opérations (e).* Ce n'étoit point
» *par un droit légal, mais par un usage insensiblement établi :*
» car dans ce temps-là même chez les Grecs, réduits sous la
» domination des Romains, le Médecin diététique incisoit
» lui-même, pansoit, cautérisoit, &c.... & Galien déclare
» qu'en Asie il pratiquoit les opérations chirurgicales. Plutarque
» n'emploie point d'autre mot que celui de Ἰατρὸς, dans les cas
» où il auroit fallu mettre celui de Χειρυργὸς, si dans Chéronée,
» où il vivoit, le Chirurgien eût été un autre individu que
» le Médecin. Entre plusieurs exemples tirés de cet Auteur,
» que je pourrois produire, un seul suffira : *celui qui est malade*
» *sent son mal, & appelle le Médecin, afin qu'il lui applique un*

(c) Hippocr. *de medico.*
(d) Ibidem.
(e) De Meth. Meden. lib. VI, cap. VI.

collyre

collyre sur les yeux, qu'il lui ouvre la veine, & il lui confie « sa tête (f). «

Le premier qui paroît s'être servi du mot *Chirurgus*, est « Celse; ce qui ne prouve pas que la division de la Médecine, « en trois branches, fût faite (comme on l'a plusieurs fois « avancé) dès le temps d'Hérophile. Nous tâcherons (c'est « toujours M. Goulin qui parle) d'éclaircir ce fait dans la suite « de ces *Mémoires* ».

Ce que ce Savant s'est proposé, ce qu'il exécutera sans doute avec cette solidité qui caractérise tous ses Écrits, M. Schulz, Professeur de Médecine à Altorf, l'a déjà tenté avec succès, dans son Histoire de la Médecine *(g)*.

« Celse, dit M. Schulz, après avoir annoncé que la Philosophie & la Médecine ont une origine commune, qu'Hip- « pocrate le premier sépara ces deux Sciences, & qu'après lui, « Dioclès de Caryste, Praxagore & Chrysippe exercèrent cette « dernière, sans néanmoins se restreindre aux mêmes moyens, « continue ainsi *(h)*: dans ce même temps, la Médecine fut « divisée *(diducta est)* en trois parties, dont une avoit pour « objet de guérir par la diète, l'autre par les médicamens, & « la troisième par l'opération de la main; ce qui fit donner « par les Grecs à ces parties, le nom de diététique, de phar- « maceutique & de chirurgicale. Cette division de la Médecine « en différentes branches, est trop remarquable pour ne pas « mériter un examen très-particulier. «

D'après le génie de la langue latine, l'expression *diducta* « que Celse emploie, me paroît revenir à la même chose que « s'il eût dit, que les différentes parties de la Médecine, autrefois « enchaînées & asservies pour ainsi dire sous la superstition des « Asclépiades & les vaines disputes des Philosophes, après « avoir secoué le joug, prirent un nouvel essor, se montrèrent « dans tout leur jour, & s'enrichirent de nouvelles connois- «

(f) Plutarq. *animi-ne an corporis affectiones sint pejores?* Tom. II, pag. 501, B, edit. Lutet. in-fol. 1624.

(g) *Historia medecinæ, à rerum initio*, pag. 418, in-4.º

(h) Aur. Cor. *Celsi de Medicina libri octo*. Lib. I, in præfat.

» fances, à peu-près comme une fleur qui s'épanouit, ou
» comme une main fermée qui fe développe ; & pour tout
» dire en un mot, qu'elles acquirent tout ce qui manquoit
» à leur perfection refpective. Quiconque lira Celfe avec
» attention, verra manifeftement que cet Auteur n'a jamais eu
» l'idée de dire que la Médecine a été réellement féparée en trois
» parties diftinctes. D'ailleurs, pour peu qu'on foit verfé dans
» l'hiftoire de cette Science, on faura que non-feulement Hippo-
» crate, Dioclès, Praxagore, mais encore Hérophile, Érafiftrate
» & quelques Empiriques, employoient également les trois
» moyens pour guérir leurs malades, fuivant l'exigence des cas.
» L'expreffion *(diducta)* que Celfe applique à la Médecine,
» ne veut donc dire autre chofe, finon que des Médecins fe
» dévouant tout entiers à quelqu'une de fes parties, & cultivant
» avec foin fes différentes branches, hâtèrent les progrès de
» l'art de guérir, confidéré dans fon enfemble & fa totalité :
» les uns guériffoient avec la diète, l'exercice, les bains, les
» frictions, les onctions ; d'autres inventoient des remèdes,
» ou faifoient de nouveaux effais avec des remèdes connus
» déjà ; d'autres enfin, publioient de bonne foi les connoif-
» fances qu'ils avoient acquifes, tendantes à procurer des fecours
» plus certains à ceux qui ne pouvoient être délivrés de leurs
» maux, que par le fecours de la main & des inftrumens.
» Celfe, dans le commencement de fon cinquième Livre,
» fait voir affez clairement que c'eft-là fa façon de penfer. *J'ai*
» *parlé*, dit-il, *des maladies auxquelles on remédie par la diète ;*
» *je vais maintenant paffer à celles que l'on guérit par les médi-*
» *camens.... Il eft auparavant important de favoir que toutes*
» *les parties de la Médecine font tellement liées au tout, qu'elles*
» *n'en peuvent être féparées, mais qu'elles prennent différens noms,*
» *fuivant que l'une ou l'autre eft d'une plus grande utilité dans*
» *une maladie déterminée : c'eft ainfi que celle qui guérit par*
» *la diète, emploie quelquefois les médicamens, & que celle qui*
» *fe fert des médicamens, fait ufage auffi de la diète.* Ailleurs,
» en parlant de la cure de la gangrène, il continue ainfi : *il*
» *faut y remédier, non-feulement par les médicamens, mais par*

la diète. Et au commencement du septième Livre, en traitant « des secours chirurgicaux, il dit : *tout le monde sait qu'il* « *y a une troisième partie de la Médecine qui guérit par le secours* « *de la main; ce n'est pas qu'elle ne fasse aucun usage des médi-* « *camens & de la diète, mais elle guérit principalement avec la* « *main.* «

Il y a des gens qui s'imaginent que cette expression, *diducta,* « veut dire que le Médecin, le Pharmacien & le Chirurgien, « étoient trois individus qui s'étoient partagé la Médecine, « dont ils avoient exercé chacun une partie ; de sorte que « les Médecins qui s'étoient réservé la diététique ayant, pour « ainsi-dire, une autorité de surintendance & d'inspection sur « le Pharmacien & le Chirurgien, avoient cédé au premier tout « ce qui a rapport aux médicamens, & au second, tout ce « qui tient à l'opération de la main ; mais il y a de l'impru- « dence à transporter aux anciens temps des idées évidemment « puisées dans l'état présent de ces trois Professions. D'autres « ayant égard à l'ordre que Celse a mis dans ses Ouvrages, « dont les quatre premiers Livres traitent de la diététique ; le « cinquième & le sixième de la Pharmacie, & les deux derniers « de la Chirurgie, ont cru qu'on n'avoit laissé pour le domaine « du Chirurgien, que ce qui exige des incisions & des « ustions, & que la cure des ulcères & des plaies, en tant qu'il « faut déterger, arrêter l'hémorrhagie, appliquer des emplâtres, « appartenoit au Pharmacien. «

Cette assertion tombe d'elle-même, en lisant le septième « Livre de Celse, où il dit, que les Médecins vulnéraires ou « Chirurgiens, *guérissent aussi les plaies & les ulcères,* qu'il n'a « placés au cinquième & au sixième Livre, qu'afin de mettre plus « d'ordre & de clarté dans l'exposition de sa doctrine, réservant « pour le septième & le huitième Livre les plaies & les ulcères, « dont la guérison dépend plutôt de l'opération que des médi- « camens. Il est donc évident que Celse, en faisant cette di- « vision, n'a pas prétendu assigner la part au Pharmacien & « au Chirurgien, mais qu'il a eu seulement en vue l'instruction « & l'utilité de ses Lecteurs. «

H ij

» Je ne veux pas nier pour cela, continue Schulz, qu'il n'y
» eût alors des Médecins qui négligeant abſolument le traitement
» des maladies internes, n'exerçoient que la Chirurgie; ou
» d'autres qui, effrayés de l'étendue immenſe de l'art de guérir,
» ne s'appliquoient qu'à une ſeule partie, à l'imitation des
» Médecins Oculiſtes. Mais qu'il ait exiſté des Chirurgiens
» qui ne fiſſent qu'inciſer, appliquer des cautères, réduire des
» fractures & des luxations, & qui, ne voulant pas faire uſage
» des médicamens, laiſſaſſent aux Pharmaceutes le ſoin d'arrêter
» le ſang, de procurer la chute de l'eſcharre, c'eſt que je n'ai
» jamais pu me perſuader; parce qu'on ne trouve pas dans
» Celſe le plus petit paſſage qui puiſſe faire naître ou appuyer
cette opinion. »

A ces deux autorités, d'autant plus reſpectables qu'elles partent de deux Médecins profondément verſés dans l'Hiſtoire de leur Art, joignons une réflexion qu'on auroit pu faire & qu'on n'a point faite, c'eſt que ſi la diviſion de la Médecine s'étoit opérée dans la *profeſſion*, comme elle s'opéra dans l'*art*, ſi elle avoit été *civile*, comme il eſt certain qu'elle fut *ſcholaſtique*, on devroit diſcerner bien diſtinctement chez les Romains trois claſſes de Médecins. Or, où les trouver? Tous les efforts de quelques Modernes n'ont pas même prouvé l'exiſtence d'une ſeule de ces claſſes; celle des *Chirurgiens*, proprement tels, des Chirurgiens reſtreints aux ſeules opérations de la Chirurgie. Où prendre les *Diététiſtes*, à moins qu'étendant beaucoup le domaine de la diététique, on ne reçût, comme Médecins diététiſtes, les Gymnaſtes & leurs ſuppôts, occupés, comme on ſait, à conſerver la ſanté par le moyen des frictions, des onctions, des exercices, &c? Mais alors comment s'accorder avec Galien, qui refuſe aux Gymnaſtes même le titre de Médecin (i)! Enfin les *Pharmaceutes* n'ont pas même en leur faveur dans l'Hiſtoire, de quoi fonder le ſoupçon de leur exiſtence; je veux dire qu'il n'eſt pas ſeulement indiqué par le plus petit

---

(i) *De ſanit. tuen.* lib. III, cap. 1, & *alibi*.

monument de l'Antiquité, qu'il ait existé une classe de Médecins occupés à combattre les maladies par les seuls médicamens.

L'état ni les fonctions de l'Apothicaire n'existoient point alors; chaque Médecin préparoit lui-même, ou faisoit préparer par ses disciples & ses *serviteurs*, les remèdes dont il avoit besoin pour sa pratique, & peut-être même en vendoient-ils aux particuliers *(k)*. Galien témoigne que les choses se passoient ainsi, en même temps qu'il nous fait apercevoir un inconvénient très-réel de cette constitution; c'est que les Médecins de la campagne, assez bien représentés par nos Chirurgiens de villages, manquoient souvent des remèdes les moins chers & les plus communs *(l)*.

Les *Pharmacopoles* étoient autre chose que les Apothicaires actuels; ils vendoient des drogues simples, peut-être même quelques préparations usuelles, telles que la thériaque. C'étoit chez eux que les Médecins peu scrupuleux sur le choix des drogues se fournissoient; mais beaucoup d'autres marchands se mêloient de leur commerce. Galien établit comme intermédiaires entre la nature qui fournit les substances médicamenteuses & le Médecin qui les prépare, les combine & les prescrit, des *Ropopoles* (marchands de tout); des gens fort ressemblans à nos Droguistes *forains;* des Herboristes, & des espèces de Botanistes, qui cueilloient eux-mêmes *sur les montagnes*, les plantes, les racines, les sucs, &c. *(m)*. Au reste, tous ces hommes étoient alors, comme

---

(k) Ociùs archigenem quære, atque eme quod Mithridates
Composuit : Juvenal. Satyr. XIV.

(l) De compos. med. secund. loc. lib. VI, cap. 1.

(m) Itaque herbarum, fruticum & arborum materiam priùs, quàm è terra eximantur, contemplari pulcherrimum est, dum fructus videlicet futuri sunt, dum eduntur, dum augescunt, & dum vigent. Hæc siquidem continua eorum speculatio docebit te, quomodo potissimùm ipsos commodè decerpas, ac in siccis domunculis repositos custodias, ne à solis radiis exurantur, neque ab humiditate ex tecto, vel muris madefiant. Id optimè fiet, si domus neque subterraneæ sint, neque aliis vicinæ, neque sub tegulis, sed ostia ad meridiem spectantia habeant, propè quæ tamen medicamenta reponi non debent. Amici vos admoneo, ut in hoc quoque me sequamini, si artis opera pulchrè obire velitis :

on accuse leurs successeurs de l'être aujourd'hui, très-versés dans l'art funeste d'altérer les médicamens *(n)*; jusque-là qu'un de ces Droguistes vendoit du sain-doux, fondu, passé au tamis, étendu dans de l'huile nouvelle, pour de l'huile d'olives vieille *(o)*; matière fort précieuse, fort rare & fort recherchée alors, à cause de son efficacité contre certaines maladies chirurgicales.

Pour réunir ici tout ce qui concerne les Apothicaires, tels qu'ils existent aujourd'hui dans la société, on doit remarquer que ce n'est que vers l'an 400 de notre ère, qu'ils commencent à figurer dans les livres de Médecine, quoiqu'on soit fondé à croire qu'ils existoient long-temps auparavant. Oribase, Médecin de l'Empereur Julien, qui peut avoir écrit dès le milieu du IV.e siècle, annonce un ordre de Citoyens qui préparoient les médicamens prescrits par le Médecin; & fait entendre qu'ils étoient très-répandus, sinon dans tout l'Empire Romain, au moins dans tout l'Empire d'Orient *(p)*.

Oribase, à la vérité ne donne point de nom particulier à ces Apothicaires, mais il les caractérise par les fonctions de leur état, de manière à ne laisser aucun doute que ce qu'ils furent autrefois, leurs successeurs ne le soient aujour-

novistis enim, quomodo ex omni natione præstantissima quotannis medicamenta mihi adferantur, eoque perditi illi omnigenarum rerum coemptores (græcè ρωποπώλας vocant) variis modis ea contaminant. Præstiterat forsan non hos solùm, sed multò magis etiam mercatores, qui illa advehunt incusare: atque his multò magis ipsos herbarios: item nihil minus eos, qui radicum liquores, succos, fructus, flores & germina ex montibus in urbes conferunt, hi siquidem omnium primi in eis dolum exercent. Quisquis igitur auxiliorum undique copiam habere volet... De comp. med. secund. gener. lib. III, cap. II.

(n) Baumé, Élémens de Pharmacie.

(o) Galen. *De comp. med. secund. gener. lib. IV, cap. V.* Galien nous apprend aussi, dans le même endroit, qu'il avoit de l'huile & de la graisse de quarante ans, pour l'usage de ses malades.

(p) Perrarò mentionem faciam... leviorum purgationum, aliorumque evacuantium auxiliorum, & medicamentorum quorundam compositorum, præsertim verò eorum quæ probata sunt: quum sciam vos posse eorum artificibus imperare ut ea conficiant, vobisque parent, quum maxima eorum copia ubique comperiatur: neque enim solùm urbes, sed omnes etiam agri sunt eorum pleni. Oribas. in prœmio Euphoriston, ad Eunapium.

d'hui *(q)*. Si quelque chose pouvoit faire douter que les Pharmaciens fussent plus anciens qu'Oribase, c'est la considération qu'ils n'avoient pas encore de dénomination propre *(r)*, & qu'ils n'en eurent pas même cent ans après, puisque Olympiodore, contemporain de Théodose *le jeune*, mort en 450, se servoit encore du mot, *Pimentarius*, qu'on fait désigner une autre Profession, *le Médecin ordonne*, dit-il, *& le PIMENTARIUS sert & prépare ce dont on a besoin (s)*. Ainsi l'état d'Apothicaire, tel que nous le connoissons aujourd'hui, n'existoit point encore vers la fin du second siècle, mais il semble qu'on le reconnoît dans les monumens du quatrième; & quant aux Médecins *Pharmaceutes*, en aucun temps ils n'existèrent qu'intellectuellement, & jamais comme Médecins préposés à la guérison des maladies par la seule administration des médicamens.

Revenons à l'objet que nous nous sommes proposé d'approfondir ici. L'art de guérir est un, mais il est très-vaste. Il est presqu'impossible que l'homme le plus heureusement né qui l'embrasseroit tout entier, réussît également dans l'ensemble

---

(q) Nous n'entendons parler que des fonctions publiques de ces Apothicaires; car s'il étoit question de science, de mérite personnel, nous n'aurions garde d'établir aucun parallèle entre ces hommes obscurs & les le Fevre, les Glaser, les Charras, les Lémery, les Glauber, les Boulduc, les Geoffroi, les Rouelle, &c.

(r) Le nom d'Apothicaire est fort ancien, mais il étoit porté par des hommes vils. Ce seroit trahir la vérité, & faire outrage à nos Pharmaciens, que de leur supposer la moindre filiation avec ces prétendus Apothicaires: *Apothecarii in lib. XII, §. 3, cod. de Cohortal. Princip. Cornicul. Junguntur trapezitis gemmarum, argentique, vestiumve venditoribus, quos Theodosius & Valentinus AA, a provincialibus officiis removerant, ut omnis honor,* atque militia a contagione hujusmodi segregetur. Ex quibus verbis patet, inter vilioris conditionis homines fuisse Apothecarios. Videntur ergo intelligi institores, qui res viliores in pergulis, & tabernis venum exponunt.* Hein.

(s) Olympiodorus *in Gorgiam Platonis*. Peut-être les Médecins se fournissoient-ils aussi chez les marchands d'onguens, *unguentarii !* Voici une anecdote qui prouve au moins qu'ils fréquentoient leurs boutiques: *quidam, medicis duobus ad unguentariorum officinam conspectis, attulit ad eos mel, venditurus scilicet. Illi ubi gustassent, de pretio disceptant. At hic tamquam illi parum offerrent, promptè subducit se: verùm medicorum neuter servatus est.* Galen. de simpl. med. facult. lib. X, ad init.

& dans les détails; détails, dont quelques-uns, presqu'incompatibles, supposent dans celui qui voudroit les réunir, des dispositions sinon contraires, au moins diverses, & rarement accordées au même individu. Il dut donc arriver anciennement ce qui arrivera toujours quand les loix politiques ne contrarieront pas les talens, que l'Art étant dans la pratique très-susceptible d'être divisé en autant de branches qu'il a d'actions ou de moyens particuliers de guérison, ses Ministres cultivèrent quelques-unes de ses divisions avec plus de soin que les autres branches, & dûrent exceller dans celle dont ils faisoient l'objet de leur prédilection. De-là les dénominations de *Médecins Diététiftes*, *Pharmaceutiques*, & *Chirurgiques*: & la distinction plus réelle & plus utile de ces derniers en Médecins oculiftes, Médecins herniaires, Médecins dentiftes *(t)*, Médecins vétérinaires, &c.

Ces dernières dénominations du Médecin externe, reviennent souvent dans les Écrits des Anciens; mais ce n'est guère que lorsqu'ils font l'énumération des Ministres de l'Art de guérir; car lorsqu'ils n'ont simplement qu'à désigner celui qui fait une opération chirurgicale, rarement usent-ils de ces épithètes; & l'on peut avancer que sur plus de mille endroits où Galien parle d'amputations, de trépans, de saignées, on n'en trouveroit pas quatre où il ait cru nécessaire de les employer, & presque jamais sans un besoin étranger à la chose même; comme lorsqu'il rapporte une méthode, une formule empruntée de quelqu'un, parce qu'alors il copie & qu'il conserve le titre que s'étoit donné l'Auteur qu'il transcrit *(u)*.

Voilà, ce semble, la qualité de Médecin étendue à tous les enfans d'Esculape; mais ce ne sont-là que les légitimes; & les illégitimes même, ceux qu'il-désavoue, ceux qui

---

(t) In Achaïâ somniavit (Vespasianus), initium sibi suisque felicitatis futurum, simul ac dens Neroni exemtus esset: evenitque sequenti die progressus in atrium MEDICUS dentem ei ostenderet, recenter eidem exemtum. Sueton. in vit. Vespaf. n.° 5.

(u) Entre plusieurs exemples, on peut en voir quelques-uns des plus frappans dans son Traité, *de Meth. lib. III; de art. Comment. I, n.° 23, de comp. med. secund. loc. lib. VI.*

portent

portent la honte & la bassesse dont ils sont pétris, dans la plus belle fonction dont un citoyen puisse être honoré; les Charlatans, en un mot, les vendeurs d'antidotes étoient eux-mêmes qualifiés du nom de Médecin. On appeloit ceux-ci Médecins sédentaires, *Medici sellularii (x)*, parce qu'ils se tenoient assis dans leur boutique en attendant les chalans *(y)*. L'Histoire nous a même conservé le nom de plusieurs de ces Médecins batteleurs : tels étoient un Sabinius *(z)*, un Eudemus *(a)*, un Chariton, de qui Galien apprit quelques remèdes qu'il nous a transmis, un L. Clodius d'Ancône, mentionné par Cicéron dans une de ses Oraisons *(b)*; tel fut enfin, au moins pendant quelque temps, selon le témoignage de plusieurs anciens Auteurs, l'un des plus beaux Génies de la Grèce, Aristote *(c)* : ce Législateur des Sciences, ce grand Homme, également étonnant par l'immensité de ses connoissances & par la profondeur de son génie, fut réduit, dit-on, dans sa jeunesse, pendant un voyage où il manquoit d'argent, à vendre des *paquets* pour subsister.

Le nom de Médecin étoit donc une dénomination générique, modifiée diversement par une épithète qui annonçoit les fonctions particulières & propres à chaque classe de Médecins. Il falloit bien que les choses fussent ainsi, autrement il seroit souvent arrivé que les malades mandassent un Médecin de la classe de ceux qui ne donnoient que des conseils, quand ils auroient eu besoin d'un Médecin qui agît; un Médecin diététiste, par exemple, qui n'auroit pu que régler le régime, quand il leur auroit fallu les soins réels d'un Médecin-chirurgien, qui réunît une fracture, ou replaçât un intestin sorti.

(x) Salmas. in Solinum.

(y) Les Charlatans n'étoient pas les seuls Médecins qui eussent des boutiques. On donnoit chez les Grecs le nom d'Ιατρεια, & chez les Romains de *medicina*, qui répondent à celui de *boutique*, au lieu particulier où se tenoient d'ordinaire tous ceux qui exerçoient quelque partie de l'Art de guérir.

(z) Le Clerc, *pag. 336*.
(a) Galen. de Antidotis, lib. II.
(b) Oratio pro Cluentio.
(c) Qui militasset (Aristoteles) & venena vendidisset. Diogen. Laërt & Hesych. Milcs. *in vitâ Epicuri.*

Les dénominations particulières remédioient à tous ces inconvéniens, en marquant la partie de l'Art à laquelle chaque Médecin s'étoit particulièrement dévoué : ils étoient tous Médecins, puisqu'ils cultivoient tous le vaste champ de la Médecine ; mais ils n'étoient pas tous Chirurgiens, Oculistes, Herniaires, Dentistes, Phlébotomistes, Rhabilleurs *(d)*, Accoucheurs *(e)*, &c. parce qu'ils n'étoient pas tous instruits & exercés dans les opérations de la Chirurgie, d'où ces dénominations tirent leur source.

Rien ne prouve mieux que les choses se passoient comme on l'avance ici, que la communauté d'études des anciens Médecins ; communauté qui étoit telle, que l'Élève d'un Médecin-diététiste devenoit souvent un Médecin-chirurgien, & que l'Élève d'un Médecin-chirurgien, devenoit un Médecin-diététiste. Scribonius-Largus, que les Médecins de nos jours n'abandonneront sûrement pas, étoit Élève de Triphon, Chirurgien célèbre, qu'ils n'ont jamais tenté de s'approprier *(f)*. Les hommes ont toujours été ce qu'ils sont aujourd'hui. A qui persuadera-t-on que nos pères respectèrent un partage idéal & chimérique, un partage en spéculation, détruit par le témoignage de Celse même, chez qui l'on va chercher, mais sans succès, les preuves de sa réalité ; un partage enfin qui n'a jamais pu exister, parce qu'il est contraire à l'essence de l'Art, qui est un, & par conséquent indivisible. Quand cette séparation seroit possible, elle n'auroit jamais été faite ; parce que les uns auroient cru trop donner,

---

(d) C'est ainsi qu'on croit devoir traduire *medici organici*. Galen. *de usu part. cap.* XIV.

(e) Celse lui-même, qui écrivoit long-temps après le prétendu partage de la Médecine, donne à l'Accoucheur le titre de Médecin : *Medici propositum est, ut eum (fœtum) manu dirigat, vel in caput, vel etiam in pedes, si fortè aliter compositus est.* Lib. VII, cap. XXIX. Il n'est parlé que long-temps après de *Médecins-*

Accoucheurs, & Paul fut peut-être le premier qui porta ce nom.

(f) Tom. I, p. 352. Ce Triphon ou Tryphon étant déjà mort lorsque Celse écrivoit, il doit avoir fini sa carrière, selon la conjecture de M. Goulin *(oper. cit.)*, vers l'an 25. Un Triphon avoit écrit sur la gymnastique des Athlètes, mais on n'a aucune preuve que ce fut notre Médecin vulnéraire.

& les autres recevoir trop peu ; ils ne fe fuffent jamais accordés. Il auroit fallu que les loix intervinffent à Rome, & il eft très-certain qu'elles ne l'ont point fait, comme elles font intervenues parmi nous, pour régler les prétentions refpectives ; & lorfqu'elles auroient eu prononcé, l'Art, très-divifible dans la fpéculation, feroit refté indivifible dans la pratique, parce que l'indivifibilité tient à fon effence. Prétendre faire aller la Diététique fans la Pharmaceutique, & celle-ci fans la Chirurgie, c'eft vouloir faire marcher une machine compliquée, exiger d'elle qu'elle produife fon effet, en lui retranchant une partie des pièces qui la conftituent. Ne feroit-il pas autant contraire à la faine raifon que préjudiciable au bien public, que le Chirurgien qui vient de trépaner un malade, n'eût pas le droit de lui compofer un bouillon, un apozème, ou tel autre médicament qu'il juge néceffaire ; & que le Diététifte, content de régler le régime, laiffât périr d'hémorragie un malheureux bleffé, faute de refferrer une bande, fous le prétexte puérile que les fecours de la Chirurgie font réfervés à d'autres mains ?

Voilà pourtant ce qui devoit arriver, fi le partage dont on parle tant, s'étoit jamais réalifé. Car, dire avec Léclerc *(g)* que les Diététiftes fe refervèrent le droit d'exercer l'Art dans fon entier, tandis que les Pharmaceutiques & les Chirurgiens fe reftreignirent aux parties qui leur étoient échues en partage, c'eft choquer également l'hiftoire, les faits & la raifon. En effet, fi Celfe dit que les Diététiftes employoient les médicamens, ne dit-il pas auffi que les Chirurgiens puifoient dans la Diète & la Pharmacie, les fecours que la maladie exigeoit *(h)* !

(g) Hiftoire de la Médecine, page *334.*

(h) Ea *(Chirurgia)* non quidem medicamenta atque victûs rationem omittit, fed manu tamen plurimùm præftat. Lib. V, cap. XXVI, §. *34.* Galien tient le même langage ; mais il eft difficile d'être de fon fentiment, quand il prétend, que de toutes les parties de la Médecine, la Chirurgie eft celle qui a le plus befoin de la Diète & de la Pharmacie. *De comp. med. fecund. gener. lib. III, cap. II.*

Il est temps que la vérité se fasse entendre, que l'amour du bien public l'emporte sur une vanité ridicule, disons mieux, sur une morgue d'enfant; que les rivalités cessent, ou qu'il n'en existe d'autres que celles qui auroient pour objet de se surpasser les uns les autres, en science, en sagesse & en habileté; que tous les Ministres du Dieu de la Médecine soient amis, comme ils sont frères, & que notre estime pour eux ne soit réglée que par l'étendue des services qu'ils rendent à l'humanité. Enfin, puisqu'il est vrai, comme on l'a dit, que les trois branches de l'Art de guérir sont trois bras de rivière qui partent de la même source, se séparent pour les mêmes usages, & deviennent plus utiles en se réunissant, fermons les yeux sur toutes les considérations particulières, n'ayons que le bien public en vue, & faisons, avec Goëlike *(i)*, *des vœux sincères pour voir renaître ces temps heureux où la Diète, la Pharmacie & la Chirurgie étoient réunies & exercées par un seul homme.*

D'après les divers éclaircissemens sur la dénomination de Médecin qu'on vient de lire, on ne sera plus surpris de voir le titre de Médecin donné au Chirurgien, à l'Oculiste, à l'Herniaire, au Dentiste; & lorsqu'on trouvera quelque ancien Écrivain qualifié du nom de Chirurgien, l'on n'en prendra plus l'idée attachée à ce nom par les Modernes; mais celle d'un Médecin qui avoit cela de particulier, que, joignant aux notions générales de l'Art, les connoissances particulières de la Chirurgie, il savoit appliquer les moyens chirurgicaux aux diverses infirmités, & tirer parti des ressources de la Chirurgie dans les cas très-fréquens, où les secours de la Diète & de la Pharmacie sont insuffisans, inutiles ou superflus. Les notions générales de la Médecine ont

---

(i) Hinc plura hac vice non addimus, hoc potiùs sincero voto discursus nostros obsignantes, ut brevi fortunata illa tempora revertantur, quibus & Chirurgiam & Pharmaciam, & omnes ac singulas alias artis medicæ partes denuo junctas, ab unâ eademque persona administratas videamus: ut philiatris nostris illud vulgi, dat Galenus opes, efficaciter iterum adclamemus, eorumque ignominiam, sorditiem & paupertatem denuo vindicare liceat. Hist. Med. Univers. part. VI, pag. ultimâ.

toujours été requifes pour conftituer un bon Chirurgien; mais l'exercice illimité de cet Art n'a pas toujours été nécef-faire pour mériter à fes Miniftres le titre de Médecin : car, dit Scribonius-Largus, deux cents ans après le prétendu partage de l'Art, *on a vu beaucoup de perfonnes acquérir le nom de Médecin dans toute fa plénitude, par l'exercice d'une feule de fes parties (k)*. Enfin, toutes ces confidérations mûrement pefées, on ne fera plus étonné de trouver deux des plus célèbres Chirurgiens de l'Antiquité, les deux Apollonius, parmi les Chefs d'une des fectes qui ont fi long-temps partagé les Médecins & retardé les progrès de la Médecine *(l)*.

Loin que les parties de l'Art fuffent véritablement féparées, loin que les loix euffent réglé les droits refpectifs de fes Miniftres, & pofé des limites à leur domaine, il étoit libre à chacun de s'adonner à la partie pour laquelle il fe croyoit le plus propre, ou qui lui promettoit plus de fortune ou de confidération. Voilà la règle & la loi de nos pères : auffi voyoit-on fouvent tel homme qui dans fa jeuneffe avoit exercé la Chirurgie, l'abandonner dans la vieilleffe, ou plutôt quand les circonftances le déterminoient à fe vouer à la Médecine interne. C'eft ainfi que Soranus d'Éphèfe quitta dans fa vieilleffe l'exercice de la Chirurgie, & fe reftreignit aux autres parties de l'Art de guérir, ainfi qu'il nous l'apprend lui-même *(m)*. Galien l'imita *(n)*; Chirurgien à Pergame, il devint Diététifte à Rome, où les fréquentes occafions d'opérer avoient formé des Chirurgiens qui le

---

(k) Voyez *tome II, page 47, note (d)*. Rien n'eft plus clair, plus pofitif, plus tranchant, que ce témoignage de Scribonius, en faveur de notre opinion, & cependant nous ne connoiffons perfonne qui s'en foit étayé en la défendant, ni perfonne qui ait ofé le produire, pour le réfuter, en foutenant l'opinion contraire.

(l) Schenck, *Biblioth. Med. Hift.* de la *Chirurg. tom. II*, ci-après.

(m) C'eft du fecond Soranus, qui étoit d'Éphèfe, comme le premier, que nous parlons ici ; & c'eft dans le trente-unième chapitre du vingt-quatrième Livre d'Oribafe, qu'on trouvera les preuves du fait que nous avançons.

(n) Galen. *De compof. med. fec. gen, lib. III.*

surpaſſoient peut-être en habileté, comme il étoit lui-même au-deſſus de ſes contemporains par la fécondité de ſon eſprit & l'étendue de ſes connoiſſances. Il étoit ſûr d'exceller dans les diſcuſſions littéraires; & l'on peut douter qu'il fût parvenu pour lors à Rome à ſe faire un nom diſtingué dans la Chirurgie, dont les premières places étoient occupées par des hommes célèbres.

Il eſt ſi certain que les vrais Médecins pouvoient cultiver les branches ou le tronc de l'Art de guérir, étendre ou reſſerrer leurs fonctions à volonté, qu'il n'exiſtoit pas même de loi qui interdît l'exercice de la Médecine aux hommes ignorans & groſſiers que la cupidité portoit à s'en mêler *(o)*. Le Cordonnier de Phèdre *(p)* reparoiſſoit ſouvent ſur la ſcène; car nous apprenons de Galien, qu'on voyoit ſouvent des *Cordonniers*, des *Teinturiers*, des *Maréchaux*, quitter leurs boutiques pour exercer la Médecine; &, qui pis eſt, des *Manœuvriers*, abandonnant les boutiques des Droguiſtes *(q)* & des Peintres, oſer diſputer aux vrais Médecins les premières places de la République *(r)*.

Cette eſpèce de brigandage devoit être d'autant plus commun à Rome, & dans toutes les grandes villes, que les loix n'avoient ſongé ni à le prévenir, ni à le réprimer. Il n'en exiſtoit aucune qui réglât la police de la Médecine:

(o) Omnibus promiſit liberum arbitrium magnitudo artis, dit Scribonius-Largus, *in Præf.*

(p) Malus cùm ſutor inopiá deperditus
   Medicinam ignoto facere cœpiſſet loco,
   Et venditaret falſo antidotum nomine,
   Verboſis acquiſivit ſibi famam ſtrophis...
                              Lib. 1, fabul. 14.

(q) Un de ces Droguiſtes *(Pharmacopola)* s'étant mêlé de la Chirurgie, dans une circonſtance qui n'exigeoit pas plus de connoiſſances qu'un Élève n'en acquiert en ſix mois d'étude, faillit faire perdre les deux yeux à un malade: *Mantias refert cuidam oculos procidiſſe, cui Pharmacopola, caput & faciem vario vinculo diligaverat: eoque jure putant eveniſſe, quòd faſciæ ob varietatem inæquales urgeant, & idcirco movere inflammationes poſſint, atque abſceſſus.* Galen. *de faſciis*, initio.

(r) Meth. Med. lib. I, cap. I.

on ne se faisoit pas Médecin en se soumettant à certaines formalités destinées à mettre au jour le savoir de l'Aspirant; mais on se *disoit Médecin (s);* cela suffisoit, & personne n'avoit le droit d'en exiger davantage. Galien revient à Pergame après avoir appris la Médecine ailleurs; & le Souverain Pontife le constitue Médecin vulnéraire, en le chargeant de panser les Gladiateurs; il va à Rome, & aussitôt il est Médecin de Rome. Nulle part on ne voit qu'il ait subi des examens, qu'il ait fait preuve d'habileté. S'il démontra l'Anatomie dans le temple de la Paix, ce ne fut qu'après l'avoir enseignée en particulier, & seulement pour convaincre les envieux, qui s'efforçoient de le décrier, de la solidité de ses connoissances en ce genre. Peut-on cependant douter que lui, qui ne laisse ignorer aucune particularité de sa vie, eût omis les circonstances de sa réception ou *inauguration,* en quelque lieu qu'elle eût été faite; circonstances qui ne pouvoient être que de vrais triomphes pour un homme aussi savant que lui *(t)*. Or, est-il raisonnable de penser que les Chirurgiens fussent réduits à l'opération de la main, & que le premier venu, le broyeur de couleurs, eût un droit acquis sur tout l'Art de guérir? Voilà pourtant ce qu'on seroit forcé de soutenir en admettant le partage de l'Art entre ses différens Ministres!

Nous n'avons pas mis au nombre des dénominations employées pour caractériser les différentes classes de Médecins, celles de *Médecins-architectes* & de *Médecins-ministres,*

(s) C'étoit bien alors qu'on pouvoit dire:

Fingunt se cuncti Medicos, idiota sacerdos, Judæus, monachus, histrio, rasor, anus.

(t) Ne pourroit-on pas conjecturer avec quelque fondement, que les Médecins de ce temps-là tâchoient de s'annoncer avantageusement dans la ville où ils vouloient pratiquer; ou, comme Galien, par des démonstrations publiques *(de libris propriis, cap. II);* ou, comme un de ses disciples, par un discours sur quelque partie de l'Art de guérir: *De thoracis & pulmonis motu tres olim adolescens commentarios exaravi, SODALI in patriam post longius temporis intervallum REDEUNTI gratificaturus: QUI PUBLICUM ALIQUOD ARTIS SUÆ SPECIMEN EDERE CUPIEBAT, sed demonstrativis orationibus componendis parùm erat idoneus.* Galen. de Anatom. Administ. lib. I, cap. I.

parce que l'Histoire n'est pas moins attentive à rejeter les fictions qu'à recueillir les faits. Ces dénominations qu'une vanité ridicule a de temps en temps reproduites, n'ont jamais existé dans l'Art de guérir. Tous les efforts qu'on a faits pour les y glisser, n'ont servi qu'à prouver combien l'esprit de parti peut aveugler ceux qu'il domine. Imagineroit-on, en effet, que ce soit chez un Écrivain antérieur de trois ou quatre siècles à l'époque qu'on assigne à la division de l'Art, dans les Écrits d'Aristote, qu'on est allé chercher cette prétendue loi de discipline médicale? C'est pourtant là qu'elle a sa source. On a vu plus haut ce Philosophe, fils d'un Médecin, soupçonné d'avoir fait un trafic de remèdes, que l'extrême besoin peut à peine excuser. En passant à des études qui devoient l'immortaliser, il ne perdit pas son goût pour la Médecine, comme il paroît par cent endroits de ses ouvrages. Il arriva de-là que dans la suite, ayant besoin d'exemples pour rendre plus sensibles ses divisions des Sciences & des Arts, il en prit quelques-uns dans sa première profession. C'est à cette occasion *(u)*, qu'après avoir expliqué en quoi un Art ou une Science consiste, il dit, que dans la Médecine, celui qui ne connoît que l'expérience particulière & individuelle, est moins instruit que celui qui possède le résultat d'une infinité d'expériences généralisées, résultat qui n'est autre chose que l'Art de guérir lui-même; que celui-ci est plus savant, mais que le premier arrive plus sûrement au but auquel ils tendent l'un & l'autre; enfin il ajoute que dans quelque Science ou quelque Art que ce soit, ceux qui connoissent les règles & les principes généraux sur lesquels les règles portent, en sont les *Architectes*, & que ceux qui ne travaillent que par routine & par habitude, en sont les manœuvres & les ouvriers *(x)*. Or, on voit bien par-là

que

(u) Métaphys. *lib. I, cap. 1.*

(x) Le fameux Leclerc, suivi sans défiance, comme sans examen, par beaucoup de gens moins savans que lui, indique comme la source & l'unique appui de son opinion, touchant l'architecture médicale d'Aristote, le Livre III, chap. XI, *de Republicâ*.

Et voici

que celui qui enduisoit de chaux les murs destinés à recevoir les chefs-d'œuvre de Michel-Ange, que celui qui broyoit le ciment du Louvre, étoient des Manœuvres, & que Michel-Ange & Perrault étoient les Architectes de leur Art; mais on n'y voit rien d'applicable ni au Médecin ni au Chirurgien *(y)*. Un Architecte qui, après avoir dressé ses plans,

Et voici ce qu'on y lit: *Sunt autem in hac administrandæ reipublicæ ordinatione dubitationes duæ, quarum hæc prima est, quod videatur esse ejusdem qui recte medicatus sit, judicare, cujus & mederi, ægrumque sanare, ac morbo præsente liberare. Hic autem Medicus est. Atque hoc similiter etiam in aliis facultatibus longo usu partis atque Artibus locum habet. Quemadmodum igitur Medicus apud Medicos judicium rationum referendarum subire debet: sic & alii Artifices apud similes. Medicus autem est & is, qui alio præscribente Medicinam facit, & is, qui docet ac præscribit quomodo Medicina sit facienda, & tertius qui à puero experiendo Artem didicit. Sunt enim tales quidam in omnibus, penè dicam, Artibus. Tribuimus autem judicandi auctoritatem nihilominus usu peritis quàm scientibus.*

Assurément, rien n'est moins intelligible que ce fragment dans la version que nous transcrivons, quoiqu'elle ait été revue par le Médecin Duval, plus capable qu'un autre Littérateur, de débrouiller les difficultés relatives à son Art. Mais l'obscurité ne doit pas être imputée au Traducteur; car il faut convenir qu'en cet endroit, comme en mille autres, le texte est altéré. Une chose dont on convient aussi, c'est que la difficulté de faire à ce passage un sens raisonnable & suivi, vient de ce qu'on ne connoît plus aujourd'hui la valeur des mots Δημιυργός, Ἀρχιτεκτονικός, & sur-tout, de ce qu'on s'obstine à vouloir mettre entre ces mots & celui d'Ἰατρός, une relation, un rapport qui n'existe point. Enfin la seule certitude qu'il y ait ici, c'est qu'Aristote vivant dans un temps où, de l'aveu de tous les Savans sans exception, le même homme exerçoit toutes les parties de la Médecine, il n'a pu dire ce qu'on lui prête, ou ce que l'obscurité de ses Écrits a donné lieu d'y supposer.

(y) Galien (ad Trasibul. cap. XLIV) attribue à la Médecine une architecture plus étrange encore que celle d'Aristote: *omnibus his (scientiis) ceu quædam architectoria ars corporis curativa præsidet ; si quidem ædificatoriæ ut tales quasdam ædes extruat præcipit, Cerdonicæ calceum, Panifici panem, Culinariæ obsonium, aliisque singulis, ut quæque apta est quid actura sit inspirat.* L'art du Cuisinier sur-tout parut aux premiers Médecins très-dépendant de la Médecine : Athénée nous apprend que Dioclès de Caryste, Philistion, Érasistrate, Philotime, Eutidème, Glauque, Denis, &c. avoient écrit sur l'Art de choisir & d'apprêter les viandes. Platon ne s'accommodant pas de ces préceptes, se plaint de ce que l'art des Cuisiniers s'est introduit dans la Médecine ; & que sous préxexte de rendre les viandes plus saines, il a produit un effet tout contraire ; ce qui le porte à dire, que cet Art est, par rapport à la Médecine, ce que l'Art de farder & de parfumer est à l'égard de la gymnastique.

entreprendroit lui-même de les exécuter, dépouillant l'Architecte, deviendroit-il tout-à-coup Manœuvre? Non, sans doute. Or, le Chirurgien reſſemble parfaitement à cet Architecte; car, après avoir dreſſé le plan de l'édifice de la ſanté qu'il veut élever, ſi l'on peut s'exprimer ainſi, il l'exécute lui-même, parce qu'il ne peut être exécuté que par celui qui l'a conçu. Si le titre d'Architecte pouvoit convenir à quelque claſſe de Miniſtres de ſanté, il eſt hors de doute qu'il appartiendroit au Chirurgien, dont les opérations ſont ſûres & ne laiſſent rien au haſard. Il exécute toujours ce qu'il a projeté, & c'eſt ce qui fait dire à Hippocrate qu'il ſeroit honteux que ce que le Chirurgien a deſiré n'arrivât point. Quant aux Diététiſtes, la prévoyance doit les empêcher d'ambitionner ce titre; il leur deviendroit bientôt à charge, puiſqu'il mettroit les malades en droit d'exiger d'eux qu'ils tinſſent ce qu'ils promettent. Y auroit-il de la prudence à contracter de pareils engagemens? En effet, l'Architecte-médecin, s'il pouvoit exiſter, ſeroit celui qui connoîtroit parfaitement tous les reſſorts de la machine animale, dans laquelle on n'a pourtant découvert, de l'aveu du plus grand Anatomiſte du ſiècle, que les *mers* & les *montagnes* (z); celui qui ſe feroit aſſuré du degré d'activité propre à chacun de ſes reſſorts, qui auroit pénétré les cauſes qui les font mouvoir, & prévu les effets qu'elles doivent produire; qui pourroit diriger les unes & diſpoſer à ſon gré des autres; qui ſauroit régler d'avance la marche d'une maladie, ou du moins la deviner ſans erreur, & ordonner dans ſon eſprit les moyens qu'il doit employer dans la ſuite pour la vaincre, & ſur-tout qui garantiroit l'évènement :

(z) *Qui (homo) etiam poſt quinquaginta annorum Anatomicos labores nondum centeſimam partem cognoſcat propriæ fabricæ deque ſuo corpore, non niſi montes & maria nota habeat, interioris fabricæ totus rudis* . . . . . Haller. Element. Phyſiol. *t. VIII, pag. 127*. Ce volume étoit preſque achevé lorſque la mort nous enleva l'illuſtre de Haller; il mourut à Berne, le 21 novembre 1777. Comme nous nous ſommes impoſé la loi de ne rien changer, à ſon égard, dans le manuſcrit, où ſon nom revient très-fréquemment, nous avons cru cet avertiſſement néceſſaire.

voilà quel devroit être l'Architecte-médecin. Car tel est un Architecte habile; il a dans sa tête le Palais qu'il veut élever avant d'en jeter les fondemens; il peut assurer d'avance que toutes les causes qu'il doit employer, produiront l'effet qu'il en attend, & que le Palais qu'il va construire sera tel, après l'exécution, qu'il l'a conçu dans son entendement.

C'en est assez, sans doute, pour faire renoncer les Diététistes à l'architecture de la Médecine. Que si quelque nouvel Asclépiade *(a)* osoit y prétendre encore, l'expérience lui prouveroit bientôt qu'il n'avoit ni réfléchi sur son véritable intérêt, ni consulté ses forces. Il est donc à croire que les Médecins ont renoncé pour toujours à la prétention onéreuse de vouloir donner des Architectes à l'Art de guérir. Peut-on présumer en effet qu'ils voulussent décorer de ce titre pompeux, ces éternels Dissertateurs, s'ils existoient encore, qui, placés auprès des malades, ne cessoient de les étourdir de leurs raisonnemens alambiqués, touchant la maladie, ses causes, les moyens qui doivent ramener la santé, &c. sujets sur lesquels Platon dit *(b)*, que les Diététistes de son temps ne tarissoient point. C'est à l'un de ces beaux Diseurs que le Philosophe adressa ces paroles mémorables: *tu ne guéris point le malade, ô impertinent! & tu l'endoctrines, comme s'il avoit besoin de science & non pas de santé.* Dès le temps de Cicéron, le Public avoit jugé ces Discoureurs spéculatifs; & attendu, dit l'Orateur Romain, *que la connoissance d'un Art quelconque est imparfaite, si l'exercice soutenu ne la rectifie point (c)*, un malade sage n'appelle point à son secours les hommes qui discourent si bien sur leur Art, mais ceux à qui la pratique en est familière *(d)*.

Les malades, en préférant ainsi l'homme exercé dans la pratique au raisonneur oisif, ne faisoient que se rendre au conseil que les Médecins sans partialité leur donnoient

---

(a) Tom. I, pag. 346.
(b) *Non mederis ægrotanti, o fatue, sed quasi doctrinâ, non sanitate* indigeat, doces!* Lib. IX, de lege.
(c) Cicer. I. Off.
(d) Lucian Hippia.

eux-mêmes. « Si la Médecine, dit Théodore Priscien *(e)*, » étoit dans les mains de gens sans études, qui n'eussent point » eu d'autre maître que la Nature, & qui n'entendissent rien » dans la Philosophie, on auroit des maladies beaucoup plus » légères *(f)*, & l'on useroit, pour les combattre, de remèdes » beaucoup plus aisés que ne le sont ceux dont on se sert » ordinairement. Mais, poursuit-il, la manière la plus naturelle » de traiter la Médecine a été négligée; & cet Art est entiè- » rement à la disposition de certaines gens, qui font consister » toute leur gloire à écrire avec politesse & à disputer contre ceux qui ne sont pas de leur sentiment *(g)* ».

Il est maintenant inutile de perdre le temps à prouver qu'il n'exista ni dans Athènes, ni dans Rome, de classe de Chirurgiens-ministres, ou simples Opérateurs en sous-ordre; quoiqu'on puisse supposer, sans invraisemblance, que certains Médecins avoient des esclaves à qui ils confioient quelques fonctions de peu d'importance auprès de leurs malades. Cette idée que quelques Médecins ont voulu faire prendre du Chirurgien, & ce n'est assurément ni les Sydenham, ni les Boërhaave, ni les Morgagni qui ont donné dans ce travers, cette idée, dis-je, a eu beau circuler dans les Livres, elle n'a paru ni moins puérile, ni moins fausse à ceux chez qui l'esprit de parti n'offusque point le jugement. A qui persuadera-t-on en effet que l'exercice, dépourvu de raisonnement, suffit pour

---

(e) Si Medicinâ minus eruditi ac rustici homines naturâ tantùm imbuti, non etiam philosophiâ, occupati essent, levioribus ægritudinum incommodis vexaremur, & faciliora remedia caperentur. Sed hæc via ab illis omissa est, quibus, eloquentiæ studiosis, scribendi ac disputandi gloria major fuit. Dans la Préface du Livre qui a pour titre, *Logicus;* & dans l'édition de Basle, celui d'*Euporiston.*

(f) L'étude que notre Auteur proscrit, est celle de l'ancienne philosophie, qui prétendoit expliquer tout, & ne rendoit raison de rien; car en recommandant celle de la Nature, il nous fait un devoir d'étudier la véritable philosophie, celle qui observe, recueille & compare les faits; celle, en un mot, dont le Chancelier Bacon fit éclore parmi nous les heureux germes.

(g) Que le Lecteur peu au fait de l'histoire ne prenne pas pour un moderne le Médecin qui parloit ainsi: il vivoit au IV.ᵉ siècle, sous le règne de Gratien & de Valentinien II.

former un Chirurgien ? Il faut autant de reſſources dans l'eſprit, on peut le dire, autant de combinaiſons pour bien exécuter les grandes opérations de la Chirurgie, qu'il en eſt beſoin pour ſaiſir le vœu de la Nature dans les maladies internes les plus compliquées. Je dis plus, non-ſeulement ces reſſources ſont néceſſaires au Chirurgien, mais encore elles doivent être ſans ceſſe préſentes à ſon eſprit, pour qu'il puiſſe s'en aider à prendre un parti ſûr à l'inſtant même où l'inſtrument qu'il conduit, lui découvre la néceſſité d'en prendre un; car l'occaſion eſt toujours preſſante ici, & ne laiſſe pas le temps de délibérer. En un mot, un eſprit orné d'une multitude de connoiſſances, un génie fécond, ſont les qualités morales qui conſtituent le bon Chirurgien; & ces qualités, toutes rares qu'elles ſont, ne manquèrent jamais aux Grands Hommes que l'exercice de la Chirurgie a rendus célèbres.

Mais peut-être objectera-t-on, que les anciens Médecins parlent ſouvent de leurs *Miniſtres*, & qu'ils en parlent de manière à faire entendre que les fonctions de ceux-ci étoient très-bornées. C'eſt une vérité qu'on n'a garde de révoquer en doute : ils exiſtoient dès le temps d'Hippocrate, quatre ou cinq cents ans avant l'époque de la prétendue diviſion, & n'ont jamais ceſſé d'exiſter. Mais veut-on ſavoir ce que c'étoit que ces ſerviteurs, ces Miniſtres? Qu'on jette les yeux ſur les Élèves de nos jours, & l'on ſera forcé de les reconnoître en eux. Comme les ſerviteurs des anciens Médecins, ceux-ci n'ont que des fonctions très-bornées ; ils préparent les appareils, aident les *Maîtres* dans les grandes opérations, font celles qu'ils croient pouvoir confier à leurs foibles mains, & les feront toutes un jour : jeunes & ſans expérience, ils ſont les Aides, les Serviteurs, les Miniſtres des Maîtres; mûris par l'âge, formés par l'étude & l'exercice, ils feront un jour leurs égaux. Eh! quoi, dira-t-on, il n'exiſtera point de différence, point de diſtinction entre le Médecin-diététique & le Médecin-opérateur ou Chirurgien ? Il en eſt au moins une bien marquée, répondra-t-on, avec

Celse *(h)*, une indépendante des fortunes, des préjugés, des hommes, des lieux, des temps, des loix même, puisée dans la raison & dans l'utilité publique, éternelle comme les fondemens sur lesquels elle porte; c'est celle que met entre des personnes de la même profession, la mesure différente de connoissances & d'habileté.

Telle étoit, on n'en peut douter, l'opinion que les Romains s'étoient faite de la Médecine & de ceux qui la cultivoient. Pour eux, l'Art étoit un, & ses branches n'existoient pas isolées & séparées du tronc. La préférence qu'un Médecin donnoit à telle ou telle autre branche de son Art, ne leur paroissoit pas devoir être la mesure de la considération qu'ils lui devoient. Ils trouvoient plus juste, & sur-tout plus propre à maintenir l'émulation, de régler leur estime sur le succès avec lequel chacun d'eux concouroit à la fin commune, la santé publique.

Enfin il n'est pas aisé d'imaginer ce qu'auroient à repliquer ceux qui voudroient réaliser la chimère attribuée à Celse, si on leur disoit, par l'organe d'un Médecin, témoin oculaire de l'état des choses à Rome, & devenu célèbre sur le même théâtre, que le prétendu garant du partage idéal de la Médecine, deux siècles après lui; si, dis-je, pour terminer les disputes frivoles qui firent perdre aux meilleurs esprits tant de momens qu'ils auroient pu donner à la recherche de la vérité, & pour mettre d'accord nos Pharmaciens, nos Chirurgiens & nos Diététistes, on leur assuroit; que ceux qui pensent que les Arts doivent être distingués par les actions particulières qu'ils exercent, se trompent d'une étrange sorte. Il n'est personne assez aveugle ou assez insensé pour ôter du domaine de la Médecine, les actions par lesquelles elle arrive à ses fins, & pour les soumettre chacune à un autre Art particulier quelconque; ou à celui de *l'opération de la hernie,* comme quelques-uns disent à présent; ou de *l'extraction de la pierre,* ou à celui *de la saignée.* Car, quoiqu'on appelle

---

(h) Eum laudo qui quàm-plurimum percipit. In Præfat. lib. VII.

particulièrement ceux qui pratiquent ces dernières opérations, *Herniaires, Lithotomistes, Phlébotomistes*, on leur donne néanmoins à tous le nom *commun* de *Médecin*; de même, ce me semble, qu'à ceux qui reçoivent des noms particuliers de certaines parties du corps, aux maladies desquelles ils donnent principalement leurs soins : on les appelle en effet, *Médecins-oculistes, Auriculaires, Dentistes*. Quelques-uns ont encore reçu leur nom de la matière, comme les *Diététistes*, les *Pharmaceutiques*, & même les *Herboristes*. Qui plus est, il se trouve des personnes qui appellent certains Médecins, *Donneurs de vin* & *Donneurs d'hellébore*, parce qu'ils les ont vu souvent employer ces remèdes. Je pense, en effet, que tous les hommes ont naturellement les principes de toute discipline rationelle, qu'ils connoissent les uns plus, les autres moins, & que toutes les actions ont entr'elles quelque chose de commun & quelque chose de particulier. Le principe de tous les Médecins est le même ; c'est la santé qui est leur but commun ; mais les moyens sont différens, & se multiplient à l'infini. A la vérité, si quelqu'un, comme l'a fait Platon, ne formant d'abord qu'un seul Art des moyens particuliers & du but commun, le divisoit ensuite en espèces & en différences, *& qu'il donnât à chaque division le nom d'Art; qu'il voulût, par exemple, appeler l'une l'*ART *diététique; l'autre, l'*ART *pharmaceutique; & un autre, l'*ART *chirurgical,* je n'y trouverois pas certainement à redire (i); non plus que si, divisant encore chacune de ces espèces, comme la diète, en choses que l'on prend, en celles qu'on évacue, & en celles qui agissent extérieurement, il les assujettissoit chacune à un Art particulier. S'il portoit encore les divisions de plus en plus loin, & jusqu'au particulier, je ne m'opposerois pas du tout à ce que, dans les choses qu'on prend intérieurement,

---

(i) Lorsque notre Auteur examinoit ce qu'on devroit penser de la division de la Médecine en Diète, Pharmacie & Chirurgie, si l'on venoit à la proposer, certainement cette division n'existoit point encore. Elle n'existoit donc pas du temps de Celse, antérieur de deux siècles au Médecin que nous copions ! Ce n'est donc pas de cette division que Celse à voulu parler !

il ne dife, qu'il y a un Art d'*adminiftrer les médicamens*, un autre *les alimens*, un troifième *la boiffon;* & j'irai même jufqu'à tomber d'accord, qu'il y a un Art propre & particulier pour l'adminiftration de l'un ou de l'autre aliment, de l'une ou de l'autre boiffon, de l'un ou de l'autre médicament; mais auffi s'il penfe que ces Arts diffèrent entr'eux, comme l'Arithmétique, par exemple, diffère de l'art Oratoire, ou celui-ci de l'Architecture, de l'art du Forgeron, &c. c'eft ce que je n'accorderai point; parce que ceux-ci n'ont aucun but commun, au lieu que dans ceux dont nous parlions plus haut, il y en a un, qui eft la fanté. De même donc que dans l'art Oratoire, qui eft *un*, je dirai qu'il y a un art de l'Exorde, un autre de la Narration, un troifième de l'Argumentation, & un autre de la Péroraifon ; fi vous convenez feulement qu'ils font renfermés dans un feul Art, foit que vous les appeliez efpèces ou parties, je dirai que pareillement dans la Médecine, il y a un art de la Chirurgie, un art de la Diète, & un art des Médicamens, pourvu qu'on m'accorde qu'ils ont tous le même but ; d'où il s'enfuivra qu'ils font néceffairement parties d'un feul Art. Il eft évident que de cette manière, on affemble & on lie entr'elles des chofes très-différentes, afin de les faire confpirer toutes au même Art. Quelqu'un coupe ou emporte une partie pourrie, un autre la répare & fait renaître les chairs d'une plaie profonde. Voilà certainement des chofes contraires & diamétralement oppofées ; car les actions diffèrent beaucoup, & leurs effets font contraires : celui-là perdant une chofe qu'il avoit, l'autre au contraire reprenant celle qu'il n'avoit plus; mais ni dans l'un, ni dans l'autre, on ne fe propofe pour fin unique de détruire ici, de reproduire là : comme auffi perfonne n'entreprend de cautérifer ni d'amputer, ni de faire quelqu'autre chofe que ce foit, pour cela feul de cautérifer, d'amputer; mais comme actions particulières, fans lefquelles il n'arriveroit pas à la fanté, à laquelle cependant tous les Médecins tendent, quoique par des chemins différens. Auffi tous font-ils appelés *Médecins*, à caufe du but

commun

commun qu'ils se proposent; ce qui n'empêche pas qu'à raison de l'action, de la matière, ou de la partie du corps, ils ne soient appelés *Chirurgiens*, par rapport à l'action, *Pharmaceutiques* par rapport à la matière, & *Oculistes* par rapport à la partie. *Car, comme les parties que l'on traite diffèrent beaucoup les unes des autres, & que ceux qui les traitent, emploient des actions & des matières différentes, on les a nommés d'après les actions, les matières & les parties, les uns* OCULISTES, *les autres* CHIRURGIENS, *d'autres* PHARMACEUTIQUES, *& tous* MÉDECINS, *d'après le but qu'ils se proposent les uns & les autres.* On a fait voir en effet plus haut, que tous les Arts s'appliquent au bien de leur sujet; que leurs travaux tendent tous à ce but, & qu'il n'en existe aucun où l'on ne trouve un certain bien principal & premier. Au reste, si de ce que quelqu'un qui *recout bien les paupières*, par exemple, administre mal les médicamens; de ce qu'un autre *qui les administre bien*, prescrit mal la manière de vivre; ou enfin de ce qu'un autre *versé dans cette partie*, pratique mal *les opérations de la main*; si, dis-je, de-là nous regardons ces parties comme des Arts distincts, nous n'en établirons pas seulement trois, mais bientôt trois cents: car celui-ci se sert bien du *catheter*, un autre de *la seringue*, un autre est habile *à ouvrir la veine*, & un autre *l'artère*. Ensuite lorsqu'on aura trouvé un homme qui administre bien tous les secours, tous ces Arts particuliers se réuniront de nouveau en un seul. Or, *l'un & l'autre est vicieux; ou de diviser un Art en plusieurs, à cause de l'ignorance des Artistes; ou d'en réunir plusieurs en un seul, à cause de leur excellence.*

Eh bien! si l'on prouvoit que le véritable état de la Médecine & des Médecins à Rome, long-temps après Celse, étoit celui qu'on vient de voir, insisteroit-on encore sur le prétendu partage établi dès avant Jules-César? Continueroit-on à nous parler de Médecins qui donnent l'exercice de la Pharmacie aux Pharmaciens, & qui le gardent; celui de la Chirurgie aux Chirurgiens, & qui le retiennent! Persisteroit-on enfin à vouloir nous persuader que les

Chirurgiens & les Pharmaciens, abufés ainfi, furent contens d'un arrangement qui les dépouilloit de la poffeffion générale de l'Art, & qui ne les dédommageoit pas du facrifice qu'ils faifoient de la propriété générale, même par une propriété particulière? Non; les plus obftinés fe rendroient à la vérité, céderoient à la conviction. Qu'ils ouvrent donc Galien *(k)*, dont ils ne récuferont pas le témoignage, qu'ils y voyent que tel étoit en effet l'état de tous ceux qui profeffoient la Médecine à Rome, fous les Empereurs *Marc - Aurèle* & *Lucius - Verus, Commode, Pertinax & Sévère.* Qu'ils conviennent donc enfin, que les Médecins Romains poffédoient l'Art en commun dans la plus parfaite égalité, & qu'ils renoncent à la prétention de leur ancienne prééminence, ou qu'ils cherchent à l'affeoir fur des fondemens plus folides. L'Art de guérir n'étoit donc pas divifé au temps où vivoit Galien. Il n'avoit donc pas été divifé auparavant.

Quelque fortes que foient les preuves fur lefquelles nous établiffons cette conclufion, on ne manquera pas de l'ériger en paradoxe, peut-être même fa nouveauté lui donnera-t-elle d'abord peu de partifans, même parmi les Chirurgiens, accoutumés à croire fans examen ce qu'on a tant pris foin de leur inculquer; mais ils prendront avec le temps l'impulfion contraire. Les Médecins de leur côté fe rendront à la vérité, qu'ils n'ont fi long - temps méconnue, que parce qu'ils ne fe doutoient pas qu'une erreur tant de fois répétée & jamais réfutée, pût être une erreur, & ils reconnoîtront la parfaite égalité des anciens Médecins, quelque variété qu'il y ait eu dans leurs dénominations. Enfin ils céderont à la conviction, comme Barchufen, qui la puifa fans doute dans le paffage de Galien qu'on vient de lire, paffage que nous invitons ceux qui conferveroient des doutes, à méditer *(l)*. Ils ne feront en cela qu'imiter le favant Mercuriali, qui reconnoît qu'à

(k) De tuendâ fanitate, ad Trafibulum. Cap. XXIV. Sqq.

(l) Barchufen a tranfcrit une partie de ce fragment, dont il paroît s'être fervi le premier, mais feulement dans une note; raifon pour laquelle il n'a pas produit fur les efprits tout l'effet qu'on en devoit attendre.

quelques égards, la division de la Médecine n'existoit ni avant, ni pendant la longue vie de Galien, lui-même Médecin, Chirurgien & Pharmacien, près de deux siècles après Celse *(m)*.

La Médecine fut-elle divisée dans les siècles suivans? On peut assurer que non, sur des preuves démonstratives. Personne n'ignore que le Recueil des Loix Romaines, les Codes, le Digeste, &c. contiennent diverses Ordonnances relatives aux Ministres de la Santé. Plusieurs de ces loix ou de ces rescrits prononcent des peines contre celui qui n'apporteroit pas l'attention nécessaire dans le traitement des *maladies des yeux*, dans *l'opération de la taille* (la castration ou l'ouverture d'un dépôt). S'il avoit existé des Chirurgiens, proprement dits, la loi n'auroit pas manqué de les désigner par leur nom propre, essentiel & caractéristique; & c'est néanmoins sous le nom de *Médecin* qu'elle indique constamment ceux qui pratiquoient la Chirurgie. *Si Medicus qui servum tuum secuit (n); si Medicus servum tuum occiderit quia male eum secuerit, aut perperam ei medicamenta dederit (o); Medico qui virilia exciderit (p), &c.* Le Législateur n'emploie jamais d'autre expression; il ne lui est pas arrivé de se servir une seule fois du mot *Chirurgus*, ni d'aucun terme équivalent. Cependant ceux qui faisoient des opérations chirurgicales sur des esclaves, étoient véritablement *des Médecins opérans;* & si l'Art étoit partagé, c'étoient nos Chirurgiens d'aujourd'hui. D'où vient donc que la loi ne le dit pas, & qu'elle dit le contraire, en appelant par-tout celui qui fait la Chirurgie, *Médecin!* Il l'étoit donc, car c'est la volonté du Législateur qui nous fait ce que nous sommes dans l'État *(q)*.

Les Historiens n'ont pas eu d'autre langage que celui

(m) Var. Lect. lib. *I*, cap. *XII*.

(n) Institut. de Lege aquil, S. 6 & 7.

(o) Voyez les titres du Digeste *ad leg. aquil.* & plusieurs autres titres, tant du Digeste que du Code.

(p) Ulpian. *lib. IV, Digest. ad leg.* Cornel. *de sicariis*.

(q) Instrumento Medici legato, collyria, & emplastra, & apparatus omnis conficiendorum medicamentorum, itemque ferramenta legato cedunt.

des Empereurs & des Jurisconsultes. Qu'on parcoure les Historiens des anciens peuples jusqu'à Égnace, Écrivain du XVI.e siècle, ou je me trompe fort, où l'on n'y trouvera pas une seule fois le mot de *Chirurgien*, tandis que celui de *Médecin* s'y présente mille fois, & dans des circonstances où les fonctions dont on parle, sont celles du Chirurgien, où par conséquent c'est du véritable Chirurgien qu'il faut entendre ce que les Historiens rapportent sous le nom de *Médecin (r)*. A la vérité, le mot *Chirurgien* se trouve dans Élien; mais loin de détruire notre assertion, l'usage qu'il en fait la confirme, puisqu'il l'applique au Peintre, & généralement à tous ceux qui pratiquent un Art quelconque, conformément à sa valeur ancienne & primitive, rappelée & confirmée par Galien *(s)*.

Les monumens de l'Histoire ancienne & moderne de la France, sont parfaitement d'accord avec ceux que nous fournissent les Jurisconsultes & les Historiens de l'ancienne Rome. Alcuin, principal Directeur des Écoles que Charlemagne avoit établies dans son palais, emploie le mot *Medici* pour signifier tous ceux qu'on comprend aujourd'hui sous le nom de Médecin & de Chirurgien *(t)*. Les loix des Visigots se

---

Ainsi s'exprimoit Paul *(lib. III, sent. tit. VI, §. 62)*, Jurisconsulte célèbre, qui vivoit encore sous Alexandre Sévère, élevé à l'Empire l'an 222. Or, il est incontestable qu'alors le *Médecin* exerçoit la Pharmacie & la Chirurgie; puisqu'il lègue les instrumens de l'une & de l'autre profession, même en ne les désignant que par une appellation générique, parce qu'ils sont censés former un tout indivisible, l'arsenal du *Médecin*.

(r) Si frustrà molliora cesserunt, ferit venam (Medicus) membrisque si adhærentia nocent, & morbum diffundunt, manus adfert. Seneca de ira, lib. I, cap. V.

(s) Nam in tota propè vita, omnibusque artibus, & iis potissimum, in quibus sunt exactæ manuum operationes (quæ Græcis χειρυργίαι, Chirurgiæ appellantur) his talibus (nempe unguibus) nobis est opus…. De usu, part. lib. I, cap. VII. Au X.e siècle, le mot *Chirurgien* ne signifioit pas encore *l'homme qui guérit par l'application des mains*: Χειρυργοι, dit Suidas (à ce mot), *Sunt ii qui manibus propriis opus aliquod faciunt. Opifices manuales, ut vulgò dicuntur. Fuerunt autem opifices præstantissimi, & accuratissimi, Phidias, Lysippus, Polycletus, Statuarii.*

(t) Alcuinus, Carm. 221.

servent du même mot *Medicus* pour désigner le *Chirurgien (u)*. Par un Concile tenu en Dauphiné dans le xi.ᵉ siècle, il fut ordonné, sur les représentations de l'Archevêque de Narbonne, que dans cette partie de la France, on observeroit la loi des Visigots, qui défend de saigner une femme si ce n'est en présence de ses parens; & pour désigner celui qui saigne, le Concile se sert du mot *Medicus (x)*. Éginhard, en parlant de ceux qui régloient le régime & de ceux qui traitoient les blessures, désigne les uns & les autres par le terme de *Medici*. Par exemple, dans la vie de Charlemagne, il dit, que ce Prince n'aimoit pas ses Médecins, parce qu'ils lui prescrivoient de manger de la viande bouillie & qu'il n'aimoit que le rôti; & il ajoute que sur cela, il suivoit plus communément son goût que leurs conseils *(y)*. Dans les Annales, il dit que Louis-le-Débonnaire ayant été blessé par une chute, il fut promptement guéri par ses Chirurgiens, qu'il désigne ici comme ailleurs, par le mot *Medici (z)*. Pierre de Blois, Auteur du xii.ᵉ siècle, en parlant de la première croisade faite dans le siècle précédent, dit que les Chirurgiens avec tous leurs instrumens, ne purent guérir d'un ulcère à la cuisse un Chevalier qui étoit à Jérusalem parmi les croisés; & pour désigner les Chirurgiens qui traitoient le malade, il se sert du mot *Medicorum (a)*. On trouve encore en l'année 1197, l'anecdote d'un Moine des Pays-bas, taillé de la pierre par un Chirurgien qui n'est pas désigné autrement que par le mot *Medico (b)*, &c.

Vers le xi.ᵉ siècle, les choses changèrent un peu de face

(u) Si quis *Medicus phlebotomiam exercet & ingenuum debilitaverit, &c.* Leg. Visigot. lib. II, tit. 1, §. 6.

(x) Nullus *Medicus sine praesentiâ patris..... mulierem phlebotomare praesumat.* Harduin. Concil. t. VI, pag. 198.

(y) Plura arbitratu suo quàm Medicorum consilio faciebat.... Duchêne, dans la vie de Charlemagne.

(z) Sed operâ medicorum qui ei curam adhibebant summâ celeritate convaluit...... Duchêne, ad ann. 817.

(a) Omnia in eo medicorum instrumenta frustrata sunt. Pet. Blesens. epist. 92.

(b) Medico accersito ad hoc opus, ut sperabatur, idoneo. Spicileg. t. IX, pag. 517.

en Afrique, en Espagne & dans les autres pays de la domination des Maures. Les Médecins arabes, selon la commune opinion, presque tous Courtisans, Grands Seigneurs ou aspirans à le devenir, cherchèrent à se débarrasser de quelques fonctions rebutantes de la Médecine. Il ne tint pas à quelques-uns de ceux dont nous possédons les Écrits, qu'ils n'établissent un ordre de Médecins qui supportât tout le dégoût de leur profession : mais rien de tout cela ne fut exécuté; parce que, comme on l'a déjà dit, tant que les loix ne s'en mêlèrent point, celui qui commençoit par appliquer des ventouses, faire des scarifications, ouvrir la veine, &c. pouvoit finir sa carrière, s'il avoit du mérite ou de l'intrigue, à la Cour des Princes, au comble des dignités, de la faveur & de la considération. Si quelques Médecins arabes s'abstinrent d'opérer de la main, les autres ne voyant rien que d'honorable dans l'exercice de la Chirurgie, continuèrent à cultiver l'Art dans toute son étendue *(c)*. Haly Abbas, Avicenne, Albucasis, furent de vrais Médecins-Chirurgiens, comme Hippocrate, Galien & Paul d'Égine. Ainsi l'atteste Guy de Chauliac *(d)*, plus à portée que nous de connoître l'état de son Art dans un temps qui touchoit presque au sien : « jusqu'à Avicenne, dit-il, tous ont été » Physiciens ou Médecins & Chirurgiens ensemble ; mais » depuis en-çà, ou par délicatesse, ou par la trop grande » occupation ès cures, la Chirurgie fut séparée & délaissée ès mains des Mécaniques. »

Il se présente plusieurs observations importantes à faire sur le texte de Guy de Chauliac. La séparation qu'il annonce fut-elle exécutée? Pour se convaincre que ce ne fut qu'une affaire de goût, qui porta quelques *Physiciens* à renoncer à l'opération de la main, tandis que d'autres continuèrent à pratiquer la *Physique* & la *Chirurgie*, il suffit de savoir que Salicet, Lanfranc & Guy de Chauliac lui-même, se

---

(c) Ainsi le témoigne Avenzoar: *Rectificatio medicationis & regiminis, passim.*

(d) Chapitre singulier.

distinguèrent à cette époque par l'exercice des trois parties de l'Art de guérir, qu'ils pratiquoient indistinctement. L'abandon de la Chirurgie fait *aux Mécaniques*, rend leurs personnes intéressantes. Qu'étoient-ils donc ? Guy nous l'apprend lui-même, en mettant au nombre *de ces Mécaniques*, Guillaume de Salicet, qu'on fait Professeur de Médecine à Vérone, au commencement du XIII.ᵉ siècle ; & Lanfranc, tout-à-la-fois Professeur de Médecine à Milan, Clerc, Physicien & Chirurgien : car ces hommes célèbres étoient des Médecins faisant les opérations de la Chirurgie ; ou, pour parler le langage de Guy, des *Médecins ouvrans*. Or, dans les Écrits de Guy, *Médecin ouvrant* & *Médecin mécanique*, sont deux expressions synonymes, qui désignent les *Médecins* faisant les opérations de la Chirurgie, c'est-à-dire les vrais Chirurgiens, tels à peu-près que devoient être les premiers fondateurs du collége de Chirurgie de Paris.

Enfin il n'est point d'homme versé dans l'Histoire de la Médecine, qui ne reconnoisse & n'avoue présentement, que ce ne fut qu'au XIV ou XV.ᵉ siècle qu'il exista, pour la première fois, des Médecins & des Chirurgiens vraiment distincts & séparés, ayant leurs domaines distincts & séparés comme eux. Sur un pareil fait, l'autorité du célèbre Astruc en vaut mille, pour ceux qui savent avec quel zèle il combattit pour les Médecins dans leurs derniers démêlés avec les Chirurgiens de Paris. Lorsque faisant les fonctions d'Avocat, Astruc composoit ces Ouvrages polémiques, ces espèces de *factums* qui prouvent à la fois tant de vrai talent pour écrire & tant d'érudition littéraire & médicale, peut-être ne respecta-t-il pas toujours la vérité ; mais rendu long-temps après à son occupation favorite, à l'histoire, il ne dissimula plus rien ; il vit la vérité, malgré les nuages qui la couvroient, & n'hésita pas à prononcer, sans que personne ait réclamé contre sa décision : *que la division de la Médecine pour la pratique* (celle dont il est ici question, car la division scholastique est fort ancienne) *a été plus d'une fois tentée & plus d'une fois suspendue, mais qu'enfin il y a trois cents ans qu'elle* paroît entièrement confommée *(e)*. Le XIV ou le commencement du XV.ᵉ fiècle eft en effet la véritable époque du partage légal de l'Art de guérir, de celui qui règle aujourd'hui les droits de ceux qui cultivent fes différentes branches, & qui fixe leur rang dans la fociété : nous ferons connoître comment ce partage s'opéra, lorfque nous ferons parvenus à cette mémorable époque. Revenons aux *Médecins-oculifles*, que nous n'avons fi long-temps perdus de vue, que pour arriver à mieux connoître quel étoit leur état chez les Romains.

La plupart de ces Médecins ne font connus que par des infcriptions rarement confervées fur le marbre, mais le plus fouvent gravées fur le cachet ou fceau dont ils fcelloient les boîtes ou vafes dans lefquels ils débitoient leurs remèdes. On peut croire que ces fceaux avoient une double utilité, & que tandis que l'empreinte garantiffoit la légitimité du remède *(f)*, la légende ne nuifoit point à la réputation du diftributeur, dont elle répandoit le nom. Cet ufage s'eft affez bien foutenu parmi leurs fucceffeurs, & l'on peut facilement reconnoître aujourd'hui ces légendes dans les longues & pompeufes *étiquettes* des Oculiftes nos contemporains.

Le Lecteur, inftruit maintenant de la manière dont le plus grand nombre des noms qu'il va lire nous font parvenus, jugera facilement combien il en a dû coûter de recherches pour les réunir. C'eft pourtant, en grande partie, l'ouvrage d'un feul homme : avec très-peu de fecours, Walchius les a réunis dans un livre curieux, auquel il n'a pas cru pouvoir donner un titre plus analogue au fujet, que celui de *fceau du Médecin-oculifle (g)*. C'eft donc de Walchius, qu'à l'exemple de M. de Haller, nous emprunterons l'infipide & sèche nomenclature des Médecins des yeux.

(e) L'art des Accouchemens, page 75.

(f) Il y avoit des cachets anonymes, tels que les fuivans, *poft afpredinem, poft impetum, ad caliginem lene (linimentum), Crocodes, Galbaneus, Pforicum, Aromaticum, Melinum crocodes.* Haller, Biblioth. Chir. tom. I, pag. 52.

(g) J. Ern. Walchii figillum Medici ocularii Romani. Jen. 1763; in-4.° Ibid. 1772, in-8.°

On a déjà parlé de quelques Oculistes, dont l'époque paroissoit certaine. Quand il y auroit une utilité bien réelle à fixer celle des autres, on ne pourroit se flatter d'y réussir, même imparfaitement. Nous savons que Niger, Médecin- NIGER, oculiste, a son nom gravé sur un vase de terre antique *(h)*; & nous ne sommes pas seulement en état de démêler si Lyrius, Illustrius ou Illyrius, sont autant de personnes dif- LYRIUS, férentes, ou si tous ces noms ne sont pas des dépravations de celui que porta réellement l'esclave de Tibère *(i)*. Des inscriptions très-succinctes nous ont fait connoître SILICUS. Silicus, Médecin des yeux; Iola, Médecin-oculiste; IOLA. & Numitorius Asclépiades, Sextumvir de Vérone. Ici NUMITORIUS, l'Oculiste Eros présente une sorte de phénomène, dont on EROS, peut prédire à coup sûr que l'apparition ne sera jamais fréquente; celui d'un Médecin arrivé, par le seul produit de sa pratique, à l'une de ces fortunes exorbitantes dont les Historiens ont cru devoir conserver le souvenir; en voici l'énumération & l'emploi, dans l'inscription suivante:

Publius Decimius Eros Merula, Affranchi de Publius, &c. Médecin clinique, Chirurgien-oculiste & Sextumvir, a donné, pour acheter sa liberté, sept cents sesterces; il a payé à la République, pour la charge de Sextumvir, deux mille sesterces; pour des statues qu'il a fait mettre dans le temple d'Hercule, trente mille sesterces; pour paver les rues ou les chemins, trente-un mille quatre cents sesterces; & la veille de sa mort, il a laissé de patrimoine dix-neuf mille sesterces.

« La première chose qu'il faut remarquer touchant cette inscription, dit M. Leclerc *(k)*, c'est qu'on ne sait pas bien « ce que signifient les marques ajoutées aux sesterces des der- « nières sommes, & que ce n'est que sur une conjecture de « Scaliger, que l'on suppose qu'elles font chacune le nombre « de dix mille. La seconde remarque qu'il faut faire, c'est « que, comme il y avoit de grands & de petits sesterces, & «

(h) Rhodius ad Scribonium largum, pag. 77.
(i) Vid. Gruter.

(k) Histoire de la Médecine, page 569.

» que les premiers valoient mille fois autant que les derniers,
» cela fait varier la fomme portée par cette épitaphe, à la
» même proportion. S'il s'agit ici du grand fefterce, qui valoit
» environ cent livres, monnoie de France, cet Efclave avoit
» gagné huit millions trois cents dix mille livres, ce qui n'eft
» pas croyable. Il paroît même, par l'emploi qu'il fait de chaque
» fomme, qu'il n'a pas entendu de grands fefterces. On ne
» croira jamais, par exemple, qu'un efclave ait payé à fon
» Maître deux cents mille livres pour fa liberté, & encore
» moins qu'il ait dépenfé trois millions en ftatues pour orner
» un temple. Il y a beaucoup plus d'apparence qu'il faut compter
» fur les petits fefterces. A ce compte il auroit gagné feulement
» huit mille trois cents dix livres en tout, & n'auroit pas été
» fi riche que quelques Savans l'ont cru. »

Si cet objet méritoit une plus longue difcuffion, ne pourroit-on pas oppofer aux doutes de M. le Clerc, 1.° que plufieurs Savans, parmi lefquels on compte Mercuriali, ont tenu pour très-réelle la valeur de huit millions, portée dans l'infcription. 2.° Qu'il n'a lui-même d'autre raifon d'atténuer la fortune d'Eros, que fon immenfité, & que ce n'eft précifément que parce qu'elle eft immenfe, qu'on a cru la devoir faire connoître à la poftérité. 3.° Que cette fortune une fois pofée, il eft très-croyable que le Maître d'un pareil efclave ait mis fa liberté à très-haut prix. 4.° Que fi huit millions font immenfes, huit mille livres font ridicules. 5.° Que l'on conçoit la poffibilité d'une pareille fortune, quand on le voit lui-même faire compter à Érafiftrate, par je ne fais quel fils de Roi, dont il avoit guéri le père, deux cents quarante mille livres *(l)*; & fur-tout quand on fait qu'à peu-près dans le temps où Eros vivoit, Manilius Cornutus, Gouverneur d'Aquitaine, traita pour la fomme de deux cents fefterces, qui, réduits à la moindre valeur qu'ils puiffent avoir, font vingt mille livres de notre monnoie, avec celui qui entreprit de le guérir d'une dartre au menton *(m)*.

(l) Leclerc, *page 295.* | *(m)* Voyez ci-après *Alcon, p. 104.*

6.° Enfin, que nous devons être familiarisés avec la fortune d'Eros, par celles de quelques autres Médecins, qui, sans l'égaler, ne laissent pas de prouver qu'elle n'excède pas les bornes de la probabilité *(n)*.

Mercuriali écrit le nom de ce Médecin avec un H, *Heros*. On trouve dans Galien un Héron, qu'il appelle Oculiste, & que Rhodius prétend être le même que celui dont on vient de parler. Celse fait aussi mention de deux Héron, Chirurgiens : le dernier, qu'on auroit pu mieux placer ailleurs, paroît s'être occupé des maux des yeux *(o)*. Quoi qu'il en soit de tous ces personnages, celui dont il est ici question ne se dit pas simplement Oculiste, ni Chirurgien, ni Médecin, mais Médecin clinique & Chirurgien-oculiste. Sur quoi l'on peut remarquer que si la dénomination de Médecin, ou même de Médecin clinique, avoit emporté avec elle l'idée d'un dispensateur de tous les secours de l'Art, les additions de *Chirurgien* & d'*Oculiste* n'ajoutoient rien aux qualités d'Eros; & par conséquent qu'elles étoient superflues, & ne devoient pas se trouver dans l'inscription; mais qu'au contraire si, comme nous croyons l'avoir prouvé, la dénomination de *Médecin* est générique & vague, ces additions sont très-honorables, parce qu'elles prouvent qu'à la science ordinaire des Médecins, Eros joignoit l'habileté de la main, & les connoissances nécessaires pour employer utilement dans toutes les circonstances les secours de la Chirurgie. De cette manière, tout est expliqué : les titres extraordinaires de notre Médecin-oculiste, montrent un mérite éminent; & le mérite éminent fut la cause de cette fortune immense qu'on a moins de peine à révoquer en doute qu'à concevoir, & il doit rendre raison de son immensité.

Quant à ce qu'Eros put faire pour l'avancement de l'Art, il n'en reste aucun vestige; non plus que de la pratique de Tiberius Claudius, de Tiberius Julius Cutisonus, affranchis

TIBERIUS
CLAUDIUS.
JULIUS
CUTISONUS.

(n) Voyez Leclerc, Pline, &c. *passim.*
(o) Lib. VII, cap. 1. On trouve aussi dans Gruter un Eros : *Augustæ, Medicus sposianus.* Leclerc, *p. 560.*

ATTIUS ATIMETUS. d'Auguste, & d'Attius Atimetus, *Médecin-oculiste* du même Empereur. On croit que ce dernier ne doit pas être distingué de cet autre Atimetus, à qui les Biographes donnent deux qualités, en apparence incompatibles, celle d'esclave du Médecin Cassius, & de *Légat (Legatus)*, Envoyé, Lieutenant ou Agent de Tibère.

C. CAPITO. C. Capito, qu'on peut croire le même que le Capito de Galien; M. Julius Charito, M. Julius Heraclès, M. Ulpius Heraclès, qui semble ne différer du précédent que par la corruption du nom; Q. Cærillius Quintilianus, Cn. Julius Dionysodorus, C. Sulpitius Hypnus, C. Flatius Sabinianus, Q. Julius Murranus; Sextus Asclépiadès, affranchi de P. Numitorius; Cintius Minius Blandus, Duronius Ctesias, L. Saccus Menander, Decimus P. Flavianus, Gallio, Stolus Britannicus, appelé par Galien *(p)*, *célèbre Oculiste*; Evemerus, Horus, Zoïle, qu'on croit auteur d'un remède qui porte son nom, & Sergius, Oculiste Babylonien, n'ont laissé que leurs noms, & par fois les formules de quelques médicamens de leur composition. P. Colius, Q. Colius, Q. Cælius Niger, C. Domitius Démétrius; M. Latinius, *Médecin-oculiste*; M. Jul. Secundus, Hermès, M. Peutuca; Silicius, *Médecin-oculiste*; C. Rutilius Euthetus, Ephemerus, Pyramus, ont moins fait encore *(q)*. Enfin Phronimus étoit un Oculiste ambulant *(Periodeutes)*, un de ces Médecins-chirurgiens de qui Galien dit *(r)* qu'ils alloient porter les secours de l'Art, & principalement opérer la cataracte, la pierre, les hernies dans les lieux où la population n'étoit pas assez grande pour former de bons Opérateurs, ni les richesses assez considérables pour les y fixer, lorsqu'ils s'étoient formés ailleurs. Cette espèce de Chirurgiens (les *Periodeutes*) étoit fort commune

---

(p) De comp. med. secund. loc. lib. IV, cap. VII.

(q) C'est sans doute sur quelqu'un de ces personnages, que Martial fit l'épigramme suivante, dont la pointe est assurément très-mousse :

Hoplomachus nunc es, fueras ophthalmicus ante :

Fecisti medicus, quod facis Hoplomachus. Epigr. lib. VIII, 74.

(r) De morb. vulg. Comment. II, n.° 26. De part. art. med. cap. II.

encore à la fin du xvii.e siècle, & l'on peut dire que leur profeſſion n'excluoit ni l'honneur, ni le ſavoir, puiſque les Octavian de Ville, les Collot, les Covillard, &c. n'ont guère été que des Chirurgiens ambulans ou *Periodeutes*.

Gaius ou Gallius ſe ſeroit occupé d'autre choſe que des maladies des yeux, s'il étoit le même que le Gaius Hérophilien, duquel Cæl. Aurelianus rapporte, qu'il plaçoit la cauſe de l'hydrophobie dans le cerveau & les membranes qui l'entourent *(ſ)*. On ignore auquel de ces deux Médecins on doit attribuer les médicamens placés ſous leur nom dans les Œuvres de Galien. Enfin Antigonus fut Médecin vulnéraire; & en cette qualité, il ſe diſtingua dans les armées *(t)*. M. de Haller, ſur le ſeul fondement d'un collyre de ſa compoſition, ſeroit tenté d'en faire un Oculiſte; mais il n'a pu ſe diſſimuler que ſi ce motif étoit ſuffiſant, la liſte des Médecins des yeux s'accroîtroit tellement qu'elle n'auroit point de fin.

Il faut même en convenir, cette liſte eſt déjà fort longue; & l'on a lieu d'être ſurpris que ces Médecins ſe préſentent en foule ici, après avoir vu que chaque époque a les ſiens, & qu'ils ne manquent dans aucune. La multitude de collyres, & d'autres remèdes conſacrés aux maladies des yeux, ont également droit de nous étonner. On ſeroit enfin tenté de ſe récrier à la vue de ce nombre exorbitant de remèdes otiques ou auriculaires, dont les Écrits des Anciens fourmillent. Tous ces ſujets de notre étonnement ſemblent tenir à la même cauſe, & peut-être ſuffiroit-il, pour les faire ceſſer, de conſidérer que parmi les Chirurgiens arrivés juſqu'à nous, la plupart habitoient les grandes villes, & principalement Alexandrie, Athènes & Rome. Or, dans ces trois villes, l'air étoit épais & humide, & les fluxions des oreilles & des yeux fort communes; ce qui ne pouvoit manquer de multiplier beaucoup & les remèdes propres à les combattre, & les

---

(ſ) Acut. *lib. III, cap. xiv.*

(t) Antigonus, *qui in caſtris exercitùs inſignis Medicus fuit*. Il en ſera queſtion ailleurs.

hommes qui fe mêloient de les guérir. Plutarque attefte ces vices dans l'air de Rome, & foupçonne même que c'eft une des raifons qui firent bâtir hors de l'enceinte des murs, le temple d'Efculape *(u)*. Une pareille confidération n'annonce pas de la part des Romains, une bien grande confiance au Dieu de la Santé. Galien avoit fait la même remarque; & pour qu'elle ne fut pas ftérile, il en infère que c'eft dans cette intempérie de l'atmofphère qu'il faut chercher la caufe des apoftèmes de poitrine & des affections rhumatifmales *(x)*, plus fréquens à Rome que dans fes environs *(y)*. Il paroit que l'air d'Athènes, avec les mêmes vices, occafionnoit les mêmes maux; car Afclépiade avoit obfervé que les pleurétiques n'y fupportoient pas la faignée, & qu'à moins que les malades ne fuffent très-vigoureux, ce fecours les faifoit empirer *(z)*; d'où l'on voit affez que ces pleuréfies étoient moins inflammatoires que pituiteufes. Nous pourrions affigner d'autres caufes de la fréquence des maladies des yeux chez les Anciens, & faciliter d'autant plus la folution de l'efpèce de problème auquel cette légion d'Oculiftes a donné lieu; mais ce feroit s'arrêter trop long-temps fur un objet de peu d'importance & dont nous aurons occafion de dire un mot ailleurs.

Malgré ce qu'on vient de lire, concevra-t-on qu'un Fannius ait pu fubfifter en faifant fa principale, & peut-être unique, occupation, des maux de la luette? Un Cafellius, Dentifte; un Hermès, Herniaire, ont eu des fucceffeurs qui n'ont pas ambitionné de champ plus vafte que celui qu'ils cultivoient: mais on ne croira jamais que Heros Sex. Pompeius *(a)*, que Higinus fe foient bornés, l'un à effacer les ftigmates *(b)* des efclaves, l'autre à procurer la chute des poils mal implantés, qui moleftent l'œil.

(u) Dans les queftions Romaines, queft. *94*.
(x) De comp. med. fecund. gener. lib. *I*.
(y) Method. Meden. lib. *V*.

(z) Cæl. Aurel. Acut. lib. *II*, cap. *XXII*.
(a) Voyez Gruter.
(b) Martial, Epigram. lib. *X*, *56*.

Nous ne féparerons pas les Sage-femmes, des Oculiftes, avec lesquels elles ont au moins cela de commun, qu'on ne fait prefque rien de ce qui les concerne ; & qu'à l'égard de quelques-unes, l'incertitude fe répand également & fur le temps & fur la réalité de leur exiftence. Qu'il y ait eu de tout temps des Sage-femmes, c'eft une de ces vérités qui n'ont pas befoin de preuves. Que ces Femmes aient eu leur part de la dénomination commune à tous ceux qui guériffoient, qu'on les ait appelées *Medicæ*, le fait eft certain encore. On ne peut même difconvenir qu'elles n'aient été connues fous ce nom très-anciennement : les Grecs avoient leurs ἀκεστρίδες & leurs ἰατρῖναι : le premier de ces mots fe trouve dans Hippocrate au Livre *des chairs,* où le fens du difcours femble montrer que le divin vieillard entend par-là les Sage-femmes, plus communément appelées μαῖαι ; le fecond fe lit dans les Œuvres de Galien *(c)*.

Les Latins les appelèrent, à ce qu'il femble, indifféremment *Affæ*, *Obftetrices*, *Iatrinæ*, *Medicæ*, comme on le recueille de plufieurs paffages de Pline, d'une épigramme de Martial *(d)*, & de plufieurs autres monumens inconteftables.

On pourroit être curieux de favoir fi toutes ces femmes Médecins, ces *Iatrinæ* ou *Medicæ* étoient Sage-femmes, & s'il n'y en avoit point qui, fans fe mêler des accouchemens, traitaffent d'ailleurs les femmes dans leurs maladies. Mais ce doute n'eft pas de nature à être éclairci par le témoignage des Écrivains du temps ; & fi l'on s'en tient aux apparences, elles autorifent à préfumer que toutes les Sage-femmes étoient *Médecines*, fans que toutes les *Médecines* fuffent Sage-femmes.

Quant à leurs prétentions fur l'exercice de l'Art de guérir,

(c) De loc. affect. lib. *VI*, cap. *V*.

(d) Dans celle qui commence ainfi :
 Hyftericam vetulo fe dixerat effe marito. . . .
 Protinùs accedunt Medici medicæque recedunt.
  Lib. XI, Epig. 72.

elles le portèrent fort loin *(e)*; car on voit quelques-unes de ces femmes traiter les maladies de la rate, les fièvres intermittentes, la colique, &c. comme on le dira dans un instant. Une chose certaine, c'est que l'ornement ou l'embellissement, c'est-à-dire tout ce qui peut avoir quelque rapport avec la fraîcheur, l'éclat & les autres beautés ou les défectuosités du teint, de la peau, des seins, de la taille; l'accouchement naturel & ses dépendances, entroient nécessairement dans leur domaine. Mais elles ne s'en tinrent pas là ; les accouchemens les plus laborieux, les accidens qui les aggravent, les désordres qui les suivent; les hernies du sexe, & en général toutes les maladies qui lui sont propres, ne leur parurent pas exiger plus de connoissances qu'elles n'en avoient ou qu'elles ne croyoient en avoir. Cette dernière partie de leur domaine est reconnue en quelque sorte par Galien, qui remarque dans l'endroit cité, que c'est de ces femmes Médecins que nous vient le nom d'*affection hystérique*, & que les Médecins ne l'employèrent qu'après elles.

Pour ne rien diminuer de leurs anciennes possessions, il semble qu'on doive étendre encore, sinon le champ de leur pratique, au moins celui de leurs études. Les maladies des organes de la génération chez l'homme, ne pouvoient manquer de partager l'application des *Médecines*, puisqu'elles devoient avoir de fréquentes occasions d'employer les connoissances relatives à ces organes, dans l'espèce de *censure* qu'elles exerçoient sur les mariages *(f)*. On sait, & c'est

Platon

(e) On lit dans le *Code* publié par Alaric II, roi des Visigoths, tué de la main de Clovis, l'an 507, ce qui suit : *Quoties de mulieris prægnatione dubitatur, quinque Obstetrices, id est, MEDICÆ, ventrem jubentur inspicere. Ex interpret. Paull. ad lib. II, sent. tit.* XXIV, §. 8.

On voit *(lib IX, Digest. ad leg. aquil.)* la Sage-femme donner des médicamens, *medicamentum dare*, & ailleurs, *(Leg. I. §. 1, Digest. de extraord. cognit.)* administrer des médecines, *medicinam exhibere*.

(f) Suidas rapporte (au mot ΙΉΣΟΥ͂Σ) que la synagogue fit visiter *Marie*, quinze ou seize ans après la naissance de *Jésus*, par d'honnêtes Matrones (μαῖαι) & qu'elle fut trouvée vierge. Ce fait, plus qu'apocryphe,

prouve

Platon qui nous l'apprend *(g)*, que la République leur confioit le soin d'assortir les nouveaux époux, & d'empêcher ces unions politiques, si contraires à la population, dans lesquelles la stérilité la moins douteuse & la moins curable, étouffe & flétrit en pure perte la plus brillante & la plus riche fécondité. De même qu'un Agriculteur habile sait confier à chaque champ la semence qui lui convient le mieux, de même, selon Platon, les *Iatrines* de la Grèce savoient parfaitement l'art d'assortir les individus de la manière la plus propre à donner à l'État des citoyens forts & vigoureux *(h)*.

Trois espèces de femmes présidoient aux mariages chez les Anciens : une Déesse, c'étoit Junon chez les Romains ; une espèce d'Institutrice, chargée de conduire la mariée & de lui dévoiler les mystères de l'hymen & les cérémonies de son culte, & enfin la Sage-femme, qui avoit dû prononcer sur les convenances physiques. On désignoit les deux premières par les noms de Προμνήστρια, Προξενήτρια, *pronuba* : la dernière

---

prouve tout au plus que les Sage-femmes étoient chargées de cette espèce de rapports au X.ᵉ siècle : l'Historien n'aura pas imaginé ces fonctions des Sage-femmes, il aura supposé qu'on fit autrefois dans la Judée, ce qu'on eût fait à Constantinople dix siècles après.

(g) Deinde quod vetus obstetricum Officium in Republicâ vestrâ exoleverit, arsque illarum unà perierit, quæ non modò ægrè parturientibus opem ferebant, sed ut peritus agrorum colonus, qualem agrum quodvis semen poscit, optimè novit : sic illæ tanquam pronubæ in conficiendis nuptiis, in confœderandis conjugiis, quam cuique ad generosæ prolis procreationem jugare oporteret, optimè callebant : quarum officium eo nomine institutum fuit, quùm crebrò in aliquo stemmate, ad quod Sacerdotii vel regni dignitas spectabat, hæres desideraretur ob uxorum sterilitatem, ne tantâ dignitate stemma illud privaretur, facto divortio, aliam conjugem fœcundam in sterilis locum sufficiebant. Apud Langium *Medicinalium Epistolarum... Epistol. 49, pag. 179, ex Platone, in Theæteto.*

Oserons-nous le dire, nous avons vu des mariages tellement disproportionnés par les statures & les dimensions respectives des époux, que l'Observateur ne pouvoit les voir sans être choqué du contraste, ni l'Accoucheur, un peu fait à réfléchir, sans en prévoir & redouter les suites.

(h) Sæpius enim, ut permaneat genus alicujus Sacerdotis, vel Regis, student civitates, ut prolem habeant, mares seu feminas, in quibus, vel solis, genus consistat : atque ita, ubi mulieres non concipiunt, quæritur, utrius causâ hoc accidat, ut facto divortio mulieres concipiant. Galen. *in aph.* Hipp. Comm. V, *aphor. 59.* Voyez aussi *aphor. 62.*

n'avoit pas de nom particulier; on l'assimiloit aux deux autres, *quasi pronuba.*

AGNODICE.
OLYMPIAS.
SALPE.

De même qu'Athènes eut une Agnodice, de même Thèbes eut une ou plusieurs Olympias, que l'Art d'accoucher rendit célèbres *(i)*. Salpe, par des Écrits sur les moyens propres à procurer l'avortement, s'acquit l'honneur d'avoir son nom placé près de ceux des Grands Hommes, dans les ouvrages de Pline & d'Athénée *(k)*. L'*Iatrine* Sotira n'est annoncée par l'Historien naturaliste, que comme traitant les fièvres intermittentes *(l)*. Laïs, que rien n'oblige à croire la même que la fameuse courtisane de ce nom *(m)*, & la sœur du fameux Pyrrhon, chef de la secte des *Sceptiques*, suivirent la même carrière qu'Olympias *(n)*. On pourroit leur associer une ou plusieurs Éléphantides, car on n'est pas sûr qu'il n'ait existé qu'une Sage-femme de ce nom, l'une desquelles avoit composé des livres fort obscènes, & un, plus décent sans doute, qui traitoit de l'*embellissement* *(o)*. Nous connoissons la Sage-femme Maïa, par quelques formules de médicamens externes, jugés dignes par Galien d'entrer dans sa compilation *(p)*. Il est encore parlé dans les Écrits du Médecin de Pergame, d'une *Fabulla Lybica*, que l'on a mise au rang des précédentes. Cornarius croit qu'il faut lire *Livia*, & il soutient que cette femme n'étoit pas de la profession dont il s'agit, mais que Galien a seulement fait mention d'elle, comme d'une personne pour qui l'on avoit préparé le remède décrit dans l'endroit que l'on cite, où on lit ces mots: *Fabullæ Lybicæ compositum medicamentum;* mots qui peuvent recevoir un double sens, tant dans le grec que dans le latin, mais auxquels on n'en sauroit donner de plus naturel que celui de Cornarius.

SOTIRA.

Sœur de PYRRHON.

ÉLÉPHANTIDES.

MAÏA.

FABULLA LYBICA.

(i) Val. Plin. *lib. IV.* Pollux. Plin. Secund. *lib. XXVIII, c. XIX.*
(k) Plin. Secund. ibid. *cap. VII.*
(l) Idem, *ibid.*
(m) Idem, *ibid.*

(n) Laërt. *pag. 1033.*
(o) Galen. *comp. med. secund. loc. lib. I.*
(p) Voyez Leclerc.

Victoria, Salviana ou Salvina, & Leoparda, sont men- VICTORIA.
tionnées par Théodore Priscian. Marcellus Empiricus parle SALVINA.
aussi d'une Affricana, soit que ce fut le vrai nom d'une LEOPARDA.
femme qui se mêloit de médecine, ou celui de sa patrie & AFFRICANA.
un surnom qu'elle s'étoit donné. Seroit-ce la même personne
que cette Africaine de qui Scribonius-Largus avoit acheté le
secret d'une composition contre la colique *(q)* !

Des inscriptions découvertes en différens temps, & rap-
prochées par Leclerc, ont fait parvenir jusqu'à nous Sentia SENTIA
Elis, Secunda & Julia Sabina, qui étoit femme, à ce ELIS.
qu'il paroît, de l'Atimetus, dont on a parlé plus haut. Ces JULIA
mêmes inscriptions portent le nom de *Medica*, que ces SABINA.
femmes se donnoient *(r)*. Divers monumens nous ont SECUNDA.
transmis les noms d'Antonia, affranchie d'Auguste, & Sage-
femme d'Agrippine; de Salustia Q. L. Marita, de Fabulla, SALUSTIA.
auteur d'un médicament pour les maux de la rate; de FABULLA.
Forella T. L. de Melaniona, *Médecine* des mamelles, & d'une FORELLA.
Maria, qui accouchoit la femme de Basilisque, Empereur MELANIONA.
d'Orient ; mais celle-ci est de beaucoup postérieure aux MARIA.
autres, puisque Basilisque ne parvint à l'Empire qu'en 474. TROTULA.
Trotula n'appartient pas non plus au temps des premiers ASPASIA.
Empereurs, si elle est du même âge que les Écrits qui portent
son nom, car il s'en faut de quelques siècles qu'ils remontent
à cette antiquité, comme nous le prouverons ailleurs. Enfin
la célèbre Aspasie vient augmenter la liste des femmes Médecins, & justifier le nom qu'elles prenoient, par des ouvrages
bien capables d'en légitimer la possession, s'ils n'étoient pas
supposés; mais ce n'est ici ni le temps, ni le lieu d'en discuter
l'âge & la légitimité.

Reprenons le fil de l'Histoire au siècle de Claude, où nous Premier siècle.
l'avons quitté. Parmi les Médecins qui se distinguèrent sous CLAUDE,
cet Empereur, mis lui-même au nombre des Médecins, Empereur,
pour avoir notifié par un Édit, que le suc de l'arbre appelé l'an 41.

(q) Compos. 122.
(r) Voyez Leclerc, page 432.

XÉNOPHON. *Taxus* est le meilleur antidote contre la morsure de la vipère *(f)*, nous trouvons un Xénophon, natif de l'île de Cos, qui se disoit de la race des Asclépiades, & qui fut tellement estimé de l'Empereur, qu'à sa considération il obligea le Sénat de rendre un Édit pour exempter à jamais les habitans de l'île où il étoit né, de toute imposition. Ce bienfait, qui devroit honorer notre profession, fut payé par un forfait horrible; car ce favori, gagné par Agripine, hâta, dit-on, la mort de l'Empereur, en lui portant dans le gosier, comme pour le faire vomir, une plume enduite d'un poison aussi sûr que subtil *(t)*. Xénophon n'est connu que par ce trait de

PAMPHILE. perfidie; mais Pamphile, son contemporain, est recommandable à nos yeux, comme à ceux de ses compatriotes, par un service important rendu à sa patrie. Celui-ci *(u)* devint célèbre, & fit une fortune immense par un vésicatoire avec lequel il guérissoit une dartre croûteuse & rongeante, appelée des Grecs, λειχὴν, & des Latins, *mentagra*, parce qu'elle commençoit par s'emparer du menton : ce dernier nom qu'elle a conservé chez les Romains, lui fut donné d'abord par plaisanterie, tant le commun des hommes est

---

(f) Sueton. *in ejus vitâ, cap.* XVI. *Dicitur etiam (Claudius) meditatus edictum, quo veniam daret flatum crepitumque ventris in convivio emittendi.* Idem, cap. XXXII.

(t) Tacite *(Annal. lib.* XII, *cap.* LXVII *)* n'assure point le crime de Xénophon : *Ille tanquam nisus evomentis adjuvaret, pinnam rapido veneno illitam faucibus ejus (Claudii) demississe* CREDITUR.... Trop d'Écrivains attestent que Claude fut empoisonné avec des champignons, par la fameuse *Locuste*, pour qu'il soit permis d'en douter; mais l'insalubrité de ce mets, prouve que l'empoisonneuse eut peu à faire pour le rendre mortel. Serenus, Capitaine des Gardes de Néron, périt avec tous ses convives pour en avoir mangé. Plin. *Hist.* Natur. lib. XXII, cap. XXIII.

(u) Galien donne à entendre qu'il y a eu plusieurs Médecins de ce nom; l'un desquels avoit fait un Traité *des plantes*, dont il porte ce jugement : *Multò magis fugiendus Pamphilius qui ne per somnium quidem herbas vidit, quarum aggreditur figuras perscribere. Namque id genus hominum (quomodo assimilavit eos Heraclides Tarentinus) simillimum est præconibus qui formam ac notas fugitivi mancipii, licet ipsi non viderint unquam, præconio tamen publicant; notas enim ab aliis qui norunt accipiunt, & ceu cantilenam eas proferunt; ut si forté is, quem præconio indicant, propè staret, agnoscere tamen non possent.* De simpl. med. facult. lib. VI, *initio.*

porté naturellement à badiner des maux d'autrui *(x)*. Cette maladie fut apportée alors pour la première fois à Rome, où elle étoit inconnue auparavant, par un Chevalier romain, natif de Pérouse, qui revenoit d'Asie où ce mal étoit endémique *(y)*. La *mentagre* affectoit particulièrement le menton; elle se répandoit de-là sur-tout le visage, excepté les yeux, & gagnoit le cou, la poitrine & les mains. Quoiqu'elle ne fût ni douloureuse, ni mortelle, elle rendoit les malades si hideux, qu'ils préféroient la mort à leur dégoûtante existence. Pline, qui nous fournit ces détails, observe que les femmes, les esclaves, ni le bas peuple, n'en furent atteints, & qu'elle s'attacha seulement aux personnes de distinction qui se la transmettoient par les baisers journaliers, signe ordinaire entr'eux d'attachement & d'affection, mais dont les femmes, le peuple & les esclaves ne se servoient point. Cette préférence de la mentagre pour les Grands, étoit même si constante & si marquée, que Pline en prit occasion de l'appeler, fort à propos, *morbum ingenuum*, maladie de condition.

Personne, à ce que je crois, ne s'est permis de douter que l'Édit de Tibère contre les *baisers de cérémonie (z)*, ne fût un attentat de plus contre la liberté publique. Je ne crois pas non plus qu'on ait assigné d'autres motifs à cet Édit, que la noire misantropie de cet Empereur & sa haine féroce contre le genre humain. Nous seroit-il permis d'exposer une conjecture à ce sujet, & d'essayer si l'on ne pourroit pas trouver dans l'attentat prétendu de ce malheureux Prince, si criminel d'ailleurs, une Ordonnance populaire, pleine de sagesse, de prévoyance & d'humanité ?

Nous verrons dans un moment, que Pamphile, contemporain de Claude, & qui vivoit à Rome, changea le traitement de la mentagre, apporté d'Égypte. Cette maladie étoit donc connue à Rome avant Pamphile, & par conséquent

---

(x) Plin. Secund. *lib. XXVI, cap. I.*

(y) Idem, *ibid.*

(z) Quotidiana oscula prohibuit Edicto. Sueton. in Tiber. vita, n.° 34.

avant Claude, parvenu à l'Empire l'an 41 de Jésus-Christ? Elle existoit donc, selon toute apparence, au temps de Tibère, mort en l'an 37 de la même ère *(a)!* Or, la mentagre ayant dû faire sous ce dernier Empereur, des ravages d'autant plus effrayans, qu'elle étoit nouvelle & qu'on n'avoit pas appris à la traiter, ne se pourroit-il pas que l'Édit contre les baisers ne fût qu'une Ordonnance politique, dont le but étoit d'éteindre la maladie, en fermant pour un temps, la seule voie de communication qu'on lui connût alors, les baisers réciproques? J'aime, je l'avoue, à penser ainsi pour l'honneur de l'humanité, si fort dégradée & si honteusement avilie par les forfaits inouïs de cet Empereur.

Dès les premiers temps de l'invasion de la mentagre à Rome, on avoit fait venir pour la traiter, des Chirurgiens d'Égypte, où elle étoit endémique; mais leur méthode consistant à détruire jusqu'aux os la partie affectée, par les caustiques les plus actifs, elle ne plut pas aux Romains, tant à cause du désagrément de porter toute la vie au menton des cicatrices presque aussi hideuses que le mal même, qu'à cause des douleurs qui l'accompagnoient. Pendant que la mentagre, ainsi livrée à sa fureur, se répandoit de plus en plus, sans néanmoins franchir l'enceinte de la ville, Pamphile entreprit de la combattre par des moyens plus doux que les caustiques égyptiens, & réussit si complétement, qu'il ne fut plus question de l'ancienne méthode, & que, content de la sienne, on n'en chercha point d'autre après lui. Ce Chirurgien mit sans doute à très-haut prix, les guérisons qu'il opéroit, puisque nous voyons chez Pline, à peu-près dans le même temps, Manilius Cornutus, qui avoit été Préteur, & qui étoit alors Député de la province d'Aquitaine, traiter pour deux cents sesterces, ce qui revient à vingt mille liv. de notre monnoie, avec celui qui le guérit de la mentagre. On peut croire en effet que l'inventeur de la méthode

---

(a) Le Père Hardouin prétend en effet que c'est sous Tibère-Néron, & non sous Tibère-Claude, que la mentagre fut apportée à Rome.

(si ce n'eſt pas lui-même qui guérit Cornutus) ne fut pas moins bien récompenſé, que ceux qui la tenoient de lui *(b)*.

Comme le procédé de Pamphile n'eſt pas tellement propre à la mentagre, qu'il ne puiſſe convenir à d'autres dartres rébelles, nous le rapporterons tout au long, tel qu'il eſt dans Galien *(c)*. Prenez ſix dragmes d'écailles d'airain, demi-once d'orpiment & de ſandarach, demi-dragme d'airain brûlé, & autant d'ellébore blanc & de ventres de cantharides : pilez ces ingrédiens ſéparément ; & après les avoir mêlés, incorporez-les avec ſuffiſante quantité de gomme de cèdre, pour lui donner la conſiſtance de liniment *(d)*. Lorſque vous voudrez vous en ſervir, continue Galien, commencez par frotter la dartre avec du nitre réduit en pâte, au moyen d'un peu de vinaigre, & placez enſuite le liniment décrit plus haut ſur toute l'étendue du mal. Quelque temps après (ce temps n'eſt pas déterminé) enlevez, en ratiſſant, la croûte qui s'eſt formée, & faites une nouvelle onction. Lorſque vous aurez répété cela deux ou trois fois, oignez de nouveau les endroits malades, & couvrez-les d'un morceau de veſſie de bœuf ou de quelqu'autre animal. Cette peau molle & douce, maintenue par quelques tours de bande, empêche que le liniment ne quitte la partie & ne ſe répande dans les environs. Or, il eſt eſſentiel que ce cauſtique reſte ſur la dartre durant toute une nuit, ou au moins pendant quelques heures, c'eſt-à-dire juſqu'à ce qu'il ait formé des veſſies, qu'on trouvera pleines d'une matière épaiſſe & viſqueuſe. Il faut enſuite que le malade prenne un bain fort

---

(b) Les derniers Éditeurs de Pline liſent, vingt millions de ſeſterces, ſomme qui équivaut à deux millions de livres de notre monnoie. Le Père Hardouin ſoupçonne ici quelque exagération, qu'il impute à une erreur de caractères numéraires de la part des Copiſtes.

(c) *De comp. med. ſecund. loc.* lib. V, cap. VII.

(d) Il y a dans la traduction de Galien, *ad ſtrigmenti craſſitudinem*. On appeloit *ſtriment* la craſſe qu'on enlevoit de deſſus la peau dans les bains & dans les lieux d'exercice, en la raclant avec le *ſtrigil*. Cette craſſe elle-même étoit employée en Chirurgie comme échauffante, émolliente & diſcuſſive. Nous en parlerons ailleurs.

chaud, tant afin de laver la partie, que parce que le bain lui-même contribue à la guérifon. Si le malade ne peut pas aller au bain, on lavera la dartre avec de l'eau chaude, & on la couvrira d'un cataplafme de mie de pain, battue & détrempée dans l'hydromel. Après que la dartre a été ulcérée & mife en pleine fuppuration, on la panfe avec un mélange d'une petite quantité de l'*excoriatoire* ci-deffus & de l'emplâtre *vert* du même Auteur, compofé de cire, de vert-de-gris, de vinaigre, de réfine & d'huile. Lorfque toutes les croûtes feront tombées, & que l'ulcère ne fuppurera plus, il fuffira de le couvrir d'un linge propre, qu'on changera tous les jours, avec la précaution de l'humecter, afin qu'il fe détache fans douleur. Pendant l'action du véficatoire, on doit appliquer un défenfif fur les parties qui l'avoifinent, pour les garantir de l'inflammation *(e)*. Voilà tout ce qui nous eft refté du Chirurgien Pamphile, différent fans doute du Droguifte du même nom, inventeur, felon Galien, de quelques compofitions, & d'une notamment pour exciter la fièvre.

SOCRATION. AXIORIUS. APIUS PHASCUS. ALCON.

Socration, Axiorius, Apius imitèrent Pamphile, &, comme lui, firent des linimens pour la mentagre *(f)*; tandis qu'Alcon, Chirurgien très-célèbre, fe contenta d'exceller dans l'opération de la hernie & la réduction des fractures. Pline *(g)* raconte qu'Alcon ayant été exilé par Claude, & condamné à une amende d'un million de livres de notre monnoie, il ne tarda pas à regagner cette fomme immenfe, tant dans fon exil, qu'à Rome même où il fut bientôt rappelé pour y reprendre fes fonctions. Une pareille fortune eft autant la preuve de l'extrême générofité des Romains, que celle de l'habileté peu commune du Médecin vulnéraire qui la recueillit. Martial, qui n'écrivit que fous Domitien, dans une

---

(e) D'après cet expofé de la mentagre & de fon traitement, peut-on s'étonner affez que l'Auteur de l'*Effai hiftorique fur la Médecine en France* (M. Chomel), l'ait confondue avec la lèpre, page 189.

(f) Galen. *de comp. med. fecund. loc. lib. V.*

(g) Lib. XXIX, cap. I.

épigramme

épigramme contre son Barbier, fait intervenir un Alcon *(h)*, & nous donne à connoître qu'il avoit beaucoup de réputation pour le traitement des maladies chirurgicales. On reconnoît notre Alcon aux traits dont le satyrique peint le sien; ce qui prouve que la célébrité qu'il s'étoit acquise, lui survécut.

Enfin l'historien Josèphe parle aussi d'un Médecin nommé *Arcion*, qui fut appelé, dit-il, pour panser les personnes blessées dans l'émeute arrivée à l'occasion de l'assassinat de Caligula *(i)*; mais aucun autre Historien romain ne nomme cet Arcion, & il y a lieu de présumer qu'il doit son existence à l'inexactitude de l'Écrivain juif, qui, n'écrivant que long-temps après l'évènement qu'il raconte, aura défiguré le nom d'Alcon, par l'omission de quelques lettres & la substitution de quelques autres, au point d'en faire son Arcion.

Thessalus, de Tralle en Lydie, fils d'un Cardeur de laine *(k)*, se distingua sous le règne du successeur de Claude, par les changemens & les additions qu'il fit à la secte méthodique, dont Thémison & Asclépiade avoient jeté les premiers fondemens. Il ne paroît pas que les disciples de Thémison eussent retouché son ébauche. On dit bien que Vectius Valens s'en occupa; mais ce Médecin est plus connu par les faveurs de l'Impératrice Messaline, que par les progrès qu'il fit faire à cette secte *(l)*. Thessalus tira parti de la circonstance où il se trouvoit, & quoiqu'il n'eût fait que perfectionner cette secte, il osa s'en dire l'inventeur: « J'ai fondé, disoit-il dans un Écrit adressé à Néron, une nouvelle « secte, la seule véritable, m'y voyant forcé, parce qu'aucun « des Médecins qui m'ont précédé, n'a rien trouvé d'utile, ni «

THESSALUS.

(h) Mitiùs implicitas Alcon secat enteroceles,
Fractaque fabrili dedolat ossa manu.
Martial. lib. XI, Epigram. 85.

(i) Lib. *XIX, cap.* 1.

(k) Galen. *De Crisib. lib. II, cap. IV.*

(l) Plin. *lib XXIX, cap.* 1.

„ pour la confervation de la fanté, ni pour la guérifon des
„ maladies, & qu'Hippocrate lui-même a débité fur ce fujet
plufieurs maximes pernicieufes *(m)* ». L'orgueil qui aveugla
Theffalus pendant fa vie, ne l'abandonna pas même à fa
mort ; il fit graver fur fon tombeau, qu'on voyoit, au rapport
de Pline *(n)*, dans la voie Appienne : VAINQUEUR DES
MÉDECINS. Si cette épitaphe n'excufe pas Galien d'avoir
appelé les difciples de ce Médecin, *les ânes de Theffalus*,
elle l'autorifoit au moins à décorer leur maître de l'épithète
d'*impudent*, dont il étoit fi digne *(o)*. Avec ce fond d'arrogance
& de bonne opinion de lui-même, Theffalus n'eut qu'à fe
montrer pour devenir célèbre, tant dans la pratique que
dans l'enfeignement. On pourroit fans peine rendre raifon
de fa double célébrité. Comme Praticien, pouvoit-il manquer
de devenir le Médecin à la mode, par la condefcendance,
ou plutôt la baffe flatterie dont il ufoit envers fes malades ?
vouloient-ils fe baigner, il les baignoit ; defiroient-ils boire
à la glace, il leur permettoit la glace ; fouhaitoient-ils du
vin, il leur en donnoit : en cela, bien différent, dit Galien,
de ces anciens Médecins de la race d'Afclépiade, qui commandoient à leurs malades comme un Général commande à
fes troupes, & le Prince à fes fujets. Galien ajoute *(p)*, que
Theffalus avoit beaucoup d'imitateurs ; ce qui fait voir, dit
naïvement Leclerc *(q)*, que ce n'eft pas d'aujourd'hui qu'on
a fu diftinguer *la fin de l'art, de la fin de l'ouvrier*.

Quant à la foule d'Élèves dont Theffalus fe vit bientôt
environné, peut-on s'étonner de ce concours, lorfqu'on fait
qu'il ne rougiffoit point d'annoncer qu'il leur apprendroit
toute la Médecine en fix mois ? Il auroit pu leur tenir parole
en réduifant, comme il le fit, cette Science à la connoiffance
des maladies, fans aucun égard à leurs caufes, & les rangeant fous deux, ou tout au plus trois genres principaux.

(m) Galen. *Method. Meden.*
lib. I, cap. II.

(n) Ibid.

(o) De Crif. lib. II.
(p) Meth. Med. lib. I, cap. I.
(q) Hift. de la Méd. pag. 446.

Le premier étoit le genre *resserré;* le second, le genre *relâché* ou *coulant;* & le troisième, le genre *mêlé* ou *mixte*, qui participoit des deux autres. C'étoit assurément avoir beaucoup abrégé l'Art; mais on n'en demeura pas là. On établit des *convenances* ou des *rapports*, qui faisoient connoître ou créer au besoin les indications. Parmi ces rapports, les uns sont *passifs*, & consistent dans le resserrement & le flux; les autres *curatifs*, & se bornent à relâcher ou resserrer. Outre ces rapports, Thessalus en fit un troisième, appelé *temporaire*, qui regarde la manière de se conduire dans les différens temps de la maladie.

Tous ces rapports ne pouvoient guère convenir qu'aux maladies internes, & même à celles-là seulement qui cèdent pour l'ordinaire à la diète; aussi les maladies externes n'étoient presque pas entrées dans la disposition du système de Thessalus ou des Méthodiques. Ce système devoit ruiner la Chirurgie de fond en comble, s'il se fût soutenu, comme la célébrité de Thessalus devoit le faire craindre, tant en s'opposant à ses nouveaux progrès, qu'en faisant oublier ceux qu'elle avoit déjà faits. Il n'en est pas de la Chirurgie, comme de quelques autres Sciences; elle ne se prête pas aux préceptes généraux qui s'étendent à tous les cas possibles. Chaque genre de maladies chirurgicales, chaque espèce, chaque variété, veut être considérée à part; & c'est de cette considération particulière, que résultent les indications propres au cas qui fait actuellement l'objet des réflexions du Chirurgien. Les préceptes généraux ne sauroient convenir qu'aux Sciences & aux Arts qui se contentent d'un à peu-près, parce qu'il ne leur est pas donné d'aller au-delà. La Chirurgie pouvant acquérir la dernière exactitude & la plus rigoureuse précision, ne doit pas renoncer à ces précieux avantages, qui garantissent ses succès dans la plupart des cas, & qui dans les autres, déterminent le degré d'espérance qu'on peut raisonnablement conserver.

Les rapports ou convenances relatifs à la Chirurgie en particulier, établis par les Méthodiques, & peut-être par

Theſſalus lui-même *(r)*, conſiſtent à *ôter ce qui eſt étranger ou étrange à l'égard du corps, ou à l'égard de ſon état naturel.*

« Il y a deux ſortes de choſes que l'on peut appeler
» étranges ou étrangères par rapport au corps; les unes ſont
» extérieures, les autres intérieures : les extérieures ſont par
» exemple, une épine ou une flèche, ou quelqu'autre choſe
» du dehors, qui bleſſe, & qui, demeurant dans la partie bleſſée,
» y cauſe une grande incommodité, & empêche qu'on ne
» puiſſe guérir. Il eſt viſible que les choſes étrangères de cette
» nature demandent qu'on les ôte. Quant aux choſes inté-
» rieures, elles ſont de trois eſpèces : il y en a premièrement
» qui ſont dans notre corps ou qui en ſont partie, & ne laiſſent
» pas d'être à charge, comme ſi elles étoient étrangères, parce
» qu'elles ne ſont pas dans leur lieu ; comme par exemple, un
» os diſloqué ou un os caſſé avec déplacement, qui demandent
» en partie qu'on les ôte du lieu où ils ſont, & en partie qu'on
» les remette dans leur place naturelle.
» Il y a en ſecond lieu des choſes qui deviennent étran-
» gères par leur excès, comme par leur groſſeur, ou par leur
» grandeur, ou par leur ſuperfluité; telles ſont toutes les eſpèces
» de tumeurs, tous les abcès, toutes les différentes ſortes d'ex-
» croiſſances, les verrues, un ſixième doigt... &c. dont les
» unes demandent ſeulement qu'on les ouvre ou qu'on les
» diſſipe ; les autres veulent être coupées ou emportées : il y
» a au contraire des choſes étranges par défaut, comme ſont
» les ulcères profonds, le bec-de-lièvre, leſquelles inſinuent
qu'on doit remplir le vide & ſuppléer à ce qui manque *(ſ)* ».

Theſſalus ou ſes Sectateurs, avoient fait auſſi quelques ſous-diviſions, que Galien réfute *(t)* avec autant de chaleur & d'âcreté que de force & de raiſon : ils enſeignoient que tout ulcère, en quelque partie du corps qu'il ſoit placé, de-mande la même curation ; s'il eſt creux, qu'il faut toujours

---

(r) Galen. *in introduct.*
(ſ) Leclerc, *page 448.*
(t) Meth. Medend. *lib.* V, *cap.* I.

le remplir; s'il est égal, qu'il faut toujours le cicatriser; si la chair y croît trop, qu'il faut la consumer; s'il est récent & sanglant, qu'il faut en rapprocher les bords & le fermer sans retard.

Ils établirent même une convenance pour les vieux ulcères en particulier, que Galien n'a pas moins désapprouvée ni traitée avec plus de ménagement que les autres divisions dont nous avons parlé.

Les convenances des vieux ulcères qui ne peuvent se fermer, ou qui s'étant cicatrisés, s'ouvrent de rechef, sont très-importantes, puisqu'il faut nécessairement savoir, à l'égard des premiers, ce qui les empêche de se fermer, afin d'ôter l'obstacle; & à l'égard de ceux qui se renouvellent après avoir été cicatrisés, ce qui fait qu'ils se r'ouvrent, afin de faire en sorte que la cicatrice puisse tenir: ce qu'on n'obtiendra qu'en changeant l'habitude de la partie malade, ou même de tout le corps, au moyen des remèdes appelés par les Thessaliens, *métasyncritiques* (*u*).

Ces ulcères fournissent les indications suivantes: premièrement, ceux qui ne peuvent se cicatriser, indiquent d'ôter ou même d'enlever ce qui les empêche de se fermer; de renouveler la partie malade, & de les traiter, après les avoir rendus semblables aux plaies récentes, comme s'ils étoient tout nouveaux. « Si cela ne réussit pas, vous devez employer, dit Thessalus, les remèdes adoucissans, & ceux dont on se sert pour les tumeurs accompagnées d'inflammation (*x*). Quant aux ulcères qui se r'ouvrent ou qui reprennent de l'étendue pendant qu'ils étoient en chemin de se cicatriser (*y*), ils indiquent qu'on doit les traiter, comme on feroit un phlegmon, les couvrir d'abord d'un cataplasme

---

(*u*) Les Méthodiques entendoient par médicamens *métasyncritiques*, tout ce qu'ils croyoient capable d'opérer le changement qu'ils prétendoient faire dans tout le corps, ou dans quelqu'une de ses parties seulement. La *métasyncrise* étoit ce même changement.

Galien rend le dernier mot par celui de *metaporopoiesis*, & Cælius Aurelianus, par celui de *recorporatio*.

(*x*) Galen. *Method. Medend.* lib. *V*, cap. *I*.

(*y*) Ibidem, lib. *IV*, cap. *IV.*

» adouciſſant, juſqu'à ce que l'irritation n'exiſte plus. Travailler
» enſuite à les cicatriſer ; & pour cela, dit-il, appliquez tout
» autour du lieu qu'a occupé l'ulcère, un emplâtre où il entre
» de la moutarde *(z)*, afin qu'il rougiſſe la partie, ou quelque
» autre médicament qui change ſa diſpoſition, & qui faſſe que
» cette partie ne ſoit plus ſujette au mal comme elle l'étoit
» auparavant. Que ſi vous ne pouvez pas, même par cette voie,
» venir à bout de corriger la diſpoſition de la partie, attachez-
» vous à tout le corps en général, & tâchez d'y cauſer du
» changement par la métaſyncriſe ; ce que vous obtiendrez en
» faiſant faire au malade divers exercices, ſur leſquels on
» prendra l'avis des Experts dans la gymnaſtique ; ou bien
» en augmentant & diminuant tour-à-tour la nourriture, ou en
débutant dans le traitement par des vomitifs. »

Conformément au principe énoncé plus haut, qui veut que toutes les plaies récentes ſoient traitées de la même manière, Theſſalus appliqua ſur une piqûre faite à un doigt, par un inſtrument aigu qui pénétra juſqu'au tendon, un emplâtre dont il ſe ſervoit pour toutes ſortes de plaies : l'inflammation ſurvint ; il eut recours aux cataplaſmes qui déterminèrent la gangrène, & le malade mourut le ſeptième jour *(a)*. Galien réprouve cette pratique, & lui ſubſtitue celle à peu-près qu'on ſuit aujourd'hui. Enfin Aurelianus met Theſſalus au nombre des Médecins qui rejetoient l'opération de la paracentèſe dans l'hydropiſie *(b)*, & il n'omet pas les raiſons ſur leſquelles ils ſe fondoient, raiſons qui ne font que confirmer de plus en plus, que rien ne pouvoit être plus préjudiciable à la Chirurgie que la durée de la ſecte méthodique *(c)*.

(z) De vieux ulcères, même calleux, qui avoient réſiſté une ou pluſieurs années aux moyens ordinaires, tant généraux que particuliers, ſe ſont quelquefois cicatriſés ſolidement dans mes mains & dans celles de mes élèves, en très-peu de jours, après avoir été renouvelés & amplement dégorgés par l'application d'un large emplâtre véſicatoire, ſur l'ulcère même ; mais on ſent que ce moyen ne ſauroit convenir à tous les cas, & qu'il eſt très-facile d'en abuſer.

(a) Galen. *Meth. Med. lib. VI, cap. II.*

(b) Cæl. Aurelian. *Chron. lib. III, cap. VIII, ex libro ſecundo regulari.*

(c) Ibidem.

Cependant ce même Theffalus avoit écrit une Chirurgie, remarquable fans doute par fa fingularité, mais que le temps n'a pas traitée avec plus de ménagement que le refte de fes ouvrages, dont on ne connoît que des fragmens *(d)*. Nous n'en dirons pas davantage fur le compte de ce Médecin, perfonnage plus intéreffant dans l'Hiftoire de la Médecine, que dans celle de la Chirurgie. Il vécut fous Néron, & fit arriver jufqu'à cet Empereur, fes prétentions folles & fes travers. On a même cru que ce Prince les goûta, & l'on veut qu'il fut en état d'en juger; car il aimoit, dit-on, la Médecine & fe mêloit de la Chirurgie *(e)*. Mais fur quel fondement affeoir une pareille anecdote? qu'eft-ce qui pourroit déterminer à croire que le deftructeur de l'efpèce humaine ait exercé l'Art de la conferver? Seroit-ce parce qu'ayant eu la face meurtrie dans ces débauches nocturnes qu'il aimoit tant à partager avec la canaille de Rome, il fit fi bien qu'en vingt-quatre heures il diffipa les échymofes *(f)*, & parvint, en fe montrant dès le fur-lendemain en public, à jeter des doutes fur fa rifible aventure? Il eft bien plus croyable, & malheureufement plus certain, qu'il contrefit le loup *herborifte* de la fable *(g)*, en offrant à Burrhus, Préfet du Prétoire, un remède contre le mal de gorge, & lui faifant remettre un poifon *(h)*.

Quittons enfin Theffalus & fon Mécène, pour confidérer un moment Antonius Caftor, & quelques autres Médecins qui vécurent dans le même temps. Caftor, homme très-verfé dans la Botanique, étoit centenaire au temps de Pline *(i)*; & cependant il aida le Naturalifte à compofer l'hiftoire des Plantes, en lui procurant l'avantage de les confidérer dans le petit

CASTOR

(d) Galen. *Meth. Meden. lib. IV, cap. IV.*

(e) Tagault, *in Epift. nuncupat.*

(f) On a confervé le topique dont on croit qu'il fe fervit : il eft fait de thapfie, d'encens, de cérufe & de cire. Plin. maj. *lib. XIII, cap. XXII.*

Plin. *Valerian. lib. III, cap. XLVII.*

(g) Il vouloit faire l'Herborifte
Et ne *fut* jamais que Boucher.

(h) Sueton. *in ejus vitâ, n.° 35.*

(i) Plin. Hift. Nat. *lib. XXX.*

jardin où ce bon vieillard se plaisoit encore à les cultiver *(k)*. Pline étant mort l'an 79, & ayant vu Castor âgé de cent ans, il s'ensuit que Castor avoit pu voir tous les Empereurs, depuis Auguste jusqu'à Vespasien. On dit de lui qu'il guérissoit les vieux ulcères en nourrissant les malades de chair de vipères *(l)*; ce qu'il pouvoit avoir appris d'Antonius Musa, que certains Historiens donnent pour inventeur ou partisan de cette pratique. Observons cependant que ce Castor pourroit être le même homme que l'Antonius Archiatre, mentionné par Galien & par Oribase, & celui-ci ne pas être différent du Médecin d'Auguste *(m)*.

QUADRATUS.
ANTIMACHUS.
PHILOCLÈS.
ASPHALARTESIUS
GLYTUS.

On doit placer à côté de Castor, Quadratus *(n)*, Antimachus *(o)*, Philoclès *(p)*, Asphalartesius *(q)* & Glytus *(r)*, cités par Andromaque le jeune; & n'en point éloigner beaucoup une foule d'Écrivains ignorés comme eux, & comme eux aussi plus anciens qu'Andromaque, ou ses contemporains. Il y eut vers ce temps-là plusieurs Médecins du nom d'Antipater, l'un desquels fut cité par Asclépiade, comme ayant inventé des remèdes contre les scrophules *(s)*, les vices des narines *(t)* & autres indispositions *(u)*. L'Auteur de l'introduction, attribuée à Galien, fait mention d'un autre Antipater, qui pourroit être le même que celui qui nioit, après Scribonius *(x)*, l'utilité de la constriction ou ligature des membres, pour arrêter l'hémorragie *(y)*; « parce que, disoit-il avec tous les Méthodiques, si l'on serre » la ligature, elle est insoutenable; & si on ne la serre pas,

ANTIPATER.

(k) Plin. Hist. Natur. *lib. XXV.*

(l) Haller. Biblioth. Chirurg. tom. *I, pag. 53.*

(m) Un autre Antonius (Aladius) fut Médecin-chirurgien de Drusus. Voyez Gruter, *page 59.*

(n) Galen. *De comp. med. secund. gener. lib. VII.*

(o) Idem, *lib. II.*

(p) Idem, *ibidem.*

(q) Idem, *ibidem.*

(r) Idem, *ibidem.*

(s) Galen. *De comp. med. secund. gen. lib. VI.*

(t) Idem, *secund. loc. lib. III.*

(u) Idem, *ibid. lib. X, lib. VII & alibi.*

(x) Comp. *84.*

(y) Lib. tertio Epistolarum, dans Cæl. Aurelian. *chron. lib. II, cap. XIII.*

elle

elle n'arrête point le sang, devient inutile & fatigue en pure perte. L'Antipater dont Galien raconte au long la maladie & la mort, pourroit bien aussi n'être ni l'un ni l'autre des Médecins dont nous parlons; mais il seroit fort difficile d'éclaircir ce fait. Ce que nous savons d'Ælius Gallus, n'est pas moins confus. Il est cité d'une part par Andromaque, comme auteur d'un médicament *vert (z)*, d'une poudre contre le ptérygion *(a)* & les douleurs atroces des oreilles *(b)*; & de l'autre, on voit ce même Ælius Gallus retoucher une formule d'Andromaque *(c)*. Phanius est connu par un bain *hémorroïdal (d)*, qui ne diffère de la lotion employée au même usage par Scribonius, que par la quantité de liquide dans laquelle on étend les ingrédiens dont l'un & l'autre sont composés. Crispus a laissé quelques compositions *(e)*, entre lesquelles il s'en trouve une pour la mentagre *(f)*, qui ne vaut pas celle de Pamphile, rapportée plus haut dans le plus grand détail. Aphrodas n'a non plus rien laissé d'utile, quoiqu'il soit souvent cité par Galien, qui paroît avoir mis ses livres *(g)* à contribution pour former ses Recueils pharmaceutiques *(h)*. On distingue dans le nombre de ses remèdes un emplâtre vert *(i)*, un autre catagmatique de même couleur *(k)*, avec une pâte cathérétique pour remplir le creux des dents cariées *(l)*. Castus *(m)*, Orion Pexor *(n)*, Melito *(o)*, Alexander, dont Asclépiade

ÆLIUS GALLUS.

PHANIUS.

CRISPUS.

APHRODAS.

CASTUS. ORION. MELITO. ALEXANDER.

(z) Androm. Apud. Galen. *comp. per gen. lib. V.*

(a) *Comp. sec. loc. lib. V.*

(b) Androm. Apud. Galen. *ibid. lib. V; comp. med. per gen. lib. X.*

(c) Galen. *ibid. lib. II.*

(d) Idem, *ibid. lib. V.*

(e) Idem, *ibid. lib. VII, X; comp. med. secund. loc. lib. V.*

(f) *Comp. med. secund. loc. lib. V.*

(g) *Comp. sec. loc. lib. V & VII.*

(h) *Comp. med. per gen. lib. VII, cap. IV.*

(i) Ibid. *lib. II.*

(k) Ibid. Le mot *catagmatique* vient de καταγμα, fracture. On appeloit catagmatique tout ce qui étoit censé pouvoir contribuer à la réunion des os : c'est dans ce sens que Galien *(de comp. med. per gen. lib. I.)* appelle catagmatique un bandage contentif des fractures.

(l) *De comp. med. secund. loc. lib. V.*

(m) *Comp. per gen. lib. VII; VI & IV.*

(n) Ibid. *lib. VII.*

(o) Ibid. *lib. V, ex Andromacho.*

ARISTOCRATÈS.
ANTIPHANES.
PHILINUS.
CYRTUS.
HARPALA.

PHILOXENUS.

assigne une composition *(p)*, Aristocratès *(q)*, Antiphanes *(r)*, Philinus *(s)*. Cyrtus *(t)*, Harpalion Harpala *(u)*, ont été tirés de l'oubli par des formules très-dignes d'y rester, quoique Galien en ait grossi ses ouvrages. Il n'est guère possible de dire quelque chose de positif sur les Médecins ou Chirurgiens qui portèrent le nom de Philoxène. Outre celui dont nous avons déjà parlé *(x)*, l'on en connoît un ou plusieurs autres, qui font une grande confusion dans l'Histoire. Andromaque rapporte une composition d'après Philoxène le Grammairien *(y)*; mais comme celui-ci la tenoit de Glycus, elle n'est pas un titre suffisant pour le placer parmi ceux qui cultivèrent la Chirurgie. Il n'en est pas de même d'un autre Philoxenus; son état n'est pas incertain, puisque Galien lui-même, qui recueille une de ses préparations pour l'ozène & pour les polypes des narines, lui donne le nom de Chirurgien. Asclépiade indique un Claudius Philoxenus, qui doit avoir fait la Chirurgie, à juger de son état par ses formules, qui roulent toutes sur les maladies chirurgicales *(z)*. On trouve encore dans les Écrits de Galien, un Philoxenus, qu'on peut conjecturer avoir été Chirurgien, parce que Galien citant ses Recueils de médicamens *(a)*, dit, en transcrivant une espèce de trochisque pour les ulcères difficiles à guérir, que Philoxène s'en servoit *(b)*. Il est aussi futile que mal-aisé de savoir lequel de ces Philoxènes est celui qui vouloit, avec un petit nombre d'anciens Chirurgiens, qu'on ne donnât le nom de *cancer occulte*, qu'à celui qui reste obstinément caché dans quelque cavité du

---

(p) Comp. med. secund. gener. lib. VI; comp. secund. loc. lib. II.
(q) Ibid. lib. V.
(r) Ibid.
(s) Comp. secund. gen. lib. V, ex Andromacho.
(t) Ibid. lib. VI.
(u) Ibidem.
(x) Tom. I, pag. 339.

(y) Galen. Comp. secund. gen. lib. VII; ex Androm. Apud.
(z) Ibid. lib. II, lib. III; secund. loc. lib. IX.
(a) Comp. med. secund. gener. lib. IV.
(b) Ibid. lib. V. Comp. med. sec. loc. lib. IV.

corps humain *(c)*. Enfin la reſſemblance du nom nous détermine à dire ici qu'un Philotenus, a très-bien décrit les progrès du polype utérin, & qu'autant qu'on en peut juger par le peu de mots employés à tracer le manuel de ſon opération *(d)*, il l'arrachoit ou l'exciſoit avec des inſtrumens.

On trouve dans Galien *(e)*, ſous le nom d'Epigonus, un emplâtre *vert*, & une autre compoſition appelée *iſis (f)*, qui paroît être le même médicament *(g)*. Ce dernier a de très-grandes vertus, ſi nous en croyons le même Galien, qui le compoſoit avec un petit changement fait par un de ſes Maîtres. Cette particularité peut ſervir à prouver qu'Epigonus appartient véritablement au temps où nous le plaçons. L'iſis d'Epigone eſt rubéfiant, & par conſéquent déterſif. On dit que ſon auteur en prit la formule en Égypte, dans le ſanctuaire du temple de Vulcain, ſitué près de Memphis, dans lequel, comme dans ceux d'Iſis & de Sérapis, les malades ſe rendoient pour demander au Dieu le remède propre à leurs maux *(h)*. Nous avons pareillement un emplâtre de dictame, puiſé dans la même ſource. Tout ce qu'on ſait de la vie d'Épigone, c'eſt qu'étant dans les fers, il guérit avec ſon *iſis*, un homme puiſſant, qui, par reconnoiſſance, employa ſon crédit à le remettre en liberté *(i)*.

EPIGONUS.

Zenon, le même peut-être que Zenon l'Athénien, que Galien *(k)* fait contemporain d'un de ſes Maîtres, pourroit être le Médecin de ce nom qui fut exilé par des motifs de religion, & rappelé peu de temps après dans ſon pays, à la ſollicitation des habitans d'Alexandrie *(l)*. Galien loue

ZÉNON.

(c) Qui (cancri) ſine ulcere ſunt ab omnibus ferè veteribus occulti appellantur. Philoxenus tamen cancrum occultum privatim nominavit qui in utero ac inteſtinis eſſet. Aëtius, tetrab. IV, ſerm. 4, cap. XLIII.

(d) Harmonia gynæcior. p. 138. Apud Thom. Guerinum, 1566.

(e) Comp. ſecund. gener. lib. II.

(f) Idem, ibid. lib. V.

(g) Aëtius, tetrab. IV, ſerm. 1, cap. CXXIV.

(h) Strab. Geograph. *lib. XVII*, pag. 801.

(i) Galen. *comp. ſecund. gener. lib. V.*

(k) De med. expert.

(l) Hiſt. Med. Univerſ. Gœlicke, pag. 973.

beaucoup un autre Zenon *(m)*, duquel il prit un emplâtre contre les ulcères malins, avec lequel ce Zenon avoit guéri *Valerie Seconde*, dans un cas qui sembloit ne laisser aucun espoir de guérison. Quelqu'un des Médecins dont nous parlons ici, pourroit être le même que Zenon l'Hérophilien dont on a fait mention ailleurs *(n)*; mais aucun d'eux ne peut être cet autre Zenon de Chypre, que Schenck fait Précepteur d'Oribase *(o)*. Ebulus *(p)*, Téléphanès *(q)*, Publius *(r)*, Macédo *(s)*, Evangelus *(t)*, Epicurus *(u)*, Alcimion ou Nicomachus *(x)*, Theuda *(y)*, Candidus *(z)*, Sarceutita *(a)*, Darius *(b)*, Agatoclès *(c)*, Aristoclès *(d)*, Isidorus *(e)*, Appollophanès *(f)*, Irion *(g)*, Achillas *(h)*, seroient restés, pour la plupart, dans un entier oubli, si Galien n'avoit placé leurs noms à côté de quelques formules, aussi peu connues qu'eux.

Malgré le peu d'intérêt qu'on prend à ces Médecins, on ne peut se refuser à quelques remarques biographiques, suggérées par leur propre obscurité. Nous remarquerons donc, pour ce qui concerne Evangelus, placé ici d'après M. de Haller, que ce Médecin appartiendroit à une époque plus récente, s'il étoit le même qu'Evangelus, l'un des interlocuteurs dans les Saturnales de Macrobe; car ce dernier

---

(m) Comp. med. sec. gen. lib. III, rursum, & in fine.

(n) Tome I, page 331.

(o) Biblioth. Méd.

(p) Galen. comp. med. secund. gen. lib. IV.

(q) Idem, ibid. lib. II.

(r) Idem, ibid. lib. IV.

(s) Idem. Comp. med. secund. loc. lib. X.

(t) Idem. Comp. med. secund. gen. lib. V.

(u) Galen. comp. med. secund. gener. lib. VI.

(x) Comp. med. sec. loc. lib. V.

(y) Galen. Comp. med. sec. gen. lib. VI.

(z) Ibid.

(a) Ibid.

(b) Ibid. lib. V.

(c) Comp. secund. gener. lib. V; & Plinius, Hist. Natur. lib. XXII, cap. XXII.

(d) Galen. Ibid. lib. VII.

(e) Ibid. lib. V, VI.

(f) Comp. secund. gen. lib. VII.

(g) Comp. secund. loc. lib. VI.

(h) Comp. secund. gen. lib. V.

DE LA CHIRURGIE. Liv. V. 117

étoit contemporain de C. Asinius Prætextatus, qui fut Consul avec C. Vettius Atticus, sous le règne de Gordien le jeune, l'an de Jésus-Christ 242 (i). Nous observons aussi qu'on pourroit conclure d'un passage de Galien (k), que le Publius dont il est ici question, fut un des Maîtres d'Asclépiade le jeune. Pour Alcimion ou Nicomache, que nous avons laissés confondus ici comme ils le sont dans Galien, la confusion ne paroît venir que d'un vice dans l'expression du Médecin de Pergame; car le même Galien témoigne assez ailleurs, que ce sont deux hommes différens, en employant souvent l'un sans l'autre, les noms d'Alcimion & celui de Nicomache (l). Nous ne disons rien de Cleodème, Auteur, selon Bernier, d'un Traité des Scarifications ou des Ventouses scarifiées (m); parce que cet Historien ne cite pas ses garans, & qu'il ne prouve pas que ce Cléodème soit le Médecin de ce nom, introduit par Plutarque dans le banquet des sept Sages (n).

PUBLIUS.

ALCIMION
OU
NICOMACHUS.

CLEODEMUS.

A travers la confusion & le chaos que nous avions annoncés en commençant ce Livre, nous avons franchi les règnes de plusieurs Empereurs. Qu'avons-nous rencontré d'agréable ou d'utile ? bien peu de chose, il faut en convenir : des recettes, des opinions nouvelles sur des sujets de peu d'importance, des noms dépourvus de titres, font tout ce qui nous reste de près d'un siècle de travaux. Mais moins les matières abondent, plus on doit recueillir soigneusement ce qu'on

---

(i) Dum ista narrantur, unus è famulitio, cui provincia erat admittere volentes Dominum convenire, Evangelum adesse cum Dysario nuntiat, qui tunc Romæ præstare videbantur cæteris medendi artem professis. Corrugato indicavere vultu plerique de confidentibus Evangeli interventum ocio suo inamœnum, minusque placido conventis congruentem. Nocet enim amarulenta dicacitate, & linguâ protervè mordaci : procax, ac securus offensarum, quas sine delectu cari vel non amici in se passim verbis odia serentibus provocat. Sed Prætextatus, ut erat in omnes æquè placidus ac mitis, ut admitterentur missis obviis imperavit... &c. Macrob. Saturnal. lib. I, cap. VII.

(k) Comp. med. secund gen. cap. XIV.

(l) Comp. secund. gen. lib. II.

(m) Essais de Médecine, III.ᵉ Part. chap. VII, pag. 51.

(n) Œuvres diverses de Plutarq. pag. 191, in-fol.

HARPOCRAS.
HARPOCRATÈS.
HARPOCRATION.

connoît, & ce que des recherches nouvelles font découvrir. Nous dirons donc qu'ici fe préfentent Harpocras, Harpocratès, Harpocration, portant avec eux l'incertitude, s'ils ne font qu'un feul Médecin ou plufieurs *(o)*. En fuppofant que tous ces noms ne défignent qu'un feul homme, & que cet homme foit le même que l'Harpocratès affranchi d'une femme étrangère, pour qui Pline le jeune obtint de Trajan la bourgeoifie d'Alexandrie & de Rome, en reconnoiffance des foins qu'il lui avoit donnés en Bythinie, où ce Conful fut dangereufement malade; en fuppofant, dis-je, toutes ces chofes, il réfultera de nos recherches, que cet homme fi riche en noms & fi embarraffant pour l'Hiftoire, n'étoit pas Médecin proprement dit, mais de la claffe de ceux qu'on appeloit *Médecins oignans;* puifqu'on apprend de Pline lui-même, qu'Harpocratès le fervoit en cette qualité *(p)*, c'eft-à-dire qu'il exerçoit auprès de lui les fonctions *d'iatralipte*, fonctions fort analogues à celles de Baigneur ou d'Étuviftes parmi nous. Une pareille récompenfe n'a rien qui doive étonner de la part de Pline : il étoit fort reconnoiffant envers fes Médecins, & demandoit volontiers pour eux des grâces pareilles à l'Empereur. Dans une autre occafion, il fit accorder, non à Pofthumius Marinus fon Médecin, mais aux parens de ce Pofthumius, le droit de Bourgeoifie romaine, en confidération de fervices auffi légers que les onctions & les frictions d'Harpocratès *(q)*. L'eftime qu'il avoit pour les Médecins, il l'étendoit à la Médecine elle-même. Il parle volontiers de chofes qui la concernent : il nous apprend par exemple, que l'ennui d'un clou porta Silius Italicus à fe laiffer mourir de faim *(r)*. Il raconte encore qu'un homme ayant les parties de la génération dévorées par des ulcères putrides, fa femme voulut enfin voir l'état des chofes, l'affurant qu'elle jugeroit mieux que perfonne s'il en pouvoit

(o) Galen. *De comp. med. fecund. gener. lib. III, V & VII; comp. med. fecund. loc. lib. III, & iterum.*

(p) Caii Plinii, Epift. lib. X, epift. IV.
(q) Ibid. Epift. VI.
(r) Lib. III, epift. VII.

guérir : elle voit le mal, en défespère, conseille à son mari de se donner la mort, & pour l'encourager, se lie à lui, & le précipite dans un lac où ils périssent ensemble *(s)*. Il est bien étonnant que ceux qui s'efforcent de trouver des vestiges de la vérole dans les Écrits des plus anciens Médecins, ne se soient pas avisés de recueillir cette anecdote. Pline remarque aussi, comme une chose singulière, la mort étrange des deux sœurs *Helvidies*, mortes en couche l'une & l'autre, & toutes les deux après avoir mis au jour une fille qui leur survécut *(t)*.

Enfin autant l'illustre Naturaliste, son oncle, avoit d'éloignement pour la Médecine & d'incrédulité pour ses dogmes, autant il étoit confiant & soumis aux décrets de l'Art des Asclépiades, de quelque bouche qu'ils sortissent. Une longue lettre lui suffit à peine pour faire connoître sa soumission aux ordonnances des Médecins, & pour prouver à son ami Restitutus, alors malade, la nécessité de cette soumission *(u)*.

« L'opiniâtreté de votre maladie m'effraye, lui dit-il, & quoique je vous connoisse pour un homme qui sait bien se commander, je crains qu'elle n'altère tellement votre humeur, que vous ne soyez pas toujours maître de vous-même. Je vous exhorte donc à résister avec constance : cette conduite est louable & salutaire, & n'a rien d'impraticable. Ce que je vous conseille, j'ai coutume de le dire dans mes entretiens avec mes gens ; il est vrai que c'est lorsque je me porte bien : mais j'espère, si je tombe malade, de ne rien faire qui puisse m'attirer le blâme ou le repentir. Que si la force du mal venoit à l'emporter sur ma résolution, je vous défends, leur dis-je, de me rien donner sans la permission des Médecins, & je vous déclare que je châtierai ceux qui, dans cette occasion, auroient pour moi de la condescendance, comme les »

(s) Maritus ex diutino morbo circa velanda corporis, ulceribus putrescebat.... Idem, lib. VI, Epist. XXIV.
(t) Lib. IV, Epist. XXI.
(u) Lib. VII, Epist. I.

» autres malades puniſſent ceux qui leur refuſent ce qu'ils
» deſirent. Je me ſouviens même que dans le cours d'une
» fièvre ardente, ayant éprouvé du relâche & m'étant fait
» oindre *(x)*, le Médecin me permit de boire; cependant je
» voulus qu'il me tâtât le pouls auparavant, & je rendis le
» verre, quoiqu'il touchât déjà mes lèvres, parce que le Mé-
» decin le voulut ainſi. Une autre fois, au vingtième jour d'une
» maladie, comme on me diſpoſoit à prendre un bain, je vis tout-
» à-coup les Médecins ſe parler bas entr'eux, & je demandai ce
» qu'ils diſoient : il me répondirent que véritablement je pouvois
» me laver ſans aucun danger pour la vie, mais non pas ſans
» quelque riſque. N'y ſongeons plus, leur dis-je, & quittant
» ainſi, ſans plainte & ſans murmure, l'eſpoir du bain, dans
» lequel il me ſembloit qu'on me portoit déjà, je repris l'idée de
» la privation, du même air dont je me diſpoſois à la jouiſſance.
» Je vous mande tout ceci pour appuyer mes conſeils par mes
» actions, & pour m'obliger moi-même, par cette lettre, à la
retenue que je vous conſeille, s'il m'arrivoit de m'en écarter ».

La conduite & les avis du Conſul romain ſont très-
ſages, parce qu'en effet rien n'eſt plus utile au malade
qu'un entier dévouement aux conſeils de ſon Médecin ;
mais il faut que cette docilité prenne ſa ſource dans l'idée
avantageuſe qu'il a de ſon habileté, & non dans la
crainte de la mort. Rien n'eſt au contraire plus dangereux,
ni plus ſouvent funeſte, que cette crainte, qui dégénère en
frayeur. Le Chirurgien ne doit jamais inſpirer celle-ci,
quelle que puiſſe être l'indocilité du malade, parce que,

(x) Le prétendu *Correcteur* de la traduction des lettres de Pline, par M. de Saci, convertit *unctus*, qu'on lit par-tout, en *udus*, qu'on ne lit nulle part, & prétend par cette correction, donner un ſens au texte qui, ſelon lui, n'en avoit point. Les Littérateurs ont pu s'apercevoir que cet Éditeur, quel qu'il ſoit, pervertit ſouvent le ſens, en retouchant les mots ; mais c'eſt aux Médecins à remarquer qu'ici le mot *udus* ne ſignifie rien, & que le mot *unctus* eſt relatif à l'uſage où étoient les Anciens, d'oindre, en certains cas, le malade avant de le baigner, pour modérer les ſueurs, ſelon quelques Médecins, & pour les augmenter, ſelon quelques autres. *Vid.* Galen. *de ſimpl. med. facult. lib. II, cap. XX.*

comme

comme le dit Sénèque, & comme le prouvent des malheurs sans nombre *(y)*, mille malades sont morts pour avoir connu leur maladie, ou pour avoir vu des dangers réels où il n'en existoit que d'imaginaires *(z)*.

A la même époque, très-près l'un de l'autre, vécurent trois Médecins du nom de Magnus, s'il est permis de s'en tenir à de simples conjectures. Galien rapporte plusieurs topiques d'après Magnus de Tarse en Cilicie, parmi lesquels on trouve deux *attractifs*, destinés aux hémorroïdes, & propres à rappeler le flux supprimé lorsque la cause de la suppression n'est point inflammatoire. L'un de ces remèdes étoit une poudre composée de poivre & de nitre; & l'autre un liniment fait de fiel de taureau, d'écume de nitre & de staphisaigre, incorporés avec le miel *(a)*: l'emplâtre de *saules (b)* & plusieurs autres compositions, appartiennent au même Médecin *(c)*. Galien parle encore d'un Magnus de Philadelphie *(d)*, auteur d'une tablette contre l'anthrax ou charbon malin. Enfin Cæl. Aurelianus nous apprend que Magnus d'Éphèse, dans *le second Livre de ses Épîtres*, avoit traité de l'hydrophobie, & qu'il plaçoit le siége de cette maladie dans le cœur, l'estomac & le diaphragme, opinion très-voisine de celle qu'ont défendue en ces derniers temps, ceux qui font de l'hydrophobie un accident spasmodique *(e)*. Un de ces Magnus fut contemporain de Galien, ou vécut peu de temps avant lui; mais lequel est-ce des trois? c'est ce qu'il n'est pas aisé de déterminer. Peut-on conclure que le contemporain du Médecin de Pergame avoit écrit, de cela seul, qu'il avoit fait des changemens à la thériaque? Le Magnus cité par Aurelianus, avoit écrit aussi, comme on vient de le voir : enfin le Magnus dont parle Leclerc, avoit fait un Livre, intitulé : *des Choses*

MAGNUS.

(y) Causa multis moriundi fuit morbum suum nosce. Seneca, de brevitate vitæ.

(z) Entre mille effets terribles de la crainte, voyez ceux que Collot rapporte, *pag. 285, 286 & 287* de son *Traité de la Lithotomie*.

(a) Comp. med. secund loc. lib. IX.
(b) Oribas. ad Eust. lib. III.
(c) Galen. comp. secund. gener. lib. V. Paul Æginet. lib. VII.
(d) Haller. Bibl. Chir. pag. 59.
(e) Acut. lib. III, cap. IV.

découvertes depuis Thémifon. Ne feroit-il pas poffible que tous ces Magnus ne fuffent qu'un feul & même Médecin, & par conféquent celui qu'on établit *Archiatre* de l'un des Antonins *(f)*! On ne fait pas mieux en quel temps vécut Crito; mais il eft plus ancien qu'Andromaque ou fon contemporain, puifqu'on lit dans Galien, que, de même que Criton avoit changé quelque chofe à l'emplâtre d'Héras, appelé *hicéfion*, Andromaque retoucha la formule de ce même emplâtre, attribuée à Criton *(g)*. On peut conclure de-là que ce dernier vivoit fous le règne de Néron, & peut-être fous celui de Claude: on peut inférer auffi, qu'il vécut même fous les règnes fuivans, d'un vers de *Martial (h)*, où ce Poëte, qui n'alla à Rome que fous le règne de Galba, femble parler de Criton, tout-à-la-fois comme d'un Médecin très-célèbre, & comme d'un homme actuellement vivant. Le témoignage de Martial, quant à la célébrité de Criton, eft parfaitement d'accord avec celui de Galien, qui place Criton parmi les meilleurs Auteurs de matière médicale. Il avoit écrit fur les *médicamens fimples*, un Traité qui n'exifte plus; mais on pourroit en former un très-ample *de médicamens compofés*, en réuniffant ceux qu'on trouve fous fon nom dans les Écrits des Médecins qui l'ont fuivi. A juger de notre Auteur par le genre de fes Écrits, on feroit tenté de croire qu'il exerçoit particulièrement la Chirurgie; la plupart des ouvrages que Galien lui attribue, ayant pour objet les maladies externes ou l'embelliffement du corps: il eft vrai que Paul, qui femble avoir connu les Livres de Criton, les défigne *(i)* fous un titre vague, duquel on ne peut rien conclure ni pour ni contre la conjecture que nous hafardons. Il exerça la Médecine à la Cour des Empereurs;

(f) Leclerc, page 506.
(g) De comp. med. per gen. lib. V, cap. VI.
(h) Quod fanare Crito, non quod *Hygeia poteft*....
Epigram. lib. XI.

(i) Quomodo calvitium abigatur & pili crefcant, ex Critonis commentationibus.

d'où Galien, homme grave, qui n'approuvoit pas qu'un Médecin s'amusât à des bagatelles, telles que sont les préparations cosmétiques, prend occasion de l'excuser de cette foiblesse, en disant : *si Archigène s'est permis d'écrire sur les fards, combien est plus excusable Criton, qui vivoit dans le palais des Empereurs (k)*.

Il semble que Galien prévit qu'il auroit besoin un jour lui-même de l'indulgence dont il use envers Criton. Il nous fournit en effet l'occasion d'en user à son égard, par la sorte de complaisance avec laquelle il enseigne à teindre les cheveux en noir. Observons pourtant qu'en publiant son secret, c'est aux femmes honnêtes que Galien l'adresse, & qu'il ne leur permet de s'en servir que dans des vues aussi honnêtes qu'elles *(l)*.

Criton ne prit pas dans son propre fonds, toutes les recettes contenues dans ses Recueils; il mit à contribution ceux qui l'avoient devancé, particulièrement Héraclyde & Cléopâtre. Son ouvrage n'existe plus; mais Galien nous ayant conservé tous les titres des préparations qu'il contenoit, nous sommes en état d'en donner une sorte d'extrait. L'histoire doit conserver ce monument de la dépravation, du luxe & des mœurs efféminées qui s'emparèrent des Romains, aussitôt après la chute de la République, mais elle s'aviliroit en descendant dans les détails de ces préparations. Ceux de nos Lecteurs qui seroient curieux de les connoître & d'en user à l'imitation de Galien, les trouveroient presque toutes décrites fort au long dans l'Ouvrage où les titres sont réunis *(m)*, dans Scribonius, Marcellus, Myrepsus, Aëtius, &c.

De l'embellissement. Préparation pour conserver les cheveux, pour les faire croître, pour les empêcher de tomber *(n)*, pour teindre ceux qui sont blancs; teintures pour les rendre

Titres du premier Livre de l'ouvrage de Criton.

(k) Galen. *de comp. med. secund. loc. lib. I.*
(l) Idem, *ibid.*
(m) Idem, *ibid.*
(n) Idem, *lib. I* & seq.

Q ij

jaunes & couleur d'or. Savons pour les cheveux *(o)*; onctions pour les conferver. Préparations pour effacer les rides. Onctions pour rendre le teint uni; cataplafme de même propriété. Onctions des fourcils, pour les noircir. Onctions pour les yeux; d'antimoine; pour diffiper la puanteur du nez. Divers dentifriques, mafticatoires. Préparations contre la mauvaife odeur des aiffelles. Mafticatoire contre la mauvaife odeur de la bouche.

<small>Titres du fecond Livre.</small>

Pour enlever les noirceurs du cou. Onctions contre la fueur des aiffelles, pour conferver la gorge, pour purger le ventre *(p)*. Savons pour blanchir les mains, pour les mafques ou taches que donne la groffeffe, pour effacer les rides après l'accouchement, pour les crevaffes occafionnées par l'accouchement. Onctions pour les nombrils trop faillans. Préparations pour empêcher les jeunes garçons de devenir pubères, pour conferver le pucelage, pour exciter les femmes humides & froides, pour blanchir les cicatrices noires. Compofition dépilatoire. Savons atténuans de tout genre. Onctions pour détruire les cheveux. Savons pour tout le corps. *Repurgatifs* de tout genre, qui donnent la blancheur. Parfums pour les habits. Teintures aromatiques du même genre.

(o) Si Criton a réellement parlé du vrai favon, il fournit le premier exemple de fon ufage chez les Romains. Ils n'en apprirent la compofition que fort tard, & feulement par leurs relations avec les Gaulois, qui l'inventèrent : *Prodeft fapo ad ftrumas*, dit Pline (*Hift. Natur. lib. XXVIII, cap. XII*) *Gallorum hoc inventum rutilandis capillis ex fevo & cinere. Optimus fagino & caprino, duobus modis fpiffus ac liquidus: uterque apud Germanos majore in ufu viris quàm fœminis.* Ce n'étoit pas la beauté que la Nation belliqueufe des Gaulois cherchoit dans la couleur rouge ou rouffe des cheveux, mais un air plus martial & plus effrayant : *Galli & Scythæ*, dit Clément Alexandrin *(lib. III, pædag. cap. III)*. *Comas alunt, fed non comantur, five ornantur. Habet aliquid horroris capillitium barbarum, & ipfe rufus color, fanguini fimilis, bellum minatur.* On trouve encore en Allemagne, & fur-tout dans la Heffe, ce goût des anciens Germains pour les cheveux roux; ils y font devenus une beauté locale. Là, la couleur favorite des cheveux eft le rouge-blanc (Roth-weiffes Haar); & l'on croit ne pouvoir rien dire de plus outrageant à un étranger, que de l'appeler *Noiraud* (Schwarts Haar).

(p) Il n'eft guère probable qu'il ait prétendu indiquer un médicament interne.

Aspersions pour les lits & pour les *promenoirs*. Compositions de toutes espèces de parfums. Compositions pour les onctions & les onguens de tout genre : savoir, d'amandes, de gland *(q)*, de noix, de sésame, de myrte, de lentisque, de laurier, de roses, couleur d'olives *(r)*, citron, d'œnanthe, de sureau, telin *(telini)*, susin *(susini)*, que quelques-uns appellent onguent de lys. Onguent de ricin, d'iris, de narcisse rouge, de ciprès, de safran, de nard, de marjolaine, hedychron *(s)*, de malabathre, mendesion *(t)*.

Préparations pour les peaux écailleuses ou farineuses, pour les éruptions de la tête, pour les achores ou ulcères humides de la tête, pour les poux & les lentes, pour l'alopécie ou pelade, pour les affections galleuses de la face, pour les taches de rousseur, pour les taches occasionnées par le Soleil ou le hâle. Lotions pour le visage, contre les stigmates *(u)*, pour les taches livides, contre les échimoses *( )*, pour une espèce de petite tumeur dure qui s'élève quelquefois sur le dos, mais plus communément sur la face *(y);* pour les pustules qui s'élèvent la nuit, pour les excroissances du menton, pour les dartres du menton. Épithèmes *excorians* *(z)*. Emplâtre vert, qu'on applique après avoir levé les

Titres du troisième Livre,

(q) Le mot *Balanus* dont se sert Criton, signifie proprement le fruit du chêne; cependant comme ce gland n'entre pas dans la composition des onguens, & qu'au contraire les Anciens employoient beaucoup, dans ces préparations, une autre espèce de gland appelé *glans myrepsica*, il y a de l'apparence que c'est de ce dernier qu'il s'agit ici.

(r) Il y a dans le texte latin, *glucini*: *glucinon* est une épithète que les Grecs donnoient à l'onguent appelé *musteum* par les Romains.

(s) Il est décrit dans Galien, qui l'attribue à Andromaque. *De antidot, lib. I, cap. X.*

(t) C'est le nom d'un onguent particulier à l'Égypte, qu'on trouve quelquefois dans les anciens Auteurs sous la dénomination d'onguent *égyptien*. On en lit la composition dans les Œuvres de Dioscoride. *Lib. V, cap. XXVII.*

(u) Actuar. Meth. *lib. VI, cap. VI.*

(x) Galen. *comp. med. sec. loc. lib. V.*

(y) Chartier traduit, *ad varos*. Le mot *varus* a plusieurs significations chez les Latins : il signifie une maladie arthritique; le vice des jambes opposé à *valgi;* enfin il a la signification que nous avons cru devoir préférer.

(z) Pour cette préparation & la suivante, *voyez tome II, page 101.*

excoriatoires; emplâtres blancs pour cicatrifer. Remèdes émolliens dont on frotte les dartres.

Titres du quatrième Livre.

Pour les dartres boutonneufes, noires & blanches *(a)*, pour les cicatrices noires, pour les dartres ulcéreufes *(b)*, pour les lèpres, pour les ongles galleux, pour les affections prurigineufes *(c)*, pour les petits tubercules que les Grecs appellent *pfydracas (d)*, pour les écorchures & pour les affections *ferpigineufes;* pour les peaux rudes & chagrinées; pour le thymus, efpèce de verrue; pour les verrues dont le pédicule eft très-petit; pour les verrues *formicaires,* ou dont la bafe eft plus large que celle des précédentes; pour l'inflammation de l'ombilic *(e),* pour la fortie des inteftins ou les hernies. Compofitions pour les hydrocèles, pour le paraphimofis ou gland découvert; pour les chutes de l'anus; pour les engelures où ulcères qui arrivent en hiver; pour les crevaffes des pieds.

On trouvoit, au jugement de Galien, dans ces quatre Livres de Criton, tout ce qui concerne l'embelliffement, foit qu'on le confidère comme relevant l'éclat de la beauté naturelle, foit comme cachant la laideur réelle fous le mafque impofteur d'une beauté fophiftiquée. L'embelliffement confidéré fous ce double point de vue, fe divife en deux parties, dont la première appartient véritablement à la Chirurgie; & Criton n'eût point couru de blâme, s'il fe fût reftreint à divulguer fes utiles préceptes : c'eft la cofmétique *(ars ornatrix),* mot grec, dérivé de Κοσμὸς, netteté, parure, ornement; mais la Chirurgie défavoue la feconde partie, comme autant préjudiciable aux mœurs que nuifible à la

---

(a) Chartier traduit *ad alphos, id eft, vitiligines nigras & albas.*

(b) Ad leucas, id eft, vitiligines altius infidentes. On pourroit fe fervir de la différence que notre Auteur met entre les mots *alphos, leucas* & *lepras,* qui fe fuivent immédiatement, pour déterminer leur véritable fignification, qui eft très-vague encore.

(c) Aëtius, *tetrab. I, ferm.* 4, *cap. CXXVI.*

(d) Pfydracia, Vid. *Caftel. Lexic.*

(e) Ce qui fuit femble prouver que c'eft de l'exomphale que notre Auteur entend parler.

santé : on appelle celle-ci, *commotique (ars fucatrix)*, du mot Κομμὸς, ornement imposteur, fard.

Galien définit la cosmétique, une habitude effective de l'entendement qui conserve la beauté naturelle du corps humain, & qui la rétablit lorsqu'elle souffre quelque perte ou diminution *(f)*.

L'objet de la cosmétique est tout ce qui ternit ou efface la beauté naturelle. Ainsi c'est elle qui redresse les membres courbés, qui rapproche les paupières éraillées, qui retranche un sixième doigt, &c. La monstruosité, produite par l'accumulation des graisses, est encore de son domaine : aussi les Médecins se sont-ils occupés de tout temps à la resserrer dans de justes bornes. L'excès d'embonpoint va quelquefois jusqu'à déranger les fonctions les plus essentielles à la santé. Pour ne rien dire de ce Nichomaque de Smyrne, qui fut, dit-on, dégraissé par Esculape *(g)*, Galien parle *(h)* d'un Denys Héracleot, monstre de chair & de graisse, qui, crainte d'étouffer, se faisoit couvrir le corps de sangsues, ou exciter continuellement par des piqûres d'aiguilles. Tout le monde connoît les remèdes de l'excès d'embonpoint ; mais peu de personnes, quelque desir qu'elles aient de s'en débarrasser, ont assez de constance pour persister dans leur usage, autant de temps qu'il faudroit pour produire l'effet qu'ils en attendent. Ils souffriroient plutôt l'opération fabuleuse, réalisée par l'amour du merveilleux dans l'esprit des femmelettes & de ceux qui leur ressemblent, je veux dire, l'ouverture de l'abdomen, à la faveur de laquelle on iroit extirper l'épiploon & les masses graisseuses qui recouvrent les reins, que de se soumettre aux exercices soutenus, aux fatigues, aux frictions sèches avec des linges rudes & chauds, à l'insolation, aux évacuations modérées, & sur-tout à la diète

---

(f) Lib. I, de Medicin. Localib. cap. II.
(g) Galen. de diff. morb. cap. IX.
(h) Ibidem.

sobre *(i)* & modique, qui sont pourtant les seuls remèdes sûrs dans leur effet, qu'on puisse employer sans inconvénient.

La maigreur excessive n'appartient pas moins que l'embonpoint extrême, à la cosmétique. Les Livres des anciens Médecins sont pleins de pications, de sinapismes, d'acopes, de bains *(k)* propres à donner de l'embonpoint, ou à le rendre à ceux qui l'ont perdu.

Les bras *(l)*, les mains, les nez, les yeux factices, sont aussi de son ressort. Elle a des droits plus réels encore sur les jambes postiches, les corps de baleine, quand ils sont employés à soutenir la colonne vertébrale déviée, & sur les dents artificielles ; car ces dernières inventions ne servent pas moins à la santé qu'à l'embellissement : les dents sur-tout, réunissent à un très-haut degré l'utile à l'agréable.

On ne sait pas précisément en quel temps on imagina de remplacer une dent tombée ou détruite, par une autre dent naturelle ou artificielle. L'onzième article de la Loi des Douze Tables, publiée à Rome l'an 302 & 303 de sa fondation, semble offrir des vestiges de ce genre de prothèse : *ne jetez point d'or sur le bûcher,* y est-il dit ; *cependant vous pourrez brûler le mort avec l'or qui lieroit ses dents, sans manquer*

(i) Dieux ! est-ce un autre, est-ce lui-même ;
D'où vient ce changement extrême !
Il étoit gros, il est menu,
Veut-il passer pour inconnu ?
Il surprend la vue, il étonne,
Ce n'est qu'un tiers de sa personne.
Dame diète volontiers
En a pris les deux autres tiers.
Gombaud, *lib. III, Epigram.* 36.

(k) Prosper. Alpin. *de Medicina Ægyptiorum, lib. III, cap.* XVI.

(l) La fable, sous l'écorce de laquelle tant de Savans ont cherché les premiers rudimens des Sciences & des Arts, ne nous offriroit-elle pas l'invention des bras postiches, dans la tragique aventure de Pélops, fils de Tantale, à qui Cérès arrache un bras, que Jupiter remplace aussitôt par un bras d'ivoire !

. . . . . *Humeroque Pelops insignis eburno.*
Virgil, Georg. lib. III.

à la Loi *(1)*. Ces liens d'or pouvoient-ils avoir d'autre destination que de fixer les dents postiches ? Remarquons que s'il est réellement question ici des dents artificielles, elles sont beaucoup plus anciennes que le monument qui les désigne : car, d'un côté, cette Loi suppose qu'on les connoissoit déjà; & de l'autre, les Loix des Douze Tables existoient long-temps avant leur promulgation à Rome, puisque les Décemvirs ne les créèrent point, mais les prirent dans la législation des Grecs & les anciens usages de la Cité.

Martial semble avoir parlé le premier des dents artificielles *(m)*; peut-être même que sans le ridicule dont il les couvrit, nous ignorerions encore que les Romains eussent connu cette utile ressource contre les injures de l'âge. Les dents postiches conservent à la figure sa forme, & en partie ses agrémens; au sourire, sa douceur & ses charmes; à la voix, le son qui lui est propre; quelquefois même elles deviennent un instrument absolument nécessaire à la formation de la parole. Mais c'est principalement dans la mastication que leur utilité se fait sentir; elles triturent les alimens, ou concourent à mettre dans un juste contact, les dents naturelles qui peuvent encore exécuter la trituration. Il n'est guère probable que des instrumens aussi utiles

---

(1) Ne-ve aurum addito: ast quoi auro dentes vincti erunt: im cum illo sepelire & urere, se fraude esto. Lorsque la République adopta cette Loi somptuaire, elle avoit peu d'or; & pour le conserver, elle réprima l'abus qu'on faisoit des meubles les plus riches & des ornemens les plus précieux, en les livrant aux flammes, pour honorer les morts en flattant l'orgueil des vivans. Voyez tome *I, page 449.*

(m)   *Nostris versibus esse te Poëtam,*
   Fidentine, putas cupisque credi !
   Sic dentata sibi videtur Ægle
   Emtis ossibus indicoque cornu.
        Epigram. lib. I.

Dentibus atque comis, nec te pudet, uteris emtis.
 Quid facies oculo, Lælia ! Non emitur.
       Lib. XII, Epigram. 23.

Le dernier vers prouve, comme on l'a dit ailleurs, qu'à cette époque on ne faisoit pas usage des yeux artificiels. *Tome II, page 54.*

que les dents artificielles, n'aient point exercé de bonne heure le génie inventif des Égyptiens, & des Grécs leurs succeffeurs & leurs émules : Le filence des Auteurs à ce fujet, prouve moins que les Chirurgiens ne s'en étoient pas occupés, qu'il ne porte à conjecturer que le foin de les conftruire fût abandonné de bonne heure à des artifans étrangers à la Chirurgie, comme le font encore parmi nous ceux qui fabriquent les nez, les jambes, les yeux artificiels & les autres inftrumens de la prothèfe chirurgicale.

L'origine de la commotique va fe perdre dans l'obfcurité des premiers âges; & toute vaine & ridicule qu'elle a toujours été, on ne laiffe pas de la voir cultivée chez tous les Peuples fans interruption, depuis leur naiffance jufqu'aux révolutions qui les ont détruits. Les fecrets de cet art impofteur fe confervoient par tradition, & perfonne ne s'étoit avifé de les recueillir avant Héraclide Tarentin. Ce n'eft, dit-on, qu'à fon arrivée à Rome qu'on y connut les fards *(n)*. Il y a lieu de croire cependant qu'Héraclide ne fit que les perfectionner & les répandre davantage par fes Écrits; ils étoient connus, comme on l'a dit plus haut, bien long-temps avant lui. Il eft dit dans le fragment qui nous refte de la prophétie d'Énoch, que les Princes du monde enfeignèrent à leurs femmes l'ufage des fards près de cinq cents ans avant le Déluge. L'art de teindre les cheveux & les fourcils eft auffi fort ancien; on rapporte à Médée cette galante invention *(o)*. Les dames Juives, Jéfabel, Tamar, & quelques autres femmes dont parlent les Livres faints, fe peignoient les yeux avec l'antimoine. Elles avoient reçu ce rafinement de coquetterie des Égyptiennes *(p)*, qui l'avoient auffi communiqué aux Grecques; & par celles-ci, aux Dames romaines,

---

(n) Bernier, *Effais de Médecine*, III.ᵉ *Partie*, page 126.

(o) *Medea talis naturæ florum quendam prima invenit, qui capillos albos nigrofve faciendi poteftatem habebat.* Palæphat. de fabul. lib. 1.

(p) Les Égyptiennes font, encore aujourd'hui, de la commotique un abus que nous n'oferions dévoiler, quoique Profper Alpin fe foit permis de l'expofer dans un très-grand détail. *De medicin. Ægyptior. lib. III, cap. XV.*

sous le nom d'Alkool ou Poudre noire, connue de Juvénal *(q)*. Avant le Poëte satyrique, Plaute avoit peint les vieilles édentées qui n'ont pas honte de se farder, avec des couleurs propres à inspirer autant de dégoût pour leurs fards que d'éloignement pour leur personne *(r)*. « Rien n'est plus dégoûtant en effet que ces idoles de plâtre qui s'enlaidissent par des beautés d'emprunt, qui n'osent répandre des pleurs, de crainte d'y noyer leurs charmes apprêtés; que ces femmes dont les rides comptent les années malgré les efforts de l'art, si aveugles qu'elles ne voyent pas, que les filles de leurs fils marquent très-évidemment que c'est en vain qu'elles font les jeunes *(s)*. »

Outre le rouge & le noir dont nos femmes se servent encore, les Romaines faisoient usage de certaines eaux, composées de fiel de crocodile, de suc de limon & d'argent sublimé, qui quelquefois leur faisoient enfler le visage & la langue, jusqu'à gêner la respiration *(t)*. La préparation de safran qu'elles employoient à teindre les cheveux, avoit aussi ses inconvéniens: comme après avoir mis la teinture, elles s'exposoient nue tête au soleil, pour sécher l'enduit, il en résultoit souvent des maux de tête dangereux, dont on peut néanmoins croire qu'elles se consoloient en admirant les nouveaux charmes de leur figure. Ainsi que le visage, le corps avoit

---

(q)   *Illa supercilium madidâ fuligine tinctum*
   obliquâ produxit acu.
       Satyr. I.

(r)   *Eccastor mulier recte olet, ubi nihil olet.*
 Nam istæ veteres, quæ se unguentis unctitant, interpoles,
 Vetulæ, edentulæ, quæ vitia corporis fuco occultant,
 Ubi se sudor cum unguentis consociavit, illicò
 Itidem olent, quasi cùm unâ multa jura confundit coquus.
 Quid oleant nescias, nisi id unum malè olere intelligas.
          In Mostellaria, act. I, scen. 3.

(s) Saint Jérôme, *de Virgin. Veland.*

(t) Bernier, *ibid.* Cet Historien ne détermine pas ce qu'il faut entendre par *argent sublimé :* mais d'après la nature des accidens & l'état où la Chimie étoit alors, on ne peut douter que ce ne fût du mercure crud, retiré du cinnabre par la sublimation.

ses fards; ils étoient même composés de drogues si malfaisantes, qu'ils produisoient souvent des maladies considérables, des fluxions, des épilepsies, des apoplexies, des tremblemens, *(u)* &c. On vit des femmes porter l'extravagance & la débauche, jusqu'à vouloir farder la grossesse; comme fit celle dont parle Plutarque, qui, pour cacher son état, devant se baigner en compagnie, se frotta tout le corps, à la réserve des lombes & du ventre, avec une herbe inconnue, laquelle lui fit enfler tous les endroits touchés, & les mit à l'unisson de ceux dont elle vouloit cacher l'élévation. Une pareille folie ne peut être comparée qu'à celle d'une demoiselle de Louvain, qui, voulant paroître la plus blanche d'un bal, se fit appliquer des ventouses scarifiées en différens endroits du corps, moyen plus propre cependant à rendre pâle & livide, qu'à donner de la blancheur & de l'éclat *(x)*.

Concluons qu'il est indigne d'un honnête homme d'exercer la commotique, & d'en répandre les inutiles *(y)* & funestes secrets. Si les vrais Médecins s'en mêlèrent quelquefois, leurs vues étoient honnêtes, quoiqu'en elle-même la commotique ne le soit point. L'art d'embellir les corps étoit exercé à Rome par des espèces de Parfumeurs *(z)*, par les Marchands d'esclaves *(a)*, & par des femmes, qui servoient aussi dans les

---

(u) Galen. *De compos. med. second. loc. lib. I.*

(x) Michaël Boduin, *q. XIV.*

(y) Les hommes détestent le fard;
 Celles qui pratiquent cet art,
 Les unes les autres s'accusent :
 Il est insupportable à tous.
 Dames, dont les soins nous abusent,
 Dites, pour qui vous fardez-vous !

(z) On voit dans l'inscription suivante, le nom d'un de ces Parfumeurs :
 C N. VERGILIUS EPAPHRODITUS,
  Magister o(*t*)*orarius a Minervâ*
  medicâ. Vixit ann. L X X.

(a) Mangones virgines, mulieres, viros vendebant, defectus corporis corrigebant, pingebant, Mercurial. variar. lect. lib. II, cap. I.

bains, & qu'on appeloit, à raison de leurs fonctions diverses, *picatrices, paratiltriæ, commotriæ, plectriæ, ornatrices, comptrices.*

Quittons cette digression, où nous avons cru devoir entrer pour ne rien omettre de ce qui peut appartenir au sujet que nous traitons, & revenons aux Médecins qui terminent le premier siècle. Ici se présentent plusieurs Apollonius, qu'il est également difficile de rapporter au temps précis où ils vécurent, & de distinguer si parfaitement les uns des autres, qu'il ne subsiste plus de confusion à cet égard. Outre ceux dont on a déjà parlé *(b)*, on en connoît un très-grand nombre d'autres, distingués tout au plus par le nom de leur patrie ou par des surnoms plus vagues encore, lueurs bien foibles pour dissiper les ténèbres où ils sont plongés.

Un Apollonius, natif de Pergame, avoit reconnu qu'il existe des hydrophobies indépendantes de la rage; il avoit même remarqué que celles-ci cèdent aux efforts réunis de la Nature & de l'Art, tandis que les hydrophobies occasionnées par la morsure du chien enragé, sont toujours mortelles *(c)*. Un autre Apollonius, surnommé *Pitanæus*, passe pour avoir appliqué le premier à la suffusion, un mélange de fiel de chien & de miel; mais ce remède n'est pas de son invention, il n'a fait que substituer le fiel de chien à celui d'hyène *(d)*. Apollonius *Ther* ou *Ophis*, c'est-à-dire serpent, mentionné par Érotian *(e)*, inventa le bandage apelé *petit temple*, décrit par Galien & par Oribase *(f)*. Nous lui faisons honneur de ce bandage, parce qu'il est incontestablement le même homme qu'Apollonius *Thirius*, à qui ce bandage est attribué. On connoît encore un Apollonius de Tarse, dont il reste fort peu de chose *(g)*; un Apollonius, surnommé l'Organique; un autre apelé Archistrator, tous deux cités par Asclépiade *(h)*,

APOLLONIUS de Pergame.

APOLLONIUS PITANÆUS.

APOLLONIUS THER ou THIRIUS.

APOLLONIUS ORGANICUS.
APOLLONIUS ARCHISTRATOR.

(b) Tome *I*, page *330*.
(c) Oribas. ad Eust. lib. *VIII*, cap. *XIII*.
(d) Plin. lib. *XXIX*, cap. *VI*.
(e) Ubi de Ambe.
(f) De fasc, n.° *98*.
(g) Galen. De comp. med. sec. gen. lib. *V*.
(h) Idem, ibid.

s'il est vrai toutefois qu'ils ne soient pas la même personne. En supposant qu'ils soient différens, le premier peut réclamer un caustique arsenical, propre à consumer le charbon. On attribue à Apollonius-Claudius un antidote contre la rage *(i)*; & Galien donne à Appollonius le jeune, le plus recommandable de tous les Médecins de son nom, l'invention d'un bandage appelé ημικεραυνιος *(demi-keranios) (k)*. On croit que celui-ci cultiva particulièrement la Chirurgie, & qu'il inventa l'usage des scarifications, considérées comme évacuatives, dérivatives & révulsives, c'est-à-dire, comme suppléant la saignée dans bien des cas, sans en avoir les inconvéniens *(l)* : il en sera parlé ailleurs.

Apollonius

Enfin il reste encore un Apollonius, dont la vie est tout aussi peu connue que celle des autres Médecins du même nom, qui vécurent avant lui. Il la passa presque entière en Égypte *(m)*, d'où l'on pourroit inférer qu'il étoit asiatique. Quant au temps où il vécut, il précéda le fameux Andromaque, puisque celui-ci le cite plusieurs fois dans les fragmens qui nous restent de lui *(n)*. A la vérité, cet indice est bien vague; mais Galien lui donne quelque précision, en plaçant Apollonius parmi les prédécesseurs d'Archigène. Car un Écrivain aussi judicieux que lui, faisant cette remarque, annonce assez qu'elle étoit nécessaire. Or, l'eût-elle été si ces deux Médecins avoient été séparés par un long intervalle de temps ? sa remarque alors n'eût-elle pas été minutieuse & superflue, puisqu'elle auroit porté sur un objet de chronologie trop sensible pour n'être pas connu de tous les Médecins ? On peut donc établir qu'Apollonius ne précéda Archigène que d'un petit nombre d'années *(o)* : or, Archigène vivoit sous

---

(i) Galen. *lib. II, de Antidotis.*
(k) Idem, *de fasc*, n.° 95.
(l) Oribas. *De cucurbitulis,... inter opera Galeni.*
(m) Galen. *De compos. med. sec. loc. lib. II, cap. 1.*
(n) Idem, *ibid.*

(o) Atque hujus rei gratiâ, laudare virum decet, qui cùm discrimine de uno quoque auxilio scripsit; cùm nèque Archigenes id ipsum fecerit, quem cùm posterior Apollonio sit, apponere quidpiam ad discriminum certitudinem oportebat. Idem, *ibidem.*

Trajan, & mourut âgé de soixante-trois ans. Supposons qu'il soit mort la même année que l'Empereur, & qu'il eût écrit à trente ou quarante ans; il l'auroit fait sous Domitien ou sous Tite. Si notre Apollonius est seulement plus ancien que lui de vingt années, il se trouvera avoir vécu sous Néron, ou au plus tard sous Galba, & par conséquent appartenir véritablement au temps où nous le plaçons.

Cet Apollonius avoit principalement écrit sur la Pharmacie. Galien parle avec éloge de son Traité *des Médicamens faciles à préparer (p)*, & le loue d'avoir donné des descriptions amples & bien circonstanciées des remèdes contenus dans son Recueil *(q)*. Il lui reproche néanmoins de n'avoir pas assez distingué les causes des maladies, & de n'avoir pas eu tout l'égard que leur variété exige, dans le choix des médicamens qu'il leur oppose, & dont il enseigne la préparation.

Malgré cette censure, il seroit possible qu'Apollonius fût descendu dans tous les détails nécessaires au Médecin assez instruit pour entrer dans la carrière de la pratique. Tout est relatif dans les divers genres d'écrire: l'Écrivain qui se renferme dans une louable précision, doit paroître trop succinct à celui qui donne par goût dans l'excès de la surabondance, & Galien tombe souvent dans cet excès-là.

La plupart des remèdes qui nous restent d'Apollonius, ont pour objet les maladies externes. On pourroit, avec quelque fondement, lui rapporter l'invention de l'huile de vers, qu'il préparoit par la coction, & non par la macération, comme quelques Dispensaires l'ont prescrit depuis lui: il l'employoit aux mêmes usages que nous, mais pure & sans mélange; tandis que les Médecins qui le suivirent aimèrent mieux, on ne sait pourquoi, la couper avec partie égale de graisse d'oie *(r)*. Il traite fort au long des maux de tête, de leurs causes, de leurs symptômes, & sur-tout de celui qu'a

---

(p) De med. facil. parabil. initio.
(q) De comp. med. secund. loc. lib. *II.*
(r) Galen. De simpl. med. facult. lib. *IX.*

occafionné une trop longue infolation : il remarque que dans ce dernier, la peau devient sèche, aride, & femblable en quelque forte à du parchemin. Le folanum & le fuc de pavot blanc, entrent dans la compofition des topiques avec lefquels il combat les maux de tête aigus; mais il obferve qu'ils ne doivent être appliqués qu'au vertex, parce qu'ils ne font pas néceffaires fur l'occiput, & qu'ils y nuiroient à la moëlle alongée *(f)*. La ligature circulaire au-deffus des oreilles, eft encore un des moyens propofés par Apollonius, contre les maux de tête, quelle qu'en foit la caufe ou le caractère *(t)*. Il oppofe à la douleur des dents, des topiques introduits dans les oreilles ou dans les narines : fi elles font cariées & creufes, il les cauterife; & fi elles tremblent, il met dans le trou de la carie un morceau d'ellébore noir, qu'il croit capable de les raffermir; procédé fingulier & abufif, dont Apollonius paroît être l'inventeur *(u)*. Son opiat, pour blanchir les dents, dégorger & raffermir les gencives, eft un des meilleurs qu'on puiffe employer à cet ufage, & n'a pas fur-tout l'inconvénient de ces drogues acides qui les dépouillent de leur émail, les amolliffent & les détruifent. On diffout par l'agitation, la quantité qu'on veut de fel gemme, ou fel foffile, & de miel ; on torréfie ce mélange dans un creufet, & l'on ajoute un peu de myrrhe, pour lui donner la confiftance d'opiat *(x)*.

Apollonius prefcrit une poudre, qui doit être fort active, pour ranimer la vue émouffée : il y réunit une once de cadmie, cinq dragmes de lie de vin vieux calcinée (c'eft-à-dire, de vraies cendres gravelées); pareille quantité de poivre blanc; dix dragmes de fel ammoniac; deux dragmes de fandaraque *(y)*; autant de feuilles de l'arbufte d'où cette

---

(f) De comp. med. fecund. loc. lib. III.

(t) Idem, ibid. lib. II.

(u) Ibid. lib. III; & Aëtius, lib. VI, cap. XCII.

(x) Aëtius, tetrab. II, ferm. 4, cap. XXXV.

(y) Le mot σανδαραχη, fandaracha, fandarach eft équivoque : Tantôt il fignifie une fubftance dont les abeilles fe nourriffent dans leurs ruches; tantôt une efpèce d'arfenic natif; d'autres fois enfin, & c'eft l'acception dans laquelle il eft pris ici, la gomme de genièvre ou vernis.

gomme-réfine

gomme-réfine découle, & trois dragmes de nitre brûlé. Parmi les remèdes externes des échymoses, & généralement de toutes les taches noires ou livides de la peau, l'eau de la mer & la saumure tiennent le premier rang, dans l'esprit d'Apollonius *(z)*. Cette opinion devenue générale, a fait commettre bien des fautes: des millions d'échymoses, que les émolliens & les anodins auroient résoutes, ont été converties en ulcères par l'application des résolutifs irritans.

Le genre de traitement ordonné par Apollonius, contre la morsure du crocodile, semble annoncer qu'il soupçonnoit la dent de cet animal d'être venimeuse; ce qu'il nous importe très-peu d'éclaircir. Pline ne le dit pas, mais il remarque que le crocodile est très-avide de chair humaine; raison pour laquelle on est obligé d'entourer les habitations de larges fossés, afin de les défendre contre le crocodile terrestre, le seul qu'on ait à redouter dans les lieux écartés du rivage de la mer *(a)*. Ainsi persuadé que ces plaies sont venimeuses, notre Auteur conseille de les panser avec les deux espèces de saumure *(garum)*, mêlées à la graisse de l'animal qui les a faites: cet onguent les empêche de s'étendre, en dissipant l'inflammation.

On raconte du crocodile quelques particularités que nous n'avons pas cru pouvoir omettre, quoiqu'elles semblent tenir du merveilleux. Aëtius croit fort essentiel de fermer soigneusement les portes & les fenêtres de l'appartement qu'habitent les personnes mordues par le crocodile, pour les garantir des bêtes fauves, & sur-tout des chats sauvages, très-friands de pareils morceaux *(b)*. Pline n'est guère plus croyable, lorsqu'il attribue à la cendre du cuir de cet animal, ou à la fumée qui s'en élève pendant qu'on le brûle, la propriété d'émousser à tel point la sensibilité de la partie qui la reçoit, qu'elle en devient insensible au tranchant de l'instrument *(c)*.

(z) Galen. *De comp. med. secund. loc. lib.* V.

(a) Hist. Natural. *lib.* VI, *cap.* II.

(b) Tetrab. IV, *serm.* I, *cap.* VI.

(c) Corii utriusque crocodili cinis ex aceto illitus his partibus quas secare opus sit, aut nidor cremati sensum omnem scapelli aufert. lib. XXVIII, cap. VIII.

Parmi les raisons de douter de la réalité de ce prodige, la plus forte est sans doute l'existence actuelle des crocodiles. D'un côté, l'homme ne craignant rien tant que la douleur, & les plus grands sacrifices lui paroissant légers, quand l'espoir de s'en garantir ou de s'en délivrer les accompagne; de l'autre, rien ne résistant à la soif de l'or, la certitude des plus grandes récompenses n'eût-elle pas depuis long-temps épuisé l'espèce des crocodiles?

Quoique selon toute apparence la cendre de crocodile soit incapable d'émousser à ce point la sensibilité, la vue dans laquelle il semble qu'on l'ait employée est très-raisonnable; peut-être même est-il aisé de la remplir d'une manière plus simple, & sur-tout plus efficace *(d)*.

Apollonius propose encore beaucoup d'autres remèdes, qui ne sont pas toujours d'accord avec nos connoissances. Dans l'hémorragie du nez, la vapeur élevée du vinaigre par l'immersion d'une pierre meulière rougie au feu, conduite dans les narines, n'a rien que de rationel *(e)*; une pâte de limaçons & de myrrhe, portée sur l'ouverture des vaisseaux, peut aussi arrêter le sang *(f)*: mais que doit-on se promettre d'une ligature faite au gros doigt du pied, correspondant à la narine qui fournit le sang? & comment ne pas croire superstitieuse l'application du sang de chouette, encore chaud, ou de l'animal même desséché au Soleil, contre un mal aussi rébelle que le polype *(g)*!

XÉNOCRATE. On ne doit pas séparer d'Apollonius deux Médecins du nom de Xénocrate. Le premier, natif d'Alexandrie, homme savant & judicieux Écrivain, fournit, dit-on, à Pline une des sources où il puisa la plus grande partie de son histoire naturelle *(h)*; le second étoit d'Aphrodisée. Quelques Biographes ont fait celui-ci contemporain de Galien, contre le

---

(d) Vid. Fabric. *ab Aquapendente, cap. de Sphaceli Chirurgiâ.*

(e) Aëtius, *tetrab. I, serm. 2, cap. XCIII.*

(f) Ibidem.

(g) Idem, *ibid. cap. XCII.*

(h) Hist. Nat. *lib. XXI, XXXV, cap. X. Vid.* Schenck, *Biblioth. medic.*

témoignage de Galien même, qui dit de ce Médecin, *homo proavorum noftrorum tempore natus (i).* Ce Xénocrate écrivit peu de chofe fur la Chirurgie : quatre ou cinq topiques font tout ce qu'on en connoît *(k)* ; mais en revanche il traita fort amplement *des chofes qui s'engendrent en nous, & furtout de l'utilité des diverfes parties des animaux confidérées comme remèdes (l).*

On ne peut rien imaginer de plus dégoûtant que la pharmacie de Xénocrate : on y trouve le cerveau, le foie, les os de la jambe & des doigts de l'homme ; la fueur, l'urine, le *cerumen* ou craffe des oreilles ; le fang menftruel, les gros excrémens étendus (pour la fquinancie) fur les parois de la bouche & du gofier ; le fperme qui découle de la vulve après le coït, & cent autres abominations pareilles. En un mot, perfonne n'étoit allé fi loin que lui dans la recherche des remèdes fuperfticieux, imaginaires, dangereux même ; ce qui porta quelques Écrivains à le foupçonner de magie. Galien en particulier, s'élève avec force contre l'abus que Xénocrate fit de la liberté d'écrire, en même temps qu'il prouve le danger, l'impuiffance ou l'abfurdité de fes prétendus remèdes *(m).*

Avant Galien, Pline avoit marqué fa jufte indignation

(i) De fimpl. med. facult. lib. X, initio.

(k) Galen. *Comp. med. fec. gener. lib. I, VI; fecund. loc. lib. III.*

(l) Idem. *De fimpl. med. facult. lib. X.*

(m) Nam illa fanè ridicula funt, conftringere ac vincire adverfarios, ut in judicio nihil pôffint eloqui, aut gravidæ aborfum afferre, aut ut ne unquam deinceps concipiat efficere, & quæcumque ejus funt generis. Sanè horum pleraque, vel antequam facias periculum, fcire licet effe impoffibilia : quædam vero poffibilia, cæterum vitæ mortalium noxia : itaque ego per deos admiror, quâ cogitatione, quove confilio ad ea fcribenda quidam accefferint. Namque viventibus dedecori, atque ignominiæ funt prodita, quo pacto fibi poft mortem gloriæ fore fperârunt! Itaque fi regiâ poteftate præditi, iis hominibus morti condemnatis illa experirentur, nihil grave committerent. At ubi totam vitam privati, atque ejufmodi poteftatis expertes ad ea fcribenda accedunt duorum alterum neceffe eft : aut enim fi experti non funt, ea confcribunt quæ ipfi ignorant : aut fi experti funt, hominum omnium funt, vel impiiffimi, qui experiundi gratiâ hominibus innoxiis perniciofa medicamenta exhibent, ac nonnunquam honeftis ac probis viris. Galen. *de fimpl. med. facult. lib. X.*

contre les précurseurs de Xénocrate & leur abominable Pharmacie. « Les épileptiques, dit cet Historien de la
» Nature, boivent le sang des Gladiateurs & se servent de
» leurs corps comme de coupes vivantes (ce qui donne de
» l'horreur même à le voir faire aux bêtes féroces dans l'arène);
» ils osent davantage, ils vont jusqu'à croire qu'il est très-
» efficace de sucer le sang chaud & pour ainsi dire vivant, *avec*
» *l'ame même.* Ils ne craignent pas de coller leurs lèvres aux
» plaies de l'homme, tandis qu'il n'est pas même permis de les
» approcher de celles des bêtes féroces. D'autres recherchent la
» moëlle & le cerveau de petits enfans. Beaucoup d'Auteurs
» Grecs ont déterminé les diverses saveurs de tous les viscères,
» de tous les membres, sans oublier même la rognure des
» ongles; comme si la santé des hommes pouvoit consister à se
» transformer en bête féroce, à devenir digne de la maladie,
» par le remède qu'on lui oppose! Belle tromperie assurément, si
» le succès ne répond pas à son attente! C'est un crime de regarder
» les entrailles de l'homme; qu'est-ce donc que de les manger!
» C'est toi que j'accuse destructeur de tout droit humain,
» artisan de monstruosités; toi qui ne les as, je crois, imaginées
» que pour faire parler de toi; toi, dis-je, qui as suggéré
» de manger tous les membres de l'homme! Quelle conjecture
» a pu te conduire à ce forfait? quelle peut avoir été l'origine
» de cette méthode de traiter nos maux? quel est l'homme qui
» prépara le premier des remèdes plus criminels que les poisons?
» Je veux que les Barbares les aient inventés; les Grecs ne se
» les sont-ils pas appropriés? Démocrite ne dit-il pas que,
» pour certains maux, les os de la tête d'un criminel sont plus
» efficaces, & pour d'autres, ceux de son hôte, de son ami!
» Apollonius n'a-t-il pas écrit qu'il est fort utile de scarifier
» les gensives douloureuses avec la dent d'un homme emporté
» de mort violente; & Miletus, que le fiel de l'homme guérit les
» suffusions de l'œil? Artemon donnoit à boire aux épileptiques
» de l'eau de fontaine, puisée pendant la nuit dans le crâne
» d'un homme mort violemment. Antheus croyoit remédier à la
» morsure du chien enragé, par des pilules où entroit le crâne

de pendu. On a même fait servir l'homme de remède aux «
quadrupèdes : pour l'enflure des bœufs, on inféroit des os «
humains dans leurs cornes, percées pour les recevoir ; on «
donnoit aux pourceaux malades du blé qui avoit passé la nuit «
dans le lieu où un homme avoit été tué ou brûlé. «

Loin de nous & de nos écrits toutes ces horreurs. Nous «
parlerons de remèdes & non pas d'expiations. Quand le lait «
de femme, la salive, les attouchemens & autres choses sem- «
blables, pourroient être utiles, nous ne croyons point la vie «
assez précieuse, pour qu'il la faille conserver par toutes sortes «
de moyens indistinctement. Qui que tu sois qui le fasses, tu «
n'en mourras pas moins, pour avoir souillé ta vie de saletés & «
d'horreurs ! Que tout homme ait donc dans son esprit comme «
souverain remède, que de tous les biens que la Nature accorde, «
il n'en est pas de plus grand qu'une mort hâtive, à moins que «
ce ne soit la faculté de se la donner soi-même *(n)*. »

Le plus grand nombre des Médecins n'étoient pas moins
indignés que Pline contre les remèdes bizarres & superstitieux,
contre ces prétendus spécifiques, également désavoués par
l'expérience & par la raison. « D'où vient, dit Aurelianus *(o)*,
qu'on donne aux épileptiques de la chair de belette sèche, «
de la chair humaine, une excroissance qui pousse aux jambes «
des chevaux ? ou pourquoi leur fait-on prendre du membre «
& des testicules de chien-d'eau, des cloportes, de l'eau de «
forgeron, du cœur de lièvre & de chameau, du cerveau de «
goiland ? On ne peut pas dire qu'on ait trouvé ces remèdes «
en raisonnant, ou en pénétrant dans ce qu'on appele *causes* «
occultes ! On ne peut pas dire non plus qu'on ait découvert «
les effets de ces matières sur la maladie dont il s'agit, par «
des essais que le hasard ait procurés ; source d'où les Empi- «
riques font découler presque tous les remèdes ! On ne voit «
point, dis-je, comment le hasard pourroit avoir introduit «

(n) Hist. Natur. *lib. XXVIII, cap. 1.* On a plus consulté l'esprit que
la lettre dans cette traduction.
(o) Morb. Chron. *lib. I, cap. IV.*

» ces matières dans la Médecine, puisqu'elles font presque
» toutes si éloignées des substances dont on se sert ordinai-
» rement, si abominables, peut-être même si nuisibles, qu'on
» a lieu de s'étonner que les Médecins se soient amusés à les
» essayer; tandis qu'ils n'ont fait aucunes tentatives pour dé-
» couvrir les avantages qu'on peut retirer du bon usage de l'air,
» des veilles, du sommeil, des alimens & des autres choses
dont personne ne peut se passer. »

S'il est étonnant que, malgré les déclamations des Philosophes & les solides raisons des Médecins, qui ont de tout
temps combattu les remèdes vains, honteux, superstitieux,
ils aient éludé la voracité du temps, par laquelle ont péri
tant d'inventions utiles; il l'est encore davantage, que ces
prétendus remèdes se soient présentés à l'esprit des hommes.
Quelle est leur origine? C'est un problème plus embarrassant
encore à résoudre, que celui de leur durée. Essayons néanmoins d'en donner la solution.

En considérant cette multitude d'animaux, oiseaux, quadrupèdes, reptiles, &c. parmi lesquels il en est dont l'aspect
seul inspire le dégoût & l'horreur, qu'on a fait servir de
remèdes à nos maux; en parcourant les circonstances pué-
riles, ridicules de leur préparation ou de leur administration,
on seroit tenté, je l'avoue, de penser avec Montagne, « que
» les Médecins se font un jeu de leur Art, & qu'ils rient en
» secret de la sotte obéissance & de la stupidité qui soumettent
» à leurs caprices les hommes les plus sensés; qui portent
» celui-ci à dévorer des excrémens, cet autre à s'abreuver
» d'urine, & tous enfin à se livrer sans réserve aux jeux malins
» & fastidieux de ceux qui leur promettent la santé, souvent
à des conditions capables de faire haïr la vie. »

Montagne étend trop sa censure, & par-là, la rend injuste.
Toutes les recettes médicales ne sont pas avouées de la Médecine; elle n'adopte que celles que la raison & l'expérience
approuvent. Les remèdes sales, dégoûtans qui donnèrent
occasion aux ingénieuses saillies du Philosophe, n'ont pas
leur source dans la raison. L'instinct même les méconnoît,

les rejette & les proscrit : ce principe inné, qui veille sans cesse à notre conservation, ne met jamais de la recherche dans les remèdes qu'il suggère; tout ce qu'il nous présente est simple comme lui. L'animal peut bien être porté par ces dépravations de goût qu'il éprouve dans ses maladies, à manger un fruit, une plante que la Nature lui présente; mais son goût actuel n'auroit jamais poussé l'épileptique jusqu'à ce point de barbarie, qu'il s'abreuvât du sang d'un criminel mis à mort, ou de celui d'un Gladiateur expirant dans l'arène *(p)*. Jamais il n'auroit appris à l'homme à se nourrir de ces choses immondes & dégoûtantes, qu'il ne sauroit prendre sans répugnance ni sans horreur. Jamais l'instinct ni même la raison, moins sûre que lui dans nos maladies, n'auroit fait soupçonner des propriétés médicinales dans le crâne d'un homme mort de mort violente, dans la graisse de l'ours, du crocodile, dans la moëlle du lion, dans l'os de cœur de cerf, dans les *bezoards*, dans les excrémens du chien, du paon, de la vache, dans les siens propres. Ces remèdes révoltans & fantastiques ne peuvent être que les fruits naturels de la déraison & du délire. C'est le désordre d'un esprit troublé par la douleur, offusqué par la frayeur de la mort qui les a tous enfantés. En un mot, c'est dans les rêves des malades eux-mêmes que les remèdes dont nous parlons ont leur veritable source *(q)*.

On l'a déjà dit *(r)*, tous les peuples se sont donné des Dieux auxquels ils pussent recourir dans leurs infirmités, & leur ont élevé des temples. Les Égyptiens alloient chercher la

---

(p) Celf. *l. III, c. XXIII* : Aret. *De curat. morb. diutur. l. I, c. IV.*

(q) Galien, tout judicieux qu'il est, ne laisse pas d'enseigner sérieusement à préparer un cataplasme de têtes de mouches : il est vrai que c'est dans le livre *De Oculis, (cap. VII)*, qu'on croit supposé; de conseiller l'introduction d'une punaise pilée dans le méat urinaire, pour provoquer les urines supprimées *(de med. facil. parab.)*; ni Guy de Chauliac, de substituer à la punaise morte un pou vivant. *Traict. VI, doct. I, cap. VII.* On pourroit ajouter que Sextus, Philosophe Platonicien, fit un Traité de matière médicale court, mais complet, où il n'entre pas un seul remède pris hors du règne animal.

(r) Tome *I*, page 8 & *suivantes.*

santé dans ceux d'Apollon, de Vulcain ou Tubalcaïn, de Sérapis ou d'Ofiris, d'Ifis, &c. pratique religieufe qu'ils tenoient des Phéniciens, lefquels la devoient peut-être à des Peuples plus anciens qu'eux. Les Grecs empruntèrent des Égyptiens, la plupart de ces divinités falutaires, &, comme eux, leur élevèrent des temples. Des monumens certains atteftent que la Grèce avoit plus de cent de ces pieux hofpices, dans chacun defquels un Dieu donnoit fes confultations, ou rendoit fes oracles; mais le plus fouvent, c'étoit l'Efculape grec, qui poffédoit à lui feul plus de quatre-vingts autels.

Perfonne n'ignore que c'étoit moins pour demander aux Dieux la guérifon de leurs maux, que les malades fe rendoient dans les temples, que pour obtenir d'eux la révélation myf- térieufe des agents phyfiques qui pouvoient la procurer (f). A la faveur de cette tournure adroite, foit que le malade ne guérît point, foit qu'il mourût, la bienfaifance ni le pouvoir du Dieu n'étoient point compromis: car le malade étant en quelque forte le miniftre du Dieu, comme l'exécuteur de fes ordres, la caufe du manque de fuccès tomboit fur fon inexactitude ou fon défaut de pénétration. Peut-être même eût-ce été une impiété de s'en prendre au Dieu.

Ces confultations étoient de deux efpèces: tantôt les malades ne demandoient au Dieu que l'explication d'un fonge, alors fes Prêtres étoient chargés de l'interpréter; tantôt ils fe rendoient dans le temple pour y rêver. Cette dernière efpèce de confultation ne fe faifoit pas fans beaucoup de cérémonie, & fur-tout fans une rétribution proportionnée à la fortune des Confultans.

Avant tout, le malade devoit fe laver & fe purifier; en- fuite, il préfentoit fon offrande, que le Prêtre plaçoit fur l'autel. Cela fait, il fe couchoit & tâchoit de dormir; & fi Morphée ne fecouoit pas fur lui fes paifibles pavots, des ordres précis le contraignoient au moins de fermer les yeux & de feindre un fommeil qu'il ne pouvoit réalifer. Lorfque

---

(f) Tome I, page 61.

toutes ces conditions étoient remplies, un des Prêtres-Médecins attachés au service du temple, sous l'habit d'Esculape, quand c'étoit Esculape qu'on consultoit, & suivi d'une troupe de jeunes filles, se montroit enfin, visitoit chaque malade, & lui faisoit prendre ou lui prescrivoit ce qu'il jugeoit convenir à ses maux *(t)*. Il résultoit de tout cet appareil extraordinaire & imposant, que les malades, quoiqu'éveillés, ayant la tête troublée par cette espèce de vision, ne conservoient aucune idée distincte de ce que le Dieu leur avoit prescrit ou administré. Il arrivoit encore que la plupart étant réellement endormis, car on a conjecturé que ces Prêtres n'ignoroient pas l'art de vaincre les insomnies, mettoient souvent leurs propres rêves à la place des conseils du Dieu. En effet, ces bonnes gens s'attendant à des inspirations salutaires, ne pouvoient guère ne pas rêver, & leurs rêves ne pouvoient guère non plus porter sur d'autres objets que leur maladie, la guérison qu'ils espéroient, & les remèdes qui devoient la procurer. Les êtres les plus bizarres, les pratiques les plus ridicules, les moyens les plus absurdes se présentoient à leur esprit; & ces êtres phantastiques étoient reçus comme des inspirations divines. Ils obéissoient à leur imagination déréglée, & croyoient exécuter les ordres du Dieu. Arrivoit-il qu'ils guérîssent, car la Nature n'abandonnoit pas davantage ces fanatiques que le reste des animaux, une colonne élevée dans le temple même, perpétuoit le souvenir de la maladie, du remède & de la guérison. Ainsi naquirent ces prétendus spécifiques, l'asyle ordinaire des Médecins dans les cas douteux *(u)*; remèdes si communs autrefois, & qui ne sont si rares aujourd'hui, que parce qu'ils disparoissent devant la Physique expérimentale, comme les préjugés devant

---

(t) On ne doit pas laisser ignorer, que c'est du plus médisant, du plus caustique de tous les hommes, d'Aristophane en un mot, que nous tenons tous ces détails. On les trouve dans sa Comédie, intitulée *Plutus*; commentée par plusieurs Savans, & notamment par Spanheim. *Voyez* aussi Henr. Meïbomïus, *de incubatione in fanis Deorum.*

(u) Langius, *Epist. med. pag. 183, in-4.°*

la raifon. De-là fortirent auffi ces médicamens fuperftitieux, vains, bizarres, extravagans, abfurdes. Faudra-t-il rechercher encore leur origine? Celle-ci eft fi fimple, fi naturelle, fi probable, qu'on en trouveroit difficilement une auffi fatisfaifante, & qui repoufsât avec autant d'avantage, les reproches que la bizarrerie de quelques remèdes & de quelques procédés curatifs, a donné lieu de faire à l'Art de guérir *(x)*. Ces remèdes, dira-t-on, devoient être profcrits avec tant de foin, qu'ils fuffent enfévelis depuis long-temps dans l'oubli le plus profond. Mais les Xénocrate! les Apollonius!...... empêchera-t-on qu'ils ne veuillent fe faire un nom, & qu'incapables d'y réuffir par leur talent, ils n'aiment mieux devenir fameux comme Éroftrate, que de refter ignorés!

Les remèdes fuperftitieux une fois introduits dans la Médecine, s'accrurent par différentes caufes, entre lefquelles on doit fur-tout diftinguer l'Aftrologie, qui devint en quelque forte une de fes branches, lors de la naiffance de la fecte dogmatique. Alors les Médecins devenus fophiftes, ou ceux-ci devenus Médecins, abandonnèrent le fentier pénible de l'obfervation, pour fe livrer à des fpéculations fublimes, mais vaines & fouvent ridicules *(y)*. L'étude du fyftème de l'Univers ne tarda pas à leur fuggérer des relations chimériques entre le cours des aftres, leur forme, leur couleur, leurs phafes & les corps fublunaires. Il fallut confulter les aftres pour femer ou cueillir une plante; il fallut qu'un tel afpect en éclairât la préparation ou l'adminiftration, &c..... Ainfi s'établirent une infinité de pratiques ridicules qui ne

---

(x) Les Prêtres du Dieu qui rendoit fes oracles dans *l'antre charonien* de Niffe, ville d'Afie, auprès de Tralle, avoient une autre méthode; c'étoient eux qui dormoient, tandis que les malades veilloient. Mais cette exception ne dérange pas nos conjectures: qu'on mette les rêves du Prêtre à la place de ceux du malade, & l'exception même ne fera que les fortifier.

(y) Celf. *de Medicina*, lib. I, cap. 1. *Ejus autem (Medicinæ) quæ victu morbos curat, longè clariffimi auctores etiam altius quædam agitare conati, rerum quoque naturæ fibi cognitionem vindicaverunt, tanquam fine eâ trunca & debilis effet Medicina.* Vid. Plin. Natur. Hift. lib. XXVI, cap. IV.

laissent pas de se perpétuer, quoique réduites depuis longtemps à leur juste valeur, par tous les judicieux Écrivains de matière médicale. L'imitation multiplia cette espèce de remèdes chez les peuples barbares, & les multiplie sans doute encore par-tout où la saine Physique n'a pas pénétré *(z)*.

Puisque nous avons mis en jeu l'Astrologie, disons encore un mot de son introduction dans la Médecine & de sa séparation d'avec cette Science. L'Astrologie, née chez les Chaldéens, se répandit successivement en Égypte, en Grèce, & de-là dans toutes les autres parties du monde. Elle s'unit de bonne heure à la Médecine, mais les premiers Médecins n'en usèrent que sobrement; car Hippocrate n'en dit peut-être rien, qu'aujourd'hui la Physique céleste n'avouât & ne pût justifier *(a)*.

Leurs successeurs portèrent dans la Médecine l'abus de l'Astronomie, ou l'accréditèrent davantage, en cherchant à prédire l'évènement des maladies par l'état présent des constellations, comme on l'apprend de Dioclès de Cariste. Galien, tout grand Philosophe qu'il étoit, fortifia beaucoup le préjugé de l'influence des astres sur les maladies, par la manière dont il disposa les jours critiques ou *judicatoires*. Les Arabes, toujours superstitieux, furent très-entêtés de ces prédictions chimériques, où rien n'est vrai que la folie ou l'ignorance de ceux qui les font. Les écoles d'Italie, de France, & dans la suite celles d'Angleterre & d'Allemagne, adoptèrent la doctrine des Arabes, & bientôt la superstition fit de tels progrès, qu'on marquoit dans les almanachs les jours propres à la saignée ou à la purgation. Les Médecins eux-mêmes favorisoient cette erreur populaire, je ne dis pas au XIV ou XV.ᵉ siècle, mais jusqu'à la fin du XVII.ᵉ

Tout le monde connoît les extravagances de ce genre

(z) On peut voir dans Barchusen, *de Medicinæ origine & progressu*, dissert. *VII*, comment l'Astrologie & la Magie s'introduisirent dans la Médecine, & les obstacles que cette extravagante association mit à son avancement.

(a) De insomniis : De Aër. loc. & aquis : De Diætâ.

dont fourmillent les Écrits de Paracelſe, ce fou dont le génie a des momens ſi brillans & des accès de démence ſi pitoyables *(b);* mais bien des gens ignorent que Flud *(c)*, que le judicieux Baillou *(d)* croyoient l'Aſtrologie néceſſaire au Médecin; que Borel, de l'Académie des Sciences de Paris, Médecin de Caſtres, mort en 1689, penſoit que la prédiction tirée des aſtres n'eſt pas entièrement vaine *(e);* que Velſchius, en décrivant les maladies, a grand ſoin de faire connoître quel étoit l'aſpect des aſtres pendant le cours de chacune *(f);* que Fernel enfin, grand Médecin, grand Mathématicien, grand Phyſicien tout enſemble, ne fut pas exempt de cette foibleſſe, &c. Après cela, doit-on s'étonner que le Juriſconſulte Laïſnierus, appuyé ſur l'autorité de tant de Grands Hommes, ait oſé décider *que le Médecin qui néglige l'Aſtrologie, n'eſt pas un Médecin, mais un impoſteur (g)!* On ſe feroit ſoumis plus volontiers à la déciſion du Juriſconſulte, s'il eût dit *que tout Médecin qui cultive l'Aſtrologie, n'eſt pas un Médecin, mais un impoſteur;* tel à peu-près que fut le Docteur Morin, Aſtrologue de la Cour de France ſous les Cardinaux de Richelieu qui le penſionnoit, & de Mazarin qui le protégea ſans le penſionner. Il régnoit, en quelque ſorte, deſpotiquement ſur ces Miniſtres. Il ne ſe trompa, dit-on, que de peu de jours, en prédiſant la mort

---

(b) Toutes les fois que je jette les yeux ſur les Écrits de Paracelſe, je me rappelle avec chagrin le diſcrédit où ils ſont tombés. Que l'homme médiocre ne les liſe jamais, à la bonne heure, ils ne ſont pas faits pour lui; mais que le jeune Médecin, le jeune Chirurgien, le jeune Pharmacien, nés avec du génie & déjà ſolidement inſtruits, les parcourent pluſieurs fois, comme pour ſe délaſſer d'occupations plus ſérieuſes. Que d'idées admirables! que de germes précieux d'idées n'y découvriront-ils pas! Je leur prédis, *ſans être Aſtrologue,* que les idées qu'ils avoient déjà, s'agrandiront pendant ces lectures, qu'ils en acquerront de nouvelles, & qu'ils feront eux-mêmes étonnés des richeſſes qu'ils auront acquiſes, preſque ſans y ſonger, dans cette eſpèce d'amuſement.

(c) Medicina catholica, tom. I, paſſim.

(d) Lib. epidem. & Ephemerid. pag. 48.

(e) Hiſt. obſerv. rarior. Centur. II, obſerv. 94.

(f) Decades curationum.

(g) Lib. VIII, operis Mathemat. canon. I, ſuper ægritud.

de Guſtave Adolphe, du Cardinal de Richelieu, du Connétable de Lesdiguières, de Louis XIII; mais Gaſſendi s'étant moqué de ſon art & de lui, Morin voulut faire un coup d'éclat en prédiſant la mort du Philoſophe, qu'il ſavoit parti malade pour la Provence, abandonné des Médecins. Il aſſigna ſa mort au commencement d'août 1650; & Gaſſendi ne ſe porta jamais mieux qu'en cette même année 1650, & ne mourut, malgré toutes les apparences d'une mort prochaine, que le 24 octobre 1656.

Quittons Xénocrate & la digreſſion où nous ſommes entrés à ſon occaſion, & paſſons à Eudemus. Nous avons déjà parlé d'un Eudème; celui qu'il nous reſte à faire connoître ſeroit plus ancien que Xénocrate, il appartiendroit même au règne de Tibère, s'il étoit le même que *l'ami & le Médecin de Livie.* Tacite, qui qualifie ainſi ce Médecin *(h)*, donne lieu de croire qu'après avoir ſéduit cette illuſtre Romaine, ou comme ſon galant ou comme émiſſaire & confident de Séjan *(i)*, il trempa dans l'empoiſonnement de Druſus ſon époux, avec ce dernier & l'eſclave Lygdus, qui comme lui, furent punis par une mort infame, vers l'an 31 de Jéſus-Chriſt *(k)*. Il falloit que les preuves du crime d'Eudème fuſſent bien foibles, puiſque cet Hiſtorien, ſi porté d'ailleurs à croire tout ce qui pouvoit favoriſer l'opinion qu'il s'étoit formée de la méchanceté des hommes, ne donne pas comme certain l'attentat de ce favori : & quand il le ſeroit, la honte ne ſauroit en rejaillir ſur l'Art même, qui

EUDEMUS;

(h) Annal. *lib. IV, n.° 3.*

(i) M. Goulin penſe qu'Eudème ne fut point le galant de Livie, mais qu'il ſervit l'amour ou l'ambition de Séjan auprès de cette Princeſſe. Pour appuyer ſon opinion, il ponctue ainſi la phraſe de Tacite : *Sumitur in conſcientiam Eudemus amicus, ac Medicus Liviæ, ſpecie artis frequens ſecretis.* Alors *amicus* ſe rapporte à Séjan, & *Medicus* à Livie. Le même Savant relève auſſi la mépriſe groſſière de Leclerc, qui traduit, *ſpecie artis frequens ſecretis,* par ceux-ci, *Eudeme faiſoit parade de beaucoup de remèdes ſecrets, afin de paroître plus habile dans ſon art;* phraſe qui ſignifie tout ſimplement, *ſous l'apparence de viſiter Livie pour ſa ſanté, il aſſiſtoit ſouvent à leurs entretiens ſecrets,* aux entretiens de Livie & de Séjan. *Mém. Litt. ann. 1775,* pag. 233.

(k) Tacit. *ibid. lib. II.*

pourroit le compenfer par mille actions où la vertu le difpute à l'héroïfme; telle qu'eft celle d'un Médecin d'Adrien qui, preffé par cet Empereur de lui donner un poifon qui mît fin à fes maux, fe tua lui-même, de crainte que la compaffion ne le fit céder aux inftances de ce malheureux Prince, dont la maladie étoit incurable & défefpérée *(1)*. Cependant, difons que cet homme, fi eftimable par fon courage & fa vertu, manqua de réflexion ou de jugement: il devoit, à l'exemple du Médecin de Domitien, adminiftrer un narcotique en place de poifon; il pouvoit même impunément donner du poifon à l'Empereur Adrien, qu'il devoit connoître. Il ne l'eût pas accepté, puifque Hermogène, vaincu par fes prières ou intimidé par fes menaces, lui ayant montré le lieu fous la mamelle où il devoit enfoncer le poignard, il n'eut pas le courage de fe frapper *(m)*. Mais l'Eudème placé ici eft plus récent que celui de Tacite: il précéda de peu de temps Diofcoride & Cæl. Aurelianus, qui parlent les premiers de fa perfonne & de fes Écrits. S'il étoit le même que le confident de Séjan, avec le goût qu'il eut pour la doctrine de Themifon, dont il fut le fectateur, il n'auroit pas manqué d'entendre ce fameux chef de la fecte méthodique. Il le pouvoit, puifqu'il auroit été fon contemporain, quoique plus jeune que lui. En effet, Themifon vivoit bien certainement l'an 10 de l'ère Chrétienne, peut-être même plus tard encore; & Eudème, mort, comme on l'a vu, l'an 31, ne pouvoit guère avoir alors moins de quarante-cinq ou cinquante ans, étant Médecin de la première Cour du monde. Or Eudème ne fut pas difciple de Themifon; Aurelianus l'auroit dit, comme il dit qu'il fut fon fectateur *(n)*. Cæl. Aurelianus *(o)* reproche à notre Eudème, & ce reproche n'eft guère propre à déprécier fes connoiffances, d'avoir introduit l'ufage des lavemens d'eau froide, par où il femble l'en déclarer l'inventeur: s'il ne l'eft pas, au moins eft-il

---

(1) Aëlius Spartianus, *in vitâ Hadriani.*
(m) Dion Caffius, *in ejus vitâ.*
(n) Voyez note *(q)*, pag. 151.
(o) Morb. Acut. cap. XXXVIII.

certain qu'il s'en fervoit beaucoup dans le traitement de la cardialgie *(p)*. Peut-être Eudème eſt-il auſſi le premier qui remarqua l'eſpèce d'analogie ou d'affinité qu'ont entr'elles la mélancolie & la rage *(q)*. Faute d'avoir donné à cette importante remarque l'attention qu'elle méritoit, les Praticiens ſe ſont flattés dans plus d'une occaſion, d'avoir guéri la véritable hydrophobie, ſymptôme de la rage, quand ils n'avoient fait que diſſiper ou calmer de violens accès de mélancolie. Ce n'eſt pas cependant qu'Eudeme regardât la rage comme abſolument incurable, même après que l'hydrophobie s'eſt manifeſtée, puiſqu'au contraire, une des trois guériſons d'hydrophobes rapportées par Dioſcoride, n'eſt appuyée que ſur le témoignage de ce Médecin *(r)*. Ses remèdes contre la rage n'ont rien qui lui ſoit propre; ils ſe bornoient à la ſaignée, la purgation avec l'ellébore, le deux ou troiſième jour de l'attaque, & à l'application de la ventouſe, portée juſqu'à l'ulcération de la partie *(ſ)*.

Eudème eut pour contemporains deux Caïus *(t)*, l'un deſquels eſt peut-être le même que l'Oculiſte de ce nom, dont on a parlé plus haut; un Minutianus, auteur d'un emplâtre contre les ſcrophules, dont Galien ſe ſervoit *(u)*, & qui ne ſeroit pas tombé dans l'oubli, ſi les bons remèdes obtenoient toujours la préférence qu'ils méritent; un Polytomus *(x)*, un Prytanides *(y)*, un Solon, Dentiſte *(z)*, un

CAÏUS;
MINUTIANUS;
POLYTOMUS;
PRYTANIDES
SOLON,

(p) Aurelianus appelle les malades dont il eſt ici queſtion, *cardiaci*, & l'on ne ſait pas exactement ſi leur maladie étoit préciſément la même que celle que nous appelons aujourd'hui *cardiaca paſſio, cardiacus morbus, cardialgia, &c.*

(q) *Eudemus Themiſonis Sectator, inquit, melancholiam eſſe hydrophoLicam paſſionem.* Cæl. Aurel. morb. acut. lib. III, cap. XII.

(r) Vid. *Dioſcor... opera...* au Livre intitulé, *Theriaca, cap. I:* on y lit, *Eudemus ſuperſtitem quemdam evaſiſſe narrat.* C'eſt ſans doute dans quelque autre paſſage du même Auteur, que M. de Haller *(Biblioth. chirurg. t. I, p. 62.)* a puiſé l'aſſertion contraire, qu'il attribue au même Eudème.

(ſ) Cælius dit, *uſque ad partium puſtulationem.* Ibid. cap. XVI.

(t) Andromach. Apud. Galen. de comp. med. ſecund. loc. lib. II.

(u) Galen. Secund. gener. lib. VI.

(x) Ibidem.

(y) Andromach. Apud. Galen. de comp. ſecund. loc. lib. III.

(z) Ibidem.

CHRYSANTHUS. Chrysanthus Gratianus *(a)*; enfin Sphendusa *(b)*, dont le
SPHENDUSA. sexe est problématique, quelques Historiens ayant conjecturé que ce pouvoit bien être une de ces femmes Médecins, dont l'Histoire fournit beaucoup d'exemples. Nous devons
AREUS. associer à ceux-ci, Areus, auteur de quelques remèdes; parmi lesquels on trouve un caustique arsénical, dont la composition a quelque chose de singulier *(c)*. On prend une livre d'arsenic, & deux gros de chaux-vive, réduits en poudre par la trituration; on les jette dans une certaine quantité d'eau, qu'on décante & qu'on renouvelle deux fois le jour, pendant un mois, ayant l'attention de tenir le vaisseau au soleil pendant tout le temps de l'opération; enfin ces lotions achevées, on dessèche le résidu qu'on conserve pour s'en servir au besoin.

 Areus fut contemporain & ami de Dioscoride, comme celui-ci le témoigne dans l'Épître dédicatoire ou Introduction du premier livre, dans laquelle il lui rend compte des motifs qui le portent à composer un Traité de matière médicale, & le prie d'en accepter la dédicace, comme un témoignage de son estime & de sa reconnoissance *(d)*. Quoiqu'Areus soit ignoré & presque inconnu, l'on peut conjecturer aux expressions pleines d'estime & de respect dont se sert Dioscoride, qu'il fut recommandable ou par son crédit ou par son savoir. Nous lui devons en quelque sorte les Ouvrages de ce dernier, puisqu'il ne les eût peut-être jamais entrepris, sans les encouragemens & les exhortations qu'il en reçut.

DIOSCORIDE. Dioscoride *(Pedacius)*, qu'il faut bien distinguer de Dioscoride surnommé *Phacas* ou *Lentinus*, & d'un autre, que Galien appelle *le jeune*, étoit d'Anazarbe, ville de Cilicie,

---

(a) Andromach. apud Galen. de comp. secund. loc. lib. *III.*
(b) Ex Andromach. ibid.
(c) Galen. comp. secund. gener. lib. *V.*
(d) Opus ipsum *(quod te hortante exgravimus)* tibi dedicamus, gratum, tuæque erga nos benevolentiæ debitum implentes Officium. Etenim, quæ est tua Natura, cum omnibus doctrinâ excultis, tum vero maximè iis qui tecum eandem artem factitant, ac nobis etiam aliquantò particularius te ipsum familiarem exhibes, &c.

qu'on

qu'on nomma depuis Césarée. On semble s'accorder généralement aujourd'hui à placer Dioscoride sous le règne de Néron; & cette époque seroit incontestable, si l'*Optimus v:r Licinius Bassus*, ami d'Areus, mentionné dans la Préface de son premier Livre, étoit, comme on l'a dit, je ne sais sur quel fondement, la même personne que *C. Lecanius Bassus*, qui fut Consul avec *M. Licinius Crassus*, l'an 64. Cette incertitude répandue sur le temps où Dioscoride vécut, fit naître autrefois une grande contestation entre plusieurs Savans, dont l'objet étoit de savoir, si Pline avoit copié Dioscoride, ou si celui-ci avoit profité des Écrits de Pline ? Selon l'usage, les difficultés s'accrurent à mesure que les Écrits se multiplièrent, & la question resta indécise.

Dioscoride s'étoit senti dès sa jeunesse un penchant décidé pour l'étude de la Nature; & la profession des armes qu'il exerça pendant quelque temps, loin d'affoiblir ce goût, ne fit que le fortifier, en lui procurant les moyens de s'y livrer avec plus de succès. Les voyages inséparables du métier de la guerre, le mirent à portée d'étudier la Nature elle-même, & de parler d'après ses propres observations dans une infinité de circonstances, où la vie sédentaire l'eut réduit à copier Iolas, Bithynus, Héraclide, l'Herboriste Cratevas, le Médecin André; & parmi les modernes, Julius Bassus, Niceratus, Petronius Niger, Diodotus, les Asclépiades, & tous ceux enfin qui l'avoient précédé dans la recherche des médicamens.

Dioscoride a écrit en grec; & quoique sa diction ne soit pas infiniment pure, comme il l'avoue lui-même, *sa matière médicale*, la plus parfaite de toutes celles qui parurent jusqu'au temps de Galien *(e)*, n'en est pas moins un Recueil également

---

(e) *Dioscorides Anazarbensis quinque Libris materiam omnem utilem absolvit, non herbarum tantùm, sed & arborum, & fruticum & succorum, & liquorum: memorans insuper & metallica omnia; & partes animalium, & mihi videtur omnium perfectissimè tractatum de materiá medicamentorum confecisse. Nam licet a majoribus multa de illis bene scripta extent; tamen a nemine omnium æquè de omnibus.* De simpl. med. facult. lib. VI.

précieux au Botaniste, au Naturaliste, au Médecin, au Chirurgien, au Pharmacien. Ce qui distingue sur-tout cet Ouvrage de ceux du même genre plus anciens, c'est la simplicité des formules; & quant à ce qui concerne particulièrement la Chirurgie, la proscription des corps gras, emplastiques; genre de préparations que Galien n'a pas laissé d'entasser dans ses Écrits, & de rétablir par-là dans le même degré de confiance dont elles jouissoient avant que Dioscoride eût construit une matière médicale sur d'autres principes. En général, les propriétés attribuées à la plupart des substances par Dioscoride, sont les mêmes que nous leur reconnoissons aujourd'hui, à quelques exceptions près; exceptions qu'il semble même avoir prévues, puisque la réforme opérée par la Physique moderne, tombe le plus souvent sur des propriétés qu'il n'a fait qu'alléguer d'après des témoignages étrangers. La lecture de l'Ouvrage entier de Dioscoride, ne peut qu'être utile au Chirurgien; mais celle du cinquième Livre lui est encore aujourd'hui nécessaire, on peut même dire indispensable. Il y trouvera, ce qu'il chercheroit vainement ailleurs, des remèdes également simples, faciles à préparer & puissans; sur-tout un très-grand nombre de vins médicinaux, faits par la voie de la fermentation, & par conséquent bien supérieurs à nos infusions vineuses.

Le livre intitulé *Theriaca*, traite des morsures des animaux enragés & venimeux. Celse avoit ébauché cette matière *(f)*; mais outre que les moyens curatifs sont chez lui placés sans ordre, qu'il ne rapporte point les motifs de préférer un moyen à un autre, selon les circonstances, non plus que le moment d'user de chacun d'eux, il a totalement omis d'assigner les phénomènes qui accompagnent chaque plaie ou morsure en particulier, à raison de la nature de chaque animal, & qui la font différer de celle d'un autre animal quelconque. Dioscoride commence par la morsure du chien enragé. On peut juger par l'exactitude avec laquelle il en décrit les accidens,

---

(f) Tome *I*, page 386.

qu'il n'a pas été moins exact, en exposant ceux qui suivent les morsures ou piqûres des animaux qu'on connoît moins; ce qui doit lui mériter notre confiance, même pour les faits que nous ne sommes plus à portée de vérifier.

La plaie faite par un chien enragé, n'a d'abord aucun symptôme qui lui soit propre; mais elle se caractérise dans la suite, en produisant l'hydrophobie. Alors le malade est saisi par des convulsions violentes; son corps se couvre de rougeurs, plus souvent à la face qu'ailleurs; il tombe dans l'abattement, l'anxiété, & les sueurs coulent en abondance. Parmi les hydrophobes, il en est qui fuient la lumière; il en est d'autres qui sont consumés par des douleurs aussi constantes qu'atroces; on en voit même qui aboient à la manière des chiens, qui se jettent sur tous ceux qui les approchent, les mordent, & leur communiquent le levain hydrophobique. Quoique cette maladie soit des plus déplorables & des plus difficiles à guérir, Dioscoride ajoute qu'il a pourtant guéri quelquefois, & que d'autres ont guéri comme lui, des personnes mordues par des chiens enragés, lorsqu'ils ont entrepris la guérison avant que les accidens se fussent manifestés.

Voilà donc Dioscoride, & plusieurs autres Médecins, bien sûrs d'avoir guéri la rage. De pareils succès ne sont pas rares, non plus que les remèdes auxquels on les rapporte. La rage n'est donc pas au-dessus des efforts de l'Art ? Ne nous hâtons pas d'adopter cette conséquence, de crainte qu'un raisonnement très-juste en lui-même, n'amène une fausseté manifeste. Les Auteurs de ces guérisons nous préviennent tous que leurs malades n'avoient pas eu de symptômes de rage; & tant qu'aucun symptôme n'a paru, il reste incertain si la contagion a eu lieu ou non; car on sait que de plusieurs personnes mordues, avec des circonstances absolument égales à nos yeux, livrées les unes & les autres aux seules ressources de la Nature, quelques-unes échappent à la fin malheureuse qui attend les autres.

Supposons présentement que ces mêmes personnes aient été secourues; probablement l'évènement total sera le même.

& l'on dira pourtant qu'on a guéri la rage, *lorsqu'on l'a prise à temps*. C'est aussi ce qu'on dit aujourd'hui, & ce qui a fait la vogue momentanée de plusieurs spécifiques prétendus; c'est peut-être enfin ce qui s'opposera toujours à ce qu'on discerne le vrai remède de la rage, quand on seroit assez heureux pour le rencontrer, d'avec ceux dont la crédulité fait tout le mérite & les succès.

Pour qu'un remède soit censé guérir une maladie, il faut que ce remède, donné après que l'existence de la maladie est constatée, la fasse cesser. Or, les remèdes anti-hydrophobiques font directement le contraire; ils guérissent la maladie quand elle n'existe pas, ou du moins quand on n'a point de certitude, ni qu'elle existe, ni qu'elle doive exister, & ne la guérissent jamais quand on a des preuves de sa réalité *(g)*. Un homme instruit qui auroit la patience de détacher d'un très-grand nombre de prétendues guérisons de la rage, l'apparence de réalité que l'illusion ou l'ignorance y ont visiblement glissée, n'en trouveroit pas une qui lui inspirât la moindre confiance aux remèdes connus. Nous allons plus loin, & nous disons que dans l'état où sont aujourd'hui nos connoissances sur la rage, il seroit très-mal aisé de reconnoître son antidote, quand même on le rencontreroit, parce qu'un remède pourroit bien ne pas guérir toutes les personnes enragées, sur-tout les hydrophobes, & néanmoins être le remède cherché. En effet, l'hydrophobie est moins un symptôme de rage, qu'un signe avant-coureur de la mort, que le premier indice d'une longue agonie. Or, il est très-possible qu'il existe un remède capable de guérir un animal enragé, & qu'il n'ait pas assez d'énergie pour le rappeler des bords du tombeau. Ainsi l'on ne doit pas trop s'occuper présentement de la recherche des remèdes anti-hydrophobiques, ni même trop compter sur la possibilité de les reconnoître quand ils existeroient; attendu qu'on ne peut

---

(g) De nouvelles tentatives faites tout récemment à Londres, avec autant de sagesse que d'intelligence, ne confirment que trop cette fatale vérité. Voy. *Cases and observations, on the hydrophobia, by J. Vaughan. Lond. 1778.*

les tenir pour vrais, qu'autant qu'ils guériroient la maladie reconnue exiſtante, certitude qu'on n'acquiert que par l'hydrophobie, & qu'il eſt poſſible que tel remède qui guériroit la rage, donné à temps, ne la guériſſe plus lorſque les ſignes, avant-coureurs de la mort, ſe ſont manifeſtés.

A notre avis, la marche qu'on devroit ſuivre dans cette recherche, ſeroit toute différente. Il faudroit d'abord étudier la rage avec tant de ſoin, que s'il exiſte un ſeul ſigne primitif d'infection, un ſigne qui annonce de loin l'hydrophobie, on le ſaiſît; enſuite réitérer les expériences & les obſervations aſſez ſouvent pour ſe bien aſſurer que tous ceux chez qui l'on trouveroit ce ſigne, abandonnés aux ſeules reſſources de la Nature, deviennent hydrophobes. Lorſqu'on auroit trouvé ce ſigne, & qu'on ſe ſeroit convaincu de ſa certitude, ce ſeroit pour lors le temps de commencer des eſſais. Alors ſeulement, un malade ſauvé devroit indubitablement ſon ſalut aux remèdes qu'on lui auroit adminiſtrés; alors ſeulement on ſeroit en état de diſcerner cette guériſon, & de ne la pas confondre avec les guériſons imaginaires de ces cas particuliers où l'infection ne ſuit pas la morſure; alors enfin l'on pourroit prononcer qu'un remède, qu'un antidote, qu'un ſpécifique quelconque, guérit la rage, n'eût-il opéré qu'une ſeule guériſon, ce qu'on n'a pu faire juſqu'à ce jour, & ce qui reſtera impoſſible, tant que le ſigne primitif dont nous parlons ne ſera pas trouvé.

Revenons à Dioſcoride. Sa curation de la rage ne diffère de celle de Celſe, que par quelques circonſtances utiles à connoître. Comme les plaies faites par les animaux enragés ſont un genre à part, il veut que dans le traitement on abandonne la route ordinaire. En conſéquence, au lieu de réunir un lambeau, on doit l'emporter; exciſer enſuite avec le ſcalpel & l'érine, tout le contour de la plaie où le venin a pu ſe gliſſer; enfin la ſcarifier. Soit qu'on ait employé ces diverſes opérations, ſoit qu'on ait préféré la cautériſation avec le fer rouge, ſi, comme il arrive d'ordinaire, la plaie vient à ſe cicatriſer avant le quarantième jour, il faut la rouvrir; & l'on peut le faire de trois manières : en frictionnant fortement la partie ; en cernant la cicatrice avec l'inſtrument tranchant, & l'emportant après l'avoir détachée en-deſſous; enfin par une nouvelle cautériſation.

De la morſure du chien enragé, Dioſcoride paſſe aux plaies venimeuſes. La morſure des phalanges *(h)* préſente les phénomènes ſuivans : la peau rougit & paroît criblée d'une multitude de piqûres d'inſectes, ſans tumeur & ſans chaleur ; un tremblement général s'empare du corps ; les cuiſſes & les jambes entrent en convulſion; les régions lombaires deviennent douloureuſes, & les malades ſont tourmentés par l'envie de rendre les urines, jointe à la difficulté d'y réuſſir ; enfin les yeux ſe troublent, larmoient, & le corps ſe couvre d'une ſueur froide univerſelle.

La morſure de la ſcolopendre *(i)*, appelée auſſi *ophioctène*, devient d'abord noire, & bientôt après putride ; quelquefois cependant, elle n'eſt que de couleur de lie-de-vin, mais rarement rouge : elle ſe convertit en ulcère dangereux & de difficile guériſon, conſtamment accompagné d'une démangeaiſon univerſelle. La marche & le développement des accidens ſont bien différens dans la piqûre du ſcorpion : d'abord la partie s'enflamme, ſe tuméfie au loin, prend de la rougeur, & ſe durcit ; elle éprouve des alternatives fréquentes de chaud & de froid, de douleur & de calme ; les ſueurs, les friſſons, les tremblemens ſurviennent ; le froid s'empare des extrémités inférieures ; les aines s'enflent ; les vents s'échappent par l'anus ; les cheveux ſe hériſſent ; enfin tout le corps ſe décolore, & le malade ſouffre des douleurs univerſelles, qu'on peut comparer à des piqûres d'épingles.

(h) Les phalanges ſont des araignées, qu'Aëtius *(tetr. IV, ſerm. 1, cap. XVIII)* réduit à ſix eſpèces : il appelle la première, *rhagium* (pepin de raiſin) ; la ſeconde, *lupus* (loup) ; la troiſième, *myrmecium* (fourmilière); la quatrième, *cranocolaptes* (qui pique à la tête) ; la cinquième, *ſclerocephalum* (tête de pierre) ; la ſixième, *ſcolecium* (vermiculaire).

(i) La ſcolopendre eſt un ver très-commun en Toſcane, où l'on en trouve de pluſieurs eſpèces. Le nom d'*ophioctène* a été donné à l'eſpèce dont parle Dioſcoride, parce que ſon venin eſt ſi actif, qu'il tue les ſerpens.

Les suites de la bleſſure faite par la tareronde ou paſtenaque, ſont bien plus effrayantes : en un inſtant, on voit fondre ſur le bleſſé des douleurs que rien n'appaiſe ; des convulſions continuelles ; l'abattement, la langueur, le délire, l'éblouiſſement & l'aphonie : les environs de la partie bleſſée deviennent livides , noirs, perdent toute ſenſibilité : ſi l'on tente de les ranimer par des frictions, on les excorie, & ces excoriations deviennent des ulcères, d'où coule une ſanie noire, groſſière & puante. Les douleurs très-aiguës qui ſuivent les piqûres du ſcorpion & du dragon-marin, & les ulcères rongeans qui ſuccèdent quelquefois à ces piqûres, ne permettent point de douter que ces inſectes ne ſoient venimeux, quoique moins éminemment que la tareronde. La morſure de la muſaraigne eſt plus grave, ſelon Dioſcoride *(k)* : ſon contour s'enflamme circulairement ; & dans le centre, s'élève une puſtule noire, remplie d'une humeur tenue, & environnée d'un cercle livide : la puſtule s'ouvre & fait place à un ulcère rongeant, ſemblable à celui que produiſent les piqûres de ſerpens ; à ces accidens, ſe joignent des borborigmes, la difficulté d'uriner & les ſueurs froides. Ceux qui ſont mordus par la vipère, éprouvent d'abord une enflure générale, & leur peau devient aride & pâle ; dans le premier temps, la plaie fournit une humeur épaiſſe & viſqueuſe, qui ne tarde pas à devenir ſanguinolente ; la partie ſe couvre de cloches ſemblables à celles que produit la brûlure, & la plaie ſe convertit en ulcère rongeant, qui s'accroît de jour en jour dans toutes ſes dimenſions ; les gencives deviennent ſaignantes, & le foie s'enflamme ; enfin, pour comble de maux, on voit paroître les vomiſſemens bilieux, le tremblement, l'aſſoupiſſement, la difficulté d'uriner & les ſueurs froides. Quant au ſcytale, *cecile,* aveugle, & à l'amphiſbène, qu'on appelle auſſi double-marcheur, *ſerpent à deux têtes (l),* la parfaite reſſemblance des accidens qui ſuivent leurs morſures, avec ceux de

---

(k) On aſſure aujourd'hui que la muſaraigne des Anciens ne ſauroit mordre ni piquer ; la petiteſſe & la conformation de ſa bouche ne lui permettant ni l'un ni l'autre.

(l) Matthioli, qui donne le nom

la piqûre de la vipère, difpenfe d'en parler féparément. A peine le ferpent appelé *dryinus* a-t-il piqué l'homme, que des douleurs violentes s'en emparent; que la partie bleffée s'élève en puftules, d'où découle une fanie aqueufe, & qu'enfin le malade eft tourmenté par un fentiment d'érofion dans l'eftomac, & par des tranchées dans les inteftins *(m)*. De grands tourmens faififfent ceux qui font mordus par le ferpent *hemorrhoïs*, & la continuité des douleurs qu'ils fouffrent, fait que tous leurs membres fe retirent; le fang coule abondamment par la plaie, & s'il exifte fur le corps quelqu'ancienne cicatrice, elle fe rouvre pour lui livrer paffage; non-feulement les excrémens font fanglans, mais même on les prendroit pour de vrais grumeaux de fang: enfin le bleffé crache & vomit le fang, & l'Art n'a pas de fecours affez puiffant pour lui conferver la vie. La piqûre du ferpent appelé *dipfade*, fe reconnoît à d'autres fignes; le malade dévoré par une chaleur intolérable, éprouve une foif extrême, que rien ne peut appaifer *(n)*: comme il boit fans ceffe, il ne tarde pas à s'enfler à la manière des hydropiques; c'eft de-là qu'on a pris occafion d'appeler ce ferpent *prefter* & *caufus*. A peine la morfure du *natrix* *(o)* eft-elle faite, que fes bords fe renverfent & deviennent livides, & qu'elle fournit en abondance une fanie noire, puante, & femblable à celle qui découle des ulcères rongeans. A la morfure du

---

de *cecilia* au premier de ces deux ferpens, prétend que les morfures n'en font pas plus dangereufes que celles des guêpes & des mouches à miel. Nicander *(in theriaca)* qui, comme tous les Poëtes, court après le merveilleux, raconte que fi l'on enveloppe un bâton d'olivier fauvage d'une peau d'amphifbène, & qu'on le manie quand on a froid aux mains, elles s'échauffent très-promptement; mais que les ligamens articulaires des os du carpe & du métacarpe fe diffolvent.

(m) Ce ferpent, que quelques-uns ont auffi nommé *hydrus* & *chelydrus*, a pris fon nom du chêne, appelé en grec δρῦς, parce qu'il fe retire dans les trous de cet arbre les plus proches des racines.

(n) Lucain, dans fa Pharfale, rapporte qu'Aulus Tufcus, l'un des foldats de Caton, fut mordu d'une dipfade, & qu'il ne put éteindre la foif qui le dévoroit, ni avec l'eau, ni avec fon propre fang.

(o) Ce ferpent, appelé auffi *hydre*, n'eft pas l'hydre à fept têtes: ce monftre fabuleux n'exifta jamais que dans les marais de Lerne, & l'on fait qu'Hercule en éteignit la race.

ferpent

serpent cenchrus ou ammodyte, d'ailleurs très-reſſemblante à celle de la vipère, ſurvient une enflure œdémateuſe, qui ne diſparoît que lorſque les chairs ſe ſéparant, entr'ouvrent un ulcère putride : à cet accident local, ſe joint un ſommeil profond & léthargique. Éraſiſtrate a cru que le foie, la veſſie & le colon, étoient affectés chez les perſonnes mordues de l'ammodyte, & il en donne une preuve qui ſemble ſans replique, c'eſt qu'ayant ouvert leurs cadavres, il a trouvé ces viſcères corrompus.

La morſure du ſerpent céraſte, c'eſt-à-dire, cornu, eſt une des plus formidables de ce genre; à l'inſtant même qu'elle eſt faite, la partie s'élève, ſe durcit & ſe couvre de puſtules; il coule de la plaie une ſanie, tantôt noire, tantôt blanchâtre; toute l'habitude du corps jaunit; la verge entre en érection; la tête ſe trouble, les yeux s'offuſquent; enfin les convulſions ſurviennent, & les bleſſés périſſent. La plaie de l'aſpic reſſemble à la piqûre d'une aiguille, & ne produit pas d'enflure; il en coule très-peu de ſang, & celui qui s'échappe eſt noir : à peine eſt-elle faite que les yeux du bleſſé s'obſcurciſſent, qu'il éprouve dans tout le corps une eſpèce de laſſitude légère, dont la ſenſation varie beaucoup, & qui eſt accompagnée d'une ſorte de volupté : auſſi Nicander a-t-il dit, que ceux qui meurent de la piqûre de l'aſpic, meurent ſans douleur. Voilà pourquoi ſans doute, la voluptueuſe Cléopâtre préféra la piqûre de l'aſpic à tout autre genre de mort : ces bleſſés changent de couleur à chaque inſtant; mais la plus commune eſt le vert tirant ſur le noir. Enfin un léger ſentiment d'éroſion ſe fait ſentir dans l'eſtomac; le front ſe contracte perpétuellement; les paupières s'affaiſſent comme à l'approche du ſommeil; & malgré le peu d'importance apparente de ces accidens, le malade meurt dans l'eſpace de huit heures *(p)*.

Quant au baſilic ou *regulus*, il y a grande apparence

(p) Les Anciens ont reconnu trois eſpèces d'aſpic, & il n'en eſt aucune dont la piqûre ne ſoit promptement mortelle : la première tue à l'inſtant; la ſeconde dans l'eſpace de trois heures, & la dernière un peu plus tard. Vid. Matthiol. *Comment. in Dioſcorid.*

qu'il n'exifta jamais que dans la tête des Poëtes & des amateurs du merveilleux *(q)*. Le judicieux Diofcoride paroît être de ce fentiment, par l'attention qu'il a de ne rien avancer ici de fon propre fond, & de faire parler Érafiftrate à fa place; encore n'ofe-t-il, quoique caché derrière cet ancien Médecin, pourfuivre la defcription qu'il avoit entamée, par la couleur jaune de la plaie faite par cet animal.....

Diofcoride n'eft pas moins exact dans l'énumération des remèdes que dans la defcription des accidens, mais il n'a pu que recueillir; & l'art étoit à cet égard, comme il l'eft encore aujourd'hui, dans une très-grande difette de fecours efficaces. A la vérité, l'alkali volatil eft une reffource de plus; mais agiroit-il contre les autres venins avec l'énergie qu'il déploie contre celui de la vipère? on l'ignore. La piqûre des phalanges, ainfi que celle des guêpes & des abeilles, eft de peu de conféquence, & ne demande point de topiques plus puiffans que le fel mêlé de cendres de figuier, le fuc d'écreviffes de rivière, l'eau de mer, &c. Le fel répandu fur la morfure de la fcolopendre, & la faumure acide appliquée en fomentation aux parties voifines, en affurent la guérifon. Il n'ajoute rien au traitement indiqué par Celfe pour la morfure du fcorpion terreftre. Quant à celles du fcorpion & du dragon marins, dont Celfe ne parle point, elles font fi légères qu'elles méritent à peine un traitement quelconque. La mufaraigne, en cela femblable au fcorpion, mourant fur la bleffure qu'elle a faite, en devient le remède le plus certain. C'eft encore une application animale que Diofcoride indique contre la morfure de la vipère, à laquelle il affocie l'ufage interne de plufieurs médicamens, tels que des plantes âcres, du crotin de chèvre diffous dans le vin, &c. Le traitement eft le même pour la morfure de la tareronde. Les accidens de la morfure du *dryin*, quoiqu'effrayans, méritent à peine l'attention du

---

(q) Le bafilic que les Charlatans & les Saltimbanques expofent avec tant d'appareil aux yeux du Public, avide du merveilleux, n'eft qu'une forte de petite raie, qui fe trouve dans la Méditerranée, qu'on fait deffécher fous la bizarre configuration qu'on y remarque.

Chirurgien. Le venin de l'aspic est nécessairement mortel; il coagule le sang, & la mort est si prompte, qu'elle ne laisse point le temps aux remèdes qu'on tente, de déployer leur activité. Toute la thérapeutique des plaies faites par le natrix, le cenchrus & le céraste, consiste dans les cordiaux. Ces moyens seroient de foibles ressources contre les piqûres de l'hémorrhoïs & de la dipsade, qui ont long-temps passé pour incurables. Celle de la dernière sur-tout est d'autant plus funeste, qu'on ne connoît pas son spécifique. On doit donc recourir aux remèdes généraux, tels que les topiques & les alimens âcres, la boisson de liqueurs fortes, le bain, l'amputation de la partie si la plaie est située aux extrémités du corps, l'ustion, les scarifications & les ventouses.

Dioscoride ne parle pas de la succion; elle étoit cependant employée concurremment avec la ventouse, quoique moins communément, parce qu'il étoit plus difficile de se procurer des suceurs que des cornets. La méthode de sucer les plaies venimeuses étoit, comme on l'a dit ailleurs (r), l'apanage d'une classe d'hommes qui se prétendoient doués d'une vertu contraire aux venins des insectes, ou du moins à l'abri de ses atteintes. Peut-être n'en croyoient-ils rien, & ne faisoient-ils valoir cette prétention, que pour écarter d'une profession lucrative ceux que l'espoir du gain auroit porté à s'en mêler, & la concentrer parmi les individus de quelques familles? Une chose bien certaine, c'est que les Médecins n'étoient pas les dupes de leur imposture ou du préjugé qui en tenoit lieu, & qu'ils ne voyoient dans la succion qu'une opération mécanique, dépouillée du don particulier & merveilleux que le vulgaire y supposoit. Celse dit très-expressément que « les Psylles (& par conséquent les Marses) n'ont point d'art « particulier; ce qu'ils ont de plus que le reste des hommes, « est une certaine hardiesse, une confiance qui leur est « propre, & qui naît de la certitude de l'impunité. En effet, « le venin des serpens ne nuit pas par son contact avec les «

(r) Tom. I, pag. 155, on lit que Caton pourvut son armée de Psylles.

„ parois de la bouche; c'eſt quand il pénètre dans les plaies
„ qu'il eſt mortel.... Tout homme pourra donc, comme les
„ Pſylles, ſucer impunément les plaies venimeuſes, pourvu
„ qu'il n'ait ni plaie ni excoriation dans la bouche *(ſ)*. »

Si les Médecins du Grand-Duc de Toſcane ſe fuſſent rappelé cette belle remarque de Celſe, ils auroient marqué moins de ſurpriſe & d'étonnement en voyant le fameux chaſſeur de vipères de ce Prince, boire gaiement la bile, la ſalive & la liqueur jaunâtre des vipères; détruire leurs raiſonnemens par l'expérience, & rire dédaigneuſement de la peine qu'ils prenoient d'irriter ces animaux, pour donner à leur venin une nouvelle activité. Il ſeroit bien étonnant, qu'on nous permette de le remarquer ici, que la ſalive de l'homme fût plus funeſte aux inſectes venimeux, que le venin de ces inſectes ne l'eſt à l'homme! Galien aſſure, ſur ſa propre expérience, que la ſalive de l'homme à jeun, lancée à pluſieurs repriſes ſur le ſcorpion *(t)* & ſur la vipère *(u)*, les fait périr l'un & l'autre en un temps très-court.

Remarquons encore (car tout eſt ſi bien enchaîné dans l'Univers, qu'une vérité nouvelle eſt la ſource ou la clef de mille autres), qu'un pareil fait ſuppoſé vrai, ne permet plus de s'étonner que Paul d'Égine ait mis au nombre des plaies venimeuſes la morſure de l'homme *(x)*. Ajoutons enfin que ce Médecin ſuppoſant une ſorte de venin dans cette morſure, & la panſant, comme on croit apercevoir qu'il l'a fait, avec l'huile d'olives, il ſemble avoir eu connoiſſance avant Guillaume Oliver *(y)*, de la propriété alexipharmaque de cette

---

(ſ) Celſ. De med. lib. V, cap. XXVII.

(t) Porrò tota ſubſtantia, vel maximè adverſa eſt ſaliva beſtiis hominem interficientibus, ceu alicubi Nicander Poëta refert. Pollicitus autem mihi quidam incantationem ſeſe oſtenſurum, quæ ſcorpios interficeret, ubi eam ſemel dixiſſet, in ſcorpium expuit: inde rurſum eam obmurmurans, iterum ſcorpium conſpuit: ac ubi tertiò dixiſſet, atque expuiſſet, mortuus eſt ſcorpius. At poſtea ego abſque incantatione a ſolâ ſalivâ occiſum vidi ſcorpium, idque a ſalivâ eſurientium, aut ſitientium : tardè autem ab illis qui cibo potuque fuerant impleti; in aliis autem proportione. De ſimpl. med. facult. verbo SALIVA.

(u) De inæqual. temperie, cap. VI.

(x) Lib. V, cap. XXVI.

(y) Oliver, chaſſeur de vipères, ſe fit piquer à diverſes repriſes, en

liqueur, propriété que le hasard seul pouvoit faire découvrir au Médecin d'*Égine*, comme au paysan de *Bath*.

On trouve à la fin des Œuvres de Dioscoride, deux Livres, *des médicamens faciles à préparer* (Ευπορισα), qu'on s'accorde généralement à croire supposés. Quel qu'en soit l'auteur, on peut les regarder comme appartenant à Dioscoride, puisqu'ils ne sont pour la plus grande partie, qu'un abrégé très-succinct des six premiers Livres que nous venons d'analyser. Les *Euporistes* offrent quelques vues chirurgicales : on y retrouve, par exemple, l'intention d'émousser la sensibilité dans ceux qu'on doit cautériser ou inciser, presque érigée en précepte *(z)*. Nous y apprenons encore que, dans cette occasion, comme dans plusieurs autres, au lieu de faire passer les stupéfians par l'estomac, il se contentoit de porter dans l'anus, une espèce de tente de laine grasse, trempée dans le suc de mandragore ou dans celui de pavot. Un des moyens conseillés dans cet Ouvrage contre le tintement d'oreilles, mérite d'être connu, ne fût-ce que par sa singularité : après avoir fomenté l'oreille pendant trois jours avec le suc de raifort versé dans le conduit auditif externe, on place dans ce même conduit, un roseau percé dans toute sa longueur, & garni d'une mèche allumée *(a)* à l'extrémité qui reste en dehors ; & lorsque cette fumigation ou cautérisation est finie, on lave l'oreille avec de l'eau dans laquelle on a dissout du nitre. Notre Auteur nous assure que ce bizarre moyen est très-puissant & très-efficace.

---

présence de plusieurs Médecins, par un de ces insectes, laissa manifester & croître les accidens ; ensuite les calma & les dissipa par l'application de l'huile d'olives. *Voyez* les détails d'un très-grand nombre d'expériences sur cette matière dans les Transactions philosophiques, *n.ᵒˢ 443 & 444*. Ces expériences répétées par l'Académie des Sciences de Paris, eurent moins de succès qu'en Angleterre.

(z) Voyez ci-dessus page *137*.

(a) On lit dans le texte Ελλυχριον, qui signifie une mèche ; mais nous ignorons qu'elle en étoit la matière. D'un autre côté, les anciens Chirurgiens appeloient Ελλυχνιυτον, une espèce de liniment, conformé en manière de mèche, propre, selon Galien, à réprimer les hypersarcoses. Ceux à qui notre traduction ne plaira pas, pourront s'aider de cette note pour en trouver une meilleure.

La nécessité d'extraire les arêtes & les os arrêtés dans l'œsophage, ou du moins la préférence que mérite l'extraction sur la détrusion dans l'estomac, dût se faire sentir dès qu'on eut acquis les premières notions anatomiques. Pour remplir cette indication, on fait avaler au malade un morceau de graisse à demi-cuite, attaché à un fil; & lorsqu'on juge qu'il a dépassé l'obstacle, on le retire précipitamment. La fin qu'on se propose ici est très-raisonnable; mais l'exécution n'en est ni facile ni exempte d'inconvéniens graves. S'il est dangereux de se rendre au conseil que notre Auteur donne, de frictionner les galeux avec une pommade arsénicale, la Chirurgie ne peut que gagner à rappeler les cantharides dans la classe des maturatifs, d'où il paroît qu'elles sont sorties plutôt par oubli de la part des Chirurgiens, que par des motifs raisonnés. Nous savons par notre propre expérience, qu'il n'est aucun topique qui conduise à la suppuration plus sûrement & plus promptement que cet insecte, toutes les tumeurs indolentes susceptibles de cette terminaison. Il seroit difficile d'apprécier l'utilité de l'application de l'écorce moyenne de l'orme sur les ulcères superficiels : on pourroit pourtant conjecturer que cette écorce ne faisoit que remplacer la charpie, dont on sait que nos pères étoient presque entièrement dépourvus, attendu le peu d'usage qu'ils faisoient des toiles de chanvre & de lin. Nous avons déjà rendu compte de plusieurs procédés bizarres pour arrêter le saignement de nez; mais il en est peu qui le soient autant que ceux de boucher les oreilles du malade avec de la cire, & de lui lier le prépuce avec un fil. Nous nous garderons bien de porter le même jugement sur l'usage interne de la lessive de cendres de figuier, pour dissoudre le sang coagulé dans l'estomac ou dans la vessie *(b)*. C'est-là un de ces cas

---

(b) Nous remarquerons au sujet des cendres de figuier, souvent employées dans l'ancienne Pharmacie, qu'elles ne font qu'y tenir la place *de nos lessives de cendres de bois neuf*. Le figuier étoit un des arbres les plus communs dans les pays où la Médecine a pris naissance, par conséquent un des plus employés aux feux domestiques : il n'est donc pas étonnant

malheureusement trop rares, où la Chimie ne fait que confirmer les propriétés découvertes par les tâtonnemens de l'expérience. Quant à ce qui regarde particulièrement la Chirurgie, nous préviendrons les jeunes Chirurgiens, qui pourroient ne pas limiter assez l'usage des lessives alkalines, que leur qualité stimulante & irritante les exclud de tous les cas où la vessie pèche par inflammation ou par excès de sensibilité. La fausse idée de la qualité vénéneuse du mercure crud, pris intérieurement, est presque aussi ancienne que la connoissance de cette substance métallique; mais l'idée d'en détruire la vénénosité prétendue, en l'amalgamant avec l'or en feuilles, ne paroît pas remonter plus haut que l'auteur des Euporistes. Si ce remède est illusoire, si l'amalgame de mercure & d'or est incapable d'agir, parce qu'il est insoluble dans nos liqueurs, on ne sauroit faire un semblable reproche au caustique du même Auteur, composé d'orpiment & de sandarach, délayés dans la lessive de cendres, qu'il conseille d'appliquer sur les hémorroïdes. On croira sans peine que ce topique les dessèche en demi-heure; mais on ne sera pas aussi tranquille que son inventeur sur les effets qu'on en doit prévoir : car il semble que loin de pécher par excès de confiance pour ce minéral, on est aujourd'hui trop préoccupé des dangers de son application, & qu'on ne considère pas assez, qu'ainsi que dans la minéralogie, l'arsenic a des qualités qui lui sont propres, de même aussi dans la matière médicale & chirurgicale, il a des vertus qui ne sont qu'à lui. Outre les diverses cautérisations dont nous avons déjà parlé, notre Auteur en propose plusieurs autres; telle est la cautérisation africaine, assez ressemblante à celle des Chinois. On prend le duvet de l'arbre appelé *Lotus* (c),

---

que, sans aucun motif de préférence, la cendre de figuier revienne plus fréquemment dans les formules que celle de tout autre bois.

(c) On peut en voir la description chez le même Dioscoride, *lib. I*, cap. *CXXXIV*. Le *lotus* ou *lotos* est très-différent de l'armoise, dont on prépare le *moxa*, à la Chine & au Japon. Voyez *tome I, pages 88 & suivantes.*

du foufre vif & de l'élaterium, & l'on en forme une pyramide, qu'on applique allumée par fon fommet, fur la partie douloureufe nue, ou recouverte d'un ou de plufieurs linges. On cautérife auffi, en tranfmettant à la partie douloureufe la chaleur d'un tifon ardent, à travers un morceau de brique de la largeur d'un affe & de l'épaiffeur d'un doigt. Les Marmarides, peuples d'Afrique, voifins de l'Égypte, cautérifoient en entourant l'endroit malade de baguettes vertes d'olivier, qu'ils échauffoient affez pour en faire fortir l'humidité goutte à goutte & tomber fur la partie, mais pas affez pour les embrafer. Enfin la méthode des Parthes l'emporte de beaucoup fur les précédentes par fa complication. Ils plaçoient fur la partie douloureufe un tuyau de plomb garni d'une anfe, & le luttoient en quelque forte avec de la pâte, pour que l'huile qu'il devoit recevoir ne s'échappât point. Enfuite, après avoir rempli ce tuyau d'huile, & couvert le malade pour le garantir des gouttes qui pouvoient rejaillir, ils y plongeoient fucceffivement quarante ou cinquante fers rouges, & continuoient ces immerfions, jufqu'à ce que l'huile s'échauffant de plus en plus, le malade fentît enfin une uftion légère, médiocre ou forte, en un mot, proportionnée à l'indication. Comme il fuoit pour l'ordinaire pendant cette opération, on avoit foin de lui paffer de temps en temps fur le vifage un linge trempé dans de l'eau fraîche, afin de modérer la chaleur, & de réprimer ces fueurs forcées, dont ils connoiffoient fans doute l'inutilité.

ANDROMACHUS. On a vu plus haut Diofcoride dédier fa matière médicale à Areus ou Areius. L'auteur des *Euporiftes,* dans lefquels nous avons pris les différens procédés qu'on vient de lire, pour donner plus de vraifemblance à la fuppofition de ce Livre, en fait auffi la dédicace; & pour garder en tout les convenances, il choifit pour Mécène un des plus célèbres contemporains du Médecin d'Anazarbe, le fameux Andromaque, Crétois, premier Médecin de Néron, duquel nous dirons un mot ici. Le foin pénible de recueillir & d'affembler des formules, n'eft point ce qui l'a fait connoître de la poftérité. Ses Livres *des médicamens*

médicamens *externes (d)*, des *ophtalmiques (e)*, des *auriculaires (f)*, des *médicamens qui conviennent aux maladies de l'anus (g)*, à *celles des reins (h)*, lui furvécurent à peine; & Galien ne fit guère un meilleur fort aux formules qu'il prit dans fes Ouvrages pour en groffir les fiens: c'eft pour avoir procuré la renaiffance de ce monftre pharmaceutique, appelé d'abord *galéné*, c'eft-à-dire *tranquille*, & depuis *thériaque*, qu'Andromaque s'eft acquis une forte d'immortalité. Il en eft des remèdes comme des empires, rien ne peut déranger leurs deftinées. L'antidote d'Andromaque, tout défectueux qu'il eft, fut à peine connu, que celui de Mithridate, dont il n'eft, fi l'on peut s'exprimer ainfi, qu'une contre-façon, perdit la vogue qu'il avoit auparavant, & fut généralement abandonné; quoique, felon les meilleurs critiques *(i)*, Andromaque n'eut fait que retrancher certaines drogues de l'antidote du roi de Pont, & les remplacer par quelques autres, dont la principale eft la chair de vipères. Les Médecins de Rome eurent beau blâmer, avec Érafiftrate *(k)*, cette confufion *d'ambitieufes fuperfluités*, puifées dans les trois règnes de la Nature *(l)*, & montrer la néceffité de réformer ce compofé bizarre & mal-afforti; ils eurent beau produire des thériaques qui renfermoient toutes les fubftances actives qu'on trouve dans celle du Médecin de Néron, débarraffées des matières inertes qui en émouffent l'activité, ils convainquirent peut-être, mais ils ne perfuadèrent point. La thériaque d'Andromaque fe foutint dans

---

(d) Galen. *de comp. med. fecund. gen.* lib. V.

(e) Ibid. lib. *I*.

(f) Idem, *de comp. med. fec. loc.* lib. *III*.

(g) Ibid. lib. *IX*.

(h) Ibid. lib. *X*.

(i) Idem, *de Antidot.* lib. I, cap. I.

(k) Plutarq. des propos de table, liv. IV, queft. I.

(l) C'eft pour les curieux de drogues étrangères, qui ne font pas tout le cas qu'ils devroient de celles qui croiffent fous leurs pieds, que femblent avoir été faits ces vers adreffés au faux délicat de Pétrone, qui n'aimoit que les oifeaux de Colchide ou d'Afrique:

Aves Phafiacis petita colchis,
Atque afræ volucres placent palato;
Quidquid quæritur optimum videtur.

la confiance exclusive du peuple; & l'on ne voit pas que les découvertes pharmaco-chimiques faites depuis deux siècles, l'aient fait varier beaucoup à cet égard.

La fortune de la thériaque amène deux réflexions: la première, c'est la singularité que présente la dédicace d'un médicament qui réunit les productions de tous les climats, à un Empereur (à Néron) qui, par la défense qu'il fit d'user d'autres drogues que des indigènes, ne sauroit être soupçonné d'avoir aimé la recherche dans les préparations pharmaceutiques.

La seconde réflexion a pour objet la réputation de la thériaque, comme antidote. A-t-elle réellement la propriété de résister aux venins? Nous pourrions douter de cette vertu, malgré l'exemple de Mithridate, de Marc-Aurèle & de plusieurs autres grands personnages; mais l'autorité formelle de Galien *(m)* n'est pas du nombre de celles qu'on suspecte ou qu'on rejette légèrement. La thériaque jouit-elle encore aujourd'hui, contre les poisons, des propriétés que nos pères lui supposoient, & qu'elle possédoit réellement? Non: le médicament est resté le même, mais les circonstances ont changé. Les poisons de nos pères étoient végétaux ou animaux; les nôtres sont minéraux. De-là les conséquences, que nous abandonnons à la sagacité de nos Lecteurs.

Quoiqu'Andromaque ait composé beaucoup de remèdes externes, répandus dans les Ouvrages de Galien, à peine mérite-t-il d'être compté parmi ceux qui concoururent aux progrès de la Chirurgie. Quand on ne trouveroit pas dans les Écrits de ses prédécesseurs la plupart de ses formules, à quelques changemens près, ne suffiroit-il pas, pour le juger ainsi, de savoir qu'il les proposoit toutes nues, sans rien dire, ni de la préparation du remède, ni de la manière de l'employer ni de ses vertus *(n)*, omissions qui font disparoître le principal

---

(m) De Antid. lib. I, cap. I.

(n) Herasque sanè laudandus est, qui medicamentorum virtutes adscripsit, utendique modos, quos Andromachus in emplastris albis omisit, raro ad quid valeant apponens : quin nec quo pacto coquendum medicamentum sit, indicavit. Attamen nemo forsan eum

mérite de ce genre de travail. En effet, comme le remarque Galien, de pareilles formules sont inutiles aux ignorans; & les Savans n'en ont que faire, pouvant en composer eux-mêmes de mieux appropriées au cas présent, que celles qu'ils emprunteroient d'un homme qui n'a jamais vu le même cas accompagné précisément des mêmes circonstances.

Rien donc de ce qui nous reste d'Andromaque ne le rend estimable à nos yeux, & cependant il ne laissa pas de jouir d'une très-grande considération, tant parmi le peuple qu'auprès de l'Empereur, dont il étoit *premier Médecin*, &, dit-on, *Archiatre*. Comme alors encore tout l'Art de guérir étoit dans les mains du même homme, ainsi qu'on l'a vu plus haut, l'histoire des Archiatres est essentiellement liée avec celle de la Chirurgie, & ce ne sera pas excéder les justes bornes de celle-ci, que de dire un mot de ce titre, inconnu jusqu'à cette époque.

Il y a trois ou quatre différens sentimens sur la signification du titre d'*Archiatre*. Chassanée croyoit qu'*Archiater* ou *Archiatros*, signifie le Portier du palais du Prince, comme qui diroit, *Princeps Atrii*; mais, dit Leclerc, cela se réfute de soi-même. Accurse *(o)* a mieux rencontré en traduisant *Archiater* par *Prince des Médecins*; ἀρχιατρός, quasi ἄρχων τῶν ἰατρῶν. Mercuriali veut au contraire, qu'*Archiater* signifie le Médecin du Prince, τῦ ἄρχοντος ἰατρός *(p)*. Enfin Alciat est d'un quatrième sentiment, qui semble tenir le milieu entre celui d'Accurse & celui de Mercuriali. Il croit que l'*Archiatre* est effectivement le *Prince des Médecins*, parce qu'il est le *Médecin du Prince*; celui qui est Médecin du

---

accusare possit, quod jam exercitatis in re medicâ, non idiotis, scribat; verùm quòd titulum præteriit, vel universales potentias, non mediocre peccatum est. Quid enim dicet, qui deffensionem ejus susceperit! Forsan quod peritis simplicium medicaminum virtutum hæc tradiderit: atqui illorum nullus Andromachum desiderat, cum & ipse simili modo possit componere. Galen. *de comp. med. sec. gen. lib. I, cap.* XV. Galien renouvelle ces reproches presque toutes les fois qu'il transcrit quelque formule d'Andromaque.

(o) Not. in codic. lib. X, *titulo de professiorib. & Medic.*

(p) Variar. lect. *lib.* IV, *cap.* I.

Prince étant par la même raison au-deſſus des autres Médecins, ou du moins étant mis au-deſſus d'eux par l'opinion; néanmoins il ne s'enſuit pas de-là, ſelon ce Juriſconſulte, que le mot ἀρχιατρὸς ſoit formé de τῦ ἄρχοντος ἰατρὸς *(q)*, comme quelques autres l'ont prétendu. Aucun de ces ſentimens n'étant appuyé ſur des preuves bien convaincantes, le choix en ſeroit aſſez embarraſſant; mais à quoi bon prendre un parti, quand il n'y a point d'inconvénient à reſter neutre. Laiſſons donc-là cette difficulté, moins hiſtorique que grammaticale, & voyons s'il y eut véritablement des *Archiatres* ſous Néron *(r)* & ſes ſucceſſeurs.

Qu'il y ait eu, même avant cet Empereur, des Médecins attachés particulièrement aux Princes, à leur Cour, des Commenſaux de leur Maiſon, rien ne peut rendre un inſtant cette vérité problématique; mais que ces Médecins auliques aient joui depuis Andromaque, des droits, des honneurs, des priviléges dont jouirent les Archiatres ſous les Empereurs Chrétiens, c'eſt non-ſeulement ce qu'il ſeroit fort difficile de prouver, mais même ce qui paroît abſolument invraiſemblable. En effet, ſi la création des Archiatres remontoit à l'époque dont nous parlons, ils ſeroient de beaucoup antérieurs à Galien: or, quelle apparence qu'étant auſſi diffus qu'il l'eſt, & ayant écrit tant de Livres, Galien n'eût point parlé de cet établiſſement? S'il n'avoit pas voulu le faire à l'occaſion d'Andromaque & de Theon, dont on a fait un Archiatre d'Alexandrie, il ne pouvoit ſe diſpenſer de dire un mot de cette dignité lorſqu'il parle des Médecins de Rome, de leur orgueil, de leur jalouſie ou de leur envie, à laquelle il fut ſi long-temps en butte, &c. cependant il n'en dit rien. Où

(q) Ad lib. *II*, codic. titul. de *comitibus & Archiatris*, 6. Leclerc, pag. 585.

(r) On lit dans Aretée *(de curat. morb. acutor. lib. II, cap. V.)* le mot *Archiatre*, en un paſſage digne de remarque à d'autres égards : *Medicum autem (etiam) ἀρχιήτρον cuiquam mortem inferre nefas ducitur. Sed fas eſt interdum, quum præſentia mala evadi non poſſe* manifeſtè *prævideat gravitate capitis torpidâ ægrotum ſopire.* Selon toute apparence, cela s'opéroit par la preſſion des jugulaires, comme nous le dirons ailleurs.

pourroit-il mieux employer le mot ἀρχιατρός, par exemple, que dans le Livre *du Pronostic, à posthumus*, où il fait mention d'un Médecin nommé Antigène, qui étoit, dit-il, le plus distingué des Médecins de Rome, & qui traitoit les plus illustres Citoyens. Il ne manquoit rien à cet homme pour être *Archiatre;* pourquoi donc Galien ne lui donne-t-il point ce titre, s'il étoit alors en usage? & pourquoi se contente-t-il de dire qu'*Antigène passoit pour le premier de tous les Médecins!* J'avoue, continue Leclerc, que cette difficulté s'évanouiroit, si quelqu'autre Auteur de ce temps-là faisoit mention des Archiatres; mais on n'a pour toute autorité que la dédicace d'Érotian, non moins suspecte de supposition que les prétendus passages de Galien, qu'on allègue en faveur de l'antiquité des Archiatres. Dioscoride, ou plutôt celui qui se cache sous son nom, s'adressant à Andromaque au commencement de son Livre des *Euporistes,* que nous analysions il n'y a qu'un moment, ne lui donne point le titre d'Archiatre, il l'appelle *très-estimé* ou *très-excellent Andromachus.* Pline, qui cite aussi beaucoup de Médecins, tant Romains qu'étrangers, n'en qualifie pas un seul d'Archiatre, & il n'y a dans tout son Livre, que le seul passage qui concerne Damocrate, où cet Auteur pourroit sembler avoir voulu désigner le titre dont il s'agit; mais comme ce passage pourroit fort bien être expliqué d'une autre manière & dans le sens qu'il présente naturellement, la preuve n'est pas suffisante. Or Pline a vécu sous Néron & sous Vespasien, & dans un temps où l'on suppose que les Archiatres étoient établis. Pline le jeune, qui parle aussi de quelques Médecins, & Plutarque, qui en introduit plusieurs dans *les Symposiaques,* ne donnent à aucun la qualité d'Archiatre. Athénée, qui vivoit sous Marc-Aurèle, a gardé le même silence à ce sujet. Enfin c'est un fait dont on ne peut disconvenir, qu'il ne se trouve aucun Historien ni aucun autre Écrivain qui ait parlé des Archiatres, avant le temps de l'Empereur Constantin, si l'on en excepte ce que Galien & Érotian en ont dit dans les passages, très-suspects de supposition; que nous nous dispensons de discuter, d'autres l'ayant fait avant nous; je n'en fache, du moins pas un, continue Leclerc, & je ne vois pas que de plus favans hommes que moi aient rien découvert à cet égard.

On dira peut-être que ce qui ne fe prouve pas par des Auteurs, fe peut prouver par des infcriptions. Meibomius rapporte celle qui fuit: *D. M. T. FL. pæderot. Aug. Lib. Alcimiano. Superpofito Medicorum. Ex ratione patrimonii*, &c. On pourroit fe perfuader que ce *Titus, Flavius pæderotus Alcimianus* étoit un affranchi de l'un des Vefpafiens, comme on le peut inférer de ce qu'il s'appelle *Titus Flavius*, felon la coutume qu'avoient les affranchis, de prendre le nom de leur Maître, ou de l'ajouter au leur propre. Cela étant, il fe trouveroit que du temps des Vefpafiens, il y avoit déjà quelqu'un qui avoit pris le titre de *Superpofitus Medicorum*, que Meibomius croit équivalent à celui de *Præful Medicorum*, donné par Caffiodore au *Comte des Archiatres*. S'il y avoit donc alors un Comte des Archiatres, il devoit y avoir à plus forte raifon de fimples Archiatres. Or, outre qu'il n'y a point eu d'Archiatres avant les premières années du quatrième fiècle, rien n'empêche, felon Leclerc, que l'affranchi qui poffédoit cet office de *Superpofitus Medicorum*, ne fût une manière de Magiftrat établi fur la Médecine en particulier, pour juger des défordres qui pouvoient furvenir par rapport à l'exercice de cet Art, après avoir entendu le fentiment des Experts, ou pour préfider au nom de l'Empereur dans l'affemblée des Médecins, afin que les chofes fuffent réglées comme il convient *(ſ)*.

Nous concluons donc de tout ce qui précède, que les Archiatres, tels qu'ils font dépeints dans l'Hiftoire, n'exiftèrent point avant le règne de Conftantin, ou des premiers Empereurs Chrétiens; & pour ne pas intervertir l'ordre des

---

(ſ) M. Leclerc, de qui nous avouons tenir la meilleure partie de ce que nous difons fur les Archiatres, fuppofe que les Médecins de Rome tenoient des affemblées où ils traitoient d'affez grands objets pour intéreffer la République à y mettre l'ordre ou à l'y maintenir. Mais tout répugne à cette conjecture; & s'il eût exifté un feul monument propre à l'appuyer, il étoit trop favant homme pour ne l'avoir pas découvert, & trop exact pour l'avoir omis.

temps, nous renvoyons à parler de ce qui les concerne à l'époque de leur établiffement conftant, authentique & légal.

L'Andromaque qui fait naître cette difcuffion, eut un fils, qui lui fuccéda dans la confiance de l'Empereur & dans la place d'Archiatre, ou du moins de premier Médecin de ce Prince. Si ce dernier mérita fa fortune par fes connoiffances, ou il ne chercha pas à les tranfmettre à la poftérité, ou le temps a traité bien rigoureufement fes Ouvrages. Il n'en fubfifte aucune trace, & nous ignorerions même fon nom, fi, digne émule de Xénocrate, d'Apollonius, de Criton & des Parfumeurs *(a Minervâ medicâ)* de Rome, il n'eût enfanté une compofition cofmétique admirable, une pommade qui fait pouffer des cheveux fur les têtes chauves *(t)*. Qu'une pareille trouvaille eût fait un Conful fous Jules-Céfar *(u)*, il n'y auroit-là rien de merveilleux; mais que fous Néron elle ait fait un Archiatre, voilà de quoi l'on a droit de s'étonner. La confiance des Souverains feroit-elle donc héréditaire; ou fe feroient-ils affurés qu'un père recommandable par fes talens, dès-lors qu'ils l'honorent de leur confiance, ne peut mettre au jour que des enfans qui lui reffemblent!

Des conjectures, plutôt que des monumens authentiques, placent à côté des Archiatres de Néron, Apelles, Straton, fectateur d'Érafiftrate, & Bacchius. Tant s'en faut que nous ayons une entière certitude du temps précis où ces Médecins vécurent, qu'au contraire, on n'eft pas même certain qu'ils aient été contemporains l'un de l'autre. Notre incertitude à cet égard, va même jufque-là, que, malgré l'autorité d'un célèbre Biographe moderne *(x)*, nous ne voudrions pas affurer que le Straton placé ici, n'eft pas le même que celui dont nous avons déjà parlé. En un mot, tout ce que nous favons de plus pofitif touchant ces trois Médecins, c'eft qu'ils vécurent avant ou en même temps

APELLES.
STRATON.
BACCHIUS.

(t) Galen. *De comp. med. fec. loc. lib. I, cap. XXII.*

(u) On fait qu'il étoit chauve, & qu'il aimoit à cacher cette défectuofité fous une couronne de laurier.

(x) Haller, *Biblioth. Chirurg.* tom. *I, p. 64.*

que Pline le Naturaliste. Pour ce qui concerne Apelles en particulier, on peut conjecturer, aux expressions dont Pline & Galien se servent en parlant de lui, qu'il avoit fait des ouvrages où l'un & l'autre ont puisé. C'est d'après Apelles, que Pline attribue au vin où l'on fait infuser les pieds & la tête du *Sinc*, espèce de petit lézard commun en Arabie, en Égypte & dans la Libye *(y)*, la propriété de résister au venin des flèches empoisonnées, soit qu'on le prenne avant ou après la blessure *(z)*; & que le second décrit l'onguent suivant, propre aux ulcères rongeans, lequel ne diffère de celui que le même Auteur attribue au Chirurgien Ptolémée, que par l'addition d'un peu de fer. On prend égales quantités de cendres de papier, de plomb & d'airain brûlés & lavés, autant d'arsenic, d'écailles de fer, & moitié seulement de soufre vif; & lorsqu'on veut se servir de cette poudre, on l'étend dans le miel ou dans l'huile rosat *(a)*. Reste enfin Bacchius, que l'autorité de M. de Haller *(b)*, quelque grave qu'elle soit, ne sauroit nous empêcher de regarder comme contemporain de Straton *(c)*, ou du moins comme de beaucoup antérieur à cette époque *(d)*.

ÉROTIAN. En effet, il suffit de jeter les yeux sur l'ouvrage d'Érotian *(e)*, pour se convaincre que Bacchius est beaucoup plus ancien que ne le fait notre célèbre Biographe; car Érotian en parle non-seulement comme d'un Écrivain qui ne vivoit plus, mais même comme de quelqu'un dont les Écrits étoient en quelque sorte oubliés. Nous n'en parlons donc ici qu'à l'occasion d'Érotian, & dans la seule vue de ne pas frustrer sa mémoire de la portion de reconnoissance que la postérité lui doit, pour avoir dirigé les pas du célèbre Lexicographe

---

(y) Voyez Diction. d'Hist. Natur.

(z) Hist. Natur. lib. *XXVIII*, cap. *VIII*.

(a) De comp. med. secund. gener. lib. *V*, cap. *XIV*.

(b) Ibid.

(c) Tome I, page *331*.

(d) Bacchii malagma quo Cæsar usus est. Galen. *de comp. med. sec. gen.* lib. *VII*, cap. *VII*.

(e) Collectio dictionum Hippocratis, in proem. inter opera Galeni. Edit. Chart. tom. I, pag. *31*.

dans la recherche de la vraie signification des mots & des expressions dont Hippocrate s'est servi *(f)*. Et qu'on n'atténue pas trop cette reconnoissance, si l'on ne veut s'exposer à être injuste! Quand on ne seroit pas souvent plus redevable à celui qui découvre la mine qu'à celui qui l'exploite, qui nous garantira que sans l'ébauche de Bacchius, Erotian eût entrepris son Glossaire, ou qu'il l'eût assez bien exécuté pour en assurer la durée jusqu'à nous! C'est pourtant à ce petit Vocabulaire d'Érotian, que nous devons en grande partie les Définitions de Gorris *(g)*; à celles-ci, les Essais de Brunon; & enfin à ces Essais, le Dictionnaire de Castel, livre dont on sent d'autant mieux le prix, qu'on a fait plus de progrès dans la Science à l'intelligence de laquelle il est destiné.

Quant au temps où vécut Érotian, on ne sauroit douter, à ce qu'il semble, qu'il n'ait écrit entre les règnes de Néron & de Tite, puisque son Lexicon hippocratique est dédié à l'un des Andromaques, dont il étoit question il n'y a qu'un instant; mais cette Épître dédicatoire n'est pas exempte du soupçon de supposition de la part de quelque Écrivain postérieur. Si l'on objectoit qu'ayant cité Stratonicus, qui fut un des Maîtres de Galien, Érotian doit avoir vécu près d'un demi-siècle plus tard, nous demanderions, avant de nous rendre à cette objection, qu'on prouvât que le Stratonicus, disciple de Sabinus & Maître de Galien, est le même que le Ménestheus Stratonicus cité par Érotian *(h)*. Ne pourroit-on pas même élever des doutes sur la réalité de ce personnage? Le texte dit, Μενεσθευς δὲ ὁ Στρατονικευς, *Menestheus Stratonicus*, ou Menusthée le Stratonicien, Menusthée ou Menesthée le disciple de Straton. Alors que devient ce Stratonicus, & la

MÉNESTHEUS STRATONICUS.

(f) Erotiani Dictionarium, seu dictionum Hippocratis collectio. Inter. oper. Gal. t. I, p. 108, édit. Chart.

(g) Definitionum medicarum, libri XXIV.

(h) Au mot Αμϐη. Il n'est pas dou-teux qu'il n'ait existé des hommes qui ont porté le nom de Menestheus: cependant ce mot est aussi adjectif, & peut signifier, *celui qui est né dans l'Espagne Boëtique, ou dans le royaume de Grenade*.

difficulté qu'il a fait naître, difficulté que nous nous reprocherions de porter plus loin?

On trouve beaucoup de mots relatifs à la Chirurgie, parmi ceux dont Érotian tâche de déterminer la vraie signification. On y lit même des discussions curieuses : telle est, par exemple, celle qui concerne la forme, les dimensions & les usages de l'ambi ou ambé d'Hippocrate, qu'il n'est pas même bien certain que nous connoissions parfaitement.

LYCUS. Nous joindrons à ces Médecins un Lycus de Naples, dont aucun Écrivain n'a fait mention avant Pline, & rappelé par celui-ci, comme ayant découvert dans l'*atriplex* ou *patte-d'oie*, pris intérieurement, la propriété de résister aux ravages produits par les cantharides *(i)*. On peut conjecturer que ce Lycus est le même qui, dans Oribase, attribue de grandes vertus au levain commun, seul ou détrempé dans l'huile & mêlé de nitre *(k)*, pour amollir, résoudre ou faire suppurer les tumeurs les plus dures, même le squirrhe. M. de Haller *(l)* donne au même Médecin une tablette, qui ressemble à un médicament de la même espèce dont il est parlé plus haut *(m)*, & qui pourroit bien n'avoir rien de commun avec ce Médecin, que la ressemblance du nom, celle-ci se trouvant décrite sous celui de *pastille* appelée *lycos*. Quoi qu'il en soit, cette composition, dont on faisoit usage en lavement dans la dyssenterie, a pour principaux ingrédiens, le sandarach, l'orpiment *(n)*, la chaux vive, la cadmie, &c. & le *lycium*, d'où elle a pris son nom, qui paroît être le suc d'un arbre commun dans l'Inde, &

(i) Plin. Hist. Nat. *lib. XX, cap. XX.*

(k) Medicin. collect. lib. XIX, cap. XXV.

(l) Bibliot. chir. tom. *I, pag. 65.*

(m) Ci-dessus, *page 167.*

(n) Aëtius, *tetr. III, ser. I, cap. XLIX.* On croiroit que c'est l'inadvertance qui glissa l'arsenic dans cette tablette, si l'on ne trouvoit dix autres recettes anti-dyssentériques dans le même chapitre, où ce dangereux minéral entre aussi, à diverses doses. Il paroît même que c'étoit alors la pratique générale, car la plupart de ces formules sont scellées du nom de Médecins célèbres, tels que Nymphodotus, Archigène, Faustinus, Asclépiade, &c.

qu'on trouve aussi dans la Cappadoce *(o)*. Enfin Lycus est cité par Paul d'Égine, à l'occasion d'un remède contre la morsure de la vipère *(p)*, qui ne vaut pas la peine d'être rapporté, & que nous n'indiquons ici, qu'afin d'avoir lieu d'observer que ce Médecin avoit écrit, puisque Paul annonce l'antidote que nous passons sous silence, comme étant tiré *des Livres de Lycus*.

Nos Lecteurs se lassent sans doute de cette longue & sèche nomenclature de Médecins ignorés & de recettes insolites. Ils reconnoîtront, si l'on veut, que la plupart des remèdes sur lesquels nous jugeons aujourd'hui de l'état où l'Art se trouva dans ces temps reculés, & du mérite des hommes qui le cultivoient alors, sont bien composés, & leur emploi pour l'ordinaire judicieux; ils accorderont même, qu'à cet égard, leurs inventeurs ont surpassé les Écrivains antérieurs à Celse : mais en considérant le silence presque absolu de tous ces Médecins sur la Chirurgie opératoire, pourront-ils se défendre de penser qu'à cette époque, l'art d'opérer se perdit entièrement dans tout l'Univers. Il est pourtant une considération qui doit suspendre ou adoucir ce jugement sévère; c'est l'analogie qu'ont entr'elles l'Anatomie & la Chirurgie, qui la fournit. N'a-t-on pas vu dans tous les temps ces deux Sciences partager le même sort? leur histoire ne les montre-t-elle pas tombant & se relevant ensemble? Or, quels ne furent pas les progrès de l'Anatomie sous les Maîtres de Galien, qui, pour la plupart, remontent à cette époque, dont Galien lui-même n'est pas éloigné ! Ne jugeons donc pas avec trop de rigueur du mérite de tant de Médecins autrefois célèbres, ignorés aujourd'hui; parce que des titres, ou, tout au plus, des fragmens de leurs Ouvrages, seuls restes de leurs travaux, ne sauroient fournir une base solide au jugement que nous porterions. Justes envers l'antiquité

(o) Les Naturalistes pensent que le *lycium* des Anciens est la même substance qu'on voit décrite dans les Traités de matière médicale sous les noms de CATÉ INDIEN, CATÉ CAMBI, LYCION, KAAT, *lycium indicum*.

(p) Lib. V, cap. XII.

comme nous defirons que la poftérité le foit envers nous, déplorons les ravages du temps, & n'en maltraitons pas les victimes.

Tandis que les monumens qui pourroient éclairer aujourd'hui fur l'état où fut alors la Chirurgie à Rome, ont difparu prefque entièrement, il en eft un, élevé dans la Grèce à cette même époque, qui fubfifte encore, pour l'honneur de ce fiècle fi fertile en noms, & fi pauvre en inventions qui rendent ces noms recommandables. Pendant que l'Art de guérir femble s'éclipfer ou s'éteindre dans la métropole, on le voit paroître avec éclat dans quelques provinces de l'Empire, & briller de fon antique fplendeur dans les écrits d'Aretée de Cappadoce. Mais où, & quand Aretée a-t-il vécu? Ce font deux problèmes dont les Biographes ont cherché long-temps la folution. Nous n'entrerons pas dans leurs difcuffions favantes, il fuffit pour notre objet d'en connoître les réfultats.

ARÉTÉE.

TRAJAN, Empereur, depuis 98 jufqu'en 117.
HADRIEN, Empereur, depuis 117 jufqu'en 138.

Wiggan pefant avec l'attention la plus fcrupuleufe toutes les inductions qui peuvent fervir à fixer le temps où floriffoit Arétée de Cappadoce, le fait vivre au plus tard fous Trajan ou fous Adrien; & nous adoptons fa conjecture, comme la plus probable *(q)*. Quant à fa Patrie, le furnom de Cappadocien ne la détermine que d'une manière vague, puifque la Cappadoce eft un vafte pays de l'Afie mineure. Mais on recueille de divers endroits de fes Écrits, qu'il pratiquoit dans une contrée affez voifine de Rome, pour jouir des productions de l'Italie; car il en confeille les vins à fes malades, tels que ceux des environs de Sorrento, de Gayette, de Segni, & le Falerne enfin tant chanté par les Poëtes *(r)*. Peut-être auffi le commerce maritime fuppléoit-il à l'éloignement.

Arétée avoit embraffé dans fes Écrits, toutes les parties de l'art de guérir; mais fon Traité *des Maladies des Femmes*, fa *Pharmacie* & fa *Chirurgie*, font perdus depuis long-temps;

(q) Dans la Préface de l'édition qu'il a donnée de cet Auteur.
(r) De *Curat. morb. acut. lib. II, cap. III.*

peut-être même ne furent-ils jamais connus hors de la Cappadoce. Son immortel Ouvrage *des signes & des causes des Maladies aiguës & chroniques, & de leur Traitement (s)*, le seul que nous ayons, est bien propre, quoique mutilé, à faire regretter ceux qui n'existent plus. Il est écrit en grec & dans le dialecte Ionien, comme ceux d'Hippocrate & d'Hérodote. Il y règne beaucoup de méthode; les causes, les signes, les temps des maladies y sont distingués avec soin. Le style en est par-tout précis, noble, élégant, on peut même dire poëtique; sans néanmoins que les figures qui semblent prodiguées, rendent les descriptions des maladies moins frappantes, moins exactes ni moins vraies. Pour la solidité de la doctrine d'Arétée, il suffit sans doute de dire qu'il suivit les traces d'Hippocrate, qu'il cite quelquefois, non en vil copiste, non en imitateur timide, mais à peu-près comme Virgile marcha sur les pas d'Homère, en l'égalant souvent & le surpassant quelquefois. Arétée étoit même si persuadé de l'utilité de la noble hardiesse dont il donne l'exemple, qu'il l'érige en précepte, en invitant le jeune Médecin à ne pas s'attacher tellement aux règles tracées par les Grands Maîtres, qu'il ne s'abandonne quelquefois à son propre génie *(t)*. L'autorité n'est en effet respectable, qu'autant qu'elle soutient l'épreuve de la discussion dans les matières de raisonnement, & celle de l'expérience, lorsqu'il est question de faits.

Arétée étoit plus versé dans l'Anatomie que ses contemporains; &, ce semble, beaucoup plus que ne le permettoit le temps où il vécut. On trouve chez lui des connoissances de ce genre, qu'on chercheroit en vain chez les Écrivains qui l'ont précédé, chez ceux même qui l'ont suivi, jusqu'à la renaissance des Lettres. On voit des preuves frappantes des connoissances anatomiques d'Arétée dans ses remarques sur

---

(s) Aretæi Cappadoci, de causis & signis acutorum & diuturuorum morborum, lib. IV. *De curatione acutorum & diuturuorum morborum,* lib. IV. Lugduni Batavorum, 1735, in-fol.

(t) Oportet autem & juvenem Medicum ipsum suo Marte aliquid sibi comparare; neque omnia ex alienis commentariis depromere. De curat. morb. acut. lib. II, cap XI.

la luette *(u)*, la rate *(x)*, les reins *(y)*, le foie, dont il semble avoir connu les vaisseaux lymphatiques *(z)*, sur la plèvre *(a)*, enfin sur le croisement des nerfs dans le cerveau, qu'il semble avoir découvert ou imaginé le premier, & duquel il déduit la raison, pourquoi les paralysies sont opposées à leurs causes, telles que l'épanchement de sang, les dépôts, les compressions de tout genre *(b)*, &c.

Quoiqu'on s'accorde assez généralement à regarder Arétée comme zélateur de la secte pneumatique, il a cela de commun avec les dogmatiques, qu'il fait un usage très-fréquent des secours chirurgicaux, tant dans les maladies aiguës que dans les chroniques. Nous devons à cette espèce d'écart, à cet oubli des maximes de sa secte favorite, les connoissances chirurgicales qu'il a répandues dans ses Écrits.

Rien n'est plus exact, plus animé, plus poëtique, que la description qu'Arétée fait de l'épilepsie, distinguée en idiopathique & sympathique. Quoiqu'avant lui les Médecins eussent employé contre cette maladie des remèdes puissans, il les a tous surpassés à cet égard, comme on en peut juger par le conseil qu'il donne d'inciser les artères placées devant & derrière les oreilles, de cautériser les os du crâne, de les perforer jusqu'à la table interne, & même *de les scier tout autour avec le trépan, jusqu'à ce qu'ils se séparent sans effort;* ajoutant *que la guérison est certaine, quand on trouve l'os noir, & qu'on l'emporte dans toute son épaisseur (c).* Enfin il prescrit

---

(u) De causf. & sign. acut. lib. I, cap. VIII; *De causf. diut.* lib. I, cap. VII.

(x) De causf. diut. lib. II, cap. IV.

(y) Ibid. cap. III.

(z) De curat. acut. lib. II, cap. VI.

(a) De causif. diut. lib. I, cap. IX.

(b) De sign. & causf. diut. morb. lib. I, cap. VII.

(c) J'avertis que je ne suis pas content de ma traduction. Pour qu'on puisse la rectifier, voici le passage. *Opus est etiam ignem capiti inferre: proficit enim. Imprimis os perforare usque ad secundam laminam oportet: deinde ceratis cataplasmatisque uti tantispèr, donec membrana ab ossibus recesserit. Terebrâ nuda ossa circumcidere convenit: ac si paulum resistant, usque ad spontaneam avulsionem perseverandum, quousque nigra nonnunquam istorum, & crassa membrana inventa fuerit. Cumque per putrefactionem vel etiam purgationem, audacter curtante medico vulneri cicatrix inducta fuerit, ægrotus morbum evasit.* De curat. morb. diut. lib. I, cap. IV.

l'application des cantharides, avec la précaution de prémunir la vessie contre leur action par l'usage du lait, & donne par conséquent l'un des premiers exemples de l'usage externe de cet utile médicament: car jusque-là, l'on s'étoit servi pour l'ordinaire, dans les mêmes vues, de la graine de moutarde, ou d'une plante fort âcre, connue sous le nom de *thapsie* ou *turbith bâtard*. Tous ces moyens ne sont proposés ici que contre l'épilepsie idiopathique. Arétée en indique d'autres, en très-grand nombre, pour l'épilepsie sympathique, dont on ne rend point compte, parce qu'ils sont moins du ressort de la Chirurgie, que de la Médecine proprement dite.

Dans tous les temps, l'épilepsie a presque retranché l'homme de la société. Parmi nous, elle rend *irréguliers* ceux dont elle s'empare; chez les anciens Grecs, elle étoit du nombre des maladies qui annulloient, dans certaines circonstances, la vente des esclaves; on peut au moins l'inférer d'une loi de Platon *(d)*: « Si quelqu'un, dit ce Philosophe, vend « un esclave épileptique, frénétique, sujet à la stranguire, à la « pierre, ou à quelqu'autre maladie de corps ou d'esprit, cachée, « longue & difficile à guérir, il ne sera pas tenu de le reprendre, « s'il l'a vendu à un Maître d'exercice *(e)* ou à un Médecin. Le « marché sera pareillement valable, quand le vendeur n'aura « pas caché la maladie à l'acheteur, avant de livrer l'esclave; « mais si un vendeur entendu dans cette espèce de commerce, « vend un esclave atteint de quelqu'un de ces défauts, à un « homme qui n'est point censé s'y connoître par état, l'acheteur « aura six mois pour rompre le marché, même un an, *si l'es-* « *clave est épileptique.* »

Quoique Hippocrate traite de la frénésie en différens endroits de ses Ouvrages, il dit peu de chose de sa curation externe. Celse en a parlé plus au long. Mais Arétée semble

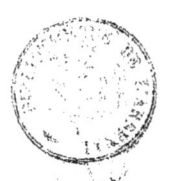

(d) De Lege II. A Rome, un bonnet particulier mis sur la tête de l'esclave à vendre, annonçoit que le Maître ne prétendoit pas le garantir. *A. Gell. noct. attic.*

(e) Platon entend par Maître d'exercice, ceux qu'on appeloit chez les Romains *Lanistæ*, *Mangones*, &c. Voyez ci-dessus, *page 132.*

avoir épuisé la matière, en les surpassant l'un & l'autre. Hippocrate avoit conseillé la saignée; Asclépiade la proscrivit comme mortelle *(f)*; Celse la rappela *(g)*. Arétée après eux, non content d'établir l'utilité générale de ce secours, spécifie, en observateur exact, les cas où il convient; fixe la quantité de sang qu'on doit tirer, quantité qui varie à raison du siége primitif de la maladie, devant être petite quand la frénésie est idiopathique, grande, portée même aussi loin que les forces du malade le permettent, lorsqu'elle est symptomatique *(h)*.

Les embrocations sur la tête des frénétiques, humectantes, émollientes, résolutives, répercussives, narcotiques, furent mises en usage par les plus anciens Médecins; mais Arétée paroît avoir employé le premier les douches froides, & sur-tout avoir marqué l'instant d'y recourir. « On peut doucher, » dit-il, dans toutes les périodes de la frénésie, mais c'est prin- » cipalement dans *son état* que ce secours convient *(i)*. En » hiver, la douche sera tiède, froide dans le printemps & l'automne, refroidie artificiellement en été *(k)* ».

L'usage des douches froides pour la frénésie, se soutient encore, parmi le peuple, dans les provinces méridionales de

---

(f) Celse, *lib. III, cap. XVIII*.

(g) Ibidem.

(h) De curat. morb. acut. lib. I, cap. I.

(i) Ibid.

(k) Par ces mots, *Atque æstivo tempore multò magis refrigerato humore*, Arétée ne donne-t-il pas à entendre qu'il refroidissoit artificiellement la matière de la douche! Il est certain que les Grecs employoient la neige à rafraîchir les liqueurs, long-temps avant l'époque où nous plaçons Arétée; il est aussi, que les Médecins de cette nation se servoient de médicamens *glacés* dans les douleurs de tête occasionnées par l'ardeur du soleil: *Refrigerabis autem*, dit Galien, *quæcumque adhibere voles (in ardore capitis), in aquâ vehementer frigidâ collocata: quæ si non adsit, nivem vasculo circumpones. Hoc auxilium, sive humorum, sive vaporum multitudo in caput impetum faciat, præclarè auxiliatur: repellit enim eos, infraque in corpus detrudit, adeo ut ego in sexcentis hoc medendi modo usus, nullo alio habuerim opus. Nam & frigidorum fontium Romæ ubertas est, & nivis, quemadmodum apud nos in Pergamo, & in plurimis Asiæ Greciæque civitatibus. At verò in calidis regionibus, qualis est Ægyptus, in quâ & fontium frigidorum, & nivis penuria est, necessarium est præfrigerato rosaceo per expositionem sub diu per integram noctem, & per obversionem ad auræ alicujus afflatum...... De comp. med. secund. loc. lib. II, cap. I.*

la France;

la France; elles font même le seul remède qu'on oppose à la frénésie causée par l'action du soleil. Cet accident, qu'un instant voit naître au milieu de la plus parfaite santé, cède pour l'ordinaire à ces douches continuées pendant quelques heures, ce qui n'empêche pas qu'il ne puisse devenir mortel, s'il n'est combattu de bonne heure, ou s'il ne l'est pas efficacement.

Arétée associoit aux douches, les fomentations anodines, faites avec l'opium; les têtes de pavot blanc cuites dans l'huile, appliquées sur le front; ces mêmes têtes vertes, réduites en cataplasme par la trituration, mises sur la nuque; leur décoction, dont il fomentoit la face: quelquefois même il dissolvoit dans l'eau l'opium en larmes, & bassinoit de cette dissolution, le front & les narines, ou bien, il la versoit dans les conduits auditifs externes. Cette pratique est ancienne: on en voit des vestiges dans Celse, & même on y apprend qu'Asclépiade la réprouvoit *(k)*. On sait aussi qu'Apollonius combattoit certains maux de tête avec les stupéfians appliqués extérieurement, & que Galien ne l'en blâme point *(l)*, quoiqu'il redoute d'ailleurs l'application de ces substances sur les yeux & dans les oreilles *(m)*. De pareilles craintes ne sont pas sans quelque fondement, s'il est vrai qu'un habitant de Padoue perdit la vie, pour s'être laissé mettre de l'opium dans le creux d'une dent cariée *(n)*.

Lorsque le délire ne cédoit point à ces remèdes, non plus qu'à beaucoup d'autres, que nous omettons, Arétée avoit recours aux suivans: si le malade a les cheveux longs, il ordonne de retrancher la moitié de leur longueur; s'il les a courts, de lui raser la tête; ensuite de lui appliquer une ventouse sèche entre les deux épaules; enfin, si le mal résiste

---

(k) Lib. *III*, cap. *XVIII*.
(l) Voyez ci-devant, *page 136*.
(m) . . . . Sic ex opio collyria multis detrimento fuere, adeo ut debilem oculum reddiderint, & visûs hebetudinem, auditûs etiam gravitatem induxerint. De comp. med. secund. loc. lib. II, cap. I.

(n) Alexand. Benedict. Praxis, lib. *III*, cap. *VI*.

à tous ces moyens, de tranfporter la ventoufe fur le fommet de la tête, & de la fcarifier.

On voit reparoître les mêmes remèdes dans le traitement des affections comateufes *(o)*, auxquels il joint la flagellation fur les cuiffes avec des orties, & l'application des rubéfians. La formule de ceux-ci confifte en un mélange de parties égales de concombre fauvage & de moutarde, pilés & réduits en cataplafme par l'addition du vinaigre. Comme ce topique eft très-capable de produire l'effet du véficatoire moderne, notre Auteur avertit expreffément qu'il faut le lever de temps en temps, pour s'affurer qu'il n'excite ni puftules ni plaies, parce qu'il eftime dangereufes des plaies faites en pareilles circonftances. Il appliquoit auffi des rubéfians fur le fommet de la tête, mais plus foibles, & toujours avec la précaution de ne leur pas laiffer le temps d'excorier la partie qui les reçoit.

Les Praticiens de nos jours, fans doute raffurés par des obfervations nouvelles, contre cette vaine terreur, loin de redouter ces plaies, les defirent comme utiles & fans danger. Néanmoins il eft certain que dans les maladies foporeufes, les plaies deviennent fouvent gangréneufes; mais ils trouvent des avantages capables de contre-balancer cet inconvénient, dans l'écoulement de l'humeur viciée, dans l'inhalation des particules irritantes de l'épifpaftique qu'ils appliquent, & de plus réels encore, dans la douleur inféparable de l'action du remède comme du panfement qu'il néceffite.

Arétée faignoit peu dans l'apoplexie, & point du tout lorfqu'elle étoit l'effet d'un coup, d'une chute, ou d'une compreffion *(p)*. Selon lui, il faut temporifer dans ces cas; le délai feul ayant rendu plus d'une fois à cette efpèce d'apoplectiques la vie & la fanté. Mais jufqu'à quand faut-il différer la faignée ? Arétée néglige de nous l'apprendre. Peut-être l'ignoroit-il lui-même; peut-être auffi qu'il avoit en vue,

---

(o) De curat. morb. acut. lib. *I*, cap. *II*.
(p) Ibid. cap. *IV*.

dans le cas particulier, l'exécution du précepte général des méthodiques, qui défend d'employer aucun grand remède avant la fin du troisième jour; précepte dangereux, même avec la modification d'Hali-abbas, qui ne veut point qu'on diffère les grands secours, lorsque les mauvaises humeurs surabondent, ce qu'on reconnoîtra, dit-il, à la couleur du visage des apoplectiques, rouge, livide ou verte *(q)*.

Lorsque la maladie avoit sa cause dans la tête, & qu'elle traînoit en longueur, après avoir appliqué la ventouse sèche entre les deux épaules, Arétée en plaçoit une seconde à l'occiput, qu'il scarifioit & dont il tiroit beaucoup de sang. Il préféroit cette évacuation locale à la saignée, & comme plus efficace & comme plus propre à ménager les forces du malade.

La paralysie s'empare quelquefois des organes de la déglutition, & met les malades en danger de mourir d'inanition ou d'être suffoqués, si l'on tente de leur faire avaler des alimens liquides; car les liqueurs tombent en partie dans la trachée-artère, dont l'épiglotte ne défend plus l'entrée. Pour éviter ce malheur, il faut, dit Arétée, porter la tisane ou le bouillon dans l'arrière-bouche, au moyen d'un *long tuyau*. Notre Auteur ne décrit point ce tuyau, dont il n'est pas moins difficile aujourd'hui d'imaginer la forme que la manière de l'employer *(r)*.

Il blâme avec raison ceux qui, pour dilater l'œsophage,

(q) Lib. V, practicæ, cap. XXII.

(r) Si quis intra os liquidum cibum infundat, in tracheam arteriam subterlabitur, cùm neque tonsillæ ad impulsum ciborum concidant, neque epiglottis in proprium locum subsidat, quæ operculum a naturâ facta est. Quapropter opus est mulsam aut succum longâ mystilâ infundentem, supraque arteriam attollentem in gulam demittere: id quoque enim ad deglutiendum inservit, ibid. La forme du μυστίλη n'est pas aisée à déterminer : ici Arétée en parle comme d'un instrument de Chirurgie, & ailleurs comme d'une mesure *(cur. morb. diut. lib. I, cap. III)*. Son célèbre Commentateur, Pierre Petit, loin de nous éclairer, augmente notre incertitude, en se bornant à dire, que μυστίλην *Græci dicebant panem cavum ad jusculum hauriendum.* Comment imaginer en effet, qu'un pain creux soit devenu dans les mains d'Arétée, tantôt un instrument, & tantôt un vaisseau propre à mesurer les liquides ! Les éclaircissemens des Savans que nous avons consultés, n'ont pas été plus lumineux que ceux du Commentateur.

A a ij

appliquoient des ventouses sous le menton *(s)*. Cet effet de la ventouse est assurément illusoire, mais on ne peut disconvenir qu'elle ne puisse être employée avec fruit, selon le conseil de Celse *(t)*, dans la vue de détourner ou d'évacuer l'humeur viciée arrêtée dans les parties destinées à transmettre les alimens à l'estomac.

La vessie & l'intestin *rectum* sont aussi sujets à la paralysie, qui les prive, en totalité ou en partie, de leur faculté expultrice. Pour l'ordinaire, on les trouve l'un & l'autre remplis outre-mesure des excrémens dont ils sont le réservoir : la vessie sur-tout est quelquefois prodigieusement distendue par l'urine accumulée. Quelquefois le contraire arrive, & ces viscères destinés à retenir pour un temps les excrémens, les laissent sortir à mesure qu'ils se présentent.

Dès le temps d'Arétée, on avoit reconnu que la sonde, portée dans la vessie, peut produire des accidens formidables, tels que des convulsions & la gangrène ; mais il ne paroît pas qu'on eût trouvé le moyen de se passer de cet instrument, tout dangereux qu'il peut être. En effet, il n'est pas vraisemblable qu'Arétée crût le suppléer par le bain d'huile qu'il conseille pour toutes les paralysies indistinctement, quelque organe qu'elles affectent. Si notre Auteur craignoit l'action de la sonde sur des parties sans ton & sans ressort, on doit bien penser qu'il en redoutoit encore davantage l'introduction & le séjour, lorsque ces mêmes parties sont enflammées *(u)* ou menacées d'inflammation. Il seroit bien à désirer qu'on imitât enfin sa prudence & qu'on se déshabituât de regarder comme un point d'honneur, de porter la sonde dans la vessie toutes les fois qu'on l'a tenté. Si c'est un grand mal de ne pas évacuer les urines, c'en est un plus grand encore de causer des accidens formidables, sans remédier qu'instantanément à la maladie principale.

(s) Sans la censure d'Arétée, nous ignorerions l'existence de cette erreur. Si elle fut jamais écrite, les livres où elle étoit consignée n'existent plus.

(t) Lib. *IV*, cap. *IV*.

(u) De curat. acut. morb. lib. *II*, cap. *IX*.

La description qu'Arétée fait du tetanos est très-exacte *(x)*. Il avoit observé que cet accident survient souvent aux grandes blessures; & les faits recueillis par les Chirurgiens qui pratiquent dans les régions chaudes de l'Amérique, ne permettent pas de douter de la vérité de cette observation. Dans le cours de cet accident, Arétée avoit vu, non sans étonnement, quoiqu'après Hippocrate *(y)*, tantôt les urines s'accumuler, jusqu'à causer des épreintes terribles, & tantôt couler sans aucune action de la part de la vessie, & par la seule pression sur l'hypogastre. Il est possible que les urines s'accumulent dans les deux cas, qui ne diffèrent peut-être qu'en ce que la vessie insensible dans l'un, conserve dans l'autre toute sa sensibilité.

Soit que le tétanos survînt après une fausse-couche, soit qu'il fût occasionné par une plaie, il conseille la saignée, avec la précaution d'épargner la douleur au malade, tant en incisant le vaisseau qu'en plaçant la ligature, parce qu'elle augmente la convulsion. A l'exemple de Celse, il prescrit ici l'application sur l'occiput de deux ventouses scarifiées. Pour rendre la douleur moindre, on applique le cornet dès que l'étoupe commence à s'embraser; car plus il est échauffé, plus les parties qu'il dérobe à la pression de l'atmosphère s'élèvent & sont comprimées par le rebord de la ventouse. Or c'est de cette compression que naît la douleur. En laissant la ventouse un peu plus long-temps appliquée, la tuméfaction sera la même qu'en l'échauffant à un plus haut degré, & cependant la douleur sera plus supportable, & les accidens moins sensibles & moins fâcheux.

Hippocrate prononça la léthalité absolue des convulsions causées par les plaies récentes *(z)*. Arétée en porte un pronostic moins funeste. « Quoiqu'elles soient, dit-il, très-dangereuses, il ne faut pas abandonner les malades qu'elles «

(x) De curat. acut. morb. lib. *II*, cap. *VI*.

(y) Coac. prænot.

(z) Convulsio ex vulnere, lethalis, ibid.

» attaquent; car on en a vu plufieurs fecourus à propos, échapper à la mort. »

Les convulfions occafionnées par des ulcères, demandent, avec les remèdes ci-deffus, des topiques particuliers. C'eft vers les ulcères même qu'il faut principalement tourner fes vues; les échauffer doucement par les embrocations, les fomentations & les cataplafmes, qui réuniffent à la propriété d'échauffer, celle d'humecter; parce qu'on ne peut travailler d'une manière plus utile à rappeler la fuppuration dans les ulcères fecs & arides, qu'en y portant l'humidité propre à les affouplir. Les topiques dont il confeille l'application font la réfine de pin, de térébinthe, l'encens, le polium, affociés à la décoction d'althéa, mais fur-tout le *caftoreum*, lequel, échauffant confidérablement le corps, diminue ou diffipe entièrement les friffons des accès, dont l'effet eft ici très-pernicieux. Plein de confiance pour ce dernier remède, il prefcrit encore d'oindre les narines avec l'onguent *crocin*, *(crocinum)*, dans lequel on étend cet anti-fpafmodique, d'en faire prendre intérieurement, d'en injecter dans l'anus, fi le malade ne peut avaler; & même dans ce dernier cas, d'en couvrir les environs de l'anus & l'hypogaftre, après l'avoir mis en confiftance de cérat, par l'addition d'une fuffifante quantité de cire & d'huile.

Le *caftoreum* n'eft plus compté parmi les remèdes externes; cependant il n'eft pas douteux qu'on ne l'employât avec fruit, non-feulement dans les circonftances dont parle Arétée, mais encore dans toutes les maladies convulfives, non inflammatoires.

Sans la découverte de l'Amérique & les voyages des Européens dans l'Inde, aujourd'hui encore nous croirions vaines & chimériques les craintes d'Arétée touchant le danger des convulfions furvenant aux plaies & aux ulcères, tant cet accident eft rare parmi nous! mais il eft fi redoutable & fi commun dans les pays chauds, fur-tout dans les plages maritimes, où le *vent-de-mer* fouffle habituellement, qu'on ne fait que trop combien fes craintes font fondées, & méritent de considération de la part des Chirurgiens habitués dans ces climats. On peut s'en convaincre en ouvrant quelques Écrits modernes, & entr'autres l'excellent Essai du Docteur Lind, *sur les maladies des Européens dans les pays chauds (a)*, livre qui renferme une notion succincte mais suffisante, & de l'accident & des remèdes dont on se sert le plus utilement pour le combattre ou s'en préserver.

Quoiqu'Arétée ait beaucoup trop généralisé le traitement de la céphalée, maladie chronique de la tête, très-douloureuse dans ses accès, mortelle même quelquefois, il ne laisse pas de se montrer supérieur à tous ceux qui s'en occupèrent avant lui. On commence la curation par une saignée; on purge quelques jours après avec l'*hiera (b)*; & lorsque les forces du malade sont un peu rétablies, on ouvre la veine du front du côté droit; on place ensuite deux ventouses profondément scarifiées, une entre les deux épaules, & la seconde au sommet de la tête. On retire un double avantage de ces scarifications; car, d'une part, il en coule beaucoup de sang; & de l'autre, les parties divisées jusqu'aux os, éprouvent des altérations pour l'ordinaire avantageuses. Si les scarifications se réunissent trop promptement, on ouvre les artères placées derrière les oreilles. Les Anciens divisoient deux espèces d'artères en cet endroit, les unes assez considérables pour que le doigt en sente le battement, les autres plus déliées & rampantes à la racine du cartilage. L'incision ou la division de ces dernières est plus difficile que celle des précédentes; aussi Arétée recommande-t-il, pour la rendre plus aisée, de les soulever & de les tirer à soi, avec un instrument que les Grecs appeloient *antitrochon*. Il seroit également inutile & mal-aisé de retrouver la forme de cet *antitroque*, dont Arétée

---

(a) *An essay on diseases incidental to Europeans in hot climates. By James Lind.* London, 1778.

(b) Ἱερὸς, d'où vient ἱερά, hiera, est un adjectif qui signifie *sacer, horrendus, magnus;* sacré, formidable, puissant. *Hiera* est donc une dénomination générique qu'on donnoit, *par excellence*, à des remèdes énergiques. On peut voir dans Paul d'Egine (*lib. VII, cap. VIII*) une ample collection de *Hiera*, Aret. *de curat. morb. diut. lib. I, cap. II.*

seul paroît avoir parlé; circonstance qui porte à croire, avec son Commentateur, que l'*antitroque* n'étoit point un instrument, comme certains Traducteurs l'ont pensé *(c)*.

Enfin après quelque temps de repos, on tiroit du sang de l'intérieur des narines, au moyen d'un instrument appelé *catejadion*, ou d'un autre nommé *storyne*, instrumens aussi peu connus que l'antitroque. Si le Chirurgien ne les avoit pas sous sa main, il se servoit d'un tuyau de plume découpé en forme de dents de scie, qu'il enfonçoit presque jusqu'à l'ethmoïde, & qu'il agitoit dans tous les sens, en le faisant rouler entre ses mains; manœuvre d'où résultoient des plaies déchirées & de longs saignemens, mais aussi, par contre-coup, des cicatrisations difficiles, & peut-être, chez les sujets mal-sains, des ulcérations fâcheuses. Arétée ajoute, que le peuple s'ouvroit lui-même les vaisseaux de l'intérieur du nez, en les froissant avec des feuilles *de laurier*. Cet usage subsiste encore parmi nous : dans les provinces méridionales de la France, les enfans se font un jeu de cette opération; & pour l'exécuter, une feuille de *gramen* leur suffit. Est-ce l'imitation, est-ce l'instinct, qui fait que ces enfans trouvent du plaisir à voir couler leur sang? Tout ce qu'on peut dire à cet égard, c'est que la Nature semble s'être réservé les saignemens de nez, comme une ressource contre la pléthore & la raréfaction du sang, souvent excessives dans les pays chauds, sur-tout chez les enfans. Enfin l'on s'opposoit à la

---

(c) Arétée indique ici avec plus d'exactitude & de clarté qu'on n'en attendoit de son siècle, la branche externe de l'artère occipitale & l'auriculaire postérieure. Cette dernière est en effet si profondément cachée à la racine du cartilage, qu'on ne peut guère l'ouvrir sans risque, qu'en la mettant à découvert & la soulevant avec la pince ou l'érine, instrumens très-propres l'un & l'autre à remplacer l'*antitrochon*. Il est à propos d'avertir que le Commentateur d'Arétée voit une faute grossière dans ce qui concerne cet instrument : *Strenuè hìc hallucinatus est Crassus* (Paul Crasso, ancien Traducteur), *qui instrumentum, nescio quod, antitrochon dictum, ad arterias adducendas somniavit, cùm vocem antitroχω corruptam esse non animadverteret, vel cùm certè emendare non posset. Non enim antitroχω (quæ vox aliena planè huic loco) sed antitrago scribendum est quo nomine quemdam in temporibus locum juxta aures græci designârunt*, page 268.

récidive

récidive propre à la céphalalgie, par la cautérisation diversement exécutée: tantôt on ne détruisoit que la peau, tantôt on consumoit les os même, mais jamais les muscles, de crainte des convulsions. Dans ce dernier cas, après avoir divisé la peau du front selon la direction de la suture coronale, on emportoit ou l'on ruginoit l'os jusqu'au diploé; on voit même que des Chirurgiens plus hardis ne craignoient pas de détruire l'os jusqu'à mettre les méninges à découvert. Quoique notre Auteur regarde cette dernière opération comme téméraire en quelque sorte, il ne laisse pas de la conseiller lorsque la maladie est rebelle aux autres moyens, & le malade fort & courageux.

Hippocrate avoit fait trois espèces d'angines très-distinctes & bien caractérisées, peut-être même quatre; car quelques Interprètes comptent celle qu'il décrit sous le nom de *parasynanche*, pour une quatrième espèce. Celse n'en reconnut que trois. Arétée en diminua le nombre & les réduisit à deux, l'angine inflammatoire ou avec tumeur, & l'angine par affaissement ou sans tumeur *(d)*. Il attribuoit la dernière à la dépravation des esprits devenus trop secs & trop chauds *(e)*; & pour donner quelque vraisemblance à cette cause occulte, il alléguoit les effets des exhalaisons suffoquantes qui s'échappent de certaines cavernes *(f)*, & la contagion de l'air qu'expire un chien enragé. Galien ne croyoit point que cet air fut contagieux, mais Aurelianus n'avoit garde d'en douter, lui qui porta la crédulité jusqu'à croire que

---

(d) De curat. morb. acut. lib. I, cap. VII.

(e) Il seroit possible qu'Arétée eût entendu parler de l'air atmosphérique, & point du tout des esprits de l'animal malade. Mais la première interprétation est reçue; & c'est même d'après ce passage qu'on s'est cru fondé à placer notre Auteur parmi les pneumatiques. *Voyez Leclerc, page 508.*

(f) J'ai traduit χαρωνιοισιν par le mot *caverne*, parce que, comme on peut le voir dans Galien (*de usu partium, lib. VII*), les Grecs appeloient τα καρωνεια tous les lieux profonds, d'où s'exhalent des vapeurs *mortifères*. On ne voit pas trop après cela, pourquoi M. de Haller admet l'alternative entre le *charonæis* de la traduction latine & le mot *coroneis*, auquel j'avoue que je serois fort embarrassé de trouver un sens raisonnable, placé comme il est dans le passage d'Arétée.

l'égratignure faite par un animal enragé peut communiquer la rage *(g)*.

Quoi qu'il en soit de ces causes, la curation de l'angine inflammatoire consiste à tirer du sang du bras par une large ouverture, & jusqu'à ce que le malade soit prêt à tomber en syncope, évitant toutefois qu'il y tombe; car Arétée a soin d'avertir que plusieurs malades qu'on avoit conduits jusqu'à ce point extrême de foiblesse, n'avoient pu être rappelés à la vie. Après ces abondantes saignées, si la maladie résiste, on saigne encore avec *les ligatures*. Cette dernière pratique, quoique très-négligée, n'est pas oubliée entièrement: nous avons vu nous-mêmes saigner ainsi dans une esquinancie désespérée; & le prompt soulagement du malade nous donna dès-lors l'idée la plus avantageuse de ce moyen chirurgical. Il est vrai qu'on ne manque pas de raisons pour rapporter tous les bons effets de ces saignées à la simple évacuation; mais d'un autre côté, la Physiologie ne nous autorise-t-elle pas à faire entrer pour quelque chose dans le succès ces barrières momentanées, qui font que l'évacuation étant la même absolument, devient cependant beaucoup plus grande respectivement à la partie enflammée.

Arétée n'est pas l'inventeur de cette pratique, on l'avoit établie dès les temps les plus reculés; il a seulement le mérite de l'avoir bien appréciée, & d'avoir fait les liens plus larges, ce qui ne laisse pas d'être une perfection; car les liens étroits causoient quelquefois une telle douleur, qu'on étoit forcé de les lâcher avant la fin de la saignée, & de perdre par conséquent une partie de leur effet.

Érasistrate multiplia beaucoup cette espèce de liens. Asclépiade les proscrivit *(h);* mais sa proscription n'eut point d'effet, puisqu'on voit long-temps après, *Scribonius Largus* faire de nouveaux efforts, non moins inutiles, pour ruiner la confiance dont ils jouissoient encore sur le même théâtre où Asclépiade les combattit.

(g) Cæl. Aurelianus. *Acut. morb.* lib. *III, cap. XI.*

(h) Celse, *lib. IV, cap. IV.*
(i) Compos. *83.*

L'angine sans tumeur, ou, pour conserver la dénomination d'Arétée, l'angine par affaissement, quoiqu'ordinairement mortelle, a quelquefois été vaincue par les douches d'infusion de ruë & d'aneth, où l'on dissout une certaine quantité de nitre; par un cérat fait avec le nitre, la moutarde, &c. & par les autres secours connus des prédécesseurs d'Arétée. L'ouverture de la trachée-artère est un de ces secours: « ceux, dit-il, qui, poussés par la crainte de la suffocation, ont « ouvert la trachée-artère, ne paroissent pas avoir accrédité « cette opération par des succès »

Ce sont-là les premières traces de la Laryngotomie. Cette opération, qu'Arétée nous donne comme une invention antérieure au temps où il vivoit, & dont Galien *(k)* paroît faire honneur à Asclépiade, n'avoit pas encore reçu de dénomination particulière, mais elle avoit été pratiquée; & c'est mal entendre le texte de notre Auteur, que de n'y voir *qu'une fausse spéculation (l)*, puisqu'il dit positivement qu'elle avoit été faite, *quicunque arteriam secuerunt*, mais que l'évènement ne sembloit pas lui mériter la confiance des Praticiens. Il la proscrit donc lui-même, & ne laisse pas ignorer les raisons qui le déterminent à parler ainsi. « La plaie, dit-il, augmente la chaleur de l'inflammation; la « difficulté de respirer s'accroît, & la toux survient. De « plus, si les malades échappent à ces premiers dangers, « les lèvres de la plaie ne peuvent se réunir, car elles sont « l'une & l'autre cartilagineuses, & par conséquent inglutinables *(m)*. » Ces raisons sont en général d'un bon observateur. Rien n'est plus vrai que les effets qu'il attribue à la

---

(k) Galen. *in Medic. cap. XIII;* Charter. *tom. II, pag. 379.*

(l) Mémoires de l'Académie de Chirurgie, *tome IV, page 461.*

(m) On sait que les Anciens tenoient pour *inglutinables* les plaies des cartilages, & notre Auteur parle ici la langue de son siècle. Cette erreur, qui pourroit bien cesser d'en être une, si l'esprit dans lequel Hippocrate a dit *que les os ni les cartilages ne se réunissent point* (voyez le *Commentaire de Gorter, sur l'aph. 19 du Livre VI.*ᵉ), nous étoit mieux connu, sert à nous apprendre que les Anciens faisoient l'incision perpendiculaire & non pas transversale, comme on l'a faite après eux.

section de la trachée-artère; il n'est pas croyable qu'il les ait devinés : on peut même dire que l'exactitude avec laquelle il les décrit, suffiroit seule pour nous convaincre que la Laryngotomie ne passoit pas dans son esprit pour une simple spéculation, si le texte cité plus haut, laissoit quelque doute sur la manière dont il envisageoit cette opération.

Ce n'est pas pour avoir chargé la Bronchotomie d'inconvéniens imaginaires qu'Arétée a retardé son adoption, c'est pour avoir trop redouté ceux qui la suivent nécessairement. Mais ne lui reprochons pas sa timidité; nous verrons dans la suite que cette même opération ne parut pas moins effrayante à beaucoup d'habiles Chirurgiens, qu'on ne peut accuser d'avoir manqué ni de hardiesse ni de discernement.

Il semble qu'Arétée auroit dû parler ici des tuyaux dont Hippocrate *(n)* se servoit pour conduire l'air dans la trachée-artère, à travers l'obstacle formé par la tuméfaction des amigdales, du voile du palais, de la langue, &c. . . . C'est à ces tuyaux qu'Asclépiade substitue la laryngotomie, non comme un remède unique, mais comme un moyen plus doux *(o)*. On ne peut assez s'étonner, qu'un Écrivain aussi judicieux qu'Arétée, ait passé sous silence ces tuyaux ou canules d'Hippocrate, ni que Pline, en parlant de la réforme que fit Asclépiade dans le traitement de l'angine, ait osé dire qu'il rendit ce traitement plus doux ! Qu'a donc de si douloureux le procédé du divin Vieillard, pour qu'on lui préfère comme plus douce, une plaie considérable faite à la trachée-artère, plaie que bien des Praticiens exercés regardent encore comme effrayante, & qui ne sauroit manquer d'être douloureuse, tant pendant la section que durant les temps qui la suivent, jusqu'à l'entière cicatrisation ! Qu'on cherche au contraire ce que pourroient avoir de douloureux deux canules, dont les diamètres pris ensemble égaleroient à peine celui de la glotte, placées à chaque commissure des lèvres,

---

(n) De morbis, lib. III, n.° 11.
(o) Hist. Natur. lib. XXVI, cap. III.

& de-là se portant, à la faveur d'une conformation correspondante aux parties qu'elles traverseroient, jusqu'à l'arrière-bouche? Nous ne savons pas si ces canules étoient flexibles, souples, élastiques. Qu'est-ce qui empêcheroit de leur donner ces qualités, si d'ailleurs on les jugeoit utiles? les canules d'Hippocrate, nous ne craignons pas de le dire malgré leur proscription *(p)*, devoient rester dans l'Art, mais subordonnées à la section de la trachée-artère. Tâchons de les y rappeler.

1.° Quelques éloges qu'on ait donnés à la bronchotomie, de quelques succès qu'on l'ait honorée, on n'a jamais pu l'accréditer dans la pratique: soit timidité de la part des Chirurgiens, soit pusillanimité de la part des malades, elle n'a été pratiquée que dans un petit nombre de circonstances. D'où il résulte, qu'en considérant le passé, l'on ne peut guère espérer qu'elle devienne jamais une opération courante, si l'on peut s'exprimer ainsi, telle, par exemple, que l'empyème ou le trépan.

2.° Peu de malades ont donc ressenti l'utilité de cette opération. Ses partisans outrés, feront cette utilité, considérée en elle-même, si grande qu'ils voudront, il n'en sera pas moins vrai qu'il est mort une infinité de malades attaqués d'esquinancie, pour qui cette utilité n'exista point. Si les canules d'Hippocrate n'eussent point été rejetées des arsenaux de la Chirurgie, peut-on douter qu'on n'eût sauvé, par leur secours, plusieurs de ces malheureux à qui l'on ne proposa point la bronchotomie, ou qui manquèrent de confiance en cette opération, ou de courage pour la souffrir?

3.° Dira-t-on que ce moyen est impraticable? Ma confiance au père de la Médecine est telle, je l'avoue, que quand bien même je ne concevrois pas la possibilité de l'application de ses canules, je ne laisserois pas de la croire réelle. Hippocrate n'a rien hasardé; ses moyens peuvent être imparfaits & rudes, comme l'étoit alors l'Art lui-même, mais non pas impraticables.

(p) Mémoires de l'Académie royale de Chirurgie, *tome IV, page 459.*

4.° L'exquise sensibilité des parties sur lesquelles ces tuyaux devroient porter, est sans doute, dans la spéculation, un des plus grands obstacles à leur réintégration. Mais est-il bien certain que des parties excessivement enflammées & tuméfiées, conservent la sensibilité dont elles jouissoient dans l'état sain ? est-il donc impossible ou sans exemple, que la sensibilité s'émousse par l'effet de l'inflammation ? & Cælius Arelianus, qui l'assure, s'est-il trompé *(q)!* Quand nous supposerions la sensibilité de ces organes persistante, ou même augmentée, s'est-on assuré qu'ils ne s'habitueroient pas très-promptement à la présence de ces conduits ? peut-on douter au moins que les malades ne les supportassent dans l'angine aqueuse, œdémateuse, apostémateuse..... &c ? Et s'il en est ainsi, que d'hommes ce secours n'eût-il pas conservés ? Dans certains maux de gorge épidémiques, l'instant de la suffocation & de la mort touche, pour ainsi-dire, à celui que la Nature avoit marqué, tantôt pour commencer la résolution, tantôt pour ouvrir une aphte salutaire, tantôt enfin pour rompre l'apostème ou le dépôt. Alors n'est-ce pas donner la vie, que de conserver pendant quelques instans l'exercice de la respiration ?

En lisant Hippocrate avec attention, on voit en effet que ce sont-là les circonstances où il employoit les canules, & non pas ces cas malheureux où la férocité des symptômes exige des secours plus prompts & plus puissans. C'est dans la squinancie la moins aiguë qu'elles sont profitables ; & c'est ce qu'on n'a pas vû *(r)*, faute d'avoir distingué les deux espèces d'angine établies par le divin Vieillard, & d'avoir remarqué que ce n'est pas à celle

---

(q) Siquidem quædam quæ Naturâ difficilem habuerint sensum, & propterea non facilè tactum accipiunt, morbo tentata, sensibiliora cæteris fiunt, ut plantæ cavum, quod tumore, dolidum atque omninò sensibile & attentum fiet : atque rursum, ea quæ Naturâ facilè sentiunt, difficilioris sensus passionis officiuntur causâ. Cælius Aurelianus morb. chron. lib. III, cap. IV.

(r) Mémoires de l'Académie royale de Chirurgie, *t. IV, p.* 459.

qu'on décrit qu'Hippocrate appliquoit le moyen qu'on blâme *(ſ)*.

Le précepte d'établir une libre communication entre l'atmosphère & la trachée-artère, eſt immédiatement ſuivi de cet autre : « il faut faire en ſorte que le malade crache, & que le poumon ſe dégorge ». Notre Légiſlateur auroit-il donc penſé que ſes tuyaux faciliteroient l'expectoration ? Je ne voudrois pas l'aſſurer ; mais il eſt conſtant qu'il faut un certain volume d'air, que le malade n'a point dans cette maladie, pour enlever les crachats, & que ces tuyaux ſont propres à le fournir. Si la propriété que nous leur ſoupçonnons étoit réelle, ils feroient à cet égard infiniment préférables à la ſection de la trachée, qui rend abſolument impoſſible l'expulſion, par la glotte, des matières qui gorgent le poumon, ſans que la canule placée à l'ouverture factice, puiſſe rien changer à cette impoſſibilité.

Quelques avantages que le raiſonnement faſſe entrevoir dans les canules d'Hippocrate, n'oublions pas que toutes les ſpéculations, même celles que le Mathématicien analyſe & calcule, ſont trompeuſes, & qu'on doit ſe défier des plus ſpécieuſes. Mais auſſi pourquoi la pratique réprouveroit-elle, ſans le faire paſſer au creuſet de l'expérience, un moyen que la ſpéculation approuve ? C'eſt donc à l'uſage qu'il appartient de rappeler dans l'Art, ou de laiſſer dans l'oubli, l'inſtrument qui fait le ſujet de cette longue diſcuſſion.

Sous le titre d'*ulcères des amygdales*, Arétée traite avec plus d'exactitude qu'on ne l'avoit fait avant lui, *des maux de gorge gangréneux (t)*. On ne fera qu'indiquer cet important morceau, trop long pour être tranſcrit ; mais on ne paſſera pas ſous ſilence, une particularité remarquable, bien

---

(ſ) Hippocrate, après avoir parlé de cette angine formidable contre laquelle l'Art n'a que de bien foibles reſſources, ajoute, *at ubi horum ſignorum quid abfuerit, laxiorem morbum ſignificat, quem paracynanchem vocant . . . . . fiſtulas item detrudere convenit juxta maxillas, quò ſpiritus ad pulmonem trahatur. Et faciendum uti quam citiſſmè ſpuat, & pulmo gracilis fiat. Loc. citato.*

(t) De cauſ. & ſign. acut. morb. lib. I, cap. IX.

propre à répandre du jour fur les caufes éloignées de cette terrible maladie. On lit dans Arétée qu'elle étoit très-fréquente, & comme endémique dans la baffe Égypte; elle eft très-ordinaire auffi dans la Flandre & dans la Picardie. Les eaux étoient mauvaifes en Égypte; la Flandre & la Picardie n'en ont pas de meilleures. La boiffon ordinaire des Égyptiens étoit une piquette de vin, & une autre liqueur fermentée, âcre, faite avec l'orge & l'eau, c'eft-à-dire une mauvaife bière; n'eft-ce pas là la principale boiffon des provinces dont nous parlons? Si les mêmes circonftances font accompagnées des mêmes maladies, ces circonftances ne doivent-elles pas être regardées comme caufes plus ou moins prochaines; & comme telles, ne méritent-elles pas la plus grande confidération de la part du Chirurgien, foit qu'il s'occupe à prévenir la maladie, ou qu'il travaille à la guérir?

Ce parallèle, fi exact à quelques égards, pèche fans doute du côté de la température des deux climats comparés. Mais qui nous a dit que les maux de gorge n'exerçoient pas leurs ravages en Égypte dans la faifon de l'année oppofée à celle où ils règnent en Picardie & en Flandre, ce qui feroit évanouir la difparité qu'on croit apercevoir?

Ici l'activité des moyens curatifs propofés par Arétée, répond à la véhémence de la maladie, tellement aiguë, violente & féroce, qu'il n'héfite pas à l'appeler *peftilentielle* (u). On y voit reparoître la plupart des fecours employés contre l'angine, auxquels il joint le cautère actuel & potentiel. Ces deux moyens femblent à notre Auteur, également capables de ramener à la condition de plaies fimples, les ulcères

---

(u) Le peuple Romain, prefque exterminé par ce redoutable fléau, pour l'ordinaire épidémique, perdant tout efpoir de s'en voir délivré par les fecours humains, fit un vœu à la déeffe *Angeronia*, & la calamité ceffa : *Julius Modeftus ideo facrificari huic Deæ (Angeroniæ) dicit, quod populus Romanus morbo qui angina dicitur, præmiffo voto, fit liberatus.* Macrob. Satur. lib. 1. On repréfentoit cette Déeffe la bouche liée & fcellée; fans doute pour fignifier que la maladie pour laquelle on l'invoquoit, ôte la faculté de parler & d'avaler, & que par conféquent elle fcelle la bouche à ceux qu'elle faifit.

gangréneux;

gangréneux; mais il défend l'application du premier, lorsque les ulcères occupent la partie supérieure de la bouche, dans la crainte, dit-il, de détruire le voîle du palais. Il étoit d'autant plus occupé de la conservation de cet organe *(isthmus)* & de ses dépendances, qu'il avoit vu des personnes à qui cette cloison manquoit en totalité ou en partie, ne pouvoir avaler ni liquides, ni solides, & mourir d'inanition *(x)*.

L'intention des premiers Médecins dans la pleurésie, ne se bornoit pas, comme celle de la plupart des Modernes, à résoudre dans le premier temps, à faciliter l'expectoration du pus dans le second. Ils s'occupoient au contraire pendant la maturation, à dériver au dehors le foyer du dépôt. Pour atteindre ce but, dès qu'ils croyoient avoir acquis la certitude que la pleurésie se termineroit par suppuration, ils appliquoient sur le principal siége de la douleur, des topiques gras animés par la ruë & l'aneth, des sachets remplis de millet chaud, des vessies pleines d'huile chaude, tous attractifs plus ou moins puissans; dont le choix étoit réglé par les circonstances de la maladie *(y)*. Une règle qui ne varioit jamais, c'étoit d'observer que la pesanteur de ces topiques ne s'exerçât pas si directement sur la poitrine, que l'oppression en fut augmentée. A ces secours, Arétée ajoutoit, mais vers le septième jour seulement, une large ventouse qu'il échauffoit fortement, par un feu d'étoupe huilée, afin qu'elle transmît une portion de sa chaleur à la partie qui la recevoit; il la scarifioit ensuite, & laissoit couler autant de sang qu'il en pouvoit tirer sans danger. Lorsque le malade ne craignoit pas la douleur, il répandoit sur les scarifications, du nitre & du sel marin; dans le cas contraire, il les pansoit avec des linges huilés, saupoudrés légèrement des mêmes sels. Deux

---

(x) Quibusdam & columella usque ad palati os exesa est : quin etiam tonsillæ ad basim usque & epiglottida; ac propter cicatricem devorare neque solidum quidquam, neque liquidum poterant. Sed & ipsum quod bibebat, interdum repercussum hominem fame necavit. De curat. acut. lib. I, cap. IX.

(y) Ibid. cap. X.

jours après, il réitéroit l'application de la ventoufe; & celle-ci n'entraînant que de la fanie au lieu de fang, produifoit des effets plus falutaires & plus marqués que la première.

A peine trouve-t-on quelque chofe à defirer dans le chapitre où notre Auteur traite de la fortie du fang par la bouche (z). Il y détaille, avec la plus grande exactitude, les divers fignes qui peuvent faire reconnoître la vraie fource de l'hémorragie ; entreprife d'autant plus difficile, que ces fources font plus cachées & plus multipliées. Il nous apprend en effet lui-même, que le fang peut venir de la tête, du palais, des narines, de l'arrière-bouche, de la trachée-artère, du poumon, de la plèvre, de l'eftomac, de la rate, du foie, &c.

Il diftingue trois états dans le vaiffeau d'où le fang s'échappe, *la rupture, l'érofion* & *la raréfaction.*

La rupture arrive tout-à-coup & fans que rien l'ait annoncée. Ses caufes les plus ordinaires font un coup, un effort, un fardeau trop lourd, une chute, les cris, la colère, &c.

L'érofion fuppofe la préfence d'une matière âcre; & celle-ci, les fignes qui manifeftent l'acrimonie.

La dilatation ou raréfaction a des fignes particuliers, auxquels il eft aifé de la reconnoître. Comme les parois des vaiffeaux s'étendent & s'alongent peu-à-peu, leurs mailles écartées laiffent échapper d'abord une humeur tenue & légèrement teinte en rouge; le fang pur vient enfuite. Les hémorragies des femmes mal réglées font ordinairement de cette nature.

Le pronoftic de l'hémorragie varie comme les caufes qui la produifent. En général, l'érofion eft difficile à guérir & pleine de dangers, parce qu'elle eft dès fa naiffance un véritable ulcère. La rupture n'eft qu'une plaie dont les lèvres fe touchent, & dont par conféquent la glutination eft moins difficile. Enfin la raréfaction eft la moins dangereufe de toutes; elle eft elle-même fon vrai remède.

On reconnoît, felon Arétée, le genre de vaiffeau ouvert,

(z) *De cauf. & fig. acut morb.* lib. II, cap. II.

aux qualités du fang : celui que la veine fournit eft noir, groffier, & fe coagule promptement; l'artériel eft plus jaune, plus fubtil, & prend moins de confiftance en fe figeant. L'hémorragie artérielle fait périr le malade plus promptement, & cède plus difficilement aux remèdes que la veineufe. Arétée affigne deux caufes de cette difficulté; la plus grande fluidité du fang, produite par le mouvement continuel de l'artère, & fes pulfations, qui r'ouvrent à chaque inftant la fource de l'hémorragie.

L'hygiène fournit les premiers fecours contre ce mal : tels font un air froid; un lit ferme & ftable, que de légères fecouffes n'ébranlent point; une couche dure & froide; le filence, tant de la part du malade que de celle des affiftans, &c.

Arétée place à la tête des fecours chirurgicaux, les faignées copieufes, marchant en cela fur les pas d'Hippocrate; mais il paroît parler d'après lui-même, lorfqu'il réfute l'opinion de ceux qui attribuoient des effets différens à la même quantité de fang, felon qu'elle eft tirée de telle ou telle veine du même bras. Pour bien juger de la réfutation, il faut avoir la queftion préfente; écoutons Galien *(a)*: « Dans les ma- « ladies des yeux, l'ouverture de la veine appelée *céphalique*, « ou du rameau qui naît de celle-ci, faite au pli du bras, « eft d'une utilité prompte & manifefte; tandis qu'au contraire « dans les maladies de la plèvre, du poumon, du diaphragme, « de la rate, du foie, de l'eftomac, il faut ouvrir la veine qui « fe porte de l'aiffelle au même pli du bras, & fur-tout celle « qui rampe à fa partie la plus interne. Si l'on ne peut pas « ouvrir cette dernière, on prend un rameau qu'elle envoie « au même endroit. La veine dont il s'agit naît de la cépha- « lique. Il y en a trois en effet qu'on peut ouvrir à l'articu- « lation du bras avec l'avant-bras, une interne, une externe « & une moyenne. Il eft avantageux de faigner à l'interne, « quand la maladie eft au-deffous du cou, à l'externe quand «

(a) De curat. morb. per fang. miffionem.

» elle est au-dessus.... Comme ces veines ne sont pas toujours
» également saillantes, lorsqu'on a de la peine à trouver la
» branche affectée particulièrement à la partie souffrante, il faut
» ouvrir un de ses rameaux, & donner la préférence à celui
» qui part immédiatement du tronc. Si ces veines ne sont pas
» sensibles au pli du bras, rien n'empêche d'ouvrir les rameaux
» répandus sur l'avant-bras, ayant toujours égard dans leur
» choix aux parties affectées; car les bons effets de ce choix
» sont quelquefois si marqués, qu'ils excitent l'admiration du
malade & celle des assistans ». Voilà l'opinion de Galien.

Arétée veut au contraire qu'on préfère toujours la basilique aux autres veines du bras, parce qu'elle est plus aisée à saisir & qu'elle se maintient mieux en état de fournir une seconde fois du sang par la même ouverture, si l'on veut réitérer la saignée. Relativement à l'effet de l'évacuation, il juge indifférent de tirer du sang par la basilique, par la céphalique ou par quelqu'une de leurs divisions, attendu que partant du même tronc, elles sont les unes & les autres la route commune du sang, qui se porte de l'estomac ou du foie, au membre où l'on fait l'incision. Ceux, ajoute-t-il, qui ont établi des rapports particuliers entre une de ces veines & un viscère quelconque, n'ont pas fait une attention suffisante à cette filiation. Quelques Praticiens, continue Arétée, ouvrent dans les maladies de la rate, la veine qui rampe entre le petit doigt & l'annulaire. Mais ce rameau n'est-il pas aussi une division de la basilique? & pourquoi l'ouvriroit-on plutôt vers les doigts qu'au pli du bras, puisqu'elle est plus ample dans ce dernier endroit, & par conséquent plus favorable à l'écoulement du sang?

Le mérite d'Arétée relativement à la saignée, ne se borne pas à la juste appréciation de ses effets, il a de plus celui d'avoir le premier déterminé la quantité de sang qu'on doit tirer dans les saignées ordinaires, quantité qu'il fixe à une hémine *(b)* ou un peu plus.

(b) De curat. diut. morb. lib. I, cap. 2. L'hémine étoit une mesure commune à différens peuples; mais sa capacité n'étoit pas par-tout la

Les autres moyens indiqués par Arétée contre les hémorragies n'ont rien qui lui foit propre, fi ce n'eft la précifion de leur choix, précifion qu'on chercheroit en vain dans les Écrits antérieurs. En général, voici les indications des diverfes hémorragies. Dans la raréfaction, c'eft-à-dire, l'hémorragie où le fang s'échappe à travers les membranes des veines (car il eft à propos d'obferver que, fuivant Arétée, les veines fe laiffent pénétrer par le fang, comme un pot non-vernissé par l'eau qu'il contient), il fuffit d'aftreindre. Il faut aftreindre auffi dans la rupture, mais avec des remèdes plus puiffans, pour que les lèvres de la plaie fe rapprochent & fe réuniffent. Dans l'érofion enfin, fi les remèdes mentionnés ne fuffifent point, on doit s'occuper à refroidir, à figer le fang; car c'eft par la diminution de fon mouvement & fa coagulation qu'il s'arrête.

La longue fuite de fiècles écoulés depuis Arétée, n'a rien ajouté d'important à fa doctrine fur les dépôts purulens de la poitrine & de l'abdomen *(c)*. Il connoiffoit déjà le tranfport dans la cavité de la poitrine, du pus formé fous le diaphragme, & fa réjection par la bouche; phénomène qu'on ignora long-temps après lui, & dont la connoiffance eft d'autant plus effentielle, qu'une opération chirurgicale eft fouvent le feul moyen de guérifon, elle feule pouvant procurer l'entière évacuation du pus & la déterfion de l'ulcère. Il n'ignoroit pas que ces dépôts affectent quelquefois d'autres iffues, qu'ils peuvent fe vider par les reins, & même par la matrice. A cette occafion, Arétée donne une preuve très-frappante de fon habileté, de fa hardieffe & de fon expérience en chirurgie. « J'ouvris, dit-il, un abcès du colon, du côté droit,

---

même. Pour déterminer la valeur de l'hémine dont fe fervoit Arétée, il faudroit préalablement favoir quelle elle étoit ; car il peut également avoir entendu l'hémine attique, l'italique, celle d'Éphèfe ou d'Alexandrie,&c. Au refte l'hémine attique, dont fe fervoit vraifemblablement la Cappadoce, comme colonie des Athéniens, contenoit neuf onces, ce qui n'empêche pas qu'on n'ait quelquefois employé ce mot pour défigner la livre médicinale ou douze onces. *Vid. Galen. lib. IV, de fanitate tuenda.*

(c) De fignis & cauf. morb. diut. cap. IX.

» près du foie ; il fortit beaucoup de pus par l'ouverture ; il en
» paſſa beaucoup auſſi, durant pluſieurs jours, par les reins &
par la veſſie, & le malade fut guéri. » Dans un cas ſemblable,
Hildan fut moins hardi, & la malade mourut *(d)*.

Le *chordapſe*, ſelon Dioclès de Cariſte, inventeur de cette
dénomination, eſt une maladie propre aux inteſtins grêles;
on l'appelle *iléon*, quand elle a ſon ſiége dans les gros *(e)*.
Ces dénominations ne conſervèrent pas long-temps leur
ſignification ſtricte ; car du temps même de Celſe *(f)*, on
appeloit déjà *iléon* le *volvulus* des inteſtins grêles, & *colique*,
celui que Dioclès nommoit *iléon*. Après avoir rétabli ces mots
dans leur ancienne valeur, Arétée parcourt avec beaucoup
d'exactitude, les cauſes des maladies qu'ils déſignent, parmi
leſquelles la chute & le ſéjour de l'inteſtin rempli de matières
fécales dans le ſcrotum, eſt une des plus fréquentes. Il avoit
obſervé, ce qui ne ſe vérifie pas dans nos contrées, que cet
accident étoit très-familier aux enfans, & très-rare, mais
plus dangereux, chez les vieillards. Quant à l'évènement, la
plupart de ces malades périſſent très-promptement ; chez les
autres, l'inteſtin ſuppure, tombe en gangrène & en colliquation, & ils finiſſent ainſi. Les temps poſtérieurs ont fait
connoître deux reſſources, dont notre Auteur ne parle point,
employées par la Nature pour conſerver la vie, malgré la
pourriture de l'inteſtin, l'aggutination & l'anus artificiel.

La ſaignée portée juſqu'à la ſyncope eſt le ſecours le plus
puiſſant contre le *volvulus* inflammatoire *(g)* ; elle ſeroit nui-
ſible à celui qui ne l'eſt point. Dans le dernier cas, on n'avoit
rien trouvé de plus efficace, que de couvrir preſque tout
l'abdomen, & les régions iliaques & lombaires de ventouſes
médiocrement échauffées.

En parlant de la colique *(h)*, Arétée remarque une parti-

(d) Cent. 2, *obſerv.* 74.

*(e) Quod ſi ad tormina compreſſio
& remollitio inteſtinorum acceſſerit,
id vero jam chordapſus eſt.* Aret. de
cauſ. & ſig. acut. lib. II, cap. VI.

(f) Lib. VI, cap. XIII.

(g) De curat. morb. acut. lib. II,
cap. V.

(h) De cauſ. & ſig. diut. lib. II,
cap. VIII.

cularité qu'on ne doit pas omettre; car les erreurs où nos pères sont tombés deviendront les nôtres, si nous ne profitons de leurs méprises : les vents distendant douloureusement le colon, excitent par sympathie des douleurs dans les reins & la vessie, & suppriment les urines. Un phénomène plus étonnant encore, continue Arétée, c'est que la douleur se porte jusque dans les cordons spermatiques & les testicules. A cette occasion, il nous apprend que des Médecins de son temps, transportant, par une méprise fatale, le siége primitif de la maladie, des intestins aux testicules, extirpoient ceux-ci pour attaquer l'autre dans sa source. L'histoire fournit-elle un autre exemple d'une erreur de cette conséquence!

Dans les maladies aiguës du foie, il applique une large ventouse *(i)*, qui couvre tout l'hypocondre, & la scarifie profondément, afin que le sang coule en abondance. Il nous avertit néanmoins que plusieurs Chirurgiens préféroient à la ventouse scarifiée, la succion des sangsues, aidée de la ventouse sèche; attendu que les plaies de ces insectes sont plus profondes que n'avoient accoutumé de l'être les scarifications des Anciens. Si l'inflammation ne se résolvant point, passe à la suppuration, on favorise cette terminaison par les moyens d'usage.

Les signes qui caractérisent l'abcès, sont décrits ici avec une exactitude qu'on chercheroit en vain dans la plupart des Écrits modernes. Arétée met à leur tête la douleur aiguë qui, partant de la tumeur, s'étend jusqu'à la clavicule : le tiraillement que le foie exerce sur la plèvre, à raison de ses connexions, lui sert à rendre raison de ce phénomène. A ce signe, si utile à connoître & néanmoins si peu connu, se joignent une chaleur âcre, avec des horripilations; une toux sèche & rare. La couleur des malades est herbacée; si elle devient jaune, ils tombent dans l'ictère; des images phantastiques troublent leur sommeil; enfin ils ont des disparates, mais elles sont de courte durée.

―――――――――

(i) De curat. morb. acut. lib. II, cap. VI.

Quoique la tumeur du foie se fasse sentir quelquefois sous la mamelle, c'est ordinairement sous les fausses-côtes qu'elle se manifeste. Lorsqu'on applique la main sur l'hypocondre, on cause de la douleur, & la tumeur fait saillie au-dessous de la dernière côte, où elle se termine & se circonscrit; ce qui n'arriveroit pas, si elle appartenoit au péritoine *(k)*. Selon Arétée, c'est faute de connoître le dernier signe, que quelques Praticiens ont confondu la tumeur du péritoine avec celle du foie. On peut confondre encore avec la tumeur inflammatoire du péritoine, celle que formeroit la rate en s'étendant transversalement & allant gagner le foie *(l)*. Si l'abcès occupe la face interne du foie, on ne doit attendre la guérison que de la Nature; mais s'il est situé vers sa face externe, on peut tout espérer de l'ouverture du dépôt, faite par le cautère actuel, comme le conseille Thémison *(m)*. Arétée proscrit l'instrument tranchant, comme pouvant occasionner l'hémorragie: on diroit même, à la manière dont il parle de l'incision, que la crainte qu'il témoigne est fondée sur l'expérience *(n)*. L'ustion en effet, semble préférable à l'incision dans bien des circonstances; car en même temps qu'elle rassure sur le danger de l'hémorragie, elle produit des adhérences qui s'opposeront utilement à l'épanchement du pus dans la capacité de l'abdomen.

De quelque manière qu'on ouvre ce dépôt, il reste un ulcère très-sujet à la résorbtion; accident qui n'est jamais plus dangereux que lorsque la matière resorbée se jette sur l'estomac. On connoîtra que le pus affecte ce viscère par les nausées, le dégoût, le vomissement bilieux & pituiteux, les syncopes, le vertige, accidens qui persistent jusqu'à ce que le malade commence à rejeter le pus par la bouche. On est

---

(k) Galien prétend au contraire, quelque part, que les tumeurs des parois abdominales peuvent se circonscrire, & nous avertit que, faute d'avoir cru cette circonscription possible, des ignorans ont pris la tumeur des parois pour une inflammation du foie.

(l) De causis & signis diut. lib. I, cap. XIV.

(m) Cælius Aurelianus, *morb. chr. lib. III, cap. IV.*

(n) De sig. & cauf. diut. lib. I, cap. XIII.

averti

averti que le pus prend la voie des intestins, par les tranchées, les déjections liquides, pituiteuses & bilieuses, qui bientôt deviennent sanguinolentes ou semblables à de la lavure de chairs. Le passage du pus par les reins est annoncé par une pesanteur dans la région lombaire. Dans cette circonstance, les urines sont d'abord bilieuses, ensuite troubles & sans sédiment, enfin elles forment un dépôt blanc.

Arétée compte quatre espèces d'hydropisie : la tympanite, l'ascite, la leucophlegmatique & l'anasarque *(o)*. La tympanite est avec ou sans ascite. Quelquefois la distension de l'abdomen est dûe à l'eau & à l'air, tout ensemble; quelquefois aussi la tympanite disparoît entièrement, & l'ascite prend sa place. Il est une espèce d'ascite produite par une ample boisson d'eau glacée. Celle-ci se forme promptement, & disparoît de même. Elle naît des vapeurs transpirables que le froid condense, réduit en gouttes, & fixe dans une cavité. Quant aux autres espèces qui supposent la perversion de la machine entière, tous les moyens lui paroissent insuffisans pour les guérir, & la raison de cette insuffisance, *c'est qu'on ne peut opérer la guérison qu'en donnant au malade un corps neuf; ce qui, par Jupiter, n'est pas possible, même aux Dieux (p).*

Outre les hydropisies générales, Arétée en reconnoît de particulières, l'hydrocéphale & l'hydropisie des poumons. Il se forme d'abord dans les poumons des tumeurs aqueuses qui, venant à se rompre, versent l'humeur qu'elles contiennent dans la cavité de la poitrine. Hippocrate *(q)* confirme cette étiologie par l'exemple des bœufs, des chiens, des cochons, sur les poumons desquels on trouve, dit-il, de pareilles

---

(o) De causis & signis diutur. lib. II, cap. I.

(p) Ovide avoit une plus grande idée du pouvoir des Dieux que le Médecin de Cappadoce, car il a dit :

.... *Immensa est, finemque potentia cœli Non habet, & quicquid superi voluere, peractum est.*
Lib. VIII, Métamorph.

(q) De internis affectibus.

tumeurs ou hydatides; d'où le père de la Médecine conclut, par analogie, qu'elles peuvent exister également dans l'homme. Arétée met au troisième rang l'hydropisie du foie. Il ne faut pas confondre, contre l'intention du médecin de Cappadoce, l'hydropisie particulière de ce viscère, avec celle dont il n'est que la source, & qui a son siége dans toute la cavité de l'abdomen : celle dont il est ici question est contenue en des cellules particulières, cachées elles-mêmes dans la propre substance du foie. Rhases *(r)* vit ces poches dans les brutes, & Fernel donna la théorie de leur formation *(s)*. Mais Galien, & peut-être Hippocrate lui-même *(t)*, avoient vu dans l'homme ces vésicules occuper la membrane qui revêt extérieurement le foie; & de leur rupture, résulter l'ascite *(u)*.

Enfin l'hydropisie de la rate ne diffère de celle du foie que par son siége. L'hydropisie de la matrice est de deux espèces : dans l'une, l'eau ou l'air sont contenus dans sa cavité ; dans l'autre, l'eau est répandue dans sa propre substance ; celle-ci est toujours compliquée d'hydropisie générale. Une dernière espèce d'hydropisie dont les Auteurs n'ont rien dit, non-seulement avant Arétée, mais même long-temps après lui, c'est l'hydropisie enkystée, à plusieurs loges, ou l'hydropisie hydatique. Elle consiste en un assemblage de petites vésicules pleines d'eau, répandues dans la capacité de l'abdomen : « une » preuve, dit Arétée, que l'eau est renfermée dans des kystes » distincts, c'est que si vous faites la ponction, il n'en sortira » que peu de liquide; & que si vous replongez l'instrument dans un autre endroit, vous en tirerez encore.... » Notre

(r) Lib. VII, contin.

(s) Quod si sola visceris substantia diffinditur, ambiens autem ac cingens membrana integra manet, aqua non excidit : sed vesiculæ aquâ plenæ ὑδατίδες, græcis dictæ, emergunt, quibus sæpe pecudum bounque jugulatorum jecur scatere deprehensum est. Pathol, lib. VI, cap. VIII.

(t) Aptissimum est hepar, vesicas quasdam aquâ plenas, hydatidas græcis appellatas, in ea, quæ ipsum ambit exteriùs membrana generare.... Galien, in aphor. Hipp. Comment. VII, aph. 55.

(u) Quibus hepar aquâ plenum in omentum erupit, iis venter aquâ repletur, & moriuntur. Ibid.

Auteur rapporte, mais fur la foi d'autrui, que de pareilles vessies ont été rendues quelquefois par l'anus ; & il ajoute que, comme il ne conçoit pas la possibilité du fait, il n'en affirme pas la réalité *(x)*. Peut-être n'a-t-il manqué qu'une plus longue vie à la femme chez qui l'on trouva l'estomac & les intestins pleins d'hydatides, pour établir cette possibilité, encore aujourd'hui problématique *(y)*.

Ce qu'il dit des ulcères des intestins, suppose des ouvertures répétées de cadavres, & l'œil d'un Observateur exact. On juge du siège que ces ulcères occupent, par les diverses qualités des déjections fournies par la dyssenterie, accident qui est un de leurs effets les plus constans. Les ulcères profonds des gros intestins, se reconnoissent aux déjections sanguinolentes, visqueuses, pituiteuses, charnues, filamenteuses, à la sortie de quelques débris, & même de portions considérables de l'intestin *(z)*. Le *cæcum* en particulier fournit des exfoliations très-étendues & fort rouges. Quelquefois aussi l'on voit sortir des lambeaux semblables à l'intestin, lambeaux que des ignorans ont pris pour l'intestin lui-même; mais ce n'est que la membrane interne qui sort, tandis que l'externe devient charnue & se consolide *(a)*. Quand on voit Arétée parler avec cette précision & cette assurance d'un phénomène rare, conçoit-on qu'il ait vécu dans un temps où l'ouverture des

---

(x) Le savant Commentateur d'Arétée tombe ici dans une méprise considérable, en faisant porter le doute d'Arétée sur l'existence des hydropisies hydatiques ; tandis qu'il ne regarde que leur sortie par l'anus. L'illustre Morgagni, à qui rien n'échappe, avoit aperçu & relevé avant nous l'erreur du Médecin françois. *De cauf. & sed. morb. epist. 48, n.° 45.*

(y) Acta erud. Lipf. ann. *1713.* Menf. jul.

(z) De cauf. & sign. diutur. lib. II, cap. IX. *Quin etiam integræ intestinorum partes commixtæ sunt....*

(a) Nonnunquam carnosum quiddam in pluribus non discretum, instar sani intestini dejicitur : & ignaris suspicionem præbuit intestini. At negotium ita se habet : intestinorum tunicæ, perinde ac ventriculi geminæ sunt, & altera alteri, superinjecta est. Igitur cum harum connexio dissolvitur, interior tunica secundùm longitudinem abscissens foras egreditur, exterior sola intus remanet & carnosa efficitur, & cicatrice solidatur : sanescuntque homines, & vivunt ; id vero inferius intestinum solùm patitur. In causâ est tunicarum carnosâ substantia. Idem, ibid.

cadavres étoit défendue ou négligée, & n'est-on pas étonné qu'il ait fallu quatorze ou quinze siècles pour amener les Observateurs à croire que ces déjections intestinales ne sont pas des concrétions inorganiques & pituiteuses ? Telle a pourtant été l'opinion générale jusqu'au seizième siècle *(b)*.

La rétention d'urine, ses causes, ses phénomènes, sont beaucoup mieux exposés ici que dans les écrits de Celse, le plus exact des Médecins qui précédèrent Arétée. La pression que la vessie, distendue outre-mesure par les urines, exerce sur la matrice, le colon & le *rectum*, n'échappa point à son exactitude *(c)*. Il connut la rétention occasionnée par la cohibition volontaire & longue des urines, & l'attribua, comme on le fait encore aujourd'hui, à la paralysie de la vessie. Dans les rétentions, quelles qu'en soient les causes, les urines ne s'accumulent pas seulement dans la vessie, mais encore dans les reins & les uretères. L'abdomen se tuméfie & devient douloureux; la vessie fait saillie au dehors; le malade sue, & sa sueur est jaune; il vomit d'abord de la pituite, de la bile ensuite; le froid s'empare de tout son corps, & principalement des pieds. Si la maladie augmente, la fièvre augmente aussi, & le hoquet s'y joint; le pouls devient irrégulier, petit & fréquent; le visage s'enflamme, une soif ardente se fait sentir, l'esprit chancèle & les convulsions surviennent. Enfin quelquefois la vessie s'enflamme; & l'inflammation éteignant la chaleur *propre* de ce viscère, il tombe en gangrène.

La rétention d'urine est plus fréquente & plus dangereuse dans le printemps & l'automne, qu'aux autres saisons de l'année; elle est aussi plus familière & plus pernicieuse aux hommes faits & aux vieillards, qu'aux enfans. Voilà une légère idée des maladies aiguës des voies urinaires; passons aux chroniques.

Tous les calculs se forment dans les bassinets des reins:

───────────────

(b) Vid. Morgagni, *de causs. & sed. morb. epist.* 31.
(c) De causs. & sig. acut. lib. II, cap. x.

ils en prennent la forme & le volume; & comme la capacité de ceux-ci répond au calibre des uretères, les calculs les parcourent pour se rendre dans la vessie *(d)*. Mais lorsqu'il n'y a qu'un calcul, il s'accroît quelquefois à tel point, qu'il ne peut suivre la même route, ni arriver au même but. Lorsque ce dernier accident arrive aux deux reins, les urines se suppriment, & le malade périt très-promptement, sans qu'on puisse beaucoup compter sur l'efficacité de la ventouse & du bain d'huile, moyens qu'Arétée propose de manière à ôter presque l'envie de les tenter. Les phénomènes qui annoncent la présence du calcul dans les reins, sont 1.° une douleur qui, partant de la région lombaire, s'étend quelquefois jusqu'à la sixième ou septième côte, douleur qu'on prit plus d'une fois à l'époque d'Arétée, comme dans les temps antérieurs, pour la douleur de côté vraie ou pleurétique. 2.° La stupeur & la gêne vers les hanches. 3.° La difficulté de s'incliner. 4.° Une fièvre ardente, & presque tous les accidens de la rétention.

Une autre maladie chronique des reins, non moins funeste, c'est le pissement de sang. Il est quelquefois périodique comme le flux hémorroïdal, avec lequel il a de commun ses avantages apparens & ses maux réels. Notre Auteur semble assigner deux sources bien distinctes au sang qui vient des reins; la diapédèse & la rupture. La dernière est la plus abondante; le sang coule sans mélange, & venant à se figer, forme des grumeaux qui causent ensuite des rétentions d'urine atroces. De quelque source que le sang s'échappe, le pissement de sang tue à la longue, à peu-près de la même manière que le calcul. La vessie ramasse une certaine quantité de ce fluide jaunâtre & dissous, l'épaissit & la coagule. Ainsi prend naissance le grumeau qui produit l'ischurie, laquelle cause à son tour, comme on l'a déjà dit, une douleur aiguë, l'ardeur âcre de tout le corps, la sécheresse de la langue, & finalement la mort.

(d) De causf. & sig. morb. chron. lib. II, cap. III.

A la rupture des vaisseaux du rein, succède un ulcère de longue & difficile guérison. Il se manifeste par des membranes légères, rougeâtres, semblables à des toiles d'araignée qui voltigent dans les urines, ou par du pus blanc rendu par l'urètre, tantôt pur, & tantôt délayé dans l'urine.

Comme il n'est pas moins impossible de fondre le calcul que d'en empêcher la formation *(e)*, quelquefois il arrive que la pierre retenue dans le rein, l'irrite, l'enflamme & produit un abcès. On retrouve ici le conseil donné par Hippocrate d'inciser cet abcès *(f)*; mais on y voit de plus la difficulté de cicatriser la plaie à cause du passage continuel des urines. Hippocrate ne parle pas de cette difficulté; ce qui pourroit faire douter qu'il ait pratiqué lui-même, ou vu pratiquer par d'autres, l'opération qu'il prescrit. Arétée tâcha de surmonter cet obstacle, en employant les mêmes moyens dont on se sert encore aujourd'hui, quoiqu'on leur reconnoisse le défaut essentiel d'augmenter la fistule, quand ils ne la ferment point; je veux dire les cathérétiques, & s'ils ne réussissoient point, le cautère actuel.

Il est fâcheux qu'en parlant de la curation des maladies aiguës des reins & de la vessie *(g)*, Arétée perde sa précision & sa clarté de style ordinaires. S'il se fût expliqué plus clairement, peut-être trouverions-nous dans ses Écrits, des traces d'une opération qui passera pour impraticable, ou tout au moins pour téméraire, tant que l'expérience n'aura pas calmé les justes alarmes de la raison. Après avoir dit qu'ainsi que la vessie, les reins peuvent être affectés d'inflammation, d'ulcère, de calcul & de grumeaux de sang; après avoir observé que c'est sur-tout dans les reins que ces maladies sont atroces & mortelles, il ajoute tout de suite, qu'*il faut, sans perdre de temps, inciser cette partie lâche du ventre que les Grecs appellent* cénéones *(h)*, *c'est-à-dire les flancs*.

(e) De cauf. & fig. morb. chron. lib. II, cap. III.

(f) Tome I, page 228.

(g) De curat. morb. acut. lib. II, cap. IX.

(h) Κενεῶνα est le même mot que

Quelle étoit la forme, la profondeur, le lieu, l'objet, &c. de cette opération ? Nous l'ignorons absolument ; & par malheur les lumières des temps postérieurs, n'ont point percé cette impénétrable obscurité. Quant aux conjectures qu'on pourroit hasarder, les plus simples seroient sans doute, de supposer qu'on alloit chercher la cause du mal dans les reins ou les uretères ! Mais comment leur accorder quelque vraisemblance, lorsqu'on réfléchit que l'opération qu'on cherche à deviner n'est pas proposée ici comme un simple projet d'opération non encore revêtu du sceau de l'expérience, comme une tentative hardie, pleine de difficultés & de dangers, & qu'au contraire on fait un précepte absolu de la pratiquer, sans rien dire ni de ses avantages, ni de ses inconvéniens? Un Anatomiste aussi exact, un Praticien aussi sage qu'Arétée, pouvoit-il se flatter qu'on adopteroit, sur sa parole & sans examen, une opération que les siècles postérieurs ont jugée impraticable, après les plus longues & les plus savantes discussions?

L'autorité de notre Auteur est d'un tout autre poids, lorsqu'il déclare « qu'il n'y a point de maladie légère parmi

κενεώνας ; & ce dernier, dans Hippocrate, selon Foësius (Œcon. Hipp.) designe, totam illam alvi inanitatem quæ a costis ad ilii ossa subtenditur. Vid. II Comment. Galen. in Prognostic. Celse (lib. II, cap. VII) confirme cette interprétation, traduisant l'ἀπὸ τῶν κενεώνων, d'où Hippocrate dit qu'une espèce d'hydropisie tire sa source, de la manière suivante : ubi pedes tument, & longæ dejectiones fiunt, aut dolor in imo ventre & coxis est, aqua inter cutem inflat; sed hoc morbi genus ab ilibus oriri solet. Les notes variorum qui accompagnent le texte, avertissent que Celse emploie le mot coxas pro lumbis, & celui d'ilia, qui répond à κενεῶνα, pro lumborum partibus mollioribus.

Et vesicæ acuta vitia renalibus similia proveniunt, phlegmone, & ulcera, & lapides, & grumorum obstructiones, a quibus urinæ suppressio & stillicidium exoritur, sed in hoc membro acutior dolor est, interitusque celerrimus : vesica enim nervus latus est. At renes veluti concrementum sanguinis jecoris speciem habent : in quibus & gravissimi, & maxime miserabiles morbi incidunt ; unde mors cum maximis cruciatibus miseris mortalibus ingruit.

Protinus igitur ventris ea pars laxa, quam ceneona græci vocant, secanda est ; multoque oleo cum ruta, & aceto vesica est irriganda. Si concretus sanguis doloris, impeditæque urinæ auctor sit ; oximel bibere debet ; aut calcis parum cum mulsa quo grumi dissolvantur ; deinde quæ urinam movent, & herbæ & semina exhibenda. Aret. de curat. morb. acut. lib. II, cap. IX.

» celles de la vessie : les aiguës tuent par l'inflammation, par
» les opérations qu'elles nécessitent, par les convulsions ou par
» les fièvres qu'elles excitent ; tandis que les chroniques, l'ulcère,
» l'abcès, la paralysie & le calcul volumineux, sont au-dessus
des efforts de l'Art *(i)*. » Arétée insiste particulièrement sur la
preuve de son assertion en ce qui concerne le calcul très-
volumineux, & prétend qu'il n'est pas moins impossible de
le dissoudre par les agens physiques, que de l'extraire sans le
plus grand risque. Selon lui, l'extraction de ce calcul, suppose la division du corps de la vessie ; & la lésion du corps
de ce viscère, fait périr le malade, le même jour, ou peu
de jours après, consumé par les convulsions & par la fièvre.
Le calcul moins considérable, peut être extrait ; mais encore
ici le corps de la vessie est blessé. Les malades courent de
très-grands risques ; & s'ils en réchappent, il leur reste presque
toujours une fistule. Les calculs plus petits sont ordinairement
extraits sans inconvénient.

Si le calcul est adhérent à la vessie, il ne donne guère
d'autre indice de sa présence que la fièvre lente. Cependant
il est à remarquer que, quoique pour l'ordinaire les malades
rendent les urines assez facilement, ils ne sont pas entièrement exempts de douleurs. D'ailleurs il n'est pas rare qu'ils
éprouvent quelque difficulté d'uriner, tandis qu'un poids
incommode les avertit que, comme Sisyphe, ils roulent leur
rocher.

On reconnoît l'existence de tous les calculs, au sédiment
terreux des urines, ainsi qu'à la fréquente érection du membre
viril ; phénomène singulier, que notre Auteur envisage comme
la cause qui fait qu'en urinant, les malades saisissent la verge
& la tirent en devant, comme s'ils alloient emporter le calcul
avec la vessie. Les efforts réitérés pour expulser l'urine,
poussent & chassent le *rectum* au dehors, à cause de ses
connexions avec la vessie. En effet, les rapports ou liaisons
entre ces deux viscères, sont, selon lui, tellement marqués

(i) De curat. morb. acut. lib. II, cap. IX.

que, si l'intestin est enflammé, les urines ne coulent point; & réciproquement que, si la vessie est irritée, les gros excrémens sont retenus, quoique toute déjection de matières fécales ne soit pas supprimée.

Selon Arétée, la plaie de la vessie donne ordinairement la mort; car quoique l'ulcère qui lui succède ne soit pas prochainement mortel, néanmoins l'inflammation & la fièvre qui l'accompagnent, le rendent incurable. Ce viscère est très-mince; il est tout nerveux ou membraneux, ce qui ne lui permet, ni de réparer ses pertes de substance, ni de consommer l'œuvre de la cicatrisation. A ces premiers obstacles, se joint l'urine âcre & bilieuse, qui baigne & irrite l'ulcère, & qui n'est pas moins contraire à sa guérison, que le mouvement alternatif de dilatation & de constriction du viscère ulcéré.

Les ulcères de la vessie sont de deux espèces: on répute benins ceux qui fournissent un pus épais, blanc & sans mauvaise odeur; mais ceux dont les émanations rendent les urines bourbeuses, mucides, puantes, sont malins, rongeans, & donnent promptement la mort. Il arrive même à ces malades une particularité non-moins malheureuse que remarquable: tout, même les contraires, leur est préjudiciable; la réplétion & l'inanition, le repos & l'exercice, le bain & son omission, la privation d'alimens & leur usage, les doux & les aigres; en un mot, dans les autres maladies, ce qui nuit aux uns, réussit aux autres; ici, l'on a la fatale certitude de ne rien employer qui ne soit ou inutile ou pernicieux.

La matrice sort hors de la vulve, lorsque la foiblesse de ses ligamens lui permet de céder aux causes qui la chassent, & ces causes sont l'avortement *(k)*, les secousses *(l)*, & l'ac-

---

(k) Non nunquam integra vulva de suâ sede egreditur, & mulieris seminibus insidet, incredibilis calamitas. Sed neque inspectabilis est uterus..... plerumque sanè hujus exitus mortem affert, accidit enim ex abortu, & magnis concussionibus, & violento partu, At si non interficit, diu hæ vitam producunt, non visibilia videntes, extra alentes uterum atque foventes.... De fig. & cauf. diut. lib. II, cap. XI.

(l) Arétée entend sans doute par secousses, ces agitations, ces mouvemens violens qu'on faisoit éprouver à la femme enceinte pour hâter l'accouchement.

couchement violent. Les Commentateurs d'Arétée, & M. de Haller lui-même *(m)*, n'ont vu dans ce paſſage que ce qu'on trouve déjà dans Hippocrate & Celſe, c'eſt-à-dire, la chute de la matrice; mais n'eſt-ce pas plutôt du renverſement de ce viſcère que notre Auteur entend parler? pluſieurs raiſons ſemblent porter à le croire ainſi. Premièrement, il dit *que cette maladie tue le plus ſouvent;* & ce pronoſtic ne ſauroit convenir à la chute, qui, comme on ſait, eſt rarement mortelle. En ſecond lieu, notre Auteur auroit tronqué l'énumération des cauſes qui produiſent cet accident, s'il avoit eu la chute de la matrice en vue, tandis que cette énumération eſt complète, s'il a voulu parler du renverſement.

L'opinion du renverſement ſemble ſe fortifier par le ſilence d'Arétée ſur les moyens curatifs. Il en reſte très-peu en effet après les premiers inſtans, & ces premiers inſtans étoient ſouvent perdus par l'ignorance des Sages-femmes, dans les mains de qui l'art des Accouchemens étoit alors.

Ne ſeroit-ce pas auſſi du renverſement de la matrice que doit s'entendre le paſſage de Celſe *(n)*, où eſt décrite une maladie nouvelle, ou du moins inconnue aux premiers Médecins de Rome? Tous les Commentateurs & Scholiaſtes de ce célèbre Écrivain, ont gliſſé ſur la difficulté : elle n'exiſteroit plus, ſans doute, ſi un Morgagni eût eſſayé de la réſoudre; mais ou il ne l'a pas aperçue, ou il l'a jugée de trop petite importance pour mériter ſon attention.

Revenons à l'Auteur que nous analyſons. S'il falloit des connoiſſances anatomiques exactes, peu communes dans le

---

(m) Voyez la Table de l'édition qu'il a donnée de cet Auteur.

(n) Rariùs, ſed aliquandò morbus quoque ipſe novus eſt, quem non incidere, manifeſtè falſum; cùm ætate noſtrâ quædam, ex naturalibus partibus, carne prolapſâ & arente (quelques Scholiaſtes veulent qu'on liſe *hærente*), *intra paucas horas expiraverit; ſic ut nobiliſſimi Medici neque genus mali, neque remedium invenerint. Quos ideo nihil tentaſſe judico, quia nemo in ſplendida perſona periclitari conjecturâ ſuâ voluerit; ne occidiſſe, niſi ſervaſſet, videretur.* A. Cornel. Celſus, de Medicina, lib. I, in præfat.

siècle d'Arétée, pour parler auffi-bien qu'il l'a fait du renverfement de la matrice, en falloit-il de moindres pour reconnoître & pour bien apprécier cette membrane interne de l'uterus, qui, dans l'inflammation de ce vifcère, dans l'avortement & l'accouchement violent, fe fépare & fort, entraînée par fon adhéfion avec les membranes de l'enfant, adhéfion tellement intime, que fi l'on arrache le placenta, cette membrane vient avec lui *(o)*.

Il eft à propos de remarquer ici, pour réunir deux chofes également inattendues & frappantes, que non-feulement Galien femble avoir connu cette enveloppe, mais encore qu'on pourroit croire qu'il s'eft propofé d'en expliquer l'origine & la formation, lorfqu'en décrivant les merveilles que la fécondation opère dans la matrice, il dit « que l'humeur deftinée à lubréfier les afpérités de fa face interne, s'épaiffit « & devient une membrane légère *(p)* ». Si la févérité de l'hiftoire ne permet pas de laiffer dans l'obfcurité les premiers germes offerts par les monumens anciens, de la membrane décidue *(membrana decidua)* de M. le docteur Hunter, l'équité de cette même hiftoire ne permet pas non plus de diffimuler, qu'il eft peut-être plus difficile d'apercevoir la décidue dans la defcription d'Arétée, que de la découvrir fur le cadavre avant que d'en avoir foupçonné l'exiftence; & le célèbre Anatomifte n'ayant point rappelé le paffage du médecin de Cappadoce en annonçant fa découverte, on ne fauroit douter qu'il ne la doive toute entière à la fagacité rare qui répand tant d'intérêt & d'utilité

(o) *Videtur autem nonnunquam duplicitas uteri, interiùs fuccingens tunica quandò a contigua divellitur. Geminæ namque membranæ tantùm funt differentes a tunica, hæc verò abfcedit, & fluxione, & abortu, & violento partu, quandò ipfa fecundis inhærefcit. Nam cum ipfæ vi extrahuntur, fimul & uteri tunica extrahitur: verùm nifi pereat mulier, revertens eadem tunica utero ad amuffim connectitur, aut paulum extra prominet : contegit autem feminibus mulier.* De cauf. & fig. diutur. cap. XI.

(p) . . . . Qui verò humor matricis afperitates illinit, toti fuperficiei internæ fubtenfus, membrana tenuis efficitur. De ufu, part. lib. XIV, cap. III, tom. IV, Chart. pag. 635.

sur les estimables productions dont il enrichit de temps en temps les diverses branches de l'Art de guérir. Au reste, nous ne trouverons jamais une plus belle occasion de remarquer, après Galien, qu'il est une infinité de choses qu'on n'aperçoit dans les Anciens, que lorsqu'on les connoît avant de les y chercher *(q)*.

La description qu'on lit dans Arétée, de la goutte, de ses phénomènes, de ses espèces, principalement marquées par le siége de la douleur, prouve, ou que l'Art avoit fait de grands progrès entre Celse & lui, ou que le premier n'avoit pas toujours puisé dans les meilleures sources. Dans la goutte, les parties souffrantes sont toutes ligamenteuses; & pour l'ordinaire, ce sont les ligamens articulaires eux-mêmes qui ressentent les premières atteintes *(r)*. Arétée avoit bien observé, mais son sentiment ne fit pas fortune, car on voit non-seulement Galien *(s)* qui paroît n'avoir pas connu les Écrits du médecin de Cappadoce, mais Aëtius *(t)* venu long-temps après, continuer à placer dans la capacité des articulations, le siége primitif de l'humeur goutteuse; d'où ils veulent l'un & l'autre qu'elle se répande dans les mêmes organes que notre Auteur suppose, avec beaucoup de vraisemblance, primitivement affectés. Plus docile à l'observation qu'à l'autorité, Arétée accorde aux os un sentiment, quoique très-obscur; opinion adoptée par Galien, par Avenzoar & par beaucoup d'autres Pathologistes anciens & modernes. Les os deviennent

---

(q) Est autem, dit Galien au sujet d'une assertion d'Archigène, *hæc oratio obscura, neque per se quidquam docere potest, haud aliter quàm cæteræ obscuræ, quas ne explicare quidem possibile est, nisi quis rem per se intelligens eam orationi adaptare conetur.* De loc. affect. lib. II, cap. VIII.

(r) Est autem omnium simul nervorum affectus, si autem malum in omnibus ingruat. Initio vero nervi, articulorum vincula, & quæcunque ex ossibus exorta sunt, & in ossa in- feruntur, dolere incipiunt. At istorum magnum est miraculum: non dolent quidem vel minimum, etiam si quis secet aut collidat: at si quis ab ipsis doleat, nihil aliud est iis ad dolorem citandum potentius; non ferramenta adstringentia, non vincula, non vulnerans gladius, non exurens ignis, nam & hæc assumuntur tanquam majorum dolorum remedia. De cauf. & sig. diutur. lib. II, cap. XII.

(s) De compos. med. lib. X.

(t) Tetrab. III, ser. 4, cap. IX.

sensibles en se carnifiant; la maladie ne leur donne pourtant pas les organes du sentiment : ils les avoient donc. Ne les posséderoient-ils que pour devenir un jour une cause de douleur, ne l'ayant jamais été ni pu l'être, d'aucune sensation agréable ! La sensibilité que les ligamens, d'ailleurs insensibles, acquièrent par la maladie, cette espèce de prodige d'économie animale, excite l'admiration d'Arétée, comme elle a causé depuis celle des Physiologistes occupés de la recherche des parties sensibles des animaux. Il s'étonne qu'un atome de fluide, fasse sur les tendons, les ligamens, &c. ce que ne feroient point les instrumens tranchans, contondans, brûlans. Trop sage cependant pour rechercher la véritable cause de ce phénomène, dont il croit la connoissance *réservée aux Dieux*, il se contente d'en supposer une probable, qu'il prend dans la chaleur augmentée, ou l'inflammation de la partie souffrante *(u)*; opinion qui paroît absolument la même que celle de M. Robert Whytt *(x)*.

Il n'est aucune partie où la goutte ne porte ses ravages. Pour l'ordinaire elle passe des pieds, dont elle s'empare d'abord, aux mains, aux articulations du coude, du genou, aux régions ischiatiques : d'autres fois elle gagne les muscles du dos, de la poitrine, de toute la colonne vertébrale, jusqu'au *sacrum*. Les tendons & les muscles, sur-tout ceux des mâchoires & des tempes, sont tendus & douloureux. Les reins, la vessie, & ce qui cause l'étonnement d'Arétée comme le nôtre, les narines, les oreilles, les lèvres, sont aussi en proie à la douleur. Il remarque que, par une sorte de prédilection, la douleur goutteuse semble tellement affecter les sutures des os de la tête, que le malade en trace la direction

---

(u) Cæterum quoniam & densa ingenito calore vivunt, per hunc eumdem calorem etiam sentire possunt.... Sed si caliditatis insitæ intemperaturâ coripiatur (pars dura) sensus fit permutatio, cumque ipsorum (tendinum ligamentorum, &c.) ex se ipsa dolet caliditas, ab interna sensus pulsione, excitatur ; *natura enim in majus excedente, vel ex abundantia dolores proveniunt.* Loc. cit.

(x) Observations on the sensibility, and the irritability of the parts of man and others animals. In-8.° Édimbourg, 1755.

en indiquant du doigt les endroits douloureux. A cette énumération, déjà si exacte, des parties que la goutte affecte, Aëtius ajoute l'iris *(y)*. Non-seulement les parties que cette cruelle maladie abandonne restent, pour l'ordinaire, dans une espèce de torpeur ou de rigidité, mais on a vu les articulations se souder & perdre tout mouvement; ce qui n'empêche pas, dit Arétée, que par un évènement contraire, on n'ait vu aussi d'autres goutteux gagner le Prix de la course aux Jeux olympiques.

De tout temps les hommes ont été plus sujets à la goutte que les femmes; Hippocrate assure même que celles-ci n'en sont atteintes qu'après la cessation du flux menstruel. Cette sentence du divin Vieillard, vraie sans doute, quand il la prononçoit, ne l'étoit plus dans le siècle d'Arétée & de Galien *(z)*; le luxe & la débauche auxquelles se livrèrent les femmes Romaines & Asiatiques, leur valut ce surcroît d'infirmités. C'est, on n'en peut douter, à cette maladie que Sénèque fait allusion, lorsqu'il dit que les femmes ont perdu, par leurs vices, les priviléges de leur sexe; & qu'ayant quitté le genre de vie que la Nature leur impose, pour prendre celui des hommes, elles ont été condamnées à souffrir leurs maladies *(a)*. Nos femmes ayant continué le rôle des dames Romaines, l'aphorisme d'Hippocrate est resté tellement faux, qu'on a vu dans ces derniers temps une fille de quinze ou seize ans bien réglée, souffrir les tourmens de la goutte jusque dans un âge très-avancé *(b)*.

Les spéculations théoriques les plus satisfaisantes, sur la goutte, n'annoncent chez Arétée, comme dans nos meilleurs

---

(y) Qui verò extrema ab hac affectione apprehenduntur, his & spinæ vertebræ & costarum junctura & genæ dolent, aliquibus autem & iris sive corona pupillam oculi ambiens: neque est aliqua ossium connexio, quæ ab hac affectione sit immunis. Tetr. III, serm. 4, cap. VI.

(z) Mulier non laborat podagra nisi menses defecerint. Sect. VI, aph. 29. Voyez le Commentaire de Galien sur cet aphorisme.

(a) Beneficium sexûs vitiis perdiderunt (feminæ): & quia fœminam exuerunt, damnatæ sunt morbis virilibus. (Podagrâ & calvitie) epist. 95.

(b) Amatus Lusitanus, cent. 4.

Écrits modernes, que la malheureuse certitude de l'impuissance de nos remèdes contre un si grand mal. Il conseille, mais sans étendre beaucoup sa confiance, hors de l'attaque, le bain de mer froid; & dans l'attaque, un bain ou fomentation animale, faite avec les précautions suivantes : on donne à manger à une chèvre de l'iris en herbe, jusqu'à satiété. Lorsque la digestion en est faite, on fend le ventre & l'estomac de l'animal, & l'on y plonge les extrémités souffrantes. Si l'efficacité de ce moyen étoit certaine, & que l'iris y contribuât beaucoup, il seroit aisé de suppléer cette herbe, dans les pays septentrionaux, par d'autres plantes aromatiques; mais il est probable que c'est aux émanations animales qui humectent, relâchent & résolvent, qu'on doit rapporter la principale vertu de ce bizarre moyen.

Quoique la lèpre ait été connue très-anciennement, Arétée est le premier qui l'ait décrite exactement. Hippocrate n'avoit fait que l'indiquer sous le nom de *leuce* (Λευκη ou Λευχρι), comme une maladie propre à la Phénicie & à quelques autres régions orientales *(c)*. La peinture imparfaite ou mutilée qu'on en lit dans Celse *(d)*, est une énigme inexplicable; mais la description d'Arétée est encore aujourd'hui la plus exacte & la plus vive de toutes celles que nous avons.

On a distingué plusieurs genres de lèpre, la lèpre des Juifs, la lèpre des Grecs & la lèpre des Arabes. Nous dirons un mot de la première, qu'on n'a fait qu'indiquer dans le premier volume de cette Histoire, avant que de passer à celle des Grecs, qui, selon l'ordre chronologique, doit être traitée ici, & nous renverrons ce qui concerne la dernière aux siècles qui la virent naître, ou se manifester pour la première fois parmi les peuples dont elle a pris le nom.

Le Lévitique *(e)* fait mention de deux espèces de lèpres;

(c) In Prorrh. in Coac. & alibi.
(d) Lib. V, cap. XXVIII, §. 19.
(e) Cap. XIII & XIV.

dans la première, la peau se couvroit de dartres ulcéreuses *(f)*; les poils blanchissoient; en vieillissant elle creusoit la peau, dont elle s'étoit saisie; il s'élevoit des tumeurs blanches sur la surface du corps, & la chair que ces tumeurs recouvroient étoit vive & vermeille; elle s'étendoit de jour en jour en serpentant, & occupoit enfin le corps entier. Cette espèce de lèpre étoit si contagieuse que, non-seulement elle passoit des corps infectés aux corps sains, mais même qu'elle établissoit des foyers d'infection dans les vêtemens, dans les meubles faits de peau & dans les murailles des habitations; voilà pourquoi Moïse avoit ordonné de purifier même les choses inanimées.

Cette voie de contagion ne fut connue ni des Grecs ni des Arabes; aussi les Juifs prétendent-ils qu'elle n'a eu lieu que pour la lèpre hébraïque *(g)*. Le passage suivant caractérise la seconde espèce de lèpre: « mais, dit Moïse, si la
» lèpre se porte à la peau, & l'occupe toute entière de la tête aux pieds, alors le malade doit être jugé pur *(h)* ». Quoique nous regardions l'impuissance de se propager comme suffisante pour faire une espèce de lèpre très-distincte, nous ne devons pas laisser ignorer que des Écrivains, également versés dans les Belles-Lettres sacrées & profanes, n'ont vu dans cette distinction qu'une nuance, ou tout au plus, une variété de la première espèce *(i)*.

Les préceptes de santé relatifs à la lèpre des Juifs, étoient ou préservatifs ou curatifs. On peut ranger parmi les premiers, la défense de manger le sang des animaux, la chair de ceux qui étoient morts de maladie, celle de cochon, &c. & la

---

(f) Nous rendons par dartres ulcéreuses, le mot *papulæ*. Voy. tome *I*, page 416.

(g) Crit. sacr. ad Levit. cap. XII.

(h) Si in lepræ affectu animadvertatur tumor albus in cute, factaque sit pilorum in illa in album mutatio, & insit in cute caro viva; lepram esse in corporis cute inveteratam (dicit Moyses). Sin autem lepra efflotuerit in cute, & totam morbidi cutem a capite ad pedes occupaverit; tum morbidus purus judicandus erit. Levit. cap. XIII, vers. 10 & ex Meadio.

(i) Voyez Rich. Mead. opera omnia, tom. II, p. 9, Paris, in-8.°

précaution de féquestrer, de chasser même du camp, ceux qui en étoient atteints.

L'usage d'écarter les lépreux n'étoit pas particulier aux Juifs; Arétée en parle aussi *(k)*, & nous apprend même cette circonstance, omise par l'Histoire sacrée, que tantôt on les nourrissoit; & que d'autres fois, pour hâter leur mort, on leur refusoit tout aliment. Quel étoit le principe qui portoit des Nations entières à donner ou procurer la mort à ces malheureux? La compassion ou la superstition? Il est certain qu'un homme lépreux est encore aujourd'hui, aux yeux des Grecs modernes, un coupable odieux & puni *(l)*. Cælius Aurelianus raconte un peu diversement le même usage *(m)*: « il est des hommes, dit-il, qui ne désapprouvent point qu'on bannisse un lépreux « d'une ville que la lèpre n'a jamais ravagée ; le chassant pour « toujours s'il est étranger, & l'envoyant, s'il est citoyen, en « des plages froides & maritimes, d'où l'on puisse le rappeler, « si la maladie s'adoucit : mais, ajoute-t-il, c'est moins guérir « le malade que l'abandonner, conduite entièrement opposée « à l'humanité médicale. »

Tout est beau, tout est bon, tout est juste dans les Livres saints, & Dieu lui-même avoit ordonné à Moïse de chasser les lépreux du camp; mais notre foible humanité, quoique pénétrée du plus profond respect pour les sublimes vues du divin Législateur, ne laisse pas d'accorder des éloges à la charité vive & agissante du Médecin payen.

Les Juifs regardant la lèpre comme un châtiment de Dieu, n'en attendoient le remède que de la main qui l'infligeoit : ils n'en connurent jamais d'autre que les eaux salutaires de la piscine, lieu sanctifié par l'Ange qui lui communiquoit ses vertus en troublant ses eaux. Quand on ne considéreroit ces eaux que sous l'aspect physique, quand on les dépouilleroit pour un instant de l'efficacité miraculeuse qu'il plaisoit à Dieu

---

(k) De cauſ. & fig. diut. lib. II, cap. XIII.
(l) Voyage littéraire de la Grèce, par M. Guys, *tome II*, page 72.
(m) Morb. Chron. lib. IV, cap. II, pag. 497.

Tome II.   F f

de leur donner à des époques déterminées, on pourroit encore conjecturer qu'il leur restoit des propriétés capables de produire dans les corps des animaux malades, des changemens propres à ramener la santé. En effet on ne doute point que ces eaux ne fussent minérales, quand on considère que la Palestine abondoit en sources de cette espèce *(n)*, & qu'il existe encore aujourd'hui près d'Édesse, ville de Mésopotamie, une fontaine où vont se baigner en foule les lépreux des contrées voisines: car on ne doit pas ignorer qu'aujourd'hui encore cette maladie est si commune en Judée, que ses nouveaux Souverains entrétiennent deux hôpitaux à Damas *(o)*, pour la guérison de ceux qui sont atteints de ce fléau.

D'ailleurs la propriété médicinale des eaux bourbeuses, & par-là physiquement semblable à celles de la piscine, eaux qu'il est absolument nécessaire d'agiter pour y délayer & suspendre, au moins pour quelque temps, le limon sur lequel elles reposent, n'étoit pas inconnue aux Romains, puisque nous apprenons de Pline, que non-seulement ils faisoient usage de ces eaux, mais même de leur limon, dont ils se couvroient tout le corps dans certaines maladies, & qu'ils laissoient dessécher ensuite à l'ardeur du Soleil *(p)*.

Celse a parlé de la lèpre, & nous ne doutons pas que ce ne soit de la lèpre des Grecs; car c'est principalement des Écrivains de cette nation qu'il avoit appris l'art de guérir, & sur leurs livres qu'il avoit composé le sien. « La lèpre, dit-il,
» presque inconnue en Italie, est une maladie chronique; elle
» attaque toute l'économie animale, sans excepter les os: les
» parties supérieures du corps se couvrent de taches & de
» tumeurs nombreuses qui, d'abord rouges, ne tardent pas à

(n) Hadrian. Relandus, *Palestina, ex monumentis Veter. illustrata*, p. 300 & seqq.

(o) Ville de Syrie, voisine de la Perse, à six journées de Jérusalem, plus connue aujourd'hui sous le nom de *Scham*. Voy. *Mead, loc. cit.* p. 12.

(p) Est autem utilis aqua sulphurata nervis, aluminata paralyticis, vel simili modo solutis ; & plus bas il ajoute, *utuntur cœno fontium illorum utiliter; sed ita, si illitum sole inarescat.* Lib. XXXI, §. 32.

devenir livides. Ici la peau dure & épaisse; là, mince & «
molle, se sépare en écailles; le tronc maigrit; le visage, les «
jambes, les pieds se tuméfient à mesure que la maladie «
vieillit, & leur volume augmente jusqu'au point de cacher «
les doigts. Il se développe enfin chez le lépreux une petite «
fièvre qui le consume & le détruit *(q)*. » La saignée, la purgation avec l'hellébore, les bains, les sueurs, l'exercice & les onctions de pulpe de plantain sur tout le corps, sont les seuls instrumens thérapeutiques qu'il indique; encore les propose-t-il avec tant de négligence, qu'on peut raisonnablement douter qu'il se soit jamais mis à portée de vérifier leur impuissance ou leur efficacité.

Pline parle aussi de la lèpre; mais si son récit est plus amusant, il n'est pas plus instructif que celui de Celse. « Nous avons annoncé, dit-il, *(q*)* que l'éléphantiasis n'avoit point «
pénétré dans l'Italie avant le temps de Pompée le Grand; «
qu'elle commence à se manifester sur le visage & dans les «
narines, sous la forme d'une petite lentille; qu'ensuite, la «
peau se dessèche par tout le corps, se couvre de taches de «
diverses couleurs, devient inégale, épaisse en certains en- «
droits, mince en d'autres, dure ailleurs, & remplie d'aspé- «
rités, comme les croûtes formées par la gale; qu'à la fin «
elle noircit, presse la chair contre les os, & fait enfler les «
doigts des pieds & des mains. Ce mal est particulier à l'É- «
gypte, où, quand il attaquoit les Rois, il n'étoit pas «
moins funeste au peuple que s'il l'eût ressenti lui-même; «
puisque, pour les guérir, on leur faisoit des bains où il entroit «
du sang humain. »

On reconnoît ici Pline, qui ramassoit jusqu'aux contes de bonnes-femmes. C'est néanmoins une chose singulière, que le peuple conserve encore presque par-tout l'idée extravagante & fabuleuse de bains de sang. Cette maladie ne tarda pas à s'éteindre en Italie, ainsi que celle qu'on nommoit ancienne-

---

(q) Lib. III, cap. XXVI. | *(q*) Lib. XX, cap. XIV.*

ment *Gemurſa (r)*, qui ſe logeoit entre les doigts des pieds, & dont tout a diſparu juſqu'au nom *(ſ)*.

Quand Pline annonce la lèpre comme une maladie endémique particulière à l'Égypte, il ne fait qu'adopter une opinion fort ancienne dont on ne connoît pas même l'origine. C'étoit celle de Lucrèce *(t)*, qui, comme chantre de la Nature, prit les matériaux de ſon Poëme dans les Écrits des Hiſtoriens, des Philoſophes, & ſur-tout des Naturaliſtes. On peut croire, à la vérité, qu'il embellit, qu'il altéra même les faits qu'il raconte; mais dans un Ouvrage de la nature du ſien, la licence accordée aux Poëtes, ne ſauroit s'étendre juſqu'à leur permettre de les ſuppoſer.

Galien venu plus tard, & plus inſtruit que ſes prédéceſſeurs, réfuta l'opinion du Poëte & du Naturaliſte. Selon ce dernier, la lèpre n'eſt pas particulière à l'Égypte; ſeulement elle y eſt commune, & ſes ravages plus grands qu'ailleurs, à cauſe de la chaleur du climat & des alimens groſſiers dont les habitans ſe nourriſſent; tandis qu'elle ne ſe montre que rarement dans la Germanie & la Myſie, & preſque jamais chez les Scythes, qui ne vivent guère que de lait *(u)*.

Le croquis de Celſe & l'ébauche de Pline, ſont aſſurément bien propres à faire reſſortir le magnifique tableau de la lèpre des Grecs, tracé d'après nature par Arétée: nous allons tâcher d'en faire paſſer dans notre langue les principaux traits. « Les
» noms que cette maladie a reçus, annoncent déjà ſa férocité *(x)*:
» tantôt on l'appelle *elephantiaſis*, parce qu'à beaucoup d'égards
» les lépreux reſſemblent à l'éléphant; tantôt *liqn*, à cauſe de
» l'aſpect féroce que donnent à ces malades les rides qui ſillon-
» nent leur front; d'autres fois on la nomme *ſatyriaſis*, dénomi-

---

(r) *Gemurſa ſub minimo digito pedis tuberculum (dicitur), quod gemere faciat eum qui id gerat*, ſelon Feſtus.

(ſ) Lib. XXVI, cap. 1.

(t) . . . . *Eſt Elephas morbus qui propter flumina Nili Gignitur Ægypto in media, neque præterea uſquam.*
Lib. VI.

(u) *De arte curat. ad Glauc.* lib. II, in fine.

(x) *De cauſis & ſign. diut.* lib. II, cap. XIII.

nation tirée de la couleur vive & animée de leur visage & «
de leur luxure effrénée; enfin sa gravité, sa léthalité, sa ré- «
sistance aux remèdes les plus puissans, l'ont fait appeler aussi «
maladie d'Hercule (y). «

Le germe de la lèpre est un germe de mort : tel est, dès «
l'invasion, le refroidissement de la chaleur naturelle, qu'on «
peut le comparer à une véritable congélation, ou plutôt à «
un hiver rigoureux, qui convertit l'eau en neige, en grêle «
& en glaçons. Ainsi commence cette cruelle maladie, & «
cependant aucun symptôme alarmant ne donne lieu de former «
encore des conjectures graves, des pronostics fâcheux. Il «
est d'autant plus aisé de méconnoître la lèpre dans son «
principe, qu'il n'en paroît point d'indice à la surface du «
corps. L'incendie caché dans les viscères, comme dans *l'antre* «
de Pluton, les a déjà dévorés, lorsqu'il pousse au-dehors ses «
premières étincelles. «

Le plus souvent c'est à la tête que se montrent les premiers «
ravages de la lèpre, quoiqu'il ne soit pas absolument rare de «
les apercevoir d'abord aux coudes, aux genoux, aux articu- «
lations des pieds & des mains. Nulle guérison à espérer dans «
cette maladie, parce que le Médecin la méconnoissant dans son «
principe, la croit encore commençante lorsqu'elle est déjà «
dans son *état*. Il est vrai qu'on se garantit difficilement de «
cette méprise, parce que les premiers symptômes, tels que «
la pesanteur, la stupeur, l'indolence, la constipation, n'offrent «
rien qu'on ne rencontre quelquefois en pleine santé. Dans «
l'augmentation, l'haleine est puante, à cause de *l'esprit intérieur* «
qui s'échappe, & qui n'est autre chose que l'air ou quelque «

(y) Deux maladies, l'épilepsie & la lèpre, portent le nom de *maladie d'Hercule*. Si l'on a conclu que ce Héros fut épileptique, de ce que l'épilepsie est ainsi appelée, l'induction étant la même pour la lèpre, pourquoi n'en pas conclure aussi qu'il étoit lépreux ? Une maladie de plus l'eût-elle donc empêché de soutenir le ciel sur ses épaules ? Les anciens Médecins appelèrent ces deux maladies, & quelques autres, *herculiennes*, parce qu'ils les croyoient invincibles comme Hercule. Ils donnèrent le même nom à certains remèdes énergiques & puissans, pour faire entendre que tout cède à leur action, comme tout tomboit sous la massue du fils d'Alcmène & de Jupiter.

» autre subftance inconnue. L'urine des lépreux est épaisse,
» blanche & trouble; telle, à peu-près, que celle des bêtes de
» fomme. Ils defirent ardemment les plaisirs de Vénus, &
» perdent involontairement un sperme imparfait & mal élaboré;
» ils digèrent facilement & promptement, comme si la maladie
» faifoit fervir les alimens à nourrir fes feux destructeurs.
» Il s'élève fur la peau une multitude de tumeurs groffes,
» inégales & raboteufes, femées fans confufion fur la furface du
» corps, & laiffant entr'elles des intervalles crevaffés comme
» le cuir de l'éléphant. Les veines groffiffent, phénomène qui
» ne dépend pas de la pléthore, mais de l'épaiffiffement de
» leurs tuniques. Bientôt les accidens annoncent la perverfion
» totale de la machine : le corps entier fe tuméfie ; les poils
» tombent, à peine en refte-t-il quelques-uns au *pubis* & au
» menton. La plus grande partie des cheveux tombe auffi, &
» ceux qui reftent blanchiffent & rendent le malade plus hideux
» que s'il étoit entièrement chauve. La peau de la tête s'entr'-
» ouvre par des crevaffes nombreufes, profondes & frangées. A
» la face, pullulent des tumeurs dures, pointues, dont le fommet
» eft quelquefois blanc, & la bafe verdâtre. Le pouls eft petit,
» lent & enveloppé, comme fi l'artère charroyoit une bourbe
» épaiffe. Les veines des tempes fe gonflent, fe diftendent,
» & celles de la langue fe dilatent en varices jaunâtres. Mille
» grains glanduleux fe forment dans la langue, & probablement
» dans le refte du corps, puifque l'on trouve quelquefois toutes
» les chairs des victimes pleines de tubercules de la même
» efpèce *(z)*.
» Si la maladie fe porte impétueufement au dehors, les
» extrémités ne tardent pas à s'en reffentir; des dartres s'em-
» parent du bout des doigts, des genoux, du menton, traçant
» quelquefois fur ce dernier, des empreintes circulaires. Les

---

(z) Ici Arétée fournit une preuve, ou que de fon temps, on ouvroit peu de cadavres humains, ce qui ne s'accorderoit guère avec les connoiffances anatomiques répandues dans fon ouvrage; ou bien, ce qui paroît plus vraifemblable, que la crainte de la contagion empêchoit des Anatomiftes, que l'expérience n'avoit pas eu le temps de défabufer, de porter le fcalpel dans les cadavres des lépreux.

joues deviennent rouges & médiocrement tuméfiées; les «
yeux s'obfcurciffent & prennent une légère couleur de cuivre; «
les fourcils faillans, épais, fans poils, entraînés par leur poids, «
tombent fur l'œil & le couvrent. L'efpace qui fépare les deux «
fourcils *(epifcynium) (z*)*, fe fronce de manière à voiler entière- «
ment les yeux, comme on le voit arriver aux lions & aux «
perfonnes tranfportées de colère. C'eft de-là que la lèpre «
a pris le nom de *leontiafe*. Les os de la pommette & les «
narines fe hériffent de tumeurs noires; les bords des lèvres «
s'épaiffiffent, leur portion pendante devient livide, & les «
dents noirciffent; les oreilles prennent une couleur rouge «
parfemée de noir, fe bouchent, & devenues plus grandes, «
reffemblent à celles de l'éléphant; enfin elles s'ulcèrent, four- «
niffent de la fanie & démangent. Tout le corps fe fillonne de «
rides, dont les intervalles s'enfoncent profondément & noir- «
ciffent. C'eft de ces rides qu'on a tiré la dénomination «
d'*elephantiafe*. Les pieds fe crevaffent depuis le talon jufqu'au «
milieu des doigts. Si le mal augmente encore, les tumeurs des «
joues, du menton, des doigts, des genoux, s'ouvrent en «
ulcères fétides, que rien ne peut guérir, par la raifon que «
tandis que les uns fe ferment, d'autres s'entr'ouvrent & les «
remplacent. Ainfi la mort des membres précède celle du «
tronc, jufque-là qu'on a vu tomber fucceffivement le nez, «
les doigts, les pieds, les parties génitales & les mains en- «
tières. Ce mal horrible, ne délivre l'infortuné qu'il confume, «
d'une vie odieufe & d'une torture atroce, qu'après l'avoir «
démembré & mis en pièces; & malheureufement fa durée «
eft longue comme la vie de l'animal dont il porte le nom. «
La feule confolation des lépreux, c'eft que plus les douleurs «
s'éloignent de l'époque de leur naiffance, plus elles relâchent «
de leur atrocité. «

Ces malades defirent ardemment, tantôt un mets & tantôt «

(z*) D'Επισκήνιον, ou Επισκύνιον, les Latins ont fait *epifcynium*, qui n'a point de terme équivalent dans notre langue. *Extremæ frontis rugæ*, dit l'un des Scholiaftes d'Arétée, *dicuntur epifcynium, quod adducimus oculis, cùm apud nos aliquid profondiùs cogitamus, aut pudore afficimur*, pag. 70.

» un autre; mais viennent-ils à les goûter, ils les trouvent sans
» faveur. Ni les alimens, ni les boissons, n'excitent plus chez
» ces malades de sensation agréable; la douleur leur cause un dé-
» goût universel. Le corps dépérit, parce qu'ils n'ont que des
» goûts faux, des appétences impuissantes, comme celles des ani-
» maux enragés. Ils éprouvent des lassitudes spontanées ; & tous
» leurs membres, quelque petits qu'ils soient, leur procurent des
» pesanteurs fatigantes & inconnues. Tout importune ces mal-
» heureux, les bains & la malpropreté, le manger & l'abstinence,
» le mouvement & le repos; tout leur déplaît, parce que tout
» est contraire à l'affreux levain qui les dévore. Le sommeil est
» léger, & la veille est pire que le sommeil pour le lépreux,
» parce qu'il s'occupe sans cesse de l'horreur de sa situation. Il
» a toujours la respiration très-laborieuse, & quelquefois il se
» sent suffoquer, comme s'il avoit le cou serré par un lacet.
» C'est ainsi que plusieurs terminent leur carrière, passant des
» bras d'un sommeil profond dans ceux de la mort.

» Les lépreux étant plus hideux encore que la peinture qu'on
» vient d'en tracer, qui ne les éviteroit point dans l'appré-
» hension d'être infecté de leur approche *(a)*! Qui ne les auroit
» pas en horreur! Fussent-ils père, fils, frère, les liens du sang
» seroient rompus par la crainte de la contagion. Aussi a-t-on
» vu de ces malades conduits par ceux qui les chérissoient
» le plus, dans les déserts & les montagnes; où tantôt ils four-
» nissoient à leur subsistance, & tantôt les laissoient mourir de
» faim, aimant mieux les savoir morts que dans l'horrible état
» où ils les voyoient réduits. On raconte à ce sujet qu'un de ceux
» qu'on avoit abandonnés ainsi dans le désert, pressé par la
» faim ou par le desir de terminer sa misérable vie, prit une
» vipère vivante & la mangea, sans que ce poison abrégeât sa
» carrière; car il n'en vit la fin que lorsque tous ses membres
» se furent pourris & séparés du tronc. On raconte encore

(a) Selon Archigène, cette crainte n'étoit pas sans fondement, *atque ego*, dit cet ancien Médecin, *malum esse affirmo cum ipsis conversari : inquinatur enim aër quem inspirando attrahimus, ex ulcerum fœtore & ex vitiatâ spiritûs inhalatione.* Aëtius, lib. XIII, cap. CXX.

qu'un lépreux, ennuyé de la vie, but abondamment du moût «
de vin dans lequel une vipère s'étoit noyée; qu'après s'en «
être rempli jusqu'à s'enivrer & avoir vomi beaucoup, il «
s'enivra de nouveau, tomba par terre ivre-mort, perdit la «
connoissance & le sentiment; & qu'à son réveil, il crut sortir «
d'un profond sommeil. Dans la suite, ses cheveux, la peau de ses «
doigts, ses ongles tombèrent, tout son corps se défensla; &, «
comme *le principe séminal* n'étoit pas épuisé chez ce malade, la «
Nature le créant de nouveau, pour ainsi dire, en fit un nouvel «
homme; car il quitta sa vieille peau comme le serpent, & vit «
pulluler de nouveaux poils, pousser des ongles nouveaux, & «
sa peau reprendre la fraîcheur de la jeunesse. C'est ainsi, con- «
tinue Arétée, qu'on raconte cette fable *(b)*, qui n'excède pas «
de beaucoup les bornes de la vraisemblance. Il est probable, «
ajoute-t-il, qu'un mal chassa l'autre; & ce n'est point donner «
dans le merveilleux que d'accorder à la Nature la faculté de «
ranimer l'homme, en excitant la dernière étincelle du feu «
vital prêt à s'éteindre ».

Cette fiction, ou si l'on veut, ce prodige, ne fut pas
perdu. Les faits se multipliant beaucoup après Arétée, on en
déduisit une méthode raisonnée d'administrer les vipères; &
bientôt ce reptile, jusqu'alors inutile ou pernicieux, fut l'agent
principal de la curation des lépreux *(c)*. On alla même jusqu'à
vouloir concentrer les principes les plus actifs de cet insecte,
on tenta d'en extraire un sel par le feu; mais la Chimie n'étoit
pas née, on se trompa, & l'on n'eut point ce qu'on cherchoit.

Quelque indomptable que cette maladie paroisse, l'art l'a
quelquefois vaincue en dirigeant bien ses ressources, choisissant

---

(b) Galien, raconte très-sérieusement le fait qu'Arétée traite de fable, mais un peu diversement: chez lui, c'est ou une servante, ou des moissonneurs qui, émus de pitié, donnent au lépreux du vin de vipères dans la vue de l'empoisonner.... *At ille ubi bibisset admirandum in modum sanitati restitutus est. Nam tuberosum illud omne cutis totius, non aliter quàm animalium a testis mollitie nuncupatorum malacostracon, tegmen decidit; quod autem reliquum erat molle admodum apparuit, instar cutis cancrorum & locustarum, ubi extrema testa fuerit detracta. De simpl. med. facult. lib.* XI, De carne viperæ.

(c) Aëtius, *lib. XIII, cap. CXXIII, ex Archigene.*

d'abord les plus puissantes, & les employant dès qu'elle se manifestoit par les plus légers indices. Dans les maladies dont on ne connoît ni la gravité, ni le degré de résistance, on n'a recours aux moyens violens, selon le conseil d'Hippocrate, qu'après avoir éprouvé l'impuissance des plus doux ; mais ici, certain d'avance de la grandeur de la maladie & de la difficulté de la surmonter, le Médecin l'attaque d'abord avec les efforts réunis de la diète, des médicamens, du fer & du feu.

Arétée ouvroit le traitement de la lèpre par saigner les malades aux deux bras & aux deux pieds dans le même jour *(d)*; il les purgeoit le jour suivant, avec un purgatif drastique, & leur conservoit le ventre libre par une ample boisson d'eau & de lait, & par l'usage de l'hellébore administré de deux en deux jours, principalement au printemps & en été. A ces moyens, il ajoutoit la vipère, tant comme aliment que comme médicament, & diverses boissons antiseptiques, entre lesquelles on remarque celle de cèdre *(e)* & de cachou. Il entre-mêloit ces différens moyens, & les varioit beaucoup ; précaution très-essentielle, & souvent profitable dans le traitement des maladies rébelles & chroniques. Arétée s'occupoit ensuite à déterger la surface du corps, ainsi qu'à *réchauffer* les tumeurs dont elle est hérissée. Parmi les détersifs, il place au premier rang *ces globes nitreux, dont les Gaulois se servoient pour blanchir leurs habits, & qu'ils appeloient savon (f)*. La manière d'employer le savon n'est pas assez clairement énoncée pour nous, mais il semble que

---

(d) De curat. morb. diutur. lib. II, cap. XIII.

(e) Arétée emploie ici le mot Κέδρω, qui, pris strictement, signifie *poix de cèdre*; & la décoction de cette poix seroit un remède mal entendu & peu rationel. Quoi qu'il en soit, les Anciens attribuoient à cette substance, fréquemment employée aux embaumemens, une telle puissance antiseptique, qu'elle en avoit acquis le nom de *vita mortui*. On peut voir dans Pline ce que c'étoit que cette poix, par quels procédés on l'obtenoit, & apprendre en même temps de lui combien est ancienne la distillation *per descensum* (*Hist. Nat.* lib. XXVI, cap. II). On peut voir aussi dans Dioscoride, l'appareil curieux au moyen duquel on se procuroit l'huile de résine ou de baume de cèdre. Lib. I, cap. LXXXIX.

(f) Quoique rien ne soit plus clairement exprimé que l'intention de déterger les ulcères des lépreux, dans

l'on commençoit par le diffoudre dans l'eau, & que de cette eau l'on compofoit un bain où l'on plongeoit le lépreux, pour nettoyer plus commodément fes plaies & fes ulcères, & détacher plus exactement les ordures toujours renaiffantes de cette dégoûtante maladie. Le nitre, la lie de vinaigre brûlé, l'alun, le foufre, &c. fervoient à remplir la même intention, mais on s'en fervoit différemment. Après avoir pulvérifé ces matières, on en faupoudroit tout le corps, & l'on favorifoit leur action par des frictions répétées. Enfin, un mélange de cendres de farment & de graiffe de bête fauve, étoit deftiné particulièrement aux onctions des tumeurs de la face.

Tels font les petits moyens employés contre la lèpre; & la perte des Écrits chirurgicaux d'Arétée, nous ôte à jamais l'efpoir de connoître les agens vigoureux dont on a vu plus haut qu'il connoiffoit fi bien l'énergie & la néceffité. Mais ces ravages du temps font en partie réparés par un fragment d'Archigène: celui-ci fcarifioit les tubercules noirs & livides, ou les corrodoit avec un *excoriatoire* arfénical *(g)*. L'analogie devoit fuggérer ce moyen; mais rien ne pouvoit donner l'idée du fuivant, que le défefpoir & la témérité.

L'obfervation ayant appris que la lèpre n'attaquoit que très-rarement les femmes & les eunuques, quelques lépreux eurent le courage de fe retrancher eux-mêmes les organes de la génération, efpérant arrêter par-là les progrès du mal. Leur témérité ne manqua pas de fuccès; ceux qui réchappèrent de l'opération, guérirent dans la fuite de la lèpre, par les moyens ordinaires. Enfin les Médecins s'enhardirent;

---

ce paffage d'Arétée, fon Commentateur a cru voir dans cette pratique l'exécution du précepte de Thémifon, qui vouloit que dans la lèpre on chaffât les humeurs de la circonférence au centre: *Ventrem inter paucos dies leviter deduci jubet* (Themifon), *atque fuperficiem corporis conftringit unguento myrobalani, cum aceto & oleo rofaceo parvo, vel myrtino, & ammoniaci guttâ cum alumine. Reponit etiam ægrotantes in decoctione frigidâ ex herbâ perdicio* (la pariétaire) *confectâ, vel plantagine, aut myrto aut rubo bis in die.* Aurelianus, lib. IV, chron. cap. I.

(g) Aëtius, lib. *XIII*, cap. *CXXIV*; lib. *VIII*, cap. *XVI*, in fine.

quelques-uns encouragés par l'évènement, ne balancèrent pas à pratiquer la caftration *(h)*; mais l'on peut croire que les exemples de ce fecours extrême, en fe multipliant, le firent d'abord mieux apprécier, & bientôt après profcrire en montrant la part que le hafard pouvoit revendiquer dans les premiers fuccès de cette opération.

Toutefois ce n'eft pas ainfi que Mercuriali en jugeoit, & fa manière de voir eft très-ingénieufe : « La lèpre, dit-il, » s'attache aux corps fecs & chauds, par une préférence prefque » exclufive : les femmes & les eunuques font humides & froids; » ils en feront donc rarement infectés. La caftration humecte » les corps; donc elle fait ceffer la difpofition favorable à la durée, comme aux progrès de ce fléau *(i)*». De fon côté Aëtius, ordonne aux lépreux de voir des femmes. Seroit-ce parce que l'épuifement du fperme produit le même effet que la fuppreffion des organes qui le filtrent *(k)* ! Au refte, on n'étoit pas entièrement défabufé en France fur le compte de la caftration, pratiquée dans la vue de guérir la lèpre, au XIIe fiècle, puifqu'on voit le Pape Innocent III (élu l'an 1198, mort l'an 1216), permettre à Michel, Prêtre Parifien, *châtré pour raifon de la lèpre,* de conferver la dignité dont il étoit revêtu. Cette difpenfe étoit néceffaire, à caufe de l'exclufion du faint Miniftère prononcée par les Canons contre les eunuques : on la trouve confignée dans une Lettre de ce Pontife, à l'Évêque qui tenoit alors le Siége de Paris *(l)*.

Quittons Arétée & la Grèce, pour rentrer à Rome, où l'ordre des temps nous préfente *Caïus Plinius fecundus,* qu'on appelle auffi *Pline l'ancien,* pour le diftinguer de *Cœcilius Plinius fecundus* fon neveu, nommé par le même motif *Pline le jeune.* Une éloquence mâle & les connoiffances utiles les plus étendues, diftinguent avantageufement Pline le Naturalifte

---

(h) Aëtius, *lib. XIII, cap. CXXII.*

(i) Variarum lect. lib. III, cap. xx.

(k) Ibid. *cap. cxxv.*

(l) Comme la Médecine, l'Art vétérinaire crut voir dans la caftration, un remède contre certaines maladies : les anciens Hippiatres châtroient les chevaux & les autres animaux domeftiques, pour la goutte, les écrouelles, la rage, &c. Ruel. *Oper. cit. pag. 26, 63, 95.*

de tous les Écrivains de l'ancienne Rome. Né à Vérone, il porta les armes, fut Agrégé au collége des Augures, devint Intendant en Espagne, jouit de l'estime & de la confiance des empereurs Vespasien & Tite, & mourut sous ce dernier dans l'embrasement du Vésuve, que son amour pour les connoissances naturelles l'avoit porté à examiner trop obstinément, & de trop près, environ l'an 79 de l'ère Chrétienne, âgé de cinquante-six ans *(m)*.

Quand on considère les divers emplois qui partagèrent la vie de Pline; quand on réfléchit sur la variété & la multiplicité de ses connoissances, & sur l'immensité de son érudition à qui rien n'échappe, on ne conçoit pas qu'il ait pu trouver le temps de rien transmettre à la postérité; mais les heures deviennent des jours pour celui qui sait les employer comme Pline *(n)*. Aussi, quoique sa mort fût en quelque sorte prématurée, il ne laissa pas de composer un très-grand nombre d'Ouvrages, dont le plus considérable est son Histoire Naturelle, divisée en trente-sept Livres, & dédiée à Tite-Vespasien.

Pline n'étoit point Médecin, & l'on peut dire que l'opinion que les Romains avoient alors de l'exercice de la Médecine, mettoit cette science au-dessous d'un noble Citoyen, d'un Consulaire, d'un homme enfin tel que Pline. Il n'a donc écrit sur la Médecine que par goût, par occasion, & peut-être

---

(m) Rien n'est plus capable d'affermir le courage du Minéralogiste, du Botaniste, du Géomètre, de l'Astronome, de tous ceux enfin dont les études ou les découvertes sont inséparables de quelques risques, & le fruit, si j'ose le dire, d'une heureuse témérité, que les circonstances de la mort de Pline, racontées par son neveu, dans la seizième lettre du VIe Livre, adressée à Tacite. Observons pourtant qu'à force d'exagérer le courage de Pline, quelques Écrivains modernes en font presque un insensé, qui, comme Empédocle, se dévoue à une mort inutile & certaine. Selon toute apparence, il fut suffoqué par les vapeurs du Vésuve; mais il pouvoit ne pas l'être, les esclaves qui l'environnoient échappèrent à ce malheur. Trop d'attention au grand phénomène qu'il avoit sous les yeux, lui fit oublier qu'il avoit la poitrine foible & la respiration difficile, & cet oubli lui coûta la vie.

(n) On peut juger de son assiduité à l'étude & au travail par ce seul trait, rapporté par son neveu : *Memini, dit-il, quemdam ex amicis, cùm lector quædam pronunciasset perperam, revocasse, & repeti coegisse. Huic avunculum meum dixisse : intellexeras nempe.*

par principe de bienfaisance & d'humanité *(o)*. Écrivant une Histoire Naturelle, il devoit parler de tous les corps de la Nature, de leurs propriétés, & par conséquent de leurs vertus, qui ne font que ces propriétés exercées sur des corps malades. Il n'est pas rare de rencontrer dans les quatorze ou quinze Livres où il est question de *matière médicale*, des propriétés ridicules & chimériques, attribuées à diverses substances, par les Auteurs qu'il prend pour guides; mais on observera que presque par-tout, Pline a senti le ridicule des merveilles qu'il raconte, & l'a fait sentir aux autres. Nous ajouterons même que, loin de donner dans l'excès de crédulité qu'on lui reproche, il semble au contraire s'abandonner un peu trop à ce scepticisme philosophique qui ne se rend qu'aux démonstrations ou aux preuves qui peuvent en tenir lieu, ce que la Médecine n'est pas toujours en état de lui fournir. C'est avec cet esprit de doute, qu'il critiqua la Pharmacie de son temps, d'une manière que les gens sensés trouveront à beaucoup d'égards aussi juste que naturelle. « La Nature, dit-il *(p)*, cette bonne mère, cette divine ouvrière, n'a pas
» fait les cérats, les malagmes, les emplâtres, les antidotes ou
» les collyres. Les ouvrages de la Nature se trouvent tout faits
» & tout achevés. Peu de chose vous suffira, si vous vous
» contentez de suivre les indications tirées des causes manifestes des maladies, sans vous abandonner à des conjectures,
» soit qu'il s'agisse de rétablir dans son état naturel une partie
» dont les pores sont resserrés de sècheresse, en l'humectant avec
» quelque suc; soit qu'il faille avec quelqu'autre matière, corriger l'humidité superflue d'un autre organe. Ce n'est pas
» l'effet d'une conjecture humaine, mais d'une insigne impudence, d'avoir ramassé & mêlé par scrupules un certain

---

Cùm ille annuisset. Cur ergo revocabas! Decem ampliùs versus hâc tuâ interpellatione perdidimus. Tanta erat, ajoute-t-il, *parcimonia temporis.* Plin. Jun. lib. III, epist. v.

(o) Vid. *lib. XXV, cap. 1; lib. II,*

cap. VII, où il dit, *Deus est mortali juvare mortalem, & hæc ad æternam gloriam via.*

(p) Histor. Natural. *lib. XXII, cap. XXIV.*

nombre de simples. Nous nous garderons bien sur-tout de «
toucher aux marchandises que l'on apporte des Indes ou de «
l'Arabie, non plus qu'aux drogues tirées d'un autre monde. «
Les choses qui naissent en des endroits si reculés, ne nous «
semblent pas propres à faire nos remèdes : elles n'y croissent «
pas pour nous, ni même pour ceux de ce pays-là ; autrement «
ils ne les vendroient point. Qu'on les achette pour leur «
bonne odeur, ou pour s'en servir dans les parfums, ou dans «
les autres compositions destinées à flatter les sens & produire «
la volupté, ou, si l'on veut, pour les employer selon que la «
superstition le demande, puisque la coutume veut qu'en «
priant on offre de l'encens & du costus. Pour ce qui regarde «
la santé, nous prouverons assez facilement que ces choses n'y «
servent de rien, afin que la Médecine ait honte d'avoir «
introduit ces sortes de délices . . . . . . Les forêts *(q)* & les «
lieux les plus incultes ne sont pas sans produire quelques «
médicamens, la Nature, cette mère sacrée de toutes choses, «
ayant pourvu pleinement à ce qu'il y eût par-tout des remèdes «
pour les hommes, en sorte que les déserts même n'en «
manquent point . . . . . . Voilà d'où est venue la Médecine ; «
& voilà quels sont les seuls remèdes que la Nature avoue : «
des remèdes familiers, que l'on trouve aisément, que l'on «
prépare sans dépense, & qui sont tirés à peu-près des mêmes «
choses dont nous vivons. Mais la fraude & l'adresse intéressée «
de l'esprit humain, ont inventé ces boutiques, où chaque «
particulier trouve, pour son argent, des cautions pour sa vie. «
De-là sont venues ces compositions & ces mélanges confus, «
qu'on ne cesse de vanter. Il n'y a que l'Arabie & les Indes, «
lorsqu'il s'agit de trouver des médicamens ; & l'on va chercher «
jusque dans la mer rouge un remède pour une égratignure, «
pendant que chaque pauvre a tous les jours sur sa table les «
véritables remèdes de toutes les maladies. Pourquoi cela, je «
vous prie ? C'est que si nous tirions les remèdes des herbes «
ou des arbres de nos jardins, dans peu de temps il n'y auroit «

(q) Histor. Natural. *lib. XXIV, cap. 1.*

» point d'art plus vil que la Médecine: cela eſt très-sûr. La gran-
» deur du Peuple Romain lui a fait perdre ſes bonnes coutumes;
» en ſubjuguant, nous avons été vaincus. Nous obéiſſons aux
» Étrangers *(r)*; & par le moyen d'un de leurs Arts, ils ont
trouvé le moyen de commander à des Empereurs. »

Prévenu comme l'étoit Pline contre la Médecine, au moins contre tout autre que l'empirique, il eſt bien étonnant qu'il ſe ſoit amuſé à parler des états par leſquels elle a paſſé, des dogmes, des ſectes qui l'ont diviſée, des hommes même qui s'y ſont diſtingués: il a pourtant traité de toutes ces choſes; & ſes Écrits ſont une des principales ſources où les Modernes ont puiſé l'hiſtoire de cet Art *(ſ)*.

Quant à ce qui concerne proprement la pratique de la Médecine, on rencontre peu de choſes dans ſes Écrits, qu'on n'ait déjà vu dans ceux de ſes prédéceſſeurs. Il n'a pourtant pas tout copié: avant lui, on n'avoit preſque point fait mention de ces êtres ambigus, dont le ſexe apparent eſt le contraire du ſexe réel. Il a raſſemblé pluſieurs exemples de prétendues femmes devenues hommes, avant & pendant le mariage, les uns comme Hiſtorien, les autres comme Obſervateur. Il connut les *moles*, & nous n'avons rien de plus exact ſur ces productions ſingulières, même dans Hippocrate *(t)*, que ce qu'il en a dit dans ſes Ouvrages. Selon lui, comme la femme eſt la ſeule femelle aſſujettie aux menſtrues, elle eſt auſſi la ſeule chez qui s'engendrent ces monſtruoſités, qu'il définit une chair informe, inanimée, quelquefois ſi dure, qu'elle réſiſte à l'inſtrument tranchant & au marteau *(u)*.

Selon

(r) Pline fait alluſion dans cet endroit aux Médecins grecs établis à Rome. La Médecine ayant été plus cultivée dans la Grèce que par-tout ailleurs, ſes Médecins devoient être plus conſidérés que ceux de toute autre Nation; & les Romains ne pouvoient ſe diſpenſer de recevoir des Médecins étrangers, puiſqu'ils avoient confiance dans la Médecine, & qu'ils en croyoient l'exercice au-deſſous de leur dignité. On ſait auſſi qu'à cette époque, la Grèce obéiſſoit à Rome. *Voyez* ci-deſſus, *pag. 25 & ſuivantes.*

(ſ) Lib. XXVI, cap. IV; lib. XXIX, cap. I.

(t) Lib. VII, cap. IV.

(u) Solum animal menſtruale mulier eſt: inde unius utero, quas appellârunt molas.

Selon Pline & les plus anciens Médecins, la mole, ainsi que le fétus, est quelquefois mortelle. Tantôt elle vieillit avec la femme, & tantôt, l'utérus se lassant de la contenir, elle est chassée au dehors. Jusque-là rien que de très-vrai, rien qui ne fasse honneur à son discernement; il ne lui a manqué, pour avoir tout dit, que de remarquer avec Galien *(x)*, que le concours de l'homme est essentiel à la formation de la mole; mais il gâte tout en ajoutant qu'il s'engendre chez l'homme quelque chose de semblable, qu'on appelle *squirrhe,* ce qu'on vit arriver, dit-il, au Préteur Oppius Capiton. C'est encore à Pline qu'on est redevable de cette opinion populaire si répandue, que la cautérisation de la rate rend les coureurs plus propres à fournir une longue carrière; à quoi il ajoute, pour rendre le fait plus probable, que l'extirpation de ce viscère n'est pas mortelle aux quadrupèdes *(y)*.

Pour les maladies de la rate, l'ustion de ce viscère est fort recommandée, tant dans les Livres les plus anciens que dans ceux du moyen âge. Mais qu'étoit-ce que cette ustion ? Une escarre faite à la peau, ou tout au plus aux muscles qu'elle recouvre. Aëtius a conseillé cette ustion contre l'induration de la rate; & ce qui prouve qu'il n'entend pas cautériser le viscère même, c'est qu'il donne le choix entre le cautère actuel & le cautère potentiel *(z)*.

Pline ne tarit point sur les vertus chirurgicales du vinaigre: il cite entr'autres un exemple très-frappant *(a)* de ses effets répercussifs dans la goutte. Ailleurs il rapporte un autre

---

molas. Ea est caro informis, inanima, ferri ictum & aciem respuens : movetur, sistitque menses; & ut partus aliàs lethalis, aliàs unà senescens, aliquandò alvo citatiore excidens. Simile quiddam & viris in ventre gignitur, quod vocant schirron; sicut Oppio Capitoni Prætorio viro. Ibid. cap. XV.

(x) De usu part. lib. IV.
(y) Lib. XI, *cap.* XXVII. Vid. Hoffmann. *De usu lienis, cap.* XII; & Fallop. *De vulneribus capitis,* cap. II.

(z) Lib. X, *cap.* XII.

(a) M. Agrippa *supremis suis annis conflictatus gravi morbo pedum, cùm dolorem eum perpeti nequiret, unius Medicorum portentosâ scientiâ, ignorante divo Augusto, tanti putavit usu pedum sensuque omni carere, dummodò & dolore illo careret demersis in acetum calidum cruribus, in acerrimo impetu morbi,* lib. XXIII, *cap.* I. Vid. Cels. *lib.* IV, *cap.* XXIV.

exemple du danger auquel s'expofoient les Romains goutteux, pour fortir de l'inaction où cette maladie les retenoit. Servius-Clodius, Chevalier romain, pouffé à bout par la violence d'un accès de goutte, fe frotta les jambes avec des fucs venimeux. Le remède réuffit, mais avec la douleur il emporta pour toujours le fentiment de la partie. Quels étoient donc ces fucs? Le Père Hardouin penfe que c'étoit celui de ciguë. On raconte un fait femblable de Jean Frobenius, fameux Imprimeur de Bâle : tourmenté par une vive douleur au talon droit, il confulta Paracelfe. Celui-ci, au moyen de certains topiques, fit paffer le vice du talon aux doigts du pied, que Frobenius ne put jamais fléchir depuis, quoiqu'il n'y fentît aucune douleur. Mais le remède de Frobenius n'eft pas mieux connu que celui du Chevalier romain.

C'eft de Pline que nous tenons qu'un des poifons dans lefquels les anciens Gaulois trempoient leurs flèches, pour en rendre les bleffures mortelles, n'étoit autre chofe que le fuc d'hellébore noir. Ce venin rendoit le gibier plus tendre, mais il en hâtoit la putréfaction. Pour s'oppofer à ce dernier effet, ils cernoient & détachoient auffitôt les chairs de la circonférence de la plaie & tranfperçoient l'animal avec un clou d'airain *(b)*. On dit auffi qu'ils fe fervoient de l'écorce de chêne, comme d'un antidote contre l'activité de ce venin *(c)*. Si l'on en croit Strabon *(d)*, l'hellébore n'étoit pas le feul poifon dont les Gaulois teignoient leurs flèches; car, dit cet Auteur, « on a » découvert qu'il croît un arbre dans la Gaule, femblable au » figuier, & dont le fruit a la forme d'une colonne corinthienne, » duquel coule par incifion un fuc qui rend mortelles les plaies faites par les flèches qu'on y a trempées ». L'on croit que l'arbre dont parle Strabon eft le *taxus* de Pline; d'où,

---

(b) Plutarch. *in fympof. lib. III, cap. ultimo.* Des Commentateurs de Virgile ont prétendu qu'il avoit en vue cet ufage des Chaffeurs Gaulois, lorfqu'il a dit...... *atque humiles habitare cafas, & figere cervos.*

(c) *Hiftoria Gall. veter. auctor.* Groffelino, *pag.* 445.

(d) Lib. IV.

selon ce Naturaliste, les poisons ont tiré leur nom commun & générique *(e)*. Il est certain que le *taxus* croissoit abondamment dans le Nord, mais l'est-il également que cet arbre fût un if; & s'il l'étoit, le connoissons-nous? A-t-il encore ses propriétés, les a-t-il perdues? Connoît-on dans l'ancienne Gaule un arbre auquel puissent convenir les effets prodigieux que Pline *(f)* & César racontent de l'if des anciens Gaulois *(g)*?

On s'étonne de trouver chez Pline des connoissances si étendues touchant les eaux minérales *(h)*. Il n'en parle qu'en passant, mais il n'omet rien; leur position, leur température, leur saveur, leur nature, leurs propriétés physiques, leurs vertus médicinales, tout y est indiqué de manière à annoncer qu'il étoit en état d'entrer dans les plus grands détails, si le plan de son Ouvrage l'eût comporté. De son temps, comme du nôtre, il n'étoit point de maladie à laquelle une source minérale n'offrît à peu de frais un remède assuré; & pour ne parler que des maladies chirurgicales, les eaux qui jaillirent dans la maison de campagne de Cicéron, peu de temps après sa mort *(i)*, servoient à fortifier la vue; l'île d'Énée en fournissoit de salutaires aux calculeux; celles de Tibur étoient

---

(e) *Sunt qui & taxica hinc appellata Venena, quæ nunc toxica dicimus, quibus sagittæ tinguntur*, lib. XVI, cap. X.

(f) *Vasa etiam viatoria ex eâ (taxo) vinis in Galliâ facta, mortifera fuisse compertum est*, ibid.

(g) *Cativulcus rex dimidiæ partis Eburonum, cùm laborem aut belli aut fugæ ferre non posset, taxo, cujus magna in Galliâ Germaniâque copia est, se exanimavit.* Comment. Bell. Gall. cap. VI.

(h) Lib. XXXI, cap. I.

(i)   *Quo tua, Romanæ vindex clarissime linguæ,*
  Sylva loco meliùs surgere jussa viret!
 Atque Academiæ celebratam nomine villam
  Nunc reparat cultu sub potiore vetus.
 Hic etiam apparent lymphæ non ante repertæ
  Languida quæ infusæ lumina rore lavant.
 Nimirum locus ipse sui Ciceronis honore
  Hoc dedit, hâc fontes cùm patefecit ope.
 Ut quoniam totum legitur sine fine per orbem,
  Sint plures oculis quæ medeantur aquæ.

utiles aux bleſſés; la fontaine *Linus*, dans l'Arcadie, fortifioit la matrice & s'oppoſoit à l'avortement; l'eau du Caraſu, fleuve de Cilicie, eſt bonne aux goutteux ; & ſi les eaux de Trézène, ville de l'Argolide, cauſoient aux pieds une ſorte de vice endémique, en récompenſe les marais de Riéti, dans le pays des Sabins, avoient une propriété bien rare & bien précieuſe, celle de durcir les ongles des bêtes de ſomme. A ces propriétés, la plupart fort communes dans les eaux minérales, Pline en ajoute beaucoup d'autres qui ſemblent excéder les bornes de la poſſibilité phyſique. Mais ces bornes ſont-elles poſées ? Où finit le croyable, où commence le merveilleux ? La Nature s'eſt plu tant de fois à prouver que ce qui ſemble le plus contraire à ſes loix, eſt préciſément ce qui les confirme, que l'homme ſage avouera ſans peine qu'il n'appartient qu'à celui qui la gouverne, de manifeſter ſes limites. Quoi qu'il en ſoit, rien n'eſt plus propre à exciter l'admiration que ce que Pline rapporte des étranges effets d'une ſource qui couloit dans la Germanie. Germanicus-Céſar commandant en cette contrée, avoit porté ſon camp au-delà du Rhin. Il y avoit de ce côté-là, dans la partie maritime, une ſeule fontaine d'eau douce, eau dont l'uſage continué pendant deux années, fit tomber les dents, & cauſa un relâchement des ligamens des jarrets à tous ceux qui en avoient bu. Les Médecins nommèrent ces deux accidens *ſtomakake* & *ſkeletyrbe*, & les combattirent heureuſement avec la plante appelée *britannica*, qu'on croit être la patience d'eau. Qu'étoient-ce donc que ces accidens? La dénomination du premier ſignifiant *bouche corrompue*, on a inféré de-là que ce ne pouvoit être autre choſe que le ſcorbut : le P. Hardouin remarque même qu'aujourd'hui encore cette maladie eſt commune dans la Friſe, où l'on peut ſuppoſer qu'étoit aſſis le camp de Germanicus. Sous le nom de σκελοτυρϐη, Galien décrit une ſorte de paralyſie convulſive *(k)*. Au ſurplus, ces accidens

---

(k) Skelotyrbe paralyſis ſpecies quandò recti nequeunt incedere. Sed nunc in lævam, nunc in dextram corpus contorquent, pedeſque proferunt. Interdum etiam velut inutile ſyrma anguium more pedem promovent. Defin. med.

n'étoient pas tellement propres aux eaux de la fontaine de Germanie, qu'ils ne puffent fe développer en d'autres lieux, & par conféquent par d'autres caufes: Strabon nous apprend que l'armée d'Ælius-Gallus en fut attaquée en Arabie, pour avoir mangé des herbages & bu de l'eau du pays. *(l)*.

Revenons à la fameufe fontaine dont parle Pline. A-t-elle exifté? Exifte-t-elle encore? « On ne fait pas, dit M. Guettard *(m)*, fi l'on a cherché à déterminer l'endroit où cette « fontaine doit fe trouver. Son exiftence au refte ne paroît point « impoffible: on ne peut guère au contraire fe refufer à ce que « Pline rapporte, puifqu'on lit dans les *Mémoires de l'Académie* « *royale des Sciences* pour l'année 1712, *page 23*, qu'à Senliffes, « village près de Chevreufe, fitué dans une vallée au bas du « château, il y a une fontaine publique dont l'eau fait tomber « les dents fans fluxions, fans douleur & fans que l'on faigne. « On ne peut fe prendre qu'à elle de cet effet; car l'air eft très- « bon & très-tempéré: les habitans font plus robuftes & plus « fains qu'ailleurs, feulement il y en a plus de la moitié qui « manquent de dents. D'abord elles branlent dans la bouche « pendant plufieurs mois, comme un battant dans une cloche, « enfuite elles tombent fort naturellement. Toute la différence « qui fe trouve entre ce récit & celui de Pline, confifte dans « les fymptômes qui ne paroiffent pas être entièrement les « mêmes. Les malades dont il eft parlé dans Pline, étoient en « même temps attaqués, à ce qu'il paroît, du fcorbut. La foi- « bleffe des jointures en eft une marque; les remèdes que l'on « employa pour les guérir en font une preuve. On fe fervit « feulement d'une efpèce d'herbe à cuiller, qui, felon Mun- « tinginde, eft celle qu'on appelle communément le *cr..n*. On «

(l) Proindè ad Albim pagum pervenit (Gallus), jam exercitu oris & crurum vitiis (qui morbi funt ei regioni familiares) tacto, ftomacacen & fcelotyrben dicunt: quorum illa circa os & circa crura refolutio quædam eft ob aquas & herbas proveniens, lib. XVI, pag. 781.

(m) De l'Académie des Sciences, le plus infatigable des Naturaliftes François, & digne à cet égard de fervir de modèle aux Spéculateurs fédentaires, trop communs parmi nous. Voyez l'*Hiftoire Naturelle de Pline*, tome *VIII*, *page 336*.

» fait, pour l'ordinaire, de nos jours usage de cette plante dans
» cette maladie. Les soldats scorbutiques de Germanicus ne
» devoient pas perdre les dents sans ressentir des douleurs très-
» vives, comme le plus grand nombre des scorbutiques, & ils
» devoient être dans le cas de ce Persan dont il est parlé dans
» l'article des Mémoires de l'Académie cité ci-dessus, qui s'ôtoit
» avec la main, quand il vouloit, sept ou huit dents de la bouche,
» & se les remettoit aussi facilement, & qui avoit violemment le
» scorbut. Ce Persan étoit de Suze, qui renferme une fontaine
» dont l'eau fait tomber les dents à ceux qui en boivent. Cette
» différence, si favorable aux habitans de Senlisses, ne dépend-elle
» pas de la fontaine même ? Peut-être, dit l'Historien de l'Aca-
» démie, donneroit-elle le scorbut, si la bonté de l'air, & d'autres
» circonstances favorables, ne s'y opposoient. Quoiqu'il eût encore
» été plus intéressant de connoître, par l'analyse, les parties que
» cette eau renfermoit, si elle eût été assez mauvaise pour produire
» le scorbut, la perte de parties aussi intéressantes, & qui con-
» tribuent tant, non-seulement à l'ornement, mais encore à la
» santé, parut à l'Académie assez grande pour l'engager à bien
» connoître la nature de cette eau. Elle y étoit d'autant plus
» excitée, que M. Aubry, Curé du lieu, qui envoya un baril
» de cette eau à M. Couplet, avec une ample relation de tout
» ce qui la regarde, disoit qu'on lui avoit conseillé de n'en
» user plus qu'après l'avoir fait bouillir ; ce qui en feroit éva-
» porer la mauvaise qualité. Il la croyoit minérale, & conjecturoit
» même qu'elle contenoit du mercure. Il n'y avoit pas trop
» lieu de croire que le mercure fût aussi funeste, quand il y en
» auroit réellement eu dans cette eau, puisqu'on fait prendre
» aux enfans attaqués par les vers, d'une eau mercurielle. Mais
» l'analyse chimique étoit la seule voie qui pût conduire à la
» solution de ce problème. L'analyse que M. Lémery, habile
» Chimiste de l'Académie, fit de cette eau, ne découvrit au-
» cun indice de mercure ; il ne resta de quatre pintes que
» M. Lémery fit évaporer, que douze grains d'un sel alkali
» fixe, âcre, ce qui paroît bien peu de chose par rapport à une si
» grande quantité d'eau. La cause du mauvais effet de la fontaine

de Senlisses est donc quelque chose de trop subtil & de trop « délié pour se manifester à nous sensiblement. Ce n'est peut-être « pas aussi aux parties qu'elle peut contenir, & qui ne lui sont « qu'étrangères, qu'on doit attribuer sa mauvaise qualité. Ce « n'est peut-être que son grand froid qui en est la cause. On a « dit à la note sur les fontaines froides, qu'elles étoient capables « de faire perdre le sentiment aux parties qu'on y tiendroit « quelque temps plongées. L'eau de Senlisses est vive : on la « trouve fort froide, lorsqu'on la boit au sortir de la fontaine : « on reconnoît qu'elle est dure quand on s'en sert à la cuisine « pour la cuisson ; & on prétend qu'elle donne des tranchées « à ceux qui n'y sont pas accoutumés. L'usage journalier que « l'on fait de ces eaux, occasionne peut-être sur les gencives « ce que les autres feroient sur les parties qu'on y plongeroit. « Les gencives doivent ainsi perdre leur ressort ; elles ne doivent « plus assez comprimer les dents. Ces parties doivent par con- « séquent se détacher peu-à-peu, & tomber sans causer de « douleur. C'est aussi à la crudité des eaux des rivières qui « arrosent Étampes, que l'on attribue la perte des dents que « souffrent un grand nombre des habitans de cette ville. La « source de ces rivières est peu éloignée d'Étampes, l'eau par « conséquent n'a pu être battue & pénétrée de la chaleur du « soleil. Elle est ainsi dans le cas des fontaines dont il a été ici « question. Les dents des habitans d'Étampes ne tombent pas « cependant entières ni sans douleur. La chute de ces parties « est précédée ordinairement par des douleurs vives, & de « nature différente ; la carie des dents suit ces douleurs, & « elles finissent par la perte entière de celles qui ont été atta- « quées ; de sorte qu'il y a peu de personnes dans cette ville « à qui il ne manque de bonne heure plusieurs de ces parties. »

Après avoir vu le scorbut dans la narration de Pline, on n'en demeura pas là ; on remonta jusqu'au père de la Médecine, & l'on crut le reconnoître dans ses Écrits. Mais la conformité de quelques symptômes peut-elle établir une identité parfaite entre deux maladies, sur-tout quand les autres phénomènes ne s'accordent point, & que les descriptions sont exactes ? En traitant des maladies de la rate, Hippocrate en décrit une où la couleur du corps change & devient noire, pâle, couleur d'écorce de grenade : la bouche du malade fent mauvais; fes gencives fentent mauvais auffi & quittent les dents : il s'ouvre des ulcères fur les jambes, femblables aux *pustules nocturnes;* les extrémités tombent dans l'amaigriffement, & le ventre fe refferre *(n)*. Ailleurs, fous le nom d'*iléon fanguin*, Hippocrate a peint une autre maladie, affez analogue à la précédente, & qui pourroit lui fournir des traits de reffemblance avec le fcorbut. Ici la bouche fent mauvais auffi; les gencives quittent les dents, & le fang s'échappe par le nez : quelquefois même les extrémités inférieures fe couvrent d'ulcères, qui ne fe guériffent que pour faire place à d'autres : la couleur eft noire, la peau mince, & le malade eft pareffeux à fe mouvoir *(o)*.

Que conclure de ces paffages, & de plufieurs autres *(p)* qu'on pourroit recueillir dans les plus anciens Auteurs ? Ce qu'en a conclu l'infatigable Van-Swieten, que la maladie appelée aujourd'hui *fcorbut*, ne fut pas entièrement inconnue aux anciens Médecins, mais qu'ils ne la décrivirent pas avec toute l'exactitude qu'on defireroit, parce qu'ils n'eurent que peu d'occafions de l'obferver. C'eft principalement dans les pays feptentrionaux que le fcorbut exerce fes ravages; & les Médecins dont nous avons les Écrits habitoient d'autres contrées. D'ailleurs, le fcorbut le plus formidable eft celui des gens de mer, qui font de longues navigations, pendant lefquelles ils ne vivent que de falaifons; & l'on fait que du temps de ces Médecins, les longs voyages étoient impraticables, faute de bouffole *(q)*, ou du moins fort rares, encore côtoyoit-on les terres, & relâchoit-on prefque tous les foirs.

(n) De intern. affect. cap. XXXIII.
(o) Ibid. cap. XLVIII.
(p) Tel eft celui-ci, tiré du Livre fecond du Traité de l'Abftinence de Porphyre, Écrivain du troifième fiècle. Un des ferviteurs du Médecin Craterus fut attaqué d'une maladie fort étrange : les chairs fe féparoient de fes os : tous les remèdes qu'on lui faifoit ne procuroient aucun foulagement. On lui donna de la vipère apprêtée en forme de poiffon, & il fut guéri.

(q) Comment. tom. III, p. 592.

On déterra, vers le commencement du XVI.ᵉ siècle, un manuscrit, intitulé : *C. Plinius secundus, de re Medicâ*, qui n'est qu'une collection de la partie médicale de l'Histoire de Pline le Naturaliste, & qu'on crut néanmoins devoir attribuer à un Plinius Valerianus, Médecin, dont le nom parut pour la première fois à cette époque, dans une inscription publiée par Paul Jove. On peut lire dans Leclerc les détails & les suites de cette découverte, si l'on est curieux de controverses bibliographiques.

PLINIUS VALERIANUS

Après Pline, le premier Médecin que l'Histoire nous présente, est Soranus d'Éphèse (ville de l'Asie mineure, si célèbre par son temple), le plus ancien des cinq ou six Médecins qui portèrent ce nom. Nous ignorons en quel temps il naquit ; nous savons seulement que son père s'appeloit *Ménandre* & sa mère *Phébé*. Il puisa ses connoissances dans l'École d'A-lexandrie, mère commune de la plupart de ses contemporains. Après une longue résidence dans cette ville, &, comme il paroît, déjà avancé en âge, il passa à Rome, où (si l'on en croit Vossius, quoiqu'il ne cite pas ses garans *(r)*) l'exercice de sa profession, durant les règnes de Trajan & d'Adrien, lui acquit une très-grande célébrité. Il falloit que sa réputation fût bien méritée, puisque Galien, qui ne ménageoit pas les méthodiques, à la tête desquels étoit Soranus, & qui traite si mal Thessalus un de leurs chefs *(s)*, loin de rien dire qui lui soit désavantageux, le met au nombre des meilleurs Écrivains de matière médicale *(t)*, & rend hommage à ses connoissances, en témoignant avoir reconnu dans ses remèdes, tant par sa propre expérience que par celle de ses Maîtres *(u)*, les vertus que Soranus leur attribuoit.

SORANUS.

Ce Soranus avoit écrit de la *Médecine*, en plusieurs Livres, dont Galien cite le quatrième. Galien dit aussi que notre Auteur avoit composé un autre Ouvrage, probablement moins

---

(r) *De Natura artium*, lib. V, cap. XII.

(s) *Voyez* ci-devant, *page 105 & suiv.*

(t) Comp. med. secund. gener. lib. III, cap. IX.

(u) De comp. med. secund. loc. lib. I, cap. VIII.

confidérable, puisqu'il l'intitula: *Monobiblos (y)*, *Livre feul*, *Livre unique;* ce qui fuppofe un petit volume.

Toutes ces productions n'exiftent plus; & dans le peu qui nous en refte, difperfé çà & là chez les compilateurs, on ne peut plus difcerner ce qui lui eft propre de ce qui appartient aux autres Écrivains du même nom. Celle de fes productions la plus certaine eft le fragment *fur les fractures*, trouvé dans la collection de Nicète, & publié par le favant M. Cocchi *(z)*. Ce que nous difons de ce fragment n'eft guère propre à confirmer l'authenticité d'un autre, imprimé parmi *les anciens Médecins (a)*: celui-ci n'en a aucune, & ce feroit faire tort à la réputation d'un homme dont Galien refpectoit le mérite, que de l'en faire auteur. Nous y lifons pourtant ce qu'on n'avoit pas vu ailleurs, qu'entr'autres fignes de la préfence du calcul dans la veffie, les parties génitales fe tuméfient fenfiblement; & qu'à la difficulté d'uriner, fe joignent des démangeaifons dans l'anus. Reprenons le premier fragment. Il paroît avoir été détaché d'un Traité général, & il n'eft qu'une forte d'énumération des fractures, avec la définition de chaque efpèce, fur-tout de celles de la tête, qui ne font aucune part auffi bien décrites qu'ici.

La fracture en général eft la divifion d'un os. En particulier, & lorfqu'elle arrive au crâne, elle prend différens noms : on l'appelle *fente (fiffio)*, *incifion (incifio)*, *camération (cameratio)*, *fubgrondation (fubgrundatio)*, *impaction (impactio)*, *dédolation (dedolatio)*, & même *réfonance & impreffion (refonantia & inverfio)*.

La fente eft une divifion de l'os femblable à celles qu'on obferve dans les vaiffeaux de verre. Elle eft ou capillaire ou d'une certaine largeur. Elle varie par fa longueur, s'étendant

---

(y) Ce titre eft très-bien rendu en latin par *liber fingularis*, mais en françois, comment l'exprimer! Imitera-t-on le Traducteur de Gui, qui rend *caput fingulare* par *chapitre fingulier*!

(z) Græcorum Chirurgici, libri... Florentiæ, 1754, fol.

(a) Medici antiqui omnes... Sorani.... ifagoge.

quelquefois à la plupart des os du crâne, & d'autres fois ne dépassant pas la future qui termine l'os frappé. La fente diffère aussi par sa profondeur, pouvant se perdre dans la première table, dans le diploé, ou arriver jusqu'aux meninges. On la distingue de la future, par sa direction plus droite & par la perte de niveau des pièces fracturées, qui rend l'endroit raboteux. La fente qui pénètre jusqu'aux méninges, se reconnoît par les signes propres à la lésion de ces membranes.

L'incision *(b)* est une division faite à l'os par un instrument tranchant : elle est sensible à la vue, & quelquefois même elle laisse apercevoir la palpitation des membranes du cerveau.

La camération est la cassure de deux os, faite par un instrument aigu, qu'on retire avec force *(c)*. Elle peut arriver (ce qu'on concevra difficilement) sans lésion du diploé. On la reconnoît à l'éminence qu'elle forme en-dehors & au vide qu'elle laisse en-dedans, & que la sonde indique.

La subgrondation est l'enfoncement d'une portion d'os au-dessous du niveau de la portion voisine, dont quelquefois la continuité n'est point interrompue, tandis que d'autres fois elle l'est en partie : ici les meninges sont toujours comprimées.

L'impaction est la fracture d'un os en plusieurs pièces dont les unes font saillie au-dedans du crâne, & les autres au-dehors *(d)*.

(b) Il faudroit dire, *excision*, si on lisoit avec la plupart des Éditeurs de Galien & de Paul d'Égine, ΕΧΚΟΠΗ ; mais c'est une faute, selon Cocchi ; il faut écrire ἐγκοπή, *pag. 45*.

(c) Les instrumens guerriers des Anciens pouvoient faire de pareilles fractures, mais elles doivent être fort rares parmi nous. On a même nié leur existence ; & Vertunien, Médecin de Poitiers, interprète & commentateur du Livre d'Hippocrate, *des Plaies de tête* (Paris, 1578, *in-8.°*), n'a pas même jugé l'autorité de Vidus Vidius, qui croyoit à la possibilité de cette fracture, digne d'une réfutation sérieuse : *Valeant*, dit-il (pag. 56), *Fallopius & Vidius quorum alter lanceæ, alter alius cujusdam teli ictum nobis obtrudit, quæ ossis fracti partes supra caput, cameræ modo, attollunt. Quam fracturæ speciem rarissimam esse testatur Fallopius (de vuln. capit. cap. XIII). Profectò tam rara est, ut de eâ nunquam cogitârint veteres.* La description claire & précise de Soranus, prouve que la raison n'est pas toujours du côté des censeurs.

(d) Au lieu du mot ΕΚΠΙΕΣΜΑ, qui répond à celui d'*impaction*, Cocchi prouve *(ibid. page 46)*, qu'il faut lire ΕΜΠΙΕΣΜΑ.

La dédolation est une fracture faite par un coup d'instrument tranchant porté obliquement, qui sépare & emporte la portion d'os avec les chairs qui la recouvrent.

Selon quelques-uns, la résonance est cette espèce de fracture qui a lieu lorsque l'os frappé dans un endroit se fracture dans un autre, sans plaie dans le lieu où le coup a été porté *(e)*.

L'impression est enfin, selon quelques autres, une enfonçure dans le crâne des enfans, semblable à celles qu'on voit aux vases de cuivre ou de plomb, destinés à contenir l'huile : Démétrius *(f)* appeloit cette espèce de fracture *impaction*.

Soranus parcourt ensuite les fractures des autres parties du corps, & tire leurs différences de leur figure. Il donne les signes qui les font reconnoître dans les cas douteux, & ces signes sont à peu-près les mêmes que ceux d'où les modernes tirent leur diagnostic. On reconnoît la fracture des vertèbres, s'il y a plaie, par la vue; & par le tact, s'il n'y a point solution de continuité, & que la fracture soit simple. S'il y a impaction, les signes seront un creux, accompagné d'une douleur pongitive, la paralysie du bras voisin, le déplacement & la crépitation. Il manque ici très-peu de choses pour que Soranus n'ait rien laissé à dire à ceux qui viendroient après lui, sur le diagnostic & le pronostic de ces fractures, bien qu'il eût à vaincre l'opinion commune de ses contemporains, qui faisoient dépendre ces accidens de la luxation des

---

(e) Celse avoit décrit cette espèce de fracture, sans lui donner de nom particulier, comme on peut le voir au *liv. VIII, chap. IV.*

(f) Ce Démétrius est peut-être le même que celui qui est cité par Aur. lianus au *livre V, chapitre IX des Maladies chroniques*, qu'il appelle tantôt *Apameus*, tantôt *Attraleus*, & tantôt enfin *Aponieus*, & dont il allègue quelques sentimens; d'où l'on peut inférer qu'il n'étoit pas un des plus obscurs Sectateurs d'Hérophile. Le surnom d'*Apaméen*, qu'Aurelianus donne à ce Médecin, semble indiquer qu'il est le même que cet autre Démétrius de Bythinie, cité par Galien, d'après Héraclide Tarentin *(de comp. med. secund. gener. lib. IV, cap. VII)*. Par conséquent Démétrius doit être plus ancien qu'Héraclide, & avoir vécu environ deux cents cinquante ans avant l'ère chrétienne.

mêmes os, soupçonnant à peine leur fracture, & moins que toute autre, l'impaction. M. Cocchi, dans une note sur ce passage, remarque, avec raison, qu'il n'étoit donné qu'aux dissections pathologiques, de mettre le complément à la doctrine de notre Auteur; & d'après ces mêmes dissections, il atteste aussi la réalité de l'enfoncement des apophyses épineuses dans la gouttière ou cavité de la colonne vertébrale.

La partie supérieure du sternum peut se fracturer transversalement, mais sa partie moyenne n'admet que la fente & l'impaction. La difficulté de respirer, la toux, une douleur poignante, & quelquefois le crachement de sang, sont les suites ordinaires de ces fractures. Les accidens sont les mêmes pour les fractures des côtes, dans lesquelles notre Auteur remarque que le plus souvent les bouts de la côte fracturée se portent vers la cavité de la poitrine. L'appareil de cette dernière fracture consistoit en des linges ployés de manière à remplir exactement les intervalles des côtes, de la laine imbibée d'huile dont on matelassoit la partie, & un bandage de corps. Mais si les bouts de l'os piquent fortement la plèvre, « il faut, dit Soranus, inciser la peau, mettre ces bouts « à découvert; & pour ne pas blesser la plèvre, la garantir « avec l'instrument propre à cet usage *(g)*; enfin les retrancher « & tirer en même temps les esquilles ou fragmens qui pour- « roient s'en être détachés. Cela fait, on rapproche les chairs « non enflammées, & l'on panse celles qui le sont avec les « topiques appropriés à l'inflammation. Il en est des fractures « des os des hanches comme de celles du sternum. Le dépla- « cement de l'humérus & du fémur fracturés, peut se faire en « quatre sens différens. Ordinairement celui du fémur se fait « en devant, parce que c'est dans ce sens que cet os est courbé. «

(g) Deinde membranæ custode subjecto, ut ne succingens vulneretur, industrie excindere pungentia ossicula & ejicere oportet. Paul. Æginet. *de Re Medicâ*, lib. VI, cap. CXVI. Quel étoit cet instrument que Paul appelle ici *gardien de la membrane*? étoit-il le même que le méningophylax de Celse? ces deux instrumens, avec un usage analogue, différoient-ils par la forme? Ce sont autant de difficultés que l'histoire de l'Art ne nous met pas à portée de résoudre.

» Les déplacemens des os du bras & de la jambe ne se font
» qu'en deux sens, en-dedans & en-dehors : si c'est le cubitus,
» en-dedans ; le radius, en-dehors ; & à la jambe, le tibia se
» déplace en arrière, & le péroné en-devant ». Puisque nous
avons parlé de la fracture de l'humérus, nous ne devons pas
laisser ignorer que Soranus remplaça l'ambi d'Hippocrate,
employé généralement alors pour faire les extensions, par la
méthode suivante. Le malade étant assis, ou mieux encore,
étendu sur le dos, il commençoit par passer un lacs à la
main, auprès du poignet, qu'il conduisoit au cou & l'y fixoit.
L'usage de ce lacs étoit de maintenir l'avant-bras dans sa
flexion naturelle (h), flexion qui répond à peu-près à la
moitié d'un angle droit ; ensuite deux aides empoignant le
bras au-dessus & au-dessous de la fracture, faisoient l'extension
en sens contraire. S'il falloit des extensions plus fortes, il
plaçoit deux courroies aux mêmes endroits où nous venons
de voir les mains des aides. Lorsque la fracture avoisinoit
la tête de l'humérus, il transportoit le premier lacs sous l'aisselle, & le donnoit à tenir à un aide placé derrière la tête
du malade (i). L'intention de mettre tous les muscles de la
partie en relâchement, est si manifeste ici qu'on ne s'artera point à la faire remarquer. Peut-être pourrions-nous
ajouter, que les avantages des extensions faites à la manière
de Soranus, sont trop frappans, ont été trop bien sentis par
tous les Praticiens, jusqu'à Paul d'Égine, pour que l'habitude
puisse maintenir long-temps encore la routine opposée. Il
est bien singulier que les Anciens dont nous ravalons si fort
les connoissances anatomiques, aient mille traits comparables
à celui-ci qu'on chercheroit en vain dans les meilleurs Écrits
modernes ; & que nous, tout grands Anatomistes que nous
sommes, nous soyons réduits à prendre chez eux les conséquences pratiques des connoissances que nous leur refusons.
Lisons-les donc sans relâche ; tâchons ensuite, pour mieux

(h) Voyez dans Galien (de motu Muscul. lib. II), le chapitre VII, qui a pour titre : Ratio inveniendi mediam figuram in omni motu ; & celui qui le précède.

(i) Paul. lib. VI, cap. XCIX.

leur reſſembler, de mettre un peu de raiſon à la place de tant d'eſprit. Il n'y a rien à perdre pour le Public dans ce nouvel arrangement; nous diſſerterons moins, mais nous obſerverons mieux. Enfin Soranus termine ce qu'il avoit à dire ſur cette matière intéreſſante, en avertiſſant qu'en général les fractures compliquées de plaies, d'eſquilles, ou voiſines des articulations, ſont les plus dangereuſes; & quant à ces dernières en particulier, que la matière du cal s'y porte moins abondamment qu'ailleurs.

Le plus conſidérable, & en même temps le plus précieux des Ouvrages qui nous reſtent de Soranus, eſt ſans contredit celui qui porte le nom de Cælius-Aurelianus. Mais lui appartient-il en entier? A la vérité, Cælius avoue lui-même qu'il a traduit Soranus. Cependant il parle ſouvent de ce Médecin comme d'un tiers; &, ce n'eſt pas ainſi que s'exprime un Traducteur qui ne fait que rendre en latin un texte grec. Il eſt plus probable, ſelon la conjecture de Leclerc, que Soranus étoit l'Auteur favori de C. Aurelianus, & que le regardant comme *le prince de ſa ſecte*, il n'a point fait difficulté d'avouer qu'il le prend pour guide, & qu'il n'écrit que d'après lui. Quoi qu'il en ſoit de ce noble aveu, ne lui donnons pas trop d'influence ſur le jugement qu'on doit porter aujourd'hui de Cælius-Aurelianus. Ce n'étoit pas un homme ſans mérite: il avoit compoſé un Livre *des Lettres grecques;* un autre *contre la hière de Thémiſon;* un *abrégé de la Médecine;* des *eſpèces de Conſultations;* des Livres *de Chirurgie*, dont un *Traité particulier de l'Arrachement des dents;* & quelques autres *touchant les organes de la génération de la femme; les différentes formes qu'on donne aux peſſaires,* &c. Tous ces Livres n'exiſtent plus, & l'on ne connoît aujourd'hui Cæl. Aurelianus que comme Traducteur ou Commentateur de Soranus. Nous ne le ſéparerons donc pas de ſon Auteur, & nous ſuppoſerons que tout ſon Ouvrage appartient à l'Auteur Grec, qu'il dit avoir *latiniſé.* Auſſi-bien, que dire d'un homme dont on ignore à tel point l'époque de la naiſſance; que ſi quelques Biographes l'ont fait vivre au v.ᶜ siècle, d'autres *(k)* ne répugnent pas à le faire plus vieux de deux ou trois cents ans. Il est douteux qu'Aurelianus ou Arianus, car il porte ces deux noms, ait été contemporain de Soranus, comme Vossius semble l'insinuer *(l)*; mais on peut le regarder comme antérieur à Galien, parce qu'il ne le nomme point, quoiqu'il soit dans l'usage de citer avec éloge ceux dont les Écrits lui servirent à composer le sien. Quant à sa Patrie, le surnom *de Siccensis (m)*, & la barbarie de son style, l'ont fait passer pour Africain.

Quoi qu'il en soit, l'ouvrage qui porte le nom d'Aurelianus est d'autant plus précieux, que sans lui on n'auroit presque point de détails sur les sectes en général & sur les dogmes propres à chacune en particulier; mais il s'en faut beaucoup que l'utilité de cet ouvrage soit la même, lorsqu'on vient à l'envisager comme une des sources où l'on peut puiser l'histoire de la formation & des progrès de la Chirurgie. Car d'un côté, la secte méthodique vers laquelle Soranus montre le plus grand penchant, faisoit peu d'usage des moyens chirurgicaux; & de l'autre, notre Auteur ayant déjà parlé séparément de ces moyens, dans un Livre qui s'est perdu, nous ne devons rien trouver dans celui-ci de relatif à notre objet; & si nous y recueillons quelque chose, ce sera pour ainsi dire l'inadvertance qui l'y aura mis. Cependant ne nous rebutons point: regrettons la perte des Écrits chirurgicaux du Médecin d'Éphèse; mais en parcourant ceux qui nous restent, d'où il écarta sans doute tous les objets relatifs à la Chirurgie pour ne pas se répéter, songeons qu'on glane encore avec fruit sur les pas du moissonneur le plus soigneux.

Héraclide Tarentin avoit fait un précepte de saigner à la veine frontale dans la phrénésie, hors les cas de pléthore générale. Cælius Aurelianus condamne cette saignée, par la raison, dit-il, qu'elle augmente l'engorgement des meninges;

(k) Leclerc, *pag. 457.*

(l) De Natur. artium, lib. V, cap. XII.

(m) On dérive ce mot de *Sicca* ou *Sicca-Venerea*, ville de l'Afrique propre, selon quelques-uns, & de la Numidie, selon d'autres.

il déduit

il déduit ensuite cet engorgement de deux causes, la ligature qui précède la saignée, & la dérivation *(n)*. Si l'on ne savoit pas que les meilleures choses, les plus clairement exprimées, les plus saillantes ne frappent pas toujours, même les bons esprits, on seroit étonné qu'une remarque aussi judicieuse soit restée dans l'oubli, & qu'on ait continué de saigner à la jugulaire dans ces cas malheureux où l'engorgement du cerveau touche au point de rompre une infinité de petits vaisseaux, dont le moindre entr'ouvert peut donner la mort. Il est également certain que le premier & principal effet de la ligature, favorise l'engorgement qu'on veut combattre, puisqu'elle fait gonfler les vaisseaux veineux, & qu'elle peut produire la rupture qu'on a tant lieu de redouter. Soranus n'approuve pas davantage l'ouverture des veines ranines, proposée par Dioclès *(o)* & par Héraclide, que celle des jugulaires; & pour ne pas répéter les raisons qu'il a données plus haut, il se contente d'appeler cette saignée illusoire & superstitieuse, en ajoutant néanmoins qu'il n'est pas toujours aisé d'éviter l'hémorragie. Dans le volvulus qui résiste à tous les secours ordinaires, Hippocrate avoit proposé, pour dilater les intestins & donner issue aux matières retenues, de remplir le canal intestinal d'air, au moyen d'un soufflet de forgeron; & après l'avoir suffisamment distendu, d'injecter un lavement propre à fondre & délayer les excrémens. Cela fait, il bouchoit l'anus avec une éponge, & plaçoit le malade dans un bain. « Si le malade retient l'injection, ajoute Hippocrate, & s'il la rend ensuite, le danger n'existe plus, & le salut est certain *(p)* ». Ce moyen, plus propre à manifester le génie inventif du divin Vieillard qu'à remplir ses vues, en passant par les mains de Praxagore, s'étoit accrû d'une atrocité si révoltante, qu'on croira difficilement qu'elle ait été consommée *(q)*. Aurelianus a le mérite à nos yeux, d'avoir

---

(n) Primò ex antecedente fasciolæ constrictione, secundò ipsius coactæ materiæ concursu. Acut. lib. I, cap. XVII.

(o) Ibid. cap. XIV.
(p) De morbis, lib. III, n.° XV.
(q) Tome I, page 304.

prémuni les imaginations ardentes, toujours prêtes à faisir ce qui est extrême, contre le danger & l'inutilité d'un pareil secours, & de l'avoir fait oublier pendant plusieurs siècles: à la vérité le sixième le vit renaître; il eut même alors l'approbation d'un Écrivain judicieux, mais ce ne fut que comme un secours extrême, & seulement pour les *volvulus* qui n'ont rien d'inflammatoire, & qui ne reconnoissent d'autre cause que des excrémens retenus & endurcis dans le tube intestinal *(r)*.

C'est encore Aurelianus qui distingua le satyriasis du priapisme, avec lequel on le confondoit avant lui, & qui marqua si bien les limites de ces deux maladies, qu'elles n'ont plus varié depuis *(s)*; mais on ne trouve rien dans sa méthode curative qui mérite d'être remarqué, si ce n'est peut-être l'anecdote de Thémison, qui vit périr dans la Crète beaucoup de malades attaqués d'un satyriasis, en quelque sorte épidémique, attribué, non sans fondement, à l'usage où ce peuple étoit de manger abondamment de l'herbe appelée *satyrion (t)*. On desireroit moins de confusion dans l'endroit où il traite de la paralysie de la vessie *(u)* : Un peu plus de netteté auroit peut-être fait poindre le crépuscule du jour, encore attendu, qui doit éclairer cette maladie. Nous ne la connoissons qu'imparfaitement; nous la voyons là où elle n'est point, & peut-être ne la voyons-nous pas toujours là où elle est. Il est certain au moins qu'elle n'est pas si commune, à beaucoup près, que nous l'imaginons. L'habitude a tant d'empire sur nous, qu'il seroit possible aussi que les symptômes d'après lesquels nous prononçons l'existence de la paralysie de la vessie, fussent moins des effets sagement déduits de la nature, de la forme & des fonctions de ce viscère, que des signes arbitraires &

(r) Alexand. Trallianus, *lib. X, cap. I.* Consultez sur le *volvulus*, un fragment d'Archigène, recueilli par Aëtius, *lib. IX, cap. XXVIII.*

(s) Acut. lib. III, cap. XVIII.

(t) C'est sans doute la racine ou bulbe du *satyrion à larges feuilles* ou *grand testicule de chien*, usitée en Médecine comme aphrodisiaque.

(u) Chron. lib. II, cap. IV.

conventionels. La curation de la paralysie de la vessie n'a rien de particulier ici, que l'injection d'huile portée dans la vessie à la faveur de la même sonde par laquelle les urines ont coulé. Personne n'a mieux apprécié qu'Aurelianus les signes qui peuvent conduire à reconnoître la source du sang, ou du pus qui sortent par la verge (x); peut-être même distingua-t-il le premier l'hémorragie de l'urètre, appelée depuis *stymatosis* par Vogel, du pissement de sang, c'est-à-dire de la sortie du sang venant d'ailleurs que de la verge, laquelle dans ce cas le transmet & ne le fournit point. Tout ce qu'il dit sur cette importante matière, mérite d'être lû, même des Praticiens les plus consommés.

Nous lui devons encore la remarque essentielle qu'une extrémité inférieure paralysée peut devenir alternativement plus longue ou plus courte que la correspondante, alternative qui, selon lui, fait quelquefois soupçonner la luxation là où elle n'est point.

A l'occasion de la paracentèse, Aurelianus témoigne une juste défiance pour la science de ceux qui prétendoient pouvoir annoncer *a priori* les qualités qu'auroient les eaux des hydropiques. Selon les uns, on devoit les attendre analogues aux urines; selon les autres, à la couleur de la peau du malade : il en étoit aussi qui comptoient sur des eaux sanguinolentes, toutes les fois que les viscères souffroient; & qui les promettoient limpides, lorsque les viscères étant sains, l'hydropisie avoit sa source dans la boisson trop abondante d'eau pure ou salée (y).

Au reste il avoit meilleure opinion que quelques-uns de ses contemporains, de la paracentèse de l'abdomen ; il en autorise l'usage ; & quant au manuel, après avoir fait l'incision au-dessous de l'ombilic, il se sert de la sonde à femme pour évacuer les eaux (z), méthode fort ancienne & qu'on

---

(x) Chron. lib. V, cap. IV.
(y) Chron. lib. III, cap. VIII.
(z) Ibid.

verra se soutenir jusqu'à la fin du XVII.ᵉ siècle. Son attachement à la doctrine de Soranus le défend contre le préjugé de la léthalité des plaies pénétrantes de la poitrine, établie de son temps parmi les Médecins qui ne pratiquoient point la Chirurgie, tandis que les Médecins-Chirurgiens étoient de l'avis contraire, l'expérience leur ayant prouvé que des plaies de la poitrine faites par une flèche, & si profondes, que les malades *vomissoient* en quelque sorte le sang par le poumon, ne résistoient pas toujours au pouvoir de leur Art *(a)*. Contre certains maux d'oreille opiniâtres & rébelles aux secours ordinaires, il en conseille de très-efficaces, tels que des injections détersives de cendres, de vinaigre dans lequel on a dissous de la moutarde, un vésicatoire extérieurement, des douches sur la tête, &c. *(b)*. Nous remarquerons au sujet de ce dernier moyen, que quoiqu'on puisse en soupçonner l'emploi dans les Écrits d'Arétée *(c)*, c'est peut-être ici le premier exemple bien constaté que l'histoire en offre. On a pu voir aussi dans les Écrits du Médecin de Cappadoce une légère ébauche du diagnostique des hémorroïdes qui quelquefois attaquent la vessie urinaire, & dérangent ou suspendent ses fonctions; mais on ne lira pas, sans quelque plaisir, ce que notre Auteur y ajouta. « De même que l'anus,
» dit-il, le vagin, le col de la matrice & la vessie, sont sujets
» aux hémorroïdes; elles coulent, mais par intervalles, & c'est
» à quoi le Chirurgien prudent doit être attentif. Lorsque le
» sang s'arrête, la douleur à la région du pubis, la tension des
» aines, la *lourdeur* du bas des hanches ou l'affection sympa-
» thique des reins, qui supprime les urines, avertissent le Médecin
» que le sang s'accumule intérieurement: la cessation de tous ces
» accidens, lorsque le sang recommence à couler, complète le
diagnostique de cette maladie *(d)* ». A côté de ce grand objet de recherches & de méditations, nous sera-t-il permis de remarquer que Soranus décrit, avec beaucoup de soin,

---

(a) Chron. lib. *II*, cap. *XII*.   *(c)* Voyez ci-dessus, page *184*.
(b) Ibid. cap. *IV*.   *(d)* Chron. lib. *V*, cap. *IV*.

l'instrument dont on se servoit alors pour donner des lave-mens, instrument qu'on fait avoir été composé d'une canule & d'une vessie, & qu'il n'omet rien de ce qui peut mettre le Lecteur à portée d'en faire usage *(e)*.

Quant à l'instrument avec lequel il enlevoit les concrétions terreuses des articulations des goutteux, on ne sait s'il l'avoit imaginé ou s'il n'avoit fait que lui donner le nom de *lauréole (f)*. Il parle aussi de la laryngotomie ; mais il est presque superflu de redire ici qu'il la désapprouve *(g)* & la proscrit. Nous observerons seulement qu'il alloit chercher dans le fond du gosier, les matières visqueuses qui, dans cette maladie, augmentent encore le danger de la suffocation, au moyen d'un peloton de linge attaché mollement à l'un des bouts d'un instrument appelé *dipyrenon*, (Διπύρηνον). Cet instrument est fort ancien, puisqu'il paroît être le même que la sonde d'étain connue d'Hippocrate, à l'extrémité de laquelle il y avoit un trou *(h)*, ce qui le rapprochoit beaucoup pour la forme & pour les usages, de notre aiguille à séton *(i)*.

Enfin nous ne saurions mieux terminer cette analyse, qu'en rapportant presque en entier le chapitre des *Empyèmes*. Les signes qui caractérisent & font discerner entr'elles ces collections purulentes internes, recueillis avec cette exactitude qui distinguoit la secte méthodique de ses rivales, rendent ce morceau précieux pour tous ceux qui cultivent notre art *(k)*.

Nous allons traiter pleinement, dit Cælius Aurelianus, des affections qui, naissant dans l'intérieur, reçoivent le nom d'abcès. Tels sont les abcès qui se forment dans les viscères & dans l'épaisseur de la membrane qui tapisse intérieurement

---

(e) Chron. lib. *V*, cap. *x*.

(f) Ibid. cap. *II*.

(g) Est etiam fabulosa arteriæ ob respirationem divisura, quam laryngotomiam vocant, & quæ a nullo sit antiquorum tradita, sed caducâ atque temerariâ Asclepiadis inventione affirmata: cui ne nunc occurrentes, latius respondere videamur, aut tantum scelus angustâ oratione damnemus, libris quos de adjutoriis sumus scripturi, respondebimus. Cæl. Aurel. acut. lib. *III*, cap. *IV*.

(h) Lib. *de fistulis*, *XI*, *XIV*.

(i) Galen. *De semine*, lib. *II*, cap. *I*; *De Administr. Anatom*. lib. *IX*, cap. *I*.

(k) Chron. lib. *V*, cap. *x*.

les côtes, au poumon, au diaphragme, à l'œſophage, à l'eſtomac, dans le foie, la rate, les inteſtins, les reins, la veſſie, les voies urinaires, la matrice & le péritoine. Nous avons parlé, continue Aurelianus, des abcès de la matrice dans l'Ouvrage *(l)* que nous avons compoſé *ſur les maladies des femmes;* nous traiterons préſentement des autres. Parmi ces derniers, les uns ne ſont acceſſibles qu'aux médicamens, & ſe dérobent aux opérations de la Chirurgie, parce qu'ils ſont ſitués profondément, recouverts par beaucoup de parties, & qu'il n'eſt ni poſſible, ni permis d'inciſer la plupart de ces abcès, dans la juſte crainte d'expoſer les malades à périr d'hémorragie. Tels ſont les abcès qui ſe forment au poumon, ou au diaphragme intérieurement, ou plus profondément encore à l'œſophage, au-deſſus du diaphragme, ou dans la partie inférieure du ventre, aux inteſtins, excepté la fin du *rectum*, & à la partie poſtérieure de la veſſie, ou bien enfin dans les reins. Pour les autres abcès, ils ſont ſuſceptibles des opérations de la Chirurgie, toutes les fois que le liquide qu'ils contiennent ſe porte vers la ſurface du corps, ou qu'ils ne ſont pas ſitués à une trop grande profondeur, comme à la plèvre ou au diaphragme extérieurement; à la partie inférieure de l'œſophage, à l'eſtomac vers ſa partie ſupérieure, au foie, à la rate, à l'extrémité du *rectum* & dans le voiſinage du ſphincter, à la partie antérieure de la veſſie, ou ſous l'ombilic près du pubis, eſpace que les Grecs appellent Ἦτρον; au col de la veſſie, ou dans ſa partie extérieure, que les Grecs nomment *urèthre (m)* & dans le péritoine. Les malades attaqués d'empyème, que nous appelons *vomiqueux*, ſont tombés dans cette affection, les uns à la ſuite d'une pleuréſie, les autres d'une péripneumonie : voici les ſignes qui l'accompagnent. Ces ſignes ſont communs, c'eſt-à-dire qu'ils ſont inſéparables de l'abcès, quel qu'en ſoit le ſiége, & conſtamment les mêmes, ou particuliers, c'eſt-à-dire différens,

---

(l) Voyez ci-devant *page 255.*
(m) Le texte porte *uretan*, mais c'eſt une faute de Copiſte.

à raison de la nature des parties où se dépose la collection. Mais pour ne pas être trop long, dit-il, nous allons d'abord faire l'énumération des signes communs ; nous assignerons ensuite les signes particuliers.

Lorsque l'abcès se forme ou que la tumeur se convertit en liquide, il survient une fièvre violente, sans règle dans ses accès, & souvent accompagnée de frissons & d'engourdissement, avec froid & agitation du corps. On sent aussi dans le lieu du dépôt, une chaleur considérable, de la pesanteur, de la tension, & une douleur pulsative & souvent lancinante, excepté dans les vomiques du poumon. Le pouls est vîte & petit. Souvent il survient de la sueur, sur-tout à la tête & au cou. Ensuite le pus étant entièrement formé, le frisson cesse, & l'angoisse de la fièvre, ainsi que la douleur & le mal-aise, disparoissent. Mais, outre les signes communs, il arrive encore, si c'est dans la membrane qui tapisse intérieurement les côtes, appelée *plèvre*, que l'abcès s'est formé, il arrive, dis-je, une difficulté de respirer, qu'on appelle *dyspnée*, jointe à l'impossibilité presque absolue de se tenir couché sur le côté opposé au siége du mal, c'est-à-dire sur le côté sain, accident qu'accompagne un sentiment interne comme de pesanteur *(n)*. Souvent même, dans les mouvemens du corps, on entend un bruit semblable à celui d'un liquide renfermé dans un vase qu'on secoue ; ce que les Grecs appellent ὑδατισμὸν. Il survient encore un mal-aise après avoir mangé, que les Grecs nomment δυσαρέσκησιν, & dans la partie moyenne du côté malade, une tension considérable, ou un gonflement prominent & circonscrit, qui cède à l'impression du doigt & se restitue. Si c'est dans le poumon que se forme l'abcès, le malade éprouve une difficulté de respirer considérable, & une toux

---

(n). Comme il règne beaucoup de confusion dans cet intéressant morceau, & qu'elle ne peut qu'augmenter par l'attention que nous avons de le traduire littéralement, & de lui conserver son air original, afin qu'il serve de pièce de comparaison entre la Chirurgie de cet âge & celle des âges qui l'ont suivi, nous invitons les Praticiens à le lire dans l'original même, pour se bien pénétrer des signes des vomiques ou empyèmes.

violente. Il a la voix rauque & comme émouffée, l'haleine forte, & reffent une pefanteur de poitrine qui lui fait incliner les parties fupérieures vers les inférieures. Lorfque ces fortes de malades font couchés fur le dos, ils éprouvent encore un fentiment de pefanteur & de tenfion qui diminue en s'affeyant. Enfin ils fe mettent eux-mêmes fur les endroits du lit les plus hauts, afin d'avoir la tête plus élevée. L'enfoncement des yeux, la rougeur des joues & la blancheur des veines fublinguales, font inféparables de cet accident. Si l'abcès tarde à fe rompre, les articulations fe tuméfient, & le vifage pâlit & fe décharne au point de devenir méconnoiffable. Lorfque l'abcès occupe le diaphragme, il furvient au-deffus de la région épigaftrique, une douleur qui pénètre par l'un & l'autre côté jufqu'à la partie poftérieure du corps, & quelquefois un gonflement ou tenfion aux environs de l'extrémité inférieure du fternum, laquelle s'étend jufqu'aux régions iliaques. L'empyème de la face inférieure du diaphragme eft fuivi d'un bruit comme d'un liquide renfermé. Une petite toux & une grande difficulté de refpirer, tourmentent le malade; fa refpiration eft longue; & dans l'infpiration, il reffent une douleur que n'éprouvent jamais ceux dont l'abcès eft au poumon; car plus ils infpirent d'air, plus ils font foulagés. Si c'eft à l'œfophage que l'abcès fe forme, il eft accompagné de rapports très-défagréables & de difficulté de refpirer, mais moindre que dans les cas précédens, quelquefois auffi d'une toux légère qui n'amène point de crachats : enfuite arrivent l'engourdiffement avec un fentiment de froid aux jointures ou articulations, la défaillance, une moîteur légère : le pouls devient petit; les alimens fe corrompent, forment des renvois aigres, des naufées, & quelquefois déterminent le vomiffement : la féchereffe ou l'afpérité de la langue, la foif & la difficulté d'avaler, plus ou moins grande en raifon de la grandeur de l'abcès, fuccèdent enfin & terminent la chaîne des accidens. Quand la vomique occupe la partie fupérieure de l'œfophage, les malades fentent en avalant une preffion dont ils font foulagés à l'inftant où

la maffe

la masse alimentaire a franchi le lieu que la tumeur occupe; mais si l'abcès a son siége aux parties inférieures, la déglutition ne sera point gênée; seulement lorsque les alimens seront parvenus en cet endroit, ils occasionneront une sensation douloureuse vers la partie antérieure, à l'orifice cardiaque de l'estomac, avec un gonflement qui cède à la pression des doigts & qui se restitue. Au contraire, l'abcès occupant les parties supérieures, il n'y aura d'abord aucun gonflement ou tumeur, mais la douleur & la pesanteur se feront sentir entre les épaules ou à la partie supérieure du cou. Si l'abcès se forme à l'estomac, & sur-tout à sa grande courbure, le gonflement sera pour lors inférieur au diaphragme & placé aux environs du milieu de la région épigastrique, cependant plus à gauche. Ce gonflement cède à la pression du doigt, & se rétablit; il est accompagné de dégoût, de nausées, de soif après avoir mangé, de rapports acides, de corruption des alimens, & quelquefois de déjections liquides. Quand la vomique occupe quelqu'un des intestins, la tumeur correspond à cet intestin: si donc elle est au pylore, le gonflement se fera voir à l'extrémité de l'estomac sous le côté droit, au flanc, ou sous le foie; mais si elle occupe le *jejunum*, la tumeur & le gonflement dont nous parlons se manifesteront au côté gauche & comme sous la rate. L'abcès étant dans les autres intestins grêles, ces mêmes signes se rencontreront entre l'ombilic & le pubis; mais s'il se trouve au colon, on les remarquera le long du flanc droit, autour de l'ombilic, jusqu'à l'extrémité du flanc gauche, & alors ils seront précédés par les symptômes qui ont accoutumé d'accompagner les affections de cet intestin. A l'abcès formé dans le *rectum*, survient la douleur des fesses avec difficulté d'uriner, constipation absolue, & quelquefois des déjections mucides & sanguinolentes. Le gonflement ne sera point sensible au-dehors, quoiqu'on le sente en introduisant le doigt dans l'anus. Les excrémens confondus avec le liquide qui sort de l'abcès, seront putrides; de sorte que le plus souvent il paroît incertain si ce fluide purulent vient du pylore, du *jejunum* ou des autres intestins grêles; mais le pus sera distinct des matières fécales & moins intimement mêlé avec elles lorsqu'il viendra du colon ou du *rectum*. L'abcès au foie est accompagné de tumeur & d'un sentiment de pulsation. On reconnoît cette tumeur en touchant les parties situées sur le foie, & l'on sent l'abcès circonscrit dans le voisinage des viscères; car la tumeur n'est jamais assez enfoncée dans le péritoine, pour se dérober au tact; comme aussi elle n'est pas non plus parfaitement circonscrite; mais elle joint & confond ses bords avec les parties saines, en se terminant insensiblement, de sorte qu'elle ne paroît jamais comme isolée & détachée.

Telle est l'exposition particulière de tous les abcès; quelques-uns de ces abcès se rompent dans la cavité de la poitrine entre les poumons & la plèvre; d'autres entre le péritoine & les intestins; d'autres dans l'estomac ou l'œsophage, de sorte que les malades vomissent des matières liquides & purulentes; d'autres s'ouvrent dans le poumon, la trachée-artère, ou les bronches; alors en toussant, on rend des matières semblables à celles dont nous venons de parler: d'autres abcès se versent dans les intestins, & fournissent des déjections liquides & purulentes; d'autres dans la matrice, d'où les matières se portent au-dehors par le vagin; d'autres dans les reins ou dans les voies urinaires, d'où elles sortent avec les urines; d'autres enfin s'ouvrent dans le cœur, comme dit Érasistrate. La plupart des Auteurs appellent les unes de ces évacuations, *rationnelles*, & les autres *irrationnelles*. Ils appellent *rationnelles*, celles dont on peut facilement rendre raison, comme celles des abcès qui, se rompant dans l'estomac ou dans l'œsophage, sont rejetés par la bouche; dans le poumon, par la trachée-artère. Il en est de même des évacuations qui, de l'estomac ou des intestins, se portent au dehors par l'anus; des reins ou de la vessie, par les voies urinaires; & enfin de la matrice, par le vagin. Ils appellent au contraire *irrationnelles*, les évacuations des abcès qui, formés dans le diaphragme, la plèvre, le foie ou la rate, se rompent, & paroissent sortir par l'œsophage, la vessie ou la matrice, quoiqu'il n'y ait aucune voie naturelle de communication des parties qu'ils occupoient à celles qui leur livrent passage. Cependant des Anatomistes prétendent avoir trouvé *de petits vaisseaux qui se rendent à ces dernières parties ;* mais d'autres disent que ce sont des voies cachées, qu'ils appellent λογοθεωρήτους, par lesquelles les matières liquides ou purulentes pénètrent les parties & s'échappent par une espèce d'exudation. Il n'est pas nécessaire d'en dire davantage sur cet objet ; car il suffit pour l'utilité pratique, de parler des choses manifestes, des choses qu'un autre peut voir après nous.

Quelques Auteurs ont tâché d'établir les signes par lesquels on pût reconnoître dans quelle partie s'est fait l'épanchement purulent qu'ils ont nommé μετάληψιν, signes qui n'arrivent pas nécessairement, mais qu'ils ont prouvé devoir être très-fréquens. En effet, l'épanchement dans la trachée-artère ou dans les bronches, cause la difficulté de respirer avec une toux légère ; dans l'estomac, des nausées, le dégoût, le soulèvement de ce viscère ou le vomissement. Si l'épanchement s'est fait dans les intestins ou dans le ventre, il y a douleur à ces parties, avec gonflement & affection venteuse ; dans la vessie, il cause l'envie fréquente d'uriner ; mais si c'est dans la cavité de la poitrine, entre la plèvre & le poumon, ou entre le péritoine & les viscères abdominaux, il n'est annoncé par aucuns signes : néanmoins dans l'un & l'autre cas, nous reconnoissons qu'il est formé ; car alors à chaque mouvement que le malade exécute, on entend un bruit comme d'un liquide contenu dans un vase agité. Ce bruit est beaucoup plus sensible, si l'épanchement a lieu entre le péritoine & les intestins. Ici les parties s'élèvent de manière à figurer l'hydropisie, avec des élancemens & des douleurs subites. L'épanchement de l'abcès qui se fait dans la cavité de la poitrine, supérieurement au diaphragme, est suivi de difficulté de respirer avec une toux légère ; mais si c'est entre le péritoine & les intestins, il survient de la douleur aux parties inférieures & aux intestins même ; car les viscères qui, dans leur état naturel, étoient défendus contre les impreffions défagréables, fe trouvent tout-à-coup fortement irrités par le contact des humeurs âcres, mordantes & corrompues qui les baignent. Au reffe, l'épanchement fe fait quelquefois fubitement & en entier; & quelquefois peu-à-peu. Dans ce dernier cas, les enveloppes de l'abcès amincies d'abord, fe rompent enfin, de manière néanmoins à ne laiffer échapper qu'une petite quantité de matière, & feulement la plus atténuée; ce que nous reconnoiffons, en ce que la toux ceffe d'être sèche, & que les crachats commencent à s'imprégner de pus; ou bien au peu de fanie mêlée aux déjections, ou bien enfin au fédiment purulent des urines. Si l'épanchement a été complet, la fièvre ceffe fubitement, l'éminence du lieu où étoit l'abcès s'affaiffe, & la pefanteur difparoît: au contraire, fi l'épanchement ne s'eft fait qu'en partie; ce qui arrive à caufe de la foibleffe du malade, ou à caufe de la denfité de la matière, ou enfin parce que l'abcès ne s'eft point ouvert à la partie la plus déclive, mais aux côtés ou à la partie fupérieure, alors on doit s'attendre à voir fortir le liquide peu-à-peu. On reconnoîtra que la rupture ne s'eft pas faite à la partie la plus déclive, en ce qu'après quelques jours, l'abcès rempli de nouveau ramènera la tenfion, la pefanteur & la fièvre. Tous ces fymptômes diminuent encore après l'épanchement de la nouvelle matière, qui diftendoit le fac au-deffous de l'ouverture; & ainfi de fuite, les mêmes accidens reparoiffent & difparoiffent par intervalles, jufqu'à la fin de la guérifon.

En général, de tous les abcès, les moins dangereux font ceux de la veffie & des voies urinaires. On eftime en effet que ces parties étant continuellement abreuvées par les liquides âcres qu'elles féparent des humeurs, pour les tranfmettre au dehors, ne doivent pas s'irriter facilement, à raifon de la nouveauté de l'aiguillon imprimé par les liquides étrangers que l'abcès y verfe, quoique ces liquides foient plus âcres que ceux qui les arrofent habituellement. On n'en doutera point, fi l'on confidère que l'âcreté du liquide purulent qui, raffemblé, paroît corrompu, eft modérée & comme émouffée par fon mélange avec l'urine. Un dernier motif enfin, c'est que les matières purulentes ne s'épanchent pas toutes en même temps, mais peu-à-peu, par intervalles & comme par jets. Le moins dangereux après ces abcès, est celui qui s'épanche dans les intestins ; car on sait aussi que ces organes supportent facilement l'impression des excrémens. Cependant on juge cette voie plus dangereuse que la première, par la raison que la sortie en masse de la matière de l'abcès par l'anus, peut causer la syncope & la mort. On doit mettre au troisième rang, l'abcès qui se rompt dans la matrice, & sur-tout chez les personnes déjà réglées. On s'est en effet convaincu que ces parties supportent facilement le passage des matières putrides, quoique avec plus de danger que les précédentes ; car elles ne donnent pas issue aux menstrues dès la naissance, ni tous les jours, & d'ailleurs elles ne sont pas accoutumées à sentir des liquides si âcres, le sang n'ayant aucune qualité fort irritante. L'abcès le plus dangereux de tous, comme dit Érasistrate, est celui dont la rupture se fait au cœur ; ensuite celui qui se répand sur la trachée-artère : ce dernier épanchement est plus dangereux, s'il s'exécute subitement & en entier, que s'il n'a lieu qu'en partie & peu-à-peu. Car dans le premier cas, il occasionne des défaillances, la difficulté de respirer, la toux & la suffocation, accidens d'autant plus violens, qu'il ne paroît pas que cette partie soit destinée à livrer passage, même aux fluides naturels. Le plus dangereux ensuite est celui dont la rupture se fait à l'estomac. L'épanchement par cette voie, cause, il est vrai, moins de danger par rapport à la suffocation, que les évacuations par d'autres voies ; mais il produit un très-grand dégoût, & souvent il épuise les malades par le défaut de nourriture. Après celui-ci, vient encore l'abcès qui s'ouvre dans la cavité de la poitrine : ici l'humeur corrompue se répand autour du poumon. Enfin l'abcès le plus dangereux après celui dont la rupture se fait au cœur, est celui dont le pus s'épanche entre le péritoine & les intestins, parce que l'humeur baigne le foie, la rate, le ventricule & les intestins ; parties qui, lorsqu'elles sont irritées, apportent beaucoup de défordre & de danger. En général, nous regardons comme falutaire, la fortie des matières de l'abcès, fi la fièvre ceffe, & fur-tout fubitement, ou le même jour. Enfin lorfque la foif difparoît, que l'appétit revient, & que le ventre évacue une petite quantité de matières bien cuites; lorfque le pus montre conftamment, & dans toutes fes parties, la blancheur qui lui eft propre, fans mélange d'autre couleur, & que les déjections fe font fans douleur, & même avec une certaine douceur, ce font autant de fignes d'une heureufe terminaifon. Si c'eft par la bouche qu'on rend l'abcès, ce fera fans toux violente, fans affluence & par maffe, mais peu-à-peu. Nous regardons au contraire, d'après le témoignage de l'expérience, comme le plus mauvais, le plus dangereux, ou même mortel, l'épanchement après lequel la fièvre fe foutient, accompagnée de foif, de dégoût, de flux de ventre, ou dans lequel le pus eft de couleur jaune ou livide, & les déjections comme par maffes; ou bien enfin les forces épuifées, avec une petite toux très-importune.

Telle eft l'expofition des vomiques. Pour éviter leur formation, il faut employer le traitement le plus convenable aux tumeurs; car c'eft leur accroiffement qui fait les collections ou empyèmes, comme on le voit arriver fouvent dans les péripneumonies & d'autres maladies femblables, dont nous avons ailleurs difpofé le traitement, de manière à prévenir la formation de ces abcès. Mais fi la vomique eft déjà formée complètement, & que l'humeur corrompue, en partie ou en totalité, ne permette plus de l'appeler *tumeur*, il faudra continuer l'emploi des mêmes moyens, tels que les cataplafmes de fleur de froment, de graine de lin & de fenugrec ou d'orge, d'eau miellée, de décoction de guimauve, en ajoutant à ces fecours l'embrocation avec des éponges. Si l'abcès a fon fiége aux parties inférieures du corps, on doit préférer l'ufage conftant & affidu des demi-bains chauds, compofés d'eau, d'huile & de la décoction de l'une des fubftances défignées ci-deffus pour les cataplafmes. Il faudra de plus donner à boire au malade un peu d'huile tiède avant le repas, & le reste du temps, du vin miellé médiocrement cuit. Pour lors, il convient aussi d'ordonner de la nourriture liquide & chaude; car la tumeur subsistant encore en partie, non-seulement les alimens âcres seroient déplacés, mais ils augmenteroient la maladie, c'est-à-dire, qu'ils irriteroient la tumeur, & rendroient les abcès plus considérables. Lorsque la tumeur est entièrement convertie en liquide, on accélérera sa rupture, d'abord en faisant mêler aux cataplasmes prescrits, des figues avèc de la guimauve, ensuite de la térébenthine; enfin par l'usage des emplâtres que nous avons dit convenir ici, dans l'un de nos Ouvrages *(o)*, tels que ceux de Mnaſæas *(p), des trois résines*, appelé des Grecs (διὰ τειῶν ῥητινῶν), de galbanum, le *melinon* ou celui *de dictame*, l'emplâtre de Serapion, ou bien enfin quelqu'autre topique de même vertu. Il convient de donner pour nourriture de la tisane miellée, des poireaux à tête, ou de l'atriplex & de l'ortie. Il faut en outre ordonner au malade de se tenir couché de préférence sur le côté, si l'abcès a son siége au-dessus du diaphragme; car il importe d'éviter la position sur le dos, attendu que la trachée-artère distendue *(q)*, devient plus étroite, d'où suit une grande difficulté de respirer, & une moindre expectoration. Si ces moyens ne procurent pas la

---

(o) Responsionum Libri...... Ces Traités de Chirurgie n'existent plus: il paroît même qu'ils sont perdus depuis long-temps.

(p) Mnasæas fut un Médecin de la secte méthodique *(Galen. introduct. cap. IV)*, auquel on attribue l'invention de l'emplâtre émollient dont il est question dans le texte. *(Gal. de comp. med. pag. 9, cap. IV)*. Paul d'Égine *(lib. VII, cap. XVII)* a décrit cet emplâtre un peu diversement.

(q) Anatomistes, Physiologistes, Pathologistes, personne en un mot, n'a donné l'attention qu'il mérite au rétrécissement de la trachée-artère. D'après le silence des modernes, j'étois moi-même bien éloigné de soupçonner que les Anciens eussent connu ce phénomène, lorsqu'en 1773, j'essayai de prouver, dans une des séances de l'Académie royale de Chirurgie, au grand étonnement de l'assemblée, que la trachée-artère jouit d'un mouvement d'élongation & d'abréviation. Le premier de ces mouvemens a lieu dans l'inspiration, le second, dans l'expiration; & ils sont d'autant plus sensibles l'un & l'autre, que l'inspiration & l'expiration sont plus fortes. Le calibre de la trachée-artère est soumis à la même alternative; il diminue pendant l'alongement de ce canal, & augmente pendant son raccourcissement.

rupture de l'abcès, on doit en employer de plus actifs, de peur que l'humeur renfermée ne corrompe par son séjour les parties qu'elle baigne. En conséquence les malades boiront des décoctions de figues, d'hysope, de rue, de l'une & de l'autre espèce d'origan, de thym, de sarriette, d'absinthe, de centaurée, de marrhube, de graine de moutarde ou de nasitor, avec du miel. Il est pareillement utile de manger cruds quelques-uns de ces végétaux. On peut aussi donner à boire à ces malades d'un médicament nommé διὰ τριῶν πιπερέων *(r)*, ou du *diascordeon (s)*, ou du *zopiron (t)*. Plusieurs veulent encore qu'on donne de l'hière, & sur-tout de celle qu'on nomme *hière de coloquinte*. L'éternuement, ainsi que les crachats arrachés avec des efforts soutenus & répétés, accélèrent aussi l'ouverture de l'abcès. Si la rupture n'a pas lieu même par ces moyens, il faudra faire vomir le malade à jeun, ou bien après avoir mangé des racines. Quelques Praticiens, dans la vue de hâter la rupture tardive des abcès situés au-dessus du diaphragme, ont employé les fumigations : on les exécute en faisant brûler de l'hysope, du thym, de l'origan, du soufre, de la sandaraque, de l'aloès ou du styrax, & ordonnant aux malades d'ouvrir la bouche & de humer par de fortes inspirations la fumée qui s'en dégage. Les partisans de cette pratique veulent qu'on répète ces fumigations deux ou trois fois par jour, assurant d'ailleurs qu'elles équivalent à l'ouverture par l'instrument tranchant; mais elles donnent de très-grandes pesanteurs de tête *(u)*. Si l'abcès

---

(r) Médicament âcre & incisif, fait des trois espèces de poivre, le long, le blanc & le noir : Galien s'en servoit beaucoup.

(s) Ce n'est point le *diascordium* inventé depuis par Fracastor; & je n'ai pu découvrir ce que c'étoit.

(t) Galien *(lib. II, de antidotis, cap. VIII)*, & Aëtius *(lib. IX, cap. XXXI)*, ont décrit sous le même nom de *zopyros*, un médicament de même vertu que celui des trois poivres.

(u) Ce moyen, rajeuni dans ces derniers temps, & retombé presque aussitôt dans un profond oubli, n'eût point produit l'enthousiasme qu'il excita, si l'on s'étoit ressouvenu que nos pères l'avoient soumis au creuset de l'expérience, & qu'Aurelianus, dans la nécessité de le juger, se borne à dire froidement, *qu'il donne de très-grandes pesanteurs de tête*.

Multa renascentur, quæ jam cecidere, cadentque, Quæ nunc sunt in honore . . . . .
Horat. de art. Poët.

est dans

est dans les intestins, on donne en lavement les médicamens prescrits plus haut en boisson. Ici, après la rupture, il importe d'observer si les liquides s'évacuent facilement, peu-à-peu, par masses, ou bien avec peine & en petite quantité. S'ils sortent par parties & sans obstacles, le malade s'abstiendra de manger, pourvu que les forces le permettent. Le jour suivant, après s'être fait oindre le corps, il usera des boissons ci-dessus prescrites. On doit songer encore à favoriser la sortie des matières par des alimens choisis, & donner à boire du vin miellé, ou du miel seul avec de la térébenthine ou du beurre frais. On passe ensuite au suc d'alica *(x)*, à la tisane avec le miel. On donne aussi des poireaux cuits avec l'huile, le *garum*, & la tisane; la décoction de froment avec le vin doux *(y)* ou le vin *squillitique;* ou bien enfin du lait avec le vin miellé.

Quand les matières s'évacuent par les voies urinaires, on hâte leurs cours, en ajoutant aux moyens conseillés plus haut, les médicamens diurétiques; tels que les asperges, l'ache, les laitues, tantôt cuites, tantôt crues; comme aussi les racines potagères & les autres alimens de consistance molle, même préparés avec le lait. Quand l'épanchement se porte sur les intestins, les matières coulent par l'anus: alors, outre les médicamens indiqués, on usera très-utilement de ceux qui ne resserrent & ne relâchent pas sensiblement le ventre. C'est pourquoi, supprimant ici les diurétiques, nous donnons pour alimens de la mauve, de la poirée, de jeunes choux, de la citrouille. Mais si nous voyons que le malade rende les

---

(x) Voyez *Castelli lexicon*, au mot *Alica*.

(y) Le texte porte, *cum protropo vino aut squillitico;* mais le vin scillitique peut-il convenir ici ! Cælius l'a-t-il conseillé ! Voici la remarque que fait à ce sujet le célèbre Almeloveën: *Usum scillæ, aceti & vini scillitici omnibus cavendum, qui de internâ exulceratione suspecti sunt,* monet Dioscorides, (lib. II, cap. CCII; lib. V, cap. XXV & XXVI): *& Cælium empyicis exhibere crederemus! Absit.* Scybeliticum *propinavit, quod idem cum protropo.* Archigenes apud Aëtium (Tetr. III, ser. 2, c. IV) *in abscessu hepatis humores ad exclusionem parat vini scybelitæ, Therei ac protropi similiumque potu. Vid.* Reines. var. Lect. lib. III, cap. XVIII.

matières en trop grande abondance & trop liquides, nous lui faisons reprendre les alimens ordinaires; nous lui donnons pour boisson du vin miellé suffisamment cuit, & nous lui prescrivons d'endurer beaucoup la soif. Il convient en outre que la nourriture soit telle, qu'elle tienne le ventre libre; ce qu'on peut obtenir de la purée de riz ou de lentilles, des poissons dont la chair est ferme, & de la boisson d'eau de pluie ou de citerne. Au surplus les médicamens chauds, ordonnés pour la toux humide, conviennent ici, de même que le vin médiocrement austère. Mais si les déjections de la matière ne se font qu'en petite quantité & avec difficulté, on doit examiner si cela vient de la foiblesse du malade qui ne peut pas chasser les matières étrangères, ou de la viscosité de ces mêmes matières, ou bien de ce que l'ouverture de l'abcès s'est faite aux parties supérieures ou latérales, & non à la partie la plus déclive du dépôt. En effet, si nous nous apercevons que cela vienne de la foiblesse du malade, il faudra réparer ses forces par les alimens; mais si c'est de la densité des liquides, il sera plus convenable d'employer les atténuans, & de donner les boissons dont on a parlé plus haut, secondées par des électuaires analogues, tels que ceux faits avec le miel & la résine, où la graine de lin & le miel, des pignons doux, des pommes d'artichaux ou de la semence d'ortie. Le malade boit de la décoction de graine de moutarde, aiguisée de poivre long; on le purge ensuite avec l'ellébore. Quelquefois il succède aux abcès, des ulcères chroniques: alors nous traitons ceux de ces ulcères placés au-dessus du diaphragme, selon la méthode indiquée pour les ulcères des phthisiques; ceux de l'estomac ou du ventre, comme la cœliaque; ceux enfin des intestins, comme les ulcérations dyssentériques. Mais pour les ulcères des reins, de la vessie ou des voies urinaires, on emploie les médicamens en boisson ou en injections, & l'on porte ces derniers sur le mal même, au moyen du cathéter. Quand les ulcères sont impurs, nous donnons à boire du lait & du miel infusés avec des semences de concombre, du vin de raisins secs édulcoré avec des pignons doux, des amandes & de l'amidon. Nous injectons des médicamens semblables, par le moyen du catheter; par exemple, le *tetrapharmacum*, diſſous avec ſoin dans le lait. Au contraire, ſi les ulcères ſont purs, il ſuffit d'employer les demi-bains, compoſés de décoctions aſtringentes, & d'appliquer extérieurement des emplâtres cicatriſans, appelés par les Grecs *épulotiques*. On prépare des boiſſons convenables avec le lait, l'amidon, les ſemences de concombre, auxquelles on ſubſtitue la décoction de dattes de Phénicie ou de pavot, avec du vin doux, ou celle d'amandes, de coings, de cormes, de dattes thébaïques, avec le ſuc de grenades, ou bien les médicamens indiqués dans la partie pharmaceutique d'un de nos Ouvrages (z), du nombre deſquels ſont ceux appelés *Carvi* & *Ænocraton*, & celui compoſé de gomme adragant, d'amidon & de régliſſe. On ſe ſert auſſi pour la même fin, des eaux minérales mentionnées plus haut, ainſi que de celles qu'on dit être dans l'île *Ænaria*, comme de celles qui coulent dans la Pouille, ſans négliger les autres choſes propres à réparer les forces, tels que les bouillons. Lorſque l'épanchement s'eſt fait entre le péritoine & les inteſtins, ſoit que l'abcès eût ſon ſiége dans le foie ou ailleurs, on demande comment s'échappera le pus? Pénétrera-t-il par les voies étroites de la veſſie, ou s'inſinuera-t-il dans les inteſtins, & par conſéquent ſera-t-il rendu par le *rectum* ou par l'urètre? ou bien croit-on plus facile d'en procurer la ſortie par une *inciſion faite aux aines*, opération qu'*Éraſiſtrate a démontrée poſſible!* Il paroît donc que la Chirurgie offre un moyen commode de donner iſſue au pus, conſiſtant en une inciſion faite au péritoine, ſelon la direction de l'aine, par laquelle le liquide corrompu s'échappe, entraîné par ſon propre poids. Alors le traitement n'a rien de particulier, car la membrane du péritoine ſe cicatriſe aiſément. Ainſi l'on rend la ſanté au malade ſans aucun danger, comme on peut l'inférer de la paracentèſe pratiquée pour l'hydropiſie, & de l'opération de la hernie. Après

---

(z) *Libri reſponſionum.*

l'opération, quand bien même il resteroit encore quelque peu de liquide dans la cavité de l'abdomen, il exuderoit par la surface de la peau, par les voies étroites des urines & les porosités des intestins; puisque l'humeur répandue autour des intestins dans l'hydropisie, a souvent été résorbée chez des hommes par la vessie, & chez des femmes par la matrice. En général, c'est une chose essentielle ici de soutenir les malades par les alimens analeptiques; car l'affection primitive une fois guérie, les parties reviennent facilement à leur premier état, pourvu que le corps recouvre ses forces, & les organes, le libre exercice de leurs fonctions.

Si ce long fragment cause de l'ennui, il faut au moins convenir qu'on y trouve beaucoup de choses capables de le racheter : cependant on n'en sentira bien le prix, que lorsqu'en s'attachant à vérifier cette multitude de signes confusément entassés, on aura porté la lumière dans ce chaos d'épaisses ténèbres, où l'œil le plus perçant entrevoit à peine quelques lueurs d'utilité.

SORANUS second.

Le second Soranus, & le dernier dont nous parlerons, étoit d'Éphèse comme le premier; mais Suidas qui parle de l'un & de l'autre, place celui-ci long-temps après l'ancien. Le témoignage du célèbre Lexicographe est bien suffisant pour établir l'antériorité du premier Soranus, mais il ne peut nous aider en aucune manière à placer le dernier dans le véritable ordre chronologique, & c'est cependant le seul guide que nous ayons. L'impossibilité d'arriver à quelque chose de certain à cet égard, nous détermine donc à ne pas séparer deux Écrivains, qu'une Patrie, un nom commun, & des titres d'Ouvrages analogues, semblent avoir destinés à rester éternellement confondus l'un avec l'autre. Le même Suidas témoigne que ce Soranus avoit écrit aussi sur la Médecine; il lui attribue *les vies des Médecins, l'histoire des Sectes, dix Livres des Médicamens,* & quelques autres, *des Maladies des femmes, ou des choses qui regardent les femmes (a).* Selon toute

---

(a) Gal. oper. tom. *I*, pag. *34*, edit. *Chart.*

apparence, le fragment grec mis au jour par Turnèbe, qu'on trouve aussi à la fin du XXIV.ᵉ Livre d'Oribase *(b)*, ainsi que les différens morceaux répandus dans les Œuvres d'Aëtius, furent détachés anciennement de cet Ouvrage de Soranus. Le premier de ces précieux restes est purement anatomique, & n'embrasse que la description des parties génitales de la femme. Cependant on ne laisse pas d'y remarquer des choses relatives à la pratique de la Chirurgie, & qui doivent trouver place dans son histoire.

En parlant de la consistance propre aux parois de la matrice, Soranus observe que cette consistance varie, qu'elle est mollasse & comparable au parenchyme du poumon ou de la langue, chez les femmes qui abusent du coït jusqu'à la satiété, & qu'au contraire elle est ferme & calleuse chez celles qui ont fait beaucoup d'enfans. Peut-être ne manque-t-il à l'exactitude de cette double assertion, que d'être appliquée au bord de l'orifice de l'utérus *(b*)*. Soranus décrit au même endroit une espèce de hernie fort rare : les intestins étoient descendus jusque dans les grandes lèvres, ou, selon son expression, *dans le scrotum*, précédés d'un des ovaires. C'est, ajoute-t-il, ce que nous avons vu de nos propres yeux, *dans le temps que nous exercions la Chirurgie.* Selon lui, des deux membranes du vagin, c'est l'interne qui se renverse, & qui forme ce que nous nommons *son renversement* ou *sa chute*. Il ne veut pas qu'on mette la matrice au nombre des organes principaux du corps humain ; & les raisons qu'il en donne, c'est que, non-seulement elle se déplace & tombe dans le vagin, mais encore qu'on l'extirpe sans causer la mort, ainsi que Thémison l'atteste dans ses Écrits. Il étoit même si persuadé que la matrice n'est pas essentielle à la vie, que nous le verrons plus bas faire un précepte de son extirpation. Après avoir établi la relation intime, connue de tout le monde, entre les mamelles & l'utérus, il s'en sert pour éclaircir le pronostic de l'avortement, lequel doit immanquablement

---

(b) Cap. XXXI & XXXII.   *(b*) Ibid. cap. XXXI.*

arriver lorsque les seins deviennent inopinément flasques & pendans. Il nie l'existence de l'hymen; mais il reconnoît que quelquefois, contre l'ordre des choses, une membrane sur-abondante bouche exactement le vagin. C'est alors, selon lui, une véritable maladie, un vice des organes, une erreur de la Nature, qu'il appelle *imperforation;* & il en apporte cette raison, assurément très-judicieuse, si elle étoit conforme à l'observation, c'est que cette membrane n'a pas toujours le même siége, qu'elle est tantôt à l'entrée, tantôt au milieu & tantôt au fond du vagin *(c)*, variété que la Nature n'admet point *(d)*. Il compare les flueurs-blanches aux gonorrhées simples des hommes, & conseille l'application d'une lame de plomb sur les lombes, moyen dont on a vu que se servoit l'ancien Soranus, dans la maladie qui fait l'objet de la comparaison établie par celui-ci *(e)*. De même que les autres parties du corps humain, l'utérus tombe quelquefois dans le relâchement, état que l'on reconnoît aux signes suivans : le dégoût pour les plaisirs amoureux s'empare de la malade; des vents bruyans s'échappent du vagin; les menstrues sont aqueuses, noirâtres, & reviennent deux ou trois fois par mois, sans garder aucun ordre dans leur retour : en outre, il n'est pas rare de rencontrer ici les accidens de la fureur utérine. Les grossesses nombreuses qui se succèdent de très-près, sont une des causes les plus fréquentes de cette maladie; sur-tout si, dans quelques-unes de ces grossesses, un enfant d'un volume démesuré porte la matrice au-delà de sa dilatation ou de son développement ordinaire. Les femmes attaquées de cette infirmité conçoivent difficilement, avortent fréquemment, ou mettent au jour des enfans chétifs, & sans force ni vigueur *(f)*. Un seul accident, la sortie involontaire des urines & des excrémens, met quelque différence entre cette maladie de la matrice & sa paralysie *(g)*.

(c) Voyez Aëtius, *lib. XVI, cap. XCV, XCVI.*

(d) Loc. cit. cap. XXXII.

(e) Aëtius, *tetrab. IV, serm. 4, cap. LXXII.*
(f) Ibid. cap. LXXIII.
(g) Ibid. cap. LXXV.

Le chapitre qui traite de la fureur utérine, n'offre rien qui soit propre à notre Auteur, si ce n'est l'exactitude avec laquelle il décrit les signes qui la distinguent de la suffocation utérine, avec laquelle les Modernes même l'ont confondue quelquefois *(h)*.

Si l'on pense avec Soranus, que le squirre de la matrice est plus dangereux lorsqu'il occupe son fond que lorsqu'il se borne à son col; si l'on convient avec lui, que l'une & l'autre tumeur, quoique ordinairement produites par une inflammation qui n'a pu ni se résoudre, ni suppurer, se forment quelquefois clandestinement, & sans qu'aucun signe ait dû faire soupçonner leur formation, on se refuse à son pronostic sur le squirre vrai du col de ce viscère : car il reconnoît dans celui-ci une certaine facilité à céder aux remèdes ordinaires, contre laquelle l'expérience n'a cessé de réclamer *(i)*. Il admet dans ce même viscère une tumeur molle & lâche qu'il peint avec des couleurs trop foibles, pour qu'elle soit autre chose qu'une *variété* de quelqu'une des tumeurs auxquelles il est sujet *(k)*. Enfin, à l'exemple d'Hippocrate, il donne aussi son secret pour reconnoître si une femme est stérile ou féconde, & ce secret consiste à lui mettre dans le vagin, le soir lorsqu'elle se couche, une gousse d'ail pelée & enveloppée de laine : si le matin, en s'éveillant, elle a dans la bouche l'odeur de cet *aromate*, il la tient pour habile à concevoir. C'est moins la confiance des gens de l'Art pour cette espèce d'amulette qui peut la faire essayer aujourd'hui, que la très-grande certitude que l'essai n'en sauroit être dangereux *(l)*. Tout porte à croire aussi que c'est de Soranus que nous vient le signe *très-certain & point trompeur*, que la femme est enceinte d'un garçon, lorsque le pouls du bras droit est plus grand, plus fort, plus fréquent, que celui du bras gauche, & réciproquement que la femme porte une fille quand le pouls gauche réunit ces qualités *(m)*.

_____

(h) Aëtius, *tetrab. IV, serm. 4, cap. LXXIV.*
(i) *Ibid. cap. LXXXIV.*
(k) *Ibid. cap. LXXXI.*
(l) *Ibid. cap. VIII.*
(m) *Ibid. cap. IX.*

Le traitement de l'alopécie est ici trop énergique & trop composé, pour qu'on puisse supposer que Soranus n'avoit en vue que la *pelade* ou simple chute des poils & des cheveux. On sait que les Anciens ont souvent donné le nom d'alopécie à une espèce de teigne; & c'est sans doute contre une de ces teignes que notre Auteur réunit les frictions sèches, les pications, les sinapismes, & même les scarifications. On peut regarder ce plan de curation comme calqué sur le traitement de la mentagre, si heureusement & si fructueusement imaginé par Pamphile, & qu'on transporteroit sans doute avec beaucoup de fruit aux dartres les plus rébelles. La seule chose qu'on puisse revendiquer en faveur de Soranus, ce sont les scarifications, ou plutôt la manière de les pratiquer. Il se servoit d'une espèce de scarificateur, dont nous trouvons chez lui les premières traces: je dis, *scarificateur,* car quel autre nom donner à des ponctions faites avec des aiguilles unies en faisceau, & dont les pointes sont dirigées dans le même sens *(n)?* Si ce sont-là les premiers rudimens du scarificateur que nous avons aujourd'hui, quelque différent qu'il soit de lui-même, on peut le reconnoître dans son germe.

Il est peu de maladies chirurgicales dont le diagnostique ait autant coûté à établir que celui *du renversement de la matrice.* Jusqu'à l'époque présente, cette maladie resta confondue avec la chute de ce viscère, & Soranus ne dissipa point la confusion répandue dans les Écrits de ses prédécesseurs. La matrice tombe, dit-il, *lorsqu'elle se renverse.* Si Soranus n'a que la chute en vue, peut-on rien de plus ambigu? Ce ne sont pas les expressions seules qui font soupçonner que Soranus avoit vu le renversement; les causes qu'il assigne fortifient ce soupçon & le changent presque en certitude. Qu'on parcoure ces causes, on en trouvera dans le nombre qui sont plus propres à déterminer le renversement que la chute de la

---

(n) Quidam verò acus colligantes, ita ut cuspides ipsarum in eumdem locum porrigantur, & per ipsas autem compungunt. Gal. de comp. med. secund. loc. lib. I, cap. II. Voyez aussi ce qu'Héliodore a écrit sur l'*alopecie*, dans l'Ouvrage de Cocchi, déjà cité *page 124.*

matrice. L'énumération que notre Auteur en fait est très-complète : la chute sur les tubérosités des ischions ; l'arrachement du délivre, plus dangereux dans l'avortement que dans l'accouchement à terme ; l'extraction peu méthodique du fœtus ; les fortes inspirations ; l'action de soulever un fardeau ; une plaie, &c. sont celles qui produisent l'effet à l'instant même où elles agissent. Il en est d'autres qui n'opèrent que peu-à-peu : tels sont le flux d'une humeur lente & visqueuse sur les ligamens de la matrice ; les grossesses nombreuses & très-rapprochées ; les passions de l'ame en général, & en particulier la frayeur, sur-tout lorsqu'elle est suivie de syncope ; enfin dans les personnes avancées en âge, la seule atonie des ligamens.

L'exposition des accidens n'a rien de plus lumineux que celle des causes. L'hémorragie est sans contredit le plus redoutable ; viennent ensuite la douleur à la région précordiale, aux lombes, au bas-ventre, dans le lieu qu'occupe la matrice après son déplacement, & quelquefois les convulsions. Ces signes ne sont pas néanmoins si essentiels à la maladie qu'elle ne puisse exister sans eux : avec le temps, les parties deviennent calleuses ; la douleur disparoît, & le danger de convulsions s'évanouit.

Lorsque la chute est récente, & que la malade est jeune, on doit s'occuper à rendre aux parties le ton qu'elles ont perdu : elles le reprennent aisément, & la matrice remise à sa place y reste & s'y affermit ; au lieu que chez les personnes avancées en âge, on a beau la replacer, le plus léger mouvement la ramène au-dehors. Avant de procéder à la réduction, il faut évacuer les intestins & la vessie, s'ils sont pleins : un lavement & le catheter procureront cette double évacuation, de laquelle le succès dépend en grande partie ; car on s'efforceroit en vain de replacer la matrice, tant que la place qu'elle doit occuper dans le bassin seroit remplie par la vessie, & les intestins gorgés des excrémens dont ils sont les réservoirs. Le procédé opératoire est aussi doux que ces précautions sont sages. La malade placée sur le dos, les hanches élevées, les cuisses fléchies; on humecte la portion de ce viscère qui se présente, avec l'huile, le beurre, ou quelque décoction émolliente; ensuite on la repousse doucement & sans violence, au moyen d'une pelote de laine recouverte de linge, & trempée dans un vin astringent. On finit par introduire dans le vagin la pelote elle-même, où elle fait les fonctions de pessaire. La malade est enfin placée dans son lit, les hanches élevées, les cuisses croisées, & pour plus grande sûreté, liées l'une à l'autre par quelques tours de bandeau.

Si la chute est ancienne & la tuméfaction considérable, on commence par la doucher avec la décoction de poirée, ensuite avec le vinaigre, enfin on la saupoudre avec du sel en poudre très-subtile; & lorsque le dégorgement est opéré, on la réduit de la manière que nous l'avons dit plus haut. Si l'engorgement résiste à des résolutifs, on leur substitue la lie de vin brûlée; c'est-à-dire la cendre gravelée, ou le nitre dissous dans une lessive de cendres. On renouvelle tous les trois jours la pelote de laine; & dans les cas graves, on ajoute aux autres moyens, des demi-bains faits avec le vin ou des décoctions fortement astringentes, & même des ventouses appliquées très-chaudement sur l'ombilic & sur les régions iliaques.

Le bruit couroit, du temps de Soranus, que la peau d'une torpille récemment écorchée, & d'aiguillon de *la pastenaque* de mer appliqués à la matrice, opéroient sa réduction. La manière vague dont il rapporte ces propriétés merveilleuses, semble nous avertir de n'en rien croire. Il termine enfin ce qu'il avoit à dire à ce sujet, par une observation très vraie, mais aussi par un conseil, sinon impraticable, au moins effrayant & dangereux : « si la portion pendante de la matrice s'ulcère, à cause de l'âcreté des urines, & de la malpropreté; si elle se putréfie, *extirpez-la*, dit-il, *sans rien craindre*. L'exemple vous autorise à la retrancher : on l'a quelquefois extirpée toute entière, & le succès a couronné l'entreprise (b) ».

DE LA CHIRURGIE. Liv. V.

La suite de cette Histoire nous offrira d'autres exemples de l'heureuse témérité dont Soranus fait un précepte (p). Nous ne saurions mieux placer qu'à côté de Soranus, un Médecin appelé *Moschion*, connu par le premier *Traité particulier des Accouchemens* que nous sachions avoir été fait, ou du moins le plus ancien qui soit arrivé jusqu'à nous. Mais est-il bien certain que le Moschion qui semble appartenir à cette époque, ait composé l'Ouvrage que nous possédons ? Des difficultés insurmontables ne permettent pas de prononcer sur ce point de bibliographie, & des conjectures vraisemblables sont tout ce qu'on peut puiser dans la confusion qui couvre & les Médecins qui portèrent le nom de Moschion, & leurs Ouvrages.

Il est certain qu'un Médecin de ce nom vécut avant Asclépiade le jeune, dont nous parlerons bientôt, puisque celui-ci le cite, & avant Galien, qui rapporte diverses compositions prises dans ses Ouvrages (q). Il est également certain que le Moschion mentionné par Galien, d'après Soranus, avoit écrit *de l'ornement ou de l'embellissement* (r), matière fort analogue à celle des accouchemens. Mais ce Moschion est-il le même que celui dont nous avons un *Traité des parties & des maladies des femmes* ? L'auteur de ce Traité est-il le même que le Moschion de Pline ? est-il différent de celui de Plutarque (s) ! ceux-ci sont-ils un ou plusieurs ? Ce sont-là autant de questions qu'aucun monument certain ne nous met à même de résoudre d'une manière satisfaisante.

Du sein de cette obscurité sont sorties deux opinions différentes, concernant le temps où notre Auteur vécut : car, tandis qu'une partie des Biographes le fait vivre à l'époque

MOSCHION.

Plusieurs MOSCHION.

(p) *The art of surgery.* . . . By Daniel Turner. vol. II, hist. LXVI, pag. 420, seconde édition.

(q) Galen. de comp. med. secund. loc. lib. I, cap. II. De comp. med. secund. gener. lib. III, cap. IX.

(r) Idem, de comp. med. secund. loc. lib. I, cap. II.

(s) Voyez Plutarque, *les réglemens & préceptes de santé*, page 368. Ne pourroit-on pas inférer du titre suivant (comp. med. secund. loc. lib. IV, cap. VII), que Galien eut pour contemporain & pour ami, un Médecin appelé Moschion ? *Collyrium ad Epiphoram, & dolores, ac fluxionem multam, quo Moschion familiaris usus est*.

présente *(t)*, l'autre partie le rejette à la fin du VII.ᵉ siècle *(u)*. Nous adoptons la première de ces opinions; & pour lever les principales difficultés qu'elle fait naître, nous croyons qu'on peut dire, avec Leclerc *(x)*, que le Livre de Moschion qui nous reste, n'est qu'un extrait de ceux qu'avoit écrits l'un des Moschion, & même un extrait fait long-temps après & fort mal digéré, dans lequel on a glissé diverses choses étrangères. C'est sans doute dans ces additions, que les Biographes ont puisé les raisons sur lesquelles ils se fondent pour faire notre Auteur moins ancien qu'il ne l'est de quelques siècles, & contemporain du rédacteur des lambeaux que nous possédons de ses Ouvrages. On connoît plusieurs manuscrits du Livre de Moschion, à la faveur desquels il seroit facile d'en procurer une meilleure édition que celle que nous avons *(y)*; & sur-tout, ce qui seroit plus utile encore, une meilleure traduction que l'ancienne version latine, attribuée à un Juif par les meilleurs Bibliographes; traduction qui, au défaut d'instruction réelle, nous donneroit au moins une juste idée de l'état où Moschion laissa l'Art des accouchemens. Privés de l'avantage d'une bonne édition grecque, nous puiserons dans l'édition latine des *Gynæciorum (z)*, plus ample, &, comme on croit, plus exacte que la grecque.

(t) Leclerc, pag. *403*; de Haller, *Biblioth. Chir. tom. I, pag. 68.*

(u) Schen. *Biblioth. Med.* Astruc, *l'Art d'accoucher, page 76*, le fait descendre jusqu'au VIII.ᵉ siècle.

(x) Ibid.

(y) Fortassis etiam eruditus aliquis in Galliâ, Italiâ-ve, codicem nactus emendatiorem, & simul hac nostrâ editione adjutus, efficiet, ut hunc (librum) aliquandò integrum perfectumque habeamus. Gasp. Wolff, dans l'Épître dédicatoire qu'il a mise à la tête du Moschion grec.

(z) Gynæciorum, hoc est, de mulierum tùm aliis, tùm gravidarum, parientium, & puerperarum affectibus & morbis... &c. Basileæ per Thomam Guarinum, 1566. Le mot *gynæcia* ou *gynæcea*, qu'on trouve souvent dans les *Notices de l'Empire*, signifie plus particulièrement des manufactures établies dans plusieurs provinces, & sur-tout dans les Gaules, où se faisoient des étoffes, & des habits pour l'Empereur & pour les Troupes; & comme c'étoit principalement par les mains des femmes que ces ouvrages s'exécutoient, on appeloit ces lieux *gynæcia*, Γυναικών, Γυναικωνιτις, assemblée de femmes, du mot grec ΓΥΝΗ, femme. Les Grecs modernes appellent encore aujourd'hui l'appartement où le sexe est relégué, *gyneceon*.

Mais un nouvel embarras se présente ici. Le texte de Moschion n'est point pur; il est confondu avec les *lieux parallèles* d'un autre Ouvrage, non moins suspect, publié sous le nom de Cléopâtre, reine d'Égypte *(a)*. Comment donner au Médecin tout ce qui lui appartient, & ne lui rien accorder que la savante reine d'Égypte eût droit de revendiquer? Le choix seroit difficile; heureusement qu'il est superflu. Nous voulons, à la vérité, connoître l'état où l'Art s'est trouvé dans ses différens âges; mais, outre que nos deux Auteurs pourroient s'être suivis de fort près, cette connoissance est de pure curiosité. L'objet de première utilité, le seul qui nous intéresse véritablement, est rempli dès que nous savons ce qu'ont écrit Cléopâtre & Moschion.

L'ouvrage de Moschion est écrit avec beaucoup de méthode: deux parties en font la division générale. Il traite dans la première, de la grossesse, des maladies qui empêchent la conception, de celles des femmes enceintes & des femmes en couches; & dans la seconde, des maladies propres au sexe en général. Chacune de ces parties est sous-divisée en un très-grand nombre de chapitres, bien enchaînés, comme on en peut juger par les suivans: de la matrice, de la virginité, de la stérilité, de la conception, du *pica*, de l'avortement, de la mole, de la conduite que doivent tenir les femmes enceintes, de la Sage-femme, de l'accouchement

---

(a) On répugneroit moins à croire Cléopâtre le véritable auteur de l'Ouvrage qui porte son nom, si l'on pouvoit accorder au prologue qui le précède, l'authenticité que tous les Bibliographes lui refusent. Le voici: *Desideranti tibi, filia charissima & habere volenti contrarium (an! Commentarium) curationis mulierum, facere laboravi. Et eligens duos præclarissimos libros Theodoten, & Methycum, magno ac diligenti studio ex græco in latinum transtuli, quia hujusmodi (debent, forté) sunt in memoriam (duratura, forté) durare.*

Memineris autem, me tibi sæpius præcepisse, & jusjurandum a te exegisse, ut nulli tam gloriosam rem facilè credideris. Nunc ergo si eam perdideris, tuæ culpæ queraris. Cupiditas verò hominum non habens certam fidem. Patiar, ô Theodota, dici Medicina reginarum, Cleopatræ soror Arsenoës, quæ remedia Medicinalia, quibus sæpè usa sum, & utique experta, conscripsi, & populo tradidi, & ut posteritas mea, beneficio hujus artis, apud fœminas duret: ante omnia quæ mulieribus accidere solent, indicandum esse credidi.

facile, du difficile, & de celui qui ne peut point être déterminé par la main feule, de l'enfant mort dans le fein de fa mere.... &c. C'en eſt aſſez fans doute pour montrer qu'il règne beaucoup de méthode dans les Écrits de Moſchion. Quant à la doctrine qu'ils contiennent, l'extrait que nous en mettons fous les yeux des Lecteurs offre un précis aſſez étendu pour qu'on puiſſe l'apprécier, fans recourir aux originaux, qui ſont fort rares, & dans quelques endroits très-difficiles à interpréter.

Parmi les cauſes de ſtérilité dans les deux ſexes aſſignées avec beaucoup d'exactitude par Moſchion, on trouve chez les femmes l'imperforation de la matrice, l'obturation de fon orifice par une membrane ou quelqu'autre corps, la torſion, la calloſité, la dureté, l'ulcère de fon col... &c. Chez les hommes, une de ces cauſes eſt le vice de conformation qu'il appelle *hypoſpadias* ou *parathocus* (b). On ſe formeroit difficilement une idée exacte de cette conformation vicieuſe, d'après la deſcription ſeule que notre Auteur en donne; mais Galien, Paul-d'Égine, & ſur-tout Albucaſis, ont ſuppléé fon laconiſme & l'ambiguïté de l'expreſſion. Selon le premier (c), les *hypoſpades* ſont ceux chez qui le méat urinaire eſt contourné par un lien placé vers l'extrémité de la verge. Ce vice les rend ſtériles, non qu'ils manquent de ſemence féconde, mais parce que cette ſemence ralentie par les tortuoſités du canal, ne ſe porte pas directement dans l'utérus; ce qui eſt prouvé par la nature de la curation, puiſqu'il ſuffit de diviſer ce lien pour leur procurer la fécondité. Paul-d'Égine n'eſt pas tout-à-fait du même ſentiment, quant à la forme de la maladie, quoiqu'il lui reconnoiſſe les mêmes effets par rapport à la génération. Selon ce dernier, l'hypoſpadie eſt l'imperforation du gland & la perforation de l'urètre ſous le frein. De cette perforation vicieuſe, il réſulte que les hommes ainſi conformés, ne peuvent lancer en avant leur urine qu'en

(b) *Hypoſpadias vel parathocus, hoc eſt, in latere membranam habet (vir) quâ ſemen emittat.* Part. I, cap. III.
(c) *De uſu part.* lib. XV, cap. III.

appliquant le dos de la verge contre le pubis *(d)*; ce qui s'accorde assez avec l'idée qu'en donne ailleurs Galien *(e)*. Mais Albucasis lève toute difficulté, en établissant trois espèces d'hypospadies: la première, quand le gland n'est point percé; la seconde, quand il l'est d'un trou trop petit; & la troisième, lorsque le trou se trouve où il ne doit pas être *(f)*. Peut-être Moschion auroit-il lui-même fait disparoître l'obscurité que nous avons tâché d'éclaircir, s'il eût indiqué la curation de cette défectuosité; mais il renvoie pour s'en instruire aux Livres de Chirurgie. Est-ce aux siens? est-ce aux Traités de Chirurgie en général? C'est ce que les anciens monumens de l'Histoire ne déterminent point *(g)*. Quoi qu'il en soit, on peut supposer que le procédé curatif employé par Moschion & ses contemporains, étoit ou celui de Galien, ou celui décrit par Paul, ou du moins qu'il ne valoit pas mieux; car ces deux Auteurs ont puisé dans les meilleures sources. La méthode de Paul consiste à tailler & amputer l'extrémité de la verge, de manière qu'elle se termine en forme de gland *(h)*. L'amputation est sans doute un moyen extrême; mais en avons-nous un plus doux, & qui remplisse le même objet? Trouvera-t-on ces conditions dans celui de Galien *(i)*, que Dionis adopte, après Albucasis *(k)*, Fabrice d'Aquapendente, &c. & qu'il décrit ainsi: Il faut

---

(d) Lib. VI, cap. LIV.

(e) Voyez la citation qui se trouve dans la note (*i*).

(f) Lib. IV, cap. LVI.

(g) Hypospadias autem, sicut in Chirurgumenis, habes, curandus est. Ibid.

(h) Simplicissimus igitur & peritis cui maxime exors Chirurgiæ modus sit persectionem. Oportet itaque affectum reclinare supinum & deinde glandem per sinistra manus digitos fortiter extendere; postea glandem scapelli acie circa coronam amputare, non obliquâ

facta resectione, sed quâ similis sit sculpturæ circum circa factæ, ita ut in media eminentia quædam appareat glandi similis. Ibid.

(i) Hypospadiæ sunt, qui ex generatione, urinæ iter inferius, sub dicto cane habent: curantur autem summâ glande perforatâ & canaliculo immisso. Qui dicuntur atreti, sive foramen habeant tenue, sive nullum omnino, auxilium capiunt hoc pacto; aculeo specilli immisso aquapernius, deinde digitum submittentes, undique absolvimus. Introd. seu Med. cap. XVIII.

(k) Lib. II, cap. LX.

» avec une feuille de myrte pointue, percer le gland comme
» il le doit être naturellement : puis dans l'ouverture que l'on
» vient de faire, mettre une canule de plomb affez longue,
» pour aller au-delà de l'ouverture inférieure qui eſt à l'urètre,
» & pour conduire l'urine dehors par la nouvelle ouverture :
» on travaille enſuite à refermer l'ancienne, en rafraîchiffant
» les bords par de petites inciſions & procurant la cicatrice.
» Il faut laiffer la canule dans l'urètre, en la tenant attachée
» & liée avec un cordon juſqu'à la parfaite guériſon, afin que
» l'urine ne fortant plus par la première ouverture, n'empêche
» pas la réunion. *Si l'on ne peut pas faire fermer ce trou*, il y a
» quelques Auteurs qui commandent pour lors de couper le
» deffous du gland, depuis la première ouverture juſqu'à la
» feconde, en le taillant comme une plume à écrire avec un
» petit biſtouri. De cette manière, l'urine & la femence for-
» tiront à plein tuyau, & feront feringuées où elles doivent
» aller *(l)* ».

Il y a deux choſes à remarquer dans ce paffage : la première,
que Dionis a mal vu les motifs qui déterminent à retrancher
le gland ; ce qui peut faire conjecturer qu'il ne connoiffoit
point l'endroit de Paul-d'Égine indiqué plus haut ; la feconde,
qu'il femble également avoir ignoré la méthode décrite par
Amatus-Luſitanus, qui conſiſte à percer le gland avec un trois-
quarts, en le portant de l'ouverture accidentelle de l'urètre à
l'extrémité de la verge, c'eſt-à-dire, de derrière en devant *(m)* ;

(l) Cours d'opérations, *pag. 270,*
Paris, 1751, IV.ᵉ édit.

(m) An verò glans huic (infanti cui propè teſticulos foramen erat) perforari debeat in dubium traximus: nam & Antonius Muſa Breſſavola & Franciſcus Chirurgicus, nullatenus contendebant: nos verò cum Joanne-Baptiſta Canano Anatomico inſigni, oppoſitum contendebamus: quia ſi glans non perforaretur, non poſſet liberis operam dare. Sed quonam modo perforari debeat, aut quo inſtrumento, Cananus ſic machinatus eſt: nam cannulam argenteam fabrefieri curavit admodum ſubtilem, intrà quam acus argentea continebatur, quæ cannula per foramen propè teſticulos, ut dixi, exiſtens versùs glandem immitti deberet, quoad illa penetrare poſſet. Cùm verò ultra ire non poſſet, glandis reſiduum cùm acu intrà cannulam contentâ perforandum erat : tunc porrò ſolena ibi quoad ex toto meatus urinarius fabrefactus maneret dimittenda erat... L'opération n'eut point lieu. Curat. Med. cent. I, curat. XXIII.

méthode

DE LA CHIRURGIE. Liv. V. 289

méthode préférable à la sienne; s'il n'étoit à peu-près certain que ni l'une ni l'autre ne peuvent procurer la sortie avec jet de la liqueur spermatique; & cela, parce qu'il ne suffit pas de pratiquer un canal pour obtenir cet effet, & qu'il faut de plus que ce canal soit organisé pour la fin qu'on se propose.

On n'examinera point ici si cette cause de stérilité est aussi réelle que nos Pères l'ont pensé: on se contentera d'observer que ce n'est point par des faits pris chez les Nations corrompues, chez des Nations qui regardent la fidélité conjugale comme un ridicule, ou tout au moins comme un travers, qu'on prouvera la fécondité des hypospades.

Quelques causes de stérilité chez les femmes, exigent aussi l'instrument tranchant (n); tandis que d'autres cèdent pour l'ordinaire à l'action des médicamens, & Moschion en prescrit qui sont très-énergiques & très-rationels. On doit remarquer ici que, malgré l'usage général de ces temps reculés, malgré l'exemple de Cléopâtre, notre auteur ne s'est point permis d'indiquer les divers moyens réputés capables de produire la stérilité; on peut même dire qu'en les supposant doués d'une vertu qu'ils n'ont pas, il les regardoit comme abominables, ainsi qu'il le témoigne en parlant de l'avortement.

Les signes qui précèdent & annoncent l'accouchement prématuré, sont l'affaissement subit & sans cause manifeste des mamelles; un sentiment de froid & de pesanteur vers la région des reins; l'écoulement de différens fluides, après lesquels paroît un caillot. Il faut alors, dit Moschion, employer des remèdes abortifs, malgré l'opposition des malades; car il est des femmes qui refusent d'en faire usage, comme il en est d'autres qui les desirent: celles-ci sont *des infames & des adultères, chez qui l'amour du gain étouffe celui de la maternité* (o).

Aspasie est plus décidée, plus hardie & plus téméraire

(n) *Tome I, page* 495.
(o) *Cap.* VI.

Tome II. Oo

dans l'emploi des remèdes abortifs : elle n'attend pas que la fausse-couche se déclare pour la favoriser ; elle la provoque & la consomme avec art, avec méthode, & l'on peut même dire avec prudence. La fin qu'Aspasie se proposoit étoit louable, mais la publication des moyens pourroit avoir de grands inconvéniens. Nous renvoyons les Chirurgiens curieux de s'en instruire, au chapitre intitulé : *Quomodo opem ferre oportet, his quæ non tutò concipiunt.* Ils y verront ces mots remarquables, mais effrayans, tant l'abus touche de près à l'usage légitime, *quæ non tutò concipiunt.... sanè optimè fecerint, si a partu omnino caverint; at si conceperint, satius est fœtum corrumpere, quàm excidere (p).*

Moschion n'avoit point vu de mole, sous le nom de laquelle il décrit le squirre & le polype de la matrice. Paul d'Egine ne la connoissoit pas mieux que lui, quoique moins excusable, car il pouvoit en prendre des notions assez vraies dans les Écrits de ses prédécesseurs ou de ses contemporains *(q).* Cependant Moschion ne laisse pas d'exposer avec assez d'exactitude, les signes qui font distinguer ces maladies, de la grossesse légitime. Dans l'un & l'autre cas, les règles se suppriment, les seins se gonflent, le dégoût & la pesanteur à la région lombaire se font sentir, & le ventre augmente de jour en jour. Mais la femme qui porte la prétendue mole, souffre des élancemens & des douleurs, & ne sent pas au quatrième mois, comme la femme enceinte, le mouvement de l'enfant. Après le dixième mois, la première tombe dans le marasme, & les environs de la vulve se tuméfient, ce qui pourroit donner des soupçons d'hydropisie, si des signes certains ne caractérisoient cette dernière maladie *(r).*

Revenons à la femme enceinte. Le huitième mois de la gestation est une époque pleine de dangers pour elle. Qu'alors

---

(p) Aëtius, *tetrab. IV, serm. 4, cap. XVI.*

(q) Après avoir décrit la mole, comme on pouvoit décrire alors le squirre ou le polype, Paul ajoute : *Cæterùm sunt qui molam carnem afferant informem, ipsis vulvæ tunicis adhærescentem, fœtûs modo in lucem edi,* lib. III, cap. LXIX.

(r) Cap. VII.

elle s'obferve avec foin, qu'elle évite tous les excès, qu'elle foutienne fon ventre, s'il eft trop pendant, avec un bandage de corps: quelquefois même il eft utile d'oindre fes parois avec le cérat d'huile d'olives récente, ou d'huile de myrte, pour éviter qu'il fe rompe ou fe déchire pendant le travail. Le neuvième mois exige d'autres foins. Qu'à cette époque la femme groffe difpofe fes vêtemens, de manière que le ventre foit ferré fupérieurement: par-là, l'enfant fera pouffé vers les parties inférieures & les dilatera; d'où s'enfuivra, dans le temps, un accouchement plus prompt. Dans la vue de relâcher ces mêmes parties, elle doit faire ufage auffi des *encathifmes* (demi-bains), des lotions & des peffaires, faits de graiffe d'oie & de moëlle de cerf, qu'on introduit jufqu'à l'orifice de la matrice: on y porte auffi le doigt graiffé, afin de le difpofer à s'ouvrir doucement & fans fecouffes *(f)*.

Que de confeils inutiles ou pernicieux! Peut-on porter plus loin la défiance envers la fage Nature qui veille avec tant de foin & fur la mère & fur l'enfant! Ne verra-t-on jamais que lorfque la Nature fait bien, elle fait parfaitement bien! Vouloir alors l'aider, la feconder, c'eft lui nuire. L'art doit étudier fa marche ordinaire, afin de l'y ramener, quand elle s'en écarte, ou que des obftacles extraordinaires l'empêchent de la fuivre. Mais qu'il n'afpire pas à perfectionner fes opérations, il les troubleroit; & fait pour être utile à l'humanité, il en deviendroit le fléau.

Ici commencent à proprement parler, les fonctions de la Sage-femme, fonctions très-étendues chez les Anciens, puifqu'elles embraffoient toutes les maladies propres au fexe: auffi

---

(f) Locus etiam ipfe cum laxamento præparare convenit, encathifmatibus, & lavacro uti & peffariis, quæ ex adipibus anferinis & medullâ cervinâ conftant: digito etiam peruncto (an! digitus etiam per unctus) orificio matricis admoveatur, ut poffit leniter & fine quaffatione aperiri.... Maximè in noviffimis diebus debent (gravidæ) ab hoc ufu (viri) omninò abftinere, ne motus ejus hac importunitate rumpat chorium, qui propter lapfum infantis a naturâ provifus eft. Cap. VIII.

Moschion exige-t-il de la Sage-femme les connoissances qui caractérisent le bon Accoucheur; d'où l'on peut raisonnablement douter que le portrait qu'il en fait soit tiré d'après nature. La Sage-femme de Moschion doit donc savoir les Belles-Lettres, à l'exemple de Cléopâtre; avoir une mémoire prompte & sûre; être studieuse, propre, même dans ses habits, sans défectuosité choquante, forte, laborieuse, compatissante, grave, adroite & pudique. Enfin, avec toutes ces qualités, si la Sage-femme n'est ni tracassière, ni colère, ni avare, elle sera le vrai phénix que Moschion vouloit réaliser *(t)*.

Après avoir assigné le dixième mois pour terme de la gestation, il expose les signes de l'accouchement prochain. Ces signes sont la pesanteur de la matrice, une chaleur extraordinaire qui semble partir des reins; un sentiment douloureux aux fesses, aux lombes & aux aines; enfin la descente du corps de la matrice, & la dilatation & l'humidité de son col. L'accouchement est instant, lorsque le ventre s'affaisse, qu'il augmente de volume vers le pubis & les aines, & que la femme commence à ressentir des envies fréquentes d'uriner. Enfin la formation de la poche des eaux à la grosseur d'un œuf d'autruche, & l'écoulement d'une humeur visqueuse qui ne tarde pas à devenir sanguinolente, annoncent que l'accouchement va se terminer *(u)*. Telle est la succession des signes dans les douleurs vraies; douleurs qu'on discerne d'avec les fausses, en ce que les dernières, produites par la *chaleur*, sont accompagnées de sécheresse & de serrement ou rigidité à l'orifice de la matrice.

On vient de voir il n'y a qu'un moment, que notre Auteur conseilloit l'usage des émolliens dans l'accouchement facile; il semble ici revenir sur ses pas, & se rétracter. « Les Anciens, dit-il, avant de placer la femme sur la *chaise (x)*,

---

(t) Cap. IX.
(u) Cap. X, 12.
(x) Ibid. cap. IV.

soit que les douleurs fuſſent vraies ou fauſſes, ordonnoient «
les fumigations humides, les embrocations locales, avec la «
laine graſſe & l'huile chaude; ils faiſoient promener la femme, «
la mettoient dans le bain, & lui donnoient des alimens. «
Nous au contraire, dit Moſchion, nous ne permettons rien «
de tout cela, parce que la promenade fait rentrer l'enfant «
prêt à ſortir, & qu'elle ébranle la matrice; que le bain diminue «
les forces & énerve les fonctions de l'eſtomac; que les alimens «
enfin, dans les corps refroidis, ſe corrompent & ne nour- «
riſſent point. » Suivons les conſeils de Moſchion, ſans adopter
en entier les motifs d'où il les déduit.

L'inſtant d'accoucher approche : il eſt temps de ſonger
à la ſituation que la femme doit prendre. Deux poſitions
ſemblent convenir également, la verticale & l'horizontale. Tantôt la femme s'aſſeyoit ſur un ſiége deſtiné à cet
uſage, & par conſéquent conſtruit de manière à laiſſer à la
Sage-femme la liberté de manœuvrer en-deſſous; tantôt elle
s'aſſeyoit ſur les genoux d'une aide; ou bien enfin, elle ſe
plaçoit ſur un lit à la renverſe *(y)*. La Sage-femme aſſiſe
convenablement, portoit le doigt gauche huilé (c'étoit ſans
doute l'indicateur) dans l'orifice de la matrice, & le dilatoit,
en preſſant tout autour, afin de procurer la chute du chorion.
Ce conſeil, quoique mauvais, eſt une conſéquence fort juſte
de ce qu'on lit plus bas; ſavoir, que l'orifice s'ouvre *quelquefois naturellement*, par l'action des humeurs qu'il tranſmet
au-dehors. En effet, dès que Moſchion étoit perſuadé que, dans
l'accouchement facile, l'orifice ne s'ouvre *naturellement* que
quelquefois, il devoit être très-ſoigneux de l'ouvrir artificiellement, lorſqu'il ne s'ouvroit point. C'eſt encore ici une de

---

(y) Ici Moſchion recommande à la Sage-femme de ne pas regarder en face la femme en travail, de crainte d'alarmer ſa pudeur, ce qui pourroit ſuſpendre les douleurs, ou, pour m'exprimer comme lui, *fermer les paſſages*. Quel ſiècle ! quelles mœurs que celles qui rendoient de tels ménagemens néceſſaires ! quelle épouſe qu'une femme qui pouvoit rougir des ſecours que lui donnoit une autre femme pour l'aider à devenir mère ! Que de pareils traits prouvent bien l'ancienneté des Écrits de Moſchion !

ces erreurs qu'un peu plus de confiance aux foins éclairés de la Nature, pouvoit épargner à Mofchion, comme à fes modernes imitateurs.

Si la poche des eaux tarde à fe rompre, on la déchire avec les ongles, & l'on agrandit cette première ouverture, en y portant les doigts rapprochés l'un de l'autre, & les écartant après qu'ils font introduits. Enfin l'enfant fe montre; & la Sage-femme le faififfant, l'amène au-dehors, en le tirant en tous fens, tantôt d'un côté, tantôt d'un autre. On doit faire ces tractions pendant la douleur; car hors de la douleur, elles pourroient entraîner la matrice, & occafionner la perte de fang & l'inflammation (z). Les aides de leur côté, ne refteront pas oifives; & pendant que la Sage-femme tirera l'enfant, elles le poufferont au-dehors, en preffant uniformément le ventre de haut en bas.

Il eft à propos d'obferver à l'occafion de ce paffage, qu'il n'y eft queftion que de l'accouchement facile, & même que de ceux de ce genre dans lefquels la tête fe préfente; au moins Mofchion donne-t-il lieu de reftreindre ainfi la pofition de l'enfant, en ce qu'il ne fait point mention des autres parties qui pourroient fe préfenter; tandis qu'il dit expreffément que, fi la Sage-femme ne retenoit l'enfant lorfqu'il fort, il tomberoit à terre & fe cafferoit la *tête* ou le *cou*. Au refte, lorfque dans cette pofition l'enfant eft affez avancé pour que la Sage-femme puiffe le faifir, il eft affez indifférent que les tractions fe faffent pendant ou hors le temps des douleurs.

L'enfant forti doit être détaché de la mère. On fait que les premiers hommes faifoient la fection du cordon avec différens corps plus propres à fcier qu'à couper, tels que la pierre d'amiante, le verre, un rofeau aigu, une croûte de pain. Notre Auteur s'élève contre l'emploi de ces moyens, qu'il regarde comme fuperftitieux, & veut qu'on faffe tout

---

(z) Le texte ici n'a peut-être pas toute la clarté qu'on pourroit defirer: *Illo tempore, quandò fe matrix aperit, conari oportet, & quandò fe concludit,* non conetur *(obftetrix),* ne fervore, aut fanguinis fluxu, ipfius matricis adductio emergat, cap. X, 6.

bonnement cette réfection avec le fcalpel. Dans toutes les anciennes pratiques fuperftitieufes, beaucoup de faux mafque ou cache entièrement un peu de vrai; mais ce vrai n'exifte pas moins. Il eft fans doute indifférent que cette réfection foit faite avec l'amiante ou le rofeau. Mais étoit-il indifférent par rapport à des hommes inexpérimentés, & par conféquent timides, qui croyoient n'avoir jamais pris affez de précautions, contre la double hémorragie du cordon, de couper ou de déchirer? Tout étant égal, la plaie contufe donne-t-elle autant de fang que la plaie faite par un inftrument tranchant? La fection du cordon chez les brutes n'eft-elle pas une déchirure? Qu'avoient donc de mieux à faire, les premiers hommes, qui, n'en déplaife à l'orgueil humain, ont, dans mille occafions, pris les brutes pour inftituteurs, que de déchirer le cordon à leur exemple! Il n'y auroit-là rien de fuperftitieux. La fuperftition, fi elle exiftoit, ne pouvoit tomber que fur la perfuafion où l'on auroit été que la matière de l'inftrument influoit fur l'évènement de l'opération. Mais nous connoiffons la pratique & nous en ignorons les motifs.

Après avoir lié le cordon & l'avoir coupé entre la ligature & l'enfant, Mofchion prefcrit d'exprimer le fang arrêté & figé dans la portion du cordon qui refte attachée au nombril, avant d'en faire la ligature. Toujours la manie de prétendre en favoir plus que la Nature! Que peut-elle faire de mieux, que de boucher le vaiffeau qui ne doit plus livrer paffage au fang! Comment pourroit-elle s'y mieux prendre, qu'en faifant avec le fang même contenu dans le vaiffeau, l'obturateur dont elle a befoin! Non-feulement il s'eft trouvé des hommes qui, comme Mofchion, fe font imaginé que la Nature, qui laiffe fécher le cordon & le placenta des quadrupèdes avant de les détacher du corps du nouveau-né, manque d'intelligence, & fait courir des rifques à l'animal fur lequel elle a veillé fi foigneufement jufqu'alors, mais même, par une fuite de ce raifonnement, affurément très-peu philofophique, ils ont recherché & prétendent avoir deviné les maux attachés à la réplétion du cordon, & par conféquent

ceux que l'évacuation artificielle peut prévenir. L'un veut qu'on faigne le nouveau-né par les vaifleaux ombilicaux, & promet que cet enfant venant dans la fuite à être attaqué de la petite vérole, n'aura que fort peu de boutons, & que la maladie fera benigne (a). « L'autre, le crédule Chevalier
» d'Igby, nous affure qu'on garantira le nouveau-né de la petite
» vérole, rougeole ou autres maladies provenant, felon lui, de
» la putréfaction du fang menftruel, au moyen de la précaution
» fuivante : lorfque l'enfant eft né, & que la Sage-femme va
» lier & couper le cordon ombilical, il faut qu'elle ne ferre
» pas d'abord le fil avec lequel elle doit le lier ; mais étant
» prête à nouer, elle fera monter & fortir avec fes doigts &
» fon pouce, tout le fang qui fera à la racine du nombril,
» lequel, s'il y demeure, caufe toutes les galles, clous, abcès
» & apoftèmes qui viennent aux enfans & même aux adultes
» . . . . . Ayant donc ainfi fait évacuer ledit fang, il faut
» ferrer le fil & couper le cordon ombilical. . . . & l'enfant
» fera exempt de toutes ces maladies, quand même il feroit nourri parmi ceux qui en feroient attaqués (b) ». Un troifième, le célèbre M. Levret, a cru voir dans cette pratique le préfervatif de l'efpèce de jauniffe des enfans nouveaux-nés, qui les rend couleur *de feuille-morte*, & peut-être de *quantité d'autres maux inopinés (c)*. Enfin M. Bajon renchériffant fur tant de merveilles accumulées, attribue à l'évacuation du cordon avant d'en faire la ligature, le bonheur qu'il a eu de préferver *du mal de mâchoire* tous les nouveaux-nés qui lui font tombés entre les mains, à Cayenne, depuis l'année 1772, qu'il commença de s'en fervir, jufqu'à la moitié de l'année 1776, époque où il quitta cette colonie *(d)*. Revenons à Mofchion.

Les

(a) Riolan, *Opera Anatom. De vafis umbilicalibus*, cap. XI.

(b) Tome I.ᵉʳ de fes Mémoires, imprimés à la Haie en 1770, page 29.

(c) *Voyez* le Journal de Médecine, tome *XXXVII*, page 34 & fuiv.

(d) *Mémoires pour fervir à l'Hiftoire de Cayenne*, tome I.ᵉʳ page 166 & *fuivantes*. Soit qu'on n'ait pas accueilli le préfervatif de M. Bajon, foit qu'on l'ait mal pratiqué, il eft certain

Les chapitres XI & XII font confacrés à l'accouchement difficile. Dans le premier, notre auteur examine les caufes qui rendent l'accouchement difficile; il enfeigne dans le fecond à le terminer. Ces caufes, dit Mofchion, font de deux genres, *felon le plus grand des Médecins (e);* celles qui viennent de la mère, & celles qui tiennent à l'enfant. D'autres en font un troifième genre, continue-t-il, fous lequel ils renferment toutes les caufes qui font étrangères à la mère & à l'enfant. Il en eft enfin qui établiffent un quatrième genre compofé des trois autres *(f).*

De la part de la mère, l'accouchement peut devenir laborieux, fi elle eft colère, timide, très-modefte, fi elle accouche pour la première fois. La maigreur & le trop d'embonpoint, la trop grande force mufculaire, & l'extrême foibleffe, produifent le même effet. Il faut en dire autant de la matrice: elle rend de fon côté l'accouchement laborieux, fi elle eft dans l'inertie ou dans un excès de rigidité; fi elle eft entourée de condylômes; fi fon orifice eft très-refferré, contourné, fermé en partie; s'il exifte dans fon voifinage des hémorroïdes, des dépôts, une pierre dans la veffie, ou des excrémens endurcis dans le *rectum.*

A ces caufes, qui rendent l'accouchement difficile, Aëtius ajoute la jeuneffe de la femme, dont la matrice, ainfi que le refte du corps, n'a pas encore acquis toutes fes dimenfions; l'inflammation de la matrice; la trop grande folidité des membranes & le défaut de confiftance, qui leur permettant de fe rompre aux premières douleurs, laiffe la matrice à fec, lorfque tout eft préparé pour la fortie de l'enfant; l'excès de compaxité dans les fymphyfes des os du baffin, qui les empêche de prêter & d'en augmenter les détroits *(g);* enfin

---

certain qu'on cherche encore dans nos colonies un remède contre *le mal-de-mâchoire,* fléau qui continue à dévafter la plupart des plages maritimes de l'Amérique. Nous connoiffons fur cet objet des recherches auffi folides que profondes, qu'il ne nous eft pas encore permis de divulguer, mais que nous ferons connoître ailleurs.

(e) Eft-ce Hippocrate que Mofchion défigne ici!

(f) Cap. XI.

(g) Tetr. IV, fer. 4, cap. XXII.

la trop grande saillie en-dedans des vertèbres des lombes, marquée en-dehors par l'enfoncement qui lui correspond.

Lorsqu'on eut connu, dans des temps beaucoup postérieurs au siècle de Moschion, la mobilité pathologique ou accidentelle des os du bassin, on revint sur ce passage d'Aëtius, & l'on prétendit qu'il prouvoit en faveur de cette mobilité, considérée non comme accident, mais comme état habituel chez les femmes grosses. De proche en proche, on remonta jusqu'au père de l'Art, pour y chercher des preuves de l'écartement des os du bassin pendant l'accouchement, & l'on crut avoir trouvé ce qu'on cherchoit dans le passage qui suit: « Parmi les femmes en travail, celles qui accouchent pour » la première fois, souffrent plus que les autres...... C'est » principalement vers les lombes & les hanches, qui *s'écartent* (ou *se séparent*), que la douleur se fait sentir ».

Foës se sert ici du mot *diducuntur*, & le fait tomber également sur *lumbos* & sur *coxendices*; d'où il s'ensuit que si l'on vouloit rendre ce mot par celui de *séparer*, il faudroit dire que les lombes se séparent comme les hanches, les ischions, le coxis; puisque les mots, διίςαται τα ίχία d'Hippocrate, peuvent s'appliquer à la plupart de ces parties. Or la séparation rapportée aux lombes est absurde : il est vrai que Cornarius ne fait tomber le mot *disparantur* que sur *coxendices*, ce qui feroit un sens plus raisonnable *(h)*. Mais qu'il nous suffise d'indiquer ici des difficultés que nous nous proposons de discuter ailleurs.

Les obstacles que l'enfant met lui-même à sa sortie, sont: la grosseur démesurée de sa tête ou de tout son corps, trois mains, l'hydropisie : la difficulté sera la même s'il est bossu, foible, enflé, mort ou mal situé.

L'enfant prend dans la matrice différentes positions; parmi lesquelles il en est qui peuvent rendre l'accouchement laborieux. Moschion distingue ces positions en générales & particulières. Les générales sont les trois que Celse avoit

---

(h) De natura pueri.

décrites *(i)*, auxquelles il ajoute la position de l'enfant se présentant en double. Il examine ensuite chaque position générale, & la sous-divise en un très-grand nombre de positions particulières, assez exactes pour qu'on puisse croire qu'il les a copiées d'après nature, sur-tout si l'on considère que personne ne l'avoit précédé dans la carrière qu'il parcourt.

Quelquefois la tête se présentant perpendiculairement à l'orifice de la matrice, le corps est contourné. D'autres fois la tête appuie contre la paroi antérieure, postérieure ou latérale du col; & tout cela arrive avec ou sans rigidité dans les parties qu'elle doit franchir. L'enfant peut aussi présenter, avec la tête, une main ou les deux ensemble.

Quand ce sont les deux pieds qui se présentent, les bras étendus le long du corps, les circonstances varient aussi: car ils peuvent être déviés en devant & en arrière. Quelquefois un seul pied, ou tous les deux, se montrent au-dehors, tandis que le corps est encore retenu dans la matrice : alors l'enfant a les bras croisés sur la tête. Si les pieds se présentent séparément, ils peuvent répondre à différens points de la matrice. L'enfant peut aussi présenter les genoux, les fesses, & même tout-à-la-fois, les plantes des pieds & la tête. Quand il est situé transversalement, tantôt c'est le côté, tantôt la bouche ou le dos que la Sage-femme rencontre à l'orifice.

De toutes ces positions, la meilleure est celle où la tête se présente, les bras étendus le long du corps & les cuisses rapprochées. Après celle-ci, vient la position directe des pieds à l'orifice; mais la première est de beaucoup préférable à la seconde, parce qu'ici l'on n'a pas à craindre que lorsqu'on commence à tirer l'enfant, les bras s'écartant du tronc, restent dans la matrice.

On se rappelle que parmi les causes de l'accouchement laborieux, Moschion en a reconnu qui viennent du dehors. Il assigne ici ces causes, qu'il réduit à l'air trop froid *(k)*, ou trop

---

(i) Tome I, page 497.
(k) Consule Galen. Comment. in aphor. Hippoc. Comment. III, aphor. 12.

chaud, & au manque des choses nécessaires à la femme en travail : néanmoins il semble ajouter à ces causes les vices particuliers des membranes. Celles-ci peuvent adhérer trop fortement à l'orifice de la matrice, & s'en séparer trop tard; être si solides, qu'elles se rompent difficilement, & au contraire si minces, qu'elles se déchirent avant le temps, & laissent échapper en pure perte l'humeur que la Nature avoit destinée à lubréfier les parties lors de la sortie de l'enfant.

Enfin le quatrième genre de causes qui rendent l'accouchement laborieux, le genre mixte, contient les suivantes : l'enfant foible ou fatigué, qui ne seconde pas les efforts de la mère; l'enfant mort, & la tête trop petite, qui ne peut ni dilater l'orifice de la matrice, ni être saisie commodément par la Sage-femme.

Telles sont, dit l'Éditeur du texte latin de l'Ouvrage qu'on analyse, les seules causes qui, selon Moschion & les autres Médecins, rendent l'accouchement difficile. Mais Soranus, dont nous suivons la doctrine *(l)*, en ajoute d'autres. Ces causes alléguées par Soranus, sont à peu-près les mêmes que celles qu'assigne Moschion, si l'on en excepte un troisième pied & les jumeaux, dont il porte le nombre jusqu'à cinq.

Après avoir parcouru les causes qui rendent l'accouchement difficile, passons aux moyens qu'on leur oppose. Si l'accouchement est pénible & lent, à cause du resserrement ou de l'étroitesse, de la siccité ou de la chaleur de l'orifice, états que le grand froid & la dureté de l'enfant *(m)* peuvent également produire; ou bien si la difficulté vient de ce que la matrice n'est pas assez ample pour le volume de l'enfant;

(l) Tout le morceau qui suit, pourroit bien n'avoir été primitivement qu'une note, transportée par les Copistes, de la marge au texte. Quoi qu'il en soit, c'est un de ceux qui prouvent que l'Éditeur étoit *méthodique* ; &, si je ne me trompe, que Moschion ne l'étoit point. Car on ne peut douter que par ces mots, *mais notre Soranus (Soranus verò noster)*, il n'entende, *Soranus de notre secte*. Or, Soranus fut un des plus beaux ornemens de la secte méthodique.

(m) Sive duritiâ corporis infantis... Ces mots qui d'abord présentent un sens absurde, en prennent un fort raisonnable, en les entendant de la pression que le corps de l'enfant exerce immédiatement sur la matrice, après que les eaux sont écoulées.

ou bien enfin si elle est occasionnée par l'excès d'embonpoint de la mère, par la crainte, la colère, la courbure du col de la matrice ou sa torsion, tous ces obstacles cèdent à l'usage bien ordonné des *chalastiques (n)* ou relâchans. Ici Moschion recommande les différens moyens qu'on l'a vu bannir de l'accouchement facile. Il revient en même temps à la charge contre l'espèce de gymnastique de la femme en travail, employée par les Anciens *(o)*, & la réprouve, parce que ses différens mouvemens secouent violemment la matrice, & en augmentent ou déterminent l'inflammation *(p)*.

On a vu plus haut que la femme pouvoit accoucher sur les genoux d'une autre femme, ou sur une chaise; pour l'accouchement difficile, c'est sur un lit un peu plus dur que le lit ordinaire qu'on la situe, & dans des attitudes variées en raison des obstacles qui s'opposent à la sortie de l'enfant. On la place sur le dos, si l'enfant porte sur la paroi antérieure de la matrice; sur les genoux & la poitrine, s'il est dirigé vers la paroi postérieure, ou bien, si la femme est excessivement grasse, afin de délivrer la matrice du fardeau des graisses; enfin sur le côté gauche, quand l'enfant se présente à droite. Si ces attitudes de la mère ne changent point les mauvaises positions de l'enfant, il faut porter les doigts réunis de la main gauche dans l'orifice de la matrice pendant qu'il s'ouvre, c'est-à-dire, pendant la douleur, & saisissant la poitrine de l'enfant, le placer convenablement, ou s'il est très-engagé, changer un peu sa position.

Si l'enfant est situé obliquement, la Sage-femme le redresse; mais si elle trouve la tête, elle la saisit & l'amène.

Lorsque les deux mains se présentent, glissez (Moschion en garantit la possibilité.), glissez vos deux mains le long des bras, une de chaque côté; repoussez le corps; placez les

---

(n) Χαλαστικὸς, *relâchant*, est une dénomination générique, qui désigne des médicamens de nature différente, même diverse: car si quelquefois on relâche avec des humectans, dans d'autres circonstances, on ne produit cet effet qu'en échauffant.

(o) Tome I.*, page 287 & suiv.

(p) Cap. XII.

mains de l'enfant sur ses côtés, & vous saisissant de la tête, amenez-là peu-à-peu & sans violence.

Si Moschion & Cléopâtre ont pratiqué les accouchemens, on voit par cette manœuvre, manifestement impraticable, qu'ils ne se sont pas astreints à puiser dans l'expérience tous les préceptes qu'ils en donnent.

Quand les deux mains sont déjà sorties, la Sage-femme doit introduire une des siennes dans la matrice, placer convenablement la tête, saisir les mains, les amener, & le corps avec elles *(q)*. S'il n'y a qu'une main dans la vulve, c'est une autre manœuvre que Moschion conseille : les tractions sur un seul bras pourroient le désarticuler ; il faut donc le repousser dans la matrice, le placer sur le côté de l'enfant, prendre la tête & la tirer *(r)*.

(q) Si ambæ manus foràs venerint quid facere debet obstetrix ? Voici la réponse de la Sage-femme, réponse qui ne flatteroit guère les modernes Instituteurs : *Duobus humeris ejus* (infantis) *manus suas ex utraque parte infigens (* obstetrix *), retrorsum eum revocet, manibus ad latera compositis, & apprehenso capite, paulatim & leviter foràs eum adducat.*

Si infans caput interiùs habuerit, & si duas manus ejecit, oportet obstetricem, priùs immissâ manu suâ, caput ad orificium corrigere, & comprehensis manibus infantis, conari decet, ne caput ejus orificium vulvæ obturet, sed facillimè omne corpus infantis exire possit, quo priores manus exierant, cap. XII, 4.

(r) Quoties manum emittit, quid faciendum ? principaliter videtur, ut nunquam eum teneat obstetrix, & adducat. Plus enim, relictô intus capite, orificium matricis obturatur. Nam ex articulare manum infans (an ! Infantis) poterit & amittere, ut cùm de utero evaserit, culpâ obstetricis viciosus efficiatur. Meliùs ergo facit, si humerum infixis digitis eum retrorsum removeat, & *intus capacitatem vulvæ positum, ita conponat, ut manus ejus erectas lateribus jungat, & apprehenso capite, foràs conari incipiat,* ibid. n.° 5.

Comme on voit, Moschion ne dit rien ici ni ailleurs qui ressemble au *précepte d'aller chercher les pieds de l'enfant.* Que penser après cela des lumières ou de la fidélité de l'auteur d'un Livre intitulé : *Pratique des accouchemens . . . . . &c. contenant l'histoire critique . . . .* &c. qui fait dire à Moschion dans ce même passage : *Si le bras se présente, il est inutile de le repousser ; il faut aller chercher les pieds ;* & qui s'écrie, dans l'extase d'avoir *déniché* cette manœuvre : *Précepte admirable que j'ai tâché de tirer de l'oubli !* Osons l'avertir que le précepte d'aller chercher les pieds n'est pas de Moschion ; que ce précepte seroit bien plus admirable, s'il coûtoit la vie à moins d'enfans ; que lui, *Historien*, ne l'a pas *tiré de l'oubli ;* que depuis plus de cinquante ans, ce précepte règle invariablement la conduite de tous ceux qui font des accouchemens, sans excepter les Sage-femmes de

Si l'enfant descend par les pieds, ayant le corps incliné de côté ou d'autre dans la matrice, il faut introduire la main, le redresser, & le tirer par les parties qui se présentent.

Quand un pied seul est déjà sorti, que la Sage-femme se garde bien de le tirer, car elle ne feroit que l'engager davantage; mais que plaçant ses doigts aux aines de l'enfant, elle repousse le corps, & qu'ensuite elle aille chercher l'autre pied; qu'elle place convenablement, s'il est possible, les mains de l'enfant, & qu'elle l'amène par les deux pieds. La manœuvre est la même pour les deux pieds, quant au refoulement, & la traction s'exerce à peu-près de la même manière. Cependant, si les deux pieds ne se présentoient point réunis, mais qu'ils appuyassent sur différens points de la matrice, il faudroit d'abord les rapprocher l'un de l'autre, & les extraire ensuite, comme il est dit plus haut. Quand les pieds & les mains se présentent ensemble, Moschion paroît laisser à la Sage-femme la liberté d'amener l'enfant par les pieds ou par les mains, après toutefois l'avoir repoussé, pour lui donner une situation directe *(f)*: c'est à peu-près la même manœuvre quand les fesses se présentent. Une tête trop volumineuse ne l'embarrasse pas davantage: il la repousse, fait des onctions à l'orifice, la saisit & l'amène: si elle est mal placée, il la situe convenablement, saisit les épaules, & amène l'enfant avec douceur, pour ne pas ébranler la matrice *(t)*.

L'enfant peut se présenter en double de deux manières: ou bien par les fesses, comme nous le disions il n'y a qu'un

---

village; & comme son Livre est plein de ces sortes d'infidélités, ne craignons pas de lui représenter, que c'est manquer aux conventions sociales, que d'annoncer une *histoire*, & de ne fournir qu'un *roman*.

(f) Ce précepte, tout mauvais qu'il est, n'est pas encore aussi révoltant que celui que présente le texte, dépouillé de la note marginale : *Retrorsùm repellendus est* (infans), *&* *correptis manibus, & pedibus adducendus* : la note substitue *vel* à *&*.

(t) Nous ne nous flattons pas d'avoir deviné par-tout, & notamment ici, le sens de notre auteur; mais le texte met les Lecteurs à portée de rectifier nos interprétations : *si caput contortum habuerit* (infans), *obstetrix immissâ manu eum corrigat, & humeris comprehensum leniter adducat, ne matrix ipsa quassetur.* Ibid.

instant, ou bien la tête & les pieds se trouvant à la fois dans l'orifice. Dans cette dernière situation, on refoule les pieds vers le fond de la matrice, pendant qu'on fixe la tête pour l'amener ensuite.

Il y a ici une variante dans le texte, Cléopâtre & Moschion n'étant pas de même avis au sujet de la manœuvre que ce cas exige. On vient de voir celle de Moschion ; & l'illustre Reine préfère avec raison d'amener les pieds dans la direction convenable, & de terminer ainsi l'accouchement. C'est assurément avoisiner beaucoup le précepte de retourner l'enfant, mais ce ne l'est pas encore. Le peu de chemin qui reste à faire sera l'ouvrage de plusieurs siècles. Moschion, il est vrai, se sert d'une expression équivalente à celle que nous employons aujourd'hui pour exprimer l'action d'aller chercher les pieds d'un enfant; mais ce seroit se méprendre étrangement, que de supposer qu'il y attachât la même valeur que nous. Écoutons-le lui-même; il va s'expliquer avec la plus grande clarté, & nous donner en même temps une idée positive de l'état où il laissa sur ce point l'Art des accouchemens.

« Comment retourne-t-on le fœtus dans la matrice ? La
» Sage-femme glisse ses doigts dans la matrice, & met l'enfant
» sur le côté, soit qu'elle le trouve sur le dos ou sur le ventre.
» S'étant ainsi donné plus d'espace, elle parvient sans peine
» à lui procurer complètement la situation qu'elle desire. Ensuite
» saisissant les parties de l'enfant les plus voisines de l'orifice,
» elle l'amène au-dehors. C'est néanmoins la tête qu'elle doit
» chercher & amener de préférence, parce que la sortie par la
» tête est la meilleure de toutes; & les pieds ne doivent être
» préférés que lorsqu'ils sont plus près de l'orifice.

» Toutes ces manœuvres exigent que la Sage-femme pro-
» cède avec beaucoup de douceur & sans secousses, & qu'elle
» humecte fréquemment les parties sur lesquelles elle agit avec
» l'huile chaude, le suc de fænugrec, celui de graine de lin,
» & la décoction de mauves. Ces soins réunis produisent
» plusieurs bons effets : d'une part, ils facilitent la sortie de
» l'enfant,

l'enfant, & lui confervent la vie (car nous favons, dit « Mofchion, que plufieurs font échappés aux dangers de l'accou- « chement laborieux, & qu'ils vivent) ; & de l'autre, ils fauvent « la femme & lui épargnent mille douleurs *(u)*. »

Le chapitre XIII, qui embraffe tous les accouchemens que la main feule ne peut terminer, eft bien moins intéreffant que ceux qui le précèdent : c'eft la doctrine & les manœuvres de Celfe pour l'extraction de l'enfant mort *(x)*, plus détaillées & étendues à prefque tous les cas poffibles, même à l'enfant vivant. Une chofe cependant eft remarquable ici, c'eft que Mofchion perce le cou de l'enfant avec fon crochet, dans la vue de diminuer le volume du corps par l'effet de l'hémorragie, fuite de la bleffure. Quoiqu'il prefcrive, comme fes prédéceffeurs, de vider la tête trop volumineufe, il admet un cas où l'on doit la féparer du tronc, celui où le corps étant forti, elle refte dans la matrice. Il eft fâcheux que Mofchion oublie là cette tête, & qu'il n'en parle plus dans la fuite de fon Ouvrage. L'exactitude ordinaire de cet Écrivain nous porte à croire qu'il la confioit aux foins de la Nature ; & le précepte qu'il donne de retrancher le tronc, ne nous permet guère de douter qu'il n'eftimât les foins de cette tendre mère fuffifans pour en procurer l'expulfion.

Au milieu d'une foule d'erreurs anatomiques, on démêle ici quelques bons préceptes relatifs à la *délivrance (y)*. Avant de couper le cordon, la Sage-femme doit le tirer doucement à elle, mais toujours obliquement, de peur de déterminer le

---

(u) Pour éviter l'embarras où la comparaifon de ce précis avec les extraits de *l'Hiftorien critique* (*voyez* ci-devant *page 502*) pourroit jeter le Lecteur, on croit devoir avertir que, malgré les guillemets, cet auteur a peu de citations exactes. Ici, par exemple, il unit une partie du paffage que nous rapportons, pris du *chapitre XII*, *n.° 17*, où il eft uniquement queftion de l'accouchement laborieux, avec un fragment du *chapitre X, n.° 4*, qui n'a d'autre objet que l'accouchement facile ; & de cette union, il réfulte, felon lui, que Mofchion a fait un article exprès, *les Préparatifs de l'accouchement*, où il confeille les humectans ; allégation fi peu exacte, qu'on y lit précifément le contraire.

(x) Hiftoire de la Chirurgie, tome *I*. page 496.

(y) Cap. XIV.

renverfement de la matrice. Si le cordon fe rompt près du placenta, elle porte dans ce viſcère ſa main graiſſée, ſaiſit le délivre, le tire à droite, à gauche, & en tout ſens: celles, ajoute-t-il, qui, par ignorance, le tirent directement, amènent le fond de la matrice avec lui. Au reſte, il en eſt de l'extraction du placenta, comme de celle de l'enfant: c'eſt toujours pendant le temps des douleurs, que Moſchion preſcrit d'agir.

On voit par toutes ces manœuvres, combien on redoutoit alors d'abandonner le délivre à la Nature, & cependant l'on n'ignoroit pas qu'elle s'en débarraſſe ſans danger *(z)*.

Il s'en faut beaucoup que ce qui nous reſte à parcourir de cet Ouvrage ſoit auſſi curieux que la théorie des accouchemens & les manœuvres qui leur conviennent. A peine y rencontre-t-on de temps en temps quelques traits lumineux bons à réunir, & preſque aucun qui ſoit tellement propre à notre auteur, qu'on n'en trouve des traces dans les Écrits antérieurs au ſien, quand même Moſchion appartiendroit inconteſtablement à l'époque dans laquelle nous le plaçons. Cependant ne négligeons point ces traits épars: il eſt bien difficile que leur enſemble ne dédommage de la peine qu'on aura priſe à les recueillir.

Moſchion ſuivant toujours le plan qu'il s'eſt tracé, paſſe de l'accouchement contre nature aux ſoins qu'exige le nouveau-né. Les Anciens, immédiatement après la naiſſance, le lavoient avec de l'eau ſalée ou de l'urine d'une jeune perſonne, & le ſaupoudroient de galles ou de myrrhe en poudre. Notre auteur, perſuadé que l'odeur qu'exhalent la plupart de ces ſubſtances, & la trop grande aſtriction qu'elles produiſent, ſont préjudiciables à l'enfant, les rejette toutes, & ne retient que le ſel, auquel il aſſocie l'aphronitre *(a)*. Lorſque toute

---

(z) Voyez ci-après *Philumenus*.

(a) On croit que l'aphronitre ou aphronatre, étoit un alkali fixe foſſile. Voici ce qu'en dit Pline: *Proxima ætas medicorum aphronitrum tradidit in Aſiâ colligi, in ſpeluncis molibus diſtillans. Specus eos colycas vocant, deinde ſiccant ſole. Optimum putatur*

l'humidité s'est dissipée, on arrose l'enfant avec de l'eau froide, & on le lave ensuite avec de l'eau chaude *(b)*. S'il pleure, il souffre: il faut donc rechercher la cause qui fait couler ses larmes. On s'assurera que les bandes ne sont point trop serrées, qu'aucun de ses membres n'est mal situé, que rien ne le pique, qu'il n'est ni trop ni trop peu couvert, enfin qu'il ne pèche ni par plénitude ni par inanition. Moschion entre ensuite dans le détail des signes qui feront reconnoître chacune de ces causes; détails trop simples & trop faciles à deviner, pour qu'il soit nécessaire de les rappeler aux Accoucheurs, mais dont il seroit fort utile qu'ils daignassent instruire les mères & les nourrices *(c)*.

Moschion traite fort au long des hémorragies *uterines*, & remarque qu'elles ont quelquefois leur source dans le vagin, ce qui n'est contraire ni aux connoissances anatomiques, ni à l'observation. Il conseille en conséquence des pessaires, genre de topique dont il paroît s'être beaucoup servi dans une infinité de cas *(d)*, & notamment dans celui-ci. Il propose donc pour l'hémorragie uterine ou *vaginale* indistinctement, un pessaire fait avec de la laine blanche imbibée d'hypocyste, de suc d'acacia & d'opium, concassés & dissous dans le vinaigre. Indépendamment de la tente, il plaçoit sur l'orifice même de la matrice, un tampon mollet trempé dans le vinaigre. L'usage de cette masse spongieuse étoit de pomper le sang, d'empêcher qu'il se coagulât dans le vagin, & que devenu âcre par son séjour, il ne l'enflammât: de-là l'indispensable nécessité de renouveler souvent ce tampon *(e)*.

La méthode de tamponner le vagin pour arrêter les

Lydium. Probatio, ut sit minime ponderosum, & maxime friabile, colore pene purpureo. Hoc in pastillis affertur. Ægyptium in vasis picatis, ne liquescat. Hist. Natur. lib. XXXI, cap. X.

(*b*) *Cap.* XX.
(*c*) *Cap.* XXIII.
(*d*) Quelquefois, comme dans *la chaleur de matrice*, une racine potagère fournissoit un excellent pessaire: *Tolle radices, quas homines in usu habent, & diligenter panno inducens, naturæ impone & sanabitur. Invenies verò in eo panniculo vermes, & miraberis.* Pars. poster. ...... cap. III.

(*e*) *Cap.* XX.

hémorragies utérines dut se soutenir long-temps, puisqu'on la retrouve dans les Écrits d'Aëtius *(f)* & de Paul d'Égine *(g)*; mais dans la suite, elle fut proscrite, oubliée ou bien négligée à tel point, qu'en reparoissant il y a peu d'années, elle eut tout l'attrait de la nouveauté *(h)*.

A raison de la grande sympathie qu'on a de tout temps observée entre la matrice & les mamelles, Moschion ordonne pour arrêter l'hémorragie de celle-là, de lier celles-ci avec un ruban de fil *(licio)*, ou de poil de chèvre *(corrigio caprino)*, pratique qui reparoîtra plus d'une fois dans les Écrits de ses successeurs.

Les hémorroïdes ou varices des parties de la génération de la femme, n'échappèrent pas à l'exactitude de notre Accoucheur. Leur siége le plus ordinaire est le col de la matrice; & leur principal signe, le plus caractéristique de tous ceux qu'on peut rassembler, c'est un flux sanguin qui n'a ni ordre ni type. Nous apprenons de Moschion que les Anciens lioient les hémorroïdes, ou qu'ils les scarifioient à leur base; procédés qu'il rejette, non à cause de la difficulté de l'exécution, ce qui doit nous étonner beaucoup, mais par rapport à l'inflammation dangereuse qu'ils pourroient occasionner. On s'étonneroit encore davantage, de voir Moschion lui-même reproduire, quelques lignes plus bas, une de ces opérations, ou du moins, un procédé fort ressemblant à l'un de ceux vient de rejeter, si l'on ne consi- déroit qu'à la distance où nous sommes de lui, il est très-mal- aisé d'apercevoir des différences légères, qui pouvoient être

---

(f) Pessi verò ad sanguinis ab utero eruptionem faciunt hujusmodi : aluminis scissi, acaciæ, medullæ gallarum, pollinis thuris, singul. drachm. unam : hæc plantaginis succo teruntur, & vitelli ovorum assatorum quatuor ipsis admiscentur. Usus autem tempore pesso lanæ excipiantur, qui rosaceo tinctus subditur. Suntque pessi omnes penitus usque ad uteri os immittendi. Est autem pessus lana carpta ac convoluta ad digiti figuram, quâ medicamenta excipiuntur. Tetr. IV, serm. 4, cap. LXIV. *Solemus & Linteum alumine madefactum & resiccatum similiter adhibere.* Ibid. cap. LXV.

(g) Lib. III, cap. LXII.

(h) Voyez Observations sur les pertes de sang.... *Dijon*, 1776.

très-marquées & très-sensibles à ses yeux, comme à ceux de ses contemporains *(i)*. Disons ici, puisque l'occasion s'en présente, qu'on trouve dans Aëtius, sous le nom d'*Aspasie*, un fragment concernant ces hémorroïdes.

Selon cette femme célèbre, sur le compte de laquelle les Biographes n'ont rien dit de positif, les hémorroïdes de la matrice occupent tantôt l'orifice de ce viscère, tantôt son col, d'autres fois son corps, & quelquefois, mais rarement, les parties externes de la génération. Les accidens de cette maladie sont les mêmes que ceux des hémorroïdes du siége, auxquels néanmoins se joignent la douleur gravative des lombes durant le temps de la menstruation, & la stérilité. Parmi ces hémorroïdes, il en est de variqueuses & malignes qu'on ne doit pas toucher; on extirpe celles qui sont solides & qui répandent peu de sang, comme on les extirperoit au fondement. Quant à celles qui donnent beaucoup de sang, on les scarifie à leur base, on les soulève en les saisissant avec des pinces, on les lie & l'on retranche une portion de ce qui surmonte la ligature *(k)*.

ASPASIE.

Nous remarquions il n'y a pas long-temps, combien on avoit eu de peine à démêler les signes propres à la chute & au renversement de la matrice, & à les discerner des signes qui sont communs à l'une & à l'autre maladie. Moschion éclaircit un peu la confusion, sans la faire cesser entièrement. Il emprunta des Anciens, principalement de Soranus, ce qu'il nous a laissé sur cette matière; il le discuta, l'enrichit de ses propres observations; il y mit plus d'exactitude, plus de précision,

---

(i) Antiqui ergo, quibus tollere eas (hæmorrhoïdas) placebat, aut chalastico eas illinibant, aut lino constringebant, aut bases earum scarificantes, sic pulverem apponebant, ut paulatim mortuæ ibi caderent. Quæ omnia nos reprobamus..... Pridie quàm ad Chirurgiam accedat, modicum cibum accipere debebit, & competenti schemate collocata, vel sarcolabo (sorte de pince, indiquée aussi par Paul d'Égine, *lib. VI*) hæmorrhoïdes tenuantur, ita ut aliquantùm extensis, ex scapello priùs radices earum scarificet, & inaliquantùm artifex sarcolabum convertat, quâ cùm fit omnis retentus inaliquantùm sanguis, nec plurimus, postea quàm tolluntur, effundatur, cap. XXI.

(k) Aëtius, *lib. XVI, cap. XCVII*.

plus de vérité, mais il laissa beaucoup à faire pour ses successeurs. Quoique dans la suite Paul d'Égine *(l)* concourut à perfectionner un peu la méthode de réduire la matrice, on verra qu'il n'étoit pas aisé de surmonter toutes les difficultés répandues sur cet objet; difficultés qui nous arrêteroient encore, si les lumières anatomiques n'étoient venues seconder, éclairer, diriger les efforts des Observateurs *(m)*.

Moschion marche encore sur les pas de Soranus lorsqu'il parle du retranchement de la matrice; mais encore ici, il est plus éclairé, plus circonspect, plus sage que le Médecin d'Éphèse: il ne retranche pas à proprement parler ce viscère; il sépare seulement ce que la Nature elle-même avoit en quelque sorte retranché d'avance, ce qu'elle avoit refusé de nourrir & livré à la mort *(n)*.

A côté de cette importante maladie, on en voit une bien légère, devenue même aujourd'hui si rare & si facile à dissiper, que la plupart des modernes Pathologistes se dispensent, avec raison, d'en indiquer le remède; ce sont les premières atteintes de la fureur utérine, maladie que Moschion ne laisse pas

---

(l) Lib. III, cap. LXXII.

(m) *Matricis casus fit, cùm infantem mortuum embryulcis adducimus, vel obstetrices imperitæ cùm secundinas in directum adducere conantur, vel aliquo ictu, cùm ibi mulieres percutiuntur, ob hæc cadere solet : aut relaxatis membranis illis, quibus ex omni parte continetur, & aliquando partes, aliquando omnis effunditur : si verò orificium ejus tantummodo cadit, cum dolore est. Si verò tunica quæ intus est cadit, rugosum corpus sine dolore invenitur. Si verò omnis matrix conversa effusa est, ad similitudinem ovi, in muliebri sinu invenitur. Si autem omnis non conversa est, magnitudo quidem major est, ita ut integrum schema matricis servet : & sanguinolenta quidem cum integro sensu, quoties ruptis crinibus qui eam continent, effunditur. Pallida verò & prope sine sensu,* quoties de paralysi nervorum cadit. Moschion, ibid. cap. XXX.

(n) Si vero frequenti casu alienata fuerit (matrix) ut nigrescat, uteris medicamentis, quibus cancrum tollere consuevimus, vel ferro nigredinem ipsam alienatam, & mortuam præcidimus. Si verò omnis matrix fuerit nigra, totam præcidimus. Nec mirum videatur & incredibile, *quia dixi* præcidimus, *si quidem antea paulatim valetudine alienatur & moritur; sic eam tollimus.* Idem, ibid. Paul d'Égine est du même sentiment, & semble l'appuyer sur l'expérience : *At si processu temporis id quod prolapsum est, putredinem fuerit expertum, id ipsum auferetur, nullius metu periculi. Etenim vulvâ universim ablatâ, ubi computruerat, mulierem supervixisse commemorant.* Lib. III, cap. LXXII.

DE LA CHIRURGIE. Liv. V.

invétérer, employant d'abord les moyens les plus sûrs *(o)*. Voilà du superflu, voici du pernicieux. Dans la vue d'empêcher le développement des seins chez les jeunes filles, il ne les ménageoit pas plus que ses prédécesseurs n'avoient fait les testicules des jeunes garçons *(p)*, c'est-à-dire, qu'il les énervoit par l'application des plus forts stupéfians, tels que la ciguë & l'opium *(q)*. Il est vrai que Moschion n'est pas l'inventeur de cette atrocité : Pline la rapporte *(r)*, d'après Anaxilaüs *(s)*, & rien n'autorise même à accuser ce Philosophe d'avoir imaginé cet attentat contre le genre humain. On ignore quel pouvoit être le motif de cette espèce de mutilation ; mais une chose certaine, c'est qu'on pratiquoit l'extirpation des mamelles, comme châtiment dans les temps les plus reculés. La barbare Amestris les fit couper par jalousie à la Princesse Artaynte, femme de Masistès. Hippocrate semble insinuer aussi qu'on amputoit quelquefois des mamelles saines; car, en décrivant les suites de la perte de ces organes, il remarque qu'elles sont les mêmes, soit que cette perte ait été causée par des maladies ou par *toute autre infortune (t)*. Au reste, si par l'application des stupéfians les Anciens ont eu quelquefois en vue d'arrêter tout développement dans les mamelles, il est possible aussi que dans d'autres circonstances ils n'aient voulu

---

(o) Vidua autem (si fuerit) ipsa manum injiciat, & leviùs habebit : virgini autem succurrendum est sic: fac illi similitudinem virgæ naturalis de cerâ, & nitro & cardamomo secundùm ætatis ejus magnitudinem, sed hæc diligenter tere & subjice, ut molle fiat, & sit ibi quandiu pati poterit, & carebit vitio. Cap. XXVII.

(p) Tome I, page *39*.

(q) Cap. XXXVI.

(r) Lib. XXV, cap. XIII.

(s) Cet Anaxilaüs, de Larisse en Thessalie, Philosophe & Médecin, faisoit de certains jeux ou de certains tours, qui, passant pour magiques aux yeux des Physiciens d'alors, le firent chasser de Rome par Auguste, comme Magicien.

(t) Testimonium abundè præbent mulieres, quibus morbus, aut alia quædam calamitas mammas adimit. Nam & vox ipsarum aspera redditur, & humores in gulam feruntur, & multo sputo vexantur, & caput dolent, & ab his ægrotant. Lac enim proficiscens ac influens ab utero quemadmodum etiam antea in superna vasa transibat, cùm propria vasa non habeat, nec reperiat, utpote ipsis per mammarum ademptionem privatum, in principales corporis partes incurrit, cor videlicet ac pulmonem, atque sic suffocat. De Glandul. in fin.

qu'en modérer l'excessif accroissement. On sait au moins bien certainement que le trop grand volume de ces organes chez les hommes, étoit une défectuosité dont ils se débarrassoient par une opération très-douloureuse, à laquelle il est presque incroyable, malgré le témoignage de Paul d'Égine (u), que des Romains des VI & VII.e siècle se soient soumis. A la vérité, leur manière de s'habiller, & l'usage de se baigner en public ne leur permettoient pas de cacher cette prétendue difformité; mais étoit-ce donc un agrément que les cicatrices qui résultoient de l'opération?

La Religion & les Loix ont dû s'armer contre l'usage barbare d'énerver les hommes & de mutiler les femmes, inventé par la mollesse & la dépravation; mais ne pourroit-on pas faire tourner au profit de l'humanité, des attentats qui l'avilissoient? Nos organes pèchent si souvent par excès de sensibilité! Ne seroit-il pas possible de leur enlever cet excès, & de ne leur laisser de sentiment que la juste mesure que la circonstance exige? N'est-on pas même en quelque sorte assuré du succès de la tentative qu'on ose conseiller? Oribase (x), après Pline (y), n'annonce-t-il pas de très-bons effets du mélange de suc de ciguë & de lait de femme, ou des feuilles de la même plante seules réduites en pulpe, & appliquées sur les mamelles trop distendues par le lait après l'accouchement?

Après Moschion & l'écart chronologique dans lequel a pu

(u) *Quemadmodum fœminis, ita masculis quoque pubertatis tempore, mamillæ modicè inflantur: sed plerisque rursus subsidunt: in nonnullis sumpto initio crescunt pinguedine subnascente. Cùm itaque indecora hæc corporis figura muliebris habitudinis notam repræsentet, digna est cui manus admoveatur. Lunata per imam mamillæ partem linea ducitur cute detractâ: ademptaque pinguedine, suturis committitur. At si forte mamilla partibus ipsius ob magnitudinem ad ima, ut in mulieribus, inclinaverit, lunatas duas plagas in extremis invicem coëuntes injiciemus, ut minor a majore comprehendatur. Cute quæ intercedit cum pinguedine ademptâ, similiter fibulis utemur. At si aberrantes minus exciderimus, tunc eo quod superest rursus adempto, suturas injiciemus, & medicamentum cruentis idoneum accomodabimus.* Lib. VI, cap. XLVI.

(x) Synops. lib. IX, cap. IX.

(y) Lib. XXV, cap. XIII.

nous

DE LA CHIRURGIE. Liv. V.

nous jeter l'incertitude de l'hiftoire à fon égard, hâtons-nous de reprendre l'ordre connu des temps; & paffant rapidement fur les règnes de Vefpafien, de Tite, de Domitien, de Nerva, qui n'offrent rien de remarquable, arrêtons-nous au règne à jamais mémorable de Trajan, élevé à l'Empire l'an 98.

Agathinus qui vécut au commencement de cette époque, eft moins connu par fes Ouvrages (z), que par fes difciples, du nombre defquels furent Hérodote & Archigène, tous deux contemporains de Trajan. AGATHINUS.

Parmi les Médecins qui portèrent le nom d'Hérodote, il n'eft pas aifé de difcerner le condifciple d'Archigène. On compte trois Médecins de ce nom, dont les deux premiers, diftingués du troifième, qu'on appelle le *Pneumatique*, par des épithètes tirées du nom de leur Patrie, font, l'un Hérodote de *Tarfe*, & l'autre Hérodote de *Lycie*. Leclerc (a) femble pencher à croire qu'il n'y a eu que deux Hérodote, & que c'eft au Lycien qu'on doit attribuer le petit *Gloffaire* qui fe trouve au commencement de quelques éditions des Œuvres d'Hippocrate, comme dans celle de Mercuriali. Peut-être le même Hérodote eft-il auffi l'auteur du Livre intitulé *le Médecin (b)*, inféré fous ce titre parmi les Œuvres de Galien. HÉRODOTE *le Pneumatique*. HÉRODOTE *de Tarfe*. HÉRODOTE *de Lycie*.

On trouve dans Aëtius, divers fragmens attribués auffi à l'un des Hérodote, dont le véritable auteur n'eft pas moins incertain. Dans l'un de ces fragmens (c), fon auteur, quel qu'il foit, propofe des moyens pour exciter ceux qui tombent dans des affoupiffemens profonds, moyens en partie neufs & en partie rajeunis par la manière de les employer. Il veut qu'on faffe à ces malades, des ligatures aux extrémités, tandis qu'on leur fomentera la face avec une éponge trempée

---

(z) Oribafe & Aëtius le citent, & Afclépiade lui donne (Galen. *de comp. med. fec. gen.*) l'invention d'une tablette ftyptique.

(a) Hiftoire de la Médecine, p. 507.

(b) Galen. *de morb. vulg. lib.* V, Comment. 2.

(c) Tetrab. II, ferm. 1, cap. CXVII.

dans l'oxicrat tiède. S'il conseille ici l'application des ventouses, il diffère de ceux qui donnèrent avant lui le même conseil, en renvoyant leur application à ces instans demi-lucides, où le malade semble vouloir reprendre l'usage de ses sens. Hérodote n'est pas non plus le premier qui ait fait usage des bains d'huile; mais on doit croire qu'aucun de ses prédécesseurs n'en avoit mieux parlé que lui, puisque Oribase *(d)* a pris de préférence dans ses Écrits, ce qu'il récite concernant cette espèce de bains. Les maladies auxquelles ils conviennent sont très-nombreuses, mais c'est sur-tout dans les convulsions, les douleurs, les suppressions d'urine, qu'on doit se hâter d'y recourir. On chauffe la cinquième partie de l'huile destinée au bain, & l'on met le reste dans la cuve. Une portion de cette huile doit être chauffée, parce que celle de la baignoire n'arriveroit point à la température convenable, par la seule chaleur de l'étuve; & on ne la chauffe pas toute, parce qu'on la rendroit rance, âcre, & par conséquent mauvaise pour un second bain.

Quelquefois on se contentoit d'ajouter de l'huile à l'eau qui faisoit le fonds du bain, mais jamais moins de la sixième partie de la quantité totale du liquide: ensuite on agitoit la masse entière pour mêler l'huile à l'eau *(e)*. La cuve doit être proportionnée à la grandeur du malade, & placée dans une *maison* ou sous une *tente* fermée de toutes parts. Le malade s'asseoit sur un siége couvert d'une *endrome (f)*, percée de quatre en quatre doigts, & fixée par les extrémités, à des bâtons carrés, d'une largeur convenable. Cet appareil est nécessaire, à cause de la difficulté de retirer les malades de la cuve; difficulté très-grande pour les personnes foibles,

---

(d) Lib X, collect. cap. XXXVII, ex Herodoto, *lib. de remediis intrinsecus occurrentibus.*

(e) Oribas. Synops. *lib. I, cap.* XXXVII.

(f) C'étoit une robe de bain que les Romains tiroient des Gaules, faite de laine à poils longs & hérissés, laquelle avoit entr'autres avantages, celui de ne pas plaquer contre la peau: elle étoit principalement d'usage dans les bains & dans les lieux d'exercice. Vide *Fumanell. de Balñ. in princip.*

& pour celles dont le corps est replet, parce qu'elles glissent sans cesse des mains de ceux qui les portent, ce qu'on ne peut empêcher qu'en serrant les chairs jusqu'à les meurtrir. De plus, si l'on couche le malade dans la cuve sans rien mettre sous lui, il se blessera contre le support : il pourra même se brûler, car la cuve s'échauffe extrêmement ; raison pour laquelle on couvre son fond d'éponges. Quant aux trous qu'on pratiquoit à l'*endrome*, ils étoient destinés à laisser couler l'huile lorsque le malade étoit hors du bain. Pour l'y placer, après l'avoir mis sur le siége, on dérouloit les bâtons & on le descendoit doucement dans l'huile, jusqu'à ce qu'il eût atteint les éponges, & on le situoit ensuite de manière que la tête fût un peu plus élevée que les extrémités.

M. A. Severin rapportant ce même passage d'Hérodote, observe avec raison, qu'il présente beaucoup de difficultés en ce qui concerne l'appareil du bain, & notamment la *selle* ou *siége* sur lequel le malade étoit placé *(g)*. Nous remarquerons à notre tour, que le savant Professeur de Naples n'a point fait disparoître entièrement ces difficultés, quoiqu'il se soit aidé d'une expression d'Aurelianus, dont il force le sens pour le faire cadrer avec l'idée qu'il s'étoit faite de l'appareil décrit par Hérodote *(h)*.

(g) Nempe pleraque ipsorum cùm ob antiqui ritûs interjectas res aliquas non sint plana, illud perobscurum est de sellâ, quam intelligi oportet, non ligneam usu notam, verùm ex tempore paratam, quadrangulam compaginem dixit Aurelianus (lib. III, chron. cap. VIII, p. 437.) E panno oblongo Endromidos, mediâ sui parte per intervalla quaternorum digitorum perforato, cujus a binis hominum manibus, gestandæ capita, consuta, lignis duabus transversis, quadratis, oblongis, convolvenda sunt, infernè manu pronâ, dum æger deportatus in solium demittatur, sensim verò contrario motu laxanda eodem modo dum spongias, aheni fundo superstratas, attingat clunibus allapsus homo; rursus verò cùm eximendus est idem e balneo convolvenda, uti priùs, donec in plano ferè reliquum sellæ. Hic certè sensus videtur sermonis prænarrati. De Medecin. effic. lib. I, part. III, cap. XXI.

(h) Alii verò non absurdè etiam aquæ marinæ vaporationem probant adhibendam (in hydrope), quo sudores provocentur. Inquiunt enim implendum solium aquâ marinâ ferventi : tum quadrangulam (alii legunt arcam ligneam) compaginem immittendam, præligatam loris, in quam erit includendus ægrotans : sed præliganda (alii legunt prætegenda) compago pelle, ut aquæ prohibeat ingressum, quo exhalatione vaporis calefactus ægrotans

En général, quiconque voudra lire avec fruit ce qui concerne les bains dans les Livres des anciens Médecins, éprouvera des difficultés infurmontables, s'il ne commence par s'inftruire ailleurs de la nature, de l'étendue & de la difpofition des bâtimens connus fous le nom de *bains (i)*. C'étoient de grands & fomptueux édifices élevés par les Anciens pour l'ornement des villes & la fanté des citoyens. L'amour de la propreté, fi néceffaire dans les pays chauds, l'éloignement des rivières & l'impoffibilité de s'y baigner commodément dans toutes les faifons de l'année, infpirèrent de bonne heure aux hommes l'idée d'établir des bains publics. La Grèce connoiffoit les bains chauds dès le temps d'Homère, & l'on voit par divers paffages de l'Odyffée, qu'ils étoient ordinairement joints aux *Gymnafes* ou *Paleftres*, parce qu'en fortant des exercices, on prenoit le bain, tant pour fe nettoyer que pour diffiper la fatigue & rétablir les forces. On lit dans Vitruve une defcription fort détaillée de ces bains, par laquelle il paroît que tout l'édifice étoit compofé de fept pièces différentes, la plupart féparées les unes des autres, & entre-mêlées de quelques pièces deftinés aux exercices. Ces fept pièces étoient 1.° le bain froid, *frigida lavatio*; 2.° l'*elæothefium*, c'eft-à-dire la chambre où l'on fe frottoit d'huile; 3.° le lieu de rafraîchiffement, *frigidarium*; 4.° le *propnigeum*, c'eft-à-dire l'entrée ou le veftibule de l'*hypocauftum*, ou poële; 5.° l'étuve voûtée pour faire fuer, ou le bain de vapeurs, appelé *tepidarium*; 6.° le bain d'eau chaude, *calida lavatio*, auxquels il faudroit joindre, 7.° l'*apodyterion* ou garde-robe, fi toutefois ce n'eft pas la même chofe que le *tepidarium*.

Les bains publics chez les Romains étoient doubles, les uns pour les hommes, les autres pour les femmes: les feules mœurs de Lacédémone pouvoient admettre les deux fexes

---

in fudorem venire cogatur. Sed erit aqua calefacienda innovatione frequenti, ferri candentis immiffione maffarum, &c. Cæl. Aurel. chron. lib. III, cap. VIII, pag. mihi 476.

(i) Les Romains appeloient prefque indifféremment les bains, *balnea*, *balneum*, *balineum*, &c. tous mots qui ont leur pluriel.

pêle-mêle dans le même bain, sans ouvrir la porte à la licence & au débordement. Les deux bains chauds se joignoient de fort près, pour qu'un même fourneau les échauffât tous deux. Le milieu de ces bains étoit occupé par un grand bassin qui recevoit l'eau au moyen de divers tuyaux, & dans lequel on descendoit par quelques marches ou degrés. Ce bassin étoit entouré d'une balustrade, derrière laquelle régnoit une espèce de corridor, appelé *schola*, assez large pour contenir ceux qui attendoient que les premiers venus sortissent de l'eau. Les deux étuves appelées *laconicum* & *tepidarium*, étoient jointes ensembles; elles étoient arrondies au compas, afin qu'elles reçussent également à leur centre le courant de la vapeur chaude, qui tournoyoit & se répandoit dans toute leur cavité. Ces étuves avoient autant de largeur que de hauteur, jusqu'au commencement de la voûte, au milieu de laquelle on laissoit une ouverture pour donner du jour, & à laquelle on suspendoit avec des chaînes un bouclier d'airain, qu'on haussoit ou baissoit à volonté, pour augmenter ou diminuer la chaleur. Le plancher des étuves étoit creux & suspendu pour recevoir la chaleur de l'*hypocauste*, qui étoit un grand fourneau maçonné dessous, dans lequel on entretenoit un feu proportionné au degré de chaleur qu'on vouloit produire dans les étuves. Ce fourneau n'échauffoit pas seulement les deux étuves, mais encore une autre chambre appelée *vasarium*, située proche de ces mêmes étuves & des bains chauds, & dans laquelle étoient trois vases d'airain appelés *milliaria*, à cause de leur prodigieuse capacité; l'un pour l'eau chaude, l'autre pour la tiède, & le troisième pour la froide. De ces vases, partoient des tuyaux qui, se rendant aux bains, y versoient l'eau suivant le besoin de ceux qui s'y baignoient.

On ne sait pas si le *folium* ou *baignoire* étoit un meuble des bains publics, ou s'il n'étoit d'usage que dans les maisons des particuliers qui n'avoient point de bains. Valère & Macrobe ont fait mention des bains suspendus que fit construire à Rome un voluptueux, nommé *Sergius Orata*. Ne seroit-ce point des baignoires fufpendues par des cordages, qu'on balançoit pour augmenter les délices du bain?

Le bâtiment des bains étoit ordinairement expofé au midi; la partie du nord étoit occupée par un grand baffin ou vivier, appelé *natatio, pifcina*, où l'on pouvoit non-feulement fe baigner, mais même nâger très-commodément *(k)*. C'étoit autour de cette pièce d'eau & dans fes environs, que les Gens de Lettres fe raffembloient, parce que ce lieu étoit le plus agréable, le plus éloigné du bruit, & le moins fréquenté par les perfonnes qui venoient aux bains : la partie de l'édifice qui regardoit le midi étoit occupée par l'hypocaufte au milieu, & par les pièces dont nous avons parlé plus haut, fur les côtés. La falle du bain chaud étoit une fois plus grande que les autres; ce qui prouve que les Romains de la fin de la République n'étoient plus ces durs Républicains à qui les eaux du Tibre avoient tenu lieu fi long-temps de cet immenfe appareil du luxe, de la molleffe, & peut-être de la politique des oppreffeurs de la liberté. Quant au paffage & à l'alternative des diverfes températures du bain, il paroît par différens endroits des anciens Médecins, & notamment de Galien *(l)*, qu'on paffoit du bain chaud au bain froid, & qu'on s'en trouvoit bien. Le fuccès de cette pratique doit d'autant moins furprendre, que les mêmes hommes qui paffoient ainfi de l'une à l'autre température, étoient accoutumés à fe jeter d'un faut dans le grand réfervoir d'eau froide, tout dégoutans de fueur, après les exercices les plus violens *(m)*.

D'abord les bains publics ne furent ouverts que depuis deux ou trois heures après midi jufqu'au foir, excepté pour les malades; enfuite on les tint ouverts depuis le Soleil levé jufqu'au Soleil couché; enfin Alexandre Sévère en permit

---

(k) Il eft vraifemblable que les noms de *dixamene, labrum* font des fynonymes de *natatio, pifcina*. Il y avoit des pifcines chaudes, au moins dans les bains particuliers. Pline le jeune dit en décrivant fa maifon de Laurentium *(lib. II, epift. 17)* cohæret calida pifcina *mirificè, ex quâ nàtantes mare adfpiciunt.*

(l) Method. Meden. lib. X.

(m) Idem, ibid.

l'ouverture pendant la nuit, durant les grandes chaleurs de l'été. Une espèce de cloche annonçoit l'ouverture du bain : on n'y payoit qu'un *quadrans*, c'est-à-dire à peu-près un liard ; prix modique, mais qui ne laissoit pas d'être compté parmi les dépenses, puisque le bain gratuit étoit mis au nombre des largesses que les Empereurs faisoient au peuple à l'occasion des évènemens heureux pour l'État ou pour ceux qui le gouvernoient.

Les Romains ne prenoient ordinairement le bain qu'après midi : lorsqu'ils avoient fini leurs affaires, après un repas modique, ils se reposoient ou alloient aux exercices, & de-là passoient au bain, pour se disposer à bien souper, dans la persuasion que le bain donne de l'appétit. Soit par ce motif, soit par volupté, beaucoup de personnes se baignoient plusieurs fois le jour ; cet abus fut même porté si loin, que Gordien le jeune se baignoit sept fois, & l'empereur Commode huit fois dans l'espace de vingt-quatre heures : ce dernier mangeoit même dans le bain, comme s'il eût craint de dérober à ce plaisir le temps des repas *(n)*. Il falloit même que cet excès fût assez ordinaire, puisque Galien permet à certains malades jusqu'à trois bains par jour, en diminuant toutefois de beaucoup le nombre de ceux qu'ils prenoient en santé, lorsque rien ne contrarioit leur goût *(o)*.

La nécessité du bain étoit tellement établie dans l'esprit des Romains, qu'ils ne se croyoient pas permis d'en refuser l'usage à ceux même que les loix privoient de la liberté. Une loi d'Honorius, de 409, ordonne de baigner les prisonniers tous les dimanches *(p)*. De cette nécessité réelle ou

---

(n) Ælius Lamp. *in ejus vita*.

(o) Meth. Med. lib. VII.

(p) Voyez le Dictionnaire des Arts & Sciences.

On retrouve parmi les Chinois & les Japonois, un acte d'humanité analogue à celui que les Romains exerçoient envers les prisonniers. Comme à la Chine, l'application du *moxa* est mise au nombre des choses nécessaires à la conservation de la santé, ainsi que les bains l'étoient à Rome ; les prisonniers, ceux même que la loi condamne à passer la vie dans les fers, n'en sont pas privés : ils sortent de temps en temps de leurs prisons pour recevoir le *moxa*, ou comme remède des maux

suppofée, étoit née infenfiblement parmi les citoyens une telle habitude du bain, que dans leurs maladies on avoit bien de la peine à les en priver plufieurs jours de fuite, tant qu'ils confervoient affez de force pour s'y faire porter. Les Médecins les permettoient fouvent dans le cours de toutes fortes d'infirmités, mais ils ne les ordonnoient pas comme moyen curatif; ce qu'il eft bien important de ne pas confondre en lifant les Anciens, pour ne pas fe former une fauffe idée de leur pratique à cet égard.

Lorfque l'âge ou la foibleffe accidentelle leur interdifoit le bain, ils le fuppléoient en quelque forte par des moyens analogues: c'eft ainfi qu'Augufte devenu vieux fe procuroit, au moyen d'un feu clair, des fueurs forcées, après lefquelles il fe faifoit arrofer d'eau chauffée au feu ou au Soleil, & frotter enfuite avec les onguens d'ufage *(q)*.

L'adminiftration du bain occupoit beaucoup de monde, & l'on doit préfumer que la plupart des fonctions qu'elle réuniffoit étoient exercées par des efclaves, qui ne laiffoient pas de fe donner le nom de Médecin, parce que le bain eft un des inftrumens dont la Médecine fe fert pour chaffer la maladie ou conferver la fanté. Les bains étoient adminiftrés par des Baigneurs, *balneatores*, qui commandoient à deux efpèces de ferviteurs: les uns, *fornacatores* ou *fornicarii, tifeurs*, étoient chargés d'entretenir le feu fous les chaudières, & d'apprêter le bain au goût de ceux qui devoient le prendre; les autres, qu'on appeloit *mediaftini*, s'occupoient à tenir propres le bain, le lieu & les inftrumens qui en dépendoient. Tout bas & tout abject que paroît être l'emploi des *mediaftins*, on ne laiffoit point de s'en faire honneur jufque dans les épitaphes, comme on le voit dans celle que rapporte

---

préfens, ou comme préfervatif des maux à venir. (Kœmpfer *amœ. nitat. exotic. pag. 592 & feq.*). Et nous François, nous qui fommes fi humains, fi fenfibles, qui nous difons fi philofophes, quand cefferons-nous de condamner les accufés à mourir dans les cachots par l'infalubrité du lieu, de l'air, du régime, &c. en attendant qu'on décide s'ils feront envoyés à l'échaffaut, ou rétablis dans la claffe des citoyens irréprochables!

(q) Sueton. *in vita Auguft.*

Mercuriali,

DE LA CHIRURGIE. Liv. V. 321

Mercuriali *(r)* ; & après lui Leclerc, qui, pour le dire en passant, s'est beaucoup aidé des recherches du savant Professeur de Padoue, comme nous profitons nous-mêmes de celles qui sont propres au célèbre Historien de la Médecine *(s)*. Le *médiastin* dont il est question dans cette épitaphe, étoit en même temps *Procureur* du bain, *Procurator balnei;* en supposant toutefois que ces deux emplois n'étoient pas le même, ce qu'on ne sauroit déterminer *(t)*. Il y avoit aussi des Préfets des bains, *Præfecti balneis;* & parmi ceux-ci, Mercuriali fait mention de quelques-uns qui n'étoient pas de condition servile. Des valets, *capsarii*, gardoient les habits de ceux qui se baignoient. Les choses à faire, tant avant qu'après le bain, occupoient autant de personnes que le bain même. Au sortir de l'eau, on se faisoit oindre avec de l'huile, des onguens ou des parfums, tant en santé qu'en maladie *(u)*. On appeloit les Médecins chargés de ces onctions, *Iatraliptæ*, Médecins oignans : ils avoient sous leur commandement ceux qu'on nommoit simplement *Aliptæ* en grec, & *Unctores* ou *Reunctores* en latin. Leclerc remarque à ce sujet, qu'*Alipta* se prenoit quelquefois pour *Iatralipta;* c'est-à-dire que l'Alipte étoit aussi Médecin gymnastique. On ne doit pas confondre ces gens employés dans le bain, avec les *unguentarii*, qui étoient des marchands d'huiles, d'onguens & d'épiceries en général, ou, comme on l'a dit ailleurs, des espèces de

---

(r) De art. gymnast. pag. 94.
(s) Hist. de la Med. page 572.
(t) Les Médiastins en général, avoient des fonctions vagues, indéterminées & subordonnées aux besoins de ceux qui se baignoient, & point d'emploi fixe. *Marcell.* page 253.
(u) Unguentis legatis, non tantùm ea legare videntur, quibus ungimur voluptatis *causâ, sed &* valetudinis. Cod. lib. XXI, §. 1; lib. XXV, in fin. Digest. de aur. arg. legat.
Les personnages graves de Rome se familiarisèrent tard avec les onguens parfumés. Plus de cent ans après la chute de la République, leur usage annonçoit encore un petit-maître, un efféminé. L'empereur Vespasien ayant accordé la commission de Préfet à un jeune homme, le révoqua, parce qu'il vint tout parfumé lui faire son remerciment : *Adolescentulum fragrantem unguento, cùm sibi pro impetratâ Præfecturâ gratias ageret, nutu aspernatus, voce etiam gravissimô increpuit (Vespasianus), maluissem allium oboluisses : litteras revocavit.* Sueton. in Vespasiano, n.° 8.

Tome II. S s

Droguistes *(x)*; ni avec les esclaves appelés *olearii*, qui portoient le pot-à-l'huile après leurs maîtres, lorsqu'ils alloient au bain. Les onctions étoient soumises à des règles qu'on peut voir dans Galien *(y)*, desquelles il résulte que l'enduit gras étoit regardé comme un obstacle à la sueur, & par conséquent comme un moyen utile aux personnes foibles, épuisées par de longues fatigues ou par des exercices violens, pour qui les sueurs n'eussent été qu'une perte de plus.

Avant d'oindre & après avoir oint, les frotteurs, *fricatores*, frottoient & racloient la peau avec un instrument appelé *strigil*, étrille, espèce de cuillère de bois, de corne, d'ébène, de fer, d'argent, d'or, enrichie de pierreries, ou d'autres matières, & dont on peut voir la figure dans Mercuriali. Cet instrument décrassoit la peau en emportant l'huile ou les graisses desséchées, & dans certains cas, la poudre dont on se couvroit après s'être fait oindre, comme lorsqu'on vouloit lutter ou faire quelqu'autre exercice : observons néanmoins qu'on ne voyoit guère que les athlètes se barbouiller ainsi. La crasse emportée par l'étrille, étoit ramassée avec soin, attendu les propriétés médicales qu'on lui supposoit. On appeloit cette crasse, *glocos* & *strigmentum* ou *strimentum*, & l'on en distinguoit de trois espèces : 1.° celle qu'on détachoit des corps non poudreux ; 2.° celle des corps poudreux des athlètes ; 3.° celle qui s'attachoit aux murailles du bain, graissées par ceux qui les touchoient après avoir été oints, en allant & venant dans le bain *(z)*.

Le bain occupoit encore une autre espèce de personnes appelées *tractatores*, nom tiré de leurs fonctions, qui consistoient à manier doucement les jointures & les autres

---

(x) Voyez ci-devant, *p. 61 & suiv.*

(y) De simpl. med. facult. lib. II, cap. XXIV.

(z) Andr. Matthiol. opera omnia in fol. pag. 74. On lit dans les antiquités de Rosin *(page 28)*, qu'on barbouilloit d'onguens le plancher & les murailles des bains : j'avoue que je ne vois pas quel pouvoit être le but de cet usage, en apparence extravagant. Cette crasse étoit quelquefois liquide : *Strimenti balneorum colati*, dit Hieroclès, dans la collection vétérinaire de Ruel (Jean de la-Ruelle), *page 112.*

parties du corps, pour les ramollir & les rendre plus souples. Des femmes appelées *tractatrices*, faisoient la même opération aux personnes de leur sexe, & même aux hommes, lorsque la débauche eut étouffé toute idée de bienséance & de pudeur *(a)*. Sans doute que les Romains trouvoient une sorte de volupté dans le maniement des membres, indépendante de ce qu'il peut avoir d'utile, & que c'est l'abus qu'ils en faisoient qui excita l'indignation de Sénèque, & lui fit dire : « Faut-il que je donne mes jointures à amollir à « des hommes efféminés ? ou dois-je souffrir que quelque « femmelette, ou quelqu'homme changé en femme, étende « mes doigts délicats ? Pourquoi n'estimerai-je pas heureux un « Mucius Scevola, qui manioit aussi tranquillement le feu avec « sa main, que s'il l'eût tendue à un de ceux qui professent l'Art « de manier les jointures ? »

Pour mieux appliquer les onguens, on arrachoit les poils avec des pincettes, ou avec des pierres-ponces, moins propres à les arracher qu'à les user. D'autres fois on se servoit de *dropaces,* ou d'onguens dépilatoires *(psilotra)* : les premiers faits de résine & de poix, appliqués chauds sur la partie, s'attachoient aux poils & les emportoient, lorsqu'on venoit à les arracher brusquement, après leur avoir laissé le temps de se refroidir ; les autres détruisoient les bulbes des poils & les empêchoient de repousser. On appeloit les hommes destinés à cet emploi, *dropacistæ, aliparii,* & les femmes, *picatrices, paratiltriæ.*

Les onctions & les frictions faisant partie du bain, & celui-ci entrant pour beaucoup dans la thérapeutique, comme dans l'hygiène des Anciens, ce n'est pas assez de les indiquer en passant, il convient d'en réunir ici les principales notions, celles qui sont absolument nécessaires pour l'intelligence de la Médecine grecque & romaine.

(a) Percurrit agile corpus arte tractatrix,
Manumque doctam spargit omnibus membris.
Martial, lib. III, épigr. LXXXI.

La friction considérée, dans toute son étendue, est un mouvement ou frottement méthodique exercé sur tout le corps ou sur quelqu'une de ses parties. On peut diviser les frictions en *gymnaſtiques* & *médicales*. Les frictions gymnaſtiques peuvent encore être diſtinguées en *paracevaſtiques* ou *préparatoires*, & *apothérapeutiques* ou *reſtaurantes :* celles-ci diſſipoient la laſſitude produite par le travail, les exercices ou les voyages *(b) ;* & les autres la prévenoient, en rendant les corps plus souples & plus agiles *(c)*.

Les frictions gymnaſtiques s'exécutoient *mollement ;* d'abord avec des linges secs, ensuite avec les mains huilées. Deſtinées à échauffer & à ramollir le corps, elles avoient pour terme la couleur animée de la peau, jointe à une légère tuméfaction. C'eſt encore aux frictions gymnaſtiques que doit se rapporter leur diviſion, en celles du matin & celles de l'après-midi *(d)*.

La friction déſignée chez les Anciens par le nom de *friction propre*, & qu'on peut appeler auſſi *médicale*, ou mieux encore *thérapeutique*, remplit quatre indications : elle relâche les solides & les reſſerre, elle augmente la nutrition & la diminue. Ces effets différens, & en quelque sorte oppoſés, sont dépendans de la manière dont on l'exécute, c'eſt-à-dire de la force, de la durée, & de quelques autres circonſtances du frottement. En général, la friction peut être *dure, molle* & *médiocre ;* ce qui conſtitue trois eſpèces principales, qui se subdiviſent en trois autres eſpèces, à raiſon de leur durée, chacune d'elles pouvant être continuée *peu, médiocrement* & *beaucoup*. De-là, réſultent les neuf eſpèces de frictions établies par tous les anciens Auteurs de gymnaſtique médicale. Ces diverſes eſpèces de frictions s'employoient avec choix, & conformément aux rapports de leurs effets avec les indications à remplir. Or, il paſſoit pour conſtant que la friction *dure*

(b) Galen. *de ſimpl. med. facult. lib.* II, *cap.* V, VIII, & *alibi.*
(c) Paul. Æginet. *lib.* I, *cap.* XV.
(d) Oribaſ. *collect. lib.* VI, *a capite* XIII *ad* XX.

resserre les solides, que la *molle* les relâche, que la friction *long-temps continuée*, *(multa)* exténue, & que la *médiocre* nourrit. Les nuances entre tant d'espèces de frictions, bien que difficiles à peindre dans l'abstraction, sont très-sensibles dans les exemples, mais il seroit trop long de les rapporter ici. Nous renvoyons ceux qui seroient pénétrés de la juste confiance que les frictions & les onctions inspirent, aux ouvrages de Celse, de Galien, d'Oribase, d'Aëtius, de Paul d'Égine..... &c. *(e)*.

Toutes ces espèces de frictions pouvant s'exécuter également avec des corps secs & des corps mouillés, on les a divisées en *sèches* & *humides*. Les frictions sèches étoient celles qu'on exécutoit avec des linges secs mus par la main de *l'Alipte*, ou bien avec de larges bandes ou courroies qu'on faisoit glisser rapidement d'un bout à l'autre sur tout le corps, sur un membre, ou sur quelqu'endroit déterminé; ou bien enfin avec la main nue ou couverte d'un gant de peau, de linge ou d'étoffe *(f)*.

On trouve tant d'exemples chez les Anciens, particulièrement chez Galien, des bons effets des frictions dans la plupart des maladies chirurgicales, l'œdématie, l'atrophie, le défaut de nutrition, la foiblesse des membres, les ulcères rébelles, &c. qu'on ne conçoit pas que la Chirurgie moderne ait pu les abandonner presque entièrement, sans songer même à les remplacer par aucun moyen analogue à celui dont elle se privoit sans nécessité. Et qu'on ne dise point que les frictions ne jouiroient pas parmi nous de l'efficacité qu'elles déployoient chez les Grecs & les Romains! Paré fit une application si heureuse du précepte de frictionner, dans la personne de Philippe de Croy, duc de Havret, qu'on trouveroit difficilement dans les monumens de l'ancienne Chirurgie, un exemple aussi brillant de leur merveilleuse efficacité. Ce

---

(e) Mercuriali a réuni dans son Traité *de Arte gymnasticâ*, presque tout ce qu'on trouve dans les Anciens sur les frictions & les onctions.
(f) *Rhod. in Scribon. n.°* *180*.

Seigneur étoit à la dernière extrémité, des suites d'un coup de feu reçu plus de sept mois auparavant, *qui lui avoit fracturé & éclaté le fémur en long & en travers avec esquilles, trois doigts au-dessus du genou.* Paré, envoyé à son secours par Charles IX, réunit, pour opérer cette cure, l'une des plus belles qu'on ait jamais faites, à tout ce que la Chirurgie possède de ressources, les frictions locales, *avec des couvrechefs chauds, en toutes manières : de haut en bas, & de bas en haut, à dextre, à fenestre & en rond, & fort longuement ; & au matin les frictions universelles de tout le corps qui étoit grandement exténué & amaigri, pour les douleurs & autres accidens, & aussi par faute d'exercice (g).*

Le manuel des frictions humides étoit le même que celui des frictions sèches, mais on étendoit d'avance quelque corps gras sur la partie, ou bien on enduisoit ou imbiboit de ces mêmes corps, les linges ou la main qui produisoit le frottement *(h)*. Quelquefois aussi on frictionnoit d'abord à sec, & l'on oignoit ensuite, en étendant avec la main, la matière des onctions.

Ce sont-là ces onctions que les Anciens estimoient tant, & que nous avons abandonnées avec si peu de réflexion ; qu'ils croyoient si propres à conserver la santé, comme à guérir les maladies, & dans lesquelles nous ne savons voir que des inconvéniens & des dangers. Elles diminuent la transpiration, & c'en est assez pour exciter nos craintes. Mais pense-t-on que les Anciens aient méconnu cette propriété des corps gras ? Ils la connoissoient parfaitement ; & loin de la redouter, ils l'ont mise à profit, en la faisant servir à diminuer la transpiration insensible, comme à réprimer ou même supprimer entièrement la sueur *(i)*. C'est donc sciemment qu'ils modéroient l'une, susceptible, comme les autres excrétions,

---

(g) Voyez l'histoire entière de la maladie, du traitement & de la guérison, au titre *des plaies d'arquebuses*, liv. *XI*, chap. *XIV*.

(h) Quelquefois même on mêloit de la poussière aux corps gras, pour procurer un degré particulier & déterminé de frottement.

(i) Galen. *de simpl. med. facult.* lib. *II*, cap. *XXIV*.

de pécher par excès, & qu'ils fupprimoient l'autre, ne la croyant pas plus *naturelle* à l'homme que le diabetès, le ptialifme ou le dévoiement.

Il eft vrai que deux caufes fembloient fe réunir chez les Romains, pour affurer les bons effets de l'application des corps gras ; la nature des alimens dont ils fe nourriffoient, & l'ufage habituel des onctions. On fait que les anciens peuples, & les Romains fur-tout, mangeoient beaucoup d'herbages ; qu'ils buvoient peu de vin (les femmes n'en buvoient point du tout) ; qu'ils préféroient les vins doux aux vins généreux, & que leurs boiffons ordinaires étoient l'eau chaude *(calda) (k)* & l'hydromel. Or toutes ces chofes confervant le ventre libre, déterminoient la portion retenue de la matière tranfpirable à fe porter aux inteftins : car on fait que ces deux émonctoires fe fuppléent l'un l'autre à quelques égards, fans caufer de dérangement fenfible dans l'économie animale. C'eft fans doute fur la connoiffance expérimentale de cette réciprocité qu'étoit fondée la maxime diététique de Démocrite & de Pollion *(l)*, pour conferver

---

(k) Le mot *calda* défigne une boiffon, dont on ufoit en fanté comme en maladie ; c'eft l'eau chaude. Mercuriali ne pouvant fe perfuader que les perfonnes faines buffent de l'eau chaude aux repas, entreprit de prouver que la *calda* étoit tout fimplement l'eau telle que la Nature la fournit, mife en oppofition avec l'*eau à la glace*. Ces deux vers de Martial, qu'il n'ignoroit pas,

Caldam pofcis aquam, fed nondum frigida venit
Alget adhuc nudo claufa culina foco.

ne purent le faire changer d'avis. Mais peut-être auroit-il penfé différemment, s'il fe fût rappelé ces mots de Néron dénué de tout, pendant qu'il cherchoit à fe dérober aux Satellites de Galba, puifant de l'eau d'une mare dans le creux de fa main, & s'écriant : *Et hæc eft Neronis decocta ! (calda)*. Car une preuve qu'il entendoit dire, *Eft-ce donc-là l'eau chaude dont s'abreuvoit Néron !* c'eft qu'il en defiroit, qu'on lui en fervit un moment après, & qu'il en but : *Fameque interim & fiti interpellante, panem quidem fordidum oblatum afpernatus eft, aquæ autem tepidæ aliquantulum bibit.* Sueton. in vitâ Neronis.

(l) Démocrite interrogé touchant les moyens que les hommes doivent employer pour vivre long-temps, répondit : *Si corpora exteriora oleo ; interiora autem melle inungerent.* Le même précepte eft renfermé dans la réponfe de Pollion : *Quem centefimum annum excedentem, cùm Divus Auguftus interrogaret, quanam ratione maximè vigorem illum animi corporifque cuftodiffet, ille refpondit ; intus mulfo, foris oleo.* Plin. Hift. Nat. lib. XXII, cap. XXIV.

la santé & prolonger la vie, *augmenter les évacuations intestinales & diminuer les cutanées.*

La seconde cause qui écartoit tout danger de l'usage des onctions, c'étoit l'habitude. Les intestins & les voies urinaires s'accoutumant peu-à-peu à remplir en partie les fonctions de la peau, diminuoient de beaucoup ou faisoient cesser entièrement l'alternative des excrétions cutanées, tantôt augmentées chez les hommes qui n'usent point d'onctions, tantôt diminuées, & tantôt presque entièrement supprimées. Or c'est de cette alternative que découlent la plupart des maladies du soldat, du cultivateur, du manouvrier, de tous ceux enfin qui mènent une vie laborieuse, & qui supportent l'inclémence de l'air & la rigueur des saisons.

Quand d'un côté on considère ces maladies épidémiques que les armées françoises traînent après elles, dès qu'on les transporte au-delà du Rhin, des Alpes ou des Pyrénées, maladies par lesquelles les armées les plus nombreuses se fondent, pour ainsi dire, en une campagne, sans avoir combattu ; & qu'en même temps on se rappelle que les armées romaines se maintenoient en santé au milieu des fatigues les plus excessives, quoiqu'elles passassent, sans autre préparation que la longueur même du voyage, des climats brûlans de l'Asie dans les marais glacés du Nord, on s'étonne, on admire, & l'on cherche à se rendre raison de cette diversité d'évènemens. L'illustre Montesquieu s'étant proposé ce problème, en vit la solution dans la continuité du travail & de l'exercice, qui endurcissoit les corps des soldats romains, & n'admettoit point l'alternative de l'excès de travail à l'excès d'oisiveté, presque inévitable dans la constitution militaire de la plupart des peuples modernes. Cette cause est réelle, elle est même très-puissante ; le Physicien doit s'en contenter, mais le Médecin desireroit quelque chose de plus : parce qu'il sait que les soldats françois périssent même au milieu du repos qu'aucunes fatigues n'ont précédé, lorsqu'ils sont transportés hors de leur pays ; que les oisifs dans les armées, & ils y sont en grand nombre, meurent

comme

comme le soldat occupé; enfin que l'Européen a tout à craindre du climat des Antilles, de la Guyane, du Bresil ou du Pérou, jusqu'à ce qu'il se soit habitué à sa température & à ses fréquentes variations.

D'où peut venir ce principe de mortalité? C'est une vérité reconnue que le moyen le plus efficace pour se préserver de la maladie des îles, presque toujours la même pour les étrangers, consiste, avec le bon régime, à se garantir des alternatives du chaud & du froid. Quiconque a fréquenté nos armées en Allemagne, a dû se convaincre aussi que la maladie régnante parmi les Troupes, tire sa source en été, de la chaleur du jour contrastant avec la fraîcheur & quelquefois le froid réel de la nuit; en hiver, du froid rigoureux de l'atmosphère, mis en opposition avec la chaleur modérée & quelquefois excessive des poêles, on pourroit dire des fournaises, où les Allemands aiment à se renfermer. Or ces alternatives produisent dans l'un & l'autre climat, des variations considérables & promptes dans les évacuations cutanées; & de celles-ci, retenues ou répercutées, naissent les maladies inflammatoires, putrides, malignes, qui constituent le fond de ces épidémies.

Ces causes étoient les mêmes pour les soldats Romains que pour les François, & ils en éludoient l'activité. Seroit-il permis de chercher dans les onctions & les frictions, dont la plupart d'entr'eux commençoient à faire usage en prenant les armes *(m)*, le principal agent de leur conservation; & d'espérer que ces moyens rappelés dans nos Troupes, avec les modifications qu'exigeroit la différence des temps, des lieux, des mœurs, des habitudes, des constitutions, &c. y déploieroient la même énergie & la même efficacité?

(m) D'un côté, les Romains entroient fort jeunes dans la milice, quoique par une loi, portée l'an 730 de la fondation de Rome, par C. Sempronius Gracchus, on ne pût les contraindre de prendre les armes avant l'âge de dix-sept ans; & de l'autre, on a des preuves de plus d'un genre, qui portent à croire que les jeunes gens ne commençoient à fréquenter les bains publics, & par conséquent à faire usage des onctions, que vers l'âge de quatorze ans.

Quant aux Européens qui paſſent dans les climats brûlans de l'Amérique, ne doit-on pas préſumer auſſi que les onctions leur ſeroient d'autant plus ſalutaires, que preſque tous les peuples deſtinés par la Nature à vivre entre les tropiques, ont la peau huileuſe ; qu'ils languiſſent quand elle ceſſe de l'être, & que le plus ſûr moyen de leur rendre la vigueur ou la ſanté, c'eſt de les oindre avec de l'huile de palmier *(n)*.

Les frictions & les onctions faiſoient partie de la *gymnaſtique*, c'eſt-à-dire de l'art ou ſcience des divers exercices du corps. Cet art ſimple & rude dans ſa naiſſance, comme le ſont encore les exercices & les jeux des villageois, partout où le luxe & la politeſſe des villes n'ont point pénétré, ſe pratiquoit d'abord à l'air libre ; mais lorſqu'il eut été réduit en préceptes, ce fut dans un lieu appelé *gymnaſe*, qu'on ſe raſſembla pour l'exercer.

Le gymnaſe *(gymnaſium)* étoit un édifice public chez les Grecs & les Romains, où ceux qui vouloient s'inſtruire & ſe perfectionner dans les exercices, trouvoient tous les ſecours néceſſaires. Ce lieu ſe nommoit *gymnaſe*, à cauſe de la nudité (γυμνότης) des athlètes ; *paleſtre*, à cauſe de la lutte, πάλη, qui étoit un des exercices qu'on y cultivoit le plus ; & quelquefois chez les Romains, *thermes*, parce que l'appartement des bains & des étuves en faiſoient une des parties principales.

Les différentes pièces qui compoſoient ces grands édifices, peuvent, ſuivant M. Burette *(o)*, ſe réduire à douze ; ſavoir,
1.° les portiques extérieurs, où les Philoſophes, les Rhéteurs, les Mathématiciens, les Médecins & autres Savans, faiſoient

---

(n) Je dois pluſieurs de ces obſervations à quelques-uns de mes Élèves conſacrés au ſervice de mer, par qui j'eſpère voir un jour ma conjecture miſe au creuſet de l'expérience. Je dis ma conjecture, parce que je ne ſache pas qu'on l'ait formée avant moi. Préſentement, elle m'eſt commune avec M. Mathey, Docteur-Régent de la Faculté de Médecine de Paris, mon ami, qui a bien voulu l'adopter, & qui l'a développée avec plus de profondeur, d'enſemble & de détail, que n'en comportoit une digreſſion hiſtorique, dans une thèſe qui a pour titre : *De unctionibus veterum in hodiernos Europæorum ad regiones fervidas æſtuanteſque migrantium uſus, revocandis.* Pariſiis, 1778.

(o) Voyez le Dictionnaire des Arts & des Sciences, au mot *gymnaſe*.

des leçons publiques, difputoient ou lifoient leurs ouvrages. 2.° L'*ephebeum*, où les jeunes gens s'affembloient de grand matin, pour y apprendre les exercices dans le particulier & fans fpectateurs. 3.° Le *coryceum*, autrement nommé *apodyterion* ou *gymnafterion*, qui étoit une efpèce de garde-robe où l'on quittoit fes habits, foit pour les bains, foit pour les exercices. 4.° L'*elæothefium*, *alipterion* ou *unctuarium*, deftiné aux oignemens qui précédoient ou qui fuivoient l'ufage des bains, la lutte, le pancrace, &c. 5.° La paleftre proprement dite, où l'on s'exerçoit à la lutte, au pugilat, au pancrace & autres exercices. 6.° *Sphæriferium* ou jeu de paume, réfervé pour les exercices où l'on emploie une balle. 7.° Les grandes allées non pavées, lefquelles occupoient le terrein compris entre les portiques & les murs qui entouroient tout l'édifice. 8.° Les xiftes *(xifti)*, qui étoient des portiques fous lefquels les athlètes s'exerçoient pendant l'hiver & le mauvais temps. 9.° D'autres xiftes *(xifta)*, qui étoient des allées découvertes deftinées pour l'été & pour le beau temps, & dont les unes étoient toutes nues & les autres plantées d'arbres. 10.° L'appartement des bains, compofé de plufieurs pièces *(p)*. 11.° Le ftade qui étoit un terrein fpacieux, demi-circulaire, fablé & entouré de gradins pour les fpectateurs des exercices. 12.° Enfin, le *grammateion*, lieu deftiné à la garde des archives athlétiques.

Les gymnafes étoient gouvernés par plufieurs Officiers: tels étoient 1.° le Gymnafiarque ou Surintendant de toute la gymnaftique; 2.° le xiftarque ou celui qui préfidoit aux xiftes & au ftade; 3.° le Gymnafte ou le Maître des exercices, qui en connoiffoit les différentes qualités, & les accommodoit aux âges & aux diverfes complexions; 4.° Le *Pædotriba* ou Prévôt de falle, employé à enfeigner méchaniquement les exercices, fans en entendre les avantages par rapport à la fanté.

On donnoit le nom de *gymnaftique* aux divers exercices

(p) Voyez ci-devant *page 316*.

qui se pratiquoient dans le gymnase; mais comme ils n'étoient pas tous de même nature & qu'ils n'avoient pas tous le même objet, on les divisa dans la suite en plusieurs branches, en conservant à chaque division le nom de gymnastique. De-là, la gymnastique *athlétique, militaire, médicinale*. On ne dira rien des deux premières, dont l'objet est étranger à l'art de guérir; la dernière en fut long-temps une partie considérable, & peut-être ne lui manque-t-il que d'être plus connue pour reprendre ses anciens droits.

La gymnastique médicinale étoit cette partie de la gymnastique générale qui enseignoit la méthode de conserver & de rétablir la santé par le moyen de l'exercice. Hérodicus, contemporain d'Hippocrate, Médecin & chef d'un gymnase, ayant remarqué que les jeunes gens qu'il avoit sous sa conduite & qu'il instruisoit, étoient pour l'ordinaire d'une très-forte santé, imputa d'abord leur bonne constitution au continuel exercice qu'ils faisoient : ensuite il poussa plus loin cette première réflexion, & se persuada qu'on pouvoit tirer beaucoup d'autres avantages des mouvemens du corps, si l'on se proposoit uniquement pour but l'acquisition ou la conservation de la santé.

Sur ces principes, il laissa la gymnastique militaire & celle des athlètes, pour ne s'attacher qu'à la gymnastique médicinale, & pour donner sur cette dernière les règles & les préceptes qu'il jugea nécessaires. Nous ne savons pas quelles étoient ces règles; mais il y a de l'apparence qu'elles regardoient d'un côté les différentes sortes d'exercices que l'on pouvoit pratiquer pour la santé; & de l'autre, les précautions dont il falloit user, selon la différence des sexes, des tempéramens, des âges, des climats, des saisons, des maladies, &c. Hérodicus régloit encore sans doute la manière de se nourrir ou de faire abstinence, par rapport aux différens exercices que l'on feroit; en sorte que sa gymnastique renfermoit la diététique, cette partie de la Médecine auparavant inconnue, & qui fut depuis très-cultivée.

Hippocrate saisit des idées si sages, & ne manqua pas

d'employer la gymnastique en diverses maladies. Tous les Médecins qui lui succédèrent, goûtèrent tellement ce genre de Médecine, qu'il n'y en eut aucun qui ne le regardât comme une partie essentielle de son art. Nous n'avons plus les Écrits que Dioclès, Platon *(q)*, Praxagore, Philotime, Érasistrate, Hérophile, Asclépiade, Tryphon, Théon *(r)*, & plusieurs autres, avoient composés sur cette matière ; mais ce qu'on en trouve dans Galien, dans Oribase, dans Aëtius & dans les Auteurs qui citent ceux qu'on vient de nommer, suffit pour montrer en quelle estime étoit la gymnastique médicinale chez les Anciens. Les exercices de cette gymnastique consistoient à se promener dans des allées couvertes & découvertes, à jouer au palet, à la paume, au ballon, à lancer le javelot, à tirer de l'arc, à lutter, à sauter, à danser, à courir, à monter à cheval, &c. Chacun usoit de ces exercices comme il lui plaisoit ; les uns ne prenoient part qu'à un seul, pendant que d'autres s'occupoient successivement de plusieurs.

Du temps où vécut l'auteur du Livre intitulé, *du Régime*, attribué faussement à Hippocrate, la gymnastique médicale avoit été très-cultivée, puisqu'on trouve dans ce Livre les différens temps propres à s'exercer ; qu'on y apprend si c'est le matin ou le soir, à l'air, au soleil ou à l'ombre ; s'il faut être nu, c'est-à-dire sans manteau, ou habillé ; quand il convient d'aller lentement, & quand il est nécessaire d'aller vîte ou de courir, &c. Ce même Ouvrage traite encore d'un jeu de mains & de doigts prétendu très-utile pour la santé, & qui s'appeloit *chironomie*, & d'un autre qui s'exécutoit en poussant de toute sa force un ballon suspendu, qu'on nommoit *corycus*. Ces genres d'exercices se multiplièrent beaucoup dans la suite ; mais il seroit trop long de les réunir

---

(q) Servius & Diogène-Laërce ont avancé dans leurs Écrits, que Platon avoit été athlète, & qu'il passa de la gymnastique à la philosophie.

(r) Il n'est pas bien certain qu'il n'ait existé qu'un Théon : Galien dit de celui-ci : *Theon gymnastes de frictione rectiùs sensisse creditus est quàm Hippocrates.* De sanit. tuend. lib. II, cap. III.

tous, peut-être même seroit-ce une chose inutile; l'*Art gymnastique de Mercuriali (s)* ne laissant rien à desirer, sous quelque aspect qu'on envisage la gymnastique. D'ailleurs ce n'est pas dans les maladies chirurgicales que cet art opère ses plus grandes merveilles. Rarement ces maladies admettent-elles les exercices où tous les muscles du corps doivent entrer en contraction. Aussi nos pères ont-ils imaginé pour les cas qui n'admettent pas les mouvemens du *tout*, les mouvemens de *locomotion*, des exercices particuliers. Galien pour détourner les humeurs qui, se portant sur les ulcères des parties inférieures, en rendent la guérison si difficile, & Phylagrius pour faire cesser les pollutions nocturnes, & d'autres pour guérir les ulcères du gosier, exerçoient les extrémités supérieures, en les faisant agiter d'une manière qui nous est peu connue, les mains chargées de deux masses ou globes de plomb, de marbre (*halter*, αλτηρ), &c. dont le jeu ressembloit, dit-on, à celui du balancier des danseurs de corde (*t*); mais si la maladie étoit aux parties supérieures, ils conseilloient de sauter ou de courir. C'étoit encore un genre d'exercice applicable aux cas chirurgicaux, que d'agiter les bras à la manière des gens de la campagne lorsqu'ils veulent se réchauffer, ou de tendre les bras & de les porter rapidement de la pronation à la supination; enfin on mettoit au nombre des exercices, l'agitation des enfans dans les bras de leurs nourrices, agitation qui n'est pas moins utile à la santé de l'un, qu'à l'augmentation du lait dans l'autre. Les Anciens, convaincus de l'utilité du ballottement de l'enfant, qu'on appelle bercer (*u*), imaginèrent de bercer les adultes. Dans cette vue furent inventées les baignoires branlantes (*x*) &

(*s*) *Hieronym. Mercurialis.... De arte gymnasticâ*, libri VI.

(*t*) Galen. *de sanit. tuend. lib. II, cap. II; lib. V, cap. III; lib. VI, cap. XIV. De comp. med. secund. gen. lib. IV, cap. II, in fine.*

(*u*) On berce les enfans pour faire cesser leurs pleurs, & l'on s'embarrasse peu qu'Aristote ait regardé l'action de pleurer comme une sorte d'exercice qui leur décharge la tête de beaucoup de superfluités. *Politic. lib. VII, cap. ultimo.*

(*x*) *Voyez* ci-devant, *page 317.*

les lits suspendus. Les auteurs les plus graves, Asclépiade, Celse, Hérodote, Galien, Oribase, Antylus, Aëtius, Avicenne, employèrent ce genre d'exercice, & nous font un précepte de les imiter. On peut rapporter à ce genre d'inventions, la balançoire (*oscellæ, petaurum*), dont le jeu différoit de la nôtre, en ce qu'un aide présentoit avec sa main un point fixe élastique à celui qui s'exerçoit sur la corde, contre lequel celui-ci s'appuyoit pour s'élancer, ou par lequel il étoit lancé, ce qui mettoit les muscles dans une plus ou moins grande contraction, & procuroit la dépense de forces que la circonstance exigeoit.

La gestation, dont la navigation est une espèce, varioit à l'infini. Quant à la voiture, c'étoit le char, la litière ou la chaise. Les voitures étoient couvertes ou découvertes, portées par des hommes ou traînées par des animaux, vîte ou lentement. Les malades y étoient couchés ou assis, le visage tourné vers le devant ou vers le derrière de la voiture. Aëtius & Avicenne assurent que la gestation lente, le malade ayant le visage tourné vers le lieu d'où il vient, est très-salutaire à ceux qui sont attaqués d'ophtalmie rebelle, de douleurs d'oreilles, de surdité, de foiblesse ou d'obscurité de la vue. Le mouvement rapide avoit aussi ses avantages; Cælius Aurelianus le recommande pour l'atrophie, & Aëtius pour les tumeurs non inflammatoires, l'hydropisie, &c.

La promenade, qui paroît à peine susceptible de quelques légères différences, en avoit d'infinies (*y*), imaginées pour assortir ce genre d'exercices aux diverses circonstances des

---

(*y*) *Deambulationes itaque dividuntur, tum a motu ipso, a quo, ut sic dicam, earum essentia existit; tum a loco, in quo perficiuntur; tum a tempore. A motu, quoniam aliæ celeres sunt, aliæ tardæ, aliæ vehementes, aliæ remissæ, aliæ multæ, aliæ paucæ, aliæ mediocres, aliæ longæ & recta, aliæ breves, & reversivæ, atque hæ, vel totis pedibus, vel summis digitis, vel calcibus. A loco, quoniam aliæ fiunt in montibus, aliæ in viis planis; & quæ in viis planis, aliæ in inæqualibus, aliæ in æqualibus, & vel sub porticu, vel sub dio, vel sub sole. A tempore, quoniam aliæ fiunt hyeme, aliæ æstate, aliæ mane, aliæ vespere, aliæ ante cibum, aliæ a cibo.* Mercurial. de art. gymn. lib. V, cap. XI, pag. 126.

maladies qui l'exigeoient. Antylus espéroit beaucoup de la promenade dans les maladies de la tête, des yeux, de l'arrière-bouche : c'étoit le remède de Sénèque contre une fluxion à laquelle il étoit sujet. Archigène la recommandoit pour les règles & les urines retenues. C'est une chose bizarre qu'on eût en quelque sorte affecté la promenade sur le bout des pieds aux fluxions des yeux & à la chassie. L'exercice à cheval & la promenade dans les chemins profondément sablés, étoient préférés à tous autres exercices dans la sciatique & les maladies analogues: Auguste, boiteux de la jambe gauche par l'effet de cette maladie, lui opposoit la promenade habituelle, qu'il terminoit en sautillant *(z)*.

La course rapide étoit un des moyens curatifs de la galle, des dartres, mais il falloit la porter jusqu'à la sueur. On la trouve aussi recommandée pour la morsure des bêtes venimeuses, & particulièrement pour celle du scorpion. Enfin on voit le jeu de paume indiqué contre le priapisme & la rage, pour les difficultés de mouvoir les membres que laissent quelquefois après elles les luxations, & pour les indispositions analogues.

Par ce précis des utilités de la gymnastique, on voit que ce n'est point dans les maladies chirurgicales que les espèces de prodiges attribués par les Anciens à l'exercice, sont les plus communes. La Chirurgie est souvent privée de ses secours les plus efficaces : car si les solutions des parties moins importantes en permettent l'emploi, celles des parties nobles le rejettent ; si certaines ankiloses commençantes peuvent être prévenues par le mouvement, celles plus fréquentes encore,

---

(z) Deambulabat, ita ut in extremis spatiis subsultim decurreret. Suéton. *de vitâ August.* n.° 83. Mercuriali pense *(de art. gymnast. lib. V. cap. ultimo)* qu'il faut entendre de la promenade faite dans le sable, le passage de Suétone, concernant Auguste, rapporté plus bas *(voyez ci-après, page 340)*; mais ce seroit ici, c'est-à-dire à la section 83, que ce passage se trouveroit; s'il désignoit un exercice : il est à la section 80, parce que c'est-là que l'Historien parle des maladies de ce Prince & des remèdes avec lesquels il les combattoit, & non des exercices qu'il employoit pour les prévenir & se conserver en santé.

qui font l'effet fecondaire d'une carie, n'ont point d'indication plus marquée que le repos.

En Chirurgie comme en Médecine, c'eſt contre l'épaiſfiſſement des humeurs que le mouvement doit être ordonné, parce que ſon principal & peut-être ſon unique effet, eſt l'atténuation. Le ſcorbut commençant, les ſcrophules, avant l'époque où la fièvre lente annonce que la colliquation ſuccède à l'épaiſſiſſement, & la vérole dans tous ſes périodes, fourniſſent au Chirurgien de fréquentes occaſions de faire uſage des connoiſſances gymnaſtiques, & lui impoſent la loi de travailler à les acquérir, par l'étude réfléchie des Écrits d'Hippocrate, de Celſe, de Galien, d'Oribaſe, d'Aëtius, de Paul d'Égine, de Rhaſes, d'Avicenne & de quelques autres anciens auteurs, que la lecture de ceux-ci lui fera connoître, ſans qu'il prenne la peine de les chercher dans les livres des Bibliographes.

Reprenons Hérodote. Le bain d'huile qui a produit la longue, mais indiſpenſable digreſſion à laquelle on s'eſt livré, n'eſt pas le ſeul moyen de ce genre mieux décrit par Hérodote que par ſes prédéceſſeurs ; il s'eſt également diſtingué dans la deſcription du *bain de ſable* ou de *la deſſiccation par le ſable*, dénominations par leſquelles les Anciens ont déſigné l'action du ſable chaud ſur le corps humain malade (a). Pline, Dioſcoride, & d'autres Écrivains antérieurs à l'un & à l'autre, avoient indiqué ce moyen ; mais plus Naturaliſtes que Médecins, ils négligèrent les détails de ſon adminiſtration, & ce ſont néanmoins ces détails, ces obſervations pratiques, qu'il importe de bien connoître pour l'adminiſtrer avec fruit. Hérodote n'a rien omis de ce qui peut nous éclairer à cet égard. Il obſerve d'abord que cette eſpèce de bain convient dans preſque toutes les maladies chroniques, dans les catarrhes, la goutte, la ſciatique, la paralyſie des extrémités, & même l'hydropiſie, ſans excepter certaines tympanites. A l'égard des conditions qu'Hérodote exige de

HÉRODOTE.

(a) Oribaſ. collect. lib. X, cap. VIII.

la part des malades, pour autorifer l'ufage de ce moyen, tous les degrés de force ou d'épuifement, & tous les âges, hors l'enfance, font également fufceptibles de participer à fes bienfaits.

Pour rendre ce bain auffi profitable qu'il peut l'être, on choifit les jours les plus chauds de l'été. Dès le matin, on creufe deux ou trois foffes fur le rivage, en un endroit où le fable ait beaucoup de profondeur. Pendant que le foleil échauffe ces creux, le malade excite un peu d'émotion dans les folides & dans les fluides, en fe promenant à pied ou en litière. Lorfque le foleil commence à fe fortifier & que le fable eft chaud, on couche le malade dans une de ces foffes; on couvre fon corps de fable, fans le trop charger; & par le moyen d'une forte de parafol, on défend fa tête des rayons directs du foleil, & fes yeux, de leur réverbération. La fituation du malade eft relative à la marche du foleil : le matin il a la face tournée au midi, & l'après-midi au nord. Pendant qu'il fue, on lui rafraîchit le vifage avec des éponges trempées dans l'eau froide; & fi la foif le tourmente, on lui donne de temps en temps de quoi s'humecter la bouche.

Si la fueur coule abondamment, & que le malade, au lieu de s'échauffer, fe refroidiffe par le contact du fable humide qui l'environne, il doit en avertir les affiftans, qui le découvrent & le tranfportent dans une feconde, & même au befoin dans une troifième foffe, en gardant toujours les précautions mentionnées plus haut.

La durée du bain eft en raifon des forces. La fituation n'eft pas plus conftante; on affied les hydropiques; on affied d'abord, & l'on couche enfuite les ifchiatiques, les paralytiques, les goutteux : tous les autres malades reftent couchés durant tout le temps du bain. Les uns & les autres doivent être couverts de fable, au moins pendant quelques inftans, fur-tout fi l'on fe propofe de les faire paffer de-là dans le bain froid.

Pour ce dernier ufage, & pour la commodité du

malade, on dresse une tente *(b)* auprès des fosses; on y prépare un bain d'eau de mer, & l'on y plonge le malade après que les sueurs sont un peu calmées. Au sortir du bain, on l'arrose d'eau douce, on le frictionne & on l'oint d'huile à l'ordinaire; & si les forces le permettent, il fait à la nâge quelques tours dans la mer : il se retire ensuite chez lui, & s'y tient dans le plus grand repos. Pendant l'immersion dans le sable, le malade buvoit sans mesure & à sa soif; les hydropiques seuls étoient bornés à cinq ou six verres, & ne sortoient pas du sable qu'ils n'eussent rendu autant de sueur qu'ils avoient pris de boisson.

Enfin tous ces malades buvoient à leurs repas un peu plus que de coutume, afin de réparer le grand desséchement produit par le sable. Pour les maladies à paroxismes, on ne prenoit jamais moins de quatorze de ces bains, ni plus de vingt-un; pour les hydropisies, on consultoit les forces & les autres circonstances, & on augmentoit ou diminuoit en conséquence les immersions ou desiccations.

On sait que l'insolation dans le sable fut le principal moyen dont Galien se servit pour guérir la femme de

---

(b) Circa foveas paratæ sint scenæ ex perlucidis cornibus confectæ, itemque urnæ aquæ dulcis, & folia aquæ maris, in quæ sedatis sudoribus ingrediendum est, tum exeuntes perfundendi, & oleo confricandi. Oribas. *ibid.* Ce passage présente d'abord beaucoup de difficultés. Qu'est-ce en effet que des scènes faites de cornes transparentes! *scena* ou *scæna*, Σκηνή, venant de Σκιά, ombre, signifie un *ombrage*, une *feuillée*, un lieu couvert où l'on est à l'abri du soleil, une tente. Selon Cassiodore, *scena* signifia d'abord des endroits touffus dans les bois, des berceaux formés de branches & de feuillages où les bergers se rassembloient au retour du printemps pour chanter les plaisirs de la vie champêtre. Les *jeux scéniques* ne furent même appelés ainsi, que parce que les acteurs jouoient à couvert ou à l'ombre. Ainsi *scena* ne signifie ici qu'un petit édifice propre à défendre le malade des rayons du soleil. Mais qu'est-ce que ces *cornes* avec lesquelles on construisoit les scènes ! Virgile a dit, *cornua velatarum obvertimus antennarum*, c'est-à-dire faites d'une toile peu battue & claire, afin de garantir le malade de la chaleur étouffante qu'il éprouveroit dans cette tente si l'air n'y circuloit point.

Uu ij

Boëthus, épuifée par des flueurs blanches *(c)*. On n'ignore pas non plus qu'Augufte fe fervoit habituellement de ce moyen pour diffiper des douleurs fciatiques qui le faifoient boîter de la cuiffe & de la jambe gauche; il eft vrai qu'il joignoit au bain de fable, des fumigations humides, dirigées fur la partie malade par des rofeaux percés dans leur longueur *(d)*. On aime à voir le plus puiffant Monarque du monde fe contenter d'un fimple appareil de rofeaux, comme le dernier des citoyens. L'Hiftorien recueille avec plaifir de pareils traits, qui retracent fi bien le fouvenir de la fimplicité des anciens Romains, fimplicité que les peuples chériront toujours dans ceux qui les gouvernent, parce qu'elle exclut les grands vices lorfqu'elle eft fincère, & qu'elle eft prefque inféparable des qualités qui peuvent les rendre heureux.

Deux moyens analogues à celui-ci, font, *l'infolation* & la *fomentation par les charbons*, deftinés l'un & l'autre à réchauffer & reftaurer les corps infirmes. L'infolation n'étoit praticable qu'aux beaux jours d'été, mais on avoit l'attention de choifir les moins chauds pour les perfonnes foibles. Les malades recevoient le foleil fur le dos, ayant la tête à couvert, comme dans l'adminiftration du bain de fable. On fuppléoit l'infolation lorfqu'elle étoit impraticable, par la fomentation sèche. On prenoit cette fomentation dans l'*hypocaufte (e)*, de deux façons différentes: ou bien on expofoit la partie à l'ardeur de la braife fortant du poêle; ou au défaut de la braife, on employoit du charbon noir qu'on mouilloit avant que de l'allumer, afin de détruire ou d'énerver fes funeftes émanations; ou bien enfin on appliquoit les parties affectées de vieilles douleurs, aux murailles du poêle immédiatement, quand elles n'étoient que médiocrement échauffées, & par la

---

(c) Galen. *lib. de præfag. ad pofthum. cap. VIII. Voyez* auffi ci-après, le précis de la vie de Galien.

(d) Suéton. *in vitâ Augufti*. On pourroit donner un autre fens au dernier mot du paffage de cet Hifto-rien; mais celui-ci nous a paru plus conforme à ce que Galien dit des rofeaux. *De comp. med. fecund. loc. lib. VI, cap. II.*

(e) Voyez ce que c'étoit, ci-devant, *page 316.*

médiation d'une toile neuve lorsqu'elles l'étoient trop, pour qu'on pût les toucher à nu fans courir rifque de fe brûler. Les malades enduroient le plus long-temps qu'ils pouvoient l'une & l'autre fomentation, parce que leurs bons effets font proportionnés à la durée comme à l'intenfité de la chaleur. Il faudroit un volume entier pour raffembler les procédés analogues à ceux d'Hérodote, difperfés dans les Auteurs anciens. Bornons-nous à rappeler les principaux.

Cælius Aurelianus propofe pour les hydropiques, des onctions avec les *céromates (f)*, fans rien fpécifier fur la nature ni la compofition de ce médicament. Il eft arrivé de-là qu'on a diverfement interprété ce mot: Farnabe *(g)* l'a pris pour un mélange d'huile, de cire & de pouffière, & M. A. Severini a cru qu'il défignoit de larges emplâtres sèches, qu'on échauffoit au foleil pour les ramollir, avant que de les appliquer *(h)*; ce qui n'a rien d'incompatible. Le même Aurelianus employoit encore dans la maladie dont nous parlons, un cuir imbibé d'huile & de fel, fur lequel il torréfioit en quelque forte les malades à l'ardeur du foleil, pour exprimer de la texture des folides, les fucs aqueux trop abondans.

Hippocrate arrofoit ces cuirs de vinaigre, pour y placer d'autres malades, ceux que tourmentoient des coliques violentes *(i)*, ou des affections cutanées *(k)*. Pour beaucoup d'infirmités, Pline *(l)* attefte l'efficacité de l'immerfion dans des tas de froment ou de millet, échauffés par le foleil; & Duret, appuyé fur l'expérience, parle avec éloge de ce moyen *(m)*. Galien loue auffi l'application des terres dans les mêmes circonftances. « Toute terre graffe, dit-il, peut fervir à deffécher les parties trop humectées. J'ai vu à Ale- « xandrie des perfonnes leucophlegmatiques & affectées de la «

(f) Ceromata, chron. lib. III, cap. VIII; Cerotaria, acut. lib. II, cap. XII, 19; & Plutarq. *des propos de table*, liv. II, queft. 4.

(g) Notæ in Juvenal. *fat. 3*.

(h) Med. effic. part. III, cap. XLIX.

(i) De intern. affect. n.° 48.

(k) De humidor. ufu, n.° 8.

(l) Hiftor. Natur. lib. XXII, cap. XXV.

(m) De Arthrit.

» rate *(lienoſi)*, faire uſage de ce moyen, & pluſieurs d'entre
» elles ſe bien trouver d'en enduire tout le corps, à l'exception
» de la tête & du ventre. La terre aide auſſi la réſolution des
» vieilles inflammations & la diſcuſſion de l'œdème : j'ai vu,
» continue-t-il, des malades tombés dans la bouffiſſure à la
» ſuite de flux hémorroïdaux exceſſifs, recevoir du ſoulagement
» de ces enduits, & j'en ai connu d'autres qui ſe ſont parfai-
» tement guéris de douleurs fixes & chroniques par ce ſeul
ſecours » *(n)*. Galien ne prévoyant pas la déſuétude où ce
moyen devoit tomber un jour, & ſuppoſant ſes Lecteurs
auſſi verſés dans la manière d'employer la terre que l'étoient
les Égyptiens, qui ſe l'ordonnoient & ſe l'appliquoient eux-
mêmes *(o)*, ne dit rien de la méthode d'en uſer, non plus
qu'Aëtius qui le copie mot-à-mot dans cet endroit, comme
en mille autres *(p)*; mais malgré le ſilence de ces deux
Écrivains, nous ne manquons pas de bonnes raiſons pour
préſumer au moins que ces enduits terreux, inertes par eux-
mêmes, recevoient du ſoleil toute leur activité. Les paralytiques,
dit Pline *(q)*, trouvent un grand avantage à ſe barbouiller le
corps avec le limon des fontaines minérales ſulfureuſes,
mais cet avantage n'eſt ſenſible qu'autant qu'ils s'expoſent à
l'ardeur du ſoleil juſqu'à la parfaite exſiccation de l'enduit
dont ils ſont revêtus. Un Médecin de Myſie enduiſoit les
hydropiques de bouze de vache, & les expoſoit au ſoleil.
Il appliquoit auſſi cette bouze ſur les flegmons, les écrouelles,
les ſquirrhes; mais pour ces dernières maladies, il retranchoit
l'inſolation *(r)*.

Antylus, qui n'a preſque rien omis de ce qu'on peut
deſirer ſur la matière des fomentations ſèches, ſemble préférer à toute autre formule, l'inſolation priſe ſur une couche
de ſel, épaiſſe au moins d'un pied, pour qu'elle prenne plus
de chaleur, & qu'elle la conſerve plus long-temps *(ſ)*. Enfin

---

(n) *De med. ſimpl. facult. lib. IX.*
(o) Ibid.
(p) Lib. II, cap. III.

(q) Hiſtor. Natur. lib. XIII,
ſect. *XXXII.*
(r) Galen. *Ibid. lib. X.*
(ſ) Aëtius, *lib. III, cap. IX.*

nos pères avoient porté l'attention jufqu'à fpécifier les différences, par rapport à la fanté, qu'ils avoient obfervées entre
les infolations prifes en fe tenant debout & immobile, &
celles qu'on recevoit en marchant & en courant. On pourroit
rapporter à cette dernière efpèce d'infolation, le féjour rai-
fonné que les Romains faifoient en hiver dans une pièce de
leur maifon des champs, conftruite en manière de four,
placée au faîte de l'édifice, & tellement expofée, que le
foleil pût l'échauffer au degré qu'ils defiroient. Ils appeloient
cette pièce *folarium, heliocaminus*, fournaife à foleil, & paroiffoient faire beaucoup de cas de fon agrément & de fon
utilité. Pline le jeune ne tarit point dans les éloges qu'il
donne à cette pièce, en décrivant fes deux maifons de campagne ; maifons, pour le dire en paffant, où la recherche ne
paroît guère moins que dans fes Écrits *(t)*. Jufqu'au temps
des Céfars, la fournaife folaire fut regardée à Rome comme
un rafinement inventé par le luxe & la molleffe *(u)*. Une
pareille reffource contre la rigueur des hivers, ne feroit plus
aujourd'hui chez les François, que le miférable apanage de
l'indigence & de la rufticité. Avec quel foin ne défendons-
nous pas nos appartemens, ou plutôt les étuves que nous
habitons, des plus foibles rayons du foleil ! A juger de la
Nation par les Sybarites qui peuplent la capitale, on la
croiroit perfuadée que l'aftre bienfaifant qui anime la Nature,
ne lui a été donné que pour détruire ceux qui l'habitent.
Les femmes de nos cités, femblables à la belle-de-nuit *(x)*,
craignent les regards vivifians du foleil à l'égal des plus

(t) Lib. II, epift. XVII; lib. V, epift. VI.

Scire licet, dit M. A. Severini *(de med. effic. part. III, cap. XLVIII)*, heliocamino ufos fuiffe prifcos, quæ folaris eft fornax feu vaporarium in aprico fitum, ad calorem folis excipiendum.

(u) Cicer. pro Quinct. cap. XVIII.

(x) Ses fleurs ne s'épanouiffent qu'à l'approche de la nuit : l'impreffion des rayons du foleil les fait refermer. C'eft, a-t-on dit, avec autant de jufteffe dans la comparaifon que d'agrément dans l'expreffion, c'eft parmi les végétaux une petite maî-
treffe, qui dérobe aux ardeurs du foleil & à l'éclat de la lumière, la délicateffe de fes couleurs. Le jour la bleffe, mais lorfqu'il vient à baiffer, elle déploie fes richeffes, fes fleurs fe développent, elle étale dans un par-
terre fes grâces & fes atours.

malignes influences. Mais un malheur plus grand fans doute, c'eſt qu'elles élèvent dans l'ombre, à leurs côtés, des rejetons deſtinés à devenir des hommes, & qui ne feront jamais que des avortons; parce que l'accroiſſement de nos corps eſt foumis aux loix générales de la végétation, & que ſi l'arbre adulte, privé des rayons du ſoleil, dépérit & perd ſa fécondité, l'arbriſſeau planté à l'ombre, reſte au-deſſous des dimenſions aſſignées à ſon eſpèce, trompe l'eſpoir du cultivateur, ſe déjette, &, pour me ſervir du terme propre, ſe *rabougrit* : ſemblable à l'arbuſte, l'enfant qui végète à l'ombre des appartemens, reſte nain, ſe déforme, ſes os ſe renflent, ſe courbent; & les ſcrophules & le rachitis qui s'en ſaiſiſſent, font un monſtre de foibleſſe & de laideur, de celui que la Nature deſtinoit à être un jour un Hercule ou un Adonis.

Nous finirons ſur cette matière, par remarquer que l'inſolation à la manière des Anciens, n'eſt tombée que tard en déſuétude, & qu'au XIV.ᵉ ſiècle, un Chirurgien célèbre « évaporoit encore la matière (aux hydropiques), en emplaſtrant » le ventre d'un emplâtre, fait de farine d'orge, fiente de » brebis, fouchet, foufre, nitre, bol arménien, terre cimolée, » & limaces pilées avec leur coquille, le tout incorporé avec » de la leſſive & un peu de vinaigre, & que de cela il ſoit » frotté au ſoleil, en contre-gardant la tête & le foie; car en cette affaire, la chaleur du ſoleil eſt admirable *(y)*. »

Hérodote eſt peut-être le ſeul Praticien qui ſe ſoit aviſé d'employer contre certaines maladies internes, deux bandages particuliers, annoncés ſous les noms de *perſtriction* & *d'interception*. Pour débrouiller les deſcriptions qu'il en donne, on auroit beſoin de pièces de comparaiſon, mais ces pièces manquent entièrement, ſi l'on excepte quelques mots échappés à Archigène *(z)*; & nous ſommes réduits

---

(y) Gui de Chauliac, *Trait. II, Doctrin. II, cap. VI.*

(z) Tempore porro exacerbationis *(coxendicum doloris)* reliquæ partes faſciis circumligandæ ſunt & diligenti fricatione contrectandæ : irrigationes item locos impinguantes & per vices mutatæ, ex oleo ſicyonio calido adhibeantur & cum lanâ convolutâ contegantur. Aët. tetrab. III, ſerm. 4, cap. IV.

au seul texte d'Oribase, dépravé peut-être ici, comme en mille endroits de ses Écrits. Encore, si cette matière avoit été discutée avant nous, la route seroit frayée; & si nous n'y marchions pas avec plus de sûreté, nous y entrerions au moins avec plus de confiance. Réduits à nos foibles lumières, nous aurions montré sans doute plus de prudence en nous abstenant, comme tant d'autres, de traiter un sujet qui, sans présenter un grand intérêt, peut nous attirer de justes critiques de la part de ceux qui verront plus clair que nous; mais l'Historien ne peut pas, comme le Poëte, choisir ses matières, & rejeter celles qu'il désespère de pouvoir traiter avec succès. En tout cas, si nous ne rencontrons pas la vérité, nous donnerons occasion de la chercher, & vraisemblablement de la découvrir après nous.

La perstriction & l'interception, lorsqu'elles sont indiquées, ont cela de commun qu'elles peuvent se placer avec avantage à toutes les périodes des maladies; mais il semble qu'elles ne s'emploient pas indistinctement & dans les mêmes cas. Hérodote annonce les maladies d'accès accompagnées de frissons, les douleurs, les convulsions, les fluxions, les hémorragies, les palpitations, le hoquet, les inflammations, les insomnies comme formant le domaine de la perstriction, & paroît réserver les refroidissemens produits par la maladie ou par le *symptôme*, & les affections goutteuses ou arthritiques à l'interception *(a)*.

Voilà bien manifestement, à ce qu'il semble, deux bandages distincts, au moins quant à leur emploi. Mais en quoi consistent-ils l'un & l'autre? en quoi diffèrent-ils? C'est ce qu'il n'est pas aisé de déterminer d'une manière bien positive. Notre Auteur nous apprend qu'on applique la perstriction aux gros vaisseaux, *qui contiennent beaucoup de sang & d'esprits*, par conséquent aux creux des aisselles & aux poignets pour les bras; & pour les extrémités inférieures, aux aines, aux jarrets & aux malléoles. Par le moyen de ces barrières,

---

(a) Oribas. *med. collect. lib.* X, *cap.* XVIII.

dit Hérodote, on attire & on détourne la matière qui caufoit la maladie. On croit voir dans cet expofé, les ligatures dont il eſt ſi fouvent queſtion chez les anciens Auteurs, mais le nôtre ne le dit point. Il paſſe tout de ſuite à l'interception pour laquelle il ſemble aſſigner un manuel double. On eſt tenté de croire que le premier conſiſtoit à revêtir le membre de cordons de laine, à peu-près comme on habille par-delà les Alpes, certains flacons de liqueur deſtinés à ſoutenir le cahotement du tranſport, avec des cordons faits de feuilles de *maſſe*. Le ſecond manuel eſt décrit aſſez clairement pour laiſſer apercevoir qu'il s'exécutoit en couvrant tout le membre de laine cardée, fixée par de larges bandes, lâches d'abord, & qu'on ſerre davantage après que tous les membres ſont revêtus, ou, comme Hérodote s'exprime, après qu'ils ſont tous *interceptés*. Dans l'un & l'autre manuel, on matelaſſoit avec ſoin les lieux creux des membres, tant pour les garantir du froid que pour empêcher ces mêmes endroits de ſe montrer à nu dans les différens mouvemens de flexion & d'extinction que les membres pouvoient exécuter. On voit manifeſtement que ces bandages doivent ſe porter du bout des doigts aux aiſſelles & aux aines. Mais les commencera-t-on à la naiſſance ou à l'extrémité du membre ? Hérodote diſant tantôt l'un & tantôt l'autre, laiſſe indéciſe cette queſtion, qu'il eſt eſſentiel pourtant de voir réſoute avant que de rappeler dans la pratique les moyens qui donnent lieu de la former.

La ſection qui ſuit le chapitre de la perſtriction, traitant de la *déligation* ou *ligature*, ne pourroit-on pas conjecturer qu'elle en eſt une partie inconſidérément ſéparée du tout qu'elle complétoit ? Si cela étoit ainſi, la deſcription du manuel de la perſtriction, qui manque plus haut, ſe retrouveroit ici, & conſiſteroit à rouler autour des membres, dans les endroits ci-deſſus indiqués, des cordons de laine tors, ou à leur place, des lanières d'étoffe de laine à demi-uſée *(b)*.

(b) Oribaſ. med. collect. lib. *X*, cap. *XVIII*. Voyez auſſi dans Aëtius, *tetrab. III, ſerm. 1*, les chapitres V, VI, VII.

Enfin perfonne n'a mieux décrit qu'Hérodote les diverfes efpèces d'exanthèmes, que les fièvres développent à la furface du corps *(c)*; & peu de perfonnes parcourroient ces defcriptions fans apprendre des chofes qu'ils ignoroient. Il avoit fur l'origine des tremblemens qui accompagnent fouvent les fièvres malignes, une opinion fingulière ; il les attribuoit à la léfion de la moëlle épinière, & ne craignoit pas d'après cette fuppofition, de couvrir la colonne vertébrale d'une traînée de ventoufes, depuis la première vertèbre jufqu'au *facrum*.

Le fecond difciple d'Agathinus eft autant connu qu'Hérodote l'eft peu. Archigène, fils de Philippe, étoit d'Apamée, ville de Syrie. Il vivoit & pratiquoit la Médecine avec diftinction à Rome, fous le règne heureux de Trajan. Il ne feroit même mort qu'après Adrien, s'il étoit vrai, comme le penfe Mercuriali *(d)*, que ce fut lui qui indiqua à cet Empereur, atteint d'une hydropifie incurable, un certain endroit fous la mamelle où il fe bleffa pour fe donner la mort. Mais ce fait n'eft pas conftant; & Dion Caffius l'attribue à Hermogène, avec beaucoup plus de fondement. Quel que foit celui de ces deux Médecins qui favorifa le deffein que l'Empereur avoit conçu de fe détruire, il n'en fera point blâmé par ceux qui favent que dans les derniers inftans de fa vie, ce malheureux Prince perdit prefque l'ufage de la raifon, & que le défefpoir le rendit fi cruel, qu'il fit périr plufieurs Sénateurs, ordonnant même à Tite Antonin d'en faire tuer beaucoup d'autres, qu'on ne fauva qu'en les faifant cacher.

ARCHIGÈNE.

D'ailleurs la fucceffion chronologique de quelques anciens Médecins, fi ingénieufement établie & fi clairement développée par M. Goulin *(e)*, place la mort d'Archigène, arrivée la foixante-troifième année de fon âge, fous Trajan, & rétablit le paffage que Mercuriali crut corriger avantageufement, & qu'en effet il déprava. La mention honorable que Juvénal

---

(c) Oribaf. *ibidem*, *cap. CXXIX.*
(d) Variar. lect. lib. *I*, *cap. V.*
(e) Mémoires Littéraires, *année 1775*, *page 283.*

fait d'Archigène en plusieurs endroits de ses Satyres, prouve que ce Médecin jouit pendant sa vie d'une grande considération; & les éloges que Galien lui donne après sa mort, attestent qu'il la mérita. « Archigène, dit-il *(f)*, avoit appris
» avec autant de succès qu'aucun autre, tout ce qui concerne
» la Médecine, ce qui a rendu ses nombreux Écrits justement estimés ». Comme Galien, Suidas, de qui l'on tient le peu qu'on sait de la vie & de la naissance d'Archigène, dit en effet qu'il avoit beaucoup écrit *sur la Physique & sur la Médecine*. La destinée de ses Ouvrages ne fut point heureuse : il ne reste plus aucun de ses Écrits sur la Physique. Quant à ceux de Médecine, Galien cite, 1.° un *Recueil de Lettres*, partagé en onze Livres; 2.° un *Traité des lieux affectés*; 3.° *de la connoissance des Maladies chroniques;* 4.° *du Rétablissement de la mémoire;* 5.° un *Traité des médicamens, selon leurs facultés, selon leurs genres, selon les parties affectées*, tous titres que Galien mit lui-même à la tête de ceux de ces Livres qui traitent des médicamens & de la manière de les administrer.

Comme ceux de Physique, les Ouvrages de Médecine sont perdus; & les fragmens conservés par Cæl. Aurelianus, Galien, Oribase, Aëtius, Paul d'Égine, sont moins propres à nous consoler de leur perte qu'à accroître nos regrets.

Soit qu'Archigène eût cultivé la Chirurgie avec plus de soin ou plus de succès que la Médecine interne, soit que le temps n'ait pas traité avec la même rigueur tous les fragmens de ce Médecin, transportés dans les compilations des Écrivains postérieurs, il est certain que le plus grand nombre de ceux qui nous restent appartiennent à la Chirurgie. Cæl. Aurelianus s'étant moins proposé dans ses Écrits de traiter de l'Art lui-même, que de faire l'histoire des Sectes qui l'ont désolé durant tant de siècles, eut peu d'occasions de parler d'Archigène; mais Galien puisa beaucoup dans ses Écrits, sur-tout pour ce qui concerne la Chirurgie, tant en formules

---

(f) De loc. affect. lib. *II*, cap. *VI*.

de médicamens qu'en procédés opératoires. A la vérité, Galien n'eſt pas toujours content de ſes emprunts ; mais dans ſes critiques envers Archigène, rarement importantes & ſouvent minutieuſes, il ne manque jamais aux égards dûs au vrai mérite, lors même qu'il a le malheur de s'égarer.

Les conſeils que donne Archigène pour le traitement des tumeurs parotidales, ſont très-bons à ſuivre : il preſcrit de réſoudre & de répercuter celles qui ſont ſimples, & met au nombre des moyens propres à remplir cette double intention, les douches d'eau tiède. Quant à celles qui ſont critiques, il veut qu'on ſe hâte de les ouvrir, même avant leur parfaite maturité, & encore *crues ; car il eſt bon*, dit-il, *que ces fluxions ſoient évacuées de très-bonne heure (g)*. L'emploi qu'il fait des ſaignées du nez, du front, des ventouſes, &c. contre les maux de tête rebelles, n'a rien de particulier ; mais le moyen qu'il met en pendant avec ceux-ci, ſemble ſe montrer pour la première fois dans ſes Écrits. *Employez*, dit-il, *les remèdes que je viens de preſcrire, ou ſecouez le malade au moyen de quelque ſternutatoire ; & après lui avoir ordonné de retenir la reſpiration, entourez-lui le cou avec une bandelette (h)*. Galien commentant ce paſſage aſſez obſcur, approuve les conſeils quil renferme, mais ne nous met pas à portée d'en juger nous-mêmes en lui donnant la clarté dont il a beſoin. Puiſqu'il eſt queſtion ici de diverſes ſaignées, nous ajouterons que du temps d'Archigène, certains Médecins ouvroient la veine qui paſſe derrière l'oreille gauche, pour les duretés de la rate, & l'oppoſée pour celles du foie ; & que dans l'un & l'autre cas ils fomentoient la partie affectée, *au grand avantage du malade*, avec le ſang qui en découloit *(i)*.

(g) Galen. *De comp. med. ſecund. loc. lib. III*, cap. II.

(h) *Aut ſternutatorio quopiam concutito, faſciolâque collo circumpoſitâ ſpiritum cohibere jubeto*. Galien ajoute : *Utilitatem ex hoc auxilio indicavit (Archigenes), per verbi* concutito *adjectionem. Quòd verò faſciam collo circumdare jubet, ad vehementiorem affectum pertinet*. Galen. *de compoſ. med. loc. lib. II*, cap. II.

(i) *Apud* Aëtium, *tetrabib. III, ſer. 2, cap. XI*.

Dans le peu qu'il dit des plaies de la tête, sans fracture, on retrouve la pratique vicieuse suivie constamment pendant tant de siècles, je veux dire la suture des tégumens & l'usage de ruginer les os, lorsque les tégumens les ont quittés *(k)*; mais il seroit mal-aisé d'y voir, comme l'a fait M. de Haller, l'utilité du suc de calament dans les plaies des méninges; moyen qu'Archigène ne conseille évidemment que pour les plaies de la calotte aponévrotique & du périoste, & auquel il associe la farine de millet & plusieurs autres ingrédiens *(l)*.

Dans l'angine, outre les diverses saignées, il prescrit des lavemens fortement purgatifs, des linimens âcres & très-résolutifs, faits avec le nitre, le fiel de taureau, le suc de concombre sauvage, d'absinthe, &c. & enfin les fumigations, qu'il administre par un procédé singulier, & ce semble, plus grossier que son siècle ne le comportoit *(m)*: Remplissez un pot d'hysope & de sarriette; ajoutez suffisante quantité de vinaigre; couvrez & chauffez le vaisseau, jusqu'à l'ébullition. Placez ensuite un roseau dans l'ouverture que vous aurez pratiquée d'avance au couvercle du pot, & introduisez l'autre extrémité du roseau dans la bouche du malade. Si la chaleur du tube (& plus sûrement encore celle de la vapeur), brûle les parois de la bouche, percez un œuf par les deux bouts, videz-le, & placez-le dans la bouche, de manière qu'une de ces ouvertures reçoive l'un des bouts du roseau qui transmet la fumigation. Nous conjecturions ailleurs *(n)*, qu'il seroit très-possible que les parties affectées dans l'angine perdissent de leur sensibilité naturelle; il semble qu'on soit parti du fait dont nous soupçonnions la possibilité, pour imaginer cet expédient bizarre.

Achigène emploie un moyen semblable à celui-ci, pour transmettre la vapeur de l'absynthe en décoction au conduit auditif externe, devenu le siége d'une douleur violente, sans

---

(k) Galen. *de comp. med. secund.* loc. lib. *II*, cap. *11.*

(l) Bibliot. Chir. tom. *I*, pag. *70.*

(m) Galen. *de comp. med. secund.* loc. lib. *VI*, cap. *III*,

(n) *Voyez* ci-devant, page *198.*

brûler les parties touchées par l'extrémité du vaisseau fumigatoire : ce moyen est une couche de laine, qui s'oppose au contact immédiat du tuyau, sans fermer le passage aux vapeurs balsamiques qu'il conduit *(o)*. J'ai vu ces fumigations prescrites rester sans exécution, parce qu'on ne s'avisa point de cet expédient. Pourquoi voulons-nous que les malades trouvent des ressources que nous dédaignons nous-mêmes d'apprendre des autres, ou d'inventer ?

Archigène nous offre ici un exemple bien frappant des contrastes qu'on reproche si volontiers à la Médecine : dans le même cas où il emplissoit le conduit auditif de vapeurs très-chaudes & très-irritantes, d'autres, à ce qu'il nous apprend, employoient l'eau fraîche ; quelques-uns même, à l'exemple de Lucius (ou Decius), appliquoient le remède à l'oreille qui ne souffroit point. Enfin, pour que la contrariété pratique soit en tout point exacte, Archigène ajoute, que l'eau froide augmente d'abord la douleur, mais qu'elle la dissipe ensuite *(p)*.

LUCIUS
ou
DECIUS.

Puisque nous ignorons, & qu'il semble que nous soyons condamnés à ignorer toujours, & les causes qui font la surdité, & les changemens qu'elles opèrent dans l'organe de l'ouïe, que pouvons-nous faire de mieux que de recueillir & de mettre en pratique les moyens que la raison ou le caprice ont suggérés, sur-tout lorsqu'ils semblent avoir en leur faveur le suffrage de l'expérience ?

L'empirisme commença l'Art, & nous ne sommes pas assez avancés, pour nous passer des services qu'il peut lui rendre encore. Quelque peu rationnels que puissent nous paroître les moyens employés par Archigène contre la surdité, ne dédaignons pas de nous en servir : nous pouvons en espérer des succès, puisqu'ils n'en ont pas toujours manqué dans les mains de nos pères, & ce qui est plus encourageant encore, dans celles des charlatans les plus ineptes. Les remèdes

---

(o) Galen. *comp. med. secund. loc. lib. III, cap. I.*
(p) Ibid.

otiques ou auriculaires que Galien a recueillis dans les livres d'Archigène, sans être pour la plupart entièrement neufs, ont un air de méthode & de raison qui doit les faire distinguer de la foule des remèdes du même genre, dont l'antiquité fourmille : voici les principaux.

L'ouïe peut être diminuée ou perdue entièrement. Dans le premier cas, il conseille de laisser tomber goutte à goutte dans le méat auditif, un mélange de suc de centaurée & de raifort, de l'*opium*, de la thériaque, ou des médicamens analogues. La surdité parfaite exige des remèdes plus actifs : deux ou trois grains d'ellébore noir en poudre, incorporés dans le miel cuit, portés & laissés dans le conduit de l'oreille jusqu'à ce qu'ils aient produit l'érosion nécessaire, sont un des meilleurs moyens qu'on puisse opposer à cette infirmité.

C'est par un remède du même genre, par un topique *véficant*, qu'un soi-disant Ecclésiastique, bravant les loix canoniques relatives à l'exercice de la Médecine, qui, à dire vrai, n'effrayent plus depuis long-temps la cléricature ministrante, étoit parvenu, malgré son ignorance, à se procurer dans les halles & les carrefours d'une grande ville, une réputation passagère dont il jouiroit peut-être encore, si, comme Archigène, il avoit su porter des connoissances rationnelles jusque dans l'empirisme même. Car Archigène, en cela différent du moderne guérisseur, n'abandonnoit pas à la Nature la plaie qu'il avoit faite; il la détergeoit avec la décoction d'absinthe, le miel & l'huile, mêlés ensemble, ou bien avec un collyre fait de nitre, de pulpe de figues & de graine de moutarde en poudre. Ce collyre ressemble beaucoup à celui dont se servoit il y a peu d'années un autre charlatan, qui faisoit profession de guérir la surdité, en suçant de sa propre bouche les oreilles jusqu'au sang, au moyen d'un chalumeau porté dans le conduit auditif; opération aussi dégoûtante qu'elle fut infructueuse dans la plupart des cas où la surdité ne dépendoit point de la malpropreté. Au reste, ce dernier charlatan n'avoit pas imaginé l'expédient dont il se servoit. On le voit dans Albucasis, mais ce Médecin ne le conseille que pour

extraire

extraire du canal auditif un corps étranger, lorsqu'on ne ne peut le saisir avec des instrumens *(q)*. A ces moyens divers, Archigène ajoute l'attention de parler assidûment à l'oreille du malade, en élevant de jour en jour la voix, jusqu'à ce qu'enfin ne pouvant la fortifier davantage, on s'aide d'un porte-voix, pour mieux ébranler les organes, & les rappeler à leurs fonctions *(r)*.

Plus les petits moyens s'échappent facilement de notre mémoire, plus il est à propos de les y rappeler, & de les placer de manière qu'ils frappent les yeux, lors même qu'on ne les cherche point. On doit mettre au nombre de ces petites choses, presque innombrables chez les Anciens, l'éternuement, la bouche étant fermée, pour chasser les corps étrangers engagés dans l'oreille; le cure-oreille garni de laine, & trempé dans la poix, pour les extraire ; enfin les soubresauts qu'on fait éprouver au malade, étendu sur une table, du côté du corps étranger, & lié si étroitement avec elle, qu'il ne fasse en quelque sorte qu'un même corps : tout étant ainsi disposé, l'on soulève la table vers la tête du patient, & on la laisse tomber à plusieurs reprises. Ce dernier moyen n'a d'autre inconvénient que son inutilité, car les précautions indiquées étant bien prises, il ne sauroit nuire en aucune sorte à celui qui fait le principal rôle dans ce jeu, plus fatigant que dangereux *(s)*.

A côté de ces bagatelles, on trouve une opération des plus importantes, & certainement des plus insolites de la Chirurgie. Lorsque l'os de l'oreille est vermoulu, ou, selon l'expression d'Archigène, *imbibé d'une humeur grasse*, il conseille, après avoir incisé les tégumens qui le recouvrent, de

---

(q) Si non egreditur per illud corpus extraneum, tunc fac cannulam ex ære & intromitte extremitatem cannulæ in foramen auris multùm, & opila quod est in circuitu cannulæ cum cera mollificata cum oleo, ut non sit vento via nisi cannulæ : deinde extrahe cum vento tuo attractione forti. Multoties egreditur cum eo quod narravimus. Albucas. Chirur. pars II, cap. VI.

(r) Galen. *de comp. med. secund. loc.* lib. *III, ex Archigene.* Vide Oribas. *Synops.* lib. V, cap. XXVI.

(s) Galen. *ibidem.*, cap. I.

le ruginer, de le cautériser, & enfin de cicatriser la plaie en la pansant avec des topiques doux *(t)*.

Le traitement de l'ægilops n'est pas moins rigoureux que celui de la carie du temporal. On y voit réunies la destruction des os par le trépan perforatif, & leur cautérisation, tant actuelle que potentielle. La manière de pratiquer la dernière de ces cautérisations, a quelque chose de singulier : « certains » Chirurgiens, dit Archigène, après avoir divisé les tégumens » de l'œil, placent dans le conduit lacrymal, un petit en- » tonnoir (bouché sans doute par la pointe), & le remplissent » de plomb fondu. » La chaleur du métal cautérise les parties contiguës à l'entonnoir, ou plutôt les dessèche puissamment; ce qui peut bien suffire dans quelques circonstances légères pour amener la guérison, mais n'est pas assez énergique pour nous porter à croire, avec Archigène, que les succès de cette opération sont constans *(u)*.

Tandis que l'immense collection d'Oribase, anciennement connue, n'offre presque aucun fragment d'Archigène, sur la Chirurgie, le quarante-sixième & le quarante-septième Livre de cette même collection, traduits & publiés depuis peu par le célèbre M. Cocchi, en renferment plusieurs, que leur importance doit faire transporter presque tout entiers dans l'histoire des progrès de l'art.

Le premier de ces fragmens *(x)*, traite de l'épanchement du sang entre les deux tables & dans le diploé des os. Ces infiltrations, dont le sang épanché sous l'ongle donne, dit-il, une idée assez exacte, se convertissent en pus par succession de

---

(t) Quòd si verò auriculæ os corrosum (vel pingui humore imbutum) sit, fissurâ retrò aurem impactâ, ipsum scalpito, deinde urito, ac citra molestiam cicatricem inducito. Collect. Nicetæ, ibid.

(u) Quod si neque sic sanentur (ægilopæ), diviso ongulo, & cum tenui perforato terebello, continuis foraminibus incussis disparato.... Discedent enim squamæ, & sanabuntur.

Quidam dividentes angulum, ossi, quâ parte perforatum est (peut-être nôtre Auteur ne veut-il désigner ici qu'une perforation faite par la carie), angustum infundibulum admovent, ac plumbum liquefactum infundentes, urunt, atque hoc modo optimè sanant. Galen. *de comp. med. secund. loc. lib. V, cap. II.*

(x) Collect. Nicetæ, pag. 116, de sanguine subtercurrente.

temps, & rendent l'os livide. Il eſt mal-aiſé de reconnoître, & plus encore, de guérir cette maladie autrement qu'en perforant l'os, pour donner iſſue à la matière. Quand le ſang s'épanche ſur les méninges, le diagnoſtique & la curation deviennent encore plus difficiles, & ce n'eſt que par la léſion de ces membranes, ou plutôt par les phénomènes qui l'accompagnent, qu'on acquiert la certitude de cet épanchement. La matière ainſi cantonnée, produit des fièvres avec friſſon; le viſage eſt plus rouge, & la chaleur plus grande qu'on ne devoit l'attendre du degré de fièvre que le malade éprouve; le ſommeil eſt agité; les yeux ſont humides, chaſſieux, rouges; & cependant l'ulcère ne forme point de vrai pus, ne s'incarne point, mais devient ſordide; quelquefois même il s'élève des phlictaines ſur la langue. Si la main du Chirurgien vient de bonne heure au ſecours de ces malades, elle en ſauve quelques-uns; dans le cas contraire, communément ils périſſent tous.

On s'aſſure que la noirceur de l'os eſt l'effet d'un panſement vicieux *(y)*, par la nature de l'os même, qui ne tarde pas à reprendre ſa blancheur, dès qu'on rectifie le panſement; par le peu d'épaiſſeur de la teinte noire, car on l'emporte aiſément avec la rugine; par le peu d'intenſité de la mauvaiſe odeur que la ſanie exhale; enfin par la ferme adhérence des chairs aux os, & des cheveux aux chairs des environs de la plaie. On reconnoît au contraire que la noirceur eſt l'effet d'une cauſe interne, à la facilité qu'ont les cheveux à quitter la peau, à la puanteur de la ſanie, à la ſécherefſe de l'os, à la profondeur de la teinte noire, qui ne diſparoît point ſous la rugine. Alors il y a fièvre, la langue eſt sèche, les tempes douloureuſes, & la nuque & les mâchoires ſe reſſentent de la maladie. Dans ces circonſtances, il ne faut pas perdre de temps, & cerner au plutôt l'os malade d'une chaîne de petits trous, l'enlever, & panſer convenablement la plaie *(z)*.

(y) Ibid. De Nigritie.
(z) Archigène donne ici une préférence abſolue à la tarière ſur le trépan; préférence que Celſe ne lui

Lorsque les os sont dénudés par une cause quelconque, il est utile de les ruginer, jusqu'à ce qu'il en découle un peu de sang; mais sur-tout de les percer de plusieurs trous, très-voisins les uns des autres, & pénétrans jusqu'au diploé. On ne doit pas omettre de dire ici qu'Archigène ne pansoit ces sortes de plaies qu'avec la charpie, & la poudre d'iris & d'aristoloche. Après un pareil traitement, les boutons charnus ne tardent pas à remplir le vide de l'os, à se cicatriser, & à recouvrir ainsi l'os privé de son périoste.

Quoique, après Hippocrate, ce soit ici le premier exemple bien constant de l'emploi du trépan exfoliatif, non-seulement il seroit difficile d'ajouter quelque chose à ce qu'on vient d'en lire, mais même de ne pas s'étonner qu'il ait fallu tant de siècles à la Chirurgie, pour retrouver sur ce point particulier la perfection à laquelle elle touchoit dès la fin du premier.

Le fragment intitulé: *de la chair excroissante (a)*, roule sur les fongosités de la dure-mère, ou paroît au moins plus applicable à cette maladie qu'à toutes les autres fongosités des os. L'incertitude où nous sommes forcés de rester à cet égard, ne doit pas être imputée à ce Médecin, mais au temps, qui nous a ravi la moitié du chapitre, où cette matière étoit traitée avec l'étendue qu'elle exigeoit. « Vous
» connoîtrez, dit Archigène, que la chair qui s'élève sur les os
» est fongueuse, à sa mollesse, à son humidité, à sa flaccidité,
» comme aussi en ce qu'elle ne présente aucun des phénomènes
» de l'inflammation. Nous pouvons l'emporter, continue-t-il,
» avec le scalpel, ou la détruire avec les médicamens; mais
» dans l'un & l'autre cas, il ne faut pas la retrancher de trop
» près, attendu qu'on peut dans la suite affoiblir ce qui reste,
» ou même le détruire, si la compression ne suffit point.
» Quand on a mis la dure-mère à découvert, on la panse avec
» l'huile-rosat blanche, toutefois après l'avoir recouverte d'un
» linge (sans doute pour conserver à la plaie une plus grande

---

accordoit, que lorsque la portion d'os qu'il falloit emporter étoit trop étendue pour être embrassée par une seule couronne de trépan. *t. I, p. 506.*

(a) Collect. Nicetæ, cap. LXXIII, pag. 119, *de carne supercrescente.*

propreté); on l'oint de cérat; on recouvre le tout avec de «
la charpie mouillée, & l'on défend la plaie du choc, de la «
compression & du frottement des corps extérieurs, en l'en- «
tourant d'un bourlet de laine. On arrose ensuite l'appareil «
d'huile-rosat, médicament très-efficace, même au jugement «
de ceux qui blâment les onguens, & l'on pratique une fente «
aux compresses, afin que l'huile pénètre mieux : le miel «
étendu d'eau, peut aussi remplacer l'huile, & tenir lieu «
d'onguent. Les jours suivans, on ramène les tégumens vers «
l'intérieur de la plaie, & on les dispose de la manière la «
plus avantageuse à l'aglutination. L'appareil est levé deux «
fois le jour en été, une fois en hiver, & dans les intervalles «
d'un pansement à l'autre, on l'arrose fréquemment avec de «
l'eau chaude. »

Si notre Auteur n'a pas le mérite d'avoir parlé des fonguosités avec toute la clarté qu'on pourroit desirer, on ne peut au moins lui disputer celui de les avoir fait connoître le premier; ou si, comme le pense André de la Croix (*della Croce*) (b), Celse les a connues (c), d'en avoir parlé plus clairement & de les avoir traitées plus rationnellement que lui.

Quand après avoir ruginé l'os (tout autour), comme on l'a dit plus haut, la dure-mère commence à pousser des bourgeons charnus, on s'occupe à donner aux bords de la plaie la meilleure situation possible, & l'on travaille à les aglutiner, en les pansant avec la sarcocolle. Le reste de ce fragment ne contient que des préceptes diététiques, qui n'ont rien de particulier. Le morceau suivant paroît être entier, & renfermer tout le pronostic des plaies de la tête (d).

(b) *Chirurgiæ Joannis-Andreæ à Cruce, veneti Medici, libri septem.* De membranâ & cerebro extuberante, pag. 62, in fol.

(c) Lib. *VIII,* cap. *IV,* in fine.

(d) *E libris Archigenis, de futurarum distantiâ aliter de signis.* M. Cocchi remarque que les trois derniers mots du titre étoient écrits à la marge, & il prévient que c'est lui qui les a transportés dans le texte, comme rendant le titre plus clair. Il avertit aussi que le manuscrit porte en cet endroit ce petit commentaire : *Distantia est ossium vel suturis, vel concretione conjunclio um secessio, vel mutua disjunctio.* Collect. Nicetæ, ibid.

Archigène tire ce pronoftic de deux fources principales, de la plaie elle-même & du refte du corps. Les fignes avantageux, font l'abfence de la douleur dans l'ulcère & dans la dure-mère, la perfévérance du mouvement & de la couleur naturelle de cette membrane, auxquels fe joint la diminution de l'ulcère, après la fuppuration en pus bien lié, blanc & médiocrement épais. Enfin le malade eft hors de danger, fi l'on voit l'ulcère blanchâtre au commencement, devenir rouge après quelque temps; pouffer des grains charnus femblables à des grains de millet; les exfoliations fe faire dans le temps convenable; & fur-tout fi le malade eft fans fièvre, s'il a le fommeil paifible, l'appétit bon, s'il digère bien & fait parfaitement les fonctions dépendantes de la digeftion; finalement fi les glandes, qui s'étoient tuméfiées au commencement, & l'éréfipèle qui couvroit la face, ne tardent pas à fe diffiper.

On reconnoît le danger où fe trouvent les malades, à leur afpect, aux chofes qu'on remarque, tant à la plaie qu'au refte du corps, & aux excrétions. La pâleur permanente, ou au moins très-ordinaire; les yeux enfoncés dans les orbites, hagards & faillans; l'abattement, qui ne ceffe ni le jour ni la nuit, font des fignes funeftes. On ne doit pas juger plus favorablement l'augmentation de la douleur & de la chaleur dans l'ulcère, la diminution du pus, ou fa converfion en une fanie tenue & puante, la rougeur & la flaccidité des bords de la plaie, leur renverfement, & leur féparation d'avec l'os auquel ils étoient unis, l'immobilité de la dure-mère, fa couleur blanchâtre, livide ou noire, fon inflammation portée à un très-haut degré, ou fon affaiffement, & fur-tout fon paffage, fans caufe externe, de l'état de déterfion à l'état d'impureté.

L'état du malade eft auffi très-dangereux, quand l'os eft fec, livide, noir ou pâle, & que les futures fe féparent pendant le traitement. Le cou immobile, ou qu'on ne peut mouvoir fans douleur, la tête penchée, les vertiges & la cécité paffagère lorfque le malade la foulève, les larmes involontaires, les yeux humides, l'averſion pour la lumière, la rougeur ou la lividité de la conjonctive, l'imparfaite adaptation des tarſes quand le malade ferme les yeux, les bruits & les bourdonnemens d'oreilles, avec ſurdité, la diminution de la vue, la convulſion, les mouvemens convulſifs ou la paralyſie des mâchoires, la violente douleur des dents, l'affaiſſement & l'altération de la voix & de la parole, le trop long ſommeil, l'inſomnie & le retour de la douleur, ſont autant de ſignes qui font tout craindre pour la vie du malade. Le pronoſtic, déjà ſi fâcheux, le devient de plus en plus: la fièvre ſe change en fièvre continue & ſe fortifie, les parties ſuppurent en-deſſous, les ſueurs coulent abondamment, un pus de mauvaiſe odeur ſe fait jour par les narines & par les oreilles, à quoi ſe joignent le tremblement, la palpitation continuelle, la douleur & l'agitation des doigts : viennent enfin les déjections bilieuſes, noires, crues, les urines abondantes, tenues ou épaiſſes, & ſemblables à celles des jumens; le malade, ſans y penſer, porte la main à ſa plaie, *il fait ſa valiſe (floccos colligit)*, ſe lève ſur ſon ſéant ; le froid s'empare des extrémités, tandis que les parties moyennes ſont dévorées par la chaleur; le pouls devient irrégulier, la reſpiration difficile, & cependant l'air chaſſé dans l'expiration eſt froid. Remarquons ici qu'autant les Anciens l'emportent ſur nous par l'exactitude & la fidélité de leurs obſervations cliniques, autant la peinture des divers phénomènes ou accidens des plaies de tête, tracée ici par le Médecin d'Apamée, l'emporte ſur toutes celles du même genre, faites par ſes prédéceſſeurs ou par ceux qui le ſuivirent, juſqu'aux temps les plus voiſins de ceux où nous vivons.

Le fragment ſuivant paroît être entier comme celui qui le précède, & contenir la doctrine d'Archigène ſur les amputations *(e)*. « Nous parlerons, dit-il, de l'amputation des diverſes parties du corps, dans un même chapitre, pour « réunir en un même lieu toute la doctrine de cette opération. «

(e) Ibid. page 155, *de amputandis partibus.*

» On ampute quelques parties du corps, ou parce qu'elles font
» mortes, comme dans la gangrène, ou dévorées par des ulcères
» putrides & rongeans. On retranche les parties viciées dans
» quelques espèces de cancers; on emporte les excroiſſances
» *préternaturelles*; on diminue le volume de quelques autres
» parties, lorſqu'il excède la bonne conformation; on cerne
» enfin les calloſités. On exciſe encore pour mettre à découvert
» des lieux cachés, & pour extraire les traits & les corps
» étrangers qu'ils entraînent avec eux *(f)*. Certains Chirurgiens
» pratiquent encore cette diviſion dans d'autres vues, comme
lorſqu'ils font l'opération de la bandelette *(g)* »: opération
ſingulière, au moyen de laquelle, & de la cicatrice qui la ſuit,
ils penſoient arrêter le cours de la pituite qui ſe porte aux
yeux. Voilà les cauſes générales qui autoriſent le Chirurgien
à pratiquer l'amputation. Avant d'en venir à l'opération, il
faut conſulter les forces du malade & s'aſſurer qu'elles ſeront
ſuffiſantes pour la fin qu'on ſe propoſe; car amputer & brûler
ſont les derniers moyens de la Chirurgie, tant en ordre qu'en
puiſſance: en ordre, ils viennent après les grands; en puiſſance, ils les ſurpaſſent tous de beaucoup. C'eſt donc avec
grande raiſon qu'on s'aſſure d'abord des forces.

    Les opérations partielles dont l'enſemble conſtitue l'ampu-
tation, ſe partagent en trois temps, & ſont de trois eſpèces,
celles qui la précèdent, celles qui l'accompagnent, & celles
qui la ſuivent.

    La première choſe que doit faire le Chirurgien avant que
de retrancher un membre, c'eſt d'embraſſer les vaiſſeaux qui
s'y portent, dans un *lacs,* ou dans quelques *brins de fil,* paſſés
autour au moyen d'une aiguille, & de les lier; quelquefois

(f) Archigène décrit encore un cas qui néceſſite l'*exciſion*, mais trop confu-
fément, pour que nous puiſſions nous flatter de l'interpréter d'une manière qui plaiſe à tous nos Lecteurs: nous aimons donc mieux leur ménager le plaiſir de l'interpréter eux-mêmes. Le texte grec & la traduction latine pré-
ſentant les mêmes difficultés, nous ne rapporterons que cette dernière. *Abſcindimus item quæ naturalibus liga-
mentis ſoluta ſunt, ubi initio medica-
mentis tolli nequeunt, eâ quoque de cauſâ, ne extrema nervorum contra-
hantur, alimento carentia, quod & his accidit qui manu tractantur.* Idem *ibidem, page* 156.

(g) Voyez tome *I, page* 420,
même

DE LA CHIRURGIE. Liv. V. 361

même il doit appliquer la même conſtriction au membre entier, l'arroſer d'eau froide, & ſaigner le malade.

Ces précautions étant priſes dans l'ordre où nous les plaçons ici, il faut mettre le membre ſur l'*arc;* car cet arc abrège l'opération : au reſte, Archigène avertit qu'on ne doit pas amputer les membres tout contre les articulations.

Après avoir retiré & remonté la peau vers le tronc, on entoure & l'on ſerre le membre avec une bande, ou quelque autre lien ſemblable. Cette bande a pluſieurs utilités; mais ſur-tout elle trace à l'inſtrument le chemin qu'il doit ſuivre, & l'empêche de s'égarer : d'ailleurs, elle n'eſt pas inutile au membre à retrancher. Quant à ce dernier, il ſera couché de manière que le Chirurgien puiſſe conduire l'inſtrument à ſon gré, ſoit dans la ſection circulaire, ſoit dans la ſéparation des chairs d'avec l'os du moignon.

L'inciſion circulaire étant faite, on écarte les nerfs; on ratiſſe le périoſte, & on ſcie l'os. Lorſque le ſang coule plus abondamment qu'il ne convient, on cautériſe les vaiſſeaux qui le fourniſſent, *à travers une compreſſe double,* avec des cautères épais & rouges, évitant avec ſoin les nerfs : après quoi l'on applique ſur le lieu cautériſé, du poireau pilé avec du ſel, & l'on couvre les petits vaiſſeaux qui laiſſent ſuinter un peu de ſang, avec des médicamens ſtyptiques, & les muſcles & les tendons, avec du cérat d'huile d'iris ou d'huile ordinaire vieille.

On panſe la plaie tous les trois jours. On procure ſa déterſion avec les médicamens indiqués ci-deſſus, & l'on ſe conduit, pour les précautions & pour la curation générale comme Archigène l'a dit plus haut.

Ce fragment préſente des difficultés ſans nombre, & les moindres ne ſont pas celles qui viennent de l'obſcurité ou de l'incorrection du texte grec. Le ſavant M. Cocchi déſeſpérant de pouvoir donner aux endroits obſcurs un ſens convenable & ſuivi, s'eſt contenté de rendre la valeur abſolue des mots. Avec moins de reſſources, nous avons oſé davantage; nous en avons fait une verſion ſuivie, qui ne contient

Tome II.

que des préceptes raisonnables, quoiqu'ils ne soient pas tous bons à suivre, aujourd'hui que l'art s'est perfectionné. Comme nous avons traduit, & non pas paraphrasé le texte, il y reste encore quelques obscurités, que nous allons tâcher d'éclaircir; mais qu'on se souvienne, en lisant les conjectures que nous hasardons, que personne ne nous a précédés dans cette entreprise, & qu'on doit de l'indulgence à ceux qui défrichent.

La première difficulté consiste à connoître la véritable valeur qu'Archigène attachoit aux mots, *étrangler* ou *coudre* les vaisseaux, (*laqueo igitur constringenda vel consuenda sunt vasa*). Est-il possible, est-il raisonnable de *coudre* les vaisseaux, en prenant ce mot dans son acception ordinaire & connue ? Et en supposant que nous ayons bien interprété le mot *coudre*, quelle différence y aura-t-il entre serrer les vaisseaux avec un lacs, & les lier avec un fil ? Sur cela, voici notre conjecture. Ne seroit-il pas possible que lorsqu'on devoit se servir du lacs pour lier les vaisseaux, on les mît d'abord à découvert par une incision, que notre Auteur n'aura pas énoncée, parce qu'étant essentielle & indispensable, ses Lecteurs, au fait de la manœuvre dont il parle, devoient la supposer préalablement faite ? Par ce procédé, en divisant dans un point les attaches cellulenses des vaisseaux, on les lioit sans aiguille. Il est des cas, d'une autre espèce à la vérité, où l'on pratique encore aujourd'hui cette sorte de ligature.

Lorsqu'on *cousoit* les vaisseaux, c'est-à-dire lorsqu'on se servoit de l'aiguille, il est très-probable qu'on omettoit l'incision préalable dont nous parlions il n'y a qu'un instant, & qu'on passoit à travers la peau & les chairs une aiguille enfilée de quelques brins de fil, à peu-près comme on le fit d'abord en amputant le bras dans l'article. De cette manière, tout est expliqué dans le texte, & rien n'y paroît ni déraisonnable ni superflu.

Quelque satisfaisante que cette interprétation nous paroisse, ne laissons pas ignorer qu'un Écrivain moderne donne un sens bien différent à ce paſſage *(h)*, en plaçant autour du membre même, le lacs dont nous entourons ſes vaiſſeaux. Mais M. Platner a-t-il fait attention que le précepte de lier le membre, ſuit immédiatement celui de lier les vaiſſeaux? Ou il faut que le premier lacs ſoit deſtiné aux vaiſſeaux, ce qui ſemble évident, même dans le texte; ou bien il faut ſuppoſer, contre le ſens formel de ce même texte, contre la vraiſemblance & la raiſon, qu'Archigène répète exactement le même précepte, je ne dis pas dans le même paragraphe, mais preſque dans la même ligne.

Pour réſoudre la ſeconde difficulté, tâchons de deviner ce qu'Archigène entendoit par *mettre l'arc ſous le membre (& ſubjiciendus arcus eſt)*. Ne pourroit-on pas ſoupçonner que les Anciens avoient cherché, comme les Modernes, à fixer la portion à retrancher du membre plus ſolidement qu'elle ne peut l'être par les mains des aides? Ne ſe pourroit-il pas auſſi que pour donner à cette partie l'immobilité qu'ils cherchoient, ils euſſent imaginé un croiſſant immobile, dans lequel ils engageoient le membre, croiſſant qui pourroit avoir reſſemblé, tant par ſon uſage que par ſa forme, à la fourche dont M. Bertrandi s'eſt ſervi depuis, pour fixer l'os ſaillant après l'amputation, lorſqu'il jugeoit à propos de le reſcier? Un appui très-ſolide, un morceau de bois, une planche, employés dans la ſuite par Albucaſis, pourroient fortifier cette conjecture *(i)*.

La troiſième difficulté roule ſur l'emploi de la compreſſe double, *candentibus craſſiſque ferramentis adurere (vaſa), duplicato linteo applicato iis e quibus ſanguis emanat*. Cette compreſſe pouvoit être appliquée avant ou après la cautériſation; mais il ſuffit de jeter les yeux ſur le texte, pour ſe convaincre que ſon application précédoit celle du fer rouge. Demandons-nous préſentement quel peut être l'uſage de ce linge. Eſt-ce qu'on auroit appliqué le feu par ſa médiation?

_____

(h) Erneſti Platneri ſupplementum in Jo. Z. Platneri inſtitutiones Chirurgiæ, pag. 202 & ſeqq.

(i) Et tu detegis carnem ſuper locum queu vis ferrare, ut non lædat ferra carnem. Pone lignum aut tabulam, ſub oſſe inferiùs decenter... &c. Pars II, cap. LXXXVIII.

Ce feroit, à ce qu'il femble, diminuer la force du cautère, & on la veut très-grande, puifqu'on prefcrit que les cautères foient *matériels & rouges*. D'ailleurs le linge s'embrâfant, brûleroit plus ou moins les parties qui entourent les fources de l'hémorragie. Seroit-ce que cette compreffe étoit percée vis-à-vis des vaiffeaux à cautérifer? Dans cette fuppofition, fon ufage feroit d'écarter l'action du feu des autres parties qu'elle brûleroit en pure perte, aucun avantage ne pouvant réfulter de cette demi-cautérifation. Il femble qu'on devroit s'arrêter à cette conjecture, parce qu'elle établit un procédé très-rationnel, qui pouvoit exifter du temps d'Archigène, puifqu'il ne tardera pas à fe montrer dans les Ouvrages de fes fucceffeurs, notamment dans ceux d'Aëtius qui cautérifoit à travers une emplâtre fenêtrée *(k)*. Mais, quoique cet ufage de la compreffe paroiffe le plus vraifemblable, comme le plus rationnel, néanmoins nous fommes prefque forcés de lui en fuppofer un autre pris dans l'hiftoire même, & à l'époque que nous parcourons préfentement. En effet Galien, qui vécut peu de temps après Archigène, nous apprend *(l)* qu'on cautérifoit quelquefois, qu'il cautérifoit lui-même à travers un linge, ou fi l'on veut à travers la charpie; & j'avoue que je crois voir dans les paroles de Galien, le cautère porté immédiatement fur les linges, & médiatement fur les chairs, fans aucun égard aux parties qui avoifinent le lieu cautérifé; ce qui doit faire abandonner la première conjecture qui, toute vraifemblable qu'elle eft, ne fauroit tenir contre des faits. Quant à l'utilité de cette cautérifation, peut-être confiftoit-elle dans une forte de maftic formé des débris du linge & des vaiffeaux à demi-brûlés, aglutinés par les fucs que les cautères exprimoient des chairs. Mais c'en eft affez fur cet objet.

De tous les Écrivains qui puifèrent dans les Ouvrages d'Archigène, aucun n'offre un plus grand nombre de ces utiles larcins, qu'Aëtius; mais malheureufement ce Compilateur

---

(k) Aët. lib. *XIV* cap. *LII*: Aquapend. pyr. *p. 3*, cap. *IX*; *p. 2*, cap. *X*.

(l) Aliquando admoto partibus affectis candente ferro (uftio perficitur), aliquando priùs fubmiffo lineamento. Ad Glauc. lib. II, cap. XIX.

n'avoit pas les mêmes vues qu'Oribase; & par cette raison, les fragmens qu'il a conservés sont bien moins précieux à la Chirurgie.

Dans le chapitre qu'Archigène consacre aux bains naturels, après avoir distingué leurs principales espèces à raison des substances que l'eau charrie, il assigne les genres de maladies auxquelles chaque espèce de bain convient particulièrement. Il remarque, par exemple, que les bains alumineux *(m)*, sont propres aux personnes épuisées par des flux hémorroïdaux trop abondans, aux femmes dont les menstrues sont irrégulières ou trop copieuses, à celles qui avortent sans cause manifeste, aux tumeurs des jambes & aux varices des extrémités.

Les bains sulfureux qui ramollissent les muscles, les tendons, les nerfs, conviennent à toutes les maladies de la peau, détergent les vieux ulcères, résolvent les empâtemens des articulations, dissipent la paralysie, la douleur sciatique, &c. Il observe, avec raison, que pour que le bain produise tout le bien qu'on en peut attendre, sa température doit être telle que le malade n'en éprouve pas de sensation désagréable, & s'y plonge sans répugnance *(n)*. Il ne parle point des bains d'eau salée, soit qu'il n'y eût pas la même confiance que Celse *(o)*, ou qu'il n'ait pas voulu répéter un conseil utile déjà donné par ses

---

(m) Si les eaux minérales alumineuses existent, elles doivent être fort rares, & l'on peut douter que les Anciens fussent en état d'y reconnoître l'alun, qui est une combinaison de l'acide vitriolique avec une terre argileuse, & sur-tout de le distinguer de la sélénite, qui est la combinaison du même acide avec une terre calcaire. Aix en Savoie offre une source que les Romains connurent, dit-on, & jugèrent sans doute alumineuse, quoiqu'elle ne le soit pas, puisque la tradition leur a conservé jusqu'à ce jour la dénomination d'*eaux alumineuses*. Au reste, Galien assigne une source de cette espèce : *aquæ quin etiam aluminosæ, quales sunt in italia vocatæ albulæ, cùm aliis ulceribus idoneæ sunt, tùm...* De simpl. med. facult. lib. I, cap. VII.

(n) Nam qui perturbati ingrediuntur, eorum corpus horrescens densatur, & non suscipit ab aquâ qualitatem. Aëtius, tetrab. I, ser. 3, cap. CLXVII.

(o) Quin etiam fovere aquâ calidâ marinâ, vel, si ea non est, tamen salsâ, magnopere necessarium est (in resolutione nervorum). Ac si quo loco vel naturales, vel etiam manufactæ tales natationes sunt, iis potissimùm utendum est ; præcipuèque in his agitanda membra quæ maximè deficiunt. Lib. III, cap. XXVII.

prédécesseurs. Jamais on n'a tant cautérisé que le faisoit Archigène : dans la paralysie, après avoir épuisé tous les autres moyens, il ne voit de ressource que dans les cautères, tant actuels que potentiels. Il place la première escarre entre les deux bosses occipitales, là où commence la moëlle alongée; deux autres, une à chaque côté de celle-ci, & quatre au sommet de la tête; trois en rond, & une dans le centre. Il seroit difficile de trouver un procédé chirurgical qui fût tout-à-la-fois aussi empirique & aussi douloureux que celui-ci. Cependant, comme Archigène se flatte d'y voir céder la paralysie, pourvu que les ulcères restent long-temps ouverts & suppurent beaucoup; & comme il n'a pas manqué d'imitateurs, peut-être seroit-il plus prudent de chercher à démêler les cas, où ce secours convenablement modifié peut convenir, que de le proscrire sans examen *(p)*. Archigène est beaucoup plus rationnel dans le traitement de la paralysie de la paupière, que dans celui des paralysies des autres organes. Il conseille d'abord un topique, composé de mastic & de suc de choux, dont il applique une couche épaisse sur le front, après en avoir tendu la peau. Lorsque ce moyen, qu'il reconnoît d'ailleurs moins puissant contre la paralysie de la paupière que contre celle du sourcil, est inefficace, il a recours, pour la première maladie, à la suture de la paupière; & pour la seconde, à l'excision d'une lanière des parties molles du front *(q)*. Il remarque que dans les paralysies de la face, on doit appliquer les topiques à la partie paralysée elle-même, & non à la partie opposée : car, dit-il, ceux-là se trompent qui pensent que la mâchoire est tirée du côté où elle se porte *(r)*. Il fait des injections irritantes & balsamiques dans

---

(p) Tetrab. *II, serm.* 2, *cap.* XXVIII.

(q) Comme le texte paroît susceptible de diverses interprétations, on a cru le devoir transcrire. *Optimum autem in ipsis, & maximè in supercilio relaxato, hoc : mastichen cum succo brassicæ non lotæ; terito, & distentâ frontis cute, fronti crassiùs illine. Perseverante verò affectione, palpebram quidem suturâ sanat, supercilium verò fasciolæ de fronte ablatio.* Ibid. *cap.* XXIX.

(r) Caninam convulsionem vocant mandibularium musculorum resolutionem. Distorquetur igitur in obliquum

la vessie, lorsqu'elle est paralysée, ne mettant à cet égard aucune différence entre les cas où les urines sont retenues & ceux où elles coulent involontairement *(s)*; mais il observe, & semble s'en étonner, que la paralysie qui s'oppose si puissamment à l'érection & à l'éjaculation dans quelques circonstances, n'apporte aucun obstacle à la libre excrétion des urines *(t)*.

L'application du cautère dans le crachement de pus, loin de se montrer pour la première fois dans les Écrits d'Archigène, est une des plus anciennes opérations de la Chirurgie; & cependant on auroit peut-être de la peine à trouver ailleurs que chez notre Auteur, le précepte très-rationnel de réserver ce moyen, toujours efficace quand on l'emploie à propos, pour les seuls cas où les collections purulentes ou vomiques, se succèdent les unes aux autres. Cette succession d'abcès suppose en effet la dispersion de la matière purulente dans le poumon, ou dans les parois de la poitrine; & la dispersion suppose à son tour dans la matière, une disposition vague à s'échapper par la première issue qui lui seroit offerte: tandis que la vomique solitaire exige au contraire que l'issue lui soit ouverte dans un lieu tel & déterminé; ce qui souvent est au-dessus du pouvoir de notre art, & sur-tout des lumières de ceux qui l'exercent *(u)*. Parmi les excrétions des organes urinaires, il en est une qui fixe particulièrement son attention : « nous avons connu plusieurs personnes, dit-il, qui rendoient des cheveux avec les urines, tantôt un à un, & tantôt plusieurs à la fois, brouillés & mêlés ensemble; tantôt longs & tantôt courts, produits les uns & les autres par la fluxion *(x)*. » Hippocrate avoit observé ce phénomène, ignoré

---

os & nasus & oculus & in summâ, dimidia faciei pars. Auxilia itaque resolutæ parti adhibeantur, non opposita; decipiuntur enim aliqui, qui mandibulam ab apposita parte distrahi putant. Ibid. cap. XXX.

(s) Tetr. II, ser. 2, cap. XXXIII.

(t) Ibid. cap. XXXV.

(u) Ibid. serm. 4, cap. LXV, in fin.

(x) Tetrab. III, serm. 4, cap. XXXI.

de tous ses prédécesseurs, au jugement de Galien, & l'avoit décrit avec plus d'exactitude encore qu'Archigène, sous la dénomination très-juste d'*excrétions urinaires capilliformes (y)*. « Hippocrate, dit-il, avoit vu sortir avec les urines, des fila-
» mens semblables à des cheveux ; & nous-mêmes, nous en
» avons vu de la longueur de la main, quelquefois plus longs
» & quelquefois plus courts. Je suis convaincu, continue
» Galien, tant par leur couleur que par leur contexture, qu'ils
» sont formés d'une humeur grossière & visqueuse, épaissie &
» desséchée par la chaleur dans les reins & dans leurs vaisseaux secrétoires. » Voilà le fait ; n'en cherchons pas la cause, nous ne serions pas plus heureux dans nos recherches que le Médecin de Pergame, & ses succès ne doivent pas nous encourager à le tenter. Quant à ce qui concerne le traitement de cette affection contre nature, désignée à cette époque par le nom de *pili-miction*, Archigène & le Médecin de Pergame ont les mêmes vues, évacuer, astreindre, corroborer, & le dernier les a presque toujours remplies avec succès par les seuls incisifs diurétiques.

Nous avons eu & nous aurons encore tant d'occasions de parler de l'usage du dropax ou pication, & du sinapisme ; & ces moyens jouent un si grand rôle dans la thérapeutique des Anciens, qu'il nous paroît indispensable de décrire ici les uns & les autres. Nous aurions pu le faire ailleurs, car Archigène n'est pas assurément le premier Écrivain qui en ait tracé des formules ; mais nous avons cru devoir préférer les siennes, comme les plus amples & les mieux circonstanciées. Il y a d'ailleurs une si grande conformité entre les formules de ces topiques, données par les différens Auteurs, qu'on peut sans inconvénient n'en point changer, & se servir dans tous les cas où ces remèdes sont conseillés, de celles qu'Archigène nous a transmises.

(y) Vide Aphor. lib. IV, aphor. 76 ; & Comment. Galeni in huncce aphorismum : *quibus cum urinâ crassâ exiguæ carunculæ, aut veluti pili exeunt, a renibus excernuntur.*

Le dropax des Grecs, appelé par les Latins *picatio* (z), est un médicament externe, tantôt de la consistance du malagme, & tantôt de celle de l'emplâtre (a), principalement usité dans les maladies chroniques, ou comme base du traitement, ou comme propre à faciliter les succès du sinapisme, à les compléter même lorsqu'ils restent imparfaits. Le plus simple de tous les dropax est celui qui n'est fait qu'avec la poix : on la prend sèche, & on la ramène à la consistance emplastique par le feu, & l'addition d'un peu d'huile. Après que la poix est ainsi disposée, on l'applique encore chaude sur la partie, auparavant rasée, à laquelle elle s'attache, & on l'arrache avant qu'elle soit entièrement refroidie. On répète plusieurs fois, & avec les mêmes précautions, l'application & l'arrachement de ce topique irritant & glutineux. Le dropax est sur-tout recommandé contre le vomissement habituel, le flux céliaque, les digestions difficiles, l'atrophie des membres, &c.

Dans la vue d'échauffer davantage, on ajoute à cette *pication*, du poivre & de la pyrèthre, des semences de romarin & du bitume. Si l'on veut dessécher, on associe à la poix, du soufre vif, du sel commun & de la cendre de sarmens. Veut-on exciter de la douleur ? c'est de l'adarce (b) ou de l'euphorbe qu'on incorpore avec la poix. Il est une seconde espèce de dropax, qu'on appelle *dropax gaulois*, quoique quelques-uns de ses ingrédiens semblent démentir son origine (c). Il se prépare ainsi : on prend une livre & demie de colophone, sentant l'encens ; égale quantité *de cette résine grossière & ligneuse, qu'on apporte dans des tonneaux;* de poix sèche, *& de cette autre*

(z) Tetr. I, ser. 3, cap. CLXXX.
(a) Paul. Æginet. lib. VII, cap. XIX.

(b) On donne ce nom, ou celui de fleur de sel marin, à une écume salée, qui s'attache aux roseaux & à plusieurs autres plantes sur les bords des mers, & qui s'y endurcit : on l'estime propre à détruire les dartres & autres maladies de la peau.

(c) Paul ne se donnant pas la peine de remonter aux premières sources, attribue à Oribase le *dropax gaulois*, décrit trois siècles auparavant par Archigène. Lib. VII, cap. XIX.

matière résineuse qu'on racle des navires, lorsqu'on les prépare à être godronnés à neuf, appelée par les Grecs, *apochyma*; deux livres de poix liquide *(picis brutiæ)*; quatre livres de cire, de nitre & de bitume ou huile de Gabian *(Gabinai) (d)*; quatre onces de pierre-ponce, de pyrèthre, d'ellébore blanc & de poivre; trois onces de soufre vif, de castor, de gomme ammoniac & de staphisaigre; une livre d'huile de concombre sauvage, & six onces d'*opobalsamum*. Autre dropax qu'Archigène donne pour bon & éprouvé: poix, cire, colophone, une livre; nitre, six onces; bitume, trois onces; soufre vif, demi-once; poivre, euphorbe, pierre-ponce, une once; cantharides, demi-once; huile de cyprès, quatre onces.

On donne au dropax d'autant plus de consistance, que les forces du malade sont plus considérables. Lorsque le sujet auquel on l'applique est fort & vigoureux, il convient de le faire tenir debout, marcher, même exercer, pendant qu'il le porte. Le dropax qui reste peu de temps appliqué, semble plus propre à fortifier les esprits, à les appeler à la surface, & à leur faire reprendre leurs fonctions, que celui qui séjourne long-temps sur la partie.

On appelle en général sinapisme, tout cataplasme où entre la moutarde *(e)*. Ce topique est très-actif, & c'est une des raisons qui le font rejeter du traitement des maladies aiguës: il faut pourtant en excepter quelques-unes; car, dit Archigène, nous nous servons du sinapisme dans tous les cas où les solides sont paresseux & sans action, & par conséquent dans les affections aiguës, avec oppression des forces; mais c'est principalement dans les maladies chroniques, quand tous les autres moyens sont insuffisans, que nous l'employons

---

(d) C'est un bitume liquide, qui découle des fentes des rochers, ou qui sourde du sein de la terre avec l'eau qui forme les puits & les fontaines chargées de cette huile. On appelle *huile de Gabian*, le pétrole rouge-brun, qui découle des fentes des rochers bitumineux situés dans un village appelé *Gabian*, aux environs de Béfiers, en Languedoc. Il faut que les Anciens aient connu cette source d'huile minérale.

(e) Aëtius, *ibid. cap.* CLXXXI.

avec le plus de fruit. Il est pourtant, continue Archigène, quelques affections du genre des chroniques auxquelles le sinapisme ne convient pas, & que pour cette raison nous devons spécifier : telles sont l'ulcération des poumons, les ulcères quelconques internes, que son acrimonie aigriroit. On ne doit pas non plus appliquer le sinapisme sur la peau ulcérée *(f)*, sur les parties cartilagineuses, comme le nez & les oreilles; parce qu'en général il *noircit* & cautérise celles qui sont peu charnues.

Toutes les maladies & toutes les parties du corps qu'on n'a pas exceptées, reçoivent utilement l'application du dropax, notamment la tête, dans les cas de douleur totale ou partielle, de vertige, d'épilepsie, de folie; le thorax, dans l'asthme, les toux chroniques; la tête & le thorax, dans le catarrhe; le creux de l'estomac & l'abdomen, dans toutes les vieilles maladies, & sur-tout dans le défaut d'appétit; les régions des reins & des lombes, dans la paralysie de l'épine, de la verge & de la vessie : en un mot, tous les organes languissans & paralysés sont puissamment ranimés par le sinapisme. Les arthritiques, les goutteux, les ischiatiques, en retirent de grands avantages. La forme du sinapisme n'est pas invariable, puisqu'on en fait des suppositoires qu'on introduit dans le rectum paralysé : on les retire après qu'ils ont produit leur effet, & l'on tempère l'irritation qu'ils ont excitée par un lavement d'hydromel.

Le sinapisme se prépare de la manière suivante. On fait macérer pendant vingt-quatre heures des figues grasses, dans de l'eau tiède; & après les avoir égoutées, on les réduit en pâte par la trituration; on pile ensuite la graine de moutarde, & on lui donne la même consistance qu'aux figues, au

---

(f) Quoique Archigène blâme ici l'application du sinapisme sur les ulcères de la peau, il ne laisse pas ailleurs, d'en conseiller en quelque sorte l'équivalent, dans la graine d'erysimum pilée, & appliquée, en guise de *compresse* (ou de cataplasme), sur les ulcères même malins, laquelle graine, selon lui, les guérit très-promptement. Galen. *de comp. med. sec. gen. lib. IV.*

moyen d'un peu de leur décoction. On conserve séparément ces deux pâtes, & l'on en forme des masses, qu'on mêle au besoin, dans les proportions convenables. Si l'on veut sinapiser fortement, on prend deux parties de moutarde & une de figues; pour une action médiocre, parties égales des deux ingrédiens suffisent; enfin pour une action foible, on mêle deux parties de figues à une de moutarde. Au surplus, pour les malades d'un sentiment très-vif & très-délicat, on substitue la mie de pain à la pulpe de figues. A cette occasion, Archigène observe que la macération de la graine de moutarde dans le vinaigre, affoiblit son activité *(g)*. Quelquefois on donne au sinapisme la consistance liquide; alors la meilleure manière de l'employer, c'est de l'enfermer dans un sachet, & d'appliquer le sachet sur la partie. Il est impossible d'assigner un terme précis & constant à la durée de l'application du sinapisme; le plus sûr est de le soulever de temps en temps pour reconnoître la rougeur de la partie, & de l'enlever dès que cette rougeur paroît. Pour en favoriser & prolonger l'action, on l'entretient chaud & humide, en le couvrant d'éponges trempées dans l'eau chaude, & médiocrement exprimées.

Le cataplasme ou le sachet contenant le sinapisme, étant levé, le malade sera mis dans le bain, & de-là porté dans un lit chaud; ensuite arrosé de nouveau, mais sans onction *(h)*. On doit oindre le malade au sortir du premier bain, à moins que la douleur ne soit violente, ou la partie excoriée : dans ce dernier cas, on applique sur la partie une couche de laine imbibée d'eau & de miel rosat, & l'on recouvre

---

(g) Cet effet du vinaigre est constant; & l'on peut raisonnablement douter qu'il en produise un différent sur l'écorce de garou qu'on y fait également macérer.

(h) L'onction dont Archigène parle ici n'étoit point un moyen thérapeutique; elle appartenoit à l'hygiène. Tout le monde sait que les anciens peuples orientaux étoient dans l'usage de se baigner une ou plusieurs fois le jour; & qu'après le bain, ils se faisoient oindre avec quelque liniment d'agréable odeur, qui prit de-là le nom d'onguent, nom qu'il conserva dans la suite en changeant de destination.

celle-ci d'un cataplafme de mauve & de mie de pain. Après que la douleur eft diffipée, on panfe la partie avec la cérufe & le cérat de rofes. Quand le malade ne peut pas ufer du bain, on le fupplée en enveloppant tout le corps, à l'exception des parties couvertes de finapifme, d'éponges trempées dans l'eau chaude & exprimées. Dans les maladies de la tête, fur-tout dans celles qui ne font pas accompagnées de chaleur, on appaife la douleur du finapifme en douchant la partie avec de l'huile chaude.

Quoique le finapifme foit un des moyens les plus vigoureux & les plus efficaces qu'on puiffe oppofer aux maladies chroniques; quoique la théorie moderne, d'accord avec l'expérience ancienne, ne montre dans ce remède, que des effets falutaires, fans aucun mélange d'accidens, il eft tombé depuis long-temps dans la deffuétude, & de-là dans l'oubli le plus général. « Quelle eft donc la caufe qui a fait rejeter de la pratique un remède fi excellent? Je n'en vois aucune, dit Gorris, fi ce n'eft la modicité de fon prix. Le moyen qu'on puiffe recouvrer la fanté par des médicamens qu'on ne vend pas au poids de l'or! Les Médecins accuferoient-ils fon acrimonie? Nous n'en ferions pas furpris, quand nous les voyons complaifans efclaves de la pufillanimité des malades, flatter auffi la maladie en ne lui oppofant que des moyens plus propres à différer la mort qu'à l'éviter. Que l'évènement feroit bien différent, s'ils remettoient en vigueur l'ufage du finapifme, remède dont les fuccès ont tant de fois prouvé que dans les maladies chroniques, rebelles à tous les autres fecours, & en quelque forte défefpérées, on peut encore conferver des efpérances folides, tant qu'on ne l'a point tenté en vain *(i)!* »

Moins hardi que quelques-uns de fes prédéceffeurs, Archigène s'abftient d'ouvrir les abcès du foie, & fe contente d'en favorifer la rupture à l'extérieur, par l'application des émolliens & des maturatifs chauds. Mais fa timidité difparoît lorfqu'il

---

(i) Def. Medicæ.

s'agit d'évacuer le pus que ces mêmes abcès verfent en fe rompant, entre le péritoine & les *inteſtins*.

Quoique ſes préceptes n'aient pas pour nous toute la clarté qu'ils avoient pour ſes contemporains, attendu les changemens que les découvertes anatomiques ont apportés dans la valeur des mots qu'il emploie, & que par conſéquent ils ne ſoient pas aujourd'hui ſans quelque obſcurité, il eſt pourtant certain qu'on ne peut prendre le change ſur l'objet général de ces préceptes, ni ſur la manière dont il les remplit. Il veut que ſans perdre de temps, dès que ces collections abdominales deviennent ſenſibles au tact, on leur donne iſſue avec l'inſtrument tranchant, tantôt en diviſant les tégumens & le péritoine dans l'endroit le plus élevé du ventre, & tantôt en pratiquant une inciſion oblique auprès de l'aine *(k)*. Selon cette interprétation, Archigène avoit en vue dans le premier cas, les épanchemens cantonnés & comme enkiſtés entre les circonvolutions des inteſtins (peut-être dans les feuillets de l'épiploon), & le péritoine; & dans le ſecond, ces autres épanchemens où la matière, livrée à ſa propre gravité, va ſe raſſembler à l'hypogaſtre, comme le lieu le plus déclive de la cavité de l'abdomen. Ces opérations doivent paroître hardies, ſur-tout en conſidérant l'état de l'Anatomie dans le temps où elles furent inventées; mais elles ſont rationnelles, & l'imitation qu'on en a faite eſt une des plus belles découvertes du xviii.ᵉ ſiècle *(l)*.

Quant à leur réalité, quant à la certitude qu'Archigène avoit les vues qu'on lui ſuppoſe, & qu'il les rempliſſoit

---

(k) Aët. tetr. *III*, ſerm. 2, cap. *IV*. Peut-être faiſons-nous deux opérations d'une opération unique. Dans l'incertitude de dire trop ou trop peu, voici le paſſage : *Aliquando autem humor qui ex abſceſſu promanat inter peritonæon, atque ipſa inteſtina colligitur: & facilè ſanè curatur, ſi quis diductâ citiſſimè cuticulâ humorem ipſum excludat, eâ maximè parte quâ humor attollitur : aliquando autem rurſus poſt factam iſthic collectionem, tranſſumptio per inteſtina contingit. Cæterum in his quibus tumor forás prominet, ſectionem obliquam ſupra inguen infligere oportet, ac per eam ipſam humorem evacuare, atque etiam ulcus ipſum eluere & pharmaca liquefacta injicere, donec perfectè curetur.*

(l) Mémoires de l'Académie royale de Chirurgie, tome *I, p. 237*.

par les opérations que nous croyons voir dans ses Écrits, on n'en sauroit douter, fût-il le seul qui les indiquât; mais la certitude devient une véritable démonstration, lorsqu'on a lû ce qu'en disent Soranus & Cælius Aurelianus, qui, dans cette occasion, peuvent être distingués l'un de l'autre & former une double autorité *(m)*. Ajoutons enfin qu'un des Commentateurs de Paul d'Égine a pensé comme nous sur ce passage d'Archigène, quoiqu'il ne paroisse pas avoir connu le passage d'Aurelianus qui le confirme & l'éclaircit *(n)*.

Les Anciens ont donc tenté ces opérations hardies. Mais ne se sont-ils pas abusés quelquefois? se sont-ils toujours garantis de l'illusion à laquelle exposent les abcès des parois de l'abdomen? ne les ont-ils jamais confondus avec ceux des enveloppes ou tuniques du foie? Leur siége est très-voisin, & le pus en est le même; il est blanc dans les deux cas: si quelquefois il ressemble à de la lie d'huile, c'est moins une suppuration qu'une véritable fonte du parenchyme du foie *(o)*. On auroit d'autant plus de propension à croire que les Anciens ont pu prendre ces abcès externes pour des abcès du foie, qu'ils parlent très-peu des premiers, quoiqu'ils dussent être communs alors, puisqu'ils le sont encore aujourd'hui dans les pays dont la température chaude répond à celle des climats qu'ils habitoient, & qu'ils ne sont pas sans exemple parmi nous. « Les abcès du foie, dit un des Commentateurs anonymes de Paul d'Égine *(p)*, sont ordinairement incurables *(q)*; mais il advient le plus souvent que l'abcès se fait entre la peau & les muscles, ou entre les muscles du ventre inférieur, vers la région du foie, lequel »

(m) Voyez ci-devant, page 275. Voy. aussi Paul, *lib. VI, cap. XLVII*; & son Commentateur Dalechamps, Chir. Franç. *page 211*.

(n) Chir. Franç. *idem*, ibid.

(o) Qui ad hepar suppuratum uruntur, aut secantur, si quidem purum effluat pus, & album, superstites evadunt. Ipsis enim pus est in tunicis; si verò effluat velut amurca, pereunt. Hipp. *lib. VII, aph. 45*.

(p) Chir. Franç. *idem, page 202*.

(q) Ce pronostic est vrai pour les abcès, où le pus ressemble à de la lie d'huile; encore la guérison n'est-elle pas sans exemple, même dans ce cas ordinairement funeste. *Vide* Gort. Comment. *in aphor. 47, lib. VII*.

» il faut ouvrir de bonne heure, de peur que la boue n'altère
» les muscles & le péritoine. J'en ai vu de grands accidens pour
» n'avoir pas ouvert un abcès de bonne heure, non-seulement
» en la région du foie, mais en toutes les autres parties du
» ventre : la façon de l'ouvrir ordinaire est d'y appliquer un
» cautère potentiel, puis ouvrir l'escharre aussitôt, & de pénétrer jusqu'au lieu de la boue qui est profonde. »

Archigène passe des abcès du foie à ceux de la matrice, dont il traite fort au long. La réunion des signes généraux des dépôts, à la suppression des urines, ou des excrémens, ou des deux ensemble, en complète le diagnostic. Les premiers momens étant donnés au soin de procurer la résolution, si l'on désespère de l'obtenir, on se hâte de favoriser la suppuration, tantôt par les émolliens, & tantôt par les balsamiques, que leur activité rend très-propres à presser la lenteur de la suppuration. Ces deux préceptes d'Archigène seront d'un très-grand prix aux yeux de ceux qui, remarquant dans les abcès du même genre, d'un côté la bonne suppuration, de l'autre la mauvaise ; ici la détersion prompte de l'ulcère, là la sordidité constante, & la fonte imparfaite des duretés, ont tâché de se rendre compte de cette diversité d'évènemens : car l'inobservation des préceptes thérapeutiques d'Archigène en montre la source, & la pathologie en rend raison.

Les abcès de la matrice s'ouvrent dans le rectum, & dans le vagin *(r)*. Dans le premier cas, l'usage du lait & des émulsions, est tout ce que l'Art peut fournir de secours; dans le second, le pus sort, tantôt mêlé d'excrémens, & tantôt seul & sans mélange. Les ressources ne sont guère plus étendues ici qu'elles ne l'étoient il n'y a qu'un instant; elles se bornent aux lavemens avec la décoction de lentilles & d'écorces de grenades. Enfin, quand le pus coule par le vagin, s'il est louable, le Chirurgien ne doit s'occuper qu'à maintenir la propreté ; s'il est sanieux, il doit employer les

---

(r) Aëtius, *Tetrab. IV, serm. 4, cap. LXXXV.*

antiseptiques

antiseptiques sous toutes les formes, & sur-tout en vapeur, portée dans le vagin, au moyen d'un appareil convenable.

L'abcès de la matrice peut occuper aussi son col, & même, malgré sa petitesse, y trouver deux siéges distincts, un interne, & l'autre externe. Dans le premier cas, le traitement doit être le même que celui que nous avons assigné plus haut à l'abcès du corps de ce viscère qui se fait jour par le vagin; dans le second, on y remédie en l'ouvrant de bonne heure, c'est-à-dire dès que l'inflammation est arrivée à son plus haut degré, & que les enveloppes sont suffisamment amincies. Pour faire cette ouverture avec sûreté, l'on place la malade sur une table, dans la situation usitée pour la taille, c'est-à-dire à la renverse, les cuisses fléchies, les jambes écartées, & les bras passés sous les jambes, de manière que les plis du coude répondent aux jarrets. Les membres ainsi fléchis & entrelacés, on fixe les poignets par un lien qui, passant derrière le cou, les embrasse l'un & l'autre. La malade située ainsi, le Chirurgien se place à sa gauche, & commence par sonder le vagin, pour n'enfoncer le *speculum uteri*, que de la profondeur reconnue par la sonde. Après que le *speculum* est introduit, un aide tourne la vis destinée à le développer, tandis que le Chirurgien cherche l'abcès, le reconnoît à ses enveloppes minces & polies, & l'ouvre avec la lancette ou le bistouri (*s*).

(*s*) Nous conserverons le texte latin, comme plus propre à donner une idée exacte du *speculum* d'Archigène, que la traduction la plus soignée : *Assideat a dextris Chirurgus & per dioptram instrumentum, pro ætate commodum ad pudendi diductionem speculetur, & per specillum sinûs muliebris profunditatem demetiatur, ut ne major dioptræ tibia uterum comprimat. Et si reperta fuerit tibia ejus sinu major, lanæ convolutæ labiis sive alis pudendi imponantur, ut in ipsis diopta firmetur. Oportet autem dioptram immittere, cochleâ ad supernam partem vergente, & dioptram quidem a Chirurgo teneri, cochleam verò per ministrum circumverti, ut diductis tibiæ plicis sinus distendatur. Postquam autem occurrerit abscessus, ad tactum lenis & tenuis, apex ejus scalpello, vel aciculâ dissecetur & exercto pure linnisus linamentum tenerrimum rosaceo tinctum in sectionem indatur, aut potiùs extra sectionem in muliebrem sinum, citra impulsionem.* Idem, ibid. cap. LXXXVI. Ce dernier chapitre ni le précédent, ne portent

On a fait mention plus haut de trois voies, par lesquelles se vide l'abcès du corps de la matrice; il en reste une quatrième, c'est son épanchement dans la cavité de l'abdomen *(t)*. Lorsque cela arrive, il se forme un dépôt secondaire qu'on ouvre, dès qu'il fait saillie, avec l'instrument tranchant, à moins qu'on ne craigne l'hémorragie; car alors on préfère le cautère, qui joint à l'avantage d'ouvrir mécaniquement le dépôt, celui d'influer physiquement sur le succès de la curation. Le bain est la seule particularité que présente la conduite de cette maladie. Nous ne saurions nous dispenser de remarquer ici que les anciens Écrivains sont si pleins de procédés curatifs des abcès utérins, qu'on ne peut guère s'empêcher de regarder ces maladies comme très-communes parmi eux; & qu'au contraire, les Modernes en parlent si peu, qu'on diroit qu'elles n'existent plus aujourd'hui. Est-ce redondance chez les Anciens? est-ce inexactitude chez les Modernes? La suite de cette Histoire donnera la solution de ce problème pathologique.

Ce qu'Archigène dit du *volvulus,* peut répandre un certain jour sur le texte d'Arétée, que notre Auteur semble ici commenter; mais on n'y trouve rien de plus que dans son modèle, à moins que ce ne soit cette remarque importante, que les réductions rudes & forcées de l'intestin plein d'excrémens, tombé dans le scrotum, l'enflamment & causent des *volvulus* funestes *(u)*; remarque dont une vanité mal-entendue a prouvé plus d'une fois la justesse & la vérité. Car il n'est pas sans exemple qu'on ait confondu la fin de l'Art avec le but de l'Artiste : l'Art se propose toujours la guérison du malade, & l'Artiste quelquefois le dangereux honneur d'avoir réduit l'intestin sorti.

Le traitement de la céphalée, douleur de tête ou migraine,

---

point le nom d'Archigène; on les conserve néanmoins à ce Médecin, tant parce qu'ils lui sont attribués par M. de Haller, que parce qu'on ne prévoit pas qu'ils puissent mieux figurer ailleurs.

(t) Idem, *ibid. cap.* LXXXVII.
(u) Tetrab. III, serm. I *cap.* XXVIII.

est chez lui plus doux que dans les Écrits de ses prédécesseurs, & n'en est pas moins efficace: il consiste dans l'application de vésicatoires faits avec les cantharides, long-temps entretenus; mais comme à la longue les cantharides nuiroient à la vessie, on la prémunit contre leur action, par une ample boisson de lait *(x)*. Dans la pleurésie, Archigène usoit aussi d'un vésicatoire, mais plus foible, & regardoit comme une précaution essentielle de le maintenir chaud, ce qu'il obtenoit facilement, en l'appliquant sous forme de cataplasme, & le couvrant d'une vessie pleine d'huile chaude *(y)*. Le chapitre des ischiatiques n'a rien non plus qu'on ne trouve dans Arétée & Dioscoride, à l'exception de ce procédé extraordinaire, peu conforme aux idées actuelles de l'économie animale, qui consiste à faire, pendant le redoublement du paroxisme, des ligatures à toutes les parties qui ne souffrent point, & à les frictionner rudement; tandis qu'on couvre les parties souffrantes de matières grasses, telles que l'huile de sicyone chaude *(z)*, & qu'on les enveloppe de laine *(a)*.

Paul d'Égine, qui s'est plus occupé des objets de Chirurgie que les autres Auteurs dont nous avons tiré le précis d'Archigène qu'on vient de lire, & meilleur juge qu'eux tous, n'a presque rien pris de notre Auteur, ce qui sembleroit former un préjugé défavorable au discernement du Médecin d'Apamée qui l'a tant copié; mais Paul venu tard, ne remonte pas toujours aux premières sources; & les fragmens de notre Auteur,

---

(x) Aëtius, *tetr. II, serm.* 2, *cap. L.* C'est aussi la pratique de Galien.

(y) Ibid. *serm.* 4, *cap. LXVIII.*

(z) Le nom de cette huile est tiré du mot σικυώνη, qui entre autres significations qu'on peut voir dans l'*Économie* d'Hippocrate, par Foës, signifie concombre sauvage. Cette huile étoit fort usitée chez les Anciens; en voici la composition: ℞. huile douce, environ ℔xij; fœnugrec, ℔j℥iv; encens, *polium*, sureau, environ ℥iv; résine de pin, ℥v; aristoloche, ℔j; mélilot, ℔iij; racines de concombre sauvage, ℔ij; eau, *q. s.* cuisez comme il convient & passez. Aëtius, *tetr. I, serm. 1, pag. mihi* 25.

(a) Idem, *tetr. III, ser. 4, cap. IV.*

recueillis par Nicète, prouveroient même, au besoin, qu'il n'a pas toujours puisé dans les meilleures. Quoi qu'il en soit, ce dernier n'a presque rien emprunté d'Archigène, qui mérite d'être conservé. On en jugera par les petites choses que nous rapportons d'après lui. La curation du ganglion, qui est de ce nombre, consistant dans l'application d'un mélange de chaux vive, de graisse & de térébenthine *(b)*, n'a pour elle que son originalité; l'efficacité de l'huile chaude versée assidûment sur la morsure de la scolopendre *(c)*, auroit pu, tout au plus, si les Anglois l'avoient connue, encourager les essais qu'ils firent de cette même huile au commencement de ce siècle, contre la piqûre de la vipère, ou les suggérer *(d)*. Enfin la seule chose dûe à Archigène, dont l'Art puisse se ressaisir dans les Ouvrages de Paul, est l'usage d'entourer les jambes œdémateuses d'éponges neuves, trempées dans l'oxicrat seul, ou aiguisé d'alun, fortement appliquées à la partie, au moyen d'un bandage roulé qui, partant du pied, aille finir au genou *(e)*.

Comme l'histoire doit rappeler tous les efforts qu'on a faits pour amener l'Art à sa perfection, nous ne passerons pas sous silence le beau, mais vain projet d'Archigène, qui s'étoit flatté de pouvoir caractériser & distinguer entr'elles toutes les espèces de douleurs. C'étoit une chose fort utile à faire, d'après la persuasion où il étoit, que chaque partie de notre corps, lorsqu'elle souffre, éprouve une douleur qui lui est propre. La douleur une fois bien connue, devoit faire reconnoître sans peine la partie d'où elle émanoit, & par conséquent le siége de la maladie. Entre plusieurs raisons que Galien oppose à cette prétention *(f)*, celle-ci n'est pas la moindre : il n'y a que celui qui a ressenti toutes les douleurs qui puisse les caractériser toutes; or, Archigène ne les avoit pas toutes éprouvées. Ne pourroit-on pas ajouter que celui

---

(b) Paul. Æginet. *lib. IV, cap. XVI.*

(c) Idem, *lib. V, cap. IX.*

(d) Voyez ci-devant, *page 164.*

(e) Paul. *lib. IV, cap. VIII.*

(f) De loc. affec. lib. II, cap. IX.

qui ne les auroit pas reffenties n'entendroit pas celui qui entreprendroit de les lui peindre, parce qu'ils n'auroient pas tous deux le même langage. On ne décrit pas les affections morales; tout ce qu'on peut faire par le difcours, c'eft de rappeler à la perfonne à qui l'on parle, qu'elle a fouffert autrefois ou qu'elle fouffre actuellement quelque chofe d'affez reffemblant à ce qu'on veut lui peindre; & cela eft fi vrai, qu'on ne parviendroit jamais à donner à quelqu'un qui n'auroit pas fouffert, l'idée de la douleur. Mais ne nous appefantiffons pas fur cette ingénieufe chimère, & parcourons les précieux reftes de fon contemporain Héliodore.

La rare & vafte collection de Nicète où l'on a puifé la plupart des fragmens d'Archigène, qui viennent d'être analyfés, nous donne une idée avantageufe d'Héliodore; & cependant ce Médecin eft tellement inconnu depuis longtemps, que Leclerc, Barchufen & beaucoup de Biographes, l'ont omis dans la longue lifte des perfonnes qui cultivèrent l'Art de guérir avec quelque fuccès.

HÉLIODORE.

Le temps où il vécut peut être déterminé avec affez de certitude & de précifion; car on ne fauroit douter qu'il n'ait été contemporain de Juvénal *(g)*; & même (ce qui fert beaucoup à nous confirmer dans l'idée que nous avons de fon habileté) qu'il ne fut du petit nombre des Médecins que le Satyrique daigna louer. Héliodore a donc vécu fous Trajan. Galien parle d'un Héliodore Athénien, qui avoit écrit *fur les poifons*; mais rien ne prouve que ce foit le même homme; on ne peut que le préfumer.

Quand Héliodore ne nous apprendroit pas qu'il pratiquoit la Chirurgie *(h)*; quand Juvénal n'attefteroit pas fon habileté dans cet Art *(i)*, ce qui nous refte de lui ne nous

---

(g) Satyr. VI, verf. 372.
(h) *De fracturis apud Nicetam*, pag. 91 : *utor ego eâ (incifione) non unius modi , ... &c.*
(i)   *Poftquam cœperunt effe bilibres (teftes)*
  Tonforis tantùm damno rapit Heliodorus.
         Satyr. VI. Eod, verf.

permet pas d'en douter. L'homme exercé dans les opérations de la Chirurgie, diſtinguera toujours ſans peine l'Écrivain praticien, du Compilateur oiſif, qui n'a pour tout mérite que le miſérable talent de dépecer les originaux, & de former de leurs membres raſſemblés ſur le modèle du monſtre d'Horace, des copies rebutantes, dont le moindre vice eſt l'inutilité. Des Écrits chirurgicaux d'Héliodore, Écrits dont l'exiſtence eſt atteſtée par Paul d'Égine *(k)* & par Nicète, le temps a ſeulement reſpecté les morceaux que cet ancien Compilateur avoit tranſportés dans ſon Recueil, avec les Livres d'Oribaſe qu'il nous a conſervés, & dont ces morceaux font partie. A ces fragmens, on pourroit ajouter le Livre entier *des bandages, des lacs & des machines,* du même Oribaſe, que le ſavant M. Cocchi croit appartenir à notre Auteur. Ce Livre, il eſt vrai, porte le nom d'Héraclès; mais une telle production ne ſauroit appartenir à un homme entièrement inconnu, dont aucun Auteur, même contemporain, n'a fait mention, & tel eſt pourtant Héraclès. Ce ſeroit auſſi contre toute vraiſemblance, qu'on attribueroit ce Livre à l'un des deux Oculiſtes du nom d'Héliodore dont il eſt parlé plus haut. Enfin nous obſerverons que l'analogie des fragmens dont nous allons rendre compte, avec le Livre des bandages, paroît très-favorable à l'opinion de M. Cocchi, & en accroît la probabilité.

Pour donner une idée générale des fragmens d'Héliodore, il ſuffit de dire qu'ils ont preſque tous le même objet que ceux d'Archigène; & pour fixer la valeur des uns & des autres, on peut avancer qu'ils ſont en général aux Ouvrages de Celſe, ce que les Ouvrages de Celſe ſont à ceux d'Hippocrate, des commentaires, mais des commentaires originaux qui éclairciſſent, qui rectifient, qui complètent le texte. Tâchons de recueillir, dans les Ouvrages d'Héliodore, ces petites perfections, ces foibles jets de lumière, & de les réunir dans cet extrait.

(k) Aliud (collyrium) ex his, quæ in Heliodori Chirurgicâ ſcribuntur. Paul. lib. IV, cap. XLIX.

Personne n'avoit tant infifté fur la néceffité de débrider les petites plaies de la tête, qu'Héliodore. A fes yeux le débridement eft le feul moyen d'en prévenir & d'en combattre l'inflammation *(m)*. Lorfqu'on le néglige, il fe forme des abcès qu'il faut fe hâter d'ouvrir en différens endroits *(n)*; confeil très-falutaire, & qu'Hippocrate n'avoit donné que confufément *(o)*. Plus hardi que le divin Vieillard & fes fucceffeurs *(p)*, il n'héfite pas à incifer ou débrider les mufcles temporaux bleffés ou contus; il va même jufqu'à voir le remède de la convulfion dans une opération qu'on croyoit la devoir produire *(q)*. Cependant fon opinion ne fit pas fortune : le préjugé qu'il attaqua régnoit encore au XVI.e fiècle ; & tout grand homme qu'étoit Faloppia, non-feulement il ne s'en garantit point, mais même il ferma les yeux aux lumières étrangères qui venoient le chercher, & traita injurieufement ceux qui l'auroient éclairé s'il avoit voulu l'être *(r)*. Carcano fon difciple, n'hérita pas de fa prévention : des Empiriques avoient ofé divifer le mufcle temporal ; il les imita, & fe procura des fuccès inattendus & répétés *(f)*, avec la gloire

---

(m) Ex Heliodori libris de vulneribus capitis. Collect. Nicetæ, p. 81.

(n) Curatio vulnerum. Ibid. p. 88.

(o) Tome I, page 215 & fuiv.

(p) Verùm tempora, & adhuc fupra tempora venam quæ per tempora fertur fecare non oportet. Convulfio enim corripit fectum. Hipp. De vuln. capitis, n.° 20.

(q) Mufculo (temporali) autem vulnerato & etiam collifo aperire oportet, non mufculum quidem prorfus decuffare, fed illam incifionem amplificare, hoc enim valet ad prohibendam nervorum diftentionem Neque recta incifio probatur, fed mufculus obliquè fubfecandus eft, magìs enim hoc modo concretio ablegatur & quominus aliæ partes in confenfum trahantur, efficitur. Collect. Nicetæ, pag. 91.

(r) Ego vidi bis, fectum per tranfverfum mufculum temporalem, quod eft lethale penitus : fugiatis igitur, ut nunquam dilatationem faciatis (in tempore) : fed dicet quis quomodò fiet ? Si eft fectio per longum debemus linamentis aperire hujufmodi vulnus, & poftea fcalpro tenuiffimè facere : fi eft punctura, ego non audeo tractare, quoniam fcio, quod moritur æger : moneo igitur in hoc, ne adhibeatis fidem fortunæ empiricorum, quibus aliquando fuccedit fectio, nolite fecare. Gabriel. Falloppii in lib. Hipp. de vuln. capitis, cap. XXXVIII. De fectione pericranei.

(f) Joan. Bapt. Carcani Leonis, de vulneribus capitis, pag. mihi 37.

d'être à son tour imité par André della Cruce *(t)* & par le plus grand nombre de ses successeurs.

Ce qu'Héliodore dit du trépan mérite d'être lû, quoiqu'on n'y trouve presque rien dont il n'existe des vestiges dans les Écrits antérieurs, si l'on excepte cette particularité, qu'au lieu de se servir d'un pinceau de charpie pour enlever la sciure de l'os, il l'absorboit & l'enlevoit avec un corps glutineux, tel que le suif. Après avoir divisé les tégumens pour mettre l'os à découvert, il retranchoit les angles. Il décrit très-clairement la forme & le mécanisme du trépan & des ciseaux avec lesquels il brisoit les cloisons osseuses que les trous du trépan laissoient entr'eux *(u)*. On aperçoit évidemment ici que ce n'étoit pas l'action immédiate de la main qui faisoit mouvoir la tige du trépan, & qu'on se servoit d'un archet garni de sa courroie; appareil dont on peut voir diverses figures dans Gui, Paré, André della Cruce, dans l'arsenal de Scultet, &c.

Loin que cette forme de trépan fût propre à notre Auteur, ne pourroit-on pas douter, avec beaucoup de raison, que jusqu'à cette époque les Chirurgiens en eussent connu d'autre? Hippocrate n'a point décrit le trépan dont il se servoit, & Celse indique celui d'Héliodore *(x)*. Le mécanisme de cet instrument étant une fois connu, & son usage exclusif supposé, il sera facile de rendre raison d'une pratique ancienne, défendue long-temps par l'habitude contre l'expérience elle-même, je veux parler de l'usage de laisser tomber de temps en temps dans la voie de la tarrière ou de la couronne, quelques gouttes d'huile ou d'eau froide *(y)*. Quand enfin

après

(t) J. Andreæ a Cruce Chirurgia, lib. I, sect. 1. *De operandi ratione ferreis instrumentis*, pag. mihi 38.

(u) De fracturis, ibid.

(x) Ergo tam lentius ducenda habena, suspendendaque magis manus sinistra est & sæpius attollenda & foraminis altitudo consideranda. Lib. VIII, cap. III, pag. 512, v. 8.

(y) Causam quærens, dit Nicète, dans une note sur ce passage d'Héliodore, *quamobrem frigidam aquàm instillari vult (Heliodorus) ait nonnullos dixisse, quia madefactum os terebratu*

après plusieurs siècles, à force de tâter l'instrument, les Praticiens se furent aperçus qu'il ne s'échauffoit point, honteux en quelque sorte de leur crédulité, ils ne manquèrent pas de rejeter l'erreur sur le compte de ceux qui avoient fait un précepte essentiel d'une pratique ridicule, mais elle ne l'étoit que dans les mains des serviles imitateurs. Les Anciens, comme on voit, agitoient très-vîte leur trépan; & le mouvement rapide d'un corps dur sur un corps de même nature, produit certainement la chaleur, & même une chaleur capable d'émousser l'instrument: mais le mouvement lent de nos trépans, mus par l'action immédiate de la main, ne sauroit produire cet effet, ni par conséquent rendre nécessaire le refroidissement qu'on conserva faute de réflexion, long-temps après avoir abandonné le manuel qui l'exigeoit.

De même que Celse, Héliodore bordoit de trous faits avec le trépan perforatif, les fentes du crâne, pour les élargir dans toute leur longueur, mais ce n'étoit pas sans un peu d'incertitude; car après avoir combattu sa propre pratique par celle d'Acribius, qui n'agrandissoit que le milieu de la fente, pensant que cet espace suffit à l'issue du pus & à l'introduction des médicamens, il oppose à l'autorité de ce Chirurgien peu connu, & qui cependant devoit jouir de quelque considération, l'autorité de Ménodore, autre Chirurgien non moins inconnu, & finit par adopter la pratique d'Acribius pour les cas où l'os est sain, & celle de Ménodore pour les cas contraires (z).

ACRIBIUS.

MÉNODORE.

L'enfonçure des os du crâne chez les enfans, avoit été

---

terebratu facilius, quod minùs credibile ait momento temporis fieri. Alius ergo rei gratiâ id recipi dicit. Nempe cùm terebra circumacta incalescat & ob id mollita ejus acies hebescat, aqua frigida instillatur, ut quasi novâ perfusione indurata valentior fiat. Celse donne le même précepte : eaque (terebra) ne nimis incalescat subinde in aquam frigidam demittenda est. Loc. cit.

(z) Quand on voit tant d'hommes qu'on peut croire avoir joui d'une célébrité méritée, n'exister dans la postérité qu'à la faveur d'une citation; & qu'on songe à l'immensité d'ouvrages sortis de leurs mains que le temps a dévorés, peut-on raisonnablement espérer de parvenir jamais à faire un tableau qu'ils ne désavouassent point, des progrès & des révolutions de la Chirurgie !

reconnue par tous les anciens Médecins, sans en excepter aucun; mais Héliodore a cela de particulier, qu'il ôte aux modernes tout motif de l'accuser d'avoir confondu la dépreſſion qu'on peut produire dans la boſſe humorale par la preſſion du doigt, avec l'enfonçure de l'os lui-même ; car il diſtingue parfaitement ces deux cas, & aſſigne à chacun le traitement qui lui convient *(a)*.

Trois cauſes opèrent la ſéparation ou l'écartement des ſutures *(b)*, l'hydrocéphale, les coups ou les chutes & le catarrhe *(rheumatiſmos)*. Cette dernière cauſe produit ſi rarement parmi nous l'effet allégué par Héliodore, qu'on n'en connoît point d'exemple, à moins que réformant l'idée qu'on a généralement du catarrhe, on ne rapportât à cette cauſe l'écartement des ſutures obſervé par Hagendorn *(c)*, écartement qui fut précédé, & que ce Médecin crut produit ou déterminé par une violente céphalalgie. Quand c'eſt une force extérieure qui fait l'écartement, Héliodore conſeille de rapprocher les os & de les maintenir rapprochés avec le bandage appelé *lièvre (lepus)* *(d)*. A quelques égards, ce conſeil eſt excellent dans la ſpéculation. En s'y conformant, on fera ceſſer le tiraillement qu'éprouvent les mailles du périoſte, & peut-être celles de la calotte aponévrotique, & l'on rendra à la dure-mère un appui dont elle n'eſt pas habituée à ſe paſſer, en même temps qu'on fera ceſſer l'état de tenſion où ſont quelques-unes des appendices qui uniſſent cette membrane au crâne. Mais parviendra-t-on aiſément à rapprocher les os écartés, à rengréner leurs dentelures ? c'eſt de quoi l'on peut raiſonnablement douter.

Les membranes du cerveau s'enflamment quelquefois, & ſe tuméfient à tel point, que non-ſeulement elles rempliſſent, mais débordent le trou du trépan. Toute preſſion exercée

---

(a) De colliſione, Collect. Nicetæ, *pag.* 100.
(b) De ſuturarum disjunctione, ibid.
(c) Obſervation. & Hiſtoriar. Medicarum Centuriæ tres....
(d) Galen. *de faſciis*, n.° 7. Voyez ci-devant, *page 357.*

alors sur la portion saillante, en gêne le mouvement, & produit la fièvre (e). Il faut se hâter, pour sauver le malade, de rechercher la cause de cet accident : s'il est produit par des pointes d'os qu'on puisse emporter sans violence, on les excise ; s'il doit sa naissance aux inégalités du bord de l'ouverture du trépan, on les use & on les détruit.

Héliodore est un peu moins succinct en parlant de la carie des os du crâne, quoique ce qu'il en dit soit moins tiré des sources étrangères que de son propre fonds. « Les Médecins, dit-il, ont donné le nom de *teredo* à la corruption ou carie « des os du crâne, comme ils ont coutume de le donner à celle « des autres os (f). Cette maladie présente les variétés suivantes : ou l'os carié se noircit & se gonfle en même temps « que sa texture devient plus rare, ou il rougit & se creuse. J'ai « vu aussi, continue Héliodore, des caries circulaires dont le « centre étoit sain. »

Quant aux différences relatives à la profondeur de la carie, ou bien l'os devient *gras* à l'endroit où elle doit se manifester, ou bien il se carie seulement à sa surface. Quelquefois le vice s'étend en largeur, la partie caverneuse ou spongieuse restant saine ; mais quelquefois aussi cette partie

---

(e) *Dum verò cohibetur (membrana) efficaciam pulsui similem amittit, quâ suapte naturâ prædita est.* Collect. Nicetæ, de cerebri membranæ inflammatione, pag. 104.

(f) *Calvariæ aliorumque ossium corruptionem vel cariem Medici usitato m.re teredinem appellavere ; differentiæ verò teredinum hæ sunt. Vel enim inflatur aut rarescit corruptum os nigritie suffusum, vel exesum in fossulam cavatur. Novi enim & in ambitu cariem, in quâ medio osse naturaliter se habente, quod circumpositum est, corrumpitur. Quoad altitudinem, vel os pingue fit ubi vitium futurum est, vel in summo cariosum corrumpitur, interdum latiùs cùm cavernosa pars maligne se habet naturali modo, aliquando verò eadem quoque corrumpitur, carie altiùs descendente. Quòd si caries totum calvariæ os perruperit, cerebri membrana sejungitur, humore sub osse collecto, nonnunquam & naturaliter se habens recedit, quomodo ubi pus sub calvariâ ortum est, sed & interdum ipsa etiam corrumpitur.* De calvariæ teredine, ibidem, pag. 112.

Le passage suivant de Galien (*finitiones Medicæ*) peut éclaircir celui d'Héliodore : *Teredo, pertusio est ossis ex corruptione : affectui nomen ab accidentibus foraminibus datum est, quæ* τρήματα, *appellantur : quasi* τελεδών, *quidam existat.* Au reste, les Grecs appeloient τερηδών, un ver qui perce le bois : nous l'avons nommé *tarière* ou *taret*.

Ccc ij

de l'os venant à se corrompre, la carie pénètre plus profondément. Si la carie occupe toute l'épaisseur de l'os du crâne, il se fait dessous un amas d'humeurs, & la membrane du cerveau s'en sépare. Quelquefois cette membrane quitte les os, sans perdre son état naturel, comme lorsqu'il s'est fait un épanchement de pus sous le crâne, mais elle se corrompt aussi quelquefois.

Voici les signes généraux de toute carie. L'ulcère devient baveux, fongueux, impur, & s'abreuve d'une sanie ténue; & si ce vice survient à des ulcères cancéreux, ou à d'autres graves & malins, à la teigne humide, à la fistule, les signes de la carie se réuniront à ceux qui sont propres aux ulcères qu'elle complique. Il est aisé de la reconnoître par la sonde; car lorsque l'os est *gras*, on s'aperçoit qu'il résiste à son extrémité; & si l'on fait glisser cet instrument à sa surface, on sent quelque chose d'un peu gras, & *comme surajouté à l'os* (g).

Si la carie est à la surface de l'os, cet os devenu mou, s'affaisse sous la sonde, & alors l'ulcère est plus humide & plus abreuvé de sanie ténue. Si la carie pénètre plus profondément, & jusqu'à la partie caverneuse, celle-ci restant dans son état naturel & l'os étant gonflé & mou, il paroîtra plus raboteux; & quoiqu'il soit plus ramolli par l'affluence de l'humeur viciée, ce ne sera pas sans effort qu'on y fera entrer la sonde. Quelquefois aussi le sang venant des petites cavités qui sont dans l'interstice des deux lames de l'os, sort par l'endroit où la sonde a pénétré, & pour lors les douleurs deviennent plus vives qu'elles n'étoient auparavant. Lorsque la carie aura gagné toute l'épaisseur de l'os du crâne, ou la plus grande partie, & qu'en conséquence l'humeur épanchée à sa

---

(g) L'indispensable nécessité de conserver leur empreinte originale, à ces morceaux curieux, qu'on doit regarder comme des pièces de comparaison entre la Chirurgie du 1.er siècle & celle du XVIII.me, ne nous permet pas d'être clairs, quand ils sont obscurs : nous craignons avec raison, de substituer nos idées à celles de leurs Auteurs, en leur faisant parler le langage du jour.

face interne en aura détaché la membrane du cerveau, il y paroîtra des signes qui feront exposés, c'est Héliodore qui parle, en traitant de l'épanchement du pus sous la calotte osseuse; mais si la membrane elle-même est viciée, il y aura des signes pernicieux que je rapporterai dans un instant.

L'os étant rongé par la carie, si l'on porte la sonde de la surface dans la cavité intérieure de l'os, on ne rencontrera point d'obstacle dans le vide ou sinus formé par la carie, & tout ce qu'Héliodore a dit jusqu'ici de cette maladie, se trouvera réuni.

Si la carie s'est étendue circulairement, on la reconnoît en incisant les tégumens, & mettant l'os à nu. La carie qui pénètre toute l'épaisseur de l'os, n'est point susceptible de guérison, quand la membrane du cerveau est en même temps abcédée & corrompue; car alors la mort est prochaine : mais elle se guérit, quoique difficilement, si cette membrane reste intacte & dans son état naturel, & qu'on l'attaque avec le trépan. Si l'os est gras ou carié à sa surface, quand bien même le vice pénétreroit jusqu'à l'interstice des deux tables de l'os, pourvu que la lame interne soit saine, la cure en est facile.

Dans la carie, il faut toujours découvrir & mettre à nu la portion viciée, séparer les chairs par-dessous, & les emporter dans l'étendue que la commodité du traitement exige. Après avoir excisé les chairs nuisibles au manuel du traitement, on le continue ainsi : lorsque l'os du crâne est gras ou carié à sa surface, il est utile de le ruginer, non-seulement afin d'enlever tout ce qui est gras, mais encore afin de détruire sa lame externe, attendu que c'est des cavités qui sont entre ses deux lames que naissent des chairs susceptibles d'une conglutination solide. Quelquefois cependant, après avoir mis l'os à nu & ruginé sa surface, j'emploie, continue Héliodore, la cure dessicative, qui consiste principalement dans l'application des dessicatifs ou des emplâtres, appropriés aux fractures du crâne, afin que par la chute de l'escarre, toute la partie viciée se sépare de l'os sain. Lorsque le malade ne peut supporter la douleur causée par la rugine,

& que le crâne est creusé par les progrès de la carie, on substitue les instrumens coupans ou ciseaux à la rugine, sans rien changer au reste du traitement, c'est-à-dire, qu'on emploie les dessicatifs & les emplâtres appropriés aux plaies de tête; mais si la carie a gagné toute l'épaisseur de l'os, il faut recourir au trépan. Lorsque la carie s'est étendue circulairement, l'os renfermé dans le centre de l'espace circulaire restant sain, après avoir mis l'os à nu, on procède de deux manières, selon les circonstances: Si la carie se borne à la surface de l'os, on le rugine, & l'on emporte en même temps la partie saine & celle qui ne l'est pas: mais si la carie s'étend plus profondément, on doit recourir à l'excision de la partie cariée; & pour cela, percer à l'entour deux rangées de trous, l'une en-dedans, l'autre en-dehors du cercle carié, & détacher ensemble ce qui est sain & ce qui est vicié. L'opération faite, on choisit une cure appropriée, & telle qu'Héliodore promet de l'indiquer, lorsqu'il traitera des fractures du tronc.

Avant de passer à d'autres objets, observons, puisque l'occasion s'en présente, que M. A. Severini n'étoit pas éloigné de croire que la maladie appelée Τερηδών par les Grecs, & par les Latins *teredo*, est la même que la *pædarthrocace*, ou *spina ventosa* des Arabes *(h)*. Nos Lecteurs sont présentement en état d'apprécier cette conjecture, en comparant les descriptions modernes avec ce long fragment, dont l'indéchiffrable confusion annonce si bien l'antiquité.

Il survient des excroissances à tous les os du corps, mais le plus souvent à ceux de la tête, & sur-tout aux environs des tempes. On a coutume d'appeler ces sortes d'excroissances, quand elles occupent les parties latérales du front, *cornes*, & ceux qui les portent, *dionysiens (dionysiaci) (i)*. Ce vice est facile à reconnoître, car il consiste en une tumeur qui

---

(h) De recondit. abscess. naturâ, pag. 357, 358.

(i) Dionysiaci, sunt ossa eminentia, quæ propè tempora nascuntur: dicuntur autem, & cornua, detorto a cornugeris animalibus nomine. Galen. finit. med.

n'altère pas la couleur de la peau, qui ne cause aucune douleur, immobile, renitente, & paroissant faire partie de l'os d'où elle pullule, quoique celui-ci conserve son état naturel. Sur toutes les régions de la tête, autres que les tempes, il est avantageux de faire l'incision dans la forme de la lettre *H*, afin qu'après l'excision de l'excroissance, les lambeaux rapprochés & rétablis dans une correspondance exacte, s'aglutinent plus aisément; mais sur un muscle, il vaut mieux inciser en croix, parce qu'étant divisé dans plusieurs sens, il souffre moins par sympathie. Lorsque l'excroissance est petite, il suffit quelquefois d'en inciser le sommet, d'écarter les bords de la plaie avec l'érigne, & d'emporter ainsi l'excroissance: cependant il n'est pas toujours nécessaire d'inciser le muscle en croix, & l'on peut quelquefois se contenter d'une section oblique, suffisamment prolongée pour mettre à découvert l'excroissance entière: on l'extirpe ensuite à sa base pour unir l'os, & lui rendre, autant qu'on le peut, son ancienne forme. Des ciseaux suffisent lorsque l'excroissance est molle & caverneuse; mais si elle est dense & osseuse, on la perce tout autour de sa base, d'une chaîne de trous faits avec le trépan perforatif, porté presque obliquement, & l'on termine ainsi l'excision. Après qu'elle est achevée, on rugine l'os pour effacer les aspérités; on rapproche les tégumens, & pour en faciliter le recollement, on maintient leur contact par quelques points de suture. Cependant toutes les fois que l'aglutination tarde, languit ou ne se fait point, on change de route; on renonce à l'aglutination, & l'on remplit la plaie de charpie pour la faire suppurer *(k)*.

On a beaucoup douté que l'existence des exostoses fût antérieure à l'apparition de la vérole parmi nous, & plusieurs Écrivains ont même nié formellement que cette maladie des os eût précédé la connoissance du virus vénérien. Héyne *(k*)* ne négligea rien pour appuyer cette dernière opinion, tandis que d'autres, à la tête desquels on peut

---

(k) Collect. Nicetæ, *de osse excrescente*, pag. 124.
(k*) Lib. de morb. ossium, pag. 62.

mettre Mercklin *(l)*, prétendoient au contraire que les exostoses étoient connues d'Hippocrate, de Celse, de Galien, & que ces Auteurs les avoient décrites sous les noms de *sideratio, gangræna, cancer ossis, teredo, caries, ulcus ossis cum carie*, &c.

Si Mercklin avoit connu ce fragment d'Héliodore, il eût sans doute fait pencher la balance du côté de son opinion; mais en produisant cette pièce décisive, il prouvoit en même temps que les noms sous lesquels il croyoit voir l'exostose décrite chez les Anciens, étoient consacrés à d'autres maladies. En effet, Héliodore a connu ces noms; il s'est même servi de quelques-uns, mais il les applique à des maladies qui n'ont évidemment aucun rapport avec l'exostose. Peut-être les deux partis avoient-ils également raison à quelques égards: car il semble que *l'exostose fausse* & *l'exostose vraie caverneuse*, étoient connues dès le temps d'Hippocrate & de Celse, & que *l'éburnée* étoit inconnue, ou n'avoit pas été décrite avant Héliodore, du moins de manière à pouvoir être reconnue dans les descriptions.

Pénétré, comme tous ses contemporains, de la crainte de l'hémorragie dans les amputations des grandes extrémités, notre Auteur s'occupa du soin de diminuer l'effusion du sang pendant l'opération; & voici l'expédient dont il s'avisa pour éviter l'hémorragie : il faisoit d'abord la section des chairs en deux temps, commençant par la face du membre la moins charnue; dans l'amputation de la jambe, par exemple, il divisoit d'abord la partie antérieure; ensuite il scioit l'os, & finissoit par la section des chairs placées postérieurement *(m)*. Peut-être trouvera-t-on un jour dans ce procédé rude, imparfait & grossier, comme l'étoient alors les connoissances anatomiques, le germe de quelque changement utile dans les méthodes d'amputer.

(l) In notis ad Pandolphinum, cap. I & VII.
(m) Collect. Nicetæ, de extremis membris abscindendis, pag. 157.

L'amputation

L'amputation des doigts furnuméraires termine les fragmens d'Héliodore, & c'est aussi par-là que nous mettrons fin à l'analyse de ce qui nous reste de ses travaux. Lorsque ces doigts sont osseux (car Héliodore en reconnoît aussi de charnus), & qu'ils s'élèvent sur quelque phalange en manière d'apophyse ou d'hypérostose, il fait d'abord une incision circulaire aux tégumens, & deux autres opposées, & perpendiculaires à la première ; il sépare ensuite, & relève vers la main, les lambeaux qu'il a faits, & finit par exciser l'excroissance digitale. Le ciseau dont il se sert ici laissant des aspérités, il les efface avec la rugine ; après quoi, ramenant les lambeaux sur la base qui portoit le doigt, il les fixe par quelques points de suture, pour favoriser leur réunion *(n)*. Voilà certainement une ombre d'*amputation à lambeaux;* mais elle ne ternira point la gloire de l'inventeur, ou des inventeurs de la méthode d'amputer, qui porte ce nom, appliquée au commencement du xviiie siècle aux amputations des grandes extrémités.

On a souvent parlé des ventouses dans cette Histoire ; & le Lecteur a dû conclure de leur emploi fréquent, qu'elles étoient en grande considération, & qu'elles jouissoient de la confiance générale. Cependant Héliodore se distingua par la bonne opinion qu'il en eut ; & certes il dut en faire un grand usage, s'il avoit de leurs effets l'opinion qu'il veut en donner aux autres. Oribase a pris de lui la notice *(o)* de leurs nombreuses propriétés, & nous croyons la devoir transcrire à notre tour, pour montrer ou l'erreur & l'illusion des Anciens, qui prisoient trop ce moyen banal, ou la négligence & l'oubli funeste des Modernes, qui ne l'estiment pas assez. Voici les facultés qu'Héliodore reconnoît dans les ventouses, & qu'il ne fait qu'alléguer, comme si la preuve étoit superflue, quand on peut consulter la notoriété : 1.° Elles déchargent le cerveau des humeurs qui l'oppriment ;

(n) De his quæ digitis accidunt. Ibid. pag. 159.
(o) Collect. Medicin. *lib. VII, cap. XVII; mihi, ex Herodoto.*

2.° appaisent la douleur ; 3.° diminuent l'inflammation; 4.° consument les enflures & ventosités; 5.° fortifient les estomacs foibles & ramènent l'appétit; 6.° dissipent la syncope; 7.° attirent du centre à la circonférence; 8.° tarissent les fluxions; 9.° arrêtent les flux de sang; 10.° provoquent les menstrues; 11.° attirent au-dehors la malignité; 12.° font cesser les frissons; 13.° empêchent les accès; 14.° dans quelques circonstances, elles font revenir de l'assoupissement le plus profond, 15.° tandis qu'elles procurent le sommeil dans d'autres; enfin elles donnent de l'agilité aux corps paresseux & oppressés.

Le même siècle qui vit fleurir Héliodore, produisit beaucoup d'autres Médecins, mais si peu connus, qu'on ne peut raisonnablement se flatter de conserver à leur égard l'ordre chronologique dans toute sa rigueur. La seule chose que nous croyons pouvoir espérer, c'est que les Lecteurs judicieux excuseront plus volontiers une erreur de ce genre, que des discussions biographiques, longues, fatigantes, & presque toujours infructueuses *(p)*.

AMYNTAS. PERIGÈNE. DEILEON. ARISTARCHE. SERAPIAS. EUNOMIUS. STRATON. MARCIUS. MENIUS RUFUS.

Amyntas *(q)* & Perigène l'*Organique* ou l'*Instrumental (r)*, n'ont laissé d'eux que des noms obscurs & quelques bandages. C'est par des formules de médicamens, conservées dans Galien, qu'on connoît Deileon *(s)*, Aristarche de Samos *(t)*, Serapias *(u)*, Eunomius *(x)*, Straton de Baruti, ville maritime de Phénicie *(y)*, distingué, peut-être mal-à-propos, du Straton mentionné plus haut *(z)*; Marcius *(a)*, Menius Rufus *(b)*,

---

(p) Haller. *Biblioth. Chirurg.* tom. *I*, pag. *72*.

(q) Galen. *de fasc.* cap. LI, LIII, LIV.

(r) Galien *(ibid. cap. XXVIII)*, appelle Périgène ὀργανικός, & l'on sait que le mot grec ὄργανον, n'est pris en Chirurgie que pour une partie du corps, ou pour un instrument. C'est dans la dernière acception, qu'organique est pris ici, parce qu'en effet Périgène s'étoit occupé de la construction des instrumens dont le Chirurgien se sert pour atteindre son but.

Voyez ci-devant page 66, note *(d)*.

(s) Galen. *Compos. med. secund. gener. lib. IV.*

(t) Ibid. *lib. V.*

(u) Ibid.

(x) Ibid.

(y) Idem. *De comp. med. secund. loc. lib. IV.*

(z) Tome *I*, page *330*.

(a) Idem, *ibidem*.

(b) Idem. *Secund. gener. lib. VII.*

Aphrodiseus, à qui Galien attribue une compilation *(c)*. Patroclus *(d)* & Sabinus *(e)* semblent avoir fréquenté la Cour des Empereurs : le premier étoit affranchi de l'un des Césars ; & l'on connoît le second par les recettes de quelques médicamens prescrits à *Flavius Clemens*, parent de Domitien, & à *Aburnius Valens*, personnage de distinction. Comme Sabinus, Charixène n'est connu que par des formules, parmi lesquelles il en est une destinée à procurer la chute des restes du polype des narines, échappés au fer dans l'extirpation : elle consiste en un mélange de quatre parties de corne de cerf brûlée, d'autant d'écailles de cuivre rouge & d'une partie d'orpiment, réduits en poudre & soufflés dans les narines avec un chalumeau *(f)*.

Lysias *(g)*, Origenias *(h)*, Aster *(i)*, Turpilianus *(k)*, Amphion *(l)*, Claudius Damonicus *(m)*, Philocalus *(n)*, Domitius Nigrinus *(o)*, n'ont pas à nos yeux d'autre genre de mérite que Charixène. On peut en dire autant de Threptus *(p)*, de Nicolaus *(q)*, d'Amythaon, mentionné par Galien *(r)*, Alexandre de Tralles *(s)*, Paul d'Égine *(t)* &

(c) Ibid. *cap. XII.* Dans quelques éditions de Galien, on lit *Aphrodas* au lieu d'*Aphrodifée*. Il y a toute apparence que l'Aphrodisée dont il est ici question, est le même homme qu'Alexandre Aphrodisée. Celui-ci étoit d'Aphrodisée, ville de la Carie, dans l'Asie mineure. Il vivoit du temps de Galien, & par conséquent au IIe siècle, & non pas au XVIe comme l'a écrit depuis peu l'Historien de l'Anatomie, qui confond à cet égard Aphrodisée avec Valla son traducteur. On peut voir dans les *problèmes* d'Aphrodisée quelques conjectures sur l'origine des fongosités de la dure-mère.

(d) Galen. *compos. secund. loc. lib. VII.*

(e) Idem, *ibidem.*

(f) Idem, *ibid. & lib. III, passim.*

(g) Ibid. *lib. VII.*

(h) Ibid.

(i) Idem, *de comp. med. secund. gener. lib. IV.*

(k) Ibid.

(l) Ibid.

(m) Ibid.

(n) *De comp. secund. loc. lib. X.*

(o) *De compos. secund. gener. lib. VII.*

(p) *De compos. med. secund. loc. lib. V.*

(q) Ibidem.

(r) *De comp. med. secund. gener. lib. VII.*

(s) *Lib. VIII, cap. XIII.*

(t) *Lib. VII, cap. XVII.*

ONESIDEMUS. Oribase *(u)*. On ne fait rien d'Onesidemus *(x)*, de Primion *(y)*,
PRIMION. de Gennadius *(z)*, de Polixenus *(a)*, d'Érasistrate de Sicyonie
GENNADIUS. *(b)*, de Cléobule *(c)*, de Diodore *(d)*, non plus que de
POLIXENUS. Diophante, Chirurgien *(e)*, & d'Antigone, mentionné déjà
ÉRASISTRATE.
CLEOBULUS. comme Oculiste.
DIODORUS.
DIOPHANTE. Galien donne à Antigone le titre de *Médecin distingué*
ANTIGONUS. *dans les camps & les armées (f)*; mais ce n'est pas une
raison de croire qu'il puisa dans la diététique, la source de
sa célébrité militaire. En effet, on a prouvé plus haut que
cette dénomination étoit générique chez les Romains *(g)*;
& l'on peut voir ici que les Historiens employoient le mot
de Médecin précisément dans la valeur stricte qu'a présentement celui de Chirurgien. Tacite l'emploie dans cette
acception, lorsque parlant de la chute d'un amphithéâtre où
plusieurs milliers de personnes furent blessées, il observe
qu'on leur procura des *Médecins*. Or, je le demande, qu'eussent
fait ici des Médecins *diététiques!* Il falloit des pansemens &
non pas des tisanes; & chez les Romains, comme parmi
nous, c'étoit aux Médecins exercés dans les opérations de la
Chirurgie, aux Médecins vulnéraires, aux Chirurgiens enfin,
que les pansemens étoient confiés.

Quelle que fût autrefois la célébrité d'Antigone, rien ne lui
survécut que son nom, & la qualification qui montre la source
où il la puisa. Il semble que les Historiens se soient concertés
pour cacher à la postérité tout ce qui concerne l'exercice

(u). *Ad Eusthatium*, lib. III.

(x) Galen. *de comp. med. secund. loc.* lib. X.

(y) Idem, *secund. gen.* lib. *IV*;
& Actuarius, *Meth. Meden.* lib. *VI*, cap. *VI*.

(z) Galen. *de comp. med. secund. loc.* lib. *IV*.

(a) Idem, *ibidem.*

(b) Idem, *ibid.* lib. *X*.

(c) Idem, *de comp. med. secund. gener.* lib. *V*.

(d) Idem, *de comp. med. secund. loc.* lib. X.

(e) Galen. *de antidotis*, lib. II, cap. XII.

(f) *Pastillus Antigoni, qui in castris exercitûs insignis Medicus fuit.* Galen. *de comp. med. secund. loc.* lib. *II*, cap. *II*.

(g) Voyez ci-devant, page 54 & suiv.

de l'art de guérir dans les armées de la Grèce & de Rome. Peut-on affez s'étonner que tant d'Ecrivains judicieux qui femblent peindre à plaifir les circonftances les plus minutieufes des plus petites guerres, les moindres révolutions ; qui décrivent avec le plus grand foin l'ordre des batailles, les retraites, les campemens, les plus légers changemens arrivés à la difcipline militaire, &c. n'aient rien configné dans leurs Écrits qui foit relatif aux foins donnés aux foldats malades, & particulièrement aux bleffés, pour lefquels des peuples auffi belliqueux que l'étoient les Grecs & les Romains, devoient avoir fait les difpofitions les mieux réfléchies & pris les mefures les plus fages ?

Aujourd'hui nous fommes réduits à demander fi ces peuples avoient des hôpitaux, ou des lieux particuliers deftinés à recevoir leurs foldats malades. Traînoient-ils à la fuite de leurs armées les chofes néceffaires au traitement des bleffés ? avoient-ils des Chirurgiens attachés au corps de l'armée ou à fes divifions ? les avoient-ils proportionnés à la multitude de bleffés que leurs armées pouvoient fournir en un jour de bataille ? ces Chirurgiens étoient-ils ftipendiés par la République, par le Général, ou fervoient-ils l'État en étanchant le fang de leurs concitoyens, comme ceux-ci le fervoient en verfant celui des ennemis ? Ce font prefque autant de queftions qu'on n'eft plus en état de réfoudre ; parce qu'il n'eft refté fur ces importans objets, qu'un petit nombre de traits épars, qu'on croiroit plutôt échappés à la réferve des Hiftoriens, que répandus à deffein dans leurs Écrits. Tâchons néanmoins de les réunir.

On a vu plus haut Podalyre & Machaon arrêter le fang d'une main & le verfer de l'autre *(h)*. On lit dans Xénophon *(i)* que Cyrus pourvut fon armée de Médecins. On n'ignore pas que les armées de Philippe & d'Alexandre, rois de Macédoine, avoient leurs Médecins, du nombre

---

(h) Tome I, page 120.
(i) De Inftitutione Cyri, lib. I & VIII.

desquels furent Critobule & Critodème, & que celles des Perses ne marchoient pas sans leurs *Guérisseurs de plaies*, désignés, à la vérité, par un nom qui ne ressemble guère à celui de Médecin *(k)*. On sait aussi que le Médecin Synalus accompagnoit Annibal dans ses conquêtes; & enfin que les Généraux Romains, sur-tout les Empereurs, avoient à leur suite dans les expéditions militaires, un ou plusieurs Médecins. Scribonius-Largus, dans sa jeunesse (& alors il pratiquoit la Chirurgie), accompagna Claude dans son expédition contre l'Angleterre, de laquelle il triompha après l'avoir vaincue & pacifiée, l'an 44; & Marc-Aurèle prit avec lui plusieurs Médecins en partant pour aller faire la guerre aux Germains, aux Quades, aux Marcomans & aux Sarmates, l'an 166.

Mais qu'est-ce après une bataille, & sur-tout après une défaite, que la mince ressource des Médecins du Général? Où seroit la proportion si nécessaire entre le nombre des blessés & celui des personnes en état de les secourir? On a donc tout lieu de croire que les armées romaines n'étoient pas réduites à ces foibles secours, & que chaque légion avoit son Médecin. Vibius Rufus, Médecin de la cinquième cohorte, est connu par une inscription *(l)*, de même que Ti. Claudius Julianus, Médecin de la troisième *(m)*; tandis

---

(k) Ἐπιμεληταί, apud Persas, ut scribit Xenophon, erant curatores, qui in bello vulneratos curabant. Suidas, in hac voce.

(l) Vibio Rufo Medico
cohort. V pr. Valeriæ
Rufinæ conjug. optimæ.

(m) Ti. Claudius Julianus
Medicus. Clinicus. coh. III
pr. fecit. vivos. sibi &
Tullie. Epigone. Conjugi.
libertis. libertabusque.
Claudiis. posterisque
Eorum
H. M. H. N. S.

Peut-être devroit-on mettre au nombre des Médecins militaires, celui dont il est question dans l'épitaphe suivante :

Diis manibus sacrum.
L. Annius. Cassius Mithr.
Adorus. Medicus IIII
faction. Circen. fecit.
Sibi. & liberis suis poste.
risque Eorum Loc.
&c. &c.

qu'une autre inscription trouvée à *Brixia*, ville de Lombardie, a perpétué la mémoire d'un troisième, attaché à la seconde légion italique *(n)*. Nous avons une lettre de l'empereur Antonin, adressée à un Médecin légionnaire, conçue en ces termes : « Puisque vous êtes Médecin de la seconde légion *adjutrice*, on ne peut vous faire supporter « les charges municipales, tant que vous serez absent pour « raison de votre service ; mais lorsque vous serez de retour, « après avoir rempli votre mission, vous ne jouirez des pri- « viléges accordés aux Médecins, qu'autant que vous serez « du nombre de ceux que ces immunités concernent *(o)*. » Enfin, une décision de Modestinus Herennius, célèbre Jurisconsulte, qui vivoit sous Sévère, en désignant collectivement les Médecins ou Chirurgiens militaires par une appellation générique, *Médecins des soldats* ou *des gens de guerre*, indique assez clairement qu'il y en avoit dans toutes les divisions ; car la certitude des blessures étant la même pour tous les Corps militaires, la nécessité des secours étoit la même aussi pour chacun d'eux, & l'on ne voit pas qu'il pût exister d'exceptions à cet égard *(p)*.

(n) L. CALI. ARRIANI
MEDICO LEGIONIS II.
ITALIC.
QUI VIXIT ANN. XXXXVIII.
MENSES VII.
Scribonia Faustina
Conjugi Carissimo.

(o) Cùm te Medicum legionis secundæ adjutricis esse dicas, munera civilia, quamdiu reipublicæ causâ abfueris, suscipere non cogeris. Cùm autem abesse desieris, post finitam eo jure vacationem, si in eorum numero es, qui ad beneficia Medicis concessa pertinent, eâ immunitate uteris. Cod. de Profess. & Medicis, titul. 52. Nous dirons en quoi consistoient les immunités que l'Empereur indique ici, lorsque nous parlerons des Archiatres.

(p) Militum Medici, quoniam officium quod gerunt, & publicè prodest, & fraudem eis adferre non debet, restitutionis auxilium implorare possunt, Digest. lib. IV, titul. VI, leg. 33.

Cependant, nous connoissons peu de ces Médecins militaires; sans doute, parce que la vie dissipée qu'ils menoient ne leur laissoit pas le temps d'écrire, ni peut-être, ce qui n'est que trop ordinaire, celui de réfléchir sur ce qu'ils voyoient, & moins encore sur ce qu'ils avoient vu. Si les noms de Callimaque & de Dorus, tous deux Médecins des bandes impériales, sont arrivés jusqu'à nous, nous le devons au ridicule de l'un & à la lâcheté de l'autre : celui-ci est représenté comme un vil délateur durant la tyrannie de Magnence, & Callimaque est couvert de ridicule par Lucien, parce qu'à l'occasion d'une histoire de la guerre Parthique, qu'il vouloit écrire, il prétendoit que c'est particulièrement aux Médecins à écrire l'Histoire, *comme disciples d'Esculape, fils d'Apollon, père des Sciences & protecteur des Muses.* Quant à Celer, nous croyons qu'il ne doit sa qualité de Médecin militaire qu'à la méprise de Bernier *(q)*.

Les Médecins militaires étoient-ils stipendiés chez les Romains, ou donnoient-ils des soins gratuits à leurs concitoyens? Il semble qu'on peut également douter de l'un & de l'autre, au moins durant les règnes des premiers Empereurs. Si l'État leur eût accordé des honoraires fixes, ne trouveroit-on pas quelque vestige de la loi qui les décernoit? Et s'ils avoient eu des émolumens publics, eussent-ils exigé des récompenses particulières de ceux qui recevoient leurs soins? C'est néanmoins ce qui se pratiquoit, & à quoi voulut remédier l'Empereur Aurelien, en leur enjoignant de traiter gratuitement à l'avenir les soldats malades *(r)*. Sans doute qu'il leur assigna des appointemens proportionnés à leurs services, mais l'histoire ne le dit point.

(q) C'est d'après Galien qu'il le donne pour Médecin : or Galien dit *(de compos. medec. secund. gener. lib. VII, cap. XII)*, en parlant d'un remède, *Celeri priinipilario compositum est;* ce qui signifie tout simplement, *remède qui fut composé pour Celer, premier Porte-étendard,* ou, plus exactement, *premier Centurion de la première cohorte d'une légion.*

(r) Flavius Vopiscus, in divo Aureliano. On sait qu'Aurelien régna depuis 270 jusqu'à 275.

On pourroit demander si chaque légion n'avoit qu'un Chirurgien, ou si elle en occupoit plusieurs? La légion étant composée de trois, de quatre mille fantassins, & de deux ou trois cents cavaliers, jusqu'à Marius, & celui-ci l'ayant portée à cinq & six mille hommes, il semble que c'étoit bien peu de chose qu'une seule personne pour le nombre de blessés qu'un pareil Corps pouvoit fournir un jour de bataille. Cependant on ne trouve rien qui puisse induire à croire qu'elle en eut plusieurs; aussi n'est-il pas rare, après les grandes batailles, de voir beaucoup de blessés manquer de secours, bien qu'il paroisse qu'au besoin les soldats Romains se pansoient réciproquement, sous la direction des Gens de l'art. La disette de Chirurgiens, si sensible dans les récits de quelques batailles, n'est aucune part plus marquée que dans celui du combat livré par Julien & Constans, près d'Amide, ville de Mésopotamie, à Grumbatès, roi des Chionites: on y voit des blessés sans nombre, expirer sur le champ de bataille, le corps encore hérissé des traits qui les avoient percés *(s)*.

Il ne paroît pas que les Romains fussent plus soigneux de dresser des hôpitaux, même dans l'enceinte des villes, qu'attentifs à pourvoir leurs armées d'un nombre suffisant de Chirurgiens. Au rapport de Tacite, après la chute de l'amphithéâtre de Fidène *(t)*, arrivée l'an 28, pendant que le peuple étoit assemblé pour voir le combat des Gladiateurs, & dans laquelle cinquante mille personnes furent dangereusement blessées ou périrent; on déposa les blessés dans les maisons des Grands; on leur procura des *Médecins*, & les

---

(s) Medebatur ergo suis quisque vulneribus pro possibilitate vel curantium copiâ: cum quidam graviter saucii cruore exhausto spiritus reluctantes efflarent. Alii confossi mucronibus prostrati in terram, animis in ventum solutis, projiciebantur extincti: aliquorum foratis undique membris mederi periti vetabant, ne offensionibus cassis animæ vexarentur afflictæ: nonnulli vellendis sagittis in ancipiti curatione graviora morte supplicia perferebant. Ammian. Marcel. *Rerum gest.* lib. XIX.

(t) Fidena, aujourd'hui *Castel-Jubileo*, autrefois ville très-considérable du *Latium*, dont Solin rapporte la fondation à Ascanius, fils d'Énée.

choses nécessaires aux *panfemens* ; en un mot, continue l'Historien, on suivit à leur égard l'exemple des Anciens, qui, après les grandes batailles, *retiroient les blessés dans leurs maisons, & les secouroient de leurs mains & de leur fortune (u)*. On trouve dans les Historiens quelques autres exemples de ces dispositions momentanées, tant chez les Romains *(x)* que chez les Grecs *(y)* ; on y voit même qu'en certaines occasions, les Généraux Romains firent transporter les malades & les blessés dans les villes voisines, comme on le pratique encore aujourd'hui *(z)*. A l'exemple de César, de Labienus, & de plusieurs autres Généraux Romains, l'empereur Alexandre Sévère visitoit dans leurs tentes les Soldats malades, les faisoit voiturer sur des chariots à la suite de son armée, & leur procuroit les choses nécessaires au traitement ; & si leurs maladies devenoient graves, il les distribuoit dans les villes & les campagnes, aux pères de famille & aux femmes d'une conduite irréprochable, remboursant à leurs hôtes les frais de la maladie, soit que les Soldats guérissent ou qu'ils mourussent *(a)*. On ne sait rien de plus particulier sur les secours donnés aux

---

(u) *Cæterùm post recentem cladem, patuere procerum domus, fomenta & Medici passim præbiti : fuit urbs per illos dies, quanquam mœstâ facie, veterum institutis similis, qui magna post prælia saucios largitione & curâ sustentabant.* Lib. IV, annal. n.° 63.

(x) *Neque immemor ejus quod initio Consulatûs imbiberat conciliandi animos plebis, saucios milites divisit patribus.* Titus Livius, dec. 2, cap. XI. VII.

(y) Les Spartiates en usèrent de la même manière, après leur défaite à *Sallafia* : *Patentibus omnes domibus saucios excipiebant, vulnera curabant, lapsos reficiebant.* Justin. l. XXVIII, cap. IV.

(z) *Itaque nullâ interpositâ morâ, sauciorum modò & ægrorum habitâ ratione, impedimenta omnia silentio primâ nocte ex castris Apolloniam præmisit, ac conquiescere ante iter confectum vetuit. His una legio missa præsidio est. Et immediatement après, Itaque præmissis nunciis ad Cn. Domitium Cæsar scripsit, & quid fieri vellet ostendit : præsidioque* Apolloniæ *cohortibus quatuor,* Lissi *unâ, tribus* Orici *relictis ; quique erant ex vulneribus ægri depositis, per Epirum atque Acarniam iter facere cœpit.* Comment. Cæsar. lib. III, cap. LXII, LXV. Et au chapitre XX. *de bello Africano*, on lit pareillement : *Labienus saucios suos, quorum numerus maximus fuit, jubet in plaustris deligatos* Adrumentum *deportari.*

(a) Ælius Lampridius, *in vitâ Alexandri Severi.*

Soldats malades, & par conséquent on ignore aujourd'hui s'ils eurent des hospices, des retraites, des lieux de santé qu'on puisse comparer aux hôpitaux militaires.

On voit avec douleur que les blessures n'ont été dans aucun temps le plus grand mal que le Soldat eût à souffrir; que par-tout, le supplice du transport s'est joint à la douleur des blessures, pour accroître le danger, & faire détester le peu de vie épargné par le fer; mais cet inconvénient est mille fois plus affreux aujourd'hui qu'il ne l'étoit autrefois; parce que les armes à feu ont beaucoup multiplié les fractures, & que c'est sur-tout pour ce genre de blessés, que le cahotement d'un chariot est une véritable torture, à laquelle beaucoup d'entr'eux succombent, avant d'avoir atteint le nouvel asile qu'on leur destinoit.

Aujourd'hui que l'humanité reprend ses droits, long-temps réclamés; que les Souverains connoissent mieux le prix du sang de leurs sujets, & ne permettent qu'à regret de le verser pour la défense de la patrie, parce qu'elle est moins exposée qu'autrefois aux grandes révolutions; aujourd'hui, dis-je, les Souverains laissant agir leur sensibilité naturelle, parfaitement d'accord avec leurs véritables intérêts, comme avec ceux de leurs sujets, ne devroient-ils pas convenir entr'eux, par une loi non moins sacrée que celle de prendre soin des malades ennemis faits prisonniers: que les hôpitaux militaires seront, de part & d'autre, des asiles inviolables pour les malades & pour ceux qui les servent; qu'ils seront regardés comme des sanctuaires dont il n'est pas permis d'approcher les armes à la main; enfin, que ceux qui les habitent ne seront pas réputés prisonniers, & n'entreront point dans la balance des échanges?

Ce que nous osons proposer n'est pas une simple spéculation, suggérée par les malheurs trop fréquens dont nous avons eu la douleur d'être témoins: deux Généraux, dont nous inscrivons avec plaisir les noms dans l'Histoire de l'art de guérir, comme ils le sont dans les fastes des Nations, l'ont exécuté durant la guerre de 1743, en Allemagne. Le comte de Stair, touché de l'espèce de barbarie qu'offrent les transports ou *évacuations* d'un hôpital sur un autre, pendant que l'armée Angloise qu'il commandoit, étoit campée à Aschaffenburg, fit proposer au duc de Noailles, Général François, dont l'humanité lui étoit connue, de respecter & de protéger réciproquement les hôpitaux. L'accord fut fait; & le duc de Noailles profita de la première occasion pour montrer combien il avoit à cœur de l'observer religieusement. L'hôpital Anglois étoit à Feckenheim, village situé sur le Mein; le Général François envoyant des troupes dans un village voisin de celui-ci, sur la rive opposée, & craignant de mettre l'alarme parmi les malades qui l'occupoient, eut soin de les rassurer en leur faisant savoir, qu'ayant appris que l'hôpital étoit dans ce village, il avoit donné les ordres les plus exprès, pour qu'ils ne fussent pas inquiétés par ses troupes *(b)*.

D'après les divers passages d'Historiens anciens qu'on vient de réunir, il paroît certain que les Romains n'avoient point d'hôpitaux militaires, même sous les Empereurs, jusqu'au commencement du III.e siècle, & par conséquent qu'ils n'en eurent point du temps de la République; car il est hors de la vraisemblance, qu'un établissement aussi utile ne se fût pas soutenu chez un peuple humain, riche, généreux; chez un peuple qui décernoit la couronne civique à celui qui sauvoit la vie d'un seul citoyen; chez un peuple enfin, dont les Chefs étoient tellement dépendans des Soldats, intéressés particulièrement à la durée d'un pareil établissement, que c'étoit par eux qu'ils montoient au trône, ou qu'ils en étoient précipités.

On pourroit croire qu'il n'en étoit pas de même pour les hôpitaux civils ou populaires. Quelques passages recueillis de Columelle *(c)*, de Sénèque *(d)* & de Tacite *(e)*, sem-

---

(b) Pingle (John), *Observations on the diseases of the army*. in.-fol. London, 1765, dans la Préface.

(c) Lib. XI, cap. I, XVI; lib. XII, cap. III, VII.

(d) De irâ, lib. I. Vid etiam Gronov. ad Seneç. natural. quæst. lib. I, pag. 285.

(e) De Orator. cap. XXI.

bleroient fonder cette opinion; mais il faut convenir que ces établissemens ne répondoient guère à la grandeur romaine, s'ils étoient conformes à l'idée qui résulte de la lecture de leurs Écrits. On les appeloit *valetudinaria*, infirmeries; ce qui annonceroit assez, quand on ne le sauroit pas d'ailleurs, qu'ils étoient destinés à recevoir des malades. Voilà bien quelqu'analogie entre ces refuges des infirmités humaines & nos hôpitaux; mais pour la parfaite identité, l'on désireroit acquérir la certitude que c'étoient des lieux publics. Or il s'en faut beaucoup que nous puissions nous la procurer. Mercuriali, dont l'autorité est d'un si grand poids dans ce qui concerne les antiquités romaines, pense que ces *valetudinaria* n'étoient que des corps-de-logis particuliers dans les maisons des Grands, où ils reléguoient leurs esclaves malades, en un mot, de véritables *infirmeries* privées, en tout comparables à celles des Couvens & des Communautés ecclésiastiques parmi nous *(f)*. Le temple d'Esculape servoit de supplément à ces hospices momentanés, s'ils furent jamais publics, & recevoit les étrangers qui tomboient malades à Rome, pendant ces jeux célèbres qui attiroient dans la métropole la moitié des peuples de l'Italie *(g)*. Enfin il semble qu'il existât un édifice public, destiné, comme le temple d'Esculape, à servir de retraite en certaines circonstances, aux malades qui n'avoient ni parens, ni amis, ni domicile dans la capitale.

Avant les Romains, les peuples de la Grèce formèrent de pareils établissemens. Chaque ville avoit son hospice ouvert aux passans, son hôtellerie, où l'indigence étoit accueillie par l'humanité; mais ce ne sont pas là des hôpitaux proprement dits: les noms mêmes qu'on leur donnoit montrent que leur destination, comme celle des caravanserais modernes, regardoit les voyageurs; que c'étoient des édifices où

(f) Variar. lect. lib. I, cap. XII.

(g) ...... *In insulâ Tiberinâ Æsculapii ædes sitæ erant, & quodam alio loco in id extructo, ut qui ad ludos circenses venissent, si forte fortunâ ægrotassent, haberent ubi commodè curari possent.* Idem, *ibid.*

l'étranger fe mettoit à couvert, & recevoit quelques alimens: on les appeloit ξενών, ξενοδοχεῖον, πανδοχεῖον, prefque tous mots dérivés de ξενος, *hofpes*, hôte.

Lorfque le fiége de l'Empire eut été transféré de Rome à Conftantinople, les Empereurs rétablirent les anciens hofpices de la Grèce, ou bâtirent des édifices plus reffemblans à nos hopitaux que ceux qu'ils remplaçoient. Mais je le répète, ces établiffemens n'étoient point deftinés aux malades; on n'en eut point de ce genre, ni dans l'empire d'Orient ni dans celui d'Occident. Si cette affertion avoit befoin de nouvelles preuves, une loi de Claude feroit ici d'un grand poids: par cette loi, l'Empereur déclare libre l'efclave malade abandonné par fon Maître, chaffé de fa maifon, &, comme on difoit alors, *expofé;* & coupable du crime d'homicide, le Maître qui le tueroit *(h)*. Perfonne n'ignore que les loix romaines garantiffoient les citoyens de cette extrême indigence qui livre l'homme malade à la charité publique; & nous verrons bientôt que les fecours de la Médecine devoient être donnés gratuitement aux pauvres. Si donc il exiftoit des hôpitaux, c'étoit fur-tout aux efclaves qu'ils étoient ouverts. Or cela fuppofé, qu'on effaie de trouver un fondement folide à la loi de Claude? qu'on cherche en quoi pouvoit confifter la dureté du Maître que le Légiflateur voulut punir de la perte de l'efclave? qu'on affigne fur-tout des raifons affez fortes pour engager le Maître le plus barbare à porter le poignard dans le fein de fon efclave languiffant, & qu'on faffe difparoître la ftupidité qu'il auroit montrée en l'égorgeant, pour ne pas lui continuer des foins difpendieux, au lieu de l'envoyer guérir gratuitement dans les hôpitaux publics? En fuppofant au contraire que cette reffource

---

(h) Cùm quidam ægra & affecta mancipia in infulam Æfculapii tædio medendi exponerent, omnes qui exponerentur liberos effe fanxit, nec redire in ditionem domini, fi convaluiffent: quòd fi quis necare quem mallet quàm exponere, cædis crimine teneri. Sueton. *in Claudio,* n.° 25 ; & Dion Caff. *in eodem,* lib. VI, cap. XXIX. Cette loi fut confervée, & fe retrouve dans toutes les collections de Loix romaines.

manquoit aux Patrons & aux Marchands d'esclaves, la loi est motivée, juste, humaine, bienfaisante : elle honoreroit l'esprit & le cœur de l'imbécille Claude, si l'on pouvoit se persuader qu'elle vint de son propre fonds, qu'elle ne lui fut pas suggérée par quelqu'honnête citoyen, plus digne que lui du trône des Césars.

Lorsque le Christianisme eut dissipé les ténèbres de l'idolâtrie, les Chrétiens, distingués alors par la bienfaisance & la charité, durent se faire un devoir d'ouvrir leurs maisons à l'indigence accablée sous le poids des infirmités. On lit dans une lettre de Saint Jérôme, que *Fabiola*, dame romaine, morte vers l'an 400, se distingua sur-tout par ce genre de charité : elle fut la première qui établit à ses dépens, dans Rome, un hôpital, une infirmerie, νοσοκομεῖον, où elle rassembloit les malades, & les soignoit de ses propres mains ; mais il ne paroît pas qu'elle assurât des fonds à cet établissement, ni par conséquent qu'il se soutînt après sa mort *(i)*. Le même Saint Jérôme parle encore d'un autre *xenodochium*, établissement si célèbre qu'il étoit connu dans tout l'Univers *(k)*.

En descendant de quelques siècles, on croit voir dans l'historien Procope, que Justinien I.er édifia de véritables hôpitaux, au commencement du VI.e siècle ; mais cet Écrivain supprimant tous les détails relatifs à ces établissemens, tandis qu'il parle fort au long des édifices publics élevés par le même Empereur, donne lieu d'inférer de son silence, ou que ces hôpitaux ne furent que projetés, ou que l'exécution en fut suspendue, ou bien enfin, qu'ils n'eurent pas toute l'utilité que leur fondateur s'en étoit promis.

(i) *Quin potiùs omnem censum, quem habere poterat, (erat autem amplissimus, & respondens generi ejus) dilapidavit ac vendidit, & in pecuniam congregatum, usibus pauperum præ paravit : & prima omnium νοσοκομεῖον instituit, quo ægrotantes colligeret de plateis, & consumpta languoribus atque inediâ miserorum membra foveret. Describam ego nunc diversas hominum ca-* *lamitates, truncas nares, effossos oculos, semiustos pedes, luridas manus, tumentes alvos, exile femur, crura turgentia, & de exesis ac putridis carnibus vermiculos bullientes.* Epistol. lib. III, epist. x. Je dois ce renseignement à M. Goulin.

(k) *Xenodochium in portu romano situm, totus pariter mundus audivit. Ibidem.* La désignation de *portus*

Le Code Théodosien, rédigé par l'ordre de Théodose II, surnommé *le Jeune*, vers l'an 435, fait connoître une classe d'hommes, qu'on croit avoir desservi les hôpitaux; ce sont les Parabolains. On y lit deux rescrits de cet Empereur qui les concernent ; mais ils ne font connoître qu'imparfaitement les fonctions attachées à leur état. Il y est dit *que les Parabolains étoient députés pour prendre soin des malades, selon l'expérience qu'ils en avoient (l)*. Mais étoient-ils Médecins, Infirmiers, ou ni l'un ni l'autre ? Le savant Godefroi semble croire que les Parabolains étoient des Médecins: examinons cette opinion.

D'abord on ne connoît point d'autres Parabolains que ceux d'Alexandrie, ce qui ne seroit pas un préjugé défavorable à l'opinion de Godefroi. Cette milice, cette association, cet ordre étoit turbulent, séditieux par esprit de Corps *(m)*, & dangereux par le nombre, qui, avant les rescrits de Théodose, alloit au-delà de six cents. Dans une révolte, ils combattirent, à côté de cinq cents Moines, pour Saint Cyrille, Évêque d'Alexandrie, contre le Gouverneur Romain *(n)*. Il paroît que dès leur établissement ils avoient été sous la main de l'Évêque, qui les nommoit, les révoquoit & les contenoit dans le devoir. Comme ils s'émancipoient quand la présence de leurs chefs ne leur imposoit plus, qu'ils se rendoient en foule aux assemblées du peuple, où ils

---

Romanus, où Saint Jérôme assied cet hôpital, est fort vague. Auroit-il entendu par *portus Romanus* le port d'Ostie ? On donnoit le nom de *portus Romanus Arabum*, à la ville appelée aujourd'hui *Aden* ou *Adem*, & celui de *portus Romanus Latii*, à *Porto*, ville maritime d'Italie.

(l) *Parabolani (sunt ii) qui ad curanda debilium ægra corpora deputantur.... qui pro consuetudine curandi gerunt experientiam*. Cod. Theodos. Lib. XVI, tit. 11; *de Episcopis,*

Ecclesiis & Clericis, tom. VI, pag. 28 & seqq.

(m) Selon la plus commune opinion, *parabolanus* vient de Παραβάλλειν (*objicere, eo sensu quo dicitur objicere edendum brutis*): le *parabolanus* est donc celui qui s'expose, qui se met au hasard de perdre la vie. Comme les personnes qui servent les malades sont exposées à gagner mille maux, surtout dans les épidémies contagieuses, on crut pouvoir les comparer aux malheureux condamnés *aux bêtes*.

(n) Gathofred. *ibidem*.

faisoient

faifoient adopter leur opinion à la faveur de la terreur qu'ils inspiroient, & dans les tribunaux, où, par le même moyen, ils dictoient les jugemens, les Alexandrins crurent remédier à ce désordre, en obtenant un rescrit de l'Empereur, qui défendît à l'Évêque de sortir de la ville, afin qu'il pût toujours veiller sur leur conduite, & les réprimer au besoin. Mais l'Empereur employa des remèdes plus puissans: 1.° Il en diminua le nombre, qu'il réduisit à cinq cents *(o)*; 2.° il leur défendit de se trouver aux assemblées publiques; 3.° il ordonna qu'ils seroient tirés du bas-peuple, des artisans, & que les personnes riches ou constituées en dignité *(honorati & curiales)*, ne seroient point admises dans ce Corps; 4.° il en défera le choix au peuple, 5.° & l'élection, 6.° ainsi que le remplacement, au Magistrat suprême; 7.° enfin, pour écarter des spectacles & des tribunaux la violence & le trouble, il leur défendit de s'y trouver *(p)*. Reconnoît-on à ces précautions le caractère pacifique des Médecins! Je sais bien qu'à Rome, il s'élevoit quelquefois entr'eux de petites rixes *(q)*; mais les Laferre & les Chapelain d'alors *(r)*, amusoient Rome, & ne la troubloient pas. Ici au contraire, on voit un Corps redoutable & séditieux, qui gouverne pour ainsi dire de vive force, une des plus grandes villes de l'empire d'Orient, qui la contraint d'invoquer l'autorité de l'Empereur, & celui-ci, pour en venir à bout, réduit à casser ce Corps, pour le rétablir sur un nouveau plan: tous ces traits conviendroient bien mieux à des Janissaires qu'à des Médecins. D'ailleurs, est-il probable qu'il ait fallu que l'autorité de l'Empereur intervînt pour empêcher les Grands & les Sénateurs de s'enrôler dans cette milice, moitié ecclésiastique & moitié

(o) Peu de temps après, l'Évêque Cyrille, brouillé avec l'Empereur, lors des rescrits, étant rentré en grâce auprès de lui, les Parabolains furent portés à six cents, & remis sous sa dépendance, avec quelques modifications: *Ita ut hi sexcenti viri, Reverendissimi Sacerdotis (Episcopi Alexandrini)* *præceptis, ac dispositionibus obsecundent, & sub ejus curâ consistant.* Ibid.

(p) Idem, *ibidem.*

(q) Galen. *de puls. diff. lib. I, cap. I.*

(r) Voyez le combat bouffon de ces deux Poëtes, dans les *Œuvres de Boileau.*

médicale *(f)!* Enfin comment se persuader que la ville d'Alexandrie entretînt, ou du moins eût à son service une légion de six cents Médecins, quand on sait que Rome n'en avoit que quatorze, un pour chaque quartier? Tout porte donc à croire que les Parabolains n'étoient point de véritables Médecins. Qu'étoient-ils donc? Les conjectures étant permises lorsque les faits manquent, je croirois volontiers que les Parabolains composoient une sorte de confrérie, une association pieuse & charitable, vouée au service des malades dans les épidémies & les temps de peste; circonstances où chacun craignant pour soi, & cherchant sa sûreté dans l'éloignement ou dans la fuite, les malades pouvoient être abandonnés, & manquer des secours les plus indispensables & les plus urgens. En poussant plus loin encore les conjectures, on pourroit dire que leur engagement étoit religieux, & rendre ainsi raison de leur affiliation à l'Église (car on croit qu'ils étoient Clercs), & de leur dépendance de l'Évêque qui la gouvernoit. Dans une grande ville de ce Royaume, il existe quelque chose d'analogue à cette supposition : Toulouse a plusieurs Chirurgiens, *reçus pour la peste (pro peste)*, qui s'engagent par serment à ne point quitter la ville en cas de peste ou d'autres maladies contagieuses.

L'opinion que nous hasardons sur les Parabolains, revient au sentiment de quelques Critiques qui les font descendre à l'état de garde-malades; mais ces derniers étoient connus par-tout, & les Parabolains ne l'étoient que dans la capitale de l'Égypte : d'ailleurs, les garde-malades avoient des noms particuliers; on les appeloit *Medici coqui, Medici ad matulam*. M. Leclerc prétend aussi qu'on leur donnoit quelquefois

---

(f) M. Leclerc *(Histoire de la Médecine, page 575)*, est tombé dans une erreur considérable au sujet des Parabolains; ce qui me fait croire qu'il n'avoit point consulté la loi qu'il cite. Il prétend « que cette loi leur » impose la nécessité de se tenir con- » tinuellement auprès des malades ou dans les hôpitaux, d'où ils ne de- « voient pas même sortir pour assister « aux spectacles, ou pour aller au « palais entendre plaider...... » La loi ne parle, ni de malades ni d'hôpitaux; & quant à la défense de paroître aux assemblées publiques, on vient de voir qu'elle avoit d'autres motifs.

« le nom de *Clinici*, parce qu'ils ne bougeoient d'auprès du
lit des malades; mais ce n'eſt pas, dit-il, la propre ſignification
du mot *Clinicus*. Martial détourne auſſi la vraie ſignification de
ce mot, dans une épigramme où il parle *d'un pauvre Chirurgien*,
qui, faute d'emploi, s'étoit mis à enterrer les morts, ou à
les porter pour les mettre en terre ou ſur le bûcher :

> *Chirurgus fuerat, nunc eſt Veſpillo Diaulus;*
> *Cœpit quo potuit Clinicus eſſe modo (t).*

Ceux qui faiſoient le *métier* de Chirurgiens, continue-t-il,
s'appeloient *Veſpillones, Succollatores;* mais ceux qui s'occupoient à laver les corps morts, à les oindre, à les mettre
dans un drap, & à faire tout ce qui ſe faiſoit anciennement
avant que de porter les corps ſur le bûcher, ou avant que
de les enterrer, s'appeloient *Pollinctores (u)*. »

Ce peu de lignes contiennent tant de choſes remarquables,
elles préſentent aux Chirurgiens des idées ſi contraires aux
notions que les monumens hiſtoriques doivent leur donner
de leurs ancêtres, qu'il ne falloit rien moins que la haute opinion qu'on avoit dans le monde ſavant des connoiſſances de
M. Leclerc, & le ton d'aſſurance avec lequel il s'exprime
en cette occaſion, pour écarter la défiance de l'eſprit de ſes
lecteurs; mais cet Hiſtorien ne décide-t-il ici que d'après
des autorités graves, ou ſur les monumens les plus certains,
comme on a lieu de le préſumer ? ou bien, après s'être
ſéduit lui-même, a-t-il voulu faire illuſion aux autres ?
enfin, conſerve-t-il le principal caractère de l'Hiſtorien,
l'impartialité ? examinons.

Quelques Auteurs ont donné aux garde-malades le nom

(t) Dans l'édition *in-4.°* de Martial, *ad uſum Delphini*, on lit :
Cœpit, quod poterat, Clinicus eſſe modo.
Lib. I, épig. 31.

La pointe de cette épigramme porte ſur l'amphibologie du mot κλίνη, d'où
Clinicus a été formé, qui ſignifie également un *lit* & une *bière*.

(u) Hiſtoire de la Médecine, page 574.

de CLINICI, parce qu'ils ne bougeoient d'auprès du lit des malades; mais ce n'est pas la propre signification du mot CLINICUS.

La signification du mot *clinique* n'est pas bien déterminée chez les anciens Écrivains. M. Leclerc semble en convenir lui-même ici, & cependant il ne laisse pas de la fixer ailleurs, en établissant que les hommes qu'on appeloit autrefois *Médecins cliniques*, répondoient à ceux qu'on appelle aujourd'hui *Médecins*. *Clinique* vient, comme on l'a dit, d'un mot grec, qui signifie *lit*. On appela *Médecine clinique*, celle que les Médecins exerçoient en se transportant dans les maisons des malades, c'est-à-dire au pied de leur lit, par opposition à l'espèce de Médecine pratiquée par les Médecins sédentaires *(x)* & ambulans ou *periodeutes*, qui couroient de ville en ville & dans les lieux les plus fréquentés, pour offrir leurs soins à ceux qui les desiroient. M. Leclerc pense qu'Esculape fut l'inventeur de cette espèce de Médecine, & il s'appuie sur un passage d'Hyginus *(y)*; mais M. Schulz, interprétant différemment ce passage, assigne à la Médecine clinique, une origine moins ancienne *(z)*. Au reste, Damocrate, comme on l'a dit plus haut *(a)*, donna le titre de *Clinicus* à un de ses Livres, où il traitoit de trois médicamens *(b)*.

Voilà presque tout ce que l'Histoire ancienne nous fournit d'éclaircissemens sur la valeur du mot *clinique*; & cependant M. Leclerc n'hésite pas à décider que les successeurs d'Esculape, les vrais Médecins, furent appelés *Médecins cliniques*, pour les distinguer des Coureurs de marchés, des Empiriques, conjecture qui n'a guère d'autre fondement que la convenance, & la possibilité que les choses fussent réellement ainsi. Non-seulement on n'est point certain qu'il ait existé

(x) Voyez ci-devant, *page 65.*

(y) Chiron, *Centaurus, Saturni filius, artem Medicinam Chirurgicam ex herbis primus instituit: Apollo artem oculariam medicinam primus fecit. Tertio autem loco* Asclepius, *Apollini filius,* Clinicen reperit. *C. Jul. Hygin. fabul. liber. cap.* CCLXXIV.

(z) Hist. Medicin. pag. 86.

(a) Voyez ci-devant, *page 30.*

(b) Galen. *de compos. med. secund. loc. lib.* X, *cap.* II.

en aucun temps un ordre ou classe de Médecins caractérisés par l'épithète *clinique*, mais encore il ne paroît pas que cette qualification emportât avec elle un grand relief. Nous connoissons beaucoup de Médecins qui ont pris divers titres honorifiques à la tête de leurs Ouvrages, ou dans les inscriptions funéraires, ou autres qui les concernoient; & cependant on n'en trouve que deux ou trois qui n'aient pas dédaigné de se décorer de celui de Clinique *(c)*. On est maintenant en état de juger jusqu'à quel point on peut admettre l'induction, *que les garde-malades* (MEDICI AD MATULAM) *étoient ainsi nommés, parce qu'ils ne bougeoient d'auprès des lits des malades.*

Martial, continue Leclerc, *détourne aussi la vraie signification du mot* clinique, *dans une épigramme, où il parle d'un pauvre Chirurgien qui, faute d'emploi, s'étoit mis à enterrer les morts, ou à les porter pour les mettre en terre ou sur le bûcher.*

Chirurgus fuerat, nunc est Vespillo Diaulus,
Cæpit quo potuit Clinicus *esse modo.*

Il est d'abord à propos de remarquer, que Diaule, ce pauvre Chirurgien sans emploi, qui, selon la remarque non moins utile qu'agréable de l'Historien de la Médecine, s'étoit mis à enterrer les morts, avoit eu sans doute le malheur de déplaire infiniment au Poëte satyrique; car il ne l'abandonne pas après ce premier coup de dent: il s'y prend à deux fois; & comme s'il eût craint qu'on ne reconnut pas assez l'infortuné Diaule sous la qualification de Chirurgien, peu familière alors *(d)*, il s'en resaisit un instant après,

---

(c) Voyez ci-devant, *p. 89, 398.*

(d) En effet, on a prouvé plus haut *(page 83 & suiv.)*, que plus de dix siècles après Martial, le mot *Chirurgus*, séparé de *Medicus*, ne signifioit pas encore un *Chirurgien*, mais un Artiste, un homme qui travaille des mains: Χειρώργοι, dit Suidas, Écrivain du X ou du commencement du XI.ᵉ siècle, *(sunt) qui manibus propriis opus aliquod faciunt. Opifices manuales, ut vulgo dicuntur. Fuerunt aut. in opifices præstantissimi, & accuratissimi, Phidias, Lysippus, Polycletus, Statuarii.* Tome II, vers la quatre-vingtième page.

mais ce n'est plus un pauvre Chirurgien, c'est un *pauvre Médecin*:

*Nuper erat Medicus, nunc est Vespillo Diaulus:
Quod Vespillo facit, fecerat & Medicus (e).*

Ni l'acharnement de Martial, si propre à faire douter de la vérité de l'anecdote, ni la crainte de désobliger les Chirurgiens, n'ont pu faire hésiter la plume de M. Leclerc. Mais Diaule Médecin ne devoit-il pas obtenir grâce pour Diaule Chirurgien? ou au moins la prévoyance ne devoit-elle pas faire entrevoir à l'Historien de la Médecine, que si l'on pouvoit un jour, à son exemple, oublier les égards dûs au Corps respectable auquel il appartenoit, on diroit, en substituant l'épigramme XLVIII à l'épigramme XXXI, & en le copiant lui-même: *Diaule étoit un pauvre Médecin qui, faute d'emploi s'étoit mis à enterrer les morts ou à les porter pour les mettre en terre ou sur le bûcher.* Au reste, la fiction qui réalise le Clinique ou le Médecin Diaule, n'a rien d'offensant pour les enfans d'Esculape, ni d'incroyable pour personne: Quand un nommé Bernier, devenu au commencement de ce siècle, de Cordonnier Médecin, au sein même de la capitale de la France, seroit retombé de la profession de Médecin à l'état d'enterreur de morts *(f)*; quand la même infortune arriveroit aujourd'hui à un de ses confrères, dont le nom n'est pas heureux en Médecine *(g)*, érigé sous nos yeux en *Médecin organique (h)*, en *Rhabilleur d'os*, bréveté, qui

---

(e) Lib. *I*, épigr. XLVIII, Diaule, dit le Scholiaste, Médecin ignorant, tuoit ses malades, ou les envoyoit en terre; présentement il les y porte.

(f) Bernier, Essais de Médecine, page 52 du Supplément.

(g) Dumont & sa femme, gens à secret, furent pendus à Rouen comme faux-monnoyeurs & empoisonneurs. Pendant l'instruction de leur procès, ils disoient qu'ils ne craignoient que les Médecins; & à la potence; qu'ils n'avoient d'autre déplaisir en mourant, que de n'avoir pu transmettre & laisser leurs secrets à quelque habile homme. *Idem*, ibid. page 30.

(h) Voyez ci-devant, page 394.

pourroit s'en étonner! Comme Diaule, ils feroient rendus l'un & l'autre à leur première destination. Continuons :

Ceux qui faisoient le métier de Chirurgiens, s'appeloient VESPILLONES, SUCCOLLATORES. Que dans un libelle dicté par la passion, on trahisse à ce point la vérité, le Lecteur n'en est point surpris; il s'y attend & se tient sur ses gardes. Mais qu'un personnage grave, qu'un Savant, qu'un Historien l'outrage ainsi, comme on n'a pas dû soupçonner la fraude, on ne sauroit la pardonner. Voilà donc, non les Chirurgiens, car nous avons prouvé jusqu'à la démonstration, qu'on ne connut point de Chirurgiens, tels que ceux de nos jours, jusqu'à la fin du XIIIe siècle, mais les vrais Médecins, les Médecins vulnéraires portant les morts *en terre ou sur le bûcher!* M. Leclerc l'a-t-il pu croire? Disons que non, par respect pour ses connoissances; & plaignons-le de ne s'être pas toujours mis au-dessus de ce malheureux *esprit de Corps*, qui remplit autrefois tant de volumes, oubliés aujourd'hui, de railleries piquantes, de sarcasmes amers, d'insultes grossières, dont les auteurs rougirent sans doute, & que nous devons leur pardonner.

Il n'existe aucun monument, il est presque inutile d'en faire la remarque, qui puisse faire naître le soupçon, que les Médecins vulnéraires aient jamais eu le moindre rapport avec les *enterreurs*, sous quelque dénomination qu'ils se présentent, de *Vespillones* ou de *Succollatores*. M. Leclerc le savoit comme nous; & il céda, sans s'en douter peut-être, au triste plaisir de désobliger les Chirurgiens. S'il eût réussi, il blessoit ses confrères du même trait; mais ce trait ne porta point, & nous aimons à croire qu'il se repentit de l'avoir lancé.

On appeloit *Vespillones* (i) les gens qui enterroient les pauvres, parce que ceux-ci n'ayant pas de quoi fournir aux frais d'une pompe funèbre, étoient portés dans les charniers

---

(i) *Vispelliones, Bispelliones, Vespilliones, Vespæ*; tous mots dérivés de *Vesper*, étoile qui paroit le soir après le Soleil couché.

(puticulæ) du mont Efquilin, à la faveur des ténèbres, & pour ainfi dire dérobés aux regards du public. Les fonctions des *Sandapilæ* & des *Succollatores* étoient les mêmes. Les premiers tiroient leur nom de l'efpèce de bière appelée *fandapila*, dans laquelle on portoit en terre les cadavres des pauvres & des fuppliciés; & les autres, de la manière dont ils portoient la bière, c'eft-à-dire fur les épaules. Parmi les Chrétiens, ceux qui exerçoient les mêmes fonctions, furent appelés *Copiatæ*, *Lecticarii*, & jouirent d'une partie des exemptions du Clergé, comme Clercs eux-mêmes, quoique mariés. Pour les perfonnes confidérables, c'étoient les efclaves, les affranchis, les parens, les Magiftrats qui portoient le lit funéraire. Les Envoyés de Macédoine rendirent ce dernier devoir à Paul Émile; fes enfans, à Metellus; les Sénateurs & les Veftales, à Silla; à Augufte, les Décurions, les Chevaliers & les Sénateurs, qui le tranfportèrent fucceffivement de Nole à Rome, où il reçut les honneurs du bûcher *(k)*.

Les *Pollinctores* lavoient & oignoient les cadavres *(l)*, les revêtoient de la robe funèbre, tantôt blanche, & tantôt celle de la magiftrature que le mort avoit exercée, & ne quittoient les cadavres qu'après les avoir mis fur le bûcher ou dans la tombe.

Il eft naturel de penfer, avec Pline, que les premiers peuples enterrèrent leurs morts, & que ce furent les guerres qui donnèrent naiffance à l'ufage de les brûler. La fable fait honneur de cette pieufe inftitution à Hercule, qui brûla le corps d'Argeus, tué au fiége de Troies, afin de s'acquitter en quelque manière de la parole qu'il avoit donnée à Lycimnius, de lui ramener fon fils. Comme les Grecs, les

---

(k) A la mort, l'indignation & le reffentiment du peuple, traitoient quelquefois les cadavres des Grands, des Empereurs même, comme ceux des fuppliciés: *Cadaver (Commodi) populari fandapilâ per Vefpillones exportatum.* Sueton. *in ejus vitâ, cap. XVII.*

(l) Le luxe avoit introduit l'ufage des *Pollincteurs* fur la fin de la République; anciennement c'étoient les parens & les amis qui rempliffoient ces fonctions pieufes:

Tarquini corpus bona fæmina lavit & unxit.

Romains eurent dans tous les temps la liberté du choix entre ces deux espèces de sépultures. Les Grands préféroient le bûcher, comme plus susceptible de pompe & de magnificence; & le peuple, l'inhumation, comme moins dispendieuse. La seule chose que la loi ne permettoit pas, c'étoit de brûler ou d'enterrer les morts dans l'enceinte des villes *(m)*; encore n'étoit-elle pas observée si rigoureusement qu'on n'y dérogeât pour les personnes recommandables par des services importans rendus à la Patrie, pour les Vestales, les Augures, & dans la suite, pour les Empereurs, leurs parens & leurs favoris. Enfin les exceptions se multiplièrent, la loi se tut, & chacun put la violer avec impunité. Dans ces circonstances, Antonin le Pieux, pour rendre à la loi son ancienne vigueur, la promulgua de nouveau *(n)*; mais il fut trompé dans son attente. Les abus allèrent donc en croissant, sur-tout de la part des Chrétiens, qui, religieux observateurs des rits des Hébreux, & pénétrés, comme eux, de l'espérance de la résurrection, enterroient tous leurs morts; d'abord dans les champs, ensuite dans des lieux particuliers & secrets, enfin dans les villes & dans les temples mêmes. Ainsi l'usage d'inhumer les cadavres se répandant avec le Christianisme, fit cesser peu-à-peu la coutume de les brûler *(o)*. Alors la loi réprima moins que jamais l'inhumation dans les villes; & la nouvelle défense d'enterrer dans leur enceinte, faite par Théodoric, roi des Ostrogoths & maître de l'Italie, au commencement du VIe siècle, fut tout aussi peu respectée que l'Édit

---

(m) Hominem mortuum in urbe ne sepelito, neve urito. Leg. XII, tabul. leg. II.

(n) Jul. Capitol. *in Antonio Pio.*

(o) On pourroit inférer du passage suivant, tiré des *Constitutions napolitaines* de Frédéric II, fameux Empereur d'Allemagne, mort en 1250, que la coutume de brûler les cadavres subsistoit encore en Italie au commencement du XIIIe siècle : *Sepulturas etiam mortuorum, quæ urnas non continent, profundas, quantùm mensura dimidiæ cannæ protenditur, esse jubemus.* Lib. III, tit. XXXV. *De conservatione aëris.* Il est au moins certain qu'ailleurs on brûloit les cadavres en l'an 1249, puisque cette même année le Légat Pantaléon fit un règlement ou concordat avec les Chevaliers de l'ordre Teutonique de Prusse, par lequel ils promirent de ne plus brûler les morts.

d'Antonin *(p)*. Peut-être la loi fut-elle mieux obfervée dans l'Empire d'Orient : une chofe certaine au moins, c'eft qu'encore aujourd'hui dans les vaftes dominations de l'Alcoran, on enterre les morts hors des villes, dans les champs ; avec cette circonftance fingulière, que les cimetières publics, comme les fépultures privées, font toujours plantés d'arbres, & le plus fouvent de cyprès *(q)*.

Ce feroit fans doute faire plus d'honneur aux Orientaux que leurs connoiffances dans la phyfique & l'hiftoire naturelle n'en méritent, que de fuppofer à l'ufage d'enterrer les morts fous des arbres, des vues d'utilité ; mais il eft certain que quand ils auroient connu la propriété qu'ont les végétaux de définfecter l'air méphitique, ils n'auroient pu rien imaginer de mieux pour prévenir les pernicieux effets des émanations cadavéreufes, que de couronner d'arbres, & fur-tout d'arbres toujours verts, les lieux d'où elles partent pour fe répandre dans l'atmofphère *(r)*. Il faudroit, pour accroître encore notre étonnement, que le cyprès, qui femble jouir d'une végétation perpétuelle, poffédât à un degré plus éminent que les autres arbres, la faculté de convertir l'air malfaifant en air falubre.

On croit reconnoître en lifant les loix des Ripuaires, des Saxons, des Allemands, des Frifons, des Francs, des Bourguignons, que ces anciens peuples n'ont jamais brûlé les morts, & qu'ils les enterroient tout fimplement & fans les embaumer, mais hors de l'enceinte des villes. En effet, ils euffent été moins attentifs à faire des loix févères contre ceux qui *violoient* les tombeaux, fi ces monumens, qui renfermoient quelquefois les armes & les ornemens les plus précieux de la perfonne morte, avoient été enfermés dans les villes ; parce qu'alors ils auroient moins tenté la cupidité

(p) Qui intra urbem Romam cadavera fepelierit, quartam partem patrimonii fui fifco fociare cogatur : fi nihil habuerit, cæfus fuftibus civitate pellatur. In edicto, cap. CXI.

(q) Voyage Littéraire de la Grèce, par M. Guys, tome *I*, page 352.
(r) Expériences fur différentes efpèces d'air, par J. Prieftley, tome *I*, page 111 & fuiv.

en offrant plus de difficultés à la satisfaire *(s)*. On est d'autant plus porté à croire que ces peuples reléguoient leurs sépultures dans les champs, que Childéric lui-même, maître de Tournai, fut enterré hors des portes de cette ville, comme Numa l'avoit été hors de celles de Rome. On sait d'ailleurs que, de même que Saint Pierre, Saint Paul, Saint Sixte & le Pape Célestin, avoient été inhumés dans les environs de Rome, de même les premiers Évêques de Tours, de Paris & des autres diocèses des Gaules, ne furent point enterrés dans leur cathédrale, qui étoit dans la ville, mais dans des lieux qui pour lors étoient hors de l'enceinte des murs, & où l'on a bâti dans la suite des églises sur leurs sépultures *(t)*. On n'ignore point que Sainte Geneviève, morte le 3 janvier 512, fut enterrée hors de Paris, & que ce n'est que par les accroissemens que cette ville a pris dans la suite, que sa sépulture a été comprise dans son enceinte. Les François se distinguoient sur-tout par leur répugnance à permettre d'enterrer dans les villes; c'étoit même un de leurs priviléges, ainsi que le témoignent les Pères du Concile de Brague, tenu l'an 563.

Quand le Christianisme fut devenu la religion de l'État, les enterremens, qui n'étoient d'abord que des actes pieux, que les derniers devoirs rendus aux morts par leurs parens & leurs amis, étant devenus aussi des cérémonies ecclésiastiques, les églises acquirent des redevances sur les morts, à la faveur desquelles le Clergé disposoit en quelque sorte de leur dernier domicile. Les Moines s'étant mis en possession d'une sorte de droit d'enterrer leurs morts dans les Monastères, rendirent, à la faveur de l'exemple, les sépultures dans les villes & dans les églises, plus communes; & l'honneur accordé à Constantin

---

(s) Parmi les Ripuaires, il n'en coûtoit que cent sous pour tuer un Romain, cent soixante pour un Bourguignon, & pour voler la dépouille d'un mort, deux-cents sous : ce qui nous prouve que chez ces peuples, c'étoit un plus grand crime de troubler les cendres d'un mort que de tuer un vivant. Lex *Ripuariorum*, *tit. XXXVI, LIV.*

(t) Histoire de l'établissement de la Monarchie Françoise, par l'abbé Dubos, tome *I*, *page 607.*

d'être enterré dans l'église des Apôtres à Conſtantinople, l'an 337, comme à Honorius à Rome, l'an 423, fervit d'aiguillon à l'orgueil humain pour demander la même marque de diſtinction, & de prétexte aux Prêtres, pour l'accorder. Cependant au IXe ſiècle, on pouvoit encore choiſir le lieu de ſa ſépulture, la marquer même par-tout ailleurs qu'en un *lieu ſaint*; mais ce n'étoit qu'en payant à l'égliſe paroiſſiale le tiers des frais des funérailles *(u)*. A la vérité, les égliſes conteſtoient ce droit, quoiqu'encore reconnu par le Pape Boniface VIII, au commencement du XIIIe ſiècle, & parvinrent enfin à l'abolir entièrement. Dès-lors le Clergé, maître abſolu des ſépultures, dut les rapprocher des presbytères; & pour abréger ſes courſes, enterrer dans les villes, aux portes des égliſes, dans les temples mêmes, & s'oppoſer dans la ſuite aux tentatives faites en différens temps par la puiſſance civile pour reléguer les cimetières dans les lieux que la ſageſſe de nos pères leur avoit aſſignés.

Mais c'en eſt aſſez ſur un objet de pure curioſité: revenons aux hôpitaux; & concluons de tout ce que nous avons dit juſqu'ici, que les hôpitaux civils eurent chez les Romains le même ſort que les militaires; & que ces aſyles, tels que nous les connoiſſons aujourd'hui, ne remontent pas au-delà des premières Croiſades, c'eſt-à-dire au-delà du XIIe ſiècle *(x)*. Juſque-là les Romains, fidèles à remplir les devoirs de l'hoſpitalité, attentifs à prévenir l'extrême indigence des citoyens, aimèrent mieux rendre les hôpitaux ſuperflus que d'en élever. Conduit par les mêmes principes, le grand Schahabbas, au milieu de mille établiſſemens utiles qu'il fit dans la Perſe, n'éleva point d'hôpitaux; & comme on lui en demandoit la raiſon, *c'eſt*, répondit-il, *que je ne veux pas qu'on ait beſoin d'hôpitaux en Perſe.*

Au commencement du XIIe ſiècle, les Croiſés établirent

(u) En 989, Charlemagne ordonna que les Saxons chrétiens ſeroient portés aux cimetières des égliſes, & non aux tombeaux des payens.

(x) Peut-être faudroit-il accorder une plus grande ancienneté à l'hôpital de Lyon, dont on rapporte la première fondation à la Reine Ultrogothe, femme de Childebert I, mort en 558.

des hôpitaux, & fondèrent divers Ordres religieux & militaires tout enfemble, deftinés à fervir les malades, comme à protéger leurs afyles contre les infultes des Sarazins : les *Hofpitaliers*, les *Templiers*, les *Teutoniques*, &c. n'eurent point d'autre origine. Ces premiers établiffemens furent, felon toute apparence, des hôpitaux fort reffemblans à nos hôpitaux militaires, *fédentaires* & *ambulans*, & laiffent par conféquent à l'Empereur Alexis Commène, tout l'honneur d'avoir affuré le premier des refuges falutaires aux malades indigens ; refuges que l'humanité des Souverains de l'Europe a tant multipliés depuis, fans furpaffer ni peut-être égaler la magnificence du Prince Grec. « Alexis Commène (mort en 1118) fit bâtir une nouvelle ville, de figure carrée, près de l'embouchure de la mer Noire. Parmi les édifices dont elle fut compofée, il y avoit un hôpital qu'il fonda par compaffion pour les infirmités auxquelles la nature humaine eft fujette, & pour que ceux qui feroient eftropiés & invalides y puffent trouver une fubfiftance honnête. On y voyoit accourir en foule, comme autrefois au porche de Salomon, les aveugles & les boîteux ; il étoit rempli de toutes fortes de perfonnes, & réuniffoit toutes les infirmités humaines. Le bâtiment étoit double, & élevé à la hauteur de deux étages ; il comprenoit une fi grande étendue de terrein, qu'on ne pouvoit le vifiter entièrement dans l'efpace d'une journée. Quoique les habitans de cette ville & ceux qui rempliffoient cet hôpital n'euffent ni rentes, ni terres, ni poffeffions aucunes, & qu'ils fuffent réduits à une pauvreté égale à celle de Job, ils ne manquoient jamais de rien ; ayant reçu abondamment de la main libérale de ce Prince, tout ce qui étoit néceffaire à leur entretien. Cette fondation avoit d'autant plus lieu de paroître furprenante, que des gens qui fembloient ne rien pofféder du tout, avoient néanmoins des Tréforiers & des Receveurs, & que les plus Grands de l'Empire fe faifoient un honneur de prendre foin de leurs affaires : ils firent par ce moyen, de grandes acquifitions, & comme on ne voyoit autre chofe que des préfens, des legs, & autres bienfaits portés en

» foule pour aider à l'avancement d'un ouvrage si charitable,
» la Princesse qui en fait l'histoire, vécut assez long-temps
» pour le voir enfin achevé. Mais ce fut l'Empereur Alexis son
» père qui, comme on l'a dit, en jeta les premiers fondemens,
» qui assigna de grands revenus, provenant tant de la terre que de
» la mer, pour le maintenir, & qui ordonna que l'un des prin-
» cipaux Ministres de l'Empire en eût toujours la direction.

» Quoiqu'on y reçut les Soldats estropiés à la guerre, &
» les vieilles gens incapables de gagner leur vie par le
» travail de leurs mains, on l'appeloit néanmoins *l'hôpital*
» *des orphelins* ; parce qu'ordinairement le nombre des enfans
» tombés dans ce malheur, étoit de beaucoup supérieur à celui
» des autres infortunés qui trouvoient un asyle dans cette cha-
» ritable maison. Les Lettres patentes en furent scellées du
» sceau d'or, pour en mieux assurer les fonds & les revenus
» annuels. Les Receveurs étoient obligés de tenir des comptes
» très-exacts des moindres choses, pour se pouvoir après cela
» justifier, en cas qu'ils fussent le moins du monde soupçonnés
d'avoir mal employé l'argent des pauvres *(y)*. » Reprenons
le fil de l'histoire.

SÉVÈRE. Sévère, Télamon *(z)*, Petronius *(a)*, Pithion *(b)*, Lucius *(c)*
TÉLAMON. & Petinius *(d)*, semblent appartenir à la même époque qu'Hé-
PETRONIUS. liodore, mais ils sont tous très-peu connus. Sévère méritoit
PITHION. de l'être, si le Sévère, Médecin sophiste, qui traita des ma-
LUCIUS. tières relatives à la Chirurgie *(e)*, n'a rien à réclamer dans
PETINIUS. les fragmens conservés sous leur nom commun par Aëtius.
Galien *(f)*, Alexandre de Tralles *(g)* & le Médecin d'Amide,
profitèrent des travaux de Sévère ; & cependant ils ne lais-
sèrent rien percer dans leurs Écrits qui puisse donner des
indices de la patrie de ce Médecin, non plus que du temps

(y) Voyez Freind, Histoire de la Médecine, *prem. part. pag.* 150.

(z) Galen. *de compos. med. sec. gen. lib. II.*

(a) Idem, ibidem, *lib. V.*

(b) Idem, ibidem, *lib. III.*

(c) Idem, ibidem, *lib. V, cap. XIV.*

(d) Idem. *De compos. med. sec. loc. lib. VII.*

(e) De instrumentis infusoriis.

(f) Ibidem, *lib. IV.*

(g) Lib. II, cap. VI.

précis où il vécut. Le foupçon élevé par M. de Haller *(h)*, que Sévère pourroit être plus ancien qu'Archigène, n'a d'autre bafe que l'ambiguité d'une expreffion d'Aëtius *(i)*. Si nous voulions, à fon exemple, nous livrer aux conjectures, nous dirions que Sévère s'occupa fpécialement des maladies de la tête; & cela, d'après cette fimple obfervation, que la plupart des fragmens qui nous font reftés, n'ont point d'autre objet que les maladies de cet organe.

On pourroit croire qu'Aëtius emprunta de Sévère la plus grande partie de ce qu'il recueillit fur les maladies des yeux; mais on ne fauroit fe perfuader que Sévère ait puifé dans l'expérience, tout ce qu'il raconte des propriétés merveilleufes du fenugrec. Il l'érige en une forte de panacée pour toutes les maladies des yeux, & fur-tout pour leurs ulcères. Il faifoit trois décoctions de cette plante, rejetoit les deux premières, & réduifoit la troifième à la confiftance de miel liquide. C'eft en cet état qu'il employoit le remède tant vanté; obfervant deux chofes, la première de ne point fe fervir de vaiffeaux de cuivre dans fa préparation; & la feconde, de le renouveler tous les deux jours au plus tard, parce qu'il s'altère, devient amer & perd fon efficacité. Avec ce topique & les remèdes généraux, auxquels Sévère accorde trop peu, pour réferver davantage au remède qu'il préconife, il fut fe procurer des fuccès dont les meilleures méthodes s'honoreroient. Cependant on s'aperçoit que cet extrait oleofo-mucilagineux, n'avoit pas toujours les fuccès qu'il en promet; car autrement, pourquoi recourir aux collyres? & l'on voit qu'il fe fervoit de l'*after*, du *libyanon*, des *collyres blancs*, appelés, à caufe de leur couleur, *cygnaria*, de celui qui tiroit fon nom de l'encens *(k)*, enfin du collyre de *Cléon (l)*.

(h) Biblioth. Chirurg. tom. *I*, pag. 76.

(i) Tetr. *III*, fer. *1*, cap. XXXIV.

(k) On lit dans le *Lexicon Caftelli*, que les collyres *Libyani* étoient appelés auffi *cygni*; mais Aëtius diftinguant ici ces deux genres de collyres, prouve évidemment que les Rédacteurs de ce Livre ont eu tort de les confondre.

(l) Aëtius, tetr. *II*, ferm. *3*, cap. XV.

On ne lira pas sans fruit la doctrine de Sévère sur l'anthrax ou charbon des paupières *(m)*, non plus que les notions qu'il donne de l'ægilops, maladie qu'il définit un abcès près du grand angle de l'œil *(n)*; par où l'on voit que la dénomination d'ægilops n'étoit pas affectée encore à l'anchilops ulcéré. Car qu'on ne pense pas que ce soit de sa part ignorance ou défaut d'exactitude; Galien prend ce mot dans la même acception, & le fait synonyme d'anchilops: or, l'exactitude de ce dernier écarte tout soupçon de méprise ou d'erreur *(o)*. Entr'autres particularités du procédé curatif de l'ægilops, on y remarque l'emploi du verre en poudre impalpable, comme dessicatif & cicatrisant.

La définition de l'anchilops n'est pas plus conforme aux idées actuelles, que celles de l'ægilops: il le définit une tumeur indolente au grand angle de l'œil, lente dans son accroissement, le plus souvent enkistée, formée par une humeur visqueuse ressemblante à du miel ou à de la bouillie *(p)*. La pratique de Sévère est défectueuse encore que sa théorie; car, à l'en croire, le point capital de l'opération qu'exige l'anchilops, c'est de bien enlever le kiste & de cautériser le vide qui en résulte, comme on le pratique pour les autres athéromes. A l'exemple de ses prédécesseurs, Sévère combat la plupart des affections douloureuses de la tête, les fluxions sur les yeux, &c. par l'artériotomie, dont il décrit le manuel avec beaucoup d'exactitude & de clarté *(q)*. Il est plus exact

---

(m) Aëtius, *tetr. II, ser. 3.*

(n) Idem, ibid. *cap.* LXXXV.

(o) Ægilops vel anchilops est abscessus quidam ad angulum oculi, qui naribus propior est, pus continens, quod erumpens aut os exedit, aut ad angulum, aut usque ad nares destillat. Introd. seu Medicus, cap. XV; & lib. V, de comp. med. secund. loc. cap. II.

(p) Aët. ibidem, *cap* LXXXVII.

(q) Ibid. *cap.* XC. M. de Haller dit que Sévère divisoit transversalement les *nerfs* des tempes dans les douleurs de tête; & rien n'est plus certain, puisqu'il enfonçoit le bistouri jusqu'à l'os, en faisant la section transversale des artères: mais que Sévère ait eu l'intention, comme M. de Haller semble l'insinuer, de diviser les nerfs pour dissiper ces douleurs, c'est ce qu'on ne peut inférer du passage allégué. Vid. *Biblioth. Chirurg.* pag. 75.

& plus

& plus curieux encore dans le manuel de l'ouverture des veines frontales; car nous ne doutons pas que le chapitre LXXXIII ne lui appartienne *(r)*, qu'il exécutoit de la manière suivante. On choisit les veines du front les plus apparentes, on trace leur route avec de l'encre, & après avoir pincé & soulevé la peau, on y fait une incision superficielle, dans la direction de ces mêmes vaisseaux. En suivant la première incision, on découvre le vaisseau, on écarte avec deux érignes les bords de la division, on le détache du tissu cellulaire qui l'unit aux parties voisines, on le soulève avec une érigne mousse, afin de passer plus commodément dessous deux fils doubles, entre lesquels on le pique; enfin, lorsqu'on a tiré la quantité de sang convenable, on serre les liens, & on le divise transversalement entre les deux ligatures. Tant de précautions prises contre une hémorragie peu redoutable en elle-même, pourront paroître superflues; mais que feroit-on de mieux aujourd'hui, si l'on s'interdisoit les bandages circulaires de la tête, dont nos pères devoient avoir reconnu les inconvéniens sans nombre, &, que, comme eux, on voulût intercepter pour toujours le cours du sang dans le vaisseau divisé?

Si Lucius est plus connu que Sévère, c'est moins comme auteur que comme instituteur de l'un des Asclépiades *(s)*. Je dis de l'un des Asclépiades, parce que comme il n'est point de plus beau nom parmi les Médecins, il n'en est pas non plus qui rassemble plus d'incertitude & de confusion. Outre les *Asclepius*, les *Asclepias* que l'histoire nous présente, on compte au moins onze Médecins du nom d'Asclépiade, qu'on n'est point encore parvenu à bien reconnoître, ni par conséquent à distinguer les uns des autres. Quel étoit donc celui des Asclépiades que Lucius initia dans l'Art de ses ancêtres? Étoit-ce Asclépiade le jeune, natif de Pruse, comme Asclépiade l'ancien? Celui-ci est-il le

ASCLÉPIADES, ASCLÉPIADE, PHARMACION.

―――――――――
(r) Vide Haller. *Biblioth. Chirurgic.* pag. 75.
(s) Galen. *de compos. med. secund. gen. lib.* V, *cap.* XIV.

même que l'Afclépiade, furnommé *Pharmacion* par Galien? Renonçons à vouloir diffiper un nuage que le célèbre Hiftorien de la Médecine *(t)* n'a pu lui-même éclaircir ; & bornons-nous à dire que l'Afclépiade dont il eft ici queftion, paroît être celui des deux Médecins de ce nom qui écrivit *de la compofition des médicamens*, celui que Galien cite le plus fouvent fur cette matière, celui enfin qu'il diftingue le plus ordinairement par le furnom de *Pharmacion;* furnom pris de la partie de l'art dans laquelle notre Afclépiade excella, c'eft-à-dire, *la compofition des médicamens*, appelés en grec φαρμαχα *(u)*.

M. Leclerc a penfé que cet Afclépiade fe diftinguoit encore des Médecins du même nom, par le furnom de *Marcus-Terentius*, furnom qu'il avoit emprunté de la famille *Terentia*, à l'exemple du Poëte *Térence*, & de plufieurs Médecins grecs qui pratiquèrent la même chofe en s'établiffant à Rome; mais peut-être auroit-il changé d'opinion s'il fe fut aperçu, comme l'a fait depuis M. de Haller, que Galien cite quelquefois *Terentius* féparément, & quelquefois même *Terentius* & *Afclépiade* dans le même chapitre *(x)*. Quoi qu'il en foit, à tous ces égards, de notre Afclépiade Pharmacion, quoique nous ignorions le temps précis où il vécut, & que nous fachions feulement qu'il eft poftérieur à l'Empereur *Tite*, & par conféquent à l'an 81 de l'ère chrétienne, une chofe effentielle que nous n'ignorons pas, c'eft qu'il avoit compofé cinq Livres *des Médicamens externes*, dont le quatrième étoit dédié à *Marcella*.

Pharmacion s'appliqua particulièrement dans fes Livres à décrire le manuel de la confection des médicamens, à marquer les qualités de chacun en particulier, & la manière de s'en fervir. Galien, qui le loue à ces différens égards, avoit choifi pour juftifier fes éloges, l'exemple fuivant, employé depuis

---

(t) Page 417 & *fuiv.*
(u) C'eft la fignification la plus ordinaire de ce mot, & non pas la feule ; car il fignifie auffi des *poifons*, & quelquefois même les matières propres à la peinture.
(x) De comp. med. fecund. gen. lib. VII, cap. XI.

par Leclerc *(y)* dans la même vue. *Emplâtre d'Asclépiade pour les ulcères chironiens & autres qui se ferment difficilement (z).* Prenez d'écaille d'airain, une once; de cire, demi-livre; de résine de larix, demi-once. Faites fondre la cire & la résine; & après y avoir mêlé l'écaille d'airain pulvérisée subtilement, remuez bien le tout. Voici la manière de s'en servir: étendez une petite quantité de cet emplâtre sur une pièce de peau, qui ne déborde pas la partie ulcérée; mettez tout-autour quelque médicament défensif qui empêche l'inflammation, & ne levez l'emplâtre qu'au bout de trois jours. Alors vous laverez doucement la partie; & après avoir pareillement lavé & ramolli l'emplâtre qui a déjà servi, vous le remettrez sur l'ulcère, & pratiquerez la même chose de trois en trois jours, jusqu'à ce que la cicatrice soit formée.

 Galien & Leclerc commentent, chacun à sa manière, cette formule d'Asclépiade, pour en faire sentir l'excellence; mais l'expérience n'y montre qu'un remède souvent impuissant, & l'aperçu de l'avantage réel de panser rarement les plaies; avantage si bien senti depuis, mais exagéré par César Magatus *(a)*. Nous ne parcourrons pas le très-grand nombre de formules attribuées à Pharmacion par Galien, Aëtius & Oribase, dans lesquelles on ne trouve rien qu'on n'eût dit avant lui; nous nous contenterons d'en transcrire deux ou trois contre la goutte, où il fait entrer le safran & l'opium *(b)*; ce qu'on n'avoit point fait encore, au moins d'une manière aussi précise & aussi méthodique, ni avec autant de sagesse & de discernement.

 « L'épithème d'Asclépiade, dit Aëtius, dont la vertu consiste à calmer la douleur, est d'un très-bon usage dans la goutte & dans les maladies des articulations: c'est durant

_____

(y) Histoire de la Médecine, page 418.
(z) Galen. *Ibid. lib. II & III.*
(a) De rara vulnerum medicatione.
(b) Aëtius, tetr. *III, serm. 4,* cap. *XXX & XXXI.* Ces formules sont-elles bien certainement de notre Asclépiade ! La seule chose certaine, c'est qu'on lit dans Aëtius, *Asclepiada:* cet indice est bien foible, mais M. de Haller les attribue à Pharmacion.

» le paroxifme, & lorfque l'inflammation eft au plus haut
» degré, qu'on l'emploie. Il eft compofé de quatre gros
» d'opium, d'un gros de fafran & de quantité fuffifante de
» pain mollet. On broie chacune de ces fubftances féparément,
» après les avoir fait macérer dans le lait de vache, on les
» mêle enfuite, & on les applique en cet état; ou bien, après
» les avoir broyées avec le lait, on les incorpore dans le cérat
» de rofes. Voici, continue Aëtius, un autre épithème qui
» diffipe la douleur fur le champ; mais avant que de l'em-
» ployer, il faut baigner le malade, & l'appliquer auffitôt fur
» la partie douloureufe. Prenez quatre onces de fuc d'abfinthe,
» autant de fafran & de cire, une once d'opium & fix onces
» d'huile d'iris. Délayez l'opium & le fafran dans du moût de
vin cuit, ajoutez le cérat, mêlez le tout, & l'appliquez. »

Afclépiade reftreint l'ufage du trochifque fuivant aux feuls temps du paroxifme de la goutte. Prenez une livre d'aloès, deux onces de centaurée, quatre onces d'encens, autant de mirrhe; deux onces de pierre affienne ou *d'affo (c)*, d'opium, de fuc de mandragore, de ftyrax & d'alun de plume; mêlez & broyez avec du moût de vin cuit, & formez-en des trochifques. Lorfque vous voudrez en ufer, délayez-les dans du lait, & enduifez-en la partie avec un plumaceau; après quoi vous la recouvrirez d'un linge trempé dans le moût de vin cuit.

Après avoir calmé la douleur & l'inflammation par les ftupéfians, on travaille à ranimer l'action de la partie, à la réchauffer par l'application des cataplafmes de caftoreum & de férule; précaution d'autant plus indifpenfable, que les échauffans peuvent feuls empêcher les parties où les ftupé-fians ont porté le défordre & la foibleffe, de refter fujettes à des fluxions continuelles & aux dérangemens fréquens des

---

(c) Lapis affius ou *farcophagus*. Les Anciens préféroient cette pierre à toutes les autres pour la conftruction des fépulcres, à caufe de la propriété qu'ils lui fuppofoient de confumer les chairs. Un pareil effet n'auroit rien d'incroyable, s'il étoit vrai, comme quelques Naturaliftes l'ont cru, que cette prétendue pierre fut une mine d'alun en efflorefcence.

fonctions qu'elles exécutent. Voici deux de ces topiques : prenez huit gros de suc de férule, vingt-quatre gros de poivre, trente-deux gros d'adarce, autant de femences de romarin & d'euphorbe récente, ou le double de vieille, douze gros de ftaphifaigre, autant de pyrèthre, feize gros de térébenthine, vingt-quatre gros de cire, & fix livres d'huile de cyprès; ou bien, prenez de pyrèthre, de caftoreum, de racine d'aunée, d'adarce, de poivre, d'euphorbe, de gingembre, de nitre & de cire, de chacun huit gros, & quantité fuffifante d'huile d'iris. Pour les pauvres, on peut fubftituer à ces fubftances, l'ail, le thym, l'origan, la farriette, la graine de moutarde, & d'autres femblables.

Rien n'eft aujourd'hui tant redouté dans la goutte, & même dans les inflammations en général, que les ftupéfians; & cependant voilà Pharmacion & Galien, à qui l'on peut affocier Rhafés & Avicenne, qui confeillent de les employer. Eft-ce imprudence de la part des Anciens, ou négligence de la part des Modernes? C'eft ce que de nouvelles expériences pourront déterminer un jour. En voilà fans doute affez pour donner une idée fuffifante de la thérapeutique & de la matière médicale de notre Afclépiade; & ce n'eft que par des compofitions de médicamens externes, qu'il appartient à notre Hiftoire : s'il pratiqua les opérations de la Chirurgie, où il ne jugea pas à propos d'en donner des préceptes, ou il ne le fit pas avec fuccès, puifque Galien, Oribafe, Aëtius, Paul d'Égine, &c. n'ont rien pris de lui qui concerne la Chirurgie opératoire.

Il n'en eft pas de même de Ruffus ou Rufus d'Éphèfe : celui-ci fe montre *plus Chirurgien dans fes Écrits*. Si l'on en croit Leclerc, il eft auffi moins difficile de fixer le temps où Rufus vécut, que l'époque où floriffoit Pharmacion. Cet Hiftorien fait vivre Rufus fous l'empereur Trajan, mais il n'indique point fes garans. Cependant s'il s'eft trompé, l'erreur n'eft pas confidérable; car bien certainement Rufus vivoit après Archigène & Pharmacion, puifqu'il les cite l'un & l'autre; & avant Galien, puifque celui-ci le cite à fon

Rufus, Éphéfien.

tour. Les Anciens faisoient beaucoup de cas de Rufus, & ce n'étoit pas sans raison, à juger de son mérite par le nombre de ses Ouvrages. Outre le fragment *des maladies des reins & de la vessie* que nous avons encore, Rhasis dit qu'il avoit écrit sur *le régime des enfans*, sur les *médicamens populaires*, sur les *maladies des yeux, sur la morsure du chien enragé, un Livre au peuple, &c.* & l'on pourroit peut-être ajouter un autre Livre *des machines chirurgicales*, attendu qu'Oribase a pris chez lui la description *du banc d'Hippocrate*, ou plutôt celle d'un banc d'Hippocrate réformé, qu'à la vérité Rufus avoue tenir de Pasicrate *(d)*.

Le Livre *des maladies des reins & de la vessie* ne nous est pas parvenu tout entier : ce que nous en avons ne contient qu'une introduction, & les maladies inflammatoires des reins, c'est-à-dire la néphrétique. Un des principaux signes de l'inflammation des reins, c'est, selon Rufus, la difficulté de marcher & de se redresser lorsqu'on est courbé ; mais ce signe, qui n'est pas toujours bien marqué dans la néphrétique, est inséparable du *mal de reins (lumbago)*, goutteux ou rhumatismal. La douleur s'étend aux parties voisines, au foie même, sur-tout si c'est le rein droit qui souffre, & le froid s'empare des extrémités inférieures, principalement des pieds & des jambes, qui s'affoiblissent & s'atrophient. Une particularité du traitement de la néphrétique qu'il est à propos de remarquer, c'est que la diète ne doit pas être extrême, le jeûne n'étant pas aussi profitable, que l'âcreté qu'il donne à l'urine est nuisible. Les lavemens à demi-seringue, les bains de vapeurs, l'opium, à la grosseur d'un grain d'ers, ou à la dose d'environ un grain & demi, se trouvent au nombre des moyens que notre Auteur oppose à cette maladie.

Les inflammations des reins se terminent quelquefois par suppuration, & le pus, qui prend le plus souvent la route de la vessie, tombe aussi quelquefois dans la cavité des intestins,

---

(d) On peut voir la description de ce banc, un peu différent de celui qu'Hippocrate a décrit lui-même, au Livre d'Oribase, *des Machines*, cap. XXIX.

parce que l'abcès se rompt dans le lieu de l'adhérence du rein avec la portion du canal intestinal qui lui correspond. Comme la rupture de cet abcès dans l'intestin, pouvoit trouver alors des incrédules, Rufus s'étaie ici du témoignage de Praxagoras, lequel racontoit qu'il avoit vu un homme rendre les urines par l'anus, & survivre douze ans à cette indisposition, après lesquels il le perdit de vue, & ne sut point depuis ce qu'il étoit devenu. Il est aussi des cas où l'abcès se rompt dans la capacité de l'abdomen, ou plutôt dans le tissu cellulaire qui unit le péritoine aux parties subjacentes, & parcourt les *cavernes des iles* qu'il remplit de pus & d'urine. Après que cette *ordure* a séjourné plus ou moins de temps dans ce nouveau siége, elle est poussée vers l'anus, & bientôt après au-dehors. Enfin chez quelques malades, l'abcès usant plus lentement la substance du rein, y séjourne jusqu'à ce qu'on lui donne issue par le cautère, ou qu'il se rompe d'une manière quelconque *(e)*.

Parmi les fragmens de Rufus répandus dans Aëtius, il en est un *(f)* qui a pour objet d'établir la nécessité de détruire les veines gonflées & tortueuses des membres *vexés par la fluxion*, c'est-à-dire, de traiter ces vaisseaux comme les varices. Comme il est utile d'inventer de nouveaux moyens, je donnerai mon approbation, dit Rufus, à quiconque, dans la fluxion des articulations, excisera les veines qui vont aux pieds, comme on a accoutumé d'exciser les varices des jambes.... Par cette opération, on arrêtera l'afflux abondant du sang & l'inflammation. Cette opération convient, entre autres circonstances, dans la *podagre sanguine*. Quant aux articulations, autres que celle des pieds, telles que les articulations des hanches, des coudes &c, les veines y sont peu

---

(e) Sunt alii quibus abscessûs collectio extrorsùm abrumpitur, & iliorum cavernas pervadit, quas pure & lotio compleri necessum est, ibique illuviem adhærescere : deinde progressu temporis in anum extrudi, atque illâc forâs tendere. Nonnullis verò extra renes frangi cunctatur, & illic ad multum tempus remanet, usquequò exuratur, aut quocunque modo se discindat. cap. VIII.

(f) Tetr. III, ser. 4, cap. XXIV.

fenfibles; ce qui n'empêche pas que fi l'on pouvoit les faifir, on ne dût les excifer comme les autres.

On ne fera remarquer dans le chapitre fuivant, qui traite de la cautérifation dans la *maladie articulaire*, c'eft-à-dire, la goutte, le rhumatifme & autres femblables, que cette feule obfervation-pratique : qu'aux uftions faites auprès des articulations engorgées par une matière lente & vifqueufe, fuccèdent des ulcères rebelles *(g)*, lefquels venant à fe cicatrifer, fortifient dans la fuite les articulations cautérifées. Nous avons fi fouvent & fi vainement mentionné la rage dans cette Hiftoire, qu'y revenir encore, c'eft s'expofer au rifque d'ennuyer les Lecteurs; mais quand les progrès ne fe font faits que par des nuances prefque infenfibles, il faut bien les marquer, & n'en omettre aucune. Ici l'on ne verra rien d'abfolument neuf, & néanmoins ce fragment de Rufus, ou de Pofidonius (car on ignore auquel des deux il appartient) mérite d'être connu *(h)*. Quelque légères & fuperficielles que puiffent être ces fortes de plaies, on doit les traiter avec le plus grand foin, ufer de la plus grande célérité, & ne pas oublier que la moindre négligence dans l'adminiftration des fecours, eft conftamment irréparable & mortelle. D'abord on agrandit la plaie en dilatant fon entrée avec le fcalpel, & l'on fcarifie toute fa furface pour en faire couler beaucoup de fang, enfuite on la cautérife avec de larges cautères actuels, & enfin on couvre la plaie & fes environs d'un cataplafme de mie de pain, de fel, & d'ail ou d'oignons. La chute de l'efcare amène de nouveaux foins; il faut retarder la cicatrifation de l'ulcère, en entretenir la fuppuration pendant quarante ou foixante jours, & s'il fe ferme malgré les obftacles qu'on lui oppofe, le r'ouvrir avec le cautère potentiel,

---

(g) Sciendum eft, inquit Rufus, quod in articulorum fubmucidorum peruftione, ulcera ægrè curabilia oboriantur : verùm ubi cicatrices coaluerint, maximum robur ipfis articulis præbent. .... &c. Les ulcères dont parle ici Rufus, ont paru fufceptibles d'être envifagés fous un double afpect à M. de Haller *(Bibl. chir. pag. 78)*: quant à nous, la phrafe nous paroît n'avoir qu'un fens, celui qu'on vient de lire.

(h) Aëtius, *tetr. II, fer. 2, eap. XXIV.*

Rufus néglige ici l'application de la ventouse : est-ce omission de sa part, ou bien la crut-il suppléée avantageusement par les scarifications de toute la surface de la plaie ? Ne peut-on pas en dire autant de l'excision des parties imbibées de virus hydrophobique, & de l'amputation de la partie infectée, lorsque cette opération est praticable ? Une chose vraie, c'est qu'il est fort rare encore aujourd'hui, de voir traiter les morsures des animaux enragés, avec autant de méthode qu'en employa Rufus, & par conséquent avec autant de succès qu'on peut en supposer à la pratique du médecin d'Éphèse.

Ce que Rufus dit de l'hémorragie est très-sensé, mais il avoit été devancé par Aretée de Capadoce, qui n'omit rien de ce qu'on savoit de son temps. On trouve néanmoins ici des observations-pratiques, qu'on chercheroit vainement ailleurs. La cautérisation de l'artère ouverte, est un moyen fort ancien dans la Chirurgie ; Rufus ne pouvoit qu'en éclairer l'usage, & c'est ce qu'il a fait, en avertissant que lorsque l'escare tombe, elle laisse des ulcères creux, & donne très-souvent au sang la liberté de couler de nouveau, avec plus de danger qu'avant la cautérisation ; parce que la difficulté de l'arrêter est alors plus grande qu'elle n'étoit avant l'application du cautère. Aussi fait-il un précepte de n'employer le feu, que lorsqu'on y est contraint par la nécessité : tel est le cas de la putridité qui ronge & ouvre les vaisseaux ; ce qui a lieu sur-tout dans les maladies de l'anus & des parties de la génération *(i)*, ces organes ayant beaucoup de tendance à la putréfaction, tant à cause de leur humidité naturelle, qu'à raison du passage habituel d'excrémens âcres & disposés eux-mêmes à la putridité. Cependant loin de proscrire le cautère potentiel, il recommande celui dont se servoit le *chirurgien* Ammonius, composé de sandarach, d'orpiment, de chalcite & de chaux, à parties égales ; il en indique même plusieurs autres, parce que le même ne convient pas dans tous les cas. Rufus raconte à cette occasion, qu'un

AMMONIUS.

(i). Aëtius, *tetr. IV, serm. 2, cap. LI.*

Eunuque ayant fur le dos de la main un ulcère rongeant qui répandoit du fang, il le couvrit d'un mélange d'encens & d'aloès incorporés dans le blanc d'œuf, ce qui ne fit qu'accroître l'hémorragie; il retrancha l'aloès, & le remède n'en devint pas plus efficace; enfin il rechercha la caufe de l'opiniâtreté de l'hémorragie, & croyant l'avoir trouvée dans l'excès de fenfibilité du malade, il changea de conduite, n'appliqua plus que de la charpie trempée dans l'oxicrat très-foible, qu'on arrofoit continuellement avec le même médicament, & le fang s'arrêta auffi-tôt. Que de grands Maîtres, encore aujourd'hui, pour qui, dans les cas femblables ou analogues, la conduite de Rufus feroit une utile leçon, s'ils daignoient s'en pénétrer! ils y apprendroient que fi, d'un côté, *l'on ne doit pas abandonner, fans raifon, le parti que la raifon a fait prendre, quoique le fuccès ne réponde pas à l'attente (k)*; de l'autre, on doit douter, quand cela arrive, de la folidité des motifs qu'on a pris pour bafe de fa conduite, les pefer, & les réformer fi on ne les trouve plus auffi puiffans qu'ils le paroiffoient au moment de la première détermination. Quelle réforme précieufe à l'humanité que celle qui, dans ces cas trop nombreux où l'on n'héfite pas à rejeter fur l'imperfection de l'Art des non-fuccès qu'on ne doit qu'à foi-même, fubftitueroit la réflexion & la docilité de Rufus, par malheur fi rare, à la morgue & l'opiniâtreté dont les exemples font fi communs!

Un accident contraire à l'hémorragie, c'eft la rétention des menftrues. On doit ici, felon Rufus, devancé peut-être par Afpafie, s'affurer fi quelque corps étranger ne bouche pas l'orifice de la matrice : car fouvent le fang eft retenu par des callofités, des excroiffances, même par la furabondance des graiffes. Chez quelques femmes l'obftacle eft naturel, c'eft une pellicule qui ferme le col ou l'orifice de la matrice : tel

---

(k) Omnia fecundùm rationem facienti, & non fecundùm rationem evenienti, non tranfeundum ad aliud, manente eo quod vifum eft ab initio. Hipp. lib. II, aph. 52.

est le cas de celles qu'on appelle imperforées, auquel on ne remédie qu'en divisant la pellicule. La déchirure du col de la matrice dans l'avortement, & la cicatrice qui la suit, peuvent aussi retenir les mois. Enfin Rufus appelant l'imagination au secours des sens, met au nombre des causes de la suppression des menstrues, les cicatrices des ulcères internes de la matrice, qui bouchent les orifices des vaisseaux *(l)*. Rufus parle aussi des désordres des parties génitales de l'homme, & raconte l'histoire de deux jeunes gens, dont l'un plein de feu pour les femmes, n'éjaculoit point dans le coït, mais laissoit échapper, au lieu de sperme, beaucoup de vents par le fondement; l'autre, sans fournir davantage de liqueur séminale dans les embrassemens amoureux, se polluoit abondamment pendant le sommeil. Rufus les guérit tous deux; l'un, par la diète rafraîchissante; l'autre, par la diète échauffante *(m)*.

On croit assez généralement que Galien a fait mention le premier de l'anévrisme faux, car rien n'annonce qu'il ait connu l'anévrisme vrai *(n)*, & cependant Rufus dit que *quelquefois la plaie de la peau s'étant réunie, celle de l'artère restant béante, le sang s'échappe sous la peau, & forme une tumeur que les Grecs appellent anévrisme, c'est-à-dire, dilatation de l'artère (o)*. En voilà assez pour dépouiller Galien de la primauté; mais Rufus ne se borna pas à définir l'anévrisme, il en distingua les espèces, en assigna la curation, & ne laissa guère au médecin de Pergame que l'honneur de le copier. Nous reprendrons ailleurs cette discussion; mais nous observerons en attendant, que Rufus lui-même trouva le mot *anévrisme* inventé, & par conséquent la chose dénommée bien

---

(l) Aëtius, *tetr. IV, ser. 4, cap. LI.*
(m) Idem, *lib. XI, cap. XXXV.*
(n) At verò arteriæ adapertæ affectus anevrisma vocatur : fit autem quùm ipsius vulneratæ circumposita cutis ad cicatricem quidem pervenit, manet autem vulnus, arteriâ nec coeunte, nec conglutinatâ, nec carne obstructâ. Galen. de tumor. præter natur. cap. II.

(o) Aliquando obductâ cicatrice cutis, & arteriæ fissurâ non obturatâ, sanguis sub cutem exilit, & efficitur tumor, quem anevrisma, hoc est, arteriæ dilatationem Græci appellant. Aëtius, tetr. IV, serm. 2, cap. LI.

ou mal connue. Il faudra donc se résoudre à ignorer qui le premier parla de l'anévrisme, & ne pas rechercher trop obstinément ce que les ravages du temps n'ont pas permis que nous sussions. Aussi-bien, quelle pourroit être l'utilité de nos recherches sur cet objet ? elles seront plus utilement dirigées vers les précieux restes d'un contemporain de Rufus, Léonide d'Alexandrie.

LÉONIDE. Le temps, en effaçant les titres des ouvrages de Léonide, a respecté son nom, & des fragmens assez considérables & assez importans pour faire à leur Auteur, une réputation durable. Trois Auteurs anciens ont parlé de ce Médecin, Cælius Aurelianus, Galien ou l'Auteur de l'*Introduction*, & Aëtius; & de ces trois témoignages en faveur de son existence, pas un seul ne nous éclaire sur le temps où il vécut. Cælius, qui met Léonide au nombre des *Epi-synthetiques* (*Entasseurs* ou *Conciliateurs*) place son nom après celui de Soranus *(p)*, d'où l'on pourroit inférer qu'il vécut après lui; ce qui ne prouve pas cependant qu'il appartienne à cette époque. D'un autre côté, si Léonide est antérieur à Galien, par quelle fatalité celui-ci n'en a-t-il fait mention aucune part, lui qui ramassa tant de noms obscurs, qu'il ne connoissoit lui-même que parce qu'ils étoient cloués à des formules, souvent inutiles, & quelquefois ridicules? Cependant, nous l'avons déjà dit, on trouve le nom de Léonide dans le livre de l'Introduction, & si ce n'est pas un motif suffisant pour le placer ici, au moins est-ce un prétexte, & ce prétexte, au défaut de raisons solides, a décidé la plupart des biographes à le renvoyer à cette époque, & Leclerc, en particulier, à le faire vivre sous Trajan.

De tous les fragmens de Léonide respectés par le temps, on n'en connoît presqu'aucun qui n'ait pour objet des matières chirurgicales; disons mieux, il n'en est aucun qui ne décèle l'observateur exact & réfléchi, le Praticien habile, en un mot le grand Chirurgien. Ces fragmens sont fort nombreux;

(p) Acut. morb. lib. *II*, cap. 14.

& l'on pourroit, en les rassemblant, & les réunissant à ceux d'Héliodore, de Sévère, d'Archigène, d'Antylus, de Philagrius & de quelques autres Chirurgiens célèbres de l'ancienne Grèce, former un recueil précieux, également propre à instruire les jeunes gens, & à leur donner du goût pour l'Antiquité. De-là résulteroient deux bons effets : cette lecture rendroit leur instruction plus solide, & porteroit dans leur esprit des germes négligés qu'ils ne créeroient jamais eux-mêmes, & qui, secondés par la méditation, produiroient des fruits dont l'Art s'enrichiroit un jour.

Léonide, distinguant l'usage de l'abus, écrivit en faveur de la cautérisation des différentes régions de la tête *(q)*, opération qu'on vient de voir proscrire par Sévère. Dans l'empyème, il substitua le cautère actuel à l'instrument tranchant, ou plutôt, il témoigne que ses contemporains redoutoient moins d'ouvrir la poitrine par le feu que par le fer, en cela différens d'Hippocrate qui donnoit la préférence au premier moyen *(r)*. S'il avoit suffi de mettre beaucoup de discernement & de méthode dans l'emploi du cautère pour le réhabiliter, Léonide l'eût fait : mais ce moyen a quelque chose d'effrayant, & les mœurs de l'ancienne Rome n'existoient déjà plus ; ses raisonnemens allèrent se perdre dans les ames pusillanimes des esclaves & des tyrans.

La plupart des Écrivains qui parlent de notre Auteur, font observer que, dans l'anasarque, il scarifia des parties qu'on avoit respectées jusqu'à lui. « Lorsque les scarifications qu'on pratiquoit aux jambes des leuco-phlegmatiques, ne suffisoient pas « pour faire évacuer les eaux, il conseille, dit un Historien mo- « derne, d'en pratiquer d'autres au bras, à la cuisse, au scrotum ; « & il nous assure que par ce moyen il est parvenu à dissiper l'en- « flure, non-seulement des extrémités, mais encore du ventre : il « y a apparence que, dans le cas où cette manœuvre a réussi, il y «

(q) Tetr. II, serm. 3, cap. XCII.
(r) Paul. Æginet. lib. VI, cap. XLIV.

» avoit complication de l'anafarque avec l'afcite; dans celle-ci on n'en tireroit pas grand avantage *(f)*. »

Qu'il eft difficile, qu'il eft pénible de tracer fidèlement l'hiftoire de notre Art! quelle entreprife que celle d'affigner à chaque inventeur la découverte que l'Art lui doit! Le morceau qu'on vient de tranfcrire, fournit une preuve frappante de cette difficulté. *Quand les fcarifications qu'on pratique aux jambes des leuco-phlegmatiques ne fuffifoient pas pour faire évacuer les eaux, Léonide confeille d'en pratiquer d'autres aux bras, à la cuiffe, au fcrotum....* Qui ne croiroit fur la foi de l'Hiftorien, qu'on n'avoit fcarifié que les malléoles avant Léonide? Cependant Hippocrate *(t)* fcarifioit le fcrotum & les cuiffes, & Afclépiade les jambes, dans les maladies dont il s'agit *(u).* Continuons: *& il nous affure que par ce moyen, il eft parvenu à diffiper l'enflure, non-feulement des extrémités, mais encore du ventre...* Voilà donc Léonide garant du fuccès des fcarifications? Et qui pourroit en douter, après une affertion auffi précife? Cependant l'intérêt de la vérité nous force d'affurer qu'il n'en eft rien; Léonide ne dit pas un mot de tout cela. La précipitation fait commettre bien des fautes. Ici elle n'a pas permis à l'Hiftorien de s'appercevoir que la fcène change, & que c'eft Archigène qui, prenant la place de Léonide *(x)*, dit « qu'il ne faut pas s'en
» rapporter à ceux qui prétendent qu'il ne fort rien par ces
» mouchetures *(lancinationes)*, qu'au contraire on doit les
» faire avec confiance: Car, ajoute-t-il, nous en avons ufé
» nous-mêmes, & nous avons évacué par leur moyen une
» très-grande quantité d'humeurs, à tel point que les cuiffes, les
» jambes & le ventre fupérieur s'affaiffoient & diminuoient très-fenfiblement de volume. »

On voit donc 1.° que ce n'eft pas Léonide qui fait parler

(f) Hiftoire de l'Anatomie & de la Chirurgie, *tome I, page 117.*
(t) De intern. affect. n.° 26.
(u) Tome I, page 348.
(x) Aëtius, tetr. III, ferm. 2, cap. 30.

DE LA CHIRURGIE. Liv. V. 439.

l'expérience en faveur des scarifications; 2.° que c'est Archigène; 3.° que ce ne sont pas les scarifications qui produisirent les bons effets allégués par Archigène, mais les *mouchetures;* & tous les Chirurgiens savent que les *mouchetures* ne sont pas les *scarifications*. L'Historien lui-même n'ignore point que la différence entre ces petites plaies est telle, qu'on a écrit plus d'une fois contre les unes, en faveur des autres. 4.° Enfin *dissiper l'enflure*, donne au texte plus de précision qu'il n'en a, & qu'il ne doit en avoir, selon l'intention manifeste de son Auteur. Allons plus loin : *il y a apparence que dans le cas où cette manœuvre a réussi*.... Pourquoi pas *dans les cas!* pourquoi restreindre à un cas particulier le succès des mouchetures, quand le témoignage d'Archigène est général & indéterminé? *Il y avoit complication de l'anasarque avec l'ascite*.... Qu'a donc à faire ici l'ascite? est-ce qu'elle seroit une condition nécessaire au succès des mouchetures dans l'anasarque? *Dans celle-ci on n'en tireroit pas grand avantage.* Est-ce Archigène ou le Lecteur que l'Historien endoctrine ainsi? Archigène n'a pas commis la faute qu'on semble lui reprocher, & le Lecteur plus équitable se seroit bien gardé de la lui imputer. Les réflexions lient les faits, nourrissent la narration, si l'on peut s'exprimer ainsi; mais elles doivent être placées à propos, & sur-tout être justes. Celles-ci, loin de réunir ces avantages, ne peuvent que donner le change, & faire reculer l'Art, en prêtant à nos pères le vain espoir de voir céder l'ascite, qui compliqueroit l'anasarque, au foible secours des mouchetures; erreur qui, si elle exista jamais, n'existoit déjà plus au temps d'Hippocrate *(y)*; erreur qu'on ne reprocheroit pas sur-tout à notre Auteur, si au lieu de faire un mauvais extrait de l'excellente dissertation du judicieux Freind sur cet objet, on eût consulté l'original. La lecture n'en eût pas été fatigante; le texte seul, *chirurgia hydropis subter cutem*, curation chirurgicale de l'anasarque, suffisoit pour retenir l'Historien prêt à

─────────
(y) Loco citato.

s'égarer, & faire expirer au bout de sa plume une réflexion injuste & déplacée. Ici notre Historien approuve les scarifications, & paroît n'en rien craindre; mais bientôt n'ayant plus Freind pour guide, abandonné pour un instant à ses propres lumières, il craint tout de ces mêmes scarifications. S'il faut l'en croire, « elles ne sont plus d'usage..,. parce » qu'on s'est aperçu que la gangrène suivoit ordinairement les » incisions qu'on pratiquoit aux jambes des hydropiques, & » forçoit quelquefois à en venir à l'amputation d'un membre qu'on eût conservé sans cette opération (z) ». Comme les fausses craintes ne nuisent pas moins que la confiance mal fondée, on doit faire remarquer, qu'un des plus grands Praticiens qu'ait eu la Chirurgie, faisoit beaucoup de cas de ce secours; & ce n'étoit pas sans fondement, puisqu'il avoit été constamment heureux dans ses mains (a). Il savoit que le sphacèle suit quelquefois les incisions trop grandes ou trop profondes; mais il avoit appris à l'éviter, sans convertir les scarifications en piqûres d'aiguilles, comme Avicenne (b), soit en substituant le cautère actuel à l'instrument tranchant, soit en écartant du pansement les substances grasses, & entourant la partie scarifiée de compresses & de bandes imbibées de vin blanc spiritueux, auparavant infusé sur de la scabieuse, de l'absinthe & du scordium.

La seconde observation qu'on se permettra, pour l'honneur de la Chirurgie, c'est qu'il n'est aucunement dans ses principes, d'amputer un membre quelconque d'un hydropique, & moins dans le cas où le sphacèle auroit suivi les scarifications, que dans tout autre; parce qu'il est impossible de ne pas prévoir que la plaie de l'amputation tomberoit en

---

(z) Hist. de l'Anat. pag. 110.

(a) Hanc chirurgiam ego quoque pluries administravi in talis, testibus, præputio, semperque felici cum successu, factis pluribus aliis, & longioribus, quanta videlicet unguis magni digiti longitudo, sectionibus, per digitum distantibus... F. ab Aquapendente, oper. chir.... De perforatione abdominis.

(b) Et quandoque pungimus in flaturam testiculorum cum acubus multis, ut aqua habeat resudationes plurimas. Lib. III, sen. 15, tract. 1.

mortification

mortification beaucoup plus promptement & plus dangereusement que les espèces d'égratignures qu'on appelle *scarifications*.

Les moyens curatifs externes de la leuco-phlegmatie, ne se bornoient pas aux mouchetures; Léonide, Archigène, & peut-être Aëtius lui-même, ont prescrit des ligatures sur le corps presque entier, appareil qui donnoit au leuco-phlegmatique l'apparence d'une momie artificielle: pour aider l'effet mécanique des ligatures, on trempoit les bandes & les éponges dont on entouroit le ventre & les extrémités, dans la saumure acide, *acida muria (c)*, remède astringent & résolutif, qui se pouvant resorber devenoit aussi diurétique *(d)*.

La chirurgie de Léonide est par-tout mâle & vigoureuse. La chute du fondement résiste-t-elle aux médicamens, il cautérise avec des cautères olivaires l'extrémité de la portion d'intestin sortie. Il sait que les intestins sont des *parties principales*; mais il n'ignore pas qu'on peut sans danger couper & brûler l'extrémité du rectum *(e)*. Deux bons effets suivent cette cautérisation, l'action du feu préserve l'intestin de nouvelles fluxions, & la cicatrice resserre l'anus & le fortifie *(f)*. La méthode de traiter les grands dépôts au fondement, n'est ni moins puissante, ni moins hardie *(g)*: si elle est obscure, Léonide en dédommage par la précision & la clarté qu'il met dans l'opération de la fistule à l'anus *(h)*. Sa méthode n'est ni celle d'Hippocrate, ni celle de Celse,

---

(c) Vid. Joan. Langii, *Epist. Med.* epist. LIX.

(d) Aëtius, tetrab. II, serm. 2, cap. XXXI.

(e) Tome I, page 409.

(f) Aëtius, tetr. IV, serm. 2, cap. VIII.

(g) *Inflammatione praegressâ aliquando circa anum, abscessus oritur. Quod ubi contingit plura corpuscula putrescunt propter locorum humiditatem ac largam caliditatem. Unde necessarium est in Chirurgiâ ablatione uti, & propterea facilè in fistulam transire. Proinde in simplicioribus quidem abscessibus facilis est curatio: verùm in magnis affectionibus, ano orbiculatim amputato, plerumque dum cicatrix inducitur, podicis meatus constringitur. Quapropter conducit inter curandum, primis curationis temporibus linamentum parare..... Indere in sedem: tempore verò inducendae cicatricis canalem stanneum rotundum sedis meatui convenientem immittere...... &c.* Ibid. cap. IX.

(h) Ibid. cap. XI.

mais plutôt l'ébauche assez exacte de la manière d'opérer de quelques Praticiens modernes. Le Chirurgien introduit un stilet ou sonde flexible dans la fistule, tant que parcourant une route déjà faite, il ne rencontre point de résistance *(quousque per inanem meatum progreditur)*; ensuite portant dans l'anus le doigt du milieu de la main droite, il saisit la tête de la sonde, la ramène à lui, & rapprochant ainsi les deux embouchures de la fistule, il excise d'un seul coup, s'il est possible, tout ce qui est calleux; sinon il dissèque ou scarifie les callosités échappées à l'instrument, lesquelles il reconnoît à leur rénitence & à leur couleur blanchâtre. S'il est resté des rides ou des lambeaux, il les saisit avec la pince, & les emporte aussi.

Comme la foiblesse & la pusillanimité se refusent d'ordinaire à cette opération, parce que le fer a toujours quelque chose d'effrayant pour les ames de cette trempe, Léonide décrit le traitement par le caustique, comme une ressource dont, à la vérité, il ne dissimule pas l'incertitude & la foiblesse. Quant à la méthode par la ligature, il n'en fait point mention; & cependant instruit comme il l'étoit, il n'en ignora pas l'existence. L'auroit-il jugée plus défavorablement encore que la méthode des caustiques?

L'hydrocèle fut mieux connue de son temps que dans les temps antérieurs, au moins la décrit-il plus exactement que ses prédécesseurs *(i)*. Elle est produite, selon Léonide, tantôt par une cause occulte, lorsque l'humeur aqueuse mêlée de sang se ramasse autour des parties qui tapissent le scrotum, ou qui le forment; & tantôt, par une cause manifeste, lorsque les vaisseaux étant rompus ou déchirés, le sang qu'ils versent se change *en eau*. La liqueur de l'hydrocèle spontanée est jaunâtre ou blanchâtre; elle est bourbeuse & sanguinolente dans l'hydrocèle occasionnée par une plaie ou une contusion. Cette humeur est contenue, ou intérieurement dans la tunique érythroïde, ou extérieurement entre cette membrane & les

---

(i) Aëtius, *tetrab. IV, serm. 2, cap. XXII.*

tuniques adjacentes, ou bien enfin elle est renfermée dans une membrane particulière, comme dans une vessie. On appelle cette dernière espèce d'hydrocèle, *hernie de la tunique conjonctive (k)*. Quelquefois cependant l'hydrocèle est double, la collection de l'humeur se faisant également dans l'érythroïde & dans la *conjonctive*. Lorsque le liquide est contenu dans l'érythroïde, la tumeur est d'une seule & même couleur, indolente, & cède dans le commencement à la pression du doigt; mais la quantité de fluide augmentant par la suite, il environne de toutes parts le testicule qu'il dérobe au tact, & alors la tumeur tendue & rénitente ne cède point à la pression, & fait naître aux ignorans le soupçon d'un sarcocèle. On peut cependant distinguer ces tumeurs l'une de l'autre par le tact, car la dernière résiste absolument aux doigts, au lieu que la première se laisse déprimer. Si le liquide est épanché dans la conjonctive, la tumeur se circonscrit, quel qu'en soit le volume; mais si la collection de fluide occupe en même temps l'érythroïde, on sentira deux tumeurs, l'une dans cette dernière tunique, & l'autre dans la conjonctive. Si la collection se fait hors de l'érythroïde, on peut toucher le testicule. Au reste, la hernie de l'intestin diffère de l'hydrocèle, en ce que celle-ci conserve le même volume dans toutes les situations du corps; car les humeurs ne se déplacent pas comme les intestins. D'ailleurs, dans l'hydrocèle, l'aine retient son niveau naturel; ce qui distingue sur-tout cette tumeur de l'épiplocèle, qui a cela de commun avec la collection d'eau, qu'elle garde constamment le même volume, & ne rentre point, mais qui produit dans l'aine une élévation contre nature.

La cure la plus certaine des hydrocèles, s'obtient par l'instrument tranchant, & par le feu si l'Opérateur est habile. Aëtius, qui nous a conservé ce fragment de Léonide, négligeant pour l'ordinaire la partie opératoire de la Chirurgie, n'a point décrit ici l'opération de l'hydrocèle par l'instrument

---

(k) *Herniam in tunicâ superagnatâ.*

tranchant; mais Paul l'a recueillie, & l'on peut regarder ce qu'il dit sur ce sujet, comme un supplément à l'extrait mutilé d'Aëtius: car l'on voit évidemment que Paul a pris de notre Auteur une partie du chapitre d'où nous tirons cette opération. Le malade placé sur le dos, le Chirurgien assis au côté gauche, & un aide au côté droit, celui-ci couche la verge sur le pubis, & tire la peau des bourses vers l'épigastre, tandis que le Chirurgien incise le scrotum par le milieu & dans sa longueur, jusqu'auprès du pénil, avec un scalpel à deux tranchans, & divise la membrane érythroïde *(l)*: si le fluide est cantonné sous la tunique albuginée *(m)*, il la divise aussi dans sa plus grande saillie. Ensuite il écarte les bords de la division avec un crochet; & après avoir disséqué cette seconde tunique, au moyen d'un instrument inventé pour cette opération, & du scalpel à deux tranchans, & avoir mis à découvert la première enveloppe, il l'incise de même avec la lancette, principalement dans l'endroit où elle est écartée du testicule par le fluide interposé. Lorsque toute l'humidité, ou sa plus grande partie, est écoulée, on écarte la tunique érythroïde avec des crochets, & on l'excise un peu dans les endroits les plus minces. Après cela, Antylus veut, c'est toujours Paul qui parle, qu'on fasse des points de suture, & qu'on applique des astringens; mais les Modernes préfèrent les sarcotiques. Quand le testicule se trouve pourri, ou vicié de quelque manière que ce soit, on le retranche après avoir lié le cordon: lorsque l'hydrocèle est double, l'opération est la même pour les deux côtés.

(l) Douglas, après avoir démontré le premier que l'alongement de la membrane ou lame extérieure du péritoine, ne forme pas la tunique ou gaine des testicules, comme on le croyoit alors, mais une gaine particulière aux vaisseaux spermatiques, remarqua dans la suite, en lisant Paul, que cet ancien Médecin avoit connu cette tunique, & qu'il l'avoit décrite sous le nom ἑλικοειδής, nom tiré des différentes contorsions qu'on observe dans les vaisseaux qu'elle couvre. Cornarius & les autres Commentateurs & Scholiastes, qui n'ont point connu cette tunique, corrigent ce mot, & prétendent qu'il faut lire ἐρυθροειδές, la confondant ainsi avec la tunique vaginale. *Freind. Hist. de la Méd. part. I, page 93.*

(m) Dalechamps traduit, *tunique supernuméraire*, chap. LXII.

Après cette courte digression, Paul reprend ainsi : l'opération achevée, nous portons la sonde de haut en bas dans le scrotum, à travers la division; & le soulevant avec la pointe de l'instrument, nous y faisons une ouverture pour donner issue au sang & au pus, & nous y introduisons une tente *(n)*, par la plaie supérieure. On place le malade dans son lit, sur une peau destinée à recevoir & à transmettre hors du lit l'huile chaude avec laquelle on fomente la partie durant les trois premiers jours. Ce jour-là on renouvelle l'appareil, & l'on reprend les fomentations huileuses, que l'on ne quitte que le septième jour, c'est-à-dire lorsque le danger de l'inflammation n'existe plus *(o)*.

Reprenons le récit d'Aëtius. On peut aussi, dit Léonide, cautériser le scrotum par les médicamens, & le cicatriser après l'évacuation de l'eau. Pour cette fin, on se sert avec avantage du caustique suivant : réduisez en forme d'emplâtre, de la cendre de racine de chou *(p)*, avec de la vieille graisse de porc fondue; appliquez & assujettissez ce topique; ordonnez le repos au malade; & le lendemain, après l'avoir levé, faites une fomentation locale; rappliquez-le & répétez le même procédé jusqu'à ce que la partie soit cautérisée. L'emplâtre doit être étroit & oblong, pour ne pas cautériser une plus grande étendue qu'il n'est besoin : de sorte que si la tumeur est considérable, il suffira que l'emplâtre ait quatre doigts de longueur sur un pouce de largeur; & si elle est petite, deux doigts de longueur, & le travers du petit doigt de largeur. Lors donc que la tunique sera mise à découvert, vous l'ouvrirez avec le scalpel *(q)*, & après

---

(n) Sans forcer le texte, on pourroit voir ici le *séton*, inconnu jusqu'à cette époque. Il est pourtant vrai que Leclerc a cru le voir dans Cæl. Aurelianus, mais nous n'avons pu l'y découvrir.

(o) Paul. *lib. VI, cap. LXIII.*

(p) On donne le nom de *brassica* employé dans le texte, à deux espèces de choux, l'un appelé chou pommé rouge, *brassica capitata rubra*; & l'autre chou marin, *brassica marina*, ou *soldanella*, soldanelle, plante laiteuse, âcre, dont la cendre doit abonder en alkali marin.

(q) Léonide auroit-il entrevu les motifs sur lesquels M. Else a depuis fondé la préférence qu'il croit due à sa méthode d'opérer l'hydrocèle !

l'écoulement de l'humeur, vous introduirez dans l'ouverture que vous aurez faite, un collyre *fiſtulaire*, afin de corroder les parties voiſines. Vous emploîrez enſuite un ſuppuratif; & après la chute de l'eſcare, vous y introduirez des déterſifs au moyen d'un bourdonnet, & enfin vous paſſerez aux aſtringens, tels que l'emplâtre appelé *barbare (r)*. On peut ſubſtituer à la racine de chou, tout autre médicament rongeant, du nombre de ceux que les Grecs appellent *ſeptiques (ſ)*. Pour prévenir la récidive, on fait uſage des cataplaſmes dont voici des formules : prenez une livre & demie de cire, neuf onces de poix, une livre neuf onces de gomme ammoniaque, & une once & demie ou deux onces de diſſolution d'alun. Autre cataplaſme d'Aſclépiade bon dans l'hydrocèle, qui, employé après l'éroſion des enveloppes & l'écoulement des eaux, conſolide & réſout toutes les duretés : prenez quatre livres de poix sèche, une livre de cire, de térébenthine, de gomme ammoniaque, de galbanum & d'encens; trois livres & demie de vinaigre, & une quantité ſuffiſante d'huile de cyprès ; faites cuire la poix, après l'avoir broyée avec la moitié du vinaigre; ajoutez enſuite la gomme ammoniaque, après l'avoir pareillement broyée avec un peu de vinaigre, & laiſſez bouillir le mélange pendant quelques inſtans; après cela, jetez-y la cire, & lorſqu'elle ſera liquéfiée, vous y mettrez le galbanum & l'encens, que vous broyerez auſſi auparavant avec du vinaigre. Le tout étant fondu, retirez l'emplâtre du feu, jetez-le dans un mortier ſur le reſte du vinaigre ; & après y avoir verſé l'huile de cyprès, broyez-le exactement, & l'appliquez ainſi.

L'emplâtre d'ivraie eſt auſſi très-efficace dans ce cas. On connoît même des médicamens au moyen deſquels on peut eſpérer de répercuter l'humeur, ſans cautériſer ni ronger le

---

(r) Emplâtre aglutinatif. Galen. *de comp. med. ſecund. gener. lib. IV, cap. XXII.*

(ſ) Paul d'Égine, entr'autres différences du traitement de l'hydrocèle, offre celle de cautériſer les bourſes avec des cautères actuels, tantôt mouſſes & tantôt tranchans, dont il indique la forme, le nombre & l'emploi, *lib. VI, cap. LXII.*

kifte, tel eft celui compofé de fix gros de litharge d'argent, dix gros de fel gemme & autant de vitriol, quatorze gros de cerufe, onze gros de térébenthine, & une livre d'huile. Faites cuire la litharge, la cérufe & le fel avec l'huile, jufqu'à ce qu'ils ne s'attachent plus aux doigts; mettez-y le vitriol, après l'avoir trituré avec du vinaigre, *évitant l'effervefcence;* & après quelques légers bouillonnemens, ajoutez la térébenthine; retirez du feu, & broyez le tout dans un mortier, pour vous en fervir.

L'emplâtre fuivant peut tenir lieu, felon Léonide, de l'inftrument tranchant, dans un très-grand nombre de cas. Prenez deux onces de cire, de fleur de nitre, de rubrique de finope *(t)* & de nitre; deux onces deux gros de térébenthine; demi-livre d'encens en larmes & de maftic; huit onces d'huile, & fix onces d'eau de mer ou de faumure: délayez les fubftances sèches dans la faumure; ajoutez les liquides, & mêlez le tout, pour vous en fervir au befoin.

Léonide parle mieux que fes prédéceffeurs, de la hernie des inteftins: il la définit leur fortie hors du ventre, quelquefois jufqu'à l'aine, & d'autres fois jufqu'au fcrotum. « Cette hernie, dit-il, produit beaucoup de maux. Outre la difformité, elle rend la vie malheureufe, & met en danger de la perdre, s'il arrive que les inteftins diftendus par les excrémens endurcis, fe portent dans le fcrotum, & s'y réuniffent en une maffe dure; car il naît de-là des volvulus, & fouvent même des inflammations, fuivies de la mort. Cette hernie eft produite, ou par la trop grande diftenfion, ou par la rupture du péritoine, qui revêt la capacité du ventre & embraffe les inteftins. Si c'eft par la diftenfion, la tumeur s'arrête d'abord à l'aine, les tégumens qui lui répondent fe foulèvent, & les poils du pubis fe hériffent à contre-fens: enfuite la tumeur »

(t) Efpèce de terre rouge qu'on tiroit de *Sinope*, ville de Paphlagonie fur le Pont Euxin, aujourd'hui *Sinopi* ou *Sinabe*, ville du gouvernement de Natolie fur la mer Noire, dans la Turquie d'Afie. *Vid.* Diofc. *lib. V, cap. III.*

» augmentant, les parties pénètrent dans le fcrotum & le
» gonflent. Si la hernie vient au contraire de la rupture de la
» portion du péritoine qui répond à l'aîne, l'inteſtin s'échappe
» par l'ouverture, eſt reçu dans l'érythroïde, laquelle obéit
» enfin à la preſſion qu'elle éprouve, & deſcend avec le temps.
» Mais ſi la hernie eſt l'effet d'une plaie aſſez violente, pour
» produire en même temps la rupture du péritoine & celle de
» l'érythroïde, alors les inteſtins ſe portent tout de ſuite juſque
» dans le fcrotum, & touchent le teſticule à nu. Au reſte, il
» eſt bon de ſavoir, continue Léonide, que la hernie des in-
» teſtins eſt toujours de plus grande conſéquence que l'hydro-
» cèle, & que la hernie qui ſuit la diſtenſion du péritoine ſe
» guérit plus difficilement que celle qui arrive en conſéquence
» de ſa rupture. En général, la hernie des inteſtins eſt une
» maladie extrêmement grave, qui ne peut ſe guérir que par
» une opération de chirurgie pleine de danger. »

L'hydrocèle & la hernie ne ſont que des ſujets remaniés
habilement par Léonide; & il en eſt qu'il a traités le premier,
tels que le ρακώσις, & ces autres vices de conformation des
parties génitales qui font les hermaphrodites *(u)*. Sous le nom
de *rhacoſis*, Léonide, Antylus, & d'après eux Paul d'Égine,
décrivent une difformité du fcrotum, qui conſiſte en ſon
relâchement & ſon extenſion exceſſive, à laquelle les parties
contenues ne participent point. Ce n'eſt pas la ſignification
primitive de ce mot, qui déſignoit d'abord les plis que la
peau forme ſur tout le corps, chez les perſonnes qui perdent
l'extrême embonpoint dont elles ont joui *(x)*. C'eſt par
une opération de Chirurgie que Léonide a cru devoir combattre cette défectuoſité. Voici cette opération : le malade
étant placé ſur le dos, le Chirurgien étend les bourſes ſur
un morceau de bois ou de cuir battu, retranche avec un

(u) Paul. Æginet. lib. V, cap. LXIX.

(x) Cutis veluti ruginoſa, vel ſulcata pannoſitas. Cœl. Aurel. *acut. lib. I,*
cap. XI.

biſtouri

bistouri tout ce qui excède les dimensions naturelles, & réunit par la suture les lambeaux flottans. Antylus commence par la suture, qu'il côtoie ensuite avec les ciseaux ou le bistouri; & Paul rapporte les deux méthodes, & n'opte point *(y)*.

Il se peut, comme le dit Dalechamps, que cette masse de peau nuisît dans la marche, & que la chaleur des pays méridionaux ne permît pas l'usage du suspensoir; mais il est probable aussi que l'amour-propre entroit pour beaucoup dans la détermination des personnes qui se débarrassoient si douloureusement d'une difformité légère. Ce fut la vanité qui détermina Marius à se faire extirper les varices, dans un temps où les bains publics n'étant pas encore établis à Rome, il pouvoit les cacher facilement : ce motif devoit être plus puissant encore à l'époque où nos Auteurs écrivoient, parce que les Romains d'alors portoient l'usage des bains jusqu'à l'abus le plus excessif. Quoi qu'il en soit, puisque nous avons parlé de Marius, nous dirons avec lui, en transportant au *rhacosis* ce qu'il disoit des varices, *l'amendement n'en vaut pas la douleur (z)*.

Passons aux hermaphrodites. Léonide en établit quatre espèces ou différences, trois dans l'homme & une chez la femme. On rencontre quelquefois chez les hommes l'apparence des parties externes de la génération de la femme, couvertes de poils, 1.° tantôt à la racine de la verge, 2.° & tantôt au milieu du scrotum. 3.° Quelquefois l'urine sort par l'espèce de vulve qui caractérise les deux espèces précédentes; 4.° enfin quelquefois on voit au haut de la vulve le simulacre des organes de la génération de l'homme, consistant en une verge & deux testicules. De tous ces vices de conformation, le troisième est le seul contre lequel la Chirurgie n'ait point de ressources; les trois autres se guérissent par le retranchement des parties superflues.

(y) Lib. VI, cap. LXVII.
(z) Histoire de la Chirurgie, tome I, page 504.

Lorsqu'on dit de Léonide qu'il parla le premier des hermaphrodites, on n'entend lui déférer que l'honneur de les avoir rangés le premier sous des espèces particulières, & d'avoir entrevu les secours que la Chirurgie peut donner à ces êtres difformes; car on ne peut ignorer que les hermaphrodites, en tant qu'ils appartiennent à l'Histoire naturelle ou morale de l'espèce humaine, ont été connus dès les temps les plus reculés, & chez tous les peuples de l'Univers, comme composant une classe d'êtres moyens entre le mâle & la femelle, ou plutôt d'êtres réunissant les deux sexes, appelés d'abord *hermaphrodites*, & dans la suite *androgynes* (a). C'est la Mythologie qui nous fournit le premier exemple de la duplicité des sexes, dans la fatale aventure d'*Hermaphrodite*, fils de Mercure & de Vénus (b). Elle raconte que la nymphe *Salmacis*, ne pouvant venir à bout de se faire aimer de ce beau garçon qu'elle idolâtroit, se jeta sur lui toute nue, pendant qu'il se baignoit dans une fontaine; que s'unissant étroitement au beau corps de son amant, elle supplia les Dieux de ne l'en pas séparer, & qu'enfin sa prière ayant été exaucée, les deux corps n'en firent plus qu'un.

Aristote, le premier des observateurs & le père de l'Histoire Naturelle, avoit observé des hermaphrodites parmi les chèvres (c). Hippocrate fait soupçonner quelque chose de semblable dans l'espèce humaine, lorsqu'il dit que les corps de Phaëtuse femme de Pytheus, & de Namysia épouse de Gorgippe, prirent en quelque sorte des corps virils, en acquérant de la barbe & des poils (d). Diodore de Sicile raconte qu'Heraïs, après un an de mariage, devint tout-à-coup homme, de femme qu'elle étoit, lui étant sorti un membre viril de l'ouverture qu'on croyoit être un vagin: Heraïs

---

(a) De Ἀνὴρ, genit. ἀνδρός, homme, & Γυνή, femme.
(b) De Ἑρμῆς, Mercure, & Ἀφροδίτη, Vénus.
(c) Gen. animal. *lib. IV, cap. IV*.
(d) *Lib. VI, epidem. sect. VIII*.

changea de nom en changeant de sexe, & fut appelé
depuis Diophante. Selon le même Historien, un jeune
adolescent, appelé *Callon*, subit une semblable métamor-
phose *(e)*; & Pline dit avoir vu lui-même en Afrique, un
évènement pareil, arrivé pendant les noces *inter nuptias (f)*.
Diogène-Laërce fait mention d'un taureau pourvu d'une
matrice, d'après le témoignage d'Ariston qui l'avoit vu *(g)*.
Les deux jumens hermaphrodites attelées au char de Néron,
& qui lui étoient venues de Trèves, n'ont été oubliées par
aucun Historien; non plus que le philosophe Favorin, qu'ils
disent tous hermaphrodite d'après Suidas, ou eunuque sur
l'autorité d'un bon mot de ce Philosophe *(h)*. Enfin, comme
si c'étoit trop peu pour constater la réalité des hermaphrodites,
que l'apparition de quelques-uns en des temps & en des
lieux différens, Harriot rapporte dans la relation de son
voyage à la Virginie, que les androgynes y sont si communs, qu'on les fait servir de bêtes de somme. Thévenot
dit aussi que ces êtres monstrueux sont très-communs aux
Indes orientales *(i)*; mais ces témoignages ne sauroient nous
déterminer à croire, malgré l'autorité de Pline & de son garant
Calliphanès, « qu'en-delà des Nasamoniens & Machlyens,
qui sont leurs voisins, on trouve les hermaphrodites qui ont «
deux natures, & qui s'entreconnoissent les uns les autres, «
chacun son tour *(k)*. » Quelque incroyable que soit à plusieurs

---

(e) Biblioth. Hist. lib. *XXXII*.

(f) Hist. Nat. lib. *XI, cap. IV,
XLIX*.

(g) Diogen. Laër. *vitæ Philosoph*.
pag. *825*.

(h) Il disoit qu'en lui trois choses
devoient étonner, *se Gallum* (il étoit
d'Arles) *græcissare, eunuchum mœ-
chum putari, inimicum Imperatori*
(cet Empereur étoit Adrien) *vivere*.

(i) Tome *III*, livre *I*, chap. *XII*
de ses Voyages.

(k) Livre *VII*, chap. *II*, ancienne
traduction.

Ce n'est pas sans quelque répugnance qu'on rapporte de pareilles histoires; mais soyons plus sages que nos
pères : s'ils n'eussent pas jugé fausse,
sans examen, la reproduction des bras
des polypes, & des queues des serpens
& des lésards, attestée par le même
Pline *(ibid. lib. IX, cap. XXIX)*,
après Aristote *(Hist. animal. lib. VIII,
cap. II.)*, Mrs Trembley, Bonnet, &c.
seroient arrivés trop tard pour défricher
le champ des reproductions animales,
l'un des plus féconds de la nature
organique.

égards le récit de Pline, la Poësie est allée plus loin encore dans la carrière de la fiction; elle a créé des individus hermaphrodites, jouissant de leur double sexe, sans se répandre au-dehors, & se fécondant eux-mêmes *(1)*; & pour ajouter le plaisant au merveilleux, elle a pris pour lieu de la scène un cloître, pour héros un Moine, & pour chantre un Chanoine de Valenciennes. Cependant ces allégations, ces récits vagues, ces fictions, incapables par elles-mêmes de concourir en aucune manière à notre instruction, fixant les recherches des Anatomistes sur les animaux difformes par les organes de la génération, ont produit l'examen & la dissection de plus de cinq cents individus, soupçonnés de réunir les deux sexes, & par-là beaucoup contribué à perfectionner la Physiologie & la Jurisprudence chirurgicale. Les dissections ont en même temps fait naître deux opinions générales touchant l'existence des androgynes (car nous passons sous silence les hypothèses inventées pour expliquer leur formation.); l'une qui admet, & l'autre qui rejette la possibilité de leur existence. Tout opposées que paroissent ces opinions, il n'est pas impossible de les concilier, par la raison que ceux qui les défendent semblent affirmer & nier d'un sujet qui n'est pas le même pour les deux partis. En effet, ceux qui nient la possibilité des androgynes, veulent voir réunies dans le même sujet toutes les parties de la génération des deux sexes, ce que les dimensions du bassin semblent ne pas permettre, & par conséquent ils peuvent avoir raison; tandis que de l'autre côté, l'on ne peut se dispenser de reconnoître avec ceux qui soutiennent cette possibilité, que des individus hommes & brutes, n'aient réuni quelques-uns des organes de la génération particuliers aux deux sexes.

---

(1) J'ai vu vif sans fantôme,
Un jeune Moine avoir
Membre de femme & d'homme,
Et enfant concevoir
Par lui seul, en lui-même,
Engendrer, enfanter,
Comme font autres femmes
Sans outil emprunter.

Jean Molinet, mort en 1607.
Recollection des merveilles advenues de son temps.

La vérité se trouve rarement dans les extrêmes : aussi M. de Haller, lui qui a fait le tableau le plus vaste & l'analyse la plus savante que nous ayons des faits relatifs aux hermaphrodites, s'abstient-il d'adopter aucune opinion générale, & conclut-il sagement, comme il convient à un grand homme, depuis long-temps en possession de faire respecter ses décisions, « que parmi les hommes qu'on a crus androgynes, la plupart appartenoient au genre des hypospades; « quelques-uns à celui des femmes, à *clitoris alongé*; qu'on « ne doit pas prononcer sur le sexe d'un petit nombre d'autres, « faute d'éclaircissemens suffisans, & enfin qu'il est peu « d'exemples de la réunion des principaux organes de la « génération des deux sexes dans un même individu, quoique « la possibilité de cette réunion ne manque pas d'une certaine « probabilité *(m)*. »

Tous les anciens peuples, attentifs comme ils l'étoient à prévenir la dégradation des espèces, à les conserver, à les perfectionner même, ne virent les hermaphrodites qu'avec un mépris mêlé d'horreur; & trop peu instruits pour savoir que ces vices d'organisation ne se transmettent pas nécessairement des pères aux enfans, ils dûrent se hâter de les mettre dans l'impuissance de se reproduire. C'étoit-là tout ce que la prudence sembloit exiger; mais la superstition vouloit davantage. Pour elle tout évènement extraordinaire est prodige, & tout prodige étoit autrefois, pour des Républiques entières, un sujet d'espérance ou de crainte. La naissance d'un hermaphrodite ne pouvoit qu'annoncer des malheurs publics; & en attendant que ceux qu'il présageoit arrivassent, on lui faisoit sentir que sa naissance en étoit un très-positif pour lui, en lui donnant la mort. Avant Diodore, la Grèce & Rome avoient vu livrer aux flammes plusieurs de ces êtres, plus infortunés que sinistres *(n)*; & l'on vit

---

(m) Oper. min. tom. *II*, pag. 26. Voyez un fait décisif, communiqué par F. Petit. (Pourfour du), dans les Mémoires de l'Académie royale des Sciences, année 1720, Hist. n.° *II*, page 29.

(n) Biblioth. hist. lib. *XXXII*.

depuis jeter dans la mer un enfant dont le sexe présentoit quelque confusion *(o)*. Constantin, & quelques-uns des Empereurs qui régnèrent après lui, renouvelèrent souvent, aux dépens des androgynes, ces superstitieux sacrifices; faisant trancher la tête à celui-ci, noyer celui-là, transporter cet autre dans des îles désertes, & commettant, au grand scandale de la Religion qu'ils professoient, cent horreurs pareilles, dont on peut voir les détails & les preuves dans l'excellent *Traité des Hermaphrodites* de Gaspard Bauhin *(p)*.

Nos loix plus humaines ne condamnent plus à la mort ces êtres monstrueux; mais elles veulent que leur vrai sexe, ou celui des deux qui domine, soit constaté, par rapport aux charges, aux emplois, à l'entrée en religion, au mariage, au sacerdoce, &c. De-là sont émanés les édits des Princes, les arrêts des Parlemens, les décrets de la Cour de Rome & les décisions des Facultés, que Paul Zacchias *(q)* a recueillis avec tant d'intelligence & de soin. De-là sont nées aussi les recherches anatomiques qui guident ces loix, & les font tomber sur les *espèces* qu'elles concernent.

Il est inutile de dire que les anciens Anatomistes ont peu de chose à réclamer dans la collection & l'appréciation des signes caractéristiques des sexes chez les hermaphrodites; c'est uniquement l'ouvrage des modernes, ouvrage si parfait, que sur cent de ces êtres ambigus, à peine s'en rencontrera-t-il un dont le sexe reste incertain, après qu'on aura fait usage pour le déterminer, de toutes les connoissances que l'Anatomie & la Physiologie nous fournissent.

On ne doit pas néanmoins dissimuler que la difficulté est presque insurmontable dans les enfans; mais aussi, n'est-ce pas à cet âge que l'on s'occupe ordinairement à rechercher

---

(o) Tit. Livius, *lib. XXXI*, n.° 12.

(p) De hermaphroditorum & monstrosorum partuum naturâ, libri duo. Voyez aussi la compilation de Parsons, Médecin de Londres, qui a pour titre: *Mechanical and critical enquiry in to the nature of hermaphrodites.* Lond. 1741, in-8.°

(q) Quæstiones medico-legales, &c. L'édition de Francfort, 1666, in-fol. est la plus belle, mais il y manque les décisions de la *Rota*, qu'on trouve dans celle de Lyon.

le sexe ? Chez les adultes, on tire des inductions assez certaines en faveur du sexe viril, de la face velue ou couverte de petits poils, de la sortie du sperme, des desirs qu'excitent la vue & l'attouchement des femmes, de l'existence des testicules, & de leurs cordons, particulièrement caractérisés par des nodosités, qu'on peut reconnoître à travers la peau, des épaules larges & du bassin étroit, &c.

L'absence du poil par-tout où l'on sait que sa présence annonce l'homme, le poli de la peau, la mollesse des chairs, l'apparition du flux menstruel, le manque de testicules & de cordons, les desirs inspirés par les hommes, le bassin plus large que les épaules, annoncent le sexe féminin.

Quelquefois toutes ces remarques ne suffisent pas pour apprécier le sexe chez les jeunes filles, & les recherches doivent être portées plus loin. Le cas le plus embarrassant, c'est lorsqu'on doit prononcer entre un hypospade & une femme à *long clitoris*; parce que ce clitoris diffère très-peu d'une verge antérieurement imperforée, & presque point du tout, dans les cas semblables à celui que rapporte M. Arnaud, en le supposant exact, dans lequel le clitoris étoit pourvu d'une urètre ouverte; mais cette circonstance doit être infiniment rare *(r)*.

On est déterminé à croire que l'individu qu'on examine est un mâle, par la grandeur de la verge & des corps caverneux, qui suivent exactement sa direction, par le prépuce, qui recouvre le gland de toutes parts, & sur-tout en-dessous; car cette condition se trouve toujours dans les jeunes garçons qui n'ont point vu de femme, tandis que ce même prépuce ne se rencontre jamais à la partie inférieure de l'extrémité du clitoris, & par le frein. La certitude augmente encore, si la fente, ordinairement peu profonde, & toujours étroite & sans hymen, conduit la sonde dans la vessie & non dans la matrice, & sur-tout si l'on ne trouve dans cette

---

(r) *Dissertation of hermaphrodites.* Lond. 1750, *in-8.°*

fente, ni au-deſſous de l'urètre, ni au-deſſus de l'anus, rien de ſemblable aux rugoſités des colonnes du vagin.

La fille nouveau-née ou jeune encore, eſt caractériſée par un clitoris d'une organiſation différente de celle qui eſt propre à la verge, par ſon volume moindre & par la direction horizontale des corps caverneux au-deſſus du vagin, ce qu'il n'eſt pas facile alors de reconnoître au tact; par la forme du clitoris, qui eſt *tout d'une venue*, le prépuce manquant toujours inférieurement là où le gland & le prépuce ſe diviſent pour s'aller perdre dans les nymphes; enfin par l'hymen, qui ne manque jamais chez les jeunes perſonnes *(ſ)*, non plus que les deux ouvertures, dont l'une plus petite va dans la veſſie, & l'autre répond à la matrice; de laquelle, s'il ſe peut, l'on doit reconnoître l'orifice, parce que l'exiſtence de cet organe décide le ſexe.

S'il arrive, comme on l'a vu arriver *(t)*, que par-deſſus tout cela la femme ſoit imperforée, les mois annonceront les organes cachés, en faiſant bomber en-dehors la membrane qui bouche le vagin. Dans une jeune femme il y a peu de lumières à tirer d'ailleurs que du clitoris, du manque de teſticules, & des particularités de la fente ou vulve, dans laquelle on trouve toujours les ouvertures mentionnées plus haut. Mais ſi jamais il ſe rencontroit chez l'homme une conformation ſemblable à celle du bouc diſſéqué par M. de Haller, dans lequel un canal très-reſſemblant au vagin, répondoit à la fente extérieure, tandis que les teſticules étoient cachés dans le ventre; alors il ſeroit très-difficile de prononcer ſur le ſexe avant d'avoir diſſéqué l'individu qui préſenteroit cette organiſation *(u)*.

Depuis Celſe, qui avoit ſi mal parlé des écrouelles *(x)*, juſqu'à Léonide, nous n'avons rien trouvé de relatif à cette

---

(ſ) Haller. *Oper. minor.* tom. *II*, pag. 26.
(t) Arnaud, *ibid.*
(u) Haller. *ibid.*
(x) Hiſtoire de la Chirurgie, tome *I*, page 395.

maladie

maladie qui méritât d'être rapporté. Eſt-ce qu'à cet égard la Chirurgie ne fit aucuns progrès durant le long intervalle qui ſépare ces deux Auteurs? ou bien les Livres qui pouvoient nous les tranſmettre ſont-ils du nombre de ceux que le temps a dévorés? Cette dernière conjecture eſt d'autant plus vrai-ſemblable, qu'en ſuivant la marche des Arts en général, & du nôtre en particulier, on ne voit pas qu'ils aillent par bonds & par ſauts, ſi l'on peut s'exprimer ainſi : les foibles lueurs précèdent toujours les grandes lumières, & ce n'eſt que par des nuances preſque inſenſibles & des améliorations qu'on diſcerne à peine, qu'ils avancent vers la perfection. Léonide a trop bien écrit ſur les écrouelles, & Celſe trop mal, pour que le premier ait tiré de ſon propre fonds toutes les bonnes choſes qu'on ne trouve pas ailleurs.

Les écrouelles, qu'il appelle χοιράδας, ſont des glandes endurcies qui s'élèvent au cou, ſous les aiſſelles, aux aines, &c. (y). Quelquefois, mais rarement, elles ſont formées par la ſubſtance même des parties qu'elles oc-cupent; laquelle ſubſtance, par une ſorte d'affinité, prend la nature ſcrophuleuſe, & s'accroît aux dépens des organes qui l'avoiſinent. Quelle que ſoit l'origine des ſcrophules, elles diffèrent entr'elles par la groſſeur, la nature, le lieu, la naiſ-ſance, le nombre, & par la complication des vaiſſeaux qui s'y rendent. Par la *groſſeur,* elles ſont petites, médiocres, grandes ou monſtrueuſes. Par la *nature*, les unes ſont bénignes & les autres malignes : elles ſont bénignes, quand n'étant ni en-flammées ni douloureuſes, elles n'ont ni la molleſſe des tuber-cules adipeux appelés *ſtéatomes* (z), ni la dureté du ſquirre, mais une ſolidité moyenne, avec une forme ronde, égale & circonſcrite; les malignes au contraire, ſont accompagnées d'inflammation & de douleur pulſatile, elles préſentent une tumeur inégale, couverte de vaiſſeaux ſaillans, & s'en-veniment par le contact des mains & l'application des

---

(y) Aëtius, *tetr. IV, ſer. 3, cap. V.*
(z) Le mot *Lipome* eſt moderne, quoique dérivé de λίπα, huile.

médicamens. Les fcrophules diffèrent par le *lieu*, les unes étant placées à la partie antérieure du cou, les autres à la partie poftérieure, & d'autres de tous côtés : en outre, tantôt elles ont leur fiége immédiatement fous la peau, & tantôt elles font appuyées fur les principales divifions des gros vaiffeaux. Elles varient par la *naiffance*, en ce que les unes font éminentes & les autres profondes : les premières font mobiles & les autres immobiles. *Par le nombre*, elles font une ou plufieurs. Enfin par la *complication des vaiffeaux*, les unes font comme traverfées par des veines & des artères, & les autres paroiffoient dépourvues de vaiffeaux.

Si ce n'eft pas là de la méthode, convenons qu'on en chercheroit en vain dans les Ouvrages de Fernel, de Sennert, d'Aftruc lui-même, qui renchérit fi fort fur fes modèles, par l'excès vicieux des divifions fcholaftiques. Que chez Léonide on rejette ce défaut fur le goût général de fon fiècle, auquel Galien lui-même ne put fe fouftraire, tout grand Écrivain qu'il étoit, c'eft tout au plus relâcher un peu de la févérité de l'hiftoire; mais qu'aujourd'hui dans la capitale de l'empire des Lettres, on fe croye didactique, parce qu'on eft minutieux, clair, parce qu'on eft verbeux, c'eft ce que nos bons Écrivains accorderont difficilement. La méthode ne confifte pas dans un immenfe appareil de divifions & de fubdivifions, dont on ne peut fuivre la chaîne, malgré l'attention de l'Auteur à nous montrer fans ceffe le chaînon que nous quittons & celui que nous allons prendre. Le Rhéteur enchaîne les mots; c'eft aux penfées que s'attache le Philofophe : c'eft dans celles-ci qu'il met l'ordre, la règle, l'arrangement les plus propres à les prouver aux autres, ou à les faire faifir avec facilité. Mais ne perdons pas de vue les écrouelles. Les petites & les bénignes fe guériffent plus facilement que les grandes & que celles dont l'inflammation s'eft emparée : les malignes font incurables, parce qu'étant toutes entrelaffées de vaiffeaux & cancéreufes, fi on les attaque avec l'inftrument tranchant, outre qu'on s'expofe au danger de l'hémorragie, elles font implantées trop profondément pour qu'on puiffe les exciser en entier, attendu qu'elles se sont fait en quelque sorte des racines, des vaisseaux *nobles*, tels que les veines jugulaires & les artères carotides. On guérit plus facilement les parotides du cou que celles des autres parties, *mais il faut bien prendre garde en les extirpant de ne pas toucher aux nerfs vocaux.* Car, ajoute Léonide, *il est arrivé à plusieurs Chirurgiens, en extirpant des scrophules placées autour de l'âpre-artère, de diviser ces nerfs, & de priver de la voix la personne qu'ils opéroient.* Il semble cependant que Léonide n'étoit pas bien convaincu que la perte de la voix fût entièrement due à la division de ces nerfs, puisqu'il donne pour seconde cause de ce fâcheux évènement, *le refroidissement des instrumens vocaux*, eux-mêmes, mis à nu dans l'opération, & refroidis pendant le temps que la plaie met à se cicatriser.

Leclerc, & ceux qui l'ont copié, n'hésitent pas à reconnoître les nerfs récurrens dans ceux dont il est ici question *(a)*; & dès-lors on ne sait plus à qui faire honneur de la découverte de ces nerfs. Les uns la donnent à Galien, d'autres à Rufus, & je ne sache pas que personne se soit avisé de la rapporter à Léonide. Voilà donc trois prétendans à la découverte des prétendus nerfs récurrens de Leclerc, dont aucun n'a d'assez bons titres pour faire pencher la balance de son côté. D'abord, cette découverte ne sauroit appartenir à Léonide, puisqu'il parle de ces nerfs comme étant connus par les accidens de leur lésion. Elle n'est pas non plus de Galien; car quand on supposeroit Léonide postérieur au Médecin de Pergame, Rufus l'a précédé. Or Rufus parle des nerfs dont il s'agit, dans les termes suivans : « Les Anciens appeloient les artères qui montent le long du cou, *carotides* ou *carotiques*, comme qui diroit, *soporales* ou *soporiferes;* parce qu'étant comprimées, elles jettent l'animal dans un sommeil profond, & le privent de la voix; mais on a découvert dans notre siècle, que le dérangement n'est pas dans les artères, mais dans les nerfs sensitifs qui sont couchés le long de ces artères. »

(a) Histoire de la Médecine, *IIIe* part. *liv. II*, *chap. III.*

» C'est pourquoi, continue Rufus, s'il vous prend envie de
» changer le nom de ces parties, vous ne ferez rien de répréhensible *(b).* » Les nerfs dont parle Rufus ne furent donc découverts, ni par lui ni de son temps : ce qu'on découvrit à cette époque, c'est que la privation de la voix, lorsqu'on comprime les carotides, vient, non de ces artères, mais des nerfs qui rampent à leur côté. Les nerfs qui accompagnent les carotides, sont-ils les nerfs récurrens ? Voilà ce qu'il convenoit d'examiner, & ce que Leclerc n'a point fait. S'il eût su que les troncs qui suivent ces vaisseaux ne sont pas les nerfs récurrens, ni par conséquent ceux dont Galien s'attribue avec raison la découverte, il ne se fût pas efforcé de la lui dérober, en la transportant à Rufus *(c)*, dont le passage même où cette erreur a pris sa source, exclut toute prétention à la découverte de nerfs quelconques, comme Morgagni l'a remarqué *(d)*. Par les soins de ce grand homme, il est clair aujourd'hui, non-seulement que Galien découvrit les nerfs récurrens, mais même qu'il redressa les anciens, lesquels, dans l'expérience dont parle Rufus, paroissoient confondre l'aphonie avec le sommeil.

Nous arrivons enfin à la curation des écrouelles. Léonide, comme on l'a fait pressentir déjà, préfère à tout autre moyen

---

(b) Appellationes, part. corp. hum. lib. I, cap. XXXIV.

(c) Histoire de la Médecine, page 735.

(d) Vocare nervos vocales consuevi (inquit Galenus) eos quos ipse inveni : nam præceptores mei eos dumtaxat qui apud arterias sunt cognoscebant.... atque idem est modus, quo gutturis musculi læduntur, sive recurrentes nervi, sive hi qui juxta arterias sunt, vitientur (de Loc. Affec. lib. I, cap. VI), *nimirum, ut paulò ante dixit, vel incisi vel laqueo intercepti.* Itemque alibi (de Hipp. & Platon. placit. lib. II, cap. VI) *cùm memorasset nervos qui carotidibus arteriis annexi, atque associati sunt, ex eorumque nervorum non ex arteriarum constrictione, mutum statim animal effici, experimentis fretus admonuisset, denique hæc scripsit : plerique verò & Medici & Philosophi unà cum arteriis nervos etiam constringebant, atque indè cùm vocem illicò concidere animali viderent, arteriis ascribendam noxam illam censuerunt : soporemque appellârunt non rectè nisi velint fortasse obmutescentiam soporem nominare ; nam præter vocis editionem, nulla alia functio, neque tunc illico, neque post aliquantò noxam aliquam contrahit, ut suprà dixerat, si nervi qui arteriis annexi sunt, etiam præsecentur. De cauf. & sed. morb. epist.* XIX, n.° 23.

l'inſtrument tranchant, qu'il reconnoît pourvu du double avantage, d'être fûr & prompt. Pour opérer, le malade étendu ſur un lit, & ſa tête fixée par un aide, il fait une inciſion longitudinale ou oblique à la peau qui recouvre la tumeur. Il préfère ces directions à la tranſverſale, à cauſe des inconvéniens réſultans de la direction contraire des vaiſſeaux & des nerfs. La diviſion de la peau, qui doit être ſimple, quand la glande eſt petite, & en feuille de myrte quand elle eſt conſidérable, ne ſouffre en aucun cas la précipitation, & veut être faite peu-à-peu. On écarte, avec des érignes, les lèvres de la plaie, & les vaiſſeaux, qu'on reconnoît à leur blancheur, & l'on détache la tumeur du tiſſu cellulaire avec le doigt ou le ſcalpel. Si la glande eſt profonde, c'eſt un peu plus de précaution à prendre; car du reſte l'opération eſt la même: elle eſt la même auſſi dans l'extirpation des glandes inguinales & axillaires, avec cette ſeule différence, qu'à cauſe des replis que forme la peau dans ces endroits, Léonide préfère l'inciſion tranſverſale, aux inciſions longitudinale & oblique. Quant aux panſemens, ce ſont ceux des plaies récentes, & n'offrent rien de particulier.

Ou Léonide ne parle pas toujours d'après ſa propre expérience, ou les réſultats de ſa pratique furent très-reſſemblans à ceux des grands Maîtres de qui Celſe emprunta ſa doctrine ſur l'athérome (e): ſur cet objet particulier, lorſque ſa doctrine n'eſt pas calquée ſur celle de l'Hippocrate Latin, elle eſt mauvaiſe. Cependant le précepte général de ruginer l'os du crâne, qui ſupporte l'athérome, & la ſuture qu'il preſcrit de faire à la peau, n'appartiennent pas à ſon prédéceſſeur. Il nous importe peu d'apprendre de Léonide, que Philoxène avoit trouvé dans les tumeurs de ce genre, des *animaux* ſemblables à des mouches & à des moucherons; mais nous pouvons gagner à être inſtruits, que lorſque l'athérome à extraire (car Léonide extrayoit plutôt qu'il n'exciſoit ces tumeurs), étoit volumineux, il ſe procuroit la liberté d'opérer, en

---

(e) Tome *1*, page *418*.

emportant une lanière de peau, de la figure d'une feuille de myrte *(f)*; méthode que les Anglois ont rajeunie *(g)*, & que les autres Nations recevront d'eux un jour. S'il débridoit les anciennes fistules des mamelles *(h)*, il fondoit le succès de son opération sur l'idée qu'il avoit de ces maladies, ne les regardant que comme des espèces de sinus qui se perdent dans les chairs, & qui ne pénètrent que très-rarement jusqu'aux côtes.

La division du cancer en *occulte* & *manifeste*, entendue diversement par ses prédécesseurs, puisque Philoxène n'appeloit *occultes* que ceux de la matrice & des intestins, lui parut de même qu'à Archigène, beaucoup moins solide que celle qui le distingue en *ulcéré* & *non ulcéré (i)*. Il extirpoit ces deux espèces de cancers par un procédé qui mérite d'être connu. « Pour amputer, dit-il, le cancer des mamelles, je fais coucher la malade à la renverse; j'incise la mamelle dans sa partie saine, & je cautérise l'incision, au point de former un escare qui prévienne l'hémorragie: je continue les incisions & les cautérisations alternatives, jusqu'à l'entière séparation de la mamelle; & je finis par cautériser toute la surface de la plaie, au degré de l'exsiccation seulement ». Quant aux motifs de ces cautérisations, les voici: Les premières ont pour objet l'étanchement du sang; & les autres, la destruction des restes du cancer échappés à l'instrument, lorsque la tumeur n'est pas encore cancereuse, mais menace de le devenir, Léonide s'abstient de cautériser *(k)*.

Ceux qui mettent au premier rang parmi les conditions d'une opération chirurgicale la célérité du manuel, ne verront, dans cette longue suite d'incisions & de cautérisations, qu'un long & vain supplice; mais ceux qui préfèrent la sûreté, n'en jugeront-ils pas autrement? Léonide cautérisoit pour arrêter le sang, & nous savons l'arrêter par des

---

(f) Aëtius, *tetr. IV, serm. 3, cap. VII.*

(g) Wiseman, *Chirurgical treatrises,* vol. I, pag. 408 & suiv.

(h) Aëtius, *tetr. IV, serm. 4, cap XL.*

(i) Aët. *tetr. IV, ser. 4, c. XLIII.*

(k) Ibid. *cap. LXV.*

moyens plus doux; mais ces moyens nous donnent-ils comme à lui la facilité, je pourrois presque dire le loisir, de rechercher & d'extirper minutieusement les moindres points cancéreux? Cette nappe de sang qui couvre la plaie n'en dérobe-t-elle aucun à nos regards, ne fait-elle négliger aucun de ceux qu'on aperçoit? Ce manuel n'est plus dans l'Art. Est-ce oubli, négligence ou proscription de la part de ceux qui le cultivent? c'est à la suite de cette Histoire à nous l'apprendre. Disons-en autant de la cautérisation, destinée à consumer les redoutables restes du cancer, & louons la sagesse & la profondeur des vues de son Inventeur, en attendant que nous ayons le courage de l'imiter (*l*).

Nous soupçonnions plus haut (*m*) l'invention d'un tourniquet, ou celle d'un instrument propre à modérer l'effusion du sang, pendant qu'on scie l'os, dans les amputations des grandes extrémités. Cette invention, si elle existoit réellement, ne fut point connue de Léonide, ou du moins il n'en profita point. Muni de ce moyen, il eût moins redouté l'hémorragie, & n'eût point morcelé l'amputation, de la manière que nous allons voir, pour s'en garantir. Lorsqu'il devoit couper dans le vif, car quelquefois il faisoit la section ailleurs, il divisoit, comme Héliodore (*n*), d'abord la face du membre la moins pourvue de vaisseaux; dans le second temps, il scioit l'os, avec la précaution de garantir les chairs divisées du frottement de la scie, par l'application d'une compresse, & terminoit l'opération par la section du reste des chairs & des vaisseaux qui les traversent (*o*).

Hippocrate avoit assez bien saisi certains signes de l'hydrocéphale, qu'il tiroit des fonctions lésées. Si Celse en parle, ce n'est qu'en peu de mots, & sans la nommer; mais Léonide semble épuiser la matière, & ne rien laisser à dire pour ses successeurs (*o**).

(*l*) *Voyez* Peyrilhe, Dissertation sur le cancer, couronnée par l'Académie de Lyon, *page 101*.

(*m*) *Voy.* ci-devant, *p. 360 & suiv.*

(*n*) *Voyez* ci-devant, *page 392*.

(*o*) Paul. *lib. VI, cap. LXXXIV.*

(*o**) Aët. *retr. II, ser. 2, cap. I.*

L'hydrocéphale tire son nom de l'humeur aqueuse qui se ramasse dans la tête. Quoique cette humeur soit pour l'ordinaire aqueuse, elle est aussi quelquefois bourbeuse ou sanguinolente. La cause de cette collection est occulte ou manifeste: la cause est occulte, lorsque les vaisseaux spontanément dilatés, versent, avec un peu de sang, l'humeur aqueuse qu'ils contiennent ; ainsi se forme la collection aqueuse. La cause est manifeste, quand ces mêmes vaisseaux, brisés & entre-ouverts par un corps tranchant ou contondant, laissent échapper le sang, lequel se *raréfie* avec le temps, & se résout en une humeur sanieuse ou sanguine : la Sage-femme maniant trop rudement la tête du nouveau-né, produit fréquemment des hydrocéphales de cette dernière espèce. L'humeur se rassemble entre la peau & la calotte aponévrotique, entre celle-ci & le péricrâne, entre ce dernier & les os de la tête, ou même dans l'intérieur de la tête, entre le crâne & les meninges. Nos Ancêtres disoient même, continue Léonide, que le liquide s'épanche aussi entre les meninges & le cerveau, ce qui est mortel.

Quand l'humeur visqueuse s'amasse sous la peau, à l'extérieur de la calotte aponévrotique, ou entre cette membrane & les os du crâne, il s'élève dans le lieu de l'épanchement une tumeur molle, indolente, qui ne change pas la couleur de la peau, & qui cède & se déplace par la pression des doigts. Si l'hydrocéphale est spontanée, elle est exempte de douleur, même dès le commencement, & la peau qui la recouvre ne change point de couleur ; mais si l'épanchement a pour cause une plaie ou une contusion, il survient d'abord une tumeur rouge & douloureuse; & l'humeur s'épaississant ensuite, & se transformant quelque temps après en un liquide ténu, la peau reprend sa couleur naturelle, & la tumeur cesse d'être douloureuse. Lorsque la collection s'est faite intérieurement entre le crâne & les meninges, la tête s'appesantit dès le commencement ; des vertiges continuels la troublent, & les sens s'émoussent. La quantité de l'humeur augmentant, écarte les sutures du crâne ; la tête acquiert un plus grand

volume

volume; & alors le lieu de la collection se manifeste; car l'humeur cède à la pression des doigts. On emploie en général les mêmes moyens pour évacuer le liquide, quel qu'en soit le siége. Si la tumeur est peu considérable, on se contente de l'ouvrir en l'incisant à son sommet; mais si elle est volumineuse, on fait aux endroits déclives, deux ou trois incisions, ou même davantage, en raison de sa grandeur. Après l'opération, il n'est pas nécessaire de passer des lemnisques *(p)*, comme dans les abcès, cependant il faut tenir écartés les bords de la division avec de la charpie; car autrement ils s'aglutineroient facilement. Après avoir introduit la charpie, si c'est un enfant que nous opérons, nous rejetons les bandages comme trop pesans, & nous n'appliquons que de la laine imbibée d'œufs battus, & soutenue d'un bonnet. Mais si les sujets opérés sont plus forts, nous assujettissons extérieurement les plumaceaux avec les bandages ordinaires, & dès le troisième jour, nous travaillons à la conglutination, au moyen de quelque emplâtre aglutinatif. Si la collection est sous le crotaphite, il faut attendre qu'elle s'étende au-delà, afin de ne pas inciser ce muscle, & faire ensuite l'incision à l'un de ses bords. S'il arrive que l'humeur soit située profondément sous ce muscle, on doit alors faire deux incisions, une à chacun de ses bords; déchirer ensuite, sans rien craindre, le tissu cellulaire avec le manche du scalpel; & après l'entier écoulement de l'humeur, procéder au reste du traitement, comme on l'a dit plus haut. Quand le liquide occupe l'intérieur du crâne, il faut aussi temporiser; & lorsqu'il s'est accru au point d'écarter les sutures, inciser le sommet de la tumeur, & se conduire pour le reste comme dans *l'écartement des sutures du crâne (q).*

(p) Les Grecs appeloient λημνίσκους, des bandelettes entortillées autour des couronnes, destinées à les fixer sur la tête, & à leur donner plus d'élégance. On formoit ces bandelettes de différentes matières, mais les plus estimées étoient celles d'écorce intérieure de tilleul. Dans la suite, le nom de lemnisque passa dans les Écrits de Celse, d'Aëtius, de Paul, pour désigner des morceaux de linge longs, roulés sur eux-mêmes, propres à dilater les plaies & les sinus.

(q) Voyez ci-devant, *page 386*.

On doit à Léonide le plus ancien monument de l'exiſtence des *dragoneaux*; car le témoignage, & la relation inexacte & fabuleuſe d'*Agatharchides* (r), n'étoient guère propres à conſtater leur réalité. « Les dragoneaux reſſemblent à des vers lombricaux (ſ). Ils ſont quelquefois longs & d'autres fois courts. Ils occupent le plus ſouvent les jambes, mais quelquefois auſſi les parties muſculeuſes des bras. Ces eſpèces de vers naiſſent ſur-tout chez les enfans, dans l'Inde & dans l'Éthiopie, & leur génération eſt la même que celle des vers plats des inteſtins. Ils ſe meuvent ſous la peau ſans cauſer aucune douleur; mais par la ſuite, l'endroit où ſe trouve l'extrémité du dragoneau ſuppure, la peau s'ouvre, & la tête de l'animal paroît. Si on le tire, il cauſe une forte douleur, ſur-tout ſi, agiſſant avec violence, on le rompt; car alors la portion reſtée cauſe les douleurs les plus cuiſantes. Afin donc que la portion ſortie ne rentre pas, il faut l'attacher avec un fil, & répéter tous les jours la même opération: de cette manière, il ſort de lui-même, & la ligature l'empêche de rentrer, & ne le rompt point. On lave la partie avec un mélange d'eau miellée & de l'huile, dans laquelle on a cuit de l'abſinthe & de l'aurone; ou bien avec quelqu'autre infuſion antihelmintique, rejetant toutefois les liqueurs âcres, à cauſe du danger de l'inflammation. Il convient auſſi d'appliquer des cataplaſmes relâchans & ſuppuratifs, compoſés avec les *farines* (t), l'eau miellée & l'huile. Si le dragoneau ſortant de lui-même, peut être attiré facilement, il ne reſte rien à faire; mais s'il meurt & pourrit, il faut perſiſter dans l'uſage des cataplaſmes, & leur aſſocier les douches d'eau miellée & d'huile. Quant à moi,

---

(r) *Tome I, page 345.*

(ſ) Aëtius, *tetr.* IV, *ſerm.* 2, *cap.* LXXXV.

(t) Nous ignorons quelles ſont les farines que Léonide déſigne ici par une dénomination générique; mais on ſait que les farines entroient en grand nombre dans la *matière médicale* des Anciens. Celles de pois, de fèves, d'orge, d'ivraie, de millet, de panicaut, de ſeigle, de froment, de fénugrec, d'ers, d'orobe & de lupin, étoient les plus uſitées. On peut en voir les propriétés chez Galien.

continue Léonide, j'emploie ordinairement l'emplâtre de « baies de laurier, après avoir cessé les cataplasmes. Lorsque « la suppuration est établie, on divise la peau longitudinalement, « & l'on emporte le dragoneau mis ainsi à découvert. Cela « fait, on écarte les lèvres de la plaie, par l'introduction d'un « peu de charpie, & l'on procède dans le reste de la curation, « comme pour les abcès, c'est-à-dire, de manière à procurer « la régénération des chairs & la cicatrisation de l'ulcère (u). »

La maladie appelée *dragoneau*, étant une fois constatée, & sa nature déterminée, les progrès de l'Art ne pouvoient porter que sur la curation; & si la méthode tracée par Léonide est bonne, l'Art ne pouvoit qu'errer, pour revenir enfin au point d'où il étoit parti. C'est aussi ce qui est arrivé, & ce qui nous détermine à réunir ici tout ce qu'on sait sur le dragoneau, pour ne pas retraiter cette matière à mesure que les Écrivains quittent ou reprennent les sentiers de la vérité.

Après Léonide, Galien fit mention le premier des *dragoneaux*; mais il ne put que copier, n'ayant point vu la maladie qu'il décrit (x). Paul d'Égine semble aussi n'en parler que sur le témoignage de Soranus & de Léonide, & douter, avec le premier, que le dragoneau soit un véritable ver (y). Si Paul ajouta quelque chose à ce qu'on savoit déjà, ce fut la remarque, qu'outre les parties désignées par Léonide, les dragoneaux attaquent encore les flancs; & que de son temps, certains Praticiens substituoient au fil destiné à retenir l'animal, un morceau de plomb, qui par son poids l'attiroit au-dehors; tandis que d'autres Praticiens, pour épargner aux malades les douleurs que la traction produit, & pour éviter le risque de rompre le ver, adoptoient le traitement de Léonide, au fil près dont ils ne se servoient point.

(u) Absyrtus, l'un des Vétérinaires mentionnés plus haut, traite le dragoneau plus vigoureusement que Léonide; ce qui porteroit à croire que c'est du dragoneau des bêtes qu'il entend parler. Il cautérisoit l'abcès, & le fomentoit avec les roses, la rue & le *castoreum*. Collect. Ruelli, p. 115.

(x) De loc. affect. lib. VI, cap. III.

(y) *In Indiâ & superioribus Ægypto locis dracunculi generantur ceu animalia quædam lumbricos imitantia.* Lib. IV, cap. LIX.

Les Arabes connurent & décrivirent le dragoneau, sous des noms que les Interprètes ont rendus par ceux de *vena medinensis, medom, medena, medén, medan, endimini, mediana, almedina, vena egrediens, vena exiens, vena civilis, vena vitis, vena saniosa, vena cruris, vena famosa (z), pustula vermicularis, &c.* Avant de faire usage de ce qu'ils en ont écrit, il convient de prouver que leur *veine de médine* est la même maladie que le dragoneau des Grecs. Le seul Avicenne, celui de tous les Écrivains de sa nation qui parle de la veine de médine avec le plus d'exactitude & de détail, pourroit suffire pour établir l'identité de ces deux maladies *(a)*. Sa description est presque la même que celle de Paul d'Égine; par conséquent elle convient parfaitement au dragoneau. Or une maladie à laquelle convient exactement une description quelconque, est nécessairement la maladie qui a fourni la description. Les autres Arabes ont tous mis dans le tableau de leur veine de médine, les traits caractéristiques du dragoneau : Albucasis la compare à *la racine d'une plante*, à *un animal (b)*, & Avenzoar lui trouve de la *ressemblance avec un nerf (c)*.

C'en est assez, je pense, pour établir que la veine de médine & le dragoneau ne diffèrent que de nom. S'il falloit en donner d'autres preuves, peut-être les trouveroit-on dans la dénomination arabe, première & principale cause des doutes répandus sur l'identité de ces deux maladies : en effet, c'est du nom de la ville la plus remarquable qu'offrent les contrées où Léonide, Paul & Galien disent que le dragoneau est endémique, que cette dénomination a été tirée.

Malgré les raisons qu'on vient d'exposer, plusieurs Auteurs, & Leclerc lui-même, prétendent que la maladie des Arabes

---

(z) Ainsi l'appellent Gui & Paré, d'après quelque mauvaise traduction d'Haly-Abbas, où *saniosa* est converti en *famosa*.

(a) Lib. IV, sen. 3, tract. 3, c. XXI.
(b) Chirurg. part. II, cap. XCIII.
(c) Rectif. medic. & reg. 2, tract. VII, cap. XIX.

n'est point celle des Grecs : ils veulent que celle-là ne soit que des ulcères formés par de petits vers qu'on trouve souvent dans les vaches. Mais Albucasis *(d)* parle en deux chapitres différens de ces deux maladies, c'est-à-dire, de l'*affection bovine* [*ægritudo bovina (e)*], & de la veine de médine *(vena cruris)*; & l'on reconnoît distinctement dans chacun de ces chapitres une espèce de vers très-distincte. D'ailleurs, comment accorder l'idée de ces petits vers avec l'idée que nous donne de la veine de médine le même Albucasis, lui qui dit en avoir observé de quinze & vingt pieds de longueur.

Il est donc certain que la veine de médine & le dragoneau ne sont différens que par le nom. Quant à l'opinion des Arabes sur la nature de cette *veine*, il paroît qu'ils ont douté qu'elle fût un animal. Après eux, les Arabistes l'ont jugée une veine, un abcès, un nerf, enfin un animal. L'est-elle en effet? Gui de Chauliac *(f)*, Manard & Jean Heurnius *(g)* en ont douté; mais Scanarolus *(h)*, Kœmpfer *(i)*, Welschius *(k)*, Sloane *(l)*, Andry *(m)*, Sauvages *(n)*, Cartheuser *(o)*, Vogel *(p)*, & mille autres, ont démontré que c'étoit un ver, vu deux fois en vie par Kœmpfer, & appelé par Linné *(q)*, *gordium Medinense*, nœud gordien de Médine. Les habitans de la Guinée, & sur-tout les naturels du pays, sont fort sujets à cette maladie. Kœmpfer ayant fait la même observation à Ormuz, sur le golfe Persique, & persuadé que ce ver singulier n'étoit aucune part plus commun que

---

(d) Chirur. part. II, cap. XCIII.

(e) Ibid. cap. XCIV.

(f) Chirurg. traiêt. II, Doctrin. 2, chap. VIII.

(g) Tome II, page 98.

(h) De morb. Gallico, in Collect. Luisin.

(i) Amœnit. exotic. page 526.

(k) Exercitat. de venâ medin. pag. 108.

(l) Voyage of Jamaïca, tom. II, pag. 190.

(m) De la génération des vers. Ces trois derniers Auteurs ont fait dessiner le dragoneau.

(n) Nosol. Method.

(o) De morb. endemic. pag. 207.

(p) Prælect. Academ. de cognos. & curan. præcip. corp. human. affect. tom. I, sec. 727.

(q) System. nat. class. VI, p. 194.

dans ce pays, l'appela *dracunculus Perſarum*, dragoneau des Perſes, quoiqu'il en eût vu beaucoup auſſi dans la Tartarie. Le même Auteur remarque que la violence de cette maladie eſt en raiſon de la chaleur, ſoit qu'elle dépende du climat ou de la ſaiſon. Il attribue la génération de ces vers à l'eau de pluie qui a croupi trop long-temps, & dont les habitans de ces pays font leur unique boiſſon; & il ajoute, qu'il eſt plus aiſé de détruire ces vers dans les pays qui les ont vu naître; que par-tout ailleurs. Enfin Kœmpfer décrit avec ſoin la méthode de les extraire, méthode peu différente de celle adoptée aujourd'hui par les Chirurgiens employés à la traite des Nègres, & par ceux qui pratiquent la Chirurgie dans les climats chauds de l'Amérique méridionale. Il nous reſteroit à examiner ſi cette maladie eſt ou n'eſt pas contagieuſe: Nous diſcuterons ce fait lorſque nous ſerons arrivés aux temps qui l'ont miſe de nouveau ſous les yeux des Obſervateurs; & alors nous rendrons compte des légers changemens que l'expérience a opérés dans le traitement preſcrit par Léonide.

ANTYLUS
ou
ANTYLLUS.
ANTILIS
ou
ANTYLES.

Tel fut Léonide, Écrivain preſque inconnu, avec tant de droits à notre eſtime. Tel à peu-près fut Antylus, dans les Écrits duquel nous pouvons nous inſtruire encore, & dont le nom, aſſez fréquent dans les Écrits des Anciens, eſt preſque ignoré des Modernes. Si nous ſuppoſons, avec quelques Biographes, que notre Antylus eſt le même qu'Antilis ou Antyles, il ſe trouvera mentionné par Stobée, Écrivain de la fin du IV.e ſiècle, & cité par Oribaſe, Aëtius, Paul d'Égine, qui lui donne le titre de grand Chirurgien, & par Avicenne & Rhaſès. Ce n'eſt qu'à la faveur des conjectures qu'on peut arriver par approximation à déterminer le temps où Antylus vécut. M. Cocchi penche à croire qu'il fut de la ſecte méthodique, M. de Haller *(r)* embraſſe la même opinion; & attendu que cette ſecte s'éteignit vers le temps de Galien, le premier en conclut l'antériorité d'Antylus ſur le Médecin de Pergame. A la vérité, la conjecture de ce Savant acquiert

---

(r) Biblioth. chir. tom. *I*, pag. *80*.

quelque poids par la concifion & la clarté qu'on remarque dans les Ouvrages d'Antylus, à laquelle Galien & ceux qui le fuivirent, fubftituèrent la diffufion & la prolixité qui rendent aujourd'hui la lecture de leurs Écrits fi pénible & fi rebutante *(ſ)*.

Voilà ce qu'on fait fur la perfonne d'Antylus: paffons à fes Ouvrages. On eft fondé à croire qu'il en compofa plufieurs, & qu'ils furent tous très-eftimés ; car les anciens Médecins ne parlent jamais de leur Auteur fans éloge, en même temps qu'ils s'étayent de fon autorité, quelques fujets qu'ils traitent, ce qui femble prouver qu'il embraffoit tout l'Art de guérir dans fes nombreux Écrits. Aucune de fes productions n'eft arrivée entière jufqu'à nous ; il n'en refte que des fragmens, confervés par les Compilateurs. On ne fait pas même à quelle époque les originaux ont difparu ; la feule chofe probable, c'eft qu'ils furent connus de Paul d'Égine, & par conféquent qu'ils exiftoient encore au viie fiècle : ils auroient vu le xe, fi Antilis, l'un des auteurs favoris de Rhafès, étoit le même que notre Antylus. Quoi qu'il en foit de ce problème bibliographique, puifque les originaux n'exiftent plus, analyfons les fragmens échappés à la dent vorace du temps.

Parler de la faignée avec cet ancien Chirurgien, parcourir avec lui les différens vaiffeaux fur lefquels nos pères la pratiquoient, c'eft écrire ce qu'on ne lira point. Qu'eft-ce que cela nous apprend, diront également les Maîtres & les Difciples ? qui eft-ce qui ne fait pas ces chofes-là ? Peut-être même ajouteront-ils, car le dégoût rend injufte, à quoi bon rajeunir des chofes furanées, de vieilles pratiques ? pourquoi rappeler l'Art à fa première enfance ? Que répondre à ces cenfeurs févères ? que nous écrivons l'hiftoire de l'Art, que nous en marquons tous les pas, autant que nous pouvons en apercevoir les veftiges, & qu'il y a peut-être dans leurs jugemens dédaigneux, moins de fageffe que de préfomption.

(ſ) Collect. Nicetæ, *pag. 121.*

Il n'eſt preſque point de partie du corps qui n'offre des vaiſſeaux ſur leſquels les anciens Chirurgiens pratiquoient la ſaignée; & aujourd'hui, deux ou trois veines ſont les ſeules qu'il eſt permis d'ouvrir. Eſt-ce au profit de l'Art, eſt-ce à ſon détriment, qu'on ſe cantonne ainſi ? c'eſt ce qu'il n'eſt pas à propos d'examiner ici. Bornons-nous à parcourir ces différentes ſaignées, en ſuivant pas-à-pas Antylus. La ſaignée du front ſe fait en deux endroits: tantôt on ouvre au milieu du front, la veine qui deſcend verticalement, & tantôt on la pique au haut du front, dans l'endroit où elle ſe partage en deux branches, formant un Y. Les veines qui rampent ſur les angles des yeux, près des ſourcils, doivent être ouvertes beaucoup au-deſſus de ces angles. Derrière l'oreille, la ſaignée ſe pratique ſur la veine *oppoſée* à la partie dure de cet organe. Sous la langue, lorſqu'on n'ouvre pas les deux veines, on préfère la plus groſſe, & c'eſt ordinairement la droite. Au bras, c'eſt à la médiane qu'on ſaigne. A la main, on pique la veine placée entre le doigt du milieu & l'annulaire. Au jarret, celle qui eſt le plus exactement dans ſon milieu. Aux malléoles, l'interne : ſi cette veine n'exiſte pas, & qu'elle ſoit remplacée par une branche antérieure & une poſtérieure, nous donnons la préférence, dit Antylus, à l'antérieure; en quoi cependant nous ſommes ſouvent contrariés par la petiteſſe des vaiſſeaux. La ſaignée du pli du bras mérite quelques conſidérations. Il y a pour l'ordinaire trois veines, qu'on ne doit pas ouvrir indifféremment & l'une pour l'autre, l'interne, la moyenne, & l'externe, ſous laquelle l'artère rampe. On préfère la première chez les perſonnes qui tombent facilement en ſyncope, qui ſont foibles, ou dont l'eſtomac eſt vicié, de quelque manière que ce puiſſe être. Pour ceux qui ont beſoin d'une large & prompte évacuation, c'eſt la veine du milieu qu'on ouvre. On n'a recours à l'inférieure que dans la vue d'un plus grand bien, qu'on eſpère trouver dans la variété..... Chez les perſonnes fluettes, on ne ſaigne point à cette veine, qui eſt très-ample, de peur de les épuiſer, en faiſant une large ouverture, ou de produire un anévrifme *(t)*, fi on la fait petite ; anévrifme néanmoins peu dangereux, & qui difparoît à la longue. La céphalique mérite la préférence, parce qu'elle eft éloignée des nerfs, dépourvue de graiffes, faillante & facile à ouvrir. La médiane paffe auffi loin des nerfs qui rampent fous elle; mais elle fe partage au-deffus du pli du bras en deux ou plufieurs rameaux, qui fe perdent fous la peau. Il arrive de-là que croyant piquer fur le témoignage du tact, on pique véritablement au hafard, & que lors même qu'on rencontre la veine, elle ne fournit prefque rien, & rend ainfi les malades victimes de notre illufion : il ne faut donc pas ouvrir ce vaiffeau. Une autre illufion contre laquelle on doit fe tenir en garde, c'eft qu'en faifant la ligature, on tend la peau du milieu du bras, & que de cette tenfion réfulte une corde ou bride, qu'on prend enfuite pour un vaiffeau, & qu'on pique en vain *(u)*.

Procédant avec ordre, Antylus paffe enfuite aux chofes qui doivent précéder la faignée. Le lieu où il place la ligature varie felon la configuration du bras qui la reçoit: tantôt il l'applique à la partie moyenne du *ventre* des mufcles, tantôt un peu plus bas, quelquefois enfin immédiatement au-deffus du coude. Dans ces deux derniers cas, il eft fort aifé de ferrer le membre au degré qu'on juge convenable ; mais les fortes conftrictions ont fouvent produit des accidens, fur-tout chez les femmes & les perfonnes délicates, tels que des échymofes, & même des éréfipèles & des abcès. Une autre attention qu'on ne doit pas négliger en faifant la ligature, c'eft de ne point déplacer la peau; car reprenant fa place lorfqu'on viendroit à lâcher la bande, elle boucheroit la veine, arrêteroit le fang, & produiroit l'échymofe. Ce

---

(t) On a vu plus haut que l'anévrifme faux étoit parfaitement connu de Rufus d'Éphèfe. Comme un homme auffi inftruit qu'Antylus ne pouvoit pas ignorer ce qu'on favoit alors de la nature de cette tumeur, nous devons inférer de ce paffage, où qu'Antylus eft antérieur à Rufus, ou que lorfqu'il écrivoit, la valeur du mot *anévrifme* n'étoit pas encore fixée, puifqu'il le tranfporte au *thrumbus*.

(u) Oribaf. *Medicin. collect.* lib. *VII*, cap. *VII*.

feroit auſſi très-mal fait d'imiter ceux qui lient le membre au-deſſous du lieu où ils veulent piquer; car jamais une telle ligature ne fait gonfler les vaiſſeaux. On ne trouve point d'autre veſtige dans les monumens anciens de l'erreur qu'Antylus relève ici, & l'on doit préſumer qu'elle fut plutôt l'erreur de quelques Artiſtes que celle de l'Art. Au reſte, quand l'Art auroit adopté cette pratique, pourroit-on s'en étonner, lorſqu'on voit de toutes parts profondément empreintes, les traces du tâtonnement qui l'a conduit aux découvertes les plus difficiles & les plus précieuſes *(x)*. Continuons.

Enfin, après qu'on a placé convenablement la ligature, on ordonne au malade de ſe frotter les mains l'une contre l'autre, & de ſaiſir, avec celle qui répond au bras qu'on va ſaigner, un corps qu'il puiſſe preſſer ou mouvoir. Quand c'eſt de quelqu'une des régions de la tête qu'on veut tirer du ſang, on place la ligature autour du cou, avec la précaution d'embraſſer dans la ligature la main, ou ſeulement le pouce du malade, qu'il ramène en devant, afin de ſe conſerver la liberté de la reſpiration, tandis que les parties latérales de la bande preſſant les vaiſſeaux, les font gonfler. Si le malade eſt hors de raiſon ou trop foible, la main d'un aide exécutera ce qu'on ne peut attendre de la ſienne. Pour rendre les veines de la main plus ſenſibles, on l'arroſe d'eau chaude, avant de faire la ligature. On ſe conduit de même dans les préparatifs de la ſaignée du pied; ou bien, après avoir lié la cuiſſe au-deſſus du genou, on fait plonger la jambe dans de l'eau chaude. Voilà les devoirs du Chirurgien. Le malade a les ſiens; les remplira-t-il? en tout cas, ce ne ſera pas ſans gêne ni ſans difficulté qu'il marchera dans la chambre après l'application de la ligature, & ſur-tout qu'il ſe ſoutiendra debout ſur un pied pendant l'inciſion du vaiſſeau: tels ſont néanmoins les devoirs qu'Antylus voudroit impoſer à la perſonne qu'on va ſaigner.

―――――――――――――――――――――

(x) Cette erreur, qui eſt aujourd'hui une abſurdité, répandue parmi les contemporains d'Antylus, eſt un des traits qui prouvent le mieux la grande ancienneté de ce Médecin.

Le manuel de la saignée est décrit avec le même ordre & la même exactitude que les choses qui la précèdent. Tantôt c'est avec la pointe, & tantôt avec le plat de l'instrument qu'on ouvre les vaisseaux. On pique les profonds, on incise les superficiels ; mais on évite de diviser entièrement ces derniers, parce que les lèvres de la division se retirant sur elles-mêmes, empêcheroient le sang de jaillir. Il ne faut pas non plus étendre l'incision à la paroi postérieure ou inférieure du vaisseau ; une pareille ouverture ne donneroit point de sang. L'étendue de l'incision varie aussi en raison des circonstances qui nécessitent la saignée : elle sera grande, lorsqu'on desirera une ample & prompte évacuation ; mais petite dans les hémorragies, *parce qu'alors il est moins question d'évacuer le sang que de le détourner des parties par lesquelles il s'échappe ;* & c'est pour cela qu'il est utile que le sang coule pendant long-temps. L'étendue de la division doit être proportionnée au calibre des vaisseaux ; car si on la fait petite aux grosses veines, le sang se ramasse & se fige. On incise les veines de trois manières, en long, obliquement & en travers : & voici les raisons de préférence pour chacune de ces directions. On ouvre en travers, quand une seule saignée doit suffire, parce que la situation fléchie du bras rapprochant exactement les lèvres de la plaie, leur procure une prompte réunion : le rapprochement étant moins exact dans la section oblique, leur aglutination est moins prompte, & permet de tirer du sang par la même ouverture le jour même : enfin, la plaie en long se réunissant très-difficilement, peut fournir du sang jusqu'au quatrième jour *(y)*.

Est-ce la répugnance des malades à permettre la saignée, ou bien le défaut d'habitude & la timidité des Chirurgiens, qui inspirèrent tant de mesures pour se dispenser de r'ouvrir le vaisseau ? L'Histoire des révolutions de notre Art semble favoriser la dernière conjecture : elle nous montre ces précautions de plus en plus négligées, à mesure qu'on a fait

---

(y) Oribas. *ibid. cap.* XI.

plus d'ufage de la faignée, & enfin totalement rejetées, quand cette opération eft devenue une des plus ordinaires de la Chirurgie, fans ceffer d'être une des plus dangereufes. Nous pourrions confirmer cette conjecture par une autre pratique du même Antylus, qui confiftoit à repiquer dans la même ouverture, quand par hafard elle étoit trop petite *(z)*. Rien n'empêche en effet de comparer l'homme peu exercé, à l'élève qui commence : or, quel eft l'élève à qui cette reffource ne s'eft pas préfentée en pareille circonftance ? & quel eft le Phlébotomifte habile qui ne dédaigneroit pas de l'employer ? Quoi qu'il en foit de cette pratique, & des motifs qui la fuggérèrent, elle duroit encore du temps de Paul d'Égine, qui l'érige en précepte d'après Antylus, auquel d'ailleurs on pourroit croire qu'il en rapporte l'invention *(a)*.

Antylus n'eft pas moins exact dans la defcription de l'artériotomie; mais comme cette opération, plus ufitée que la phlébotomie, avoit été mieux décrite par fes prédéceffeurs, fi quelque chofe ici lui eft propre à certains égards *(b)*, c'eft de s'abftenir de divifer le mufcle crotaphite en ouvrant les artères des tempes, & de ne point ouvrir celles qui font placées au-devant des oreilles *(c)*.

Nous devons à l'exactitude qui caractérife Antylus, quelques obfervations relatives à l'ufage des ventoufes. Tous les Anciens en confeillent l'application auprès des mamelles; le feul Antylus avertit qu'en plaçant la ventoufe trop près, elles pourront s'y gliffer, & n'en être dégagées que difficilement. Cet embarras feroit peu de chofe pour nous, qui n'employons que des ventoufes de verre, faciles à caffer ; mais on n'a pas oublié que celles des Anciens étoient quelquefois de corne, de cuivre ou d'argent. Dans ce cas-ci, comme dans tous les autres, où la ventoufe adhère trop fortement, l'application

---

(z) Oribaf. *ibid. cap.* XII.
(a) Lib. VI, *cap.* XL.
(b) Voyez ci-devant, page 383.
(c) Oribaf. *med. collect. lib.* VII, *cap.* XIV.

d'éponges trempées dans l'eau fraîche, est donnée par Antylus comme le moyen le plus sûr & le plus prompt. Quelquefois la tuméfaction de la partie ne suit pas l'application de la ventouse, même réitérée jusqu'à trois fois; alors il faut différer les scarifications, jusqu'à ce que les douches d'eau chaude aient amené la partie à la rougeur de l'*écarlate*. D'autres fois la ventouse la moins forte élève une tumeur livide, qui ne fournit que peu ou point de sang par les scarifications, à cause de la grossièreté du fluide qui remplit les bouches des vaisseaux les plus voisins des incisions. C'est encore ici l'eau chaude qui, donnant de la fluidité aux sucs & de l'action aux vaisseaux, produira l'évacuation désirée *(d)*. Les scarifications ne sont pas tellement liées aux ventouses, ni celles-ci aux scarifications, qu'on ne les emploie séparément. Antylus applique les ventouses, & ne scarifie point dans les douleurs médiocres, tandis qu'il scarifie & ne fait point usage des ventouses lorsque la maladie est une tumeur inflammatoire, ou une congestion dure & sans inflammation. Il est à propos d'observer que dans l'un & l'autre cas, il attend pour scarifier que la maladie soit arrivée à l'*état*, ou qu'elle y touche, à moins qu'il ne se propose de donner issue à quelque humeur acrimonieuse; car alors il semble insinuer d'user d'une plus grande diligence, & de ne point attendre que la maladie ait acquis tout son accroissement *(e)*. On peut se former une assez juste idée de l'emploi de ce moyen & des circonstances qui l'exigent, en comparant ce qu'on vient de lire avec ce qu'en dit Galien en différens endroits de ses Ouvrages, & notamment au chapitre VII du deuxième Livre à Glaucon. Ce n'est point Antylus qui porta dans l'Art l'usage de scarifier les parties engorgées par des fluxions ou des inflammations; avant lui Celse en avoit parlé, quoique confusément; & quant à la méthode dont cette pratique est susceptible, elle est dûe à Galien.

(d) Oribas. med. collect. lib. VII, cap. XVI.
(e) Ibid. cap. XVII.

Il est un autre usage des scarifications, dont l'inventeur n'est pas moins inconnu que le temps où cet usage s'introduisit dans l'art de guérir; je veux parler des scarifications qu'on substituoit à la saignée dans certaines circonstances; scarifications qu'on ne doit pas confondre avec celles qui se pratiquoient sur des parties quelconques, préalablement tuméfiées par l'action de la ventouse. Quatre anciens Médecins semblent se disputer l'honneur d'avoir inventé cette espèce de saignée, Antylus, Apollonius, Galien & Oribase. Les droits d'Antylus & d'Apollonius sont incontestables, mais ceux d'Oribase me paroissent incertains; & ce n'est peut-être que par un pur oubli de sa part, ou par la négligence ordinaire des copistes, que le chapitre où il parle de ces scarifications, ne porte pas le nom de son véritable auteur *(f)*.

Antylus parcourant les cas où il convient de pratiquer les scarifications, s'exprime ainsi : « Nous scarifions pour » dériver la matière d'une partie sur une autre, par exemple, » de la tête sur les extrémités inférieures ; pour diminuer la » redondance des humeurs viciées, principalement lorsqu'elles » sont retenues par la suppression de quelque flux habituel, » tel que le flux hémorrhoïdal; ou enfin pour donner issue à » des matières viciées, âcres, virulentes, engendrées au-dedans, » ou venues du dehors *(g)*. » Si des raisonnemens fondés sur les connoissances exactes de la physiologie étoient les seules sources des principales vérités-pratiques de notre Art, on ne verroit pas sans surprise attribuer aux scarifications des effets généraux, dans un temps où bien certainement on n'avoit point d'idée nette de la circulation du sang; mais mille exemples se réunissent pour déconcerter les spéculateurs, en prouvant que ces vérités ont une autre source.

Il est essentiel de disposer la partie à recevoir ces scarifications, par le bain, s'il est praticable, ou par des douches d'eau chaude, continuées jusqu'à la rougeur : on peut

---

(f) Oribas. *de cucurb. & scarif.* inter opera Galeni.
(g) Ibid. cap. XVIII.

l'échauffer aussi en la couvrant d'éponges trempées dans de l'eau chaude, ou en l'exposant au soleil ou au feu. Antylus assigne ensuite la direction que les scarifications doivent avoir aux cuisses, au ventre, à la poitrine, au cou, à la tête, au front, &c; & finit par avertir que ces incisions ne doivent pas être faites en frappant, κατα πληγην ; ce qui confirme, pour le remarquer en passant, l'existence antérieure du scarificateur qu'on a cru reconnoître dans les Écrits de Soranus (h), & que ses successeurs changèrent de forme, & réduisirent à trois lames (i), mais en incisant avec traction, κατα συρμον.

Apollonius répète les mêmes préceptes, & va plus loin encore, il détermine la quantité de sang qu'on doit tirer, eu égard à la constitution du malade, & tâche de justifier la préférence accordée aux scarifications sur la saignée, opération dont il restreint l'usage aux grandes maladies, où les évacuations abondantes & promptes sont indispensables : « Je redoute, dit-il (k), la saignée des veines répétée plusieurs fois dans l'année, parce que l'esprit vital sortant avec « le sang, le corps se refroidit & ses fonctions languissent. » Enfin le troisième prétendant à l'invention de cette méthode de scarifier, quel qu'il soit, assure que la saignée par les scarifications, est très-efficace dans la suppression des mois chez les personnes qui sont encore en âge d'éprouver cette évacuation périodique, & quelquefois même, comme l'Auteur de ce fragment l'avoit éprouvé, chez les femmes très-âgées, privées depuis long-temps de la purgation menstruelle. Cette saignée avoit pareillement guéri, dans les mains de celui qui fait l'énumération de ses bienfaits, des douleurs de tête légères, des inflammations des amygdales, des points-de-côté commençans (les anciens, selon lui, ne cèdent qu'aux scarifications locales), une fluxion sur les yeux invétérée & rebelle

---

(h) Voyez ci-devant, page 280.
(i) Nonnulli instrumentum ad hoc (scarificationes) excogitârunt tribus scalpellis æqualibus simul junctis, ut unicâ injectione tres fierent plagæ, verùm hoc nos inutile putantes simplici scalpello contenti sumus. Paul. Ægin. lib. VI, cap. XLI.
(k) Oribas. ibid. cap. XIX.

à tout autre genre de secours; enfin chez un vieillard, des attaques d'asthme, qui devenoient de jour en jour plus fréquentes, & le menaçoient de suffocation. Une chose plus étonnante encore, c'est la propriété qu'ont les scarifications d'aider les malades à se rétablir lorsque la convalescence traîne & languit *(l)*. Enfin l'Auteur raconte que la peste ravageant l'Asie, il en fut attaqué lui-même, & qu'il s'en délivra par les scarifications des extrémités inférieures, d'où il laissa couler deux livres de sang; & il ajoute, que ce secours réussit également à la plupart de ceux qui l'imitèrent, l'épidémie étant accompagnée de signes de pléthore *(m)*.

D'après cette anecdote, où l'Auteur raconte sa propre maladie, on a fait honneur à Oribase de cet intéressant morceau sur les scarifications. Pour nous, nous n'hésitons pas de le rendre à Galien, parce qu'on en retrouve une partie mot pour mot dans un ouvrage qui lui est attribué *(n)*, & que ce Livre est lui-même extrait d'un autre Livre de Galien, reconnu pour *légitime*, c'est-à-dire pour un de ceux dont il est incontestablement l'auteur *(o)*. Une autre raison qui nous porte à l'attribuer à Galien, c'est qu'il parle de ce moyen, en plusieurs endroits de ses Ouvrages. Enfin nous sommes d'autant plus confirmés dans notre opinion, qu'Oribase a presque par-tout copié Galien; & qu'Aëtius, qui remontoit le plus souvent aux sources, rapporte à Galien le peu qu'il dit de ces scarifications. Quant à Oribase, outre qu'il ne dit rien des scarifications dont il s'agit, dans la collection qui porte son nom, la particularité, que l'Auteur de ce fragment se guérit lui-même de la peste, nous paroît un motif de plus pour le dépouiller de l'honneur de la découverte.

(l) Quin & qui a morbo resumuntur, difficulterque in naturalem sibi ipsis habitudinem redeunt, nihil æquè sanè ad convenientem bonamque renutritionem ducit, ut sanguinis per scarificationem exhauritio. Ibidem, cap. XX. Avicenne saignoit dans la même circonstance, *Lib. IV, sen. 2, tract. I, cap. CI.*

(m) Oribas. ibid. cap. XX.

(n) Præsagium experientiâ confirmatum.

(o) De curand. ration. per sang. miss.

En effet, Galien vit & traita souvent la peste en Asie. Oribase ne se trouva pas dans les mêmes circonstances; ayant commencé & vraisemblablement terminé sa carrière dans le IV.e siècle, il n'a pu voir que deux pestes, au moins de celles que les Historiens, attentifs à marquer l'invasion de ces fléaux, ont cru devoir faire connoître à la postérité, celle de 312, & Oribase étoit trop jeune alors pour se traiter lui-même, & celle de 377, qui se répandit dans l'Occident, pendant laquelle ce Médecin étoit à Constantinople, d'où on ne voit pas qu'il soit resorti, après être revenu de son exil, c'est-à-dire depuis 362 ou 363, jusqu'à sa mort.

Enfin l'on doit d'autant moins balancer à dépouiller Oribase des choses qu'il ne dit pas expressément lui appartenir, que copiant pour l'ordinaire les Ecrits de Galien sans rien changer dans l'expression, il parle à la première personne quand Galien emploie cette manière de s'exprimer, & changeant ainsi de rôle, il se crée Auteur, de simple Historien qu'il étoit : c'est ainsi qu'il dit avoir vu les cinq luxations de l'humérus en-devant, dont Galien avoit été témoin oculaire *(p)*, & qu'il assure avoir *éprouvé*, avoir *senti*, la luxation de la clavicule, que Galien se fit réellement en s'exerçant à la lutte *(q)*.

Il résulte de tout ce qui vient d'être dit sur la nouvelle méthode de scarifier, que son invention ne peut guère être reculée au-delà du second siècle, ni rapprochée en-deçà du quatrième. Quant à sa bonté, en l'appréciant d'après sa durée, on n'en prendroit pas une opinion avantageuse, puisqu'elle fut presque aussitôt abandonnée que reçue. Aëtius en dit peu de chose, & ce peu même est emprunté de Galien. Paul d'Égine n'en parle point; & quant aux Arabes, Avicenne & Albucasis n'en disant rien, quoiqu'ils traitent fort au long des ventouses scarifiées, on peut croire que cette pratique n'arriva pas jusqu'à eux. Seroit-ce trop donner aux conjectures, que de

---

(p) Cocch. Collect. Nicetæ, *pag. 139.*
(q) Ibid. page *135.*

soupçonner l'oubli de l'Anatomie, d'avoir fait proscrire ou négliger cette opération? Actuarius ne nous autorise-t-il pas à penser ainsi, quand on voit qu'après avoir restreint les lieux susceptibles d'être scarifiés, au derrière des oreilles & aux malléoles, il avertit ceux qui se permettent d'en scarifier d'autres, de bien prendre garde de blesser les grosses veines, les artères, les nerfs, les tendons, &c. *(r)*. Il faut pourtant convenir qu'il n'est pas aisé de faire cadrer cette conjecture avec l'usage habituel de ces mêmes scarifications, répandu encore aujourd'hui parmi les Égyptiens, assurément aussi dépourvus des connoissances anatomiques, que les Arabes. Voici leur méthode : après avoir mis une forte ligature au-dessous du jarret, ils frictionnent la jambe, la plongent dans de l'eau chaude, la battent avec de jeunes roseaux pour y appeler le sang, & la scarifient *(s)*.

Puisque nous ne pratiquons plus cette espèce de scarifications, il faut bien que nous les estimions inférieures dans leurs effets à la saignée, que nous prodiguons, ou que nous leur trouvions des inconvéniens capables de légitimer leur proscription. Avons-nous raison? Je l'ignore ; mais ce pourroit être un sujet d'étonnement pour nous, de voir la bonne opinion qu'en avoient Antylus, Apollonius & leurs contemporains, régner encore, après quinze ou seize siècles, aussi impérieusement qu'à sa naissance sur le sol qui la vit naître ; & de-là, franchissant l'Italie & les Gaules, aller se fixer dans la Germanie, où elle règne également sur le peuple ; & sur des Médecins recommandables par la solidité de leur jugement & l'étendue de leurs connoissances-pratiques.

Quels que soient les droits d'Antylus sur les scarifications, il en a de moins contestés sur les fistules. On lui doit deux observations-pratiques sur cette maladie : la première a pour objet l'introduction des collyres, sur laquelle il remarque, comme on l'a fait depuis au sujet des tentes avec lesquelles

---

(r) *Medicin. sive de meth. meden. lib. V, cap. III.*
(s) Prosp. Alpin. *de med. Egyptior. lib. III, cap. V.*

les collyres avoient tant de reſſemblance, qu'on ne doit pas les introduire avec force, & les faire agir à la manière des *coins*. La ſeconde obſervation roule ſur les moyens capables d'augmenter l'ouverture des fiſtules: ces moyens ſont le papier & l'éponge deſſéchée, garnis d'un linge fin, & introduits dans la fiſtule. Selon lui, ces eſpèces de tentes produiſent deux bons effets: d'une part, elles deſsèchent l'ulcère en attirant l'humidité *(t)*, & de l'autre, elles en agrandiſſent l'ouverture, & font place aux collyres, inſtrumens principaux de la guériſon *(u)*.

Ne nous arrêtons pas à faire connoître *la matière chirurgicale & la pharmacie d'Antylus*, conſervées en partie dans Oribaſe *(x)*; & nous hâtant d'arriver à ce qui nous reſte de ſa chirurgie opératoire, diſons d'abord qu'on ne peut s'empêcher de remarquer la conformité de ſa doctrine ſur l'hydrocéphale avec celle de Léonide: la ſeule différence qu'on y découvre eſt toute à l'avantage d'Antylus, qui n'attendant rien de l'inciſion, quand l'eau eſt ramaſſée entre le crâne & les meninges, la rejette; tandis que Léonide la conſeille, ſans même prévenir du peu de ſuccès qu'on en doit attendre. Une autre obſervation malheureuſement mieux fondée encore, c'eſt que l'hydrocéphale, qui a ſon ſiége entre les meninges & le cerveau, eſt au-deſſus de tous les moyens que l'art a inventés pour la combattre *(y)*.

(t) On s'eſt aperçu depuis quelque temps en Angleterre, non-ſeulement que l'éponge pompant l'humidité, comme le dit Antylus, s'oppoſe à la réſorption du pus, ſi ordinaire dans les fiſtules, mais encore qu'elle la fait ceſſer, avec les accidens qu'elle a produits; double effet que nous avons vérifié nous-mêmes. C'eſt véritablement créer que de rajeunir ainſi.

(u) Orib. med. coll. l. X, c. XXIII.

(x) L'exemple ſuivant, prouve qu'il ne manioit pas moins habilement les remèdes que les inſtrumens de la Chirurgie. *Ego verò, inquit Antylus, quùm quiddam per jocum annulum aureum devoraſſet, & ramentoſa ac cruenta infernè egereret, ob ſculpturæ videlicet aſperitatem: in ipſo enim auro capitellum inerat aſperè concinnatum, non ſum immoratus iis quæ lubricas vias reddunt, ſed confidenti animo ad ea quæ fortiter purgant pharmaca ſum progreſſus. Quare contigit unà cum recrementis annulum excidere: quo facto, homo ipſe ex ptiſanæ ſucco, ac ſorbilibus ovis nutritus, tertiâ die ſanatus evaſit.* Aëtius, tetrab. III, ſer. 1, cap. XLVI.

(y) Collect. Nicetæ, page 121.

Nous paſſerons rapidement ſur quelques particularités concernant les cautères, qu'Antylus portoit à travers une canule & enveloppés d'un linge mouillé (z), dans la bouche, les narines, les oreilles, la verge, &c, & nous nous hâterons d'arriver à des objets d'une plus grande importance : tel eſt l'ectropion ou renverſement des paupières (a). Le traitement de cette défectuoſité, mal-entendu par Celſe ou par ceux qu'il copie, paſſé ſous ſilence par les Chirurgiens qui ſéparent celui-ci de nôtre Antylus, ſe montre ici tout-à-coup dans un degré de perfection dont il ne ſembloit pas ſuſceptible. Après avoir parlé de l'ectropion médiocre, que l'exciſion ſeule du bourlet fait diſparoître ſans retour, Antylus ajoute : « mais ſi le ren-
» verſement de la paupière eſt très-conſidérable, on l'opérera
» de la manière qui ſuit : On fait à la face interne de la pau-
» pière, deux inciſions, dont la rencontre forme la figure de
» la lettre grecque Λ (lambda), en telle manière que la pointe
» du Λ ſoit inférieure & regarde la mâchoire (c'eſt ſur la pau-
» pière inférieure qu'Antylus aſſeoit ſon exemple), & que ſa
» partie large ou ſa baſe ſoit tournée en haut vers le bord de la
» paupière. On enlève le lambeau compris entre ces deux
» ſections, lequel a, comme elles, la figure de la lettre Λ, &
» comprend dans ſon épaiſſeur la portion charnue de la pau-
» pière (b), c'eſt-à-dire qu'on ne laiſſe à la partie inférieure
» de la paupière, que la peau ſeulement. Enſuite on rapproche
» les bords de l'exciſion par un point de ſuture; car, placé près
» du bord de la paupière, un ſeul point ſuffit. L'effet de cette
» opération ſera tel, continue Antylus, que la paupière élevée
» & réfléchie en ſens contraire, reviendra ſur les parties in-
» ternes, c'eſt-à-dire ſe rappliquera ſur le globe de l'œil. »

Si l'utilité de l'hiſtoire des Sciences & des Arts pouvoit

(z) Haller. Biblioth. chir. p. 81.

(a) Aëtius, tetr. II, ſerm. 3, cap. LXXII.

(b) Nous n'avons pas cru pouvoir donner un autre ſens à ces mots : *Deinde faſciola illa litteræ* Λ *figuram referens excindatur, reſectâ ſimul etiam ſubjectâ carne.* (Seroit-ce ſeulement la ſubſtance carniforme qui conſtitue l'ectropion!) *Non eſt enim cartilaginoſa inferna palpebra.*

être problématique, cet exemple suffiroit seul pour démontrer non-seulement l'utilité, mais l'absolue nécessité de celle de la Chirurgie. Depuis treize ou quatorze cents ans on se tourmente pour inventer ce qu'on pouvoit apprendre d'Antylus en un instant. Que d'hommes qui se sont creusé la tête, & n'ont rien trouvé ! Que de temps perdu, que de discussions inutiles, que de recherches malheureuses, pour n'avoir pas été poussées jusqu'aux originaux *(c)* la publication de ce fragment n'eût-elle pas épargnées ! Mais enfin tout cède au travail opiniâtre ; ces derniers temps ont ramené la plus simple des opérations décrites par Antylus, celle qui suffit ordinairement dans l'ectropion médiocre, en un mot, celle qui consiste dans l'excision du bourlet de la paupière *(d)*. On étoit sur la voie; peut-être fût-on arrivé dans la suite des temps, à traiter l'ectropion considérable, aussi-bien qu'Antylus, car il seroit difficile de faire mieux ; mais nous sommes dispensés d'inventer, & dès ce moment nous pouvons jouir. En effet, ce n'est pas ici le simple projet d'une opération ingénieuse, une spéculation que le raisonnement enfante & que l'expérience réprouve. On y voit au contraire la narration bien circonstanciée de ce qu'a fait Antylus; on y reconnoît sans peine le Praticien qui raconte, car les personnes exercées dans les opérations de la Chirurgie ne confondront jamais celui-ci avec le spéculateur qui débite les conceptions bonnes ou mauvaises que son imagination lui suggère. En veut-on de nouvelles preuves ? un seul trait suffira. *Les fomentations,* dit plus bas Antylus, *ne conviennent pas dans les premiers jours de l'opération, car il faut bien prendre garde de s'opposer à l'aglutination des lèvres de la section interne.* Qu'Antylus ait tort ou raison dans le jugement qu'il porte des fomentations, c'est une chose indifférente à notre objet; il n'en résulte pas moins, 1.° qu'il a vu cette opération manquer de succès; 2.° & que réfléchissant sur la cause du défaut de succès, il a

---

(c) Mémoires de l'Académie royale de Chirurgie, *tome V, page 110.*
(d) Ibid. *page 97.*

cru la trouver dans l'usage prématuré des fomentations. Or, ce sont-là de ces contre-temps qu'on éprouve, mais qu'on ne prévoit pas.

Si l'ectropion étoit produit par une cicatrice de la face externe de la paupière, alors le procédé que nous venons de décrire n'étoit plus suffisant, & voici celui qu'Antylus lui substituoit : « il faut dans ce cas enlever le lambeau en forme
» de Λ de la face interne de la paupière, comme il est dit
» plus haut, mais faire la section moins profonde, & la su-
» ture à l'ordinaire. Ensuite on tire en-dehors la cicatrice,
» avec une pince, c'est toujours Antylus qui parle ; on passe
» sous la partie charnue de cette cicatrice, une aiguille enfilée
» d'un fil double, la poussant du petit au grand angle de l'œil;
» on engage le fil sous les deux extrémités de l'aiguille, & par
» son moyen on distend toute la masse charnue de la cica-
» trice, & on l'excise, emportant avec elle l'aiguille qui la
» traverse. L'opération ainsi achevée, on remplit la section
» externe avec de la charpie, on la couvre d'une compresse
» en plusieurs doubles, trempée dans l'eau fraîche, & on arrose
» l'appareil avec la même eau, jusqu'au troisième jour. Alors,
» continue Antylus, nous levons l'appareil, & nous appliquons
» des éponges imbibées d'eau tiède. Nous pansons ainsi, parce
» que les fomentations ne conviennent pas dans les premiers
» jours de l'opération, attendu le risque de nuire à l'aglutination
» des lèvres de la plaie interne *(e)*. Mais après que la suture
» sera tombée, & que les bords de la section interne seront
» réunis, on n'aura plus rien à craindre de la part des fomen-
» tations, & l'on pourra les employer avec sûreté, tant pour
» adoucir l'œil que pour amincir la cicatrice. On enduit la
» face interne de la paupière avec des collyres répercussifs,

---

(e) Tertiâ verò die solvimus, & spongias ex aquâ tepidâ adhibemus. Fomentum enim in his non conducit. Cavere enim oportet, ne fortè glutinatio intrinsecùs non succedat. Il est évident qu'Antylus craignoit que les fomen- tations ne troublassent l'opération de la Nature qui réunit ; mais il n'est pas aussi évident, quoique peut-être aussi certain, que ses craintes au sujet des fomentations fussent fondées : les Pra- ticiens en jugeront.

tandis qu'on maintient écartés, durant tout le temps de la «
curation, les bords de la section externe, & qu'on les panse «
avec des topiques relâchans : *car ce genre de traitement fa-* «
vorise le développement ou l'accroissement intrinsèque de la peau, «
lequel, à son tour, aide la réflexion de la paupière ou son retour «
sur l'œil (f). »

Il n'est pas inutile d'avertir le Lecteur que nous paraphrasons les derniers mots de ce passage, dont la confusion ne peint pas mal l'obscurité répandue sur l'œuvre de la cicatrisation. Ce phénomène est encore aujourd'hui un des mystères les plus cachés de l'économie animale, & il le sera long-temps; parce que les hypothèses ne l'éclairciront point, & que les expériences qui seules pourroient lever le voile qui le couvre, demandent du génie dans l'invention, de l'adresse dans l'exécution, & de la patience dans la conduite, qualités rarement réunies dans le même homme, & peut-être incompatibles.

« Si c'est l'accroissement de la chair placée au grand angle de l'œil, qui fait le renversement, continue Antylus, il suffit «
de l'enlever pour réparer la difformité. Au reste, le renver- «
sement de la paupière supérieure est curable, à moins qu'il «
ne soit produit par la paralysie de l'inférieure; mais on doit «
tenir pour incurable l'ectropion occasionné par le retran- «
chement d'un trop grand lambeau, dans l'opération par la «
suture *(g)*, de même que celui qui succède aux larges cica- «
trices que les ulcérations laissent après elles, comme on le «
voit arriver dans le charbon. »

Enfin de tous les morceaux qui nous restent d'Antylus, le plus curieux sans doute est celui qui concerne l'ouverture de la trachée-artère dans la squinancie *(h)*. Pour se former

---

(f) Contingit enim ex intrinseco cutis incremento, auxilium quoddam ut palpebra introvertatur.

(g) Similiter & ea (eversio) quæ propter resectionem latioris fasciolæ in suturis deorsum versùs contingit. Nous transcrivons ces mots, susceptibles de plusieurs sens, pour que le Lecteur puisse leur assigner celui qu'il jugera le plus raisonnable.

(h) Paul. *lib. VI, cap. XXXIII.*

une juste idée des cas & des circonstances où cet ancien Chirurgien divisoit la trachée-artère, il faudroit savoir quelle est l'espèce de squinancie qui, selon lui, n'admet pas cette opération, & dont il se propose de parler *en traitant du régime de vivre;* mais nous n'avons pas cette partie de ses Écrits. Cependant il nous reste une ressource: Paul, qui prend Antylus pour guide dans le procédé opératoire, peut être supposé penser en tout comme lui sur les maladies des organes de la respiration. Or ce dernier, en parlant des squinancies, en reconnoît d'abord une plus familière aux enfans que les autres, qu'il dit dépendre du *déplacement des vertèbres du cou (i),* laquelle il faut s'abstenir de traiter, parce qu'elle est désespérée & mortelle *(k).* Quant aux squinancies inflammatoires, Paul réunissoit pour les combattre, les saignées fréquentes, mais peu copieuses, parce que les saignées abondantes produiroient la syncope, & celle-ci l'afflux de la matière morbifique sur la partie engorgée, & la suffocation qui la suivroit; l'ouverture des veines sublinguales; les scarifications de la langue, si elle est tuméfiée au point de sortir de la bouche; les ventouses & les sangsues; les lavemens fortement purgatifs; les bains des pieds; les ligatures des extrémités inférieures; les applications & les gargarismes les plus astringens & les plus résolutifs *(l),* &c. Tels sont les secours que Paul mettoit en usage avant de recourir à la section de la trachée-artère, & tels étoient sans doute ceux qu'employoit Antylus; car, nous l'avons déjà dit, la conformité de ses principes avec ceux du Médecin d'Égine, n'en admet point d'autres.

Après avoir tâché de suppléer l'omission d'Antylus touchant les premiers secours de la squinancie, écoutons ce qu'il dit

---

(i) Nous reviendrons à ce déplacement des vertèbres, en analysant les Écrits de Galien.

(k) Paul. *lib. III, cap. XXVII.*

(l) Tels que le *medicamentum Dia Besasa,* décrit par Paul lui-même, *lib. VII, cap. XII.*

lui-même du dernier, du plus puissant, en un mot de l'ouverture de la trachée-artère. « Dans certaines squinancies (ou comme Dalechamps traduit, dans la péripneumonie « suffocante), nous blâmons, dit Antylus, la section de la « trachée-artère, ainsi que nous le dirons *en traitant du régime* « *de vivre*, parce qu'elle est inutile à ceux dont les bronches « & le poumon sont affectés *(m)*; mais dans les squinancies « produites par l'inflammation de la bouche, du *menton* (de « la luette), des amygdales qui interceptent la respiration, la « trachée-artère restant intacte, la raison veut qu'on ouvre ce « conduit, pour éviter le danger de la suffocation. Après avoir « incisé les tégumens vers le troisième ou quatrième anneau, « nous divisons une certaine étendue de la trachée-artère, car « il y a du danger à la diviser en totalité *(n)*. L'endroit que « nous indiquons est le plus convenable, parce qu'il est dé- « pourvu de chairs, & que les vaisseaux sont éloignés du lieu « où se fait l'incision. Ainsi, après avoir renversé la tête du « malade pour rendre la trachée-artère plus saillante, nous « ferons une section transversale entre deux anneaux, divisant, « non le cartilage, mais la membrane qui le revêt. Si celui « qui opère est timide & peu versé dans cette opération, il « doit soulever la peau avec des pinces & l'inciser; ensuite, « s'il se présente des vaisseaux, les éviter (ou écarter), enfin « diviser la trachée-artère. » Telle est la méthode d'Antylus. Ici Paul se lassant sans doute de copier, ajoute en son nom, « qu'Antylus reconnoissoit qu'il avoit pénétré dans la trachée-

---

(m) Paul avertit (*lib. VI, cap. XXXIII*), avant que de transcrire le procédé opératoire d'Antylus, que les plus grands Chirurgiens avoient décrit cette opération. Par conséquent la préférence qu'il donne à la description d'Antylus, est une preuve de plus en faveur des connoissances chirurgicales de ce dernier.

(n) Le danger qu'Antylus fait entrevoir dans la section circulaire totale de la trachée-artère, ne permet-il pas de soupçonner que cette section, toute déraisonnable qu'elle est, avoit été pratiquée? Car pourquoi prémunir contre le danger d'une opération dont l'exécution n'est pas moins difficile que les effets superflus, sur-tout quand on propose une méthode autant aisée qu'efficace, & que personne n'est tombé dans l'erreur qu'on proscrit?

» artère, au bruit que l'air fait en s'échappant, & à l'inter-
» ception de la voix. Lorſqu'on eſt raſſuré contre le danger
» de la ſuffocation, on rapproche les lèvres de la plaie par
» des ſutures qui n'embraſſent que les tégumens, les cartilages
» ne devant pas être compris dans l'anſe, & l'on applique des
» aglutinatifs; mais ſi la réunion tarde à ſe faire, on a recours
» aux incarnatifs. Nous traitons, continue Paul, de la même
» manière ceux qui voulant ſe donner la mort, ſe coupent la
» gorge. »

JULIANUS.
MENECRTUS.
MNASEAS.
MNASEUS.
MNASEUS-
PHILUMENUS.
PHILUMENUS.

Quittons Antylus, & nous bornant à indiquer les noms peu connus de Julianus (o), de Menecritus (p), de Mnaſeas (q), de Mnaſeus (r), de Mnaſeus-Philumenus (ſ), arrêtons-nous un inſtant à Philumenus, le même peut-être que Mnaſeus-Philumenus, dont il ne ſemble différer que parce qu'Aëtius, qui puiſa beaucoup dans ſes Écrits, le cite toujours ſans le prénom *Mnaſeus* (t).

Le temps & le lieu de la naiſſance de Philumenus ne ſont pas moins incertains que ſon vrai nom; & ſi Juſtus (u) n'a pas craint de fixer l'âge de ce Médecin en le faiſant vivre vers 352, c'eſt que rien ne l'arrête, & qu'il ne ſe croit pas obligé de produire ſes garans. Quant à nous, abandonnant aux Biographes les recherches de chronologie, il nous ſuffit, pour placer à cette époque le Philumenus auteur des fragmens qui vont être analyſés, de pouvoir le ſuppoſer le même homme que le Mnaſeus-Philumenus d'Oribaſe; & celui-ci, l'un des Mnaſeus ou Mnaſeas de Galien.

(o) Galen. de compoſ. med. ſec. gen. lib. II; & Trallian. paſſim.

(p) Oribaſ. de machin. cap. CXXI.

(q) Galen. in introduct.

(r) De comp. med. ſecund. gen. lib. VII.

(ſ) Oribaſ. ſynopſ. lib. III; Ad Euſt. lib. VI.

(t) En faiſant ici de *Mnaſeus* un prénom, nous n'entendons point en inférer, qu'il n'eſt pas un nom propre; car, outre que le contraire ſemble prouvé par Galien, comme on le voit dans le texte, Athénée cite un Ouvrage ſous le nom de *Mnaſei Patarenſis*, Mnaſée de Patara, ville de Lycie.

(u) In Chronol. medicorum.

On apprend d'Aëtius *(x)* que Philumène avoit écrit, mais il laisse ignorer & le nombre & le genre de ses Écrits. Nous en possédons quelques fragmens, dont les plus considérables ayant pour objet l'accouchement & les maladies des femmes, sembleroient indiquer que les travaux de ce Médecin furent principalement dirigés vers les matières chirurgicales; mais ce n'est là qu'un indice incertain & vague, sur lequel on ne pourroit asseoir qu'une conjecture qui réuniroit les mêmes défauts. En effet, quand le choix des Compilateurs ne dépendroit pas de mille circonstances, Philumène s'est exercé sur beaucoup d'autres sujets, tels que les ulcérations du *sacrum (y)* ; celles des environs de l'anus & du *scrotum (z)*, dont ses prédécesseurs s'étoient peu occupés ; & sur l'inflammation des amygdales, de laquelle il remarque cette particularité, tirée de l'expérience, qu'une pression légère du bout du doigt exercée contre ces glandes, en facilite la résolution, tandis qu'une pression plus forte augmente l'engorgement *(a)*.

Dans un autre morceau, Philumène traite de l'inflammation des mamelles *(b)*, qu'il combattoit avec des topiques où entrent des feuilles tendres de *solanum (c)*. Il ne caractérise pas le *solanum* dont il se sert, mais on sait qu'ils sont tous stupéfians & narcotiques. D'ailleurs on pourroit conjecturer, avec beaucoup de vraisemblance, que c'étoit la morelle, attendu que c'est celui de tous les *solanum*, qu'on a le plus anciennement & le plus généralement employé. Au

---

(x) De tonsillarum inflammationibus, ex libris Philumeni, tetr. II, ser. 4, cap. XLV.

On trouve dans ce chapitre, deux onguens *égyptiac*, l'un de Philumène, & l'autre de Léonide, destinés, l'un à faciliter la rupture des abcès des amygdales, l'autre à la détersion des ulcères qui suivent la rupture. Le premier ex *resinâ terebinthinâ & melle & oleo dulcissimo adparatur*. Voici la formule du second : *Croci drach. III ; mellis sesquilibram ; olei rosacei sextantem ; succi fœnugræci & seminis lini decocti quadrantem. Crocum in succo dissolve: deinde oleo adjecto, ea simul commisce, & mel priùs despumatum conjice, & permixtis utere.*

(y) Aëtius, tetr. II, serm. 1, cap. CXXVII.

(z) Ibidem, cap. CXXVIII.

(a) Ibidem.

(b) Idem, tetr. IV, serm. 4, cap. XXXVII.

(c) Voyez ci-devant, pages 141, 185, 242.

surplus, ce n'eſt pas ſeulement à l'inflammation des mamelles que Philumène oppoſoit les ſtupéfians; il conſeille ailleurs un cataplaſme de feuilles vertes de juſquiame & de pavot, *de celui-là même qui fournit l'opium*, pour calmer ces douleurs d'oreille atroces ſi ſouvent mortelles, qui précèdent ou accompagnent certaines fièvres, dont elles ſont ou augmentent le danger, quand il exiſte indépendamment de leur adjonction *(d)*. Il parle en un autre endroit de l'inflammation de la matrice *(e)*, dont il décrit les ſignes, & leurs rapports avec les diverſes régions de ce viſcère occupées par l'inflammation, d'une manière ſi préciſe, ſi ſymétrique, qu'on ne peut s'empêcher de reconnoître dans ſon diagnoſtic, plutôt le ſpéculateur qui imagine, que l'obſervateur qui raconte. Selon lui, l'inflammation de la matrice eſt l'effet de beaucoup de cauſes: une plaie, la ſuppreſſion des menſtrues, l'avortement, une ulcération, l'excès du coït, l'action d'être aſſis ſur des ſiéges trop durs, la marche longue & forcée, le refroidiſſement & la flatuoſité, ſont les plus ordinaires. Les ſignes de cette inflammation ſont, la douleur brûlante des parties génitales, du pubis, du bas-ventre & des lombes. Si l'on porte le doigt à l'orifice de la matrice, on le trouve dur, fermé, brûlant & retiré ſur lui-même, principalement lorſque l'inflammation occupe l'orifice ou le col. On reconnoît au contraire l'inflammation du fond & du corps de ce viſcère, à la douleur du bas-ventre, qui eſt telle alors, que la malade ne peut ſupporter le contact d'aucun corps extérieur *(f)*. Dans cette circonſtance, la matrice revient ordinairement ſur la partie enflammée, & produit la déviation de l'orifice & du col. Philumène obſerve encore que cet état diffère de celui qu'il appelle ailleurs, *rétraction de la matrice*, par l'ardeur conſidérable & la fièvre aiguë qui l'accompagnent.

(d) Aëtius, *tetr. II, ſerm. 1, cap.* CXX.

(e) Ibidem, *cap.* LXXXV.

(f) C'eſt un des cas qui prouvent de la manière la plus ſenſible, que les cataplaſmes peuvent nuire par leur poids, ſelon la remarque de Philumène, confirmée par mille obſervations poſtérieures.

Dans l'inflammation de la partie postérieure de la matrice, la douleur a son principal siége aux environs de l'épine, & le ventre est resserré, à cause de la compression du rectum; dans l'inflammation de la paroi antérieure au contraire, ou les urines se suppriment, ou elles ne coulent que goutte à goutte, sur-tout si la douleur s'étend jusqu'au pubis. Ce sont encore d'autres signes pour l'inflammation des parois latérales: les aines se distendent, & les cuisses deviennent lourdes & inhabiles au mouvement. Pendant les progrès de l'inflammation, on voit se développer successivement la fièvre, la douleur de tête, l'affection sympathique de l'estomac, la tuméfaction du bas-ventre, l'ardeur, la tension, la pesanteur des lombes, des hypocondres, des aines & des cuisses. A ces accidens se joignent des frissons vagues & poignans, l'engourdissement des pieds, le refroidissement des genoux, la sueur des extrémités, la fréquence & la concentration du pouls, la défaillance, & même si l'inflammation continue d'augmenter, le hoquet, la douleur du tendon *(dolor tendinis)*, du cou, des mâchoires, de la partie antérieure de la tête, des yeux, principalement au fond des orbites, & la suppression des urines & des excrémens : enfin, si l'inflammation devient extrême, la fièvre augmente, & bientôt elle est suivie de délire & de grincement de dents.

Lorsque nous sommes appelés dès le commencement, dit Philumène, nous plaçons d'abord la malade dans un lieu sombre modérément chaud, & nous lui prescrivons le repos, sur-tout des cuisses. Nous faisons ensuite de légères frictions sur les membres, des douches & des embrocations sur les articulations des pieds & des mains, & nous les enveloppons de laine cardée. Cela fait, nous détrempons les matières des premières voies, nous les évacuons avec un purgatif doux, & nous abreuvons la malade d'eau chaude & de tisane. Quelquefois, lorsque l'inflammation est violente, pourvu qu'elle n'ait été précédée ni d'hémorragie ni d'avortement, & que le tempérament, l'âge ni la saison ne s'y opposent point, on tire du sang du bras, en raison des forces de la malade, dès le second jour, & l'on répète la faignée le troifième.

On a vu que dans ce fragment Philumène indique un endroit de fes Écrits où il a parlé *de la rétraction de la matrice;* mais ce morceau n'exifte plus. Pour le fuppléer, confultons Afpafie, qui femble avoir parlé de ce même dérangement fous les noms d'obliquité, de déplacement, de *rétropulfion* de la matrice.

Ce vifcère abandonnant fa pofition naturelle, peut s'incliner, dit Afpafie, en plufieurs fens différens *(g)*. On reconnoît l'exiftence & l'efpèce du déplacement, par le *toucher* & les fignes fuivans. Si la matrice s'eft déjetée ou déplacée obliquement, fa nouvelle fituation eft indiquée par la diftenfion, la douleur, la froideur, la gêne & l'engourdiffement de la cuiffe voifine : quelquefois même cette extrémité s'atrophie, & devient également incapable de foutenir & de tranfporter le refte du corps. Si la matrice fe renverfe en arrière ou en en-bas, la difficulté, quelquefois même l'impuiffance du mouvement, s'empare des deux cuiffes. Alors la douleur eft forte, le ventre fe refferre, les vents même font retenus, & l'on ne parvient à donner des lavemens à la malade, qu'en la plaçant fur les mains & fur les genoux. Les douleurs augmentent lorfqu'elle s'affied, principalement quand l'inclinaifon eft en en-bas *(verfus anum)*. Si la matrice fe jette en-devant, vers l'hypogaftre, le bas-ventre & le pubis fe diftendent, deviennent douloureux, & quelquefois les urines fe fuppriment *(g*)*.

En quelque fens que la matrice fe déjette & s'incline, les premiers fecours à donner font ceux qui conviennent à l'inflammation..... mais le déplacement en en-bas demande des foins particuliers. Premièrement nous ordonnerons à la Sage-femme, dit Afpafie *(h)*, de porter un doigt dans l'anus

---

(g) Aëtius, *tetr. IV, fer. 4, cap. LXXVII.*

(g*) Conful. medical. obfervat. and. inquires.... *vol. V, pag. 388.*

(h) Primum obftetrici imperabimus ..... &c. Il eft fingulier qu'Afpafie dife, *nous ordonnerons à la Sage-femme.... &c.* Ce n'eft pas là le

& de repousser la matrice ; ensuite d'introduire un pessaire dans le vagin pour la soutenir. Si la rétraction est oblique, la réduction se fait par le vagin, où un doigt introduit à la faveur du *speculum* (i), ramène le col dans sa véritable position ; tandis que pour l'y maintenir & pour favoriser son replacement, on fait coucher la malade sur le côté opposé à l'inclinaison, ou sur le dos.

A l'exemple de ses prédécesseurs, Philumène extirpoit les verrues & les thymus de la matrice ; & la seule particularité de cette opération qu'on ne retrouve pas ailleurs, c'est que pour ne pas blesser la matrice avec le scalpel, il tiroit à lui l'excroissance après l'avoir saisie avec la pince, & l'extirpoit au ras de l'instrument. En effet, le pédicule prêtant plus que la substance du museau de la matrice ou des parois du vagin, il étoit presque sûr, avec cette précaution, de ne jamais intéresser les parties qu'on doit respecter.

Rien n'est plus effrayant, ni en apparence plus cruel, que les préceptes de Philumène touchant l'*extraction* & l'*exsection* du fétus ; & c'est-là cependant, au milieu des manœuvres sanglantes de ses prédécesseurs & des siennes propres, qu'on trouve le conseil d'aller chercher les pieds & de retourner l'enfant. Si cette manœuvre est aussi salutaire qu'on le prétend, que de couronnes civiques ne mérita pas notre Philumène, ou celui qui le premier apprit aux hommes l'opération dont nous trouvons chez lui les premiers vestiges !

Nous n'ignorons pas qu'un Écrivain moderne attribue à

---

langage d'une Sage-femme qui décrit une manœuvre de son Art : il étoit bien plus naturel de dire *nous faisons*, que *nous ordonnons de faire*. Il n'y a point de milieu, ou Aspasie étoit Médecine (voyez ci-devant, page 95 & suiv.), sans être Sage-femme, ou c'est un homme (car à cette époque l'art des accouchemens étoit dans les mains des femmes) qui est le véritable auteur des Écrits attribués à la fameuse Aspasie : *ab ungue leonem*.

(i) La version latine porte *specillo*; or, *specillum* signifie également stilet, sonde creuse, tente, *speculum*, c'est-à-dire machine qui, écartant certaines parties, donne la faculté d'en voir d'autres que les premiers déroboient à l'œil. Les huit derniers Livres d'Aëtius n'ayant pas été imprimés en grec, nous aurions été obligés, pour vérifier ce mot, de recourir aux manuscrits, & la chose n'en valoit pas la peine.

Moschion cette découverte importante *(i*)*; mais nous n'avons pu l'apercevoir dans ses Écrits *(k)*. Cette diversité d'avis sur une question de fait, étonneroit sans doute, si l'on ne considéroit que l'Apologiste de Moschion a dû voir dans ses Écrits, ce que l'homme indifférent n'y découvre point. Pour nous, pénétrés du premier & du plus essentiel devoir de l'Historien, nous tâchons de ne voir dans les Anciens, que ce qu'ils contiennent réellement. Mais comment expliquer encore l'opposition du jugement que nous portons l'un & l'autre de Philumène ? L'Apologiste le peint comme un homme qui, *bien loin d'enrichir l'Art*, ne fit que prescrire des manœuvres non moins sanglantes que dangereuses; & nous le présentons à nos Lecteurs comme un bienfaiteur de l'humanité! Laissons à ce Médecin le soin de justifier ses décisions *(l)*, &

(i*) Pratique des accouchemens... *Voyez* ci-devant, *page 302.*

(k) Ibidem, *page 28.*

(l) Nous pourrions ajouter, de rectifier ses méprises. Par exemple, il fait dire à Philumène : « Si l'ex- » traction du fétus est impossible, » parce que la matrice le comprime » trop fortement, & que la femme » donne des signes de foiblesse par » un pouls petit & concentré, alors » il faut l'abandonner à son triste » sort; son état est désespéré : si l'on » hasarde de lui donner quelques re- » mèdes, Philumène veut, selon » l'Historien, que ce soient des cor- » diaux; pratique dangereuse, s'é- » crie-t-il, &c. » Voilà l'extrait ou la traduction. Voici le texte : *Medicum antè exsectionis aggressionem spectare oportet, resoluta sit ne mulier, aut non, & an servari possit, vel sit deplorata. Et servari quidem potentem aggredietur : deploratam verò relinquet. Quæ igitur lethaliter affectæ sunt, lethargico sopore premuntur, & resolutæ sunt, ac difficulter revocari possunt. Et ad maximas inclinationes revocatæ debiliter respondentes rursus deferuntur in soporem. Quædam etiam per convulsionem contrahuntur, aut nervis tremulæ fiunt. Et pulsus fortiter tumidus : verùm obscurus ac debilis deprehenditur. At verò si servandæ, nihil tale patiuntur : mulier itaque in lecto decumbat..... ac primùm duæ aut tres buxellæ panis vino imbutæ offerantur, ad arcendum animi deliquium. Et in ipso opere assiduè facies vino respergatur. Chirurgus autem difficultatis causam per instrumentum pudendum diducens conspicatus, thymus ne sit, an callosa eminentia, aut aliquod ex iis quæ retulimus : quidquid id fuerit volsellâ arreptum scalpro amputabit, veluti postea docebimus. Si verò tunica uteri os obstruxerit, eam quoque resecabit, sicut inferiùs de non perforatis mulieribus trademus.....*

Que de bonnes choses dans le texte, qu'on ne retrouve plus dans la traduction! Que de mauvaises choses dans la traduction qu'on ne voit pas dans le

& mettons le Lecteur à portée de partager notre estime, en produisant la pièce qui la justifie. « Que l'Accoucheur, « dit Philumène, s'assure d'abord s'il peut ou non conserver « la mère. Il doit perdre tout espoir de sauver celles qu'ac- « cablent un sommeil léthargique & une sorte de paralysie « universelle; celles qu'on ne réveille que difficilement & par « les plus grands cris, & qui, après avoir répondu d'une voix « presque éteinte aux questions qu'on leur fait, retombent « aussitôt dans un assoupissement profond. Quelques-unes de « ces femmes éprouvent des convulsions ou des mouvemens « convulsifs, ont le pouls plein, mais les battemens obscurs & « foibles...... Si la malade n'a aucun de ces accidens, continue « Philumène, après l'avoir placée convenablement, le Chirur- « gien incise ou excise les obstacles divers, dont j'ai parlé plus « haut, s'il en existe quelqu'un. Quelquefois aussi l'accouche- « ment est retardé par la trop grande solidité des membranes « de l'enfant. Pour le hâter, le Chirurgien saisit ces membranes « avec des pincés, les distend, les perce avec un instrument « pointu, & dilate suffisamment l'ouverture, pour qu'elles ne « s'opposent point à la sortie du fétus: mais si c'est la tête qui « bouche le passage, qu'il aille chercher les pieds & qu'il « l'amène ainsi *(m)*. »

Ici Philumène supposant l'impossibilité absolue de repousser l'enfant, impossibilité qu'on appela depuis *enclavement*, passe aux manœuvres d'Hippocrate & de Celse. Comme eux, il porte dans quelque partie de l'enfant, le crochet meurtrier dont on se serviroit encore sans l'heureuse invention du *forceps*, mais il en rectifie & assure l'usage. Un seul crochet jette la tête vers le lieu opposé à son implantation; pour remédier

---

le texte ! Est-ce à la femme *désespérée* que Philumène donne deux ou trois bouchées de pain trempé dans le vin ! Ces bouchées de pain sont-elles un cordial ! un cordial dangereux, sur-tout pour une femme foible qui va subir une opération longue & douloureuse ! par où Philumène mérite-t-il le reproche d'une indifférence barbare ! &c. &c. &c.

(m) At si caput fœtus locum obstruxerit, in pedes vertatur (fœtus), atque ita educatur. Aëtius, tetr. IV, ser. 4, cap. XXIII.

à cet inconvénient, il en place deux opposés, & fait sur les deux ensemble des tractions répétées, tantôt directes & tantôt obliques *(n)*.

Il falloit que Philumène estimât beaucoup le précepte de faire les tractions en différens sens, car il le répète encore en parlant de l'extraction du placenta *(o)*; opération sur laquelle il donne également des conseils bons à suivre, tels que ceux de ne pas se presser, d'attendre sans crainte que le placenta sorte spontanément, quand on désespère de l'amener sans exposer la mère au renversement de la matrice, &c.

Si l'on excepte l'allégation plus que succincte d'Héliodore, on ne trouve point qu'avant Philumène personne eut avancé d'une manière claire & positive, que par l'action d'une cause interne, d'une inflammation du cerveau, par exemple, les os du crâne pussent se désengréner, s'écarter les uns des autres, & faire entrebâiller leurs sutures. Il est bien vrai, comme on l'a dit *(p)*, qu'un des usages du *rhombe* d'Hippocrate étoit de rapprocher les os du crâne écartés, & de les maintenir dans la continuité *(q)*; mais Galien ne dit qu'un mot de ce phénomène, aussi curieux qu'il est rare; & quant à ses causes, il ne paroît pas avoir soupçonné qu'il pût dépendre d'une cause interne. Car il faut distinguer ici avec Galien, l'écartement des sutures, d'avec la mobilité de la suture coronale, qu'il croyoit fort commune, presque naturelle,

---

(n) Uncinus verò ipsius (Chirurgi) digitis occultatus per sinistram manum leniter cointroducatur, & in aliquo ex dictis locis (nempe oculo, aure) figatur. Et deinde alterum instrumentum ex alterâ parte oppositum similiter immittatur ac figatur, ut æqualis & ad neutram partem declinans attractio fiat, eaque tutior, ne forte unum instrumentum in attrahendo elabatur ac fœtum demittat. Atque ita æqualiter non solùm in directum sed etiam ad obliqua trahatur, & digitus pin- *guedine aliquâ illitus, intra uteri os & impactum corpus immittatur, & circum circa ducatur.* Aëtius, *tetr. IV, ser. 4, cap. XXIII.*

(o) Ibidem, cap. XXIV.

(p) Voyez ci devant, page 386.

(q) Rhombus Hippocratis: aptissimum est vinculum hoc (ut quidam senserunt) ad suturas, ubi dehiscunt. Galen. *de fusc. n.° 6.*

& point du tout maladive *(r)*. Philumène *(ſ)*, & après lui Aëtius *(t)*, n'héſite pas à faire dépendre l'écartement des ſutures, de l'inflammation & du gonflement du cerveau. Il va plus loin, & comme ſi rien n'avoit été mieux obſervé que ce phénomène, il décrit les ſymptômes qui l'accompagnent, & ſemble même les convertir en autant de ſignes caractériſtiques invariables: tels ſont une douleur violente & continue, un dégoût abſolu, la rougeur foncée du viſage, la tuméfaction de la face & des autres régions de la tête, enfin la ſaillie des yeux hors des orbites. Quant à la curation de cette étonnante maladie, elle conſiſte, outre les douches & les linimens humectans & maturatifs, en ſaignées du bras, des vaiſſeaux placés ſous la langue, & même de ceux de l'intérieur du nez. Puiſque l'occaſion ſe préſente, nous remarquerons au ſujet de cette dernière eſpèce de ſaignée, que Philumène l'employoit auſſi contre l'hémorragie des foſſes naſales, pratique extraordinaire qu'il s'efforce d'étayer du raiſonnement, & dont il ſe dit l'inventeur *(u)*. Aëtius, qui paroît copier Philumène, appelle *brûlante*, la douleur qui ſuit l'écartement des ſutures, & met à la place du dégoût, les nauſées fréquentes & les vomiſſemens bilieux.

Deux choſes ſont dignes de remarque dans l'écartement des ſutures: la première, qu'on n'en a parlé que dans un temps où l'Anatomie-pratique n'exiſtoit déjà plus, où par conſéquent on ſe trouvoit dans l'impoſſibilité de vérifier, par l'ouverture du cadavre, les conjectures faites ſur le vivant; la ſeconde, qu'Aëtius ayant rectifié le diagnoſtic de cette maladie, on doit préſumer qu'il l'avoit vue, & ſans doute

---

(r) *Vidimus enim in iis quibus raſum caput fuerat, inter mandendum, commiſſionis oſſium in coronali ſuturâ manifeſtum motum, ſic ut facile appareret, hominibus illis eſſe hujuſmodi oſſium capitis compoſitionem.* Meth. meden. lib. XIII, cap. XXII.

(ſ) Oribaſ. ſynopſ. lib. VIII, cap. XI.

(t) Tetr. II, ſer. 2, cap. XXV.

(u) On pourroit faire honneur à Galien de cette invention; mais comme il n'en exiſte aucune trace dans ſes Écrits, & qu'on y trouve même une pratique oppoſée à celle-ci, nous la donnons à Philumène. Vid. Oribaſ. ſynopſ. lib. VII, cap. XLVII.

plus d'une fois, ce qui fuppoferoit qu'elle étoit commune en Egypte & en Grèce, tandis que fon apparition eft fi rare parmi nous. Cependant on peut en voir quelques exemples modernes dans les *actes des Curieux de la Nature*, & chez quelques Obfervateurs *(x)*.

Après avoir vengé Philumène de l'oubli prefque général des Biographes *(y)*, il ne nous refte, pour arriver à l'une des plus grandes lumières de notre Art, que de réunir ici les noms de plufieurs hommes obfcurs, dont les travaux n'exiftent plus. On ne fait rien de particulier concernant Naucratita, Nicetes ou Nicetis, Olympius ou Olympionicus, Zozimus, Hermophilus, Pomponius Baffus, Apius Phafcus, Axiorius *(z)*, noms obfcurs aujourd'hui, fur lefquels de nouvelles recherches ne répandroient pas un grand jour, & cependant nous détourneroient de la recherche des chofes utiles, que nous devons avoir principalement en vue *(a)*.

NAUCRATITA.
NICETES.
OLYMPIUS.
ZOZIMUS.
HERMOPHILUS.
POMPONIUS BASSUS.
APIUS PHASCUS.
AXIORIUS.
ÆSCHRION.

Nous favons quelque chofe de plus certain fur le compte d'Æfchrion, Médecin de la fecte empirique. Galien, qui l'appelle fon concitoyen & fon maître, dit qu'il étoit fort verfé dans la connoiffance des médicamens, & déclare tenir de lui la formule d'un remède contre la morfure du chien enragé *(b)*. Ce remède étoit des écreviffes de rivières brûlées vivantes dans une poêle d'airain, au degré néceffaire pour les pouvoir réduire en poudre. L'Empirifme avoit mis fon cachet à cette compofition, car il falloit pêcher les écreviffes pendant que le foleil étoit dans le figne du Lion, & le dix-huitième jour de la Lune. Le malade prenoit pendant quarante jours une

---

(x) Acta Natur. curiofor. dec. 1, ann. 4, 5, obfer. 33; dec. 2, ann. 9, obfer. 20 & 230 : Hagendornii, *obfer. & hiftor. medicæ, cent. 1, hiftor. IV:* Bootius, *de affect. omiffis, cap. IV :* Hildani, *obfer. chirurgicæ, cent. 1, obfer. 1, &c.*

(y) Il n'eft pas même nommé dans l'*Hiftoire de l'Anatomie & de la Chirurgie*......

(z) Vid. Haller. *Biblioth. chirurg. tom. I, pag. 83.*

(a) Tum primum homines res ipfas neglexerunt, quùm nimio ftudio nomina quærere inciperent. Galen. *de loc. affect. lib. IV, cap. III.*

(b) De fimpl. med. facult. lib. XI, Voyez *auffi* Leclerc, *page 379.*

cuillerée de cette cendre délayée dans de l'eau. Cette dose étoit suffisante, si l'on commençoit le traitement aussitôt après la morsure; il falloit la doubler, si l'on étoit appelé plus tard. Quelquefois Æschrion ajoutoit à dix parties de cette cendre, une partie d'encens, & cinq de racine de gentiane. En outre, il appliquoit sur l'endroit mordu un emplâtre de poix grasse *(pix brutia)* & d'opopanax; dans la proportion de trois onces de la dernière, sur une livre de la première, fondues dans suffisante quantité de vinaigre. Galien estimoit beaucoup ce remède, & ce ne seroit pas sans un fondement solide si, comme le dit Oribase *(c)*, il avoit préservé de la rage tous ceux qui en ont usé.

Menætus, Machærion, Baphullus, Diodorus, Nicostratus, Diomèdes, Sosander, Timocratès, Leucus, Philippus, de qui l'on sait qu'il pratiqua dans Césarée, Cimon, Azanita, Lampo, Clonianus, Proclianus, Pytius ou Pythicus, Stolus Breton, célèbre Oculiste, n'ont rien laissé d'utile *(d)*.

A côté de ces enfans d'Esculape délaissés, mais légitimes, M. de Haller, à l'exemple de Galien, place trois *coureurs de marchés ou périodeutes* dont l'état est incertain, Magnus, Charito & Simmia *(e)*. A ces derniers, il associe aussi un Zeuxis & un Chariclès, noms déjà placés dans cette Histoire, sans qu'on soit bien certain que différens Médecins les aient portés; enfin un Chrisus, qu'il fait inventeur du fameux collyre connu sous le nom de *testament*, nom qui lui venoit de ce que Chrisus le légua au temple d'Éphèse, comme une ressource assurée, même contre les maux désespérés. Nous apprenons d'Aëtius que ce collyre fut découvert par l'empereur Adrien; mais au lieu d'en faire honneur à Chrisus, il l'attribue à un Orfèvre qu'il ne nomme point *(f)*. Cet homme méritoit pourtant bien d'être connu, si son

MENÆTUS.
MACHÆRION.
BAPHULLUS.
DIODORUS.
NICOSTRATUS.
DIOMEDES.
SOSANDER.
TIMOCRATES.
LEUCUS.
PHILIPPUS.
CIMON.
AZANITA.
LAMPO.
CLONIANUS.
PROCLIANUS.
PYTIUS ou PYTHICUS.
MAGNUS.
CHARITO.
SIMMIA.
ZEUXIS.
CHARICLES.
CHRISUS.

(c) Synops. *lib. III, De antidotis.*
(d) Haller. *Biblioth. chirurg. tom. I, pag. 84.*
(e) *Ibidem.*
(f) Aëtius, *tetr. II, ser. 3, cap. CXIII.*

teflament poſſédoit réellement toutes les vertus qu'on lui ſuppoſe, vertus dont les moindres, loin de le laiſſer tomber dans l'oubli où il eſt, l'euſſent porté juſqu'à nous avec tout l'éclat des grandes découvertes. Voici la liſte de ſes vertus : il remédie aux fluxions, aux âpretés *(g)* des paupières & à toutes les maladies opiniâtres des yeux ; il guérit les puſtules, remplit les ulcères creux, efface les cicatrices, conſerve toute la force de la vue, & la rend même plus perçante. Quant à la manière de l'employer, on le laiſſe tomber dans l'œil, délayé dans le blanc d'œuf battu ou dans le lait, ſelon les circonſtances ; mais dans tous les cas, il doit avoir la liquidité de l'eau. Veut-on connoître ſa compoſition, la voici : on prend une once de cadmie lavée, deux onces d'antimoine auſſi lavé, demi-once de ſpicanard, deux gros de myrrhe troglodyte *(h)*, un gros de coſtus, deux gros de caſtoreum, demi-once d'écailles de fer pur ou acier, une once & demie de cuivre brûlé & lavé, deux gros de vert-de-gris *(i)*, trois gros de céruſe, deux gros de poivre, autant de lycion des Indes, d'opium, d'encens, d'opobalſamum & de canelle géroflée, demi-once d'alun de plume (*lapidis ſciſſi*), & autant de rouille (*æruginis vermiculatæ*) *(k)*, deux gros de vitriol de mars, demi-once de ſuc de fenouil, & autant de fiel de chèvre ; pilez toutes ces drogues, & donnez-leur la conſiſtance de collyre avec le vin d'Aminé *(l)*, de Falerne, ou quelqu'autre vin auſtère & liquoreux. Si

---

(g) On peut voir dans Aëtius (*tetr. II, ſer. 3, cap.* XLIII) ce que les Anciens entendoient par *aſpritudines* ou *aſpredines palpebrarum*, âpretés des paupières, Τραχωμα.

(h) Le pays des Troglodytes a de tout temps fourni & fournit encore la plus belle myrrhe. Ces peuples occupoient les plaines déſertes des Berdoa, dans la Négritie, grande région de l'Afrique ſeptentrionale, entre les Gaoga & les Lemptaus.

(i) La traduction latine porte *ærugo*, mot qui ne ſignifioit guère chez les anciens Médecins & Naturaliſtes, que la rouille d'airain, quoique dans la ſuite on s'en ſoit ſervi pour déſigner la rouille de fer, & même certains ſels cuivreux.

(k) Galien fait mention, au moins quatre fois, de l'*ærugo vermiculata*, & ne dit aucune part ce que c'étoit. Il eſt peut-être auſſi inutile que mal-aiſé, de le découvrir aujourd'hui.

(l) Sunt etiam Amineæ vites, firmiſſima vina.
Virgil. lib. II, Georgic.

chacun des ingrédiens de ce collyre agiſſoit ſéparément, loin de ſe récrier ſur la multiplicité de ſes propriétés, ne faudroit-il pas en augmenter le nombre?

Mais ne lui ſuppoſât-on qu'une ſeule propriété, il n'auroit pas encore autant de part à ma confiance que la méthode ſuivante, de traiter le trichiaſis. On arrache les poils des cils, on irrite le bord de la paupière avec le *dropax*, topique rubéfiant, & l'on panſe cette légère excoriation avec un liniment compoſé de caméléon blanc *(m)*, pilé & détrempé dans le ſang de grenouilles vertes *(n)*. Galien donne pour inventeur de cette méthode, Papias, Médecin d'Autolicus. Si l'hiſtoire ne faiſoit mention que d'un Autolicus, le temps où vécut Papias ſeroit fixé; mais on en connoît trois, un, fils de Mercure, & ancêtre du fourbe Sinon qui trahit les Troyens; un ſecond, qui bâtit Sinope, & eut part à l'expédition des Argonautes; un troiſième enfin, qui devint ſi célèbre par l'exercice de la lutte, que les Romains lui érigèrent une ſtatue dans la place publique.

PAPIAS.

Nous ſommes bien plus ſûrs de l'époque à laquelle appartient Eudème, quoiqu'il ait exiſté pluſieurs Médecins de ce nom. Celui-ci, compatriote de Galien, fut auſſi ſon contemporain, mais un peu plus ancien que lui. Il avoit vieilli dans l'exercice de la Chirurgie, & s'étoit rendu célèbre par ſes ſuccès. Alors, comme aujourd'hui, les Chirurgiens étoient partagés ſur le genre de topiques qu'il convient d'employer après l'opération du trépan. Préférera-t-on, conformément à l'uſage, les remèdes adouciſſans, aux plus forts deſſéchans, ou ceux-ci aux adouciſſans? Galien qui élève cette queſtion, ſemble pencher vers les deſſéchans; & au défaut de ſa propre expérience, il invoque celle du

EUDEMUS.

(m) C'eſt la carline, ſelon Matthioli, ainſi nommée, de ce qu'un Ange l'indiqua, dit-on, à Charlemagne, comme le meilleur antidote de la peſte qui ravageoit ſon armée, & non pas ce reptile fameux, qui n'eut jamais d'autre uſage que d'être le ſymbole des bas flatteurs & des lâches Courtiſans.

Peuple caméléon, peuple eſclave du maître.
Lafont.

(n) Galen. *de compoſ. med. ſec. loc. lib. IV, cap. VIII.*

vieillard Eudemus, pour juſtifier ſa propenſion. Or, Eudemus appuyé ſur l'autorité de Megès de Sydon, n'employoit jamais que les plus forts deſſéchans, même l'emplâtre appelé *iſis (o)*, dont il couvroit les meninges dès qu'il les avoit miſes à nu, en même temps qu'il muniſſoit les parties extérieures, de compreſſes trempées dans l'oximel. Après ce récit, & par une délicateſſe aſſurément bien louable, mais qui prouve combien l'habitude ou d'autres cauſes moins excuſables ont d'influence ſur la pratique, même de l'homme le plus éclairé, Galien ajoute : « je n'ai jamais vu que le ſeul Eudemus
» panſer ainſi, & moi-même je n'ai pas oſé l'imiter : ce que
» je puis atteſter en faveur de ſa méthode, c'eſt qu'il ſauvoit
» plus de malades que ceux qui ſuivoient la méthode oppoſée *(p)*. » Galien voit le *mieux*, & ſuit le *pire :* un grand homme devroit-il tomber dans une pareille inconſéquence !

Tels ſont les précieux reſtes des monumens élevés à la Chirurgie durant l'eſpace d'environ cent cinquante années, qui s'écoulèrent entre Celſe & Galien. Ils ne forment point un édifice régulier ; ce ſont des membres de différens corps mutilés, épars, enſevelis ſous des ruines, d'où ce n'eſt pas ſans peine qu'on eſt venu à bout de les retirer.

Une choſe bien remarquable, c'eſt qu'une auſſi longue époque ne nous fourniſſe aucun Livre original ſur la Chirurgie. Elle eut pourtant des Chirurgiens célèbres, & l'hiſtoire nous apprend que la plupart d'entr'eux compoſèrent des Ouvrages qui furent eſtimés de leurs contemporains ; mais ces Ouvrages, dont le plus grand nombre exiſtoient du temps de Galien, d'Oribaſe, d'Aëtius, de Paul d'Égine, & plus tard encore, ont diſparu ſans eſpoir de les retrouver, &

(o) Cet emplâtre approprié aux plaies de tête, & généralement à toutes les plaies récentes, étoit doué de beaucoup de vertus : il aglutinoit, incarnoit, mondifioit, &c. On en connoît deux formules, une d'Hermon, appelé auſſi *Epigonus*, & l'autre de Glycon : cette dernière le faiſoit vert. Vid. Galen. *de compoſ. med. ſec. gen. lib. II, cap. XVIII ; lib. V, cap. II & III :* Scribon. Larg. n.° 26. Paul. Æginet. *lib. VII, cap. XVII.*

(p) Meth. Meden. *lib. VI, in fine.*

ce n'est que par les compilateurs que nous en connoissons les titres, comme c'est d'eux que nous tenons les fragmens qui ont fait naître & qui nourrissent nos regrets sur la perte des originaux.

Par un malheur que nous partageons avec ces Écrivains infortunés, il ne fut point fait alors de compilation chirurgicale, au moins n'en existe-t-il aucune aujourd'hui. Selon toute apparence, on songea plus tard à compiler les procédés opératoires de la Chirurgie, que les dogmes de la Médecine. Les derniers, pour être entendus de l'homme intelligent & sensé, n'ont besoin que d'être exposés. Il en est autrement de l'Art d'opérer en Chirurgie : la méthode générale de faire une opération quelconque ; les modifications diverses que cette opération exige, suggérées au Chirurgien par la situation présente du malade, par l'âge, le sexe ; les complications de toute espèce, & les variations sans nombre dont une même maladie est susceptible ... &c ; voilà ce que l'on consigne difficilement dans un Écrit, ce que les mots expriment mal, enfin ce qui ne s'apprend qu'en voyant opérer les grands Maîtres. Encore les yeux ne suffisent-ils pas ici ; il faut que le Maître rende raison au disciple, & de ce qu'il fait & de ce qu'il ne fait point. L'enseignement reste imparfait, s'il ne balance la manière de bien faire, avec les manières infiniment multipliées de faire mal ; car s'il en oublie une seule, il est à craindre que l'Élève ne la rencontre après lui. La Chirurgie, comme tous les Arts pratiques, étant donc plus faite pour la tradition orale, que pour être écrite, les Compilateurs craignirent sans doute que des descriptions à peine susceptibles d'être entendues dans l'original, ne devinssent inintelligibles dans les croquis d'une compilation, & s'abstinrent par ce motif de compiler les Livres de Chirurgie.

Une seconde cause plus plausible encore de la rareté des Recueils chirurgicaux, c'est qu'à l'époque où les compilateurs parurent, les bons Chirurgiens étoient fort rares, & qu'on ne peut faire que de mauvaises compilations dans une science qu'on n'entend pas.

Privés également & des extraits, & des originaux, comment pourrions-nous donc juger de l'état de l'Art à l'époque que nous venons de parcourir? Apprécier les travaux de ceux qui le cultivèrent, par les fragmens que nous possédons, ne seroit-ce pas, qu'on me permette la comparaison, juger de la cargaison d'un vaisseau brisé à deux mille lieues de nous, par un bout de mât, de planche ou de cordage, échappé au vaste gouffre où le reste a disparu, & jeté par hasard sur le rivage que nous habitons?

Une dernière preuve enfin que les hommes presque inconnus qui fourmillent dans cette époque, composèrent des Écrits utiles, c'est que les compilateurs prirent dans ces Écrits, & non dans Hippocrate ou dans Celse, ce qu'ils nous ont transmis de Chirurgie instrumentale. En effet, en accordant aux compilateurs le mérite du discernement, ne doit-on pas convenir qu'ils puisèrent dans les meilleures sources, & par conséquent qu'on préféroit alors les Écrits perdus à l'Ouvrage fameux du Philologue romain. Sommes-nous plus en état qu'Oribase & Aëtius d'apprécier les Ouvrages qu'ils compilèrent, & voulons-nous réformer leur jugement!

Fin du cinquième Livre.

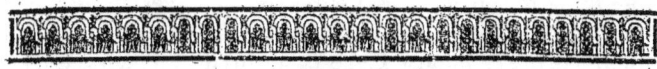

HISTOIRE
DE
LA CHIRURGIE.

LIVRE SIXIÈME.

État de la Chirurgie depuis Galien jusqu'à Paul d'Égine, c'est-à-dire depuis le règne de Marc-Aurèle, jusqu'à la prise d'Alexandrie par les Sarazins.

<small>Empereur en 161. L'an 641.</small>

CETTE longue époque, qui comprend environ cinq siècles, n'amènera pas de grands progrès : de la théorie fondée sur la physique du temps ; des divisions, des définitions, également nécessaires pour acquérir les connoissances & pour les transmettre ; plus d'ordre & d'enchaînement dans les matières ; un grand nombre de procédés opératoires perfectionnés, quelques méthodes nouvellement inventées, les formules de médicamens, plutôt que les médicamens mêmes, multipliées jusqu'à la profusion, sont tout ce qu'on doit attendre, ou du moins tout ce qu'on peut recueillir des monumens de cette époque, respectés par le temps & par la barbarie des âges postérieurs. Cependant, quoique pauvre en inventions, cette époque n'est pas une des moins intéressantes pour l'Histoire ; car c'est chez les Écrivains dont elle s'honore, que les Arabes puisèrent le peu qu'ils ont de bonne Chirurgie, & la Chirurgie arabe servit de fil lors de la renaiffance des Lettres, pour arriver aux Écrits où on l'avoit puifée, & pour remonter à la faveur de ces dépôts intermédiaires, jufqu'à Celfe & au divin Vieillard. Galien, Oribafe, Aëtius, Paul d'Egine, font les Écrivains eftimables chez qui les Arabes s'inftruifirent, & dont les travaux utiles, après avoir foutenu l'Art dans fa décadence, le défendirent un peu contre les affauts de l'ignorance durant les fiècles de barbarie que nous parcourrons dans le Livre fuivant. Ouvrons leurs précieux Écrits, & juftifions le jugement fommaire que nous venons d'en porter.

On ne peut que déplorer l'état de l'Art de guérir, fi, comme on n'en peut douter, il fut tel à cette époque que Galien le dépeint. La Chirurgie en particulier, déchirée d'un côté par les fophifmes & les faux principes des Méthodiftes; réduite de l'autre par la fecte des Empiriques, à la routine aveugle de fes premiers inventeurs, ne confervoit quelques foibles traces de fon ancien luftre, que parmi les timides Sectateurs d'Hippocrate, trop foibles pour prendre avec fuccès fa défenfe, & pour retarder fa ruine totale, que devoit bientôt entraîner la perte ou l'oubli des premiers monumens où fes dogmes furent confignés.

Ce malheur paroiffoit inévitable, & fans doute il fe feroit réalifé, fi Galien ne fût venu d'Afie à Rome, où, par une confiance que fon favoir & fon éloquence autorifoient, il ofa s'oppofer feul au torrent de l'ignorance, à l'arrogance des fyftèmes, non moins pernicieux que l'ignorance même; rappeler aux Médecins les immortels Écrits du divin Vieillard, que le temps avoit effacés de leur fouvenir; arracher ces mêmes Écrits à la pouffière des bibliothèques; les raffembler; difcerner les légitimes des fuppofés; profcrire ceux-ci, rendre à ceux-là leur première intégrité; démontrer enfin leur excellence, également méconnue par les deux fectes de Médecins qui fe difputoient alors la faveur publique & la confiance des malades.

Le petit nombre de Médecins de Rome attachés encore aux dogmes d'Hippocrate, fans avoir rien écrit en faveur de la Chirurgie, ne laifsèrent pas de s'acquérir des droits à notre reconnoiffance, par l'appui qu'ils prêtèrent à Galien : pleins d'eftime & d'admiration pour ce grand homme, ils le défendoient dans les fociétés contre les affauts de l'ignorance ou de la calomnie, & l'encourageoient, quoique feul contre tous, à braver les efforts réunis des Médecins fectaires, d'autant plus ardens à perdre Galien, qu'il ofoit les attaquer nonfeulement dans leur doctrine, mais encore dans les évènemens de leur pratique ; genre d'attaque qui fut toujours pour les enfans d'Efculape, l'outrage le plus cruel, la perfonnalité la plus offenfante, l'attentat le plus irrémiffible, parce qu'il va directement à tarir la fource de leur confidération, qui ne vit que de fuccès.

Pour fe former une jufte idée des fervices que Galien rendit à la Chirurgie, il faut donc l'envifager fous un double afpect, & le voir d'un côté, remettant en vigueur la pratique d'Hippocrate, oubliée ou profcrite ; & de l'autre, perfectionnant ceux des Écrits de ce grand homme, fortis imparfaits de fes mains, & relevant l'éclat & la folidité des autres, en les rapprochant des découvertes des fiècles poftérieurs & des fiennes propres. C'eft principalement fous ce dernier point de vue, que nous analyferons les immenfes Écrits de Galien. L'entreprife eft vafte, & s'accroît encore par l'inépuifable fécondité de cet Écrivain, qui remet fans ceffe les mêmes objets fous les yeux du Lecteur, fans autres différences que celles du cadre & de l'expreffion.

Tous les Critiques fe font réunis pour reprocher à Galien fon abondance & fa diffufion, & perfonne n'a entrepris de l'excufer, & moins encore de le difculper. Eft-ce qu'il feroit impoffible de le faire avec fuccès ? Il me femble que ces défauts font moins ceux de l'Écrivain, que ceux du genre d'écrire qu'il fut contraint d'adopter, le genre polémique. Prefque tous fes Ouvrages font, ou des apologies d'Hippocrate, ou des critiques raifonnées des miférables productions des adverfaires de ce grand homme, ou enfin des réfutations folides des rapfodies de certains Médecins, qui ne connoiffant d'Hippocrate que le nom, ofoient néanmoins s'en dire les Sectateurs & les Difciples. Confidérés fous ce point de vue, les Écrits de Galien fe lavent d'eux-mêmes du reproche qu'on leur fait, & nous infpirent la plus grande admiration pour le courage, la conftance, le favoir, l'éloquence, le génie de leur auteur, & ce qui l'emporte à mes yeux fur tout cela, pour l'Art, fi difficile & fi rare, d'affurer la plus longue & la plus brillante vie à des productions d'un genre éphémère, à des Ouvrages de controverfe, de tout temps condamnés, par le vice de leur naiffance, à ne point furvivre à la circonftance qui les produit. Difons enfin que chez Galien, la diffufion n'étoit pas un défaut national ou perfonnel; il la croyoit néceffaire à fon but *(a)*, celui d'avoir des Lecteurs dans toutes les claffes de citoyens. Qui pourroit le blâmer d'avoir flatté le goût de fes contemporains? Ne feroit-ce pas lui reprocher en quelque forte des fuccès qu'il dut en partie au petit facrifice que nous avons l'injuftice de lui reprocher aujourd'hui, fans fonger que nous en recueillons le fruit?

On voit déjà que les fervices rendus par Galien à l'Art de guérir, furent immenfes; mais pour en fentir tout le prix, il faut arrêter un moment les yeux fur les circonftances où il fe trouvoit, fur les hommes qu'il eut à confondre ou à détromper, enfin fur les obftacles qui s'oppofoient à l'exécution du projet louable qu'il avoit conçu, de rendre à la Médecine fa fplendeur & fa pureté.

Tel eft le fort des connoiffances humaines, elles croiffent ou diminuent; point de ftabilité pour elles. Les Sciences morales & les beaux Arts parvenus fous les règnes de Céfar & d'Augufte au plus haut degré d'élévation où elles puiffent atteindre, dégénérèrent fous les règnes fuivans. Comme eux, les mœurs fe dépravèrent; & fi dans l'efpace de quelques fiècles les Arts devinrent barbares, il n'en fallut pas davantage aux mœurs pour devenir atroces. La Médecine eut part

---

(a) De different. refpir. lib. II, cap. IV.

aux malheurs des Lettres, & les Médecins à la dépravation des mœurs. Ce n'est pas à nous à examiner ce que peut avoir de commun la perte des unes avec la chûte des autres; un grand Philosophe l'a fait avec un tel succès, qu'il découragera long-temps ceux qui seroient tentés de l'entreprendre après lui; mais qu'il nous soit permis de rapporter en simple Historien, les causes auxquelles on attribuoit la décadence des beaux Arts dès le milieu du II.ᵉ siècle, c'est-à-dire dès le temps même où elle s'opéroit.

« Ce n'est pas dans la Médecine seule, disoit Galien, mais dans tous les Arts, que les hommes aiment mieux paroître savans que de l'être en effet. On néglige, o! mon cher Épigène, ce que les Sciences ont de plus utile & de meilleur, pour s'attacher à ce qu'on croit le plus propre à donner de la considération. Les Gens de Lettres, tant dans leurs actions que dans leurs discours, ne cherchent qu'à plaire à ceux qui ne cultivent point les Beaux-Arts. A leur exemple, les Médecins flattent les riches, vont le matin *au lever* faire leur cour aux Grands; ils les accompagnent par la ville, & les reconduisent chez eux; ils assistent à leurs *soupés*; ils entourent leurs tables comme des gens en faction, ou les servent comme des valets, & s'avilissent au point de les amuser par des récits facétieux & des bouffonneries. D'autres, joignant à la bassesse du courtisan, le faste du charlatan, se couvrent de riches habits, chargent leurs doigts d'anneaux précieux, portent toujours avec eux d'énormes trousses de sondes, de stylets & d'autres instrumens d'argent *(b)*, & n'oublient pas sur-tout de se procurer un cortége nombreux de disciples, qui, comme autant de crieurs publics, vont en les quittant, faire retentir la ville du nom & des prétendus

---

(b). Pas un trait dans l'Histoire ancienne qui ne confirme que l'Art n'étoit point partagé! Galien peint les plus célèbres Médecins de Rome, & les peint chargés d'énormes trousses de sondes, de stylets, & d'autres instrumens. N'est-ce pas là le principal attribut du Chirurgien! Et l'on dira encore que les confrères de Galien n'étoient pas tout ensemble Médecins & Chirurgiens!

» succès de ces Maîtres fastueux *(c)*. Telle est la source com-
» mune de l'infortune des Arts dans le siècle où nous vivons.
» La Médecine en particulier est tellement déchue de la consi-
» dération dont elle jouissoit autrefois, & de la splendeur qui
» l'en rendoit digne, que si quelqu'homme instruit s'avise de
» prédire une crise, un assoupissement, un frisson, une hémor-
» ragie, un abcès à la parotide ou ailleurs, le vulgaire regarde
» sa prédiction comme une sorte de prodige, & tant s'en faut
» qu'il puisse s'attendre à produire l'admiration, qu'au contraire
» il devra s'estimer heureux s'il ne passe pour un imposteur.
» Un malheur qu'il n'évitera point, c'est la jalousie de ses
» confrères, qui, s'ils ne peuvent l'empoisonner (car le poison
» est l'arme qu'ils manient le mieux), parviendront au moins
» à récompenser de l'exil sa rare érudition. C'est ce qu'éprouva
» Quintus, bien supérieur à tous les Médecins ses rivaux,
» chassé de Rome par leurs intrigues, sous le faux prétexte
» qu'il tuoit ses malades. Voilà pourquoi beaucoup d'hommes
» vertueux connoissant la dépravation de notre âge, fuient la
» multitude & le tourbillon des sociétés, avec autant de soin
» qu'ils en apporteroient à se mettre à couvert d'une *tempête*,
» & se retirent dans le *port* de la solitude. Ces Sages auront
» beau se cacher à la foule des pervers, ils seront connus &
» chéris des Dieux & des hommes qui aiment la vertu. De

(c) Si l'on en croit Riolan *(Curieuses recherches sur les escholes en Médecine de Paris & de Montpellier*, page 185), l'usage de se faire suivre chez les malades par un *cortége nombreux d'écoliers*, régnoit déjà parmi les Médecins de Paris, dès 1335 : car *Jean de Ville-neufve* (alors Doyen, selon M. Chomel) porta un décret par lequel il est arrêté, *que chaque Médecin de Paris n'aura que deux escholiers ou bacheliers à sa suite, allant voir les malades, d'autant qu'ils faisoient gloire d'en avoir sept ou huit.*

D'où Riolan a-t-il tiré cette anecdote? Ce n'est pas assurément des registres de la Faculté, qui ne remontent pas au-delà de 1395 ! Tout n'est qu'incertitude dans cette Compagnie célèbre jusqu'au commencement du XV.ᵉ siècle. Aussi M. Hazon, qui a écrit long-temps après M. Chomel, retranche-t-il Jean de Ville-neufve, prétendu auteur du décret, du nombre des Médecins de Paris, pour mettre à sa place *Arnaud* de Ville-neufve, mort plus de vingt ans avant le doyenné de *Jean*; lequel *Arnaud*, selon Astruc, loin d'avoir été Médecin de Paris, n'étudia pas même la Médecine dans cette ville, *où l'on ne l'enseignoit pas encore*.

cet

cet honorable exil où ils vivent au sein de la paix, ils « verront sans envie l'admiration que le vulgaire accorde aux « fourbes qui le séduisent. «

A dire vrai, cette chaîne de maux paroît avoir sa source « dans la mollesse des riches & des Grands. Ils préfèrent la « volupté sale à la vertu solide, & ne font aucun cas des hommes « qui, connoissant ce qui est utile, pourroient l'enseigner aux « autres. On les voit se livrer aux ministres de leurs plaisirs, « les admirer, les enrichir, les porter aux dignités, & placer « à côté des simulacres des Dieux, les portraits des sauteurs « & des cochers; tandis qu'ils ont pour les Savans un mépris « constant, qu'ils dissimulent à peine dans ces occasions trop rares « où leur ignorance les force de recourir au savoir. Ils possèdent « assez de géométrie & d'arithmétique, ces riches voluptueux, « s'ils peuvent supputer leurs dépenses, & concevoir le plan « des édifices qu'ils font élever. Ils ne cherchent dans la mu- « sique que le plaisir de l'oreille, & n'aiment de l'astronomie & « de l'astrologie, que ce qui peut leur faire connoître d'avance « en quel temps ils recueilleront l'héritage après lequel ils sou- « pirent. Quant à la Philosophie, cette reine des disciplines, « ils la négligent entièrement: tout au plus en voit-on quelques « traces dans les discours des Rhéteurs; encore est-ce moins la « véritable philosophie, que l'art trompeur des sophistes *(d)*. »

L'ignorance & les vices de toute espèce, ne flétrissant pas moins la Médecine que les autres Arts, les Médecins de Rome ne se garantirent point de la perversité commune. Galien s'en étonnoit, & se plaisoit à croire que la dépravation de ses confrères étoit l'effet de la contagion. Le philosophe Eudemus prit soin de le détromper *(e)*; mais il le fit avec tant de

---

(d) De præcognitione, cap. I.
(e) C'est sur la personne de ce même Eudemus, Philosophe péripatéticien, que Galien fit ces admirables prédictions qui le firent passer pour sorcier; prédictions que l'ignorance ne réussiroit pas mieux à révoquer en doute, que le demi-savoir à démêler dans les Écrits du Médecin de Per-

game les théorèmes-pratiques dont elles étoient les conséquences. *Ex divinandi arte hæc prædicere (Galenum) jactabant, non ex medicâ speculatione: tametsi vates nunquam vidissent Romæ vera de ægris prædicentes.* Galen. de præcognitione ad Epigen. cap. IX. Vid. Ejusdem in prognost. Hippoc. Comment. III, n.° 37.

cynisme & de dureté, que nous craindrions de rapporter le discours qu'il lui tint à ce sujet, si la source d'où il vient étoit moins pure, & si Galien en l'inférant dans ses Écrits, ne nous apprenoit à faire céder la répugnance au devoir. « Gardez-
» vous de croire, lui dit Eudemus, que les hommes qui arrivent
» vertueux à Rome, s'y corrompent en aucune manière. Les
» Médecins que vous voyez souvent arriver ici, persuadés que
» l'occupation ne leur manquera point, & que leurs travaux
» seront mieux récompensés qu'ailleurs, portent avec eux le
» germe de la corruption & de l'improbité. L'exemple les en-
» traîne; ils voient que des hommes qui ne valent pas mieux
» qu'eux, ne laissent pas de s'enrichir; ils les imitent, & par-
» viennent bientôt à l'excès de dépravation qui fait le sujet
» de votre étonnement. Arrive-t-il que leur improbité perce
» aux yeux de quelqu'homme honnête ? La ville est vaste; on
» ignore ailleurs leurs mœurs dépravées; ils pourront encore
» trouver des dupes. Car il est bon que vous sachiez qu'ils ne
» se décrient point les uns les autres; en cela, semblables aux
» voleurs, qui sans cesse en guerre avec la société, sont tou-
» jours d'accord entr'eux: je dirai même, qu'ils ne diffèrent
» des voleurs, qu'en ce qu'au lieu des montagnes, ils habitent
» les cités. Voilà les causes qui donnent aux Médecins de Rome
» la malheureuse facilité d'accumuler les mauvaises actions, en
» persévérant dans l'iniquité. Il en est autrement dans les petites
» villes, où la récompense attachée au crime, ne vaut pas la
» peine de le commettre. Les Médecins qui s'y fixent, ne
» peuvent se livrer à l'ambition des richesses. Ils se flatteroient
» en vain de paroître aux yeux de leurs concitoyens, autres
» qu'ils ne sont en effet; & s'ils faisoient quelque faute, ils
» manqueroient de moyens pour la cacher; elle perceroit, &
» leur réputation seroit perdue sans ressource. Le contraire arrive
» à Rome; car rien de plus facile que d'imposer à ceux dont on
» n'est pas connu, qui ne présumant pas le vice, sont rarement en
» garde contre les piéges de l'astuce & de la mauvaise foi *(f)*. »

(f) Ibid. cap. IV.

On pourroit pardonner aux Médecins romains leurs ridicules, leurs travers, leur faste & les autres attributs du charlatanisme; on pourroit s'amuser *des combats à coups de poings qu'ils se livroient dans la chambre des malades, au temple de la paix, sous les yeux d'un monde de spectateurs (g)*; mais quand on jette les yeux sur l'ignorance, les calomnies, les persécutions, les empoisonnemens *(h)* & les crimes de toute espèce qui leur sont reprochés par un contemporain, par un homme de la même profession, par un Écrivain grave & véridique, dont tous les Écrits respirent l'amour des sciences & de la vertu, l'on plaint le peuple infortuné que ses infirmités livroient à des hommes aussi pervers; & si l'on ne peut rien diminuer de l'horreur qu'inspirent les Tibère, les Caligula, les Néron, on se sent au moins entraîné malgré soi vers la compassion, en considérant que ces monstres couronnés étoient des productions de leur âge, des fruits indigènes du sol qui les porta.

Telle étoit la situation de la Médecine à Rome, lorsque Galien, le plus ancien, comme le plus célèbre des Médecins que présente cette époque, vint s'y établir. Sa vie intéressante par elle-même, le devient davantage encore par son enchaînement avec l'Histoire ancienne de l'Art de guérir, dont les Écrits de ce Médecin sont la principale source.

Galien naquit à Pergame, ville de l'Asie mineure, fameuse par son temple d'Esculape, environ la quinzième année du règne d'Adrien, vers l'an de l'ère chrétienne 131. Ceux des Biographes qui l'ont fait vivre ou plus tôt ou plus tard, semblent n'avoir pas consulté ses Écrits, où il nous apprend qu'il étoit âgé de trente-huit ans lorsque Lucius Verus, associé à l'Empire par Marc-Aurèle Antonin, mourut, c'est-à-dire vers l'an 169. Son père, comme animé d'un esprit prophétique, le nomma Galien, c'est-à-dire *Doux*. Il fut doux en

GALIEN.

(g) Galen. *De pulsuum differen.* lib. *I, cap. 1.*
(h) *De præcognit. ad posthum. cap. IV.*

effet (i); & si dans ses Écrits cette douceur est un charme (k), elle fut un vrai malheur pour la Chirurgie, qui ne peut pas toujours être tout-à-la-fois douce & efficace. Avec une trempe d'ame un peu plus ferme, Galien n'eût pas abandonné l'exercice de cet Art, & un homme tel que lui ne pouvoit le cultiver long-temps sans l'enrichir. Le prénom de Claude que lui donnent les Éditeurs de ses Œuvres, est un nom qu'il prit peut-être de la famille *Claudia*, lorsqu'il alla s'établir à Rome, mais qu'il ne se donne jamais dans ses Écrits.

Son père, noble & riche citoyen de Pergame, s'appeloit *Nicon*. Nous apprenons de son fils qu'il étoit d'un caractère doux, libéral; d'ailleurs homme instruit, & sur-tout très-versé dans l'arithmétique & la géométrie, sciences analogues à l'architecture dont il faisoit sa principale occupation. A ces connoissances, Nicon joignoit la dialectique, l'astronomie, & même la philosophie économique ou rurale; comme on peut en juger par l'essai qu'il fit en semant de l'orge & du froment bien triés, pour voir s'ils dégénéreroient en ivraie ou en coquiole, afin de s'assurer, dans le cas contraire, que ces fléaux des moissons ont leur germe particulier. Par respect pour sa mère, Galien ne la nomme pas. Je dis par respect, parce que s'il nous apprend qu'elle étoit très-économe & très-vertueuse, il ne dissimule pas qu'elle étoit acariâtre, comme le sont toutes les femmes dont la vertu réside moins dans le cœur que dans l'esprit; que dans

---

(i) Galien remarque, comme une preuve de sa douceur, qu'il ne battit jamais aucun de ses esclaves, quoique entouré de maîtres barbares qui, non contens de les battre de manière à les blesser dangereusement, alloient quelquefois jusqu'à les estropier. Il raconte à ce sujet que l'Empereur Adrien ayant crevé un œil à un des siens, lui offrit en dédommagement tout ce qu'il desireroit, & que l'esclave lui répondit, avec un désintéressement & un sang-froid vraiment philosophiques, *je ne desire que l'œil que tu m'as crevé. Voyez* ci-devant, p. 406.

(k) Quoique tous les Savans admirent l'élégance & la pureté du style de Galien, il semble ne faire aucun cas de ces qualités; par la raison sans doute qu'elles lui coûtoient trop peu. Aussi ne les exigeoit-il pas dans les Écrits des autres : *tantùm*, dit-il, *sermonem volo intelligere.... si aperit sensum, taceo, atque unâ duntaxat sum curâ, capiendi sensum sermonis.*

fes emportemens, elle mordoit fes fervantes; en un mot, qu'elle ne vivoit pas mieux avec Nicon, que Xantippe avec Socrate *(l)*.

Galien, quoique très-jeune, mettoit à profit la diverfité des caractères qu'il avoit fous les yeux dans la maifon paternelle : l'emportement & l'avarice de fa mère lui parurent des vices qu'il devoit fuir, pour s'attacher à la modération & au défintéreffement de Nicon. C'eft fans doute à la dernière de ces qualités, qu'il chériffoit dans fon père & qu'il fut fe rendre propre, que nous devons la multitude d'Ecrits fortis de fa plume : car avec cette économie, fi voifine de l'avarice, qu'il blâme dans fa mère, il eût préféré fans doute la carrière de la pratique, dont les richeffes font le terme *(m)*, aux travaux littéraires, qui, pour l'avoir fait eftimer & chérir des plus grands perfonnages de Rome, ne le garantirent point de la haine formidable de fes rivaux.

Son père fut fon premier inftituteur. C'eft fous ce maître qu'il paffa les quatorze premières années de fa vie, cultivant tour-à-tour les diverfes fciences qu'il poffédoit, & lifant avec lui les bons modèles en tout genre de Littérature, Grammairiens, Rhéteurs, Hiftoriens, Orateurs, Poëtes.... &c. *(n)*. Le fil par lequel Nicon conduifit Galien dans la carrière des Lettres, feroit pour nous un guide infidèle. Chez les Grecs, l'étude des langues mortes ne confumoit pas un temps précieux qui a tant de deftinations : ou il n'exiftoit pas de langues qu'on ne parlât plus, ou les peuples qui les avoient parlées n'avoient pas affez cultivé les fciences pour que l'étude de ces langues dût entrer dans un plan d'éducation; aujourd'hui au contraire, cette même étude eft la bafe de toute bonne éducation, parce qu'elle eft la clef des arts & des fciences.

(l) De dignofcend. & curand. anim. morb. cap. VIII.

(m) Galien témoigne en effet fon indifférence, ou plutôt fon éloignement pour cette efpèce de pratique tumultueufe, qui, forçant de faire beaucoup, laiffe rarement le temps de réfléchir affez pour faire bien, lorfqu'il dit, *ex eo tamen tempore & docere publicè & monftrare defii, cùm ægrorum curatio* felicius quàm optaffem *fuccederet*. De lib. propr. cap. I.

(n) De diff. pulf. lib. II, cap. V.

En effet, quand les langues mortes ne renfermeroient pas les chef-d'œuvres de notre Art, l'usage qu'on en fait en les écrivant ne rendroit-il pas leur connoissance indispensable pour tous ceux qui veulent puiser la Chirurgie dans ses sources, la suivre dans ses révolutions & ses progrès, & tout connoître jusqu'aux fautes, afin de s'en garantir? Mais, dira-t-on, pourquoi recourir aux langues mortes? La langue françoise manque-t-elle de termes, de tours ou d'expressions? La langue françoise a tous ces avantages. Mais si le François écrit en françois, pourquoi l'Italien, l'Allemand, l'Anglois, le Danois, l'Espagnol n'écriront-ils pas aussi dans leurs langues ou idiomes particuliers? Dès-lors la république des Lettres n'est plus une république; car ce n'est que par la correspondance générale, prompte & sur-tout exacte *(o)*, entre tous ses Membres, qu'elle peut mériter ce nom; & cette correspondance ne peut s'exécuter qu'à la faveur d'une langue universelle, ou à son défaut, de celle dont l'usage est le plus étendu parmi les individus de cette immense démocratie. Non-seulement les hommes les plus distingués dans l'empire des Lettres ont senti la nécessité de la langue latine, ils ont fait plus, ils ont osé proposer de la rendre vivante. De-là le projet tant, & si inutilement renouvelé d'une ville latine, dans laquelle on eût appris à parler le latin & à l'écrire; non, à la vérité, comme Celse, Térence ou Cicéron, mais de manière à être entendu de ses contemporains & de la postérité peut-être.

Revenons à Galien, mais qu'il nous soit permis de le quitter, sans le perdre de vue, toutes les fois que la marche qu'il suivit dans ses études pourra fournir des leçons utiles pour ceux qui doivent parcourir la même carrière que lui.

(o) Il est plus difficile d'apprendre parfaitement une langue vivante, sans fréquenter les peuples qui la parlent, qu'une langue morte avec les Livres; parce que dans celle-ci, les sources d'instruction étant communes, la valeur des termes, vraie ou conventionnelle, est la même pour tous ceux qui la savent. Galien semble indiquer la difficulté d'acquérir les langues vivantes, sans sortir de son cabinet, lorsqu'il dit, en parlant de la valeur des termes, *si Assyriorum linguæ vocabulum est, ab ipsis Assyriis res discenda est.* Ad Thrasybulum, cap. XXXII.

Qu'on nous permette aussi de descendre dans quelques petites circonstances de sa vie : elles ne manqueront ni d'agrément ni d'utilité, si nous savons leur donner le degré d'intérêt dont elles sont susceptibles.

Instruit par son père dans les sciences mathématiques, Galien passa dès l'âge de quinze ans à l'étude de la philosophie, sous des maîtres particuliers. Mais Nicon ne le quitta point : il ne crut pas avoir rempli sa tâche, tant qu'il put être utile à son élève. Il l'accompagnoit dans les écoles des Philosophes; il examinoit leurs mœurs aussi soigneusement que leur doctrine, & selon qu'ils étoient plus ou moins savans, plus ou moins vertueux; selon qu'il croyoit leur secte propre à former ou à corrompre le cœur ou l'esprit de son pupille, il le retenoit dans leur école, ou le faisoit passer sous d'autres maîtres.

Osons demander aux pères, trompés dans le doux espoir qu'ils avoient conçu de leurs enfans, s'ils ont imité Nicon? S'ils ne l'ont point fait, qu'ils s'appliquent les reproches de quelques condisciples de Galien : « Je prends, dit Galien, tous les Dieux à témoins, que beaucoup de mes condisciples « m'ont souvent avoué, les larmes aux yeux & déplorant leur « ignorance, qu'ils avoient perdu leur temps sous de mauvais « maîtres. Ils me consultoient même dans mon adolescence, « sur la bonté des sectes, & satisfaits de mes réponses, ils fai- « soient honneur de mes connoissances au savoir de mon père, « à l'attention qu'il avoit eue de m'instruire dans l'âge propre « à l'instruction; enfin aux dépenses qu'il avoit faites pour me « procurer les meilleurs maîtres *(p)*. Il n'en est point ainsi de « nous, me disoient-ils. On a manqué l'éducation de notre en- « fance; on ne fournit point suffisamment à celle de l'adoles- « cence, & nous voyons bien que tout ignorans que nous « sommes, il faudra nous contenter du peu que nous savons, « sans pouvoir espérer d'accroître nos connoissances *(q)*. »

Nicon voulut que son fils connût toutes les sectes de

(p) *Haud facilè emergunt, quorum virtutibus obstat*
Res angusta domi......
(q) Meth. meden. lib. VIII, cap. III.

philosophie. Galien passa donc successivement de l'école Stoïcienne, sous Caius, Philosophe platonicien, & quitta celui-ci pour entendre un Péripatéticien, disciple d'Aspasius; & un Athénien, Sectateur d'Épicure. Muni des préceptes d'une saine dialectique, il fit des progrès si rapides dans la philosophie spéculative, qu'il en composa des Commentaires dès sa jeunesse, dont il aimoit à se ressouvenir dans un âge plus avancé. Durant toute sa vie, il eut pour la dialectique une estime toute particulière, tant à cause qu'elle prépare l'esprit aux hautes sciences & qu'elle en facilite l'accès, que parce qu'il croyoit lui devoir ses progrès dans la philosophie. A la vérité, c'est la dialectique ou logique de Nicon, que Galien loue ainsi, & l'on n'en peut rien conclure en faveur de certain jargon moderne, qui porte le même nom, sans lui ressembler davantage que l'*Art syllogistique* d'un pédant du XIIIe siècle, à l'*art de penser de Port-Royal*. Seroit-il donc vrai que ce même art, qui doit assembler, lier nos idées, redresser nos jugemens, en nous montrant les justes rapports des principes aux conséquences, fût devenu, par le vice de l'enseignement, l'éternelle source des raisonnemens faux & des disputes intarissables ? On oseroit dire ce qu'on pense sur cette question délicate, s'il étoit généralement reconnu qu'il y a plus de justesse dans la tête de ces hommes que la Nature forme loin des sociétés savantes, que dans celles de beaucoup d'apprentifs Philosophes, encore tout hérissés des *modes* & des *formes* de l'argumentation scolastique. Ces *modes* & ces *formes* sont-ils donc inutiles ou nuisibles ? Je l'ignore ; mais ce qu'on ne sait que trop, c'est que les diplomes scolastiques ne sont pas toujours des garans bien sûrs de la bonne dialectique de ceux qu'ils décorent *(r)*.

(r) Lorsqu'on détruisit les colléges *borgnes* à Paris, nous applaudimes à la révolution qui concentroit l'enseignement, persuadés qu'il ne sortiroit plus du sein de l'Université, que des Maîtres-ès-Arts dignes de leur titre. Notre espoir étoit d'autant mieux fondé, que la faculté des Arts n'ignore point, que s'il est utile à un Vicaire d'entendre son bréviaire, & de bien paraphraser un évangile, il est fort important aussi pour la société qu'un Chirurgien entende Celse, & déduise bien une indication.

Quittons

Arrêtons ici nos réflexions, & bornons-nous à dire avec Galien, que rien n'est plus nécessaire à celui qui se destine à l'Art difficile de guérir, que l'étude approfondie de la Logique. Qu'il s'exerce donc à bien déduire les conséquences de leurs prémices, afin de bien apprécier un jour les rapports, souvent obscurs, qui lient le signe à la maladie, le symptôme à sa cause; que sur-tout il n'oublie jamais que si le raisonnement faux blesse les esprits justes dans le Littérateur, il tue les malades dans le Chirurgien.

Jusqu'ici nous avons vu Nicon servir de guide & d'instituteur à son fils. A l'âge de dix-sept ans, le voyant suffisamment instruit dans les Sciences générales & préparatoires, il lui montra la route qu'il devoit suivre à l'avenir, & ne l'accompagna plus. La vocation des grands Hommes a toujours quelque chose d'extraordinaire qui présage leur grandeur : le Ciel intervint dans celle de Galien, en l'appelant à la Médecine par un songe de son père *(ſ)*. Nicon, contraint alors d'abandonner son fils à ses nouveaux Maîtres, voulut en quelque sorte le diriger encore après l'avoir quitté, en lui recommandant de faire marcher d'un pas égal l'étude de la Philosophie & celle de la Médecine *(t)*. Ce conseil étoit sage, & Galien avoue que malgré l'intelligence heureuse dont la Nature l'avoit doué, il n'eût rien fait de *beau ni de grand* sans le concours de la Philosophie avec la Médecine, laquelle n'est en effet que cette même Philosophie appliquée aux corps animaux.

Galien fut quelque chose de plus qu'un simple Physicien, il fut un vrai Philosophe moral, à qui rien n'a manqué pour obtenir un rang distingué parmi les anciens Sages, qu'une main habile qui prît soin d'extraire & de réunir tous les morceaux philosophiques dispersés & comme noyés dans ses

---

(ſ) Mox patris evidenti insomnio moniti ad Medicinæ studium excolendum venimus. Meth. meden. lib. IX, cap. IV.

(t) Ordo libror. suorum, ad Eugenianum.

immenses Écrits. Il eut ses foiblesses, il en faut convenir; il crut aux songes, aux amulettes, aux maléfices; mais quel est d'homme de son temps, quel est celui du nôtre, de toutes parts inaccessible aux erreurs de son siècle !

Il est vrai encore qu'on trouve des traits, dans les Écrits de Galien, qui sentent bien moins le Philosophe que l'homme en proie aux préjugés les plus contraires à l'esprit philosophique ; tel est celui-ci : après avoir posé les meilleurs préceptes touchant les soins qu'exigent les enfans nouveau-nés, & déclaré barbare & meurtrier l'usage de quelques peuples du Nord qui les plongeoient dans l'eau froide pour les fortifier, effet qu'il attend lui-même d'un sel dont il les saupoudre (u); après avoir donné d'excellens conseils aux personnes chargées de l'éducation physique de ces enfans, & par conséquent à nos Accoucheurs, sur qui roule aujourd'hui la meilleure partie de cette éducation, il ajoute : « mais ce » n'est ni aux Germains, ni aux autres Nations agrestes & bar- » bares, que nous manifestons ces choses ; ils n'en sont pas » plus dignes que les ours, les sangliers, les lions & les *autres* » *bêtes féroces*, mais aux Grecs & à ceux qui, sans être Grecs » de nation, marchent sur leurs pas dans la carrière des Sciences (x). »

Galien ne s'attendoit pas sans doute que les descendans de ces Germains, de ces mêmes *bêtes féroces*, profiteroient un jour malgré lui de ses bienfaits, & que par reconnoissance ils prendroient soin de le laver du blâme dont pourroit le couvrir une protestation pleine d'outrage & d'inhumanité. Pour y réussir, observons d'abord que cette prévention contre les Nations moins civilisées que les Romains & les Grecs, si peu digne d'un Philosophe, n'est pas propre à Galien ; qu'aucun de ses contemporains ne sut s'en garantir, & qu'il ne fait que dire ce qu'Hippocrate exécuta réellement, & ce qui

---

(u) *De sanitate tuendâ*, lib. 1, cap. I.
(x) *Ibid*. Galien étoit Médecin de Marc-Aurèle, alors en guerre avec les Germains. *Inde iræ*.

lui valut l'approbation & les éloges de toute la Grèce *(y)*. Ajoutons ensuite qu'il ne seroit peut-être pas difficile d'entreprendre avec succès de les justifier l'un & l'autre, en rappelant au souvenir de nos Lecteurs l'esprit des Républiques anciennes. Ne sait-on pas que tous les peuples qui n'avoient pas subi le joug de ces Conquérans étoient réputés barbares, tous les barbares ennemis, & que secourir les ennemis, de quelque manière que ce pût être, c'étoit devenir soi-même ennemi de la Patrie, & coupable de trahison envers l'État ? Mais, qu'on nous permette de le dire ici, comment excuser Jules Alexandrini, qui dans le XIVe siècle, au sein du Christianisme, ne craint pas de faire un précepte de cette conduite atroce ; précepte dont l'oubli mérite, selon lui, l'opprobre & la mort *(z)*. Nous ne l'entreprendrons point ; nous dirons seulement qu'il vivoit dans un temps de fanatisme, & que le fanatisme n'est pas moins cruel que l'enthousiasme patriotique. La raison enfin plus calme & plus éclairée, a posé des loix plus dignes d'elle : aujourd'hui les Tribunaux forceroient le Médecin dénaturé qui s'y laisseroit contraindre, à secourir un criminel, un ennemi public, & lui feroient rendre compte de l'événement, s'il étoit suspect.

Peu d'hommes ont autant lû que Galien *(a)*, & cependant

(y) Il refusa des sommes immenses, que lui offroit Artaxerxès, pour aller dissiper la peste qui désoloit son armée.

(z) Alios quosdam judicio suo damnabit (Medicus), qui pollicitationibus ingentibus pellecti, præfectos Turcas hostes nostros sanare aggressi, quùm perficere non potuissent, merito stultitiæ unâ atque avaritiæ suæ pœnas dederunt, capite mulctati. Qui nihilominus neque si præstitâ etiam sanitate, ingentes inde divitias reportassent, fuerint legitimi in eo Medici officio functuri : quandoquidem neque Scytis, neque Barbaris, neque verò nationi ulli efferæ, quæ Medicinæ usum non noverit, neque latronibus, flagitiosisque hominibus nunquam quidem nostrum quisquam medicinam, nisi aut præmiorum spe, aut terrore adductus fecerit : quorum alterum avari, non ingenui, alterum ignavi non generosi officium Medici sit. Ergo cuiquam Medicum auxilium poscenti deerit Medicus ? Deerit. De Medicinâ & Medico dialogus, libris V, distinctus, pag. 130, in-4.°; Tiguri, 1557.

(a) Per totam vitam operibus magis quàm verbis utrique studio (Philosophiæ & Medicinæ) incubuimus. Quo minùs mirum est, si in quo tempore alii totam urbem salutando lustrant, & cum divitibus cœnant ac

Uuu ij

il ne croyoit pas que la lecture pût tenir lieu de maîtres. Il penſoit au contraire que les Livres ne contiennent pas la ſcience entière, & qu'ils ſont très-difficiles à pénétrer, quand le commentaire du maître n'aide pas l'intelligence du diſciple. Sur-tout il avoit bien ſainement apprécié l'intervalle immenſe qui ſépare l'inſtruction muette des Livres, de l'inſtruction active, vivifiée par le geſte & la voix du maître.

Tant par l'impulſion reçue de ſon père, que par ſon propre penchant, Galien voulut entendre tous les perſonnages célèbres qui enſeignoient alors la Médecine, perſuadé qu'il n'exiſte point de ſavoir excluſif, & que telle choſe qu'un Savant ignore, on peut l'apprendre d'un moins ſavant que lui. Son premier maître étoit en même temps ſon concitoyen. Il ne l'entendit pas long-temps, s'étant aperçu d'un côté, qu'il ne réſolvoit pas les contradictions d'Athénée dont il étoit ſectateur; & de l'autre, qu'il étoit mauvais Dialecticien. Remarquons ici que Galien, qui nomme avec éloge tous ſes autres maîtres, nous cache le nom de celui-ci, pour ne pas manquer au reſpect & à la reconnoiſſance, en ſacrifiant à la vérité. Sa patrie lui offroit encore

SATYRUS. un maître, Satyrus, diſciple de Quintus, le plus habile Anatomiſte & le plus grand Médecin de ſon ſiècle. Galien entendit ſes leçons pendant quatre années, & n'y renonça que

PELOPS. pour aller à Smyrne, où Pelops, auſſi diſciple de Quintus, enſeignoit avec diſtinction l'Anatomie & les autres parties de la Médecine. De-là, Galien paſſa à Corinthe, pour en-

NUMISIANUS. tendre Numiſianus (b), autre diſciple de Quintus; mais il n'y ſéjourna que peu de temps, preſſé de ſe rendre à Alexandrie où ſe diſtinguoient pluſieurs autres diſciples du même

eoſdem comitantur, primùm quidem omnia quæ veteribus pulchrè ſunt inventa didicimus; mox eodem opere, tum judicavimus; tum exercuimus. Meth. meden. lib. IX, cap. IV.

(b) Galien faiſoit beaucoup de cas des Écrits de Pelops & de Numiſianus, Écrits dont la durée fut ſi courte, qu'ils étoient déjà perdus en partie du vivant de leur diſciple. *Utinam Pelopis mei præceptoris & Numiſiani (pauca enim illorum monumenta ab interitu ſalva manent), & præterea Sabini, Rufique Epheſii in Hippocratem interpretationes omnes haberentur.* De ord. libr. ſuorum.

Quintus *(c)*. Il les fréquenta tous; mais il ne s'attacha particulièrement qu'à Heraclianus, Anatomiste célèbre *(d)*. On ignore où profeſſoient Faſcianus ou Phaſianus, Stratonicus, diſciple de Sabinus, ſectateur d'Hippocrate; Æſchrion, Ælianus, Mucius, Lucius…. &c; on ſait ſeulement que Galien les entendit, & qu'il les compte parmi ſes maîtres.

FASCIANUS
OU
PHASIANUS.
STRATONICUS.
ÆSCHRION.
ÆLIANUS.
MUCIUS.
LUCIUS.

Cette multitude d'inſtituteurs de ſecte différente, fit que Galien les connut toutes; non ſans quelque riſque, car il remarque que ces ſectes s'entreheurtant dans ſa tête, & ſe détruiſant l'une l'autre, il fût infailliblement tombé dans le pyrrhoniſme, ſi ſon bon eſprit ne l'eût ſoutenu contre le choc des opinions *(e)*. La ſecte empirique, la méthodique, la dogmatique, l'épiſynthétique, la pneumatique & l'éclectique, furent ſucceſſivement l'objet de ſon attention; mais aucune ne le tenta: toutes lui parurent bonnes à certains égards; il les loua toutes & ne fit point de choix; afin, dit-il, *de ne pas ſe mettre dans la néceſſité de mentir, pour défendre en tout la ſecte qu'il auroit adoptée. (f).*

Un homme auſſi judicieux que Galien, ne pouvoit négliger la partie la plus ſatisfaiſante & la plus ſolide de notre Art, je veux dire l'Anatomie. Il s'y livra dès qu'il en trouva

---

(c) Ce Quintus ſous lequel s'étoient formés les plus grands Médecins contemporains de Galien, & notamment la plupart de ſes maîtres, mourut vers l'an 146; il eut l'art de former de grands hommes, & la modeſtie de ne rien écrire de ce qu'il ſavoit. (Galen. comment. *in Hipp. de natur. human. comment.* 2). On dit de lui qu'il étoit gai & plaiſant, & que ſes plaiſanteries, ſur le fait de la Médecine, ſentoient par fois le ſcepticiſme ou plutôt l'incrédulité. Lui demandoit-on, par exemple, en quoi l'oignement differe de la gymnaſtique! En ce que pour ſe faire oindre, on ſe déshabille, répondoit-il, & qu'on garde ſes habits pour s'exercer. La gravité de Galien ne s'accommodoit pas de ces jeux d'eſprit. Ils ſont en effet d'un exemple dangereux : les gens ſenſés croiroient-ils long-temps à la ſolidité d'un Art, que ſes principaux Miniſtres prendroient pour but de leurs ſarcaſmes !

(d) Comment. 2, *in lib. Hipp. de naturâ humanâ, ſect.* 6.

(e) De loc. affect. lib. III, cap. III.

(f) Nihil enim cauſæ eſt, quod mentiar : quod facere ſolent ii, qui uni ſectæ addicti, omnem ex ipſâ gloriam quærunt : quippe contentioſè eos deffendere oportet eam ſectam veram eſſe, quàm unicam noverunt : nam ex nullo alio diſciplinarum genere gloriam ſperare poſſunt. De loc. affect. lib. III, cap. III.

l'occasion, & la cultiva si soigneusement qu'il s'enrichit bientôt de ses propres découvertes. Les dix-sept Livres *de l'usage des parties*, les neuf *des Administrations anatomiques* (*g*), & plusieurs autres, attestent ses connoissances en ce genre. Quant à ses découvertes, l'anecdote suivante prouveroit seule qu'il avoit droit d'en réclamer.

Pendant son premier séjour à Rome, Sergius Paulus, Préteur de la cité; Flavius Bœtus, Barbarus, oncle de l'empereur Lucius, le prièrent avec tant d'instances de leur faire quelques leçons d'anatomie, qu'il y consentit. Les amateurs furent satisfaits; mais le Médecin Antigène, & sur-tout Martianus, auteur de deux Livres sur l'Anatomie, piqués d'une préférence qu'ils croyoient mériter, non contens de le tourner en ridicule, l'accusèrent de n'enseigner que des choses fausses ou connues. La calomnie ne rebuta pas Galien. Encouragé par ses illustres Auditeurs, il résolut de repousser l'outrage avec les mêmes armes dont il avoit blessé l'amour-propre de ses rivaux. Il fit en conséquence, durant plusieurs jours, des leçons publiques d'Anatomie dans le temple de la Paix, lieu où se rassembloient d'ordinaire ceux qui cultivoient les Arts libéraux (*h*). Il prit d'abord les traités d'Anatomie les uns après les autres, commençant par les plus anciens, & comparant les descriptions avec les parties, il prouvoit tantôt leur inexactitude, & tantôt leur fausseté. Cette marche étoit la meilleure que ses adversaires pussent desirer. Cependant ils s'en lassèrent; & convaincus que les

ANTIGENES.
MARTIANUS.

(*g*) Ce Livre est un de ceux qui périrent dans l'incendie dont nous parlerons plus bas; & l'un de ceux aussi que Galien composa deux fois.

(*h*) *Quotidie in templum Pacis, quemadmodum ut ante incendium congregari solebant, quicumque artibus logicis erant dediti, conveniebant. Tandem ab amicis compulsus publicè multis diebus demonstrari cœpi, me nusquam falsa tradidisse: prioribus verò multa non satis comperta fuisse.*

Eorundem porrò hortatu, commentarios tum scripsi demonstratorum & dictorum, titulum habentes, de ignoratis Lyco in anatomicis, &c... *Quoniam Lycus Macedo, Quinti in anatomicis omnium expertissimi quondam discipulus, eâ quæ ad suam usque ætatem inventa fuissent, omnia conscripsisset, volebant, ut aliis dimissis, illius tantùm scripta meis conferrem.* De lib. propr. cap. II.

Ouvrages de Lycus de Macédoine contenoient tout ce que l'on savoit alors d'anatomie, ils le dispensèrent de remonter plus haut qu'à ce Lycus, pour constater ses découvertes. Galien accepta la loi qu'on lui imposoit, démontra pendant quelques jours encore, sortit vainqueur de cette honorable lice, & rédigea peu de temps après les discours prononcés en cette occasion, sous le titre, *des choses inconnues à Lycus*. Cet Ouvrage ferma la bouche à ses envieux ; au moins n'avoient-ils osé répliquer pendant l'espace de quinze années, écoulées entre la publication de cet Ouvrage & le temps où Galien écrivoit ce qu'on vient de lire. Ce monument des connoissances anatomiques de Galien n'existe plus, mais il n'étoit guère possible que son auteur s'y montrât plus savant que dans ceux du même genre qui nous sont restés. Le traité de l'usage des parties dans lequel, selon Douglas (i), tant de modernes ont puisé leurs découvertes, est regardé comme un chef-d'œuvre, où l'Anatomiste, le Physiologiste, le Médecin peuvent s'instruire ; & ce qui doit surprendre davantage, le Chrétien s'édifier, & l'Athée *sceptique*, puiser des argumens de sentiment propres à raffermir sa croyance ébranlée.

On ne voit point avec indifférence un Payen célébrer dans ses Écrits, un Dieu bon, sage, tout-puissant, créateur de l'homme & des autres animaux.....&c. On est ravi de l'entendre dire : « en écrivant ces Livres (les Livres anatomiques), je compose une hymne à celui qui nous a faits. « Je pense que la solide piété ne consiste pas tant à lui sacrifier plusieurs centaines de taureaux, à lui offrir les parfums « les plus exquis, qu'à reconnoître & annoncer sa sagesse, sa « puissance, sa bonté. Car enfin, d'avoir mis toutes choses « dans l'ordre & la disposition les plus propres à les faire sub- « sister ; d'avoir voulu que tout se ressentît de ses bienfaits, « c'est une marque de sa bonté qui mérite nos actions de « grâce ; & l'on voit briller sa sagesse en ce qu'il a trouvé le « moyen d'établir cette belle disposition, que nous admirons, «

(i) *Biblioth. anatom. specimen*, pag. 22.

» comme sa toute-puissance, en ce qu'il a fait tout ce qu'il a voulu *(k)*. »

Ici se présente une question souvent agitée, mais qui tient de si près à l'histoire de notre Art, qui a tant d'influence sur le jugement qu'on doit porter des procédés opératoires décrits par les Anciens, qu'on ne peut se dispenser de l'examiner encore, au moins succinctement. Galien a-t-il disséqué des cadavres humains ? Ceux qui soutiennent la négative, se fondent sur la difficulté de se procurer des cadavres au temps où il vécut, & sur quelques passages tirés de ses propres Écrits, par lesquels ils démontrent sans peine que Galien disséqua des brutes. La difficulté d'avoir des cadavres humains à sa disposition étoit très-grande, il faut en convenir, mais elle n'étoit pas insurmontable : il étoit permis de disséquer les cadavres des ennemis; & Galien nous apprend lui-même que les Médecins de la suite de Marc-Aurèle, dans son expédition contre les Germains, usèrent de cette permission *(l)*. Le témoignage de Galien est ici d'autant moins suspect, qu'il ne fût pas du nombre de ces Médecins, étant resté à Rome auprès du jeune Commode. On pouvoit aussi se procurer les corps de ceux qu'on suppliçioit à Rome *(m)*, & qu'on exposoit hors de la porte Esquiline. La facilité étoit la même pour les petits cadavres des enfans exposés & trouvés morts. Enfin Sénèque atteste qu'on disséquoit de son temps des cadavres humains, & son témoignage nous paroît d'autant plus grave, que n'étant pas Médecin, il ne pouvoit guère

---

(k) De uf. part. lib. VI, cap. IV. C'est ce même Livre qui inspira au célèbre Vésale ce bel éloge de Galien : *Alter ab Hippocrate antiquioris Medicinæ princeps, & dissectionis professorum primarius ac Coriphæus, rerum naturæ miraculum, summus naturæ admirator, necnon omnium bonorum auctor.* IN. *lib. de radice Chinæ.* Tout le monde sait aussi que le célèbre Winslow, l'un des plus grands Anatomistes de son siècle,

ne fut pas moins recommandable par sa piété que par ses connoissances. Où a-t-on donc pris le préjugé si injuste, & néanmoins si répandu, que l'étude de l'homme physique ébranle la foi de ceux qui s'y livrent !

(l) Galen. *de compof. med. fec. gen. lib. III, cap. II.*

(m) Leclerc, Histoire de la Médecine, *liv. III, part. III, chap. V.*

connoître

connoître ce fait que sur sa publicité : or, la publicité n'eut certainement lieu que long-temps après l'usage secret & mystérieux de la dissection. « Les Médecins entr'ouvrent les entrailles des hommes, dit ce Philosophe, pour découvrir « la cause des maladies ; & aujourd'hui, ils dissèquent les « membres des cadavres pour voir les tendons & les ligamens « qui affermissent les articulations *(n)*. » Il est vrai que Leclerc semble douter que le passage cité par Riolan se trouve en entier dans les Œuvres de Sénèque, & qu'il laisse entrevoir des soupçons de supposition ; mais ce reproche retombe tout entier sur le célèbre Historien de la Médecine *(o)*.

Voilà pour la probabilité, voyons le fait ; & pour cela, consultons encore Galien lui-même. « Je n'ai point formé « le dessein, dit-il, de marquer ici le nombre des lobes du « foie des brutes, parce que je n'ai décrit jusqu'à présent la « conformation particulière d'aucun de leurs organes, si ce « n'est en quelques endroits où j'ai été obligé de le faire pour « qu'on comprît mieux ce que je dis de l'homme. Mais, si je « vis, je décrirai quelque jour la structure du corps des bêtes, « & je ferai l'anatomie exacte de toutes leurs parties, comme «

(n) Vid. Galen. *de usu partium.* Lib. VI, cap. IV.

(o) Medicos, ut vim ignoratam morbi cognoscerent viscera rescidisse, hodie cadaverum artus rescindi ut nervorum articulorumque positio cognosci possit. Voilà, dit Leclerc *(p. 708)*, ce que Riolan fait dire à Sénèque : mais je ne trouve pas tout cela dans l'édition que j'ai sous les yeux (& qu'il n'indique pas) ; il n'y a que ceci : *Medici, ut vim ignotam morbi cognoscerent viscera hominum resciderunt.* Declamat. lib. X, controv. 5.

M. Leclerc étoit trop judicieux pour se croire en droit de contredire une citation, par cela seul qu'il ne la trouvoit pas dans une telle édition de l'Ouvrage cité, s'il n'en avoit pas d'ailleurs soupçonné la supposition. En effet, Riolan ne disoit pas que cette citation fût prise de l'édition de Sénèque que M. Leclerc avoit dans les mains, ni du lieu d'où il tire la sienne, mais bien qu'elle étoit tirée de l'édition que lui Riolan possédoit. Leclerc devoit donc prouver que cette citation n'existoit aucune part, ou ne la pas contester. Le dernier parti n'étoit pas de son goût, & le premier n'étoit pas sûr, puisqu'on lit le passage, tel que Riolan le rapporte, dans l'édition de Sénèque, qui a pour titre : *Annæi Senecæ Philosophi, & M. Annæi Rhetoris quæ extant opera. Parisiis, apud Davidem Douceur, 1613, part. II, controv. 34, pag. 217, in-fol.*

je fais maintenant l'*anatomie des parties de l'homme* (p). » A ce passage, Riolan en joint un autre, dans lequel Galien dit, en parlant des Anatomistes de son temps, « qu'on ne doit » pas s'étonner s'ils se sont trompés, puisqu'ils n'ont disséqué » que des langues & des cœurs de bœuf, ne sachant pas que » ces parties ne sont pas les mêmes dans ces animaux que dans » l'homme. » Doit-on présumer que Galien eût fait aux autres Anatomistes un reproche qu'il auroit su mériter lui-même ? Il remarque ailleurs qu'il règne une très-grande diversité entre la suture coronale des hommes ; « diversité si sensible, » dit-il, qu'on l'aperçoit même avant d'enlever les tégu- » mens » (q). Enfin, on pourroit rassembler un grand nombre de passages où il assigne les différences des organes de l'homme d'avec ceux des animaux, tel que celui où il dit, « que le pied du singe est pourvu d'un tendon qui ne se trouve point dans celui de l'homme, &c. (r). »

Puisque nous avons parlé des secours que fournissoient à l'Anatomie les cadavres des enfans exposés, ne laissons pas échapper l'occasion de dire un mot de leur exposition chez les Anciens ; afin d'empêcher qu'on la confonde avec l'*exposition* moderne, sorte d'infanticide qu'ont quelquefois commis des mères barbares, pour avoir moins écouté le cri de la Nature que la voix du faux honneur & du préjugé.

L'exposition des enfans, née ou introduite chez la plupart des Nations guerrières, ne fut aucune part un acte arbitraire ; par-tout on la soumit à des formalités dont l'omission la convertissoit en délit public. Lycurgue en fit une loi d'État conservée par Plutarque. « Depuis que l'enfant étoit né, le » père n'en étoit plus le maître, pour le pouvoir faire mourir » à sa volonté, ains le portoit lui-même en un certain lieu à » ce député, qui s'appeloit *lesche*, là où les plus anciens de la » lignée, étant assis, visitoient l'enfant ; & s'ils le trouvoient

---

(p) *De usu part. lib. IV, cap. IV.*

(q) *Quin etiam plurimâ diversitas futuræ hujus in hominibus, si inter se conferantur, etiam ante dissectionem manifestè apparet.* Meth. meden. lib. XIII, cap. XXII.

(r) *De Anatom. administratione, lib. II, cap. VIII.*

beau, bien formé dans ses membres & robuste, ils ordon- «
noient qu'il fût nourri, en lui destinant une des neuf mille «
parts des héritages pour sa nourriture ; mais s'il leur sembloit «
laid, contrefait ou flouet, ils l'envoyoient jeter dans une «
fondrière, qu'on appeloit vulgairement *apothètes*, comme qui «
diroit dépositoires, ayans opinion qu'il n'étoit expédient ni «
pour l'enfant, ni pour la chose publique, qu'il veſcut, attendu «
que dès sa naissance, il ne se trouvoit pas bien composé pour «
être sain, fort & roide toute sa vie *(ſ)*. »

Romulus fit quelques changemens à la loi de l'exposition des enfans, ainsi que le témoigne Denys d'Halicarnaſſe *(t)*. D'abord, il ordonna d'élever tous les enfans mâles ; & parmi les filles, seulement les premières nées. En second lieu, il défendit de faire périr aucun enfant, à moins qu'il ne fût privé de quelque membre, ou monstrueux dans sa conformation. Dans ces deux dernières circonstances, il étoit permis de les exposer *(u)*, après toutefois les avoir soumis à l'examen de cinq des plus proches voisins, & fait constater les difformités qui autorisoient l'exposition. L'omission de ces formalités rendoit l'exposition criminelle, & Romulus voulut qu'elle fût punie par diverses peines, notamment par la confiscation de la moitié des biens des parens au profit de la République.

L'histoire ne nous apprend pas ce que cette loi devint dans la suite : fut-elle exécutée à la rigueur, négligée ou abrogée ? Une chose certaine, c'est que les pauvres continuèrent d'exposer les enfans, dans la vue de leur procurer chez les personnes riches qui les relevoient, des secours que l'indigence de la maison paternelle ne permettoit pas de leur

---

(ſ) Plutarque, *Vie des Hommes illustres*, Vie de Lycurgue, traduction d'Amiot.

(t) Antiquit. sive origin. Romanarum, libri XI, ubi De Romulo.

(u) Chez les Romains, l'exposition des enfans étoit une des expreſ-
sions de l'intérêt que les citoyens prenoient aux calamités de la République : au rapport de Suétone *(in vitâ Caligulæ)*, quo defunctus est die (Germanicus) lapidata sunt templa, subversæ Deûm aræ, lares a quibusdam familiares in publicum abjecti ; partus conjugum expositi....

donner; & que jufqu'à Conftantin le Grand, qui déclara que ces enfans appartiendroient à celui qui les auroit nourris *(x)*, les pères purent les réclamer, en rembourfant les frais de leur nourriture. La douceur des peines prononcées par cet Empereur contre ceux qui expoferoient des enfans, femble annoncer qu'il avoit moins en vue de punir un crime, que de détourner fes fujets de le commettre, en leur montrant que c'en étoit un. Des pères & des maîtres, plus avares qu'inhumains, expofoient auffi leurs propres enfans ou ceux de leurs efclaves, dans l'efpoir de les réclamer un jour, lorfque l'âge & l'éducation en auroient fait des hommes utiles. Or, le Légiflateur, convaincu que le cri de la tendreffe paternelle & de l'humanité ne peut manquer de fe faire entendre quand les paffions ne l'étouffent point, fe contenta, comme on l'a dit, pour arrêter ce défordre, de punir l'avarice, en arrachant au joug de l'efclavage & de la paternité, les enfans échappés aux dangers de l'expofition *(y)*.

(x) Cod. Theodof. lib. V, tit. VII, leg. 1.

(y) Nous avons jugé d'autant plus néceffaire de prémunir les jeunes gens contre l'erreur où ils feroient tombés en affimilant l'*expofition* des Anciens à la nôtre, que l'Auteur de l'*Hiftoire de l'Anatomie & de la Chirurgie, &c.* n'a pu lui-même s'en garantir. Il dit, « que du temps de Galien il n'y avoit » à Rome aucune diffection publique, » & que ce Médecin n'avoit de corps » humains que ceux des enfans expo- » fés par la *cruauté* de leurs parens, » ou ceux des hommes qu'on trouvoit égorgés dans les campagnes... » C'eft de la loi de Lycurgue & de Romulus qu'on peut dire, qu'elle étoit cruelle; & des parens, qu'ils étoient avares ou malheureux. On ne vouloit relever qu'une méprife, & la demiphrafe qu'on tranfcrit en fournit trois: indiquons les deux autres. *Il n'y avoit alors aucune diffection publique...* Quel nom donnera-t-on aux diffections faites par Galien dans un lieu public, dans le temple de la Paix, en préfence de fes rivaux, des Curieux & du Public! Il y a plus, eft-il dit quelque part que ce que Galien fit en cette occafion fût fans exemple! Continuons, *ou les cadavres des hommes qu'on trouvoit égorgés dans les campagnes...* L'Hiftorien ignore-t-il qu'à Rome, diffequer un cadavre, c'étoit le profaner: or, le corps d'un citoyen *égorgé dans les campagnes* n'étoit pas moins refpecté que celui d'un Conful mort dans fon lit. Auffi Galien ne dit-il pas qu'on diffequât les cadavres des perfonnes affaffinées dans les champs & fur les grands chemins. L'Hiftorien fe trompe ici, comme en mille autres endroits de fa compilation, parce qu'il copie les copiftes. Il falloit remonter à la fource, lire Galien lui-même, & il auroit vu qu'il n'y eft queftion que

Revenons à Galien. Environ sa vingt-deuxième année, il perdit son père, & peu de temps après il quitta Pergame pour aller entendre Pelops & Albinus, qui enseignoient, l'un la Médecine, & l'autre la Philosophie à Smyrne *(z)*. Mais avant que de partir, il donna des preuves de ses progrès sous Satyrus, par trois Traités : l'un *De la dissection de la matrice*, dont il fit présent à une Sage-femme; l'autre, *De la connoissance des maladies des yeux*, composé pour un jeune homme qui s'occupoit particulièrement des maladies de cet organe; le troisième enfin avoit pour titre, *De l'expérience en Médecine*. On pourroit ajouter un quatrième Ouvrage sorti dès-lors des mains de Galien, *Du mouvement du poumon & du thorax, en trois Livres*, entrepris à la prière d'un de ses condisciples qui, retournant dans sa patrie, desiroit s'annoncer par des dissections anatomiques; & cet Ouvrage en devoit faciliter l'exécution & le succès.

Il nous seroit très-difficile de suivre Galien dans ses voyages, & sur-tout de les placer dans l'ordre où il les fit: ce qu'on sait de plus certain, c'est qu'il voyagea deux fois, qu'il commença ses courses par Smyrne, qu'il les continua par Corinthe, & qu'il les termina par Alexandrie, à l'âge de vingt-huit ans *(a)*. A juger du fruit qu'il retira de ses voyages par le cas qu'il en faisoit, ils lui furent fort utiles; car il les croyoit absolument nécessaires aux personnes de sa profession *(b)*. En effet, on peut dire qu'aujourd'hui même leur utilité n'est problématique que pour les seuls Médecins & Chirurgiens françois.

---

d'un cas particulier, que d'un seul cadavre, resté par hasard sans sépulture, sur lequel ce Médecin eut occasion, non, comme l'Historien le prétend, de faire des dissections anatomiques, mais *d'observer un squelette*. C'étoit le cadavre *d'un voleur, tué par un voyageur sur le haut d'une montagne*, que personne n'avoit voulu enterrer, parce qu'on étoit bien aise que ce méchant homme fût la pâture des vautours. Galen. *de Anatom. administ. lib. I, cap. II.*

(z) Galen. *de succorum bonitate & vitio*, cap. I.

(a) Galen. *de comp. med. secund. gen. lib. III, cap. II.*

(b) Idem, *libro cui titulus*, quòd optimus Medicus idem sit & Philosophus.

Voilà douze années d'études en Médecine, & cependant Galien ne fongeoit pas encore à mettre en pratique les connoiffances fpéculatives dont il étoit orné. Quel bel exemple à propofer à nos jeunes Médecins que la préfomption rend fi précoces, comme à ces hommes qui, fortant des pédagogies où ils ont vieilli, pour entrer dans la carrière de la Médecine, n'attendent pas même l'expiration des trois années de fcolarité prefcrites par la loi, pour fe charger des maladies les plus épineufes, avec une affurance qu'on défapprouveroit dans le Praticien le plus confommé !

Pendant ce long cours d'études, Galien avoit donné carrière à fon imagination; il avoit fait de nouvelles combinaifons des médicamens connus, il en avoit inventé de nouveaux, &, ce qui lui fait plus d'honneur encore, il avoit découvert une méthode particulière de traiter les plaies des nerfs. Le fceau de l'expérience manquoit à fes fpéculations, & Galien n'étoit pas encore initié dans la pratique; il pria donc les Médecins de Pergame & des environs, de vérifier fes conjectures. Tandis que Galien fe défiant de fes propres forces avoit recours à des mains étrangères pour faire des effais que perfonne ne pouvoit mieux conduire que lui même, le Pontife de Pergame, fermant les yeux fur l'inexpérience du jeune Médecin & les ouvrant fur fon mérite perfonnel, *le chargea de panfer les Gladiateurs (c)*. M. Leclerc n'a point omis cette particularité de la vie de Galien, mais il l'altère dans un point très-important. « Galien, dit-il, avoit déjà affez profité dans
» la Médecine, pour avoir acquis une connoiffance particulière
» des bleffures des nerfs, & une méthode de les traiter qu'on
» n'avoit pas pratiquée auparavant. Il en fit l'expérience fur les
» Gladiateurs que le Pontife de Pergame avoit remis à fes foins *pour les faire panfer (d).* »

Qu'on nous permette encore ici de réfuter l'affertion de

(c) *De compôf. med. per. gen. lib. III, cap. II.*

(d) Hiftoire de la Médecine, *page 662.* M. Leclerc auroit-il voulu dire, *afin qu'il les panfât ?*

M. Leclerc. Nous admirons l'étendue & la solidité de ses connoissances; mais la gloire de la Chirurgie, qui s'honore de compter Galien parmi ceux qui l'ont exercée, ne nous permet point de passer sous silence la petite altération qu'il a glissée dans le texte; altération d'où il résulteroit, contre toute vérité, que Galien n'auroit pas débuté dans l'Art de guérir par l'exercice de la Chirurgie, puisqu'il *n'auroit pas panfé lui-même, mais fait panser par d'autres & sous sa direction, les Gladiateurs de Pergame*. Mercuriali altère aussi, mais d'une autre manière, l'anecdote de Galien pansant les Gladiateurs. Selon ce dernier, il les pansa réellement dans un temps où il n'étoit encore ni leur Chirurgien ni leur Médecin : s'il obtint ce dernier titre, ce ne fut que dans la suite, & comme une récompense de ses premiers succès *(e)*.

On voit que Mercuriali suppose en quelque sorte, que Galien fut mis à l'essai, avant d'être revêtu d'une fonction publique, celle de Médecin des Gladiateurs. Il semble que le Professeur de Padoue ait voulu donner à entendre, comme le Médecin de Genève, que Galien devenu Médecin des Gladiateurs ne les pansoit pas, mais les faisoit panser. Cependant Galien dit formellement le contraire dans vingt endroits de ses Ouvrages, & par-tout le texte est précis & n'admet pas d'interprétation. Nous disons plus, c'est qu si Galien n'avoit point pansé lui-même les Gladiateurs, il n'auroit pu les faire panser que par d'autres Médecins, puisqu'il n'existoit pas alors de Chirurgiens à Pergame, & que tous ceux qui professoient l'Art de guérir, faisoient eux-mêmes tout ce que la maladie exigeoit. Stratonicus, maître de Galien à Pergame, exerçoit l'Art dans toute son étendue *(f)*; & tous ses compatriotes en faisoient autant, l'usage

---

(e) .... *Qui (Galenus) se Gladiatores graviter vulneratos curasse, & OB ID a suæ civitatis Pontifice in eorum medicum cooptatum fuisse scribit.* Mercurial. de art. Gymn. lib. III, cap. IV, pag. 75.

(f) Cum .... *unus præceptorum meorum quos Pergami habui, Stratonicus nomine, Sabini Hippocratici discipulus, VENAM IN CUBITO HOMINIS SECUISSET, spectassetque sanguinem crassum* ... *&c.* Galen. *de atrâ bile,* cap. IV.

contraire ne s'étant introduit que plus de douze siècles après l'époque où Galien vécut *(g)*. Enfin, en se chargeant de panser les Gladiateurs, Galien ne succédoit pas à des Chirurgiens, mais à des Médecins comme lui *(h)*.

Si Mercuriali & Leclerc étoient de moins grands hommes, on pourroit attribuer l'inexactitude de leur récit, à je ne sai quel système de suprématie imaginé dans ces derniers temps, à ce misérable esprit de Corps qui ralentit si long-temps les progrès de notre Art, en occupant à des disputes frivoles, de mérite respectif, de dignité, de préséance.... &c, des hommes faits pour l'enrichir; mais ne leur prêtons pas une foiblesse dont nous voyons avec joie que leurs successeurs commencent à se défaire & à rougir.

Le choix que le Pontife fit de Galien pour panser les Gladiateurs, le surprit autant qu'il le flatta. Sa surprise portoit sur deux motifs qu'il n'a pas voulu laisser ignorer à la postérité. D'abord, il s'étonne qu'une charge qu'il n'auroit osé demander lui soit confiée, sans qu'il sache ce qui a pu tourner sur lui les yeux du Pontife; comme si ce n'étoit pas un des devoirs des Magistrats dans les Républiques, & des Ministres

---

(g) Voyez ci-devant, *page 54*.

(h) Nam cùm OMNES ante nos MEDICI plurimùm aquâ calente ipsos (Gladiatores) foverent... Ego sanè aquam omnino non obtuli. Galen. *de comp. med. sec. gen. lib. III, cap. 11.*
Sur toute cette controverse, établissons Galien juge entre Mercuriali, Leclerc & nous. *Mihi etiam hoc fortè fortunâ contigit. Etenim nervorum vulnerum curationem juvenis adhuc, cùm primùm ex Alexandriâ in patriam reverterer, annos 28 natus, excogitavi. Quia verò singula pharmaca, quæ adinveneram Medicis amicis, non solùm civibus, sed etiam vicinis exhibueram, ut omnia usu & experimentis firmarentur; visumque erat (haud novi quomodò) civitatis nostræ Pontifici Gladiatorum curationem mihi soli tradere, quamvis juveni adhuc, vigesimum nonum tum primùm attingebam: tunc vulneratos in priore infernaque femoris parte invento præsidio curavi. Quandoquidem verò multi superioribus annis fortuitò perierant, mihi tamen ne quidem unus, vel ex vulnere nervorum, vel alio, mortuus est. Alter Pontifex succedens illi, qui mihi tum medendi officium commiserat, similiter & ipse septem mensium intervallo Gladiatorum curationem fidei meæ concredidit. Si quidem primus autumnali solstitio, secundus vigente vere Pontificatum gessit. Rursus post hunc, omnibus a me servatis, tertius, quartus & quintus pari modo Gladiatores mihi curandos tradiderunt ; ut jam illam medendi curationem exploratam habeam.* Idem, *ibidem*.

dans

dans les Monarchies, de rechercher ce à quoi chaque Membre de l'État est le plus propre, & de les placer de la manière la plus avantageuse à l'intérêt commun! En second lieu, quoiqu'il touchât à sa vingt-neuvième année, il ne se croyoit pas assez mûr pour les fonctions qu'on lui confioit. Les temps sont bien changés! Que nos jeunes gens de vingt-neuf ans sont loin de donner dans l'excès de modestie que nous admirons dans le disciple de Pelops! Il témoigne aussi de l'étonnement de ce qu'on lui confie *à lui seul* le pansement des Gladiateurs; sans doute parce qu'il étoit d'usage de partager ces fonctions entre plusieurs Chirurgiens, & qu'en les réunissant sur lui seul, on faisoit à sa considération une exception flatteuse, dont il étoit d'autant plus digne, qu'il croyoit moins la mériter. Les succès de Galien justifièrent le choix du Pontife: quoiqu'en général les plaies des Gladiateurs fussent très-graves, il les sauva tous; circonstance d'autant plus honorable, qu'il en étoit mort beaucoup les années précédentes *(i)*. Les Pontifes qui se succédèrent jusqu'au cinquième, honorèrent Galien de la même confiance que le premier; & comme la durée du Pontificat étoit de sept mois, on sait au juste le temps que Galien passa dans l'exercice spécial de la Chirurgie: car il ne paroît pas

---

(i) Nous remarquerons deux choses au sujet des Gladiateurs: la première, qu'on craignoit beaucoup de les perdre, parce qu'ils étoient fort chers. Outre l'argent du premier achat, qui étoit considérable, ce n'étoit pas sans de grandes dépenses qu'on venoit à bout de leur apprendre *à mourir avec grâce*. A Pergame, l'entretien de ces malheureux, destinés à s'entr'égorger aux funérailles d'un Grand ou d'un riche Publicain, étoit à la charge de la Cité, puisqu'un homme public, un Magistrat, un Pontife en avoit la direction. A Rome au contraire c'étoit un commerce fait par des hommes qu'on appeloit *Lanistæ*, dénomination qui revient à celle de Maître d'escrime parmi nous. Ceux-ci convenoient pour une somme quelconque, de fournir tant de paires de Gladiateurs, & les Spectateurs ordonnoient ensuite de la mort, de la vie, ou même de la liberté des combattans. La seconde chose digne de remarque, c'est que l'usage atroce de faire égorger des hommes pour honorer les cendres d'un mort, né chez les peuples les plus savans, les plus policés de la terre, chez les Grecs, réprimé d'abord par Constantin & par Honorius, fut aboli par un barbare, par un Roi des Ostrogoths, par Théodoric.

que dans le début de sa pratique, il se soit beaucoup occupé des maladies internes.

Ce trait, avec mille autres répandus dans cette Histoire, confirme ce qu'on a dit souvent, que nos pères, en cela plus sages que nous, pour arriver à la connoissance des maladies internes, suivoient la route que l'Art lui-même avoit parcourue à sa naissance, passant des maladies soumises à nos sens, à celles qu'on ne peut saisir qu'à la faveur des conjectures, plus ou moins hasardées.

Mais si la raison avoit suggéré cette marche, elle n'avoit pas fait un devoir d'avancer jusqu'au bout de la carrière quand une fois on y étoit entré; elle approuvoit au contraire que ceux qui avoient mieux réussi que les autres dans le premier exercice, s'y bornassent le reste de leur vie. Galien lui-même ne quitta pas la Chirurgie par un motif réfléchi, ce fut l'affaire du hasard. Une sédition excitée à Pergame lui fit prendre l'alarme & le conduisit à Rome *(k)*, où ce fut moins faute de goût pour la Chirurgie que faute d'occasions qu'il cessa de l'exercer.

Ce n'est pas cependant qu'il existât, comme on l'a prétendu, des loix prohibitives, qui limitassent l'exercice de la Médecine dans la Métropole de l'Empire romain : chacun avoit la liberté franche & entière d'y pratiquer, même sans faire preuve de savoir, & l'établissement de Galien à Rome est lui-même un exemple de cette liberté. Il fut Médecin de Rome, par cela même qu'il s'y transporta; il en eût été Chirurgien s'il l'eût voulu : mais il étoit d'usage alors qu'on se cantonnât, pour ainsi dire, dans la partie de l'art de guérir pour laquelle on se sentoit le plus de goût & de talent. Galien respecta cet usage; & dans la nécessité de choisir, il préféra la Médecine interne qui ouvroit un champ plus vaste à ses connoissances littéraires. *Demeurant à Rome*, dit-il lui-même, *je me suis conformé à l'usage* (ἔθει) *établi en cette ville, & j'ai laissé faire la plupart de ces choses* (des opérations de

---

(k) Leclerc, *p. 662.* Je ne trouve pas que la sédition le fit sortir de Pergame, mais je vois qu'elle l'empêchoit d'y rentrer. *Voy.* ci-après, *p. 542*, note *(u)*.

Chirurgie) *à ceux qu'on appelle Chirurgiens*. Comme on voit, il ne s'agit pas là d'un droit légal, mais d'un usage, d'une coutume (ἔθει) : si c'eût été un droit, Galien au lieu de ἔθει, auroit mis νόμῳ *(l)*.

Cette coutume n'existoit pas à Pergame, non plus que dans les autres villes d'Asie, parce que les petits endroits n'auroient pu fournir une occupation suffisante à des hommes qui se seroient ainsi limités dans l'exercice de l'art de guérir. À Rome, à Alexandrie au contraire, les plus petites divisions, une seule espèce de maladies, offroient un champ vaste aux personnes d'un talent particulier, qui n'en vouloient pas embrasser plusieurs : aussi Galien nous dit-il, qu'il y avoit dans la première de ces deux villes, des Médecins-dentistes, articulaires, les mêmes sans doute que les organiques *(m)*, des Médecins auriculaires, des Médecins *anaires*, & qu'enfin ces Médecins particuliers étoient presque aussi nombreux que les organes du corps humain *(n)*.

(l) Aggressus verò fuissem plurimùm experiri ejusmodi curationis rationem (scilicet medicandi quædam vulnera capitis), si perpetuò in Asiâ mansissem, sed cùm Romæ plurimùm agerem, civitatis morem sum secutus, relictâ iis quos Chirurgos vocant, maximâ ejusmodi operum parte. Galen. *Meth. meden. lib. VI*, in fine.

On voit dans ce passage, outre la confirmation des choses avancées dans le texte, que le mot *Chirurgien*, dans l'acception qu'il avoit alors à Rome, n'étoit pas même connu en Asie ; non plus que les divisions & subdivisions des Médecins, rappelées dans la citation suivante, où, pour le répéter en passant, on pourra remarquer que la fameuse division de la Médecine en *Pharmacie, Chirurgie* & *Diète*, loin d'être une chose convenue entre les Médecins, une sorte de pacte, n'étoit qu'une division scolastique, hasardée par quelques hommes singuliers, & qui n'avoit pas beaucoup de partisans.

Non absque ratione mihi quidem, juste carissime, de partibus artis Medicæ dubitare videris : quippè cùm alios alio modo eas partiri animadvertas : sunt nimirum QUIDAM, quos possis audire secantes totam artem in PHARMACEUTICEN, CHIRURGICEN & DIÆTETICEN... Nonnulli verò in Therapeuticen & Hygieinen... alii & Prophylaticen inter has in primâ statim partitione introducunt : sicut quidam & Analepticen... Sunt præterea qui istis omnibus Gerocomicam, & alii Pædotrophicam... alii Cosmeticen... & Phoneticen... &c. Addant. de part. art. med. cap. I.

(m) Galen. *de usu part. lib. VII*, cap. XIV.

(n) Et nimirum si quis ità omnes voluerit Medicinæ partes appellare, ut Romæ fieri consuevit, ubi in multa, & ad minima ferè illas partiuntur, ut alios dentarios Medicos vocent, alios auricularios, & eos etiam qui ani

Galien en quittant la Chirurgie n'y renonça point; il y revint quelquefois, mais à la vérité non pas aussi souvent que le bien de notre Art, qui ne pouvoit que se perfectionner sous les mains d'un tel Maître, l'auroit demandé. Cette considération pourroit adoucir nos regrets sur la perte de *sa Chirurgie*, s'il étoit vrai que ce Livre eût existé. Mais quelles preuves en avons-nous ? La promesse de le composer, qu'on a cru voir dans le quatrième Livre de *la Méthode (o)*. Par malheur il n'est que trop aisé de détruire cette présomption. D'abord Galien n'en fait pas mention dans le catalogue de ses Ouvrages; en second lieu, lui qui renvoie si souvent à ses autres Livres, n'a jamais cité sa Chirurgie, ce qui semble former une démonstration contre son existence. Peut-être, dira-t-on, qu'il termina par cet Écrit sa carrière littéraire. Mais cette conjecture n'est-elle pas détruite par le silence absolu des Écrivains qui le suivirent, des compilateurs sur-tout, qui ont tant puisé dans ses autres Écrits? Quant à l'opinion de ceux qui prétendent que le sixième Livre de Paul est cette même Chirurgie *(p)*, qu'il s'est effrontément appropriée, elle annonce plus de méchanceté, plus d'envie, ou d'aveugle

morbos curant, suo nomine appellant, in angustias multas detrudetur hæc eorum ratio : quanquàm hujusce rei occasionem præstiterit oculariorum medicorum nomen, quod non modò nunc, sed jam diù, impositum est. Porro si quis oculorum solùmmodò sit futurus Medicus, non erit deinde absonum, quin & dentium sit alius, atque ita etiam sigillatim cæterarum particularum omnium nostri corporis, ut sint tot subinde Medici, quot sunt ipsæ particulæ : & præterea suffusionum punctores, herniarumque, ac calculorum incisores. Unde mox, si ita liceat loqui, plures etiam sint futuri Medici, quàm sint corporis particulæ: pro quocunque enim affectu unus erit Medicus. Nempe mirum non est, si ars ea, quæ maxima sit, tot admittat sectiones, atque etiam si in maximâ civitate pro harum unâquaque statim aliquis reperiatur, qui indè Medicus dicatur : neque enim in exiguo quodam oppido posset quis sibi victum parare, qui tantùm suffusiones oculorum pungeret, aut hernias incideret : Romæ verò & Alexandriæ, præ mortalium in eis multitudine, possunt quemcunque alere, qui aliquam etiam ex his artibus, tantummodò profitentur : unde hujuscemodi Medici, urbes sæpè mutare coguntur, ut idem tota (exempli causâ) Græcia illis afferat, quod aliis, qui in Italiâ sunt, sola Roma. Galen. de part. art. med. cap. 11.

(o) Cap. XIII, où on lit : *Sicut in iis quæ Chirurgiâ tractantur dicam.*

(p) Chirurgie françoise, recueillie par M. J. Dalechamps, *page 2, in-4.°;* Paris, 1610.

prévention, que de jugement. Cet Ouvrage où l'on reconnoît la main d'un Chirurgien plus généralement exercé que ne l'étoit Galien, contient beaucoup de fragmens que l'Auteur reconnoît avoir pris dans les Écrits du Médecin de Pergame, & que nous retrouvons en effet dans ceux de ces Écrits qui nous sont restés. Or, Galien se seroit-il cité lui-même sous son propre nom ? Ajoutons enfin qu'on trouve dans l'excellente compilation de Paul, des faits, des procédés opératoires, des opinions contraires à ce qu'on lit dans les Livres authentiques de Galien *(q)*.

Cependant la sédition de Pergame fut un vrai malheur pour la Chirurgie, puisqu'elle lui enleva Galien, qu'elle eût conservé s'il fût resté en Asie. Il est vrai qu'avec cette portion de courage qu'on rencontre chez les hommes les plus ordinaires, notre Médecin n'eût point abandonné sa patrie malgré la sédition, & que la Chirurgie l'eût conservé. Mais cette portion là même lui manquoit. Et pourquoi s'en étonner ? La Nature produit-elle des hommes parfaits ? Elle avoit fait de Galien un bel esprit, un Savant, un grand Médecin, mais non pas un homme ferme & courageux. Il faut pourtant plus de courage qu'on ne pense, pour exercer l'art de guérir avec honneur dans toutes les circonstances qu'il entraîne. Une épidémie dans les armées, par exemple, n'est ni moins effrayante, ni moins meurtrière pour les Chirurgiens des *hôpitaux sédentaires*, que le canon pour les soldats. Disons plus ; il est quelquefois du devoir des Chirurgiens de s'exposer à ce même canon ; au moins l'honneur chez les uns, l'humanité chez les autres, leur ont-ils mille fois fait courir des dangers réels, qu'ils ne se dissimuloient point. Qu'on le demande au digne Chef de la Chirurgie françoise, lui qu'on a vu tant de fois visiter, relever, panser les blessés dans la tranchée, au milieu du feu de l'ennemi ; & par un zèle qu'eût

---

(q) On trouve parmi les manuscrits de la bibliothèque Bodléiène, un Recueil de Chirurgie, sous le titre de *Chirurgia Galeni* ; mais ce n'est qu'une compilation des Ouvrages de Galien, actuellement existans. *Vid. Biblioth. Britan.* n.° *3500.*

admiré l'ancienne Rome, exécuter fur le champ de bataille des opérations preffantes, que fon humanité ne lui permettoit pas de différer, même du peu d'inftans qu'il fembloit devoir à fa confervation!

Qu'on ne croie pas qu'un homme puiffe manquer de fermeté dans une émeute populaire, & montrer du courage dans les périls de notre profeffion! Le courage eft un : le même Galien qui avoit fui devant fes concitoyens armés les uns contre les autres, fut fe difpenfer, fous divers prétextes, d'accompagner Marc-Aurèle dans fon expédition contre les Germains, où il voyoit des rifques à courir *(r)*; quitta Rome avec précipitation dès les premières atteintes de cette pefte mémorable qui ravagea l'Italie fous le même Empereur *(f)*, & ne fe montra pas en cette occafion plus fidèle aux devoirs du Médecin, qu'il ne l'avoit été quelques années auparavant à ceux du citoyen. Mais il femble que la Providence envoie à la fuite des déferteurs pufillanimes, le fléau qu'ils voudroient fuir : Galien fut atteint de la pefte, & n'échappa au danger, qu'en fe tirant près de deux livres de fang, par de nombreufes fcarifications aux extrémités inférieures *(t)*. Il ne falloit pas même des épreuves auffi fortes que la fédition de Pergame, ou la pefte de Rome, pour épuifer le courage de Galien; puifque, comme il l'avoue lui-même, une *pefte bien moins à craindre, la haine des Médecins fes rivaux,* l'avoit déjà chaffé de Rome après qu'il y fût allé pour la première fois *(u)*.

Avec l'efprit le plus vafte & l'amour le plus vif & le plus conftant pour l'étude, il n'étoit pas poffible que Galien négligeât aucune partie de l'*Art de guérir*. La *Pharmaceutique*

(r) De libris propriis, cap. II.

(f) Ingruente magnâ pefte confeftim urbe (Româ) excedens, in patriam properavi. Ibidem, cap. I.

(t) De cucurbitulis ... cap. xx. Voyez ci-devant, page 479 & fuiv.

(u) Nam fimul atque patriam meam excitata feditio infeftare defierit, ftatim ex hac urbe difcedere me videbis, & pauco hic amplius tempore morari, quo citiùs ab hac hominum (medicorum æmulorum) pefte me expediam. Lib. de præcognitione ad Epigenem, cap. IV. On voit plus bien qu'il tint parole : *quamobrem ftatim ut audivi feditionem Pergami fedatam, egreffus fum Româ.* Ibid. cap. IX.

ne doit pas moins aux soins qu'il lui donna, que les autres branches de la Médecine. Aussi lorsque l'application de la Chimie à la confection des médicamens eût donné naissance à la Pharmacie chimique, & qu'on voulût assigner un nom caractéristique à celle des Anciens, pour la distinguer de celle que Paracelse venoit en quelque sorte de créer, nos pères ne virent-ils que le nom du Médecin de Pergame à lui donner, & l'appelèrent-ils *Pharmacie galénique*.

Cependant ne prenons pas une trop haute idée des travaux pharmaceutiques de Galien; il inventa peu, compila beaucoup; & c'est moins pour avoir reculé les bornes de cet Art qu'il a des droits à notre reconnoissance, que pour nous avoir transmis d'immenses richesses, amassées avant lui par des Médecins du plus grand mérite, dont les noms seuls sont arrivés jusqu'à nous *(x)*. Galien ne se borna pas à la théorie de la Pharmacie, il l'exerça de ses propres mains : il remplissoit en quelque sorte les fonctions d'Apothicaire auprès des empereurs Marc-Aurèle & Sévère, puisqu'il préparoit la thériaque dont ces Empereurs faisoient un usage journalier. D'ailleurs il nous apprend lui-même qu'il avoit un cabinet de drogues, une *Officine* particulière, une *Apothicairerie* privée *(apotheca)*, située dans la Voie sacrée *(y)*, qui devint la proie des flammes dans le fameux incendie qui consuma, sous Commode, le temple de la Paix & les magnifiques bibliothèques Palatines. C'étoit dans cette officine qu'il conservoit ses drogues précieuses, & qu'à l'exemple des autres Médecins de Rome, & en concurrence avec les marchands d'onguens *(z)*, il composoit des remèdes pour l'usage de ses malades, dans la vue sans doute d'être plus sûr de leur confection & de la bonne qualité des substances qui y entroient *(a)*.

(x) *Voyez* ci-devant, page *153*.

(y) Galen. *de antidot. l. I, c.* XIII; *de comp. med. sec. gen. lib. I, cap. I.*

(z) *Voyez* ci-devant, p. *61 & suiv.*

(a) *Propterea tales antidotos Romæ conficiunt, non solùm optimi quique Medici, sed etiam unguentarii.* Galen. *de Antid. lib. I, cap.* IV.

Nous aurions peut-être hésité d'ériger Galien en Pharmacien-pratique, sans le témoignage formel d'André Lacuna, qui devoit le connoître parfaitement, puisqu'il avoit réduit ses

Plus on examine les Écrits de Galien, plus on se persuade qu'il n'ignora rien de ce qui peut rendre un Médecin parfait. On vient de le voir Pharmacien habile, ce qui suppose une connoissance exacte des substances simples. Galien en avoit fait une étude toute particulière; on peut même dire qu'il avoit cultivé l'ensemble de l'histoire naturelle, & sur-tout la partie de cette science relative à la matière médicale, avec un zèle dont on trouveroit peu d'exemples, soit avant, soit après lui. Il fit le voyage de la *Syrie basse* ou *creuse*, pour examiner sur les lieux le bitume qu'on y trouve; celui de Lemnos, pour s'instruire de la quantité de sang de bouc qu'on mêloit à la terre sigillée, que ce pays étoit en possession d'envoyer dans les différentes parties de l'Univers *(b)*, & qu'il nous fourniroit encore, si la chimie n'avoit fait évanouir les propriétés médicinales des terres bolaires en général. La Chypre abondoit en métaux, il la parcourut, visita les mines & étudia leur exploitation. Enfin des motifs semblables l'attirèrent dans la Phénicie, la Crète, l'Égypte, l'Italie, la Bithynie, l'Asie, la Thrace, la Macédoine, & dans plusieurs autres contrées, dont il seroit aussi long que superflu de faire l'énumération.

Les voyages entrepris dans la vue de s'instruire, prouvent un zèle louable; mais ces voyages, faits incommodément, attestent une sorte de passion pour les Sciences qui en sont l'objet; passion d'autant plus estimable, que les exemples, très-communs autrefois parmi les Philosophes de la Grèce, deviennent de plus en plus rares parmi nous. La mollesse asiatique entée sur le luxe de Rome, n'avoit pu altérer les

---

Œuvres en épitome : *At Galenus noster*, dit-il, *id genus aromatariis, institoribusque non indigebat : quippè qui propriâ manu singula medicamenta conficeret, confectaque officiosissimè semper ægris administraret*. Epitom. Galen. *pag.* 1297. On trouve en effet diverses preuves de ce qu'avance Lacuna dans les Écrits de Galien, notamment au *livre I, chap. XV de sa Méthode*. Mercuriali pense aussi que les anciens Médecins préparoient eux-mêmes les médicamens dont ils se servoient *(Variar. lection. pag.* 15*)*; mais la remarque en a été faite ailleurs. *Voyez* ci-devant, *page* 61.

(b) De simpl. med. facult. lib. IX,

mœurs simples de notre Médecin philosophe : quoique né dans une sorte d'opulence, augmentée encore par ses premiers succès à Rome *(c)*, quoiqu'âgé de trente-neuf ans, quoique mandé par les deux Empereurs qui régnoient alors, dont il possédoit également l'estime & la confiance, il voyageoit à pied de Pergame à Rome; parce que c'est ainsi que doit voyager l'amateur d'Histoire naturelle, pour mettre à profit toutes les occasions de s'instruire que la Nature lui présente.

Un des principaux obstacles que les Philosophes voyageurs ont à surmonter, c'est la diversité des Langues. Galien l'avoit prévu de loin, & l'on peut dire qu'il ne l'éprouva pas : non-seulement il connoissoit tous les dialectes de la langue Grecque, quoique dans ses Écrits il ait constamment préféré l'Attique, mais encore la langue Latine, l'Éthiopienne & la Persanne; il possédoit même si parfaitement ces deux dernières Langues, qu'il crut pouvoir balancer leur mérite respectif; ce qu'il fit, en donnant la préférence à celle des Perses *(d)*.

Sans la connoissance de la Langue du pays qu'on parcourt, il est impossible de ne pas omettre mille objets importans; car il faudroit en quelque sorte en deviner l'existence, & trouver à tâtons les lieux qui les recèlent. D'ailleurs, on sent bien qu'il faut se résoudre à ne rien apprendre de ceux qui ayant sans cesse sous les yeux les choses qu'on voit pour la première fois, pourroient en donner des notions, ou

---

(c) S'il est vrai, comme bien des Praticiens disent l'avoir éprouvé, que la récompense attachée par les gens riches aux services qu'on leur rend en maladie, soit la juste mesure de leur estime pour celui qui la reçoit, Bœthus devoit estimer beaucoup Galien, puisqu'il lui fit présent pour les soins heureux qu'il avoit donnés à sa femme, durant quelques jours, de quatre cents écus d'or, ce qui revient à plus de cinq mille livres de notre monnoie; en quoi il accrut beaucoup, dit Galien, la jalousie *des nobles Médecins (& nobilium Medicorum invidiam auxit)*. Si Galien avoit à Rome beaucoup de gens qui l'estimassent autant que l'estimoit Bœthus, il devoit être fort riche lorsqu'il voyageoit à pied.

(d) Chartier, tom. *I*, in vitâ Galen.

bonnes en elles-mêmes, ou fusceptibles de le devenir par la réflexion, & fur-tout ne point afpirer à connoître les motifs de telle ou telle pratique, souvent très-fensées dans le fond, quoique ridicules en apparence. L'utilité des Langues vivantes ne fe borne pas à rendre les voyages plus fructueux, nous ne craignons pas de le dire, leur connoiffance influe tellement fur l'inftruction domeftique, fur les progrès du cabinet, qu'on peut avancer avec confiance, qu'aujourd'hui le Chirurgien qui ne fait pas les principales Langues de l'Europe, ne peut ni fe mettre au niveau des connoiffances actuelles, ni s'y maintenir, quand il y auroit été mis par fes inftituteurs.

Les traductions, il eft vrai, fourniffent à la pareffe un prétexte fpécieux qu'elle a foin de transformer en raifon folide; mais ce feroit fe faire illufion que d'attendre des traductions, qu'elles nous mettent au courant des connoiffances chirurgicales de l'Europe, & des découvertes de tout genre qui, quoique étrangères en apparence à notre Art, peuvent néanmoins concourir à fes progrès. Ce n'eft pas qu'à l'exemple des Gens de Lettres, nous rejetions les traductions, parce qu'elles ne rendent pas toutes les beautés de l'original, & qu'elles ne confervent pas les traits, la phyfionomie, la manière du premier Auteur; au contraire, nous fommes convaincus que la traduction bien faite d'un Livre de Chirurgie, ou d'un Traité didactique quelconque, fupplée parfaitement l'original. En effet, nous ne recherchons que l'exactitude; & ce qui eft écrit exactement dans une Langue, traduit fidèlement, eft exact dans toutes les Langues. Ce qui doit faire defirer au Chirurgien la connoiffance des Langues vivantes, c'eft que les traductions des meilleurs Livres, de ceux même qui pourroient opérer dans l'art des révolutions heureufes, viennent tard ou n'arrivent point. Nous attendons depuis plus d'un fiècle celles de Wifeman, de Roonhuizen, de Purmann, de Solingen, de Sancaffani! Quand auronsnous celles d'Acrell, de Schmucker; celles enfin des *effais* que deux Sociétés favantes publient à Londres; des Tranfactions philosophiques, & cent autres non moins nécessaires que vainement attendues?

Nous terminerons ici le précis de la vie & des travaux littéraires de Galien. On auroit pu le porter beaucoup plus loin, si l'on avoit voulu montrer réunis en lui seul le Grammairien exact, le Dialecticien subtil, le Philosophe profond, l'Écrivain éloquent, le Praticien habile. A ne l'envisager que comme Écrivain de Médecine, un seul trait peint ses ressources, ses succès & les devoirs imposés à notre reconnoissance. Lorsqu'il parut dans la Médecine, les sectes l'avoient tellement defigurée, que quiconque ne l'auroit connue que par les Écrits d'Hippocrate, auroit eu de la peine à la reconnoître. Il osa, comme on l'a fait pressentir au commencement de cet éloge, former le projet de lui rendre son éclat & sa pureté. Pour réussir dans cette entreprise, il attaqua toutes les sectes, les combattit toutes, tantôt directement, & tantôt l'une par l'autre, & finit par les ruiner si complètement, qu'aucune ne lui survécut. Il fit plus, il réduisit ses adversaires, qui, comme on sait, n'étoient pas en petit nombre, au silence ou aux invectives, deux extrémités qui annoncent également le désespoir de la cause qu'on défend. Comme l'immortel auteur des *Catilinaires*, il avoit vaincu plus par l'éloquence que par la fermeté; comme lui *(e)*, il osa se vanter de sa victoire, & la critique lui reprocha, comme à l'Orateur romain, d'avoir laissé percer dans ses Écrits quelques légers vestiges de la bonne opinion qu'il avoit de lui-même, & d'avoir pressenti le degré de gloire où ces mêmes Écrits l'éleveroient un jour. Ceux qui connoissent tout ce que l'art de guérir doit à Galien, se porteront d'eux-mêmes à excuser cette foiblesse. Que ceux qui sont choqués de le voir par

---

(e) Cicéron, non content de s'être beaucoup loué lui-même, porte l'ambition de la gloire jusqu'à exiger en quelque sorte de Lucceius, qui écrivoit l'histoire des guerres civiles, qu'il néglige en sa faveur les loix de l'histoire & qu'il exagère ce qui peut le concerner : *planè etiam atque etiam rogo, ut & ornes ea (gesta sua) vehementiùs etiam quàm fortassè sentis : & in hoc historiæ leges negligas.... amorique nostro plusculum, quàm concedit veritas largiare.* Epist. famil. lib. V, Epist. XII.

fois se louer lui-même, ajoutent à son mérite personnel, l'avantage d'avoir passé de son vivant *pour le seul Médecin qui prouvât par ses succès la solidité de sa doctrine, pour le seul Médecin de son temps qui méritât d'en porter le nom, pour le seul enfin par la bouche de qui Apollon Pythien voulut rendre ses oracles (f)*; qu'ils se rappellent enfin la confiance signalée dont l'honorèrent les empereurs Marc-Aurèle, Lucius Vérus, Commode, Pertinax, Sévère, & qu'ils nous disent s'ils ne sont pas plutôt édifiés de sa modestie, que choqués de son orgueil.

Par l'enchaînement des circonstances plutôt que par ambition ou par goût, Galien avoit passé sa vie hors de sa Patrie qu'il aimoit; il voulut au moins y finir ses jours. Il y revint, selon l'opinion la plus commune, étant plus que sexagénaire, & mourut à Pergame, âgé d'environ soixante-quinze ans.

Personne n'a plus écrit que Galien; & quoique pour l'ordinaire ceux qui écrivent beaucoup pensent peu, il n'est pas moins judicieux que fécond. Aussi de toutes les difficultés que présente cette Histoire, il n'en est peut-être pas de plus grande que celle de découvrir dans ses immenses Écrits *(g)*, tout ce qu'ils peuvent contenir de relatif à notre

---

(f) Galen. *de præcog. ad Epigenem*, cap. III.

(g) Il existe une multitude d'éditions de Galien. Nous nous sommes servis de la neuvième des Juntes, *Venetiis, 1625;* & quand il nous est arrivé de puiser dans celle de Chartier, nous avons eu soin d'en avertir. Nous avons préféré la première, parce qu'elle est très-répandue, tandis que la seconde l'est si peu, que nous tenons d'un célèbre Bibliographe qu'on n'en connoît pas cinquante exemplaires complets. Une chose qui pourroit le persuader, c'est qu'un ancien & fameux Libraire de Montpellier nous a assuré que la célèbre école de cette ville n'en possède pas un seul exemplaire. Une des principales causes qui empêchèrent cette édition de se répandre, fut la lenteur de l'impression : elle fut commencée en 1639 par René Chartier, Médecin de Paris, & ne s'acheva qu'en 1679, vingt-cinq ans après la mort de l'Auteur, par les soins de Mrs Blondel & Lemoine, qui même nuisirent au débit en ne publiant pas le XIV.[e] tome, où devoit se trouver la table promise par Chartier. La destinée de ce monument littéraire est d'autant plus étonnante, que le Gouvernement s'intéressoit au succès, comme on le voit par le privilége de Louis XIII, en forme d'édit, du 8 avril 1639, qui porte:

objet, de le réunir, & d'en former un enfemble que l'œil du Lecteur puiffe parcourir fans dégoût. Comme Galien ne s'étoit pas propofé d'écrire fur la Chirurgie, ce n'eft qu'en paffant, & comme par occafion, qu'il en parle, & le plus fouvent pour y puifer des exemples plus fenfibles & plus frappans que ceux qu'il auroit empruntés de la Médecine interne. Ce feroit donc s'abufer que de chercher quelque ordre, quelque enchaînement entre fes idées fur la Chirurgie; comme ce feroit trop attendre de nos Lecteurs que d'en efpérer le courage & la patience néceffaires pour lire un long extrait, où le défordre & la confufion feroient d'autant plus grands, qu'il feroit fait avec plus d'exactitude & de fidélité. Quel parti donc prendre! Imaginera-t-on un ordre, un plan, fur lequel on difpofera enfuite la Chirurgie de Galien? ou bien adoptera-t-on le plan de quelqu'un de nos anciens Écrivains, préférant à tous les autres celui d'entre eux qui a puifé le plus foigneufement dans les Écrits du Médecin de Pergame? Arrêtons-nous à ce dernier expédient: de tous ceux que la réflexion a pu nous fuggérer, il eft le plus conforme aux loix de l'Hiftoire, laquelle raconte toujours, difcute quelquefois, & n'invente jamais. Mais quel fera le modèle, ou fi l'on peut s'exprimer ainfi, l'archétype fur lequel nous affemblerons tant de membres épars, pour en former un tout, finon régulier, au moins qui n'ait rien de monftrueux ni de choquant? Ne refufons pas au vénérable Guy de Chauliac une préférence d'autant mieux méritée, qu'il fuit fcrupuleufement les pas du Médecin de Pergame, toutes les fois qu'il peut en reconnoître les veftiges, & qu'il

---

« nous voulons & ordonnons que tous les candidats & afpirans à la Médecine, en toutes les Facultés de Médecine de ce royaume, terres & feigneuries de notre obéiffance, ne puiffent être admis à aucuns actes ni reçus à aucuns degrés ordinaires de Médecine, de Baccalaureat, licence & doctorande, que premièrement ils ne foient pourvus & munis chacun d'un exemplaire des Œuvres d'Hippocrate & de Galien, de l'édition dudit fieur Chartier, & fans avoir préalablement fait paroître avoir reçu & payé ledit exemplaire, & juftifié la vérité par certificat du fieur Chartier. » *Voy.* cette pièce à la fin du XIII.ᵉ tome.

s'attache, dès qu'il perd de vue son premier guide, à l'illustre Avicenne, dont on sait que les Écrits sont calqués sur ceux de Galien. De cette manière, si nous anticipons sur l'ordre des temps, nous n'altérerons pas les évènemens, & nous respecterons la principale loi de l'histoire, qui, comme on vient de le dire, ne permet à celui qui l'écrit d'y rien mettre du sien qu'une saine critique & une judicieuse fidélité.

Nous rangerons donc tout ce que nous pourrons découvrir dans Galien qui n'ait point été dit, ou dit aussi-bien, par ceux qui l'ont précédé, sous les six divisions suivantes : 1.° les tumeurs ; 2.° les plaies ; 3.° les ulcères ; 4.° les fractures & les luxations ; 5.° les maladies qui, différant de toutes celles qui composent les quatre premières divisions, n'ont pu y trouver place ; 6.° enfin les médicamens par lesquels le Chirurgien atteint la fin qu'il se propose, la guérison.

Galien, instruit comme il l'étoit de la composition de l'homme, & convaincu par sa propre expérience, de l'utilité de l'anatomie dans l'exercice de la Chirurgie, exige de la part du Chirurgien, outre les qualités personnelles, si nombreuses, si nécessaires, & néanmoins si rares, une très-grande habileté dans la dissection & une connoissance exacte de toutes les parties qui composent le corps humain. Pénétré de la nécessité de l'anatomie, il ne présume pas que celui qui l'ignoroit osât tenter de remettre une luxation, de replacer une fracture, d'inciser un abcès, ou même d'ouvrir la veine du pied. Il prouve ensuite par divers exemples, que les connoissances anatomiques du Chirurgien, doivent être aussi exactes qu'étendues. Dans l'un de ces exemples, un Médecin qui s'étoit acquis de la réputation par l'exercice de la Chirurgie, faisant une opération à l'avant-bras, priva la main du sentiment, accident dont Galien garantit un autre malade, dans un cas semblable, en conduisant la main de celui qui opéroit. Il reconnoît néanmoins des cas où ce malheur est inévitable ; mais alors même l'anatomie n'est pas inutile, elle le fait prévoir : le malade prend son parti ; le Chirurgien ne compromet pas fa réputation, & s'assure d'une reconnoissance indépendante de l'évènement. Dans le second exemple, on voit un fait qui servit d'autant plus à donner de la considération à Galien, que le malade qui le fournit étoit un Sophiste célèbre, connu de tous les Romains. Ce fameux personnage avoit perdu l'usage de trois doigts d'une main, le petit, l'annulaire & le *medius*. Il fut traité long-temps par des Médecins de la secte méthodique qui ne réussirent point, parce que leurs soins se bornoient à des applications locales. Galien remontant aux causes, toujours négligées par la secte méthodique, découvrit que le malade avoit fait quelques mois auparavant une chute sur l'épaule *(h)*, conjectura que la cause du mal résidoit dans le lieu frappé, y transporta les mêmes médicamens qu'on avoit inutilement appliqués aux doigts, détruisit l'engorgement formé autour des nerfs qui s'y distribuent, & rétablit le mouvement. Cette guérison n'étoit pas un de ces cas heureux que la pratique offre quelquefois, où le Médecin ne peut sans être ingrat refuser à la Nature ou au hasard la meilleure partie du succès, ni un de ceux où nous nous conduisons en apparence d'après des principes que réellement nous n'avons point. Galien avoit les siens, qui seroient les nôtres s'ils n'étoient pas oubliés, principes qu'il développe & qu'il rend sensibles par des exemples, dans le *Traité des lieux affectés (i)*. On y voit que la respiration, ainsi que les autres fonctions de l'économie animale, peut être lésée de différentes manières & par des causes diverses : car, indépendamment des fièvres inflammatoires, de l'engorgement & du resserrement des organes qui l'exécutent, ou au moins de quelques-uns d'entre eux, la foiblesse particulière de ces mêmes organes peut encore occasionner des désordres dans cette fonction. Cette débilité est l'effet d'un vice du cerveau, d'où la moëlle

---

(h) Unde (ex quo casu) metaphreni principium nonnihil illideretur. Administ. anatom. lib. III.

(i) De spinalis medullæ affectibus, quibus respiratio læditur, ac partes ex ipsâ nervos suscipientes afficiuntur, lib. IV, cap. VII.

épinière reçoit sa faculté sensitive & motrice, ou bien de l'affection idiopathique de celle-ci, qui survient à toutes ou à quelques-unes de ses parties seulement. Dans les différens vices de la respiration, il y a ordinairement élévation de toutes les parties du thorax; mais la variété des autres circonstances conduira facilement à l'étiologie de chacun d'eux. Dans celui qui dépend de la lésion des nerfs, les malades respirent aisément lorsqu'ils sont en repos, pourvu que le diaphragme soit sain; car s'il est affecté, ne pouvant alors remplir seul cette fonction, les malades font agir pour le seconder, les muscles intercostaux; & lorsqu'ils ont besoin d'une plus grande inspiration, ils mettent en action les muscles accessoires, qui ne servent qu'accidentellement à cet usage, la plupart desquels meuvent en même temps les épaules. Telle est la raison pourquoi tout le thorax s'élève dans le temps de l'inspiration, mais beaucoup moins fréquemment que dans les engorgemens & les resserremens des principaux organes de la respiration, où la dilatation est considérable, & beaucoup moins aussi que dans les fièvres ardentes & les maladies inflammatoires de la poitrine, dans lesquelles la respiration très-forte & très-fréquente, ne produit que des expirations difficiles & entre-coupées, accompagnées de chaleur, de rougeur des yeux & de la face, d'*ardeurs* de tête, de soif, &c.

Il est étonnant que cette cause ait été méconnue des Médecins qui ont vu des cas de cette espèce, dans lesquels les malades si foibles, qu'à peine ils pouvoient remuer les doigts, ne laissoient pas de respirer de toutes les parties du thorax, quoiqu'aucune chaleur immodérée ne les forçât à faire de grandes inspirations.

Un Sous-maître de Palestre *(k)*, qui disoit sentir distinctement au diaphragme une foiblesse qui l'obligeoit à mouvoir
continuellement

(k) Le Chef ou le Préfet d'une Palestre, qu'on appeloit *Pédotribe*, avoit plus que la simple supériorité sur le Sous-maître ou *Gymnaste* : le premier donnoit les ordres, le second les exécutoit & les faisoit exécuter
par

continuellement les muscles intercostaux, quelquefois même les accessoires, s'étant un jour entouré les hypocondres d'une ceinture, respiroit suffisamment par le seul mouvement du diaphragme lorsqu'il se tenoit en repos. « La chose, dit Galien, me parut difficile à expliquer, ne pouvant parvenir à recon- « noître si cette foiblesse dépendoit du diaphragme, des « nerfs ou de ces deux organes ensemble. Je rencontrai le « même phénomène dans la suite. Un homme ayant reçu sur « la région du diaphragme un violent coup de pied de cheval, « fut atteint d'une inflammation considérable au diaphragme, « qui le mit en danger de mort. Cet homme s'étant rétabli, « conserva toujours une foiblesse assez marquée dans cet organe. « Une autre personne, à la suite d'une violente péripneumonie, « éprouvoit à la partie postérieure & interne du bras, jusqu'à « l'extrémité des doigts, de la diminution dans le sentiment & « dans le mouvement. Chez celui-ci, les nerfs du premier & « du second intervalle intercostal avoient été lésés ; or, le « premier cordon réuni à celui qui le suit, forme un gros « tronc qui se plonge profondément, & se divise en plusieurs « rameaux, dont la plupart s'avancent le long de la partie in- « terne du cubitus, jusqu'à l'extrémité des doigts ; tandis que « le second, plus petit, marchant d'abord isolé, se porte par « l'aisselle, sous la peau, jusqu'au bras, où il se distribue aux « parties internes & postérieures des tégumens : ce dernier « malade fut promptement guéri, par l'application des remèdes « convenables sur l'origine des nerfs. J'ai aussi guéri plusieurs « malades, dont les deux jambes s'étoient paralysées peu-à-peu, « par des applications semblables, faites, non sur les parties « paralysées, mais sur les lombes, dans l'endroit d'où les « nerfs partent pour se rendre à ces extrémités : ces paralysies « étoient sympathiques, & dépendoient des affections de la «

---

par ceux qu'il avoit sous lui. J'avoue que cette distinction peut être bonne à connoître, mais je ne vois pas quel étoit le danger de confondre ces deux hommes. Galien en jugeoit autrement, puisqu'il nous dit, *cavendum tamen est ne pædotribam aut Palæstræ Prefectum cum Gymnaste confundamus*. Ratio tuend. Sanit. ad Trasybul.

» moëlle épinière. Il survint à une autre personne un dépôt consi-
» dérable à l'une des fesses, dans sa partie supérieure. Après
» diverses opérations de Chirurgie, l'abcès fut guéri, non sans
» dénudation des nerfs; mais toute l'extrémité conserva de la
» difficulté à exécuter les mouvemens qui lui sont propres.
» M'étant imaginé, continue Galien, qu'il étoit resté quelque
» engorgement squirreux dans un ou plusieurs de ces nerfs,
» j'appropriai le traitement à ma conjecture, & je guéris par-
» faitement le malade.

» Lorsque de deux fonctions, le sentiment & le mouvement,
» une seule n'existe plus, la cause du désordre réside, ou dans
» le muscle dont cette fonction dépend, ou dans le nerf de ce
» muscle; au contraire, si plusieurs fonctions sont dérangées,
» la même cause a porté son action sur tous les muscles, ou
» sur leur nerf commun. Un homme pêchant dans un fleuve,
» se refroidit tellement le siége & la vessie, qu'il rendoit in-
» volontairement les urines & les matières fécales : des remèdes
» échauffans, appliqués sur les muscles affectés, firent bientôt
» cesser cette double infirmité. Un autre malade attaqué des
» mêmes symptômes par la lésion, sans cause manifeste, des
» troncs de nerfs qui sortent de l'os sacrum, ne guérit que
» difficilement & par l'usage long-temps continué d'un grand
» nombre de moyens. Vous reconnoîtrez donc très-facile-
» ment, continue notre Auteur, les différens siéges qu'occupent
» les causes de ces désordres, lorsque vous saurez exactement
» d'où les nerfs partent & à quelles parties ils se distribuent;
» & les secours que vous donnerez d'après ces connoissances,
ne seront jamais infructueux. »

Il n'est pas rare de voir frictionner sans relâche, comme sans
succès, les extrémités supérieures & inférieures avec des médicamens échauffans, tandis qu'on néglige la moëlle de l'épine
& l'origine des nerfs, ou pour mieux dire, le vrai siége du
mal. Un homme qui se plaignoit d'un sentiment de froid
dans toute la tête & d'une diminution de sensibilité considérable, fut en vain traité par plusieurs Médecins : tous
leurs efforts, concentrés dans l'application des médicamens

échauffans, n'aboutirent qu'à ulcérer la tête. Galien examine, queftionne le malade, & apprend qu'en voyageant pendant une forte pluie, accompagnée d'un vent impétueux, le collet de fon manteau s'étoit trouvé mouillé. Fidèle à fes principes, le Médecin de Pergame confidère que les quatre premiers nerfs de la moëlle épinière fe diftribuent & portent le fentiment aux tégumens de la tête ; il tranfporte les remèdes à l'origine des nerfs, au vrai fiége du mal, & guérit.

Nous ne finirions pas fi nous voulions recueillir tous les faits qui prouvent que Galien poffédoit éminemment les connoiffances anatomiques, qu'il recommande tant aux autres, nous dirons feulement, pour terminer fur cette matière, qu'il avoit tiré les inductions les plus juftes & les plus étendues de ce phénomène déjà connu, que lorfqu'un mufcle eft paralyfé, la partie eft entraînée par l'antagonifte qui ne l'eft point *(l);* qu'il avoit découvert, que lorfque la cinquième vertèbre eft affectée, les mains perdent le mouvement *(m);* nous ajouterons enfin, pour tout dire en un mot, qu'il favoit autant d'anatomie & de phyfiologie, & par conféquent de pathologie, que l'exercice de l'Art de guérir peut en exiger.

Du Chirurgien, Galien paffe à la Chirurgie, qu'il définit; *cette partie de la thérapeutique qui guérit par les incifions, les uftions, le replacement des os & par d'autres opérations des mains (n).* Quant à cette autre définition, qu'on trouve auffi dans le Livre *du Médecin,* qui fait confifter la Chirurgie en *un mouvement prompt de la main, guidée par l'expérience (o),* elle pourroit tout au plus convenir, comme le remarque Goëlicke *(p),* à quelqu'une de fes opérations, encore n'en donneroit-elle qu'une idée très-imparfaite & nullement caractériftique; cette définition n'eft pas de Galien. En effet, il avoit une bien autre idée de la Chirurgie, que celle qui

---

(l) De loc. aff. lib. IV, cap. II. Voyez ci-devant, *pag. 366 & fuiv.*
(m) De fymptom. caufis, lib. I.
(n) In introductione feu Medico: de regimine acut. fect. 6.
(o) Ibidem.
(p) Hiftor. Chirurgiæ antiquæ, pag. 49.

en découle, puisqu'à l'exemple de Celse & de tous les Écrivains célèbres de l'Antiquité, il la regarde comme une des trois grandes divisions de la Médecine, empruntant & rendant tour-à-tour aux deux autres les secours dont leur objet commun exige le concours.

Ces divisions au surplus ne sont, aux yeux de Galien, que des manières diverses d'envisager le même art, & non des arts différens. Car, selon lui, les arts se distinguent par le but ou la fin qu'ils se proposent; & la fin étant essentiellement la même ici, puisque c'est la santé que la Diète, la Pharmacie & la Chirurgie se proposent, elles ne peuvent constituer qu'un seul & même art. La Chirurgie n'étant donc qu'une manière particulière de tendre au but général de la Médecine, doit être un art comme celle-ci, & non pas une science *(q)*. « Parmi les arts, dit Galien, il en est qui arrivent toujours à la fin qu'ils se proposent, tel est celui du forgeron; il en est d'autres qui l'atteignent quelquefois, tels que le pilotage; il en est enfin d'autres qui semblent n'avoir aucun objet pendant qu'on les exerce, & dont la fin n'est manifeste que lorsque l'Artiste a terminé son ouvrage, telle est la peinture. La Médecine n'a pas la certitude de l'art du Forgeron; elle est conjecturale comme celui du Pilote, & lente à manifester son ouvrage comme la peinture. » C'est donc à ces deux derniers Arts qu'il faut assimiler la Médecine, selon l'Auteur de l'*Introduction*, pour la classer à raison de son essence *(r)*, & non pas, comme l'ont fait quelques Modernes, d'une manière arbitraire, dépourvue de

---

(q) Rationales aliqui, e quorum numero est etiam Erasistratus, Medicinam partim scientiam, cujusmodi est causarum notitia, item naturæ inspectio: partim conjecturam, ut curationem & signa habere censuerunt. Methodici, & in universum scientiam ipsam esse prædicant, sed utrique a vero, maximèque methodici aberrarunt. Scientia enim est conveniens, firma & nunquam a ratione declinans cognitio: *eam neque apud Philosophos, præsertim dum rerum naturas perscrutantur, invenias: multò sanè minùs in re medicâ... Quamobrem Medicina Ars meritò dici potest.* Introduct. cap. V.

(r) Ibidem.

tout fondement folide, & plus propre à fervir leur vanité qu'à manifefter leurs connoiffances.

La Médecine, & par conféquent la Chirurgie, font reftées ce qu'elles étoient autrefois; mais les hommes ont changé, & avec eux la manière d'envifager le même objet. On a vu vers le milieu de ce fiècle les Médecins, oubliant que Galien, plus attaché qu'eux à la folide gloire de la Médecine, & plus éclairé peut-être fur fes vrais intérêts, la plaçoit au nombre des Arts, faire tous leurs efforts pour la tranfporter où la maintenir parmi les Sciences, afin que retenant la Chirurgie reléguée entre les Arts, elle fe trouvât un cran plus bas que la Diététique; tandis que les Chirurgiens de leur côté ne négligeoient rien pour transformer leur Art en Science; c'eft-à-dire qu'on a vu les deux partis quitter la vérité pour courir après fon phantôme, fans qu'il leur vînt dans l'efprit ni aux uns ni aux autres, qu'au lieu de differter fur le rang que doivent occuper, parmi les difciplines humaines, l'Éloquence & la Dialectique, l'illuftre Boffuet & les célèbres Écrivains de Port-Royal ne fongèrent qu'à enfanter ces chef-d'œuvres où nous admirons les beautés de l'*Art oratoire*, & les richeffes de l'*Art de penfer*.

Ne portons pas plus loin des réflexions qui n'échapperont pas aux Lecteurs attentifs; & quittant les mots pour nous occuper des chofes, raffemblons les corrections heureufes & les inventions apparentes ou réelles dont le Médecin de Pergame enrichit la Chirurgie.

Avant Galien, l'art n'avoit point de terme qui caractérifât la plaie en général: il inventa la dénomination de folution d'*unité* ou de continuité; & puifqu'il en fait lui-même la remarque, nous nous croyons obligés de la tranfmettre à nos Lecteurs (*f*). Le mot *apoftême*, fynonime de tumeur, s'employoit également pour défigner l'augmentation générale de tout le corps, & celle d'une feule de fes parties, foit que l'augmentation bleffât les fonctions, ou qu'elle les laiffât

---

(*f*) *De morbor. cauf. cap.* IV.

dans leur intégrité. Si Galien ne blâma pas la trop grande extenſion donnée à ce mot, au moins ne s'en ſervit-il jamais que pour déſigner une augmentation de volume, qui trouble d'une manière ſenſible l'ordre établi dans l'économie animale *(t)*.

Il en étoit de même du mot *phlegmon*, qui ſignifioit autrefois inflammation en général *(u)* : dans les Écrits de Galien, ce mot ne déſigne plus qu'une inflammation locale, avec tenſion, pulſation & rougeur de la partie enflammée. La pulſation moins eſſentielle au phlegmon que leurs deux autres ſymptômes, peut lui manquer au commencement, & lorſque la partie qu'il occupe eſt dépourvue de groſſes artères; mais s'il devient conſidérable, la partie n'eût-elle pas de vaiſſeau ſenſible, la douleur pulſative l'accompagnera toujours *(x)*.

Galien reconnoît des phlegmons de deux eſpèces, l'*humide* & le *ſec* *(y)* : la fluxion *chaude* ſur la partie, fait le premier; il n'y a pas de fluxion dans le ſecond, c'eſt en quelque ſorte une ſimple efferveſcence de la chaleur naturelle. La cauſe générale de toute inflammation eſt la douleur. La faculté expultrice la reſſent, fait effort pour en chaſſer la cauſe matérielle, & cependant accumule dans la partie le ſang & les

---

(t) Itaque nominum tanta habenda eſt ratio quanta rei manifeſtè exponendæ ſufficit. Ipſas res, de quibus agitur, invenire ſic conandum eſt, ut nulla ex eis ſubterfugiat. Hæc enim omnia ad medendi methodum præparant, in quâ affectibus, non vocabulis ipſorum medemur. Galen. *de tumoribus*, cap. IV.

(u) Hic verò tumor, aſſumens pulſum & igneum ardorem antea propriè vocatum phlegmonem perficit. Non autem ſic veteres; ſed quemcumque ardorem vocabant phlegmonem.... Verùm ab Eraſiſtrati temporibus ſolitum fuit phlegmones nomen dici de illis tumoribus in quibus non eſt tantum calor inflammans ſed & renixus & pulſus. Galen. *Comment.* 3, *in librum Hipp. de fracturis*. Vid. etiam *Celſum*, lib. III, cap. x.

(x) Galen. *de loc. affect.* lib. II. *Meth. meden.* lib. XIII.

(y) Humidam quidem, quæ in calidâ defluxione membrum occupante accidit, ſiccam verò in quâ citra ullum defluvium nativus calor accenditur. Hæc autem quadamtenus velut febris partis ipſius eſt, quæ cùm ad immoderatam jam caliditatem & ſiccitatem pervenit, extinguitur omninò ac emoritur. Galen. *Meth. meden. ad Glauconem*, lib. II, cap. I.

esprits: ainsi les plaies, les contusions, les lacérations, l'abondance & l'acrimonie d'une humeur quelconque, &c, seront autant de causes de l'inflammation, comme elles le sont de la douleur.

Avant Galien, c'étoient les esprits qui faisoient les inflammations, qui engorgeoient la partie enflammée, qui l'élevoient en tumeur. Ici la scène change, c'est le sang qui produit tout cela *(z)*; & l'on peut dire que malgré les progrès que l'Anatomie, la Chirurgie & la Physique ont faits depuis Galien, nous serions embarrassés encore aujourd'hui pour défendre cette assertion contre celui qui l'attaqueroit, avec de meilleurs argumens que ceux qu'il employa pour l'établir. Il fit plus, il déduisit des phénomènes de l'inflammation, l'étiologie la plus belle, la plus spécieuse, & peut-être la plus vraie, qu'on ait imaginée jusqu'à ce jour. Pour l'ordinaire, les parties charnues *(a)* s'enflamment les premières; alors l'inflammation de la peau, des tuniques mêmes des vaisseaux, des membranes, des nerfs... &c. n'est que consécutive; & réciproquement, lorsque les membranes, les nerfs, les tendons, les os eux-mêmes, qui ne sont pas exempts d'inflammation, comme on pourroit le penser, s'enflamment primitivement, l'inflammation des chairs est secondaire. Galien peint, plutôt qu'il ne le décrit, l'état de la partie enflammée, en la comparant à de la laine imbibée d'un liquide; peinture d'autant plus vraie, que, selon lui, c'est le tissu cellulaire qui est le siège de l'inflammation, principalement celui qui entoure les artères, dans lequel le sang se répand, en s'échappant, partie par les extrémités

---

(z) Ce n'est point, selon Galien, que les autres humeurs ne puissent concourir avec le sang à former l'engorgement de la partie enflammée; mais alors ce n'est pas un vrai phlegmon, ainsi qu'il le témoigne en appelant ces sortes d'inflammations mixtes, tantôt *phlegmon-érésipélateux*, *érésipèle-phlegmoneux*, tantôt *phlegmon* *squirreux*, *squirre-phlegmoneux*, &c.

(a) Il est évident pour quiconque a lû le texte de Galien, que par le mot ΣΑΡΣ (chair), il entend le tissu cellulaire: c'est aussi le sentiment de Van-Swieten, *Comment. in aphorism. 375.* Boërhaavii, tom. *I*, pag. *633*, ex edition. Batavâ.

des vaisseaux, & partie à travers leurs parois, en forme de rosée *(b)*.

Voilà sans doute de belles idées sur l'inflammation : rien de plus simple que ses causes, de plus conforme aux loix de l'hydraulique, que ses effets ; rien enfin qui rende mieux raison de ses phénomènes, pendant la vie, ni de l'état des parties enflammées, après la mort. Cependant tel a été le sort de cette théorie, que faisant la base de toutes celles qu'on a successivement inventées jusqu'à Boërhaave, jamais elle n'a reparu dans son entier, ni par conséquent dans un jour propre à la faire reconnoître, & bien moins encore, avec les détails nécessaires pour convaincre de sa bonté ceux qui l'entrevoyoient pour la première fois. Comment Boërhaave, avec l'esprit le plus juste & les connoissances les plus étendues, préféra-t-il à cette espèce de démonstration, la vaine hypothèse de la déviation des globules dans les différens ordres de vaisseaux ? Comment le phlegme, qui caractérisoit Van-Swieten, ne le ramena-t-il pas à la théorie de Galien, qu'il connoissoit si bien, & qu'il a si pitoyablement mise en pièces,

---

(b) Quùm enim fluxio humoris calida in musculum decubuit, primùm majores arteriæ venæque implentur ac distenduntur ; deinde minores, idque fit ad usque minimas ; in quibus quùm fluxio vehementer impacta sit, neque ampliùs contineri queat, pars quædam ejus per ipsarum ora, pars etiam per tunicas colata foras transmittitur ; tum vero interjecta spatia primorum corporum ita fluxione implentur ut undique omnia ab humore & incalescant & perfundantur. Ea sunt nervi, ligamenta, membranæ, caro ipsa, anteque hæc arteriæ & venæ, quæ certè primæ, & præter cætera vario dolore afficiuntur. Etenim interiùs a fluxione tum calefiunt, tum distenduntur ac divelluntur ; exteriùs non modò calefiunt, sed etiam premuntur, ac degravantur (de inæquali intemperie, cap. III). *In universum nihil in parte inflammatâ secundùm naturam exactè se habens permanet, si inflammatio diuturna sit, verùm omnes simul cum carne fluxionem participant; Quamobrem ossa quoque nonnunquam inflammatio attingit, ut. & ex ipsis primariò affectis movetur. Quùm itaque secundùm naturam se habet cutis, in minimè crassis laxa est, & locus medius in quem incidit (sanguis) vacuus est. Eodem modo carnium spatia, de quibus in anatomicis administrationibus latiùs dictum est, vacua existunt omnia, præsertim quæ circa arterias orbiculatim earum diastolis incumbunt. In inflammationibus autem omnia sanguine replentur, ex vasis per eorum tunicas resudante, & in omni verò carnis parte roris instar permixto. De tumor. cap.* II , *chart. tom.* VII. *Vide etiam Method. med. lib.* X , *cap.* VI , *chart. tom.* X , *pag.* 233.

pour

DE LA CHIRURGIE. Liv. VI. 561

pour en faire mieux cadrer les lambeaux avec l'hypothèse de son illustre maître *(c)*! Plus libre que lui dans sa façon de penser, son illustre condisciple, M. de Haller, n'eut pas plutôt découvert sur le cadavre, l'état pathologique annoncé par les Anciens, qu'il se hâta de publier ses observations *(d)*, sacrifiant ainsi l'hypothèse qu'il avoit défendue dans ses Écrits, au desir louable de réhabiliter une ancienne vérité, dont il peut en quelque sorte passer pour l'inventeur, l'ayant étayée de faits & d'expériences qui lui donnent presque l'évidence de la démonstration *(e)*. Il faut néanmoins convenir que cette évidence ne frappa pas également tous les hommes instruits; car on a vu plus de dix ans après la publication des *Opuscules pathologiques*, deux Docteurs, tous deux célèbres par leurs connoissances, combattre encore, l'un pour assurer, & l'autre pour enlever au Professeur hollandois, la chimérique hypothèse de la déviation du sang dans les vaisseaux blancs. M. Astruc *(f)* la réclamoit contre Boërhaave pour Vieussens, & pour l'école de Montpellier, dont celui-ci étoit Docteur : « c'est, dit Astruc, dans cet Ouvrage de Vieussens *(g)*, qu'on trouve une observation importante, « qui fait voir que dans l'inflammation, le sang qui croupit « dans les parties enflammées, fait irruption dans les veines «

(c) Les Commentaires de Van-Swieten font plus d'honneur à son cœur qu'à son esprit, parce qu'il y montre plus de reconnoissance envers son maître que de jugement. Quand l'Auteur commenté a toujours raison, il est bien difficile que le Commentateur n'ait souvent tort. Je ne connois parmi les Commentateurs, que le célèbre *de Gorter* qui ait osé s'affranchir de la servitude dans laquelle ils rampent tous; & cela, en commentant le plus respectable de tous les Écrivains, le divin Vieillard. Vide *Medicina Hippocratica*.

(d) Opuscula pathologica, obs. 43, pag. 109, in-8.°; Lausanæ, 1755.

(e) On ne prétend pas dire que M. de Haller ne connut point la théorie de Galien : peut-être que l'observation quarante-troisième & les suivantes, ne firent que mettre au nombre des faits dans son esprit, ce qui y étoit déjà comme spéculation ingénieuse. Lui seul pouvoit nous apprendre si c'est à son érudition ou à sa rare sagacité, que nous devons *la théorie de l'inflammation*.

(f) Mémoires pour servir à l'Histoire de la Faculté de Montpellier, page 392.

(g) Novum vasorum corporis humani systema.

» lymphatiques, c'eſt-à-dire, paſſe des extrémités des artères,
» gorgées, dans les veines lymphatiques qui en naiſſent; ce
» qui augmente la tenſion, la chaleur & la douleur dans la
» partie enflammée, & éclaircit la nature & les cauſes de
» l'inflammation. Cette explication plut à Boërhaave, & il
» l'adopta dans ſes Écrits, ſans dire d'où il l'avoit priſe, ce
qui perſuada qu'elle étoit de lui. »

M. Lorry eſſayoit à ſon tour de dépouiller Vieuſſens du mérite de la découverte; il combattoit l'aſſertion d'Aſtruc dans preſque tous ſes points, & ſembloit faire très-peu de cas de la nouvelle théorie de M. de Haller. Selon lui, « Boërhaave ne s'eſt point approprié l'obſervation de Vieuſſens,
» il n'a parlé que d'après des conjectures raiſonnables, & ad-
» miſes même avant Vieuſſens, par Malpighi & par Bellini,
& atteſtées par le microſcope de Lewenhoeck *(h)*. » Deux choſes frappent dans ce peu de mots de M. Lorry, ſa perſévérance à donner à Boërhaave l'honneur de cette hypothèſe, & ſon obſtination à maintenir comme réelle la fiction qui lui ſert de baſe, quoique démentie par le microſcope qu'il invoque, & par les nouvelles découvertes d'Hewſon *(i)*, & de pluſieurs autres Anatomiſtes modernes, ſur *le ſyſtème vaſculaire lymphatique*.

Revenons à Galien. Il admet trois terminaiſons ſpontanées dans le phlegmon, la réſolution, la ſuppuration & la putréfaction, ſuſceptibles néanmoins d'être favoriſées ou ſupprimées par le Chirurgien *(k)*. Comme il n'y a rien d'irrégulier ni de capricieux dans la marche de la Nature, il ne doit y avoir rien d'inconſidéré ni d'arbitraire dans la conduite du Chirurgien. Ce n'eſt pas aſſez pour lui d'enviſager l'enſemble de la maladie, il faut qu'il la décompoſe en quelque ſorte, pour examiner ſéparément chacun des accidens qui la

---

(h) Mémoires (d'Aſtruc) pour ſervir à l'Hiſtoire de la Faculté de Montpellier, *page 392*.

(i) Experimental inquires, containing a deſcription of the lymphatic ſyſtem. By William Hewſon. London, 1774.

(k) Galen. *de inæquali intemperie*, cap. IV.

constituent. Ainsi se formeront dans son esprit les indications puisées dans deux sources principales, la disposition de l'apostème & la nature de la partie *(l)*. La disposition comprend la quantité, la qualité & la matière : la nature de la partie est variée comme le sont eux-mêmes les organes du corps animal.

Rechercher & faire cesser la cause du phlegmon, quand on peut la saisir, c'est satisfaire à la première & principale vue thérapeutique *(m)*; mais cette cause n'est pas toujours facile à saisir; souvent elle n'est pas unique, & quelquefois elle est si éloignée & si puissante, que l'Art n'en peut arrêter l'effet. Galien fournit un exemple de l'énergie des causes générales éloignées, qu'on croit pouvoir placer ici, quoiqu'il n'ait pas un rapport exact avec la matière qu'on y traite; tant parce qu'en lui-même il mérite d'être connu, que parce qu'on désespère de le mieux placer ailleurs.

« La famine, dit Galien, qui ravagea pendant plusieurs années de suite un grand nombre des Nations soumises aux Romains, n'a que trop prouvé combien les alimens de mauvais suc sont propres à créer des maladies *(n)*. Les citoyens, selon leur coutume, ayant fait provision en été du blé nécessaire pour le reste de l'année, & absorbé par-là tout ce qu'il y avoit dans les campagnes de froment, d'orge, de fèves & de lentilles, ne laissèrent aux Cultivateurs que quelque peu de légumes. Ceux-ci consommèrent pendant l'hiver le peu de vivres qui leur étoient restés; de sorte qu'au printemps, ils furent réduits à se nourrir de substances de mauvais suc, comme de jeunes branches d'arbres & d'arbrisseaux, de bulbes & de racines de plantes, d'herbes-agrestes bouillies, sans rejeter même celles qu'auparavant ils n'eussent osé goûter. Il arriva de-là que les uns à la fin du printemps, & tous les autres au commencement de l'été, furent attaqués de quantité »

(l) Meth. meden. lib. XIII & XIV.
(m) Lib. II, ad Glauc. cap. II.
(n) De Bonitate & Vilitate succorum, cap. I.

» d'ulcères à la peau, tellement variés, que les uns reſſembloient
» au phlegmon, d'autres à l'éréſipèle, quelques-uns aux diffé-
» rentes eſpèces de dartres, à la galle & à la lèpre : telles furent
» les éruptions qui ſe portant paiſiblement à la peau, donnèrent
» iſſue aux humeurs viciées dont les viſcères & l'intérieur du
» corps étoient abreuvés. D'autres éruptions prirent le caractère
» de charbon & de gangrène, furent accompagnées de fièvres,
» & firent périr le plus grand nombre des malades ; & ſi quel-
» ques-uns en échappèrent, ce ne fut qu'avec peine & à la
» longue. Il régna auſſi dans le même temps des fièvres ſans
» éruption, qui ſe terminoient par des dévoiemens âcres &
» fétides, accompagnés de douleurs d'entrailles ou de teneſmes;
» ou par des urines d'une telle acrimonie, que chez quelques
» malades, elles produiſirent des ulcérations dans la veſſie. On
» en vit guérir par des ſueurs fétides ou par des abcès putrides;
» & quant à ceux qui ne furent pas ſecourus par les criſes, ils
» périrent tous, ou par l'inflammation manifeſte de quelque
» viſcère, ou par la violence & la malignité de la fièvre.
» Quoique la foibleſſe des malades, plutôt que le défaut de
» confiance en la ſaignée, inſpirât aux Médecins de l'éloignement
» pour ce ſecours, quelques-uns s'étant permis de l'employer
» dans les premiers temps de l'invaſion, je remarquai, dit
» Galien, que le ſang d'aucun de ces malades ne reſſembloit
» à celui des perſonnes ſaines, mais qu'il étoit brun, noir ou
» trop ſéreux, même âcre au point d'irriter en paſſant l'ouverture
» de la veine, & d'en rendre la réunion longue & difficile. »

L'effroyable maladie que Galien décrit ici, avoit-elle
quelque rapport avec la *maladie des ardens*, ou la gangrène
sèche épidémique attribuée au seigle ergoté ? Cette dernière
maladie eſt-elle la même que celle produite par l'ivraie, qui
ſe caractériſoit par des ulcères à la peau *(o)!* Ces doutes

(o) Etenim cùm anni conſtitutio prava aliquando fuiſſet, lolium affatim tritico innaſci contigit ; quod cùm neque agricolæ accommodatis ad eam rem cribris exactè purgaſſent, neque piſtores, quòd paucus eſſet tritici pro-
ventus, ſtatim quidem multis caput dolere cœpit : ineunte verò æſtate in cute multorum qui comederant, ulcera aut aliud quoddam, quod ſuccorum pravitatem indicaret, eſt ſubnatum. Galen. *de aliment. facult.* lib. I, cap. 37.

que la plupart des Lecteurs partageront, ont dû s'élever dans notre esprit; mais ce n'est pas ici le lieu de les approfondir: ce seroit devancer de plusieurs siècles l'époque qui doit amener la discussion de cet important objet. Revenons:

« Si le phlegmon est accompagné de pléthore, ou même si, sans pléthore, la douleur & la chaleur entretiennent la fluxion *(p)*, pour le dissiper, on saigne le malade, on le baigne fréquemment, on l'exerce ou on le frictionne, à moins que la fièvre ou l'extrême souffrance ne rendent le concours de ces moyens impraticable ou dangereux *(q)*; car, ajoute Galien, si le malade est déjà fébricitant, il n'est pas raisonnable de vouloir diminuer la pléthore par l'exercice, par les onctions échauffantes, par les frictions ou par les bains; l'abstinence des viandes, la saignée ou quelque purgation sont alors les seuls secours que la raison & l'expérience approuvent: dans le cas contraire, on peut les employer tous, en choisissant néanmoins les mieux appropriés à la circonstance présente. Il est évident, continue-t-il, que celui dont la jambe, par exemple, est enflammée, ne peut ni marcher ni courir ni se tenir debout; mais qu'il peut soutenir de longues frictions suivies de quelqu'exercice des extrémités supérieures qui conserve aux inférieures l'immobilité dont elles ont besoin, & que le contraire a lieu quand les parties supérieures sont attaquées de phlegmon. Le précepte de faire révulsion est d'une application générale: on ne purge pas, quand l'anus ou ses environs sont enflammés; on ne donne point de diurétiques, quand c'est la vessie, les reins ou le colon; ni des emménagogues, quand c'est la matrice ou quelqu'autre partie de la génération; mais on évacue toujours par les émonctoires les plus éloignés du siége de l'inflammation, en observant toutefois de n'évacuer que lorsqu'on peut le faire sans danger: car si les mauvaises humeurs abondent, l'évacuation procurée par le bain & l'exercice, seroit nuisible *(r)*. Il en est des »

(p) Nihil est quod profluvium (sanguinis) magis, quàm dolor, proritet, & phlegmonas augeat. Galen. *Meth. meden. lib. V, cap. IV.*

(q) Idem, ibidem, *cap. VI.*

(r) Galen. *Meth. meden. lib. XIII, cap. VI.* Tous les Lecteurs sentent

» évacuations du sang comme de celles des humeurs; c'est par
» les lieux les plus éloignés qu'elles doivent se faire : la main
» est-elle enflammée? c'est au pied qu'on doit saigner ou scarifier.
» Est-ce la jambe? c'est à la jambe opposée, &c.
» Pour entrer dans les détails de la curation du phlegmon,
» parlons, dit Galien, de celui dont la cause réside dans le lieu
» même qu'il occupe, & disons qu'il faut combattre d'abord la
» disposition de la partie qui lui a donné lieu, ensuite les effets qu'il
» a produits. Quelquefois les chalastiques, c'est-à-dire les remèdes
» modérément chauds ou relâchans *(s)*, remplissent cette double
» intention, comme lorsque le phlegmon provient de ventosité
» jointe à la rigidité des parties, ou de cause froide; car ces
» médicamens atténuent la flatuosité, appaisent la douleur, &
» par conséquent modèrent l'afflux des humeurs sur la partie
» enflammée, & résolvent les sucs déjà fixés. Si la cause du
» phlegmon est chaude, & sur-tout si la matière qui afflue est
» tenue & subtile, il faut au contraire insister sur l'usage des
» rafraîchissans & des astringens, & d'autant plus que la matière
» est plus subtile *(t)* ». En général les phlegmons commençans,
ceux sur-tout qui attaquent les parties nerveuses, veulent être
répercutés dans le commencement, où qu'ils soient situés. »
Cette pratique, quoique susceptible d'accidens lorsque le sang est
fortement engagé, & par conséquent peu disposé à la répercussion *(u)*, ne manquera pas de succès dans les cas contraires, si,
comme Galien l'ordonne, on couvre de répercussifs, non-
seulement le phlegmon lui-même, mais les parties qui l'avoi-
sinent le plus supérieurement, c'est-à-dire, du côté du cœur.
Parmi les topiques destinés à opérer la répercussion, un de
ceux dont Galien faisoit le plus de cas, étoit la pierre
hématite, réduite en consistance de miel, par la trituration

---

sans qu'on les en avertisse, que ce que Galien dit ici du bain est un peu relatif à l'usage habituel qu'en faisoient les Grecs, les Romains, & en général tous les peuples orientaux. Voyez ci-devant, *pages 316 & suiv.*

(s) Le mot chalastique vient du grec, Χαλάω ou Χαλάζω, *remitto*.

(t) Galen. *Meth. meden. lib. XIII, cap. VI.*

(u) Ibidem.

dans un mortier de pierre *oculaire* ou médicale *(x)*, & par l'addition d'un peu d'eau *(y)*. Il compte aussi beaucoup sur l'effet préservatif ou *défensif* du bandage roulé dans les fractures simples *(z)*; & ce qui semble devoir étonner le plus dans l'emploi de ce moyen, c'est que Galien n'a pas même soupçonné qu'il pût produire des accidens : d'où l'on doit naturellement inférer que ce bandage n'en produit point, pourvu qu'il soit appliqué sur tout le membre, tant supérieurement qu'inférieurement à la fracture. Ce bandage exerce une pression égale qui repousse les humeurs vers le tronc, & ne leur permet pas de se porter à l'extrémité malade : c'est ainsi, selon Galien, qu'il garantit le membre de l'engorgement & de l'inflammation dont il étoit menacé. C'est aussi dans cette première période de l'inflammation, quelle qu'en soit la cause, coup, douleur, foiblesse de la partie, &c. qu'il faut tirer du sang *(a)*. La ventouse s'applique dans deux temps du phlegmon, & pour remplir deux indications : Placée dès le commencement, loin du lieu qu'il occupe, elle l'empêche de croître, modère ses progrès ou le résout *(b)*; appliquée sur l'inflammation même, après que le corps a été suffisamment évacué, elle pompe & attire non-seulement les humeurs fluides, mais celles même qui commençoient à prendre la consistance squirreuse *(c)*. Cet effet de la ventouse suppose que le siége du phlegmon est profond; car s'il étoit superficiel, le cornet seroit pernicieux *(d)*. Enfin lorsque malgré tous ces secours réunis, l'augmentation des symptômes, & sur-tout les douleurs pulsatives, annonçoient le travail de la suppuration, Galien favorisoit cette terminaison par les topiques convenables, entre lesquels il semble donner la

---

(x) In cote oculari. *De simpl. med. facult. lib.* IX : In cote Medicâ, *de compos. med. sec. loc. lib.* IV, cap. IV.

(y) De simpl. meden. facult. lib. IX.

(z) Meth. meden. lib. VI, cap. V.

(a) De curatione per sanguinis missionem.

(b) De hirudinibus.

(c) Meth. meden. lib. XIII, cap. XIX.

(d) De constitutione Artis, in isagogicis, cap. XVII.

préférence, fur un très-grand nombre d'autres, au *tetra-pharmacum (e)* & aux deux fuivans : le premier, eſt compoſé de farine de froment, d'eau & d'huile bouillis enſemble ; & le ſecond, de parties égales de mucilage, de figues & d'écorces de racines de guimauve, avec le quart du poids total des autres ingrédiens, de farine de froment ; le tout réduit en conſiſtance de cataplaſme *(f)*. A ces trois topiques, on en ajouteroit un quatrième, s'il n'étoit impraticable, très-efficace, ſelon Galien, pour hâter la ſuppuration, c'eſt l'application des mains, long-temps continuée.

Il eſt des phlegmons qui ſuppurent difficilement, & menacent de s'endurcir. Galien prévenoit cette terminaiſon, ſoit en appliquant les fondans les plus actifs, tels que le chou, la géroflée, ou bien en les ſcarifiant ; & comme il avoit reconnu que les ſcarifications légères ne produiſent que peu d'effet, & que les inciſions profondes donnant beaucoup de ſang, affoibliſſent les malades en pure perte, il faiſoit des ſcarifications moyennes ; & dans la ſuite, il procuroit la fonte de ce qui reſtoit, par des cataplaſmes faits avec la décoction de racines de brione, de cabaret, de concombre ſauvage, ou d'une ſeule de ces racines, & les figues ſèches, la farine d'orge, la graiſſe d'oie ou de chapon, & à leur défaut, le ſaindoux. Si la maturation devenoit complète, il ouvroit le dépôt & panſoit ordinairement la plaie avec un mélange de levain & de coquilles d'huîtres calcinées & pulvériſées, dans lequel il reconnoît la double propriété de réſoudre doucement & de deſſécher *(g)*.

On a quelque peine à ſe familiariſer avec l'idée de ſcarifier des parties enflammées, & cependant cette pratique eſt

---

(e) De ſimpl. med. facult. lib. XI & alibi. On donnoit auſſi le nom de *tetrapharmacum* à un mets dont l'Empereur Adrien étoit très-friand : *Inter cibos unicè amabat (Hadrianus) tetrapharmacum, quod erat de faſiano, ſumine, perna & cruſtulo.* Ælius Spartianus, in ejus vitâ.

(f) Ad Glauc. lib. II, cap. VII.
(g) Ibidem.

fort ancienne. On croit la reconnoître dans Hippocrate (h), & l'on eft forcé de la voir dans Antylus (i). D'ailleurs, le témoignage de Galien femble pofitif. En effet, fi par *fcarifier*, il avoit entendu *ouvrir l'ab.ès*, les fcarifications ne pouvoient être ni trop fuperficielles, ni trop profondes, elles devoient atteindre le fiége du dépôt & ne pas le dépaffer; mais fi c'eft le lieu même enflammé qu'on fcarifie, avant la formation du pus, comme on a vu que Columelle le pratiquoit fur les brutes (k), alors les fcarifications font fufceptibles de plus ou moins de profondeur (l).

Revenons à l'abcès. S'il réfifte aux divers moyens indiqués plus haut, il paffe dans la claffe des ulcères. On ne le fuivra pas plus loin, quant à préfent, ne voulant pas perdre de vue les variétés que la nature des parties enflammées établit dans les indications du phlegmon. Les Méthodiques négligeant les indications qu'on peut puifer dans cette fource (m), réduifoient en quelque forte la Médecine à la connoiffance des médicamens génériques, & la mettoient par conféquent, felon la remarque de Galien, en état d'être apprife, comme l'annonçoit Theffalus, non-feulement *en fix mois*, mais *en fix jours*. Les dogmatiques jugeoient bien autrement de l'importance de ces indications locales. Galien en fait toujours l'énumération la plus exacte, parce qu'il les regarde, avec raifon, comme la bafe de tout traitement rationnel : ici, par

---

(h) *Tumores in pedibus oborti, & fponte, & non fuâ fponte, in quibus neque tumores neque inflammatio a cataplafmatis fedatur : & fi quis fpongias deliget, aut lanas, aut aliud quid fuper fanam partem, poftea intumefcunt fuâ fponte, ac inflammantur : influxio fanguinis per venas in caufa eft, fi cui non contufio caufa eft. Et fi alicubi alia in corporis parte tale quid fiat, eadem ratio eft. Verùm fanguinem detrahere oportet, de venis præfertim influentibus, fi confpicuæ fuerint. Sin minùs, pertundere tumores oportet, profundioribus ac frequentioribus vulnufculis impactis. De ulceribus, in fine.*

(i) *Apud.* Galen, *de cucurbit. cap. XVIII.*

(k) *Voyez* ci-devant, *page 36*.

(l) *Si vero per fumma cutis in parte inflammatâ tenfio valida fuerit, multis fcarificationibus incidere oportet in fuperficie... De art. curat. ad. Glauc,* lib. II, cap. VII.

(m) *Meth. meden. lib. XIII, cap. XX.*

exemple, il nous apprend que l'évacuation par le vomissement, convient aux inflammations des parties de la génération; tandis que celles de l'intérieur de la bouche & des yeux se trouvent mieux des cathartiques *(n)*.

Ce n'est pas à dire pour cela que toutes les ophthalmies cèdent aux purgatifs; Galien est loin de le prétendre, puisqu'il s'efforce de justifier l'aphorisme remarquable, où le divin Vieillard semble réunir les plus frappantes contrariétés, en disant, que *les douleurs des yeux se guérissent, ou par la boisson de vin pur, ou par le bain, ou par les fomentations, ou par la saignée, ou par la purgation (o)*. « Tu m'as vu,
» dit-il à Hieron, guérir par le bain, les fomentations, le vin,
» la saignée ou la purgation, placés à propos, les mêmes dou-
» leurs des yeux que les Empiriques ne traitent qu'avec des
» médicamens faits d'*opium*, de mandragore, de jusquiame,
» substances destructives des yeux; car elles n'appaisent la
» douleur qu'en émoussant le sentiment. Tu as connu plusieurs
» personnes qui ayant usé trop abondamment de ces remèdes,
» n'ont pu recouvrer la vue. Tu te souviens que parmi ces
» malades, il en étoit chez qui la vue, après s'être obscurcie
» & affoiblie, avoit enfin entièrement cessé par l'effet de la
» suffusion, de la paralysie de la pupille, de l'atrophie ou de la
» corrugation de l'œil. Tu sais aussi que cette pratique m'est
» propre, que je l'ai inventée, qu'elle est le fruit de mes méditations, &c. » *(p)*. Si Galien perfectionna réellement, comme il l'assure, le traitement des maladies des yeux, on lui doit d'autant plus de reconnoissance, que du temps de Celse les maladies de cet organe, après avoir fait le désespoir du Chirurgien en se montrant rébelles à ses soins, faisoient

---

(n) Meth. meden. lib. *XIII*, cap. *XI*.

(o) Lib. *VI*, aph. *XXXI*. On peut joindre au Commentaire de Galien sur cet aphorisme, ce qu'en dit Aëtius *(tetr. II, ser. 3, cap. VI)*, qui s'est spécialement appliqué à déterminer les cas où ces moyens conviennent, à l'exclusion l'un de l'autre.

(p) Meth. med. lib. *III*, cap. *II*.

quelquefois sa honte, en guérissant toutes seules dès qu'il ne les traitoit plus *(q)*.

　　La nature & la situation des parties enflammées n'ont pas moins d'influence sur le genre de vaisseau qu'on doit ouvrir pour remplir l'indication générale, que sur le choix des autres moyens curatifs. Pour les inflammations de la bouche ou des organes qu'elle renferme, on saigne à la céphalique ou à la médiane; pour celles du foie, du thorax, du poumon & du cœur, à la basilique; pour la squinancie, on ouvre d'abord les veines du bras, ensuite celles du front; enfin pour les maladies des reins, de la vessie, des parties de la génération, celles des jambes, sur-tout les poplitées. Ce n'est pas assez pour Galien d'avoir indiqué par leur nom les vaisseaux qu'on doit ouvrir, comme ils sont doubles, il croit devoir avertir que c'est de la veine opposée à l'inflammation qu'on doit tirer le sang, par conséquent saigner du bras droit dans l'inflammation de la rate, & du gauche dans celle du foie *(r)*. On doit suivre la même règle dans l'emploi des ligatures: quand un membre est enflammé, on les place sur ceux qui ne le sont pas, & quand c'est le tronc, sur toutes les extrémités.

　　Les mêmes topiques, quelque bons qu'ils soient de leur nature, ne conviennent pas à toutes les inflammations: celles de la matrice veulent être fomentées avec la décoction de géroflée, de *calamus aromaticus,* avec le suc de centaurée, &c; celles des environs de l'anus cèdent plus facilement aux préparations d'aloès, au suc de centaurée, à la décoction de galles; & celles du *rectum,* de la verge, des testicules, des mamelles, *au suc de plomb,* c'est-à-dire aux sucs des végétaux rafraîchissans, battus dans un mortier de plomb, avec un pilon de même métal.

　　La douleur inflammatoire des oreilles se trouve bien des

(q) Sicut in oculis quoque deprehendi potest, qui a Medicis diu vexati, sine Iis interdum sanescunt. Celf. lib. *VII,* in præm.

(r) Meth. meden. lib. *XIII, cap. XII.*

répercuffifs, tels que le vinaigre & l'huile rofat, tandis que l'inflammation du foie ne les fouffre point, non plus que les relâchans, & qu'elle exige des répercuffifs dès le commencement. Cette diftinction eft même, felon Galien, d'une telle importance dans l'hépatite, que les relâchans tuent infailliblement ; ce qu'il prétend prouver par un exemple d'autant mieux placé dans cette Hiftoire, qu'il fert à faire connoître la fecte méthodique & le mépris de Galien pour ceux qui la profeffoient *(f)*.

« Croyez-vous, dit-il, que les parties attaquées de phlegmon
» n'apportent par elles-mêmes qu'une différence légère dans la
» méthode générale de les traiter ? elle eft immenfe à mon
» avis, quoique ceux qui partagent la ftupidité de Theffalus
» croient que l'indication commune fuffit. Que je vous rap-
» pelle à ce fujet leur excellente pratique, dont Théagène,
» Philofophe cynique, vient d'éprouver les effets : je me ferai
» d'autant moins de fcrupule de les divulguer, que ce Philo-
» fophe étoit connu de tout le monde, parce qu'il parloit tous
» les jours en public dans le cirque de Trajan. Le Médecin
ATTALUS. » qui le foignoit étoit un difciple de Soranus, nommé *Attalus*.
» Il couvroit la région du foie d'un cataplafme de mie de pain
» & de miel, ne fe doutant pas qu'il fallût aftreindre légère-
» ment ce vifcère, comme étant le principe de la faculté
» nutritive, & la fource du fyftème veineux. Il traita donc le
» foie comme on traite un bubon, avec les fomentations
» d'huile chaude, les cataplafmes de pain & de miel, & pour
» nourriture, une forte de gruau clair, trois moyens auxquels
» fe bornent à préfent la plupart des Theffaliens *amétho-*
» *diques (t),* dans le traitement des maladies aiguës. Je crus
» devoir avertir Attalus en particulier, de mêler à ces re-
» mèdes quelqu'aftringent, non que je vouluffe lui faire con-
» fidérer la nature du vifcère malade, car c'eût été peine

(f) Meth. meden. lib. XIII, cap. xv.

(t) Il eft inutile d'avertir que l'*a* eft pris ici privativement, comme dans acéphale, fans tête, c'eft-à-dire que les Méthodiques n'avoient point de méthode.

perdue (u), seulement je lui mis sous les yeux ce que j'estimois le plus propre à le persuader, & ce à quoi je vois qu'on acquiesce le plus volontiers : savoir, qu'une longue expérience avoit appris que le foie exige des médicamens mixtes, & qu'il le trouveroit ainsi consigné dans les Traités de thérapeutique. Mêlez donc, lui dis-je, si vous le jugez à propos, quelque peu d'absinthe au cataplasme, & faites infuser sur la même plante l'huile dont vous vous servez.... « Vous pourrez aussi mêler aux cataplasmes, du suc de myrobalans, l'iris, la fleur de jonc, la racine de nard ou celle de souchet; on pourroit même les préparer de temps en temps avec le vin & la lie, & même y faire entrer les coings.... « Quant à l'huile, on doit préférer aux autres, celles d'Espagne & d'Istrie, pures ou composées avec le lentisque, le myrte, &c..... J'ajoutai qu'il ne seroit pas inutile d'incorporer de l'hysope attique dans les cataplasmes ou dans les cérats, car je desirois substituer ceux-ci aux cataplasmes; j'essayois en un mot, de lui faire passer sous les yeux toute la suite du traitement, pour le mettre à même de composer avec différentes substances, les épithèmes qui devoient succéder aux cataplasmes. Mais Attalus m'interrompant, me dit : si je n'avois pas autant de déférence que j'en ai pour vous, je n'aurois rien enduré de ce que vous venez de me dire. Vous me conseillez, comme à un ignorant, d'aller heurter contre les écueils où les anciens Médecins ont échoué, avant que le chef de notre secte eût découvert les vrais principes de la Médecine. Au reste, laissez-moi traiter Théagène à ma manière, & bientôt vous le verrez guéri. Cependant, lui repartis-je, si après de petites sueurs grasses & visqueuses il vient à mourir subitement, vous souviendrez-vous alors de vos promesses, & serez-vous désabusé ? Attalus ne repliqua que par un rire moqueur; & me quittant aussitôt, il ne me laissa pas le temps de lui développer ma façon de penser sur le gruau, non plus que sur la nécessité d'ajouter aux boissons, de légers

---

(u) *Id enim fuisset planè asino fabulam narrare*, phrase proverbiale.

» diurétiques, attendu que l'inflammation occupoit la partie
» convexe du foie; car de même que les purgatifs ont une
» action marquée sur la face concave de ce viscère, de même
» les diurétiques légers, tels que l'ache, en ont une très-sen-
» sible sur la face convexe: on peut même, durant la coction
» employer des diurétiques plus forts, comme le cabaret, le
» nard celtique, &c; ou, si la partie concave est enflammée,
» tenir le ventre libre avec le carthame, l'ortie, la mercuriale,
» l'épithyme, le polypode, mêlés aux alimens. Il importe
» d'observer que la déclinaison de la maladie est plus favorable
» à l'usage de ces remèdes que ses autres périodes..... Les
» lavemens d'eau, de miel, de sel & de nitre, employés au
» commencement & rendus plus actifs sur la fin, sont très-
» propres à résoudre les duretés que le phlegmon peut laisser
» après lui, duretés très-disposées à devenir squirreuses dans la
» rate & le foie.....
» Il est temps de voir ce qui arriva à Théagène ou plutôt
» à Attalus. Comme il m'avoit promis de guérir son malade
» en trois jours, il redoubla de soins, fomenta plus souvent,
» renouvela plus fréquemment les cataplasmes, espérant que le
» succès répondroit à l'empressement avec lequel il le cherchoit;
» & il le croyoit si certain, qu'il n'hésitoit pas de donner de
» jour en jour de meilleures espérances à ceux qui s'informoient
» de l'état du Philosophe. Enfin il arriva, comme je l'avois
» prédit, que Théagène mourut subitement. Cependant il y
» eut ceci de risible, qu'Attalus allant faire sa visite ordinaire,
» prit avec lui plusieurs de ceux qui s'étoient informés de l'état
» du malade, afin de leur prouver qu'il pouvoit *être lavé.*
» Suivi de ce cortége, il entre triomphant dans la maison
» du mort, au moment où quelques amis, tous Philosophes,
» se disposoient à *le laver (x);* & comme personne ne pleuroit

---

(x) On sait que les Romains, habitués à se *laver* tous les jours, n'in-
terrompoient le bain que dans les
maladies graves, & qu'ils le repre-
noient dès les premiers jours de la
convalescence. On sait aussi qu'ils
étoient dans l'usage, comme tous les
Orientaux, de laver les morts avant
de les mettre dans la bierre, soit pour
les porter en terre ou sur le bûcher,

à la porte, le Philosophe n'ayant ni femme, ni enfans, ni « serviteurs, il eut la honte de conduire jusqu'au cadavre ce « grouppe de spectateurs. C'est ainsi que l'âne de Thessalus tint « la parole qu'il avoit donnée, de débarrasser en quatre jours « Théagène du phlegmon du foie. »

Disons, puisque l'occasion s'en présente, que Galien interprétant un aphorisme d'Hippocrate rapporté plus haut (y), expliqua fort ingénieusement comment les hydatides du foie peuvent verser le fluide qu'elles contiennent dans l'épiploon, & donner naissance à l'hydropisie épiploïque (z); & ajoutons qu'il décrivit l'hydropisie du péricarde, après l'avoir vue dans un singe qu'il disséqua (a).

Dans le très-grand nombre de maladies que le phlegmon peut compliquer, on en distingue deux, l'érésipèle & le charbon, qui sont moins des complications phlegmoneuses, que des espèces particulières de phlegmon.

Le charbon, appelé par les Grecs *anthrax*, est un ulcère rongeant avec escarre, accompagné de fièvre, de chaleur locale très-vive & d'une inflammation si violente dans son contour, qu'il en est livide (b). Non plus que la mentagre, le charbon n'étoit pas propre aux Romains; il leur avoit été apporté du dehors, & probablement de la Gaule Narbonnoise où il étoit endémique, sous la censure de Lucius Paulus & de Quintus Marcius, qui présidèrent à la clôture du cinquante-troisième lustre, l'an de Rome 590. Du temps

---

C'est d'après ce double usage du bain, que Galien joue sur le mot *laver*. Attalus avoit promis que Théagène seroit en état d'*être lavé* ou de prendre le bain; il tint parole: Théagène fut en effet *lavé*; mais au lieu d'un bain de propreté, il prit un bain *funéraire*.

(y) Voyez ci-devant, page 210.

(z) *In omentum autem non potest aqua effluere, nisi aliquo modo ipsum exedatur: est enim solidum & firmum undequaque; ita ut nihil in ipsum ex aliqua parte possit incidere, nisi ex ventriculo, colo, ac liene, illisque partibus, unde ipsum enascitur. Vel igitur vult (Hippocrates) omentum exedi, quâ parte vicinum est hepati, hoc est dextra......* Comment. VII, in Hipp. aph. 55. *Vide* Sauvag. Nosol. tom. II, pag. mihi 506, in-4.°

(a) *De loc. affect. lib. V, cap. 11.* Il parle au même endroit des plaies du cœur.

(b) Galen. *Meth. meden. lib. XIV*, cap. X; Comment. 6, aph. 45.

de Pline, le charbon étoit une maladie très-formidable en Italie, soit qu'il eût acquis de nouvelles forces en franchissant les Alpes, soit qu'on n'eût pas encore appris à le traiter ; puisque ce Naturaliste observe que dans le temps où il écrivoit ceci, & dans la même année *(c)*, il étoit mort de ce mal deux personnes consulaires, Julius Rufus & Quintus Lecanius Bassus, mentionné dans la préface de Dioscoride. Selon l'illustre Naturaliste, le premier mourut par l'ignorance des Médecins, qui ouvrirent le charbon; l'autre *pour s'être fait au pouce de la main gauche, avec une aiguille, une plaie presque imperceptible (d)*. Le charbon se place dans les parties les plus cachées du corps, communément sous la langue. Il prend la forme d'un gros bouton dur, rouge à la manière des varices, mais dont la tête est noirâtre : quelquefois il est livide & cause seulement dans la partie qu'il affecte, un sentiment de tension, sans enflure, sans douleur, sans démangeaison, en un mot, sans autre symptôme qu'un assoupissement qui accable le malade & l'emporte en trois jours. Quelquefois le charbon donne des frissons, élève de petites vessies dans ses environs; mais rarement produit-il la fièvre : la mort est prompte quand il gagne la gorge ou l'estomac.

En voilà assez pour satisfaire la curiosité, revenons à la solide instruction. Le charbon commence le plus souvent

---

(c) Plin. *Hist. natur. lib. XXVI, cap. I.*

(d) Cet endroit de Pline a fort embarrassé les Traducteurs. On lit dans tous les manuscrits : *Hic verò pollice lævæ manus evulso acu ab semetipso, tam parvo vulnere, ut vix cerni posset, ibidem.* M. Querlon traduit, « l'autre » mourut pour s'être arraché lui-même » avec une aiguille le pouce de la main » gauche, quoique la marque du » charbon fût si peu de chose qu'on pouvoit à peine la voir. » Les nouveaux Traducteurs au contraire, après avoir fait d'*acu acumine*, composent le sens suivant; « l'autre, pour avoir enlevé lui-même la sommité « du sien avec le pouce de la main « gauche; ce qui formoit une si petite « plaie, qu'elle étoit presque imperceptible ». Si, laissant là le texte, on ne consultoit que les lumières chirurgicales, on diroit que le second malade périt, non d'un charbon, qui se place rarement au bout du doigt, mais d'un panaris, produit par la piqûre d'une aiguille au bout du pouce de la main gauche; maladie que Pline a pû confondre avec le charbon.

par une pustule; d'autres fois, la pustule ne paroît pas d'abord;
la partie démange, on la gratte, la pustule survient & se
couvre d'une croûte ou escarre: il arrive aussi quelquefois
dans ce dernier cas, qu'au lieu d'une pustule il en survient
plusieurs, semblables à des grains de millet, & pareillement
surmontées de la croûte propre au charbon *(e)*. De toutes
les espèces de cacochymie, la plus propre à former le
charbon, est l'atrabile, & dans les pays qu'il ravage, il semble
préférer les lieux bas exposés au Midi & garantis des vents
du Nord *(f)*. Il ne tue pas toujours, mais il laisse bien peu
d'espoir quand il a produit le délire *(g)*. La curation du
charbon, consiste à saigner, même jusqu'à la syncope, s'il n'y
a pas de contr'indication étrangère à la maladie; à résoudre
& rafraîchir modérément ses environs, non avec les suppuratifs
ordinaires, qui favorisent la putréfaction *(h)*, mais
avec des cataplasmes de plantin, de lentilles & de mie de
pain; tandis qu'on panse la tumeur même, après l'avoir
scarifiée profondément, avec les médicamens les plus actifs,
tels que ceux d'Andron, de Pasion, de Polyide..... &c. PASION,
Remarquons que ces topiques sont des espèces d'onguens POLYIDAS.
cathérétiques, & qu'en général le traitement de Galien pour
l'anthrax superficiel *(i)*, est peu différent de celui de Celse.

La bile jaune fortement échauffée, forme l'érésipèle. Si
elle est mêlée au sang dans la partie malade, ce n'est plus un
érésipèle simple, c'est un phlegmon érésipélateux, ou un
érésipèle phlegmoneux *(k)*. L'érésipèle peut compliquer aussi
le squirre & l'œdème, & alors on l'appelle érésipèle squirreux
ou œdémateux. L'érésipèle est plus jaune, plus chaud,
mais moins douloureux, moins rénitent & moins compact
que le phlegmon, puisqu'une légère pression suffit pour exprimer
les liquides qui le forment, & rendre à la peau la

(e) Meth. med. lib. XIV, cap. x.
(f) Galen. de temperam. lib. III; de atrabile; de morb. vulg. Comment. 1.
(g) Galen. prorrhetic. Comment. 1.
(h) Meth. meden. ibidem.
(i) Tome I, page 389.
(k) Meth. med. lib. XIV, cap. 12 & III.

couleur qui lui eſt propre. Comme l'éréſipèle a ſon ſiége à la ſurface de la peau, il n'eſt pas accompagné de pulſations, ni ſuivi de ſuppuration comme le phlegmon ; mais s'il occupoit les chairs, il participeroit à la nature & aux terminaiſons de cette dernière maladie. C'eſt au printemps, que les éréſipèles règnent, parce que c'eſt dans cette ſaiſon que les humeurs épaiſſies & fixées durant l'hiver, reprennent leur mouvement & leur ténuité *(l)*; ce qui n'empêche pas qu'il ne puiſſe ſe montrer dans les autres ſaiſons & même à volonté *(m)*, puiſqu'il peut ſurvenir à beaucoup de maladies, comme à la dénudation des os, à l'exuſtion ou nécroſe, &c. *(n)*.

Quoique l'éréſipèle ſoit du genre des maladies inflammatoires, il n'admet point la ſaignée, & cède pour l'ordinaire aux purgatifs cholagogues *(o)*, aidés de la diète & des topiques appropriés à ſes différentes périodes. Dans le commencement, les médicamens froids ſont tellement indiqués, ſelon Galien, que toute preſſante que puiſſe être l'indication de purger la *bile jaune*, celle de rafraîchir l'eſt encore davantage *(p)*. On doit donc employer extérieurement les topiques les plus froids,

---

(l) Galen. *Comment. I, in aph. 15.*

(m) Galien met l'éréſipèle ſimple au nombre des maladies que les eſclaves Romains, d'ailleurs tout auſſi habiles que les nôtres à s'étouffer en interceptant la reſpiration, étoient venus à bout d'imiter. Les Médecins de ſon temps, comme ceux des temps antérieurs, étoient ſouvent requis par les Maîtres, de prononcer ſi la maladie dont ſe plaignoit l'eſclave étoit réelle & ſpontanée, ou feinte & artificielle; & comme à ſon avis il ſeroit honteux qu'un Médecin fût la dupe des ſupercheries d'un idiot, il expoſe tous les moyens propres à manifeſter la vérité, dans un Traité, qui a pour titre : *Quomodò morbum ſimulantes ſint deprehendendi.* Les Chirurgiens des colonies y trouveront de quoi ſe mettre en garde contre une infinité de ruſes, de tours & de piéges que la pareſſe des nègres leur tend continuellement.

(n) *In oſſis exuſtione, eryſipelas :* Galien ajoute dans ſon commentaire ſur cet aphoriſme *(lib. VII, aph. 19); hoc in loco maximè oportet ſubaudire, malum.* M. Lefebre de Villebrune, plus tranchant que le Médecin de Pergame, accole cet aphoriſme au ſuivant, *ab eryſipelate putredo, aut ſuppuratio, malum ;* & des deux il forme le ſien, que voici : *oſſi denudato accedit eryſipelas, eryſipelati putredo, vel ſuppuratio.* Voyez les commentaires très-ſimples, très-ſenſés & très-vrais du ſavant Gorter ſur ces deux aphoriſmes.

(o) Meth. med. *lib. XIV, cap. 1; de art. curat. ad Glauc. lib. I, cap. I.*

(p) Meth. meden. *lib. XIII, cap. VIII.*

tels que le suc de joubarbe, de mandragore, de jufquiame, le *mæconium (q)*, à demi glacés par l'application de la neige aux vaisseaux qui les contiennent, même l'eau froide intérieurement & extérieurement *(r)*, à moins qu'il n'y ait ulcération ; car alors ces topiques nuiroient *(s)*. Ils nuiroient aussi après que la grande ardeur est dissipée, & que la couleur est devenue livide ; il est temps alors de passer aux résolutifs. Comme il y a un terme à tout, & que l'usage touche de près à l'abus, lorsqu'on a porté trop loin l'indication de rafraîchir, la tumeur s'endurcit, devient squirre *(t)*, ou bien sa couleur passe du livide au noir. Dans cette circonstance, on compteroit en vain sur l'action des résolutifs, si on ne la favorisoit en évacuant une portion de la matière croupissante, par les scarifications. C'est à ces deux derniers états de l'érésipèle que convient la coriande en poudre, incorporée dans le cérat rosat, conseillée par Dioscoride, mais d'une manière trop vague *(u)* ; c'est alors aussi qu'on use avec succès des douches d'eau chaude, & qu'on applique l'eau marinée & la saumure *(x)*.

Les dartres envisagées du côté de la matière qui les forme, diffèrent peu de l'érésipèle, & c'est peut-être la raison qui porta les anciens Médecins à passer légèrement sur ces érosions cutanées, tandis qu'ils traitèrent l'érésipèle avec tout le soin qu'il mérite, & toute l'exactitude qu'on pouvoit attendre de l'état de leurs connoissances. Hippocrate nomme à peine les dartres, & tantôt c'est pour nous apprendre, à ce qu'il semble, qu'elles attaquent plus souvent les hommes que les femmes, mais ni les uns ni les autres après l'âge de soixante ans ; qu'elles sont peu dangereuses, ce qui n'empêche pas qu'elles n'égalent par leur opiniâtreté, le squirre ou cancer occulte ;

(q) Galien remarque qu'on appeloit ainsi de son temps le suc du pavot qui fournit l'*opium*.

(r) De comp. med. per gen. lib. *I*, cap. *IV* ; Meth. meden. lib. *IX*, cap. *VI*.

(s) Galen. Comment. *V*, in *Hipp.* aph. *23*.

(t) De comp. med. per gen. lib. *VII*, cap. *IX*.

(u) Ibidem, lib. *I*, cap. *IV*.

(x) Meth. med. lib. *XIV*, cap. *III*.

enfin que tout ce qui eſt froid, nuit aux dartres rongeantes *(y)*, comme tout ce qui eſt chaud les calme & les adoucit. Les modernes Pathologiſtes, ne pouvant ſe perſuader qu'un Écrivain auſſi exact que Celſe, n'eût point parlé des dartres, les ont cherchées dans ſes écrits, & ont cru enfin les reconnoître dans la deſcription de la maladie qu'il appelle *Papulæ (z)*. S'il en eſt ainſi, l'uſage qu'on a fait & que nous avons fait nous-mêmes, d'un emplâtre véſicatoire contre les dartres rébelles ſeroit très-ancien, puiſque Nicon cité par Celſe en cet endroit, faiſoit entrer les cantharides dans l'eſpèce d'onguent avec lequel il les panſoit. Mais loin que les Critiques s'accordent ſur ce ſujet, pluſieurs d'entre eux n'ont vu dans les *Papulæ* de Celſe, conformément à l'interprétation d'Adrien Jonghe *(a)*, que certaines éruptions de peu de conſéquence,

---

(y) Calidum ſuppuratorium, non in omni ulcere magnum ſignum ad ſecuritatem: cutem emollit, attenuat, dolores ſedat, rigores, convulſiones, retentos mitigat: capitis verò gravitatem ſolvit: plurimùm autem confert oſſium fracturis: maximè verò denudatis: ex his quidem maximè, qui in capite ulcera habent: & quæ a frigore moriuntur, aut exulcerantur: & herpetibus exedentibus, ſedi, pudendo, utero, veſicæ. His calidum quidem amicum, & decretorium: frigidum verò inimicum & occidens. (lib. V, aph. 22). M. de Gorter, dans ſon commentaire ſur cet aphoriſme, ſemble s'être écarté du ſens d'Hippocrate, lorſqu'il dit: *Notatu eſt dignum, quod non abſolutè recenſeat (Hipp.) herpetem quemcumque, ſed qui exedit ſedem, pudenda... &c.* Car outre que cette interprétation altère le texte, elle eſt formellement contraire à celle de Galien, qui dit, *ſanat etiam (calor) herpetas exedentes, quamvis ab humore bilioſo calidoque fiant: nam propter exulcerationem frigidum eſt ipſis inimicum, ut quòd iis mordax exiſtat.*

Sic & omnibus quæ ſunt in ſede diſpoſitionibus, amicum quidem eſt calidum, contrarium verò frigidum, quoniam ſedes eſt nervoſa: frigidum verò nervis eſt inimicum... &c.

(z) Tome I, page 416.

(a) Jonghe (Lejeune), de Horn dans la Weſtfriſe, né l'an 1512, & mort à Middelbourg en 1575, quoique moins verſé dans la Médecine que dans les Langues, qu'il poſſéda preſque toutes, a laiſſé un Ouvrage eſtimé, ſous le titre de *Nomenclator omnium rerum, propria nomina ſeptem linguis explicata indicans. Francofurti, 1596, in-8.°* On a coutume d'attaquer les mœurs de ce Savant avec l'anecdote que voici. Jean Sambuc, Médecin, de Dyrne en Hongrie, étant allé exprès en Hollande pour voir Jonghe, apprit à ſon logis qu'il étoit au cabaret avec des charretiers; ce qui lui donna tant de mépris pour ce fameux Critique, qu'il s'en retourna ſans le voir. Jonghe apprenant le départ de Sambuc, s'excuſa, diſant qu'il ne s'étoit trouvé avec ces gens que pour apprendre

propres aux enfans, tandis que d'autres adoptant l'interprétation de Baudouin Ronff ou Ronffeus, Commentateur de Celfe *(b)*, croient reconnoître dans les *Papulæ* des Latins, le λειχήν des Grecs, maladie d'une toute autre importance, & jugée par plufieurs favans Médecins une efpèce de lèpre. Enfin quelques Écrivains, à la vérité en petit nombre, voulant abfolument découvrir les dartres dans les Écrits de Celfe, & ne les voyant pas décrites fous le nom de *therioma (c)*, quoiqu'on life en cet endroit *que le thériome dégénère quelquefois en dartre efthiomène*, les ont cherchées fous le nom de *feu facré (d)*; maladie grave felon l'idée que Celfe en donne, & par conféquent plus reffemblante à l'éréfipèle qu'aux dartres. Mais ce qui doit trancher toute difficulté, c'eft que fi c'étoit une erreur de prendre le feu facré des Latins pour l'éréfipèle des Grecs, elle feroit fort ancienne, puifque l'Auteur, quel qu'il foit, du livre *des Définitions*, inféré parmi ceux de Galien, fait ces deux mots

---

d'eux quelques termes de leur métier, qu'il vouloit inférer dans le *Nomenclator*. Il falloit qu'il y eût bien peu de bon fens dans la tête de Sambuc, pour perdre ainfi le fruit d'un long voyage! ou je me trompe fort, ou les Savans de nos jours jugeront Sambuc plus vain, que Jonghe méprifable, lui qui pouvoit dire avec Virgile, *aurum de ftercore colligo*.

(b) L'édition qu'il a donnée de Celfe, plus utile à celui qui étudie, comme à celui qui écrit, que les éditions plus modernes & plus brillantes, a pour titre: *Aurelii Cornelii Celfi, de re Medicâ libri octo. Acceffere in primum ejufdem, Hieremiæ Thriveri Brachelii Commentarii doctiffimi: in reliquos verò feptem, Balduini Ronffei Gandenfis, reipublicæ Godanæ Medici enarrationes. Lugduni Batavorum, ex officinâ Plantinianâ, 1592, in-4.°*

(c) Celf. *lib. V, cap. XXVIII.*

(d) Nefcio me Hercules, quâ ratione ducti hodiè quotquot ferè funt interpretes, græcorum eryfipelam, facrum ignem reddiderint: quando certum fit prifcos illos latinos Medicos herpetem pro facro igne ufurpaffe. Quod vel ex hoc Celfi capite (28, lib. V) *cuivis manifeftum evadet, qui fingula quæ igni facro afcribit, cum herpete conferet. Huic adde quòd Plinius* (Hift. natur. lib. XXVI, cap. XI.) *plura ignis facri genera effe dicit, inter quæ medium hominem ambiens appellatur Zofter, & hominem enecat fi cinxerit. Cui fubfcribere videtur Scribonius Largus, qui quùm antè ignis facri meminiffet, ftatim Zonæ, quam Zoftera Plinius vocari dixit, remedia defcribit, atque hanc quidem fimpliciter herpetem vocari auctor eft.* Ronff. oper. cit. pag. 528. Marcellus, Copifte de Scribonius, dit auffi, *Zonam, quam Græci herpetem vocant, cap. XI.*

synonimes, & les emploie l'un & l'autre pour désigner l'érésipèle.

Galien est donc le premier qui ait parlé des dartres, d'une manière claire & précise ; aussi Aëtius a-t-il pris de lui tout ce qu'il récite de cette maladie *(e)*. On voit qu'il en distingua de trois espèces, toutes produites par la bile jaune, arrêtée en quelque partie, & qui ne diffèrent l'une de l'autre, que par quelques variétés dans la manière de se manifester, ou par les phénomènes qui les suivent. La première espèce de dartres, produite par la bile jaune grossière, & appelée *esthiomène* ou rongeante, parce qu'elle dévore la peau & met les chairs à découvert, diffère de la seconde ou de la dartre simplement dite, en ce que celle-ci formée par de la bile plus fluide & moins âcre, ne consume en quelque sorte que la surface de la peau. La troisième espèce est différente des deux autres par sa plus grande bénignité & par les petites pustules en forme de grain de millet qu'elle élève à la surface de la peau, éruption d'où elle a pris le nom de dartre miliaire *(f)*.

Un des principaux caractères des dartres, c'est de ramper, mais ce signe ne leur est pas tellement propre qu'il ne convienne également à la *phagédène*. Cependant on peut distinguer ces deux maladies l'une de l'autre, en ce que la dernière, qui s'étend sans quitter la place qu'elle occupoit d'abord, est toujours un véritable ulcère ; tandis que les dartres ne supposent pas nécessairement l'ulcération de la partie, & se déplacent à la manière des reptiles, c'est-à-dire qu'elles se transportent d'un lieu dans un autre, quelquefois très éloigné *(g)*.

(e) Tetr. IV, ser. 2, cap. LX.

(f) Galen. de tumoribus.

(g) Phagedæna a symptomate dicitur ; similiter herpes. Verum phagedæna ulcus omnino est, idque depascens, sive exedens, sive quomodocunque appellasse libet. Herpes non semper ulcus est, quotiesque cum ulceratione est, non utique servatâ veteri sede, vicinas partes depascit, sed sicuti nomen ipsum indicat (ἑρπης ab ἑρπω, serpo, repo, repto), ritu serpentis bestiæ relicto priore loco transit ad alterum. Galen. Meth. med. lib. II, cap. II. Vide etiam Comment. VI, in aph. 45.

Les dartres ne font pas inféparables de la cacochymie : lorfqu'elle exifte, il faut la combattre par les remèdes appropriés à fon efpèce *(h)*, & prefque dans tous les cas, pour affurer l'effet des topiques, purger ou pouffer par les urines *(i)*. Les remèdes externes des dartres font très-nombreux, & leur choix exige de l'habitude & du difcernement. Le collyre de Glaucias fait d'alun liquide, de myrrhe & de fafran délayé dans le vin cuit, convient aux dartres cutanées : s'il eft trop foible, on peut le fortifier par l'addition d'un peu de vinaigre, de fuc de morelle ou de plantin *(k)*; mais la maladie ne fouffre rien de plus actif. Les dartres rongeantes demandent des rafraîchiffans qui n'humectent ni ne deffèchent; par conféquent la laitue, le fceau de Salomon, la lentille d'eau, le pourpier, la joubarbe, d'ailleurs très-efficaces contre l'éréfipèle, ne fauroient convenir ici; mais on emploie avec fuccès les bourgeons de vigne, de ronce, le plantin, le miel, la farine d'orge & les autres défenfifs détaillés à l'article du phlegmon. Quant à l'effet de ces topiques, ils font deftinés à modérer l'afflux de l'humeur âcre fur la partie, & non pas à cicatrifer la dartre par leur action immédiate; car ils font exclus du panfement local, qui doit être fait avec les médicamens de Polyide, de Pafion, de Mufa, d'Andron *(l)*, ou avec celui de l'empereur Tibère, compofé de parties égales de diphryge *(m)*, de fuc de pavot, d'alun

GLAUCIAS.

(h) Galen. *de temperam. lib. III.*

(i) Galen. *Meth. med. lib. XIV, cap. XVII.*

(k) Galen. *ad Glauc. lib. II, cap. II.*

(l) Idem, ibidem.

(m) Pline *(lib. XXXIV, cap. XIII)*; Diofcoride *(lib. V, cap. CXX)*; & Galien, en différens endroits, louent beaucoup les vertus de ce remède. Ruland, parmi les Modernes, en déplore la défuétude ou la profcription, en des termes qui annoncent le grand cas qu'il en faifoit : *proh dolor ! nulla jam diphrygis eft nota Chirurgis, imò neque habetur in pharmacopoliis, adeò res bonæ contemtæ jacent focordiâ ! Utinam talia revocarent ad ufum noftri phyfici ! Sed furdis narro fabulam.* Ce remède tant regretté par Ruland, ne peut guère être autre chofe qu'une efpèce de cadmie ou de pompholix, c'eft-à-dire une fubftance minérale contenant du zinc. Voyez Juncker, *confpectus Chemiæ, tome I, pag. 1056.*

& d'acacia, diffout au moment de s'en fervir, dans le vinaigre ou dans l'eau *(n)*.

Galien affocie les verrues aux dartres, à raifon de l'affinité qu'il fuppofe exifter entre leurs caufes, & traite fort au long de l'efpèce appelée *myrmecie* ou *fourmilière*. Celfe bornoit le fiége de cette excroiffance aux plantes des pieds & aux paumes des mains; Galien l'étendit depuis, & fut imité par Paul d'Égine. Cette verrue, la plus rébelle & la plus douloureufe de toutes, cède pour l'ordinaire aux cathérétiques, ce qui n'empêche pas qu'on n'ait été quelquefois forcé de recourir à la cautérifation *(o)*. Outre ces méthodes curatives, plus anciennes que Galien, trois autres femblent fe montrer pour la première fois dans fes Écrits. La première confifte à cerner & détacher la verrue avec une feuille de myrte tranchante, ou un autre inftrument peu différent de celui-ci, appelé par les Grecs *fcolopomachærion* (σκολοπομαχαίριον), forte de biftouri courbe, déjà connu d'Hippocrate *(p)*, & qu'on croit reconnoître dans l'arfenal de Scultet *(q)*. La feconde manière d'extirper la myrmecie & l'acrochordon, eft moins une méthode qu'un procédé propre à un Chirurgien qui vivoit à Rome du temps de Galien; elle confifte à fuccer ces verrues avec les lèvres, à les alonger par des fuccions fuffifamment continuées, enfin à les extirper en les arrachant avec les dents. La troifième méthode inventée par Galien ou par quelqu'un de fes contemporains, s'exécute en coiffant, fi l'on peut s'exprimer ainfi, la verrue avec une plume dont le calibre égale le volume de l'excroiffance, preffant avec force cette plume contre la partie où la verrue eft implantée, & l'agitant avec rapidité. Par la continuation de cette manœuvre, les bords tranchans du tuyau fcient la peau, détachent

(n) Galen. *de comp. med. fec. gen. lib. V, cap. XII.*

(o) Galen. *in ifagogicis.*

(p) Il l'appeloit fimplement μαχαίριον. *De morbis mulierum, lib. I, fect. 96, 4.*

(q) *In edit. Revifa a Sprogel*, tab. XIII, olim tabul. XII.

la verrue

la verrue & l'emportent avec ses racines *(r)*. Ce moyen tout bizarre qu'il est, fut adopté dans la suite par le plus grand Chirurgien qu'aient eu les Arabes, par Albucasis, qui le fit revivre & le perfectionna, en substituant un tuyau de cuivre à la plume de l'inventeur.

Comme le sang & la bile, la sérosité, le phlegme & l'air, forment des tumeurs particulières : l'œdème, le goêtre, les scrophules, les *ventosités*, &c. sont de ce nombre.

Il n'est pas aisé de se former une idée nette de ce que les Anciens entendoient par *ventosités*, *inflations*, *tumeurs venteuses* ou *flatueuses*, &c. En général, on recueille de la lecture de leurs Ouvrages, qu'ils reconnoissoient trois espèces d'esprits ou ventosités : une substance éthérée (πνεῦμα), à laquelle semblent avoir succédé les esprits animaux, qui n'en different que par leur source; ceux-ci n'en ayant qu'une, tandis qu'on en assignoit trois, & autant d'espèces, à la substance éthérée : la naturelle venoit du foie; la vitale, du cœur; & l'animale, du cerveau. L'air que nous respirons constituoit la seconde espèce de ventosités. La troisième espèce étoit moins un esprit qu'un vent (φύσα), un être comparable à la vapeur de l'eau, plus grossier que les précédens, plus impur, plus hétérogène. Il s'engendre dans le corps, y circule d'une manière turbulente & déréglée, & se fixe avec douleur par-tout où la chaleur languit, & où croupissent des matières crues, indigestes & grossières. C'est-là l'esprit qu'Hippocrate *(s)* place dans les diverses cavités du corps, & dont Kaau a si bien fait connoître la nature & les phénomènes *(t)*. Selon Galien, cet esprit tire sa source du défaut

---

(r) *Æquè verò & valente aliquâ pennâ circulo myrmeciæ impositâ ipsam educimus. Debebit porrò pinnæ fistula esse myrmeciæ crassitudini par, ut eam undique prorsus constringat; quæ postea circumacta, ac simul deorsum impulsa celerrimè ita myrmeciam etiam cum ipsâ radice totam educet. Constat verò & quòd finis ipsi pinnæ, quæ eam circulo secabit, non tenuis modò, sed etiam acutus & firmus esse debebit.* Galen. *Meth. med. lib. XIV, cap. XVII.*

(s) Ou l'Auteur, quel qu'il soit, du Livre, *de arte*, n.° 17.

(t) *Perspirat. Dicta Hippocrati*, à n.° 792 ad 796.

de chaleur, que suit la coction imparfaite des alimens & le dégagement des vents ou flatuosités. Si les flatuosités ne trouvent pas à s'échapper, elles se répandent sous la peau, sous les membranes qui entourent les os, sous les muscles, les viscères, &c. & produisent l'emphysème *(u)* ou les tumeurs venteuses. Ces tumeurs sont très-difficiles à distinguer de quelques autres apostèmes, & Galien nous avertit qu'étant ouvertes, elles ne fournissent point de pus, mais un *esprit*, auparavant disséminé dans les porosités de la partie tuméfiée. Cette matière éthérée est très-mobile; on la déplace sans peine avec le vinaigre, la lessive de cendres, l'aphronitre, &c. Souvent elle parcourt rapidement tous les membres, même la verge où elle forme le priapisme *(x)*, & ce n'est qu'en la guettant, pour ainsi dire, qu'on vient à bout de la surprendre dans un lieu déterminé, où l'on puisse la fixer, selon le conseil de Salicet, & lui pratiquer une issue avec le bistouri *(y)*.

(u) Si les Grecs ont distingué par des valeurs différentes, les mots ἐμφυσήματα, ἐμπνευματώσεις, πνευματώσεις, nous ne sommes plus en état d'apprécier ces valeurs, & ces mots sont absolument synonimes pour nous, comme ils semblent l'avoir été pour Galien. Vide *de Meth.* lib. XIV, & *de symptom. causis,* lib. ult. *apud Galenum.*

(x) Galen. *Meth. med.* lib. XIV, cap. VII.

(y) Après que tu as fait les ligatures & que tu as compris cette fumée ou vapeur entre deux, CAUTÉRISE *le lieu jusqu'au parfond avec un cautère punctual ou cultelaire.* Tract. I, chap. LXVIII.

N'ayant pas l'original sous les yeux, on nous pardonnera d'autant plus volontiers de citer d'après l'ancienne traduction françoise, qu'elle est fort rare, & par conséquent peu connue. Peut-être même que les Bibliographes ne seront pas fâchés d'en trouver ici la description.

Elle est *in-8.°* Le premier feuillet manque dans mon exemplaire. On lit au commencement du feuillet suivant :

Icy commece la Cyrurgie de Maistre Guillaume de Salicet dit de Placetia.

La préface, annoncée par un titre, commence de suite. Toutes les lettres initiales des mots qui commencent chaque chapitre, sont peintes.

Cette édition ne porte ni chiffres au haut des pages, ni réclames au bas, pas même à la fin des feuilles, qui seulement ont des signatures; celles-ci sont au nombre de dix-sept : Savoir, *a*, *b*, *c*, *d*, *e*, *f*, *g*, *h*, *i*, *k*, *l*, *m*, *n*, *o*, *p*, *q*, *r*. Il devroit donc y avoir 272 pages ; mais comme la feuille dernière, *r*, n'est pas complète, & seulement de 12 pages, au lieu de 16, le volume ne comprend que 268 pages.

Le titre courant du haut des pages, est *le premier Tractie, le second Tractie, le tiers Tractie, le quart Tractie, le quint Tractie.* On voit que cet Ouvrage est composé de cinq Traités.

A la fin on lit : Icy finist la Cyrurgie

Les pathologies modernes ne font plus mention des tumeurs venteuses. Est-ce qu'elles auroient cessé d'exister ! Il n'est presque point de Praticien à qui il ne soit arrivé d'ouvrir certaines tumeurs anomales très-douloureuses, d'où rien ne sort, & qui ne laissent pas de s'affaisser au grand soulagement du malade, & de se cicatriser en peu de jours. Ce seroit une petite consolation pour le Chirurgien, toujours un peu honteux dans ces circonstances, de pouvoir se persuader que la tumeur étoit venteuse. D'ailleurs, il seroit pour le moins aussi satisfaisant pour le malade & pour les assistans, qui ne voient rien sortir, de penser que la subtilité de la matière viciée la dérobe à leurs yeux, que d'imaginer le spasme, la crispation, l'étranglement dont on leur parle, qu'ils conçoivent moins encore, & qu'ils ne voient pas davantage.

Ce seroit du temps perdu que de suivre Galien dans le traitement des écrouelles, après avoir rendu compte des écrits de Léonide sur cet objet; mais on nous permettra de rapporter une manière de les traiter, sinon efficace, au moins remarquable par sa singularité; la voici. Pilez des écorces vertes de noix; appliquez-les sur la tumeur, & ne levez cet appareil que le second ou le troisième jour: substituez alors, durant trois autres jours, à ces écorces, le pouillot réduit en pulpe par la seule trituration, & à celui-ci les sangsues; & la tumeur disparoîtra sans retour (z).

L'humeur mélancolique, la plus redoutable de toutes, venant à se fixer sur quelqu'organe, y produit le squirre & le cancer. La pituite grossière peut aussi leur donner naissance; mais ceux-ci sont plus rares & moins rébelles aux remèdes appropriés (a). Comme un traitement vicieux peut

---

de Maistre Guille. de Salicet, dit de Placetia par lui cōmācee a Bolōgne & achevee & corrigee a Verōne l'ā de l'incarnatiō de nr̄e Seigneur 1476 le XXV.ᵉ jour de May. Veue sur le latin par honorable hōme Maistre Nicole Prevost Docteur en Medicie, & imprimée à Lyō par Maistre Mathieu Huff Iprimeur l'ā 1492, le XVI.ᵉ jour de Nouembre.

(z) *De Dynamidiis liber, in fine.*

(a) *De simpl. med. facult. lib. V, cap. VIII; de tumor. præter natur.*

faire dégénérer le phlegmon *(b)*, l'érésipèle *(c)*, même l'œdème, en vrais squirres, les Anciens donnèrent à ces diverses indurations des noms composés, qui pussent tout-à-la-fois en rappeler l'origine & désigner l'espèce; on les appela donc squirres phlegmoneux, érésipélateux, œdémateux, &c.

Il n'est peut-être point de partie du corps que le squirre ne puisse occuper; la plèvre *(d)*, les reins *(e)*, les tendons & les ligamens eux-mêmes, ont montré plus d'une fois qu'ils n'en sont pas exempts. Pour l'ordinaire, les squirres mettent beaucoup de temps à prendre leur entier accroissement *(f)*; mais quelquefois aussi leur marche est rapide, & à peine ont-ils fini de croître, qu'ils s'endurcissent, & perdent leur sensibilité; c'est-à-dire qu'ils sont à peine formés, qu'il n'est déjà plus temps de les combattre *(g)*. Mais n'allons pas chercher dans une infinité de petites sources, la doctrine de Galien, puisque, contre son ordinaire, il l'a réunie en quelque sorte dans le *second Livre à Glaucon (h)*.

« Le squirre parfait est une tumeur contre nature, dure &
» privée de sensibilité; le squirre commençant au contraire,
» conserve encore un reste de sentiment, quoique foible &
» obscur. Le premier ne cède à aucun remède *(i)*; le second
» n'est pas incurable, mais il est très-difficile à guérir.

» En effet, le squirre est formé par une humeur épaisse &
» glutineuse, tellement embarrassée dans le tissu des parties où
» elle s'est fixée, qu'on ne peut l'en chasser qu'avec beaucoup
» de difficulté. Quelquefois cette humeur s'épaissit à mesure
» qu'elle se dépose; le plus souvent elle ne s'épaissit ainsi que
» par l'usage inconsidéré des rafraîchissans ou des forts astrin-
» gens, dans la cure de l'érésipèle & du phlegmon. Si donc

(b) De compos. med. per gen. passim.
(c) Meth. meden. lib. XIV.
(d) Ibid. lib. XIII.
(e) De Const. Artis.
(f) De totius morbi tempor.

(g) De simpl. med. facult. ibid.
(h) Cap. IV.
(i) Galien dit, *curationem non admittit*, & l'on verra plus bas ce qu'il entend par les mots *curatio* & *curare*, appliqués au squirre.

on applique des difcuffifs puiffans fur les parties fquirreufes, « quoique la tumeur diminue vifiblement, l'efpérance d'un « entier fuccès qu'on aura pu concevoir, ne tardera pas à « s'évanouir, & l'on fe convaincra que cette méthode de traiter, « laiffe après elle une maladie incurable : car la partie la plus « fluide de l'humeur qui forme le fquirre étant diffipée, la por- « tion reftante s'épaiffira dans la proportion du fluide perdu, « & pourra même acquérir la dureté de la pierre. Ainfi l'on « ne doit pas appliquer fur le fquirre, des médicamens puif- « famment defféchans, mais au contraire ceux qui réuniffent à « une chaleur douce, une médiocre humidité. Les médi- « camens trop humides ne font point difcuffifs, & ceux qui « n'ont que très-peu d'humidité deffèchent trop. Pour qu'un « médicament foit efficace ici, il doit agir fur le fquirre comme « le foleil fur les corps qu'il liquéfie. On le prendra donc parmi « les émolliens *(k)*, tels que les moëlles & les graiffes. Entre « les moëlles, celle de cerf tient la première place, & celle « de veau la feconde; & parmi les graiffes, celle d'oie eft pré- « férable à celle des autres oifeaux, même de poule ; celle de « lion, aux axonges des autres animaux, de l'ours & du « léopard, après lefquelles vient celle de taureau. La graiffe de « chèvre eft plus épaiffe & plus defféchante, quoiqu'elle le « cède à celle de bouc, & l'on a dit plus haut pourquoi le « fquirre ne fouffre point les médicamens fortement defféchans. «

Nous avons parlé au même Livre, de la différence de ces « médicamens, relative à leur ténuité ou à leur denfité ; il eft « à propos ici d'éclaircir ce que nous en difions alors, par le « récit du traitement du fils de Cercillius. L'ufage des aftringens « & des rafraîchiffans trop forts, avoit fait fuccéder dans la « cuiffe de cet enfant, le fquirre à l'éréfipèle. Perfuadé que « je ne procurerois la réfolution de la tumeur que par des « médicamens fubtils & pénétrans, je fis fur toute la cuiffe des « fomentations affidues avec l'huile de fabine, & je fupprimai « le bain, pour me donner le temps de changer la difpofition «

(k) De fimpl. med. facult. lib. V.

» générale du corps. Chaque fomentation huileuse étoit suivie
» de l'application des moëlles & des graisses mentionnées plus
» haut, auxquelles je mêlois quelquefois du *bdellium* de Scythie,
» du mastic d'Égypte, de la gomme ammoniaque grasse & ré-
» cente, & du *galbanum*. Après avoir ainsi disposé la cuisse, je
» l'oignois avec de la gomme ammoniaque très-grasse, dissoute
» dans du vinaigre très-fort, à laquelle j'associai dans la suite,
» durant quelques jours, l'opoponax dissout dans le même
» menstrue. Je prenois cette gomme récente, afin de l'avoir
» très-grasse; qualité qu'elle perd en vieillissant, de même que
» le *bdellium*, la gomme ammoniaque & le *galbanum*. Pendant
» ce temps l'enfant s'amusoit à sauter sur la jambe saine, genre
» d'exercice que j'estimois propre à attirer plus de nourriture
» sur la cuisse malade. Dans la suite, la tumeur squirreuse ayant
» disparu, je pris une route contraire; & dans la crainte qu'il
» en restât quelque chose, j'employai les onctions sur toute la
» cuisse avec des médicamens résineux; en quoi j'étois conduit
» par l'expérience, qui m'avoit montré que la tumeur s'affaissoit
» considérablement par l'usage des gommes dissoutes dans le
» vinaigre, tandis qu'elle s'amollissoit, mais ne diminuoit
» point par celui des relâchans. L'application alternative des
» uns & des autres amena l'entière guérison, sur laquelle je
» n'aurois pas dû compter en persévérant constamment dans
» l'usage exclusif des uns ou des autres. Le même genre de
» remèdes réussit aussi dans le squirre des tendons, pourvu qu'on
» les associe aux fumigations avec les pyrites *(1)*, exécutées
» de la manière suivante. On fait rougir cette pierre, ou à son
» défaut, la pierre meulière, jusqu'à blancheur; on l'arrose avec
» du vinaigre très-fort, & l'on expose la partie malade à la
» vapeur qui s'en élève. Les rétractions de membres cèdent
» aussi, comme par enchantement, à l'usage alternatif & com-
» biné de ces différens moyens. Une précaution qu'on ne doit
» pourtant pas négliger, c'est de préparer la partie squirreuse,

(1) On en connoît de bien des espèces; mais il suffit de savoir que ce minéral, ordinairement pauvre en métal, est toujours abondamment pourvu de soufre ou d'arsenic, & souvent de l'un & de l'autre.

par l'application des émolliens, à l'ufage de l'huile de fabine, « qui doit avoir lieu concurremment avec les vaporations py- « riteufes. On peut fubftituer à cette huile, celle qui fe prépare « en y faifant infufer des fommités d'aneth vertes & récentes. »

Nous n'avons extrait de la doctrine de Galien, fur le fquirre & les autres genres de tumeurs, que les préceptes les plus utiles, & en même temps les plus originaux. Pour ne rien omettre d'utile, il auroit fallu prefque tout inférer. Les jeunes Chirurgiens y trouveront encore bien des chofes bonnes à favoir, après avoir lû les Modernes; tandis qu'ils auroient bien peu de chofes à prendre chez ces derniers, s'ils avoient médité Galien: peut-être même rien du tout, fi à cette étude ils avoient joint celle des Écrits d'Oribafe & d'Aëce, qui en font en quelque forte les commentaires & les fupplémens.

Peut-être pourroit-on en dire autant de la doctrine de Galien fur le cancer; mais ne prévenons pas nos Lecteurs, laiffons-leur le plaifir de l'apprécier eux-mêmes.

Le fquirre livré à lui-même ou traité fans fuccès, devient une tumeur maligne très-dure, avec ou fans ulcération, appelée indifféremment *carcinome* ou *cancer*. On a vu plus haut qu'à raifon de la matière qui le forme, le fquirre diffère peu du charbon, de l'*herpes*, de l'*éréfipèle*; & Galien ne rappelle ici cette affinité, que pour en prendre occafion d'établir fi bien les différences de ces maladies, qu'il ne fût plus poffible de les confondre à l'avenir. Le projet étoit louable, mais malheureufement il ne l'exécuta pas d'une manière fatisfaifante *(l')*.

Suivre Galien dans tout ce qu'il dit de la curation *commune* & *propre* du cancer, ce feroit fatiguer nos Lecteurs fans les inftruire; bornons-nous à dire que fi la première curation purge l'humeur d'où le cancer tire fa fource, empêche qu'il ne s'en forme de nouvelle, ou au moins, qu'elle ne fe porte de nouveau fur le lieu défobftrué, la feconde répercute

---

(l') *De diff. febr. lib. II, cap. VI.*

ou digère l'humeur ſtagnante, & fortifie la partie contre de nouveaux afflux & de nouvelles ſtagnations. Mais que de préciſion Galien n'exige-t-il pas dans le choix des médicamens & dans la juſte meſure de leur activité, comme une condition eſſentielle du ſuccès! Trop foibles, les remèdes ne produiroient aucun effet; trop forts, ils chaſſeroient ou repouſſeroient dans le torrent des liqueurs, les parties les plus fluides de la tumeur, & durciroient ce qu'ils n'entraîneroient point *(m)*. Attacher les ſuccès de notre Art à cette eſpèce d'exactitude mathématique, c'eſt le réduire à n'en point avoir. Galien a pourtant guéri des cancers en ſuivant cette route, mais ils étoient récens & peu conſidérables; & quand il a voulu s'eſſayer contre des tumeurs de cette nature, anciennes & volumineuſes, l'expérience ne l'a pas favoriſé davantage que ſes ſucceſſeurs : comme eux, il n'a vu de reſſource que dans les moyens chirurgicaux, dont il ne s'eſt pas même exagéré la certitude. En effet, l'exciſion n'eſt pas toujours praticable, ni toujours exempte d'hémorragie. La ligature produit par ſympathie, des accidens redoutables; enfin l'uſtion n'eſt pas toujours compatible avec la ſûreté des parties eſſentielles à la vie, que leur voiſinage expoſe à l'action du cautère, & de laquelle on n'eſt pas toujours ſûr de les préſerver *(n)*. Toutes ces conſidérations réunies font pencher Galien vers l'arrêt fatal, prononcé en ces termes par le divin Vieillard : *Il n'y a aucun avantage à traiter ceux qui portent des cancers occultes. Les ſoins qu'on leur donne ſont bientôt ſuivis de la mort; elle eſt moins prompte quand on ne les traite point (o).*

(m) Meth. med. lib. XIV, cap. IX.

(n) Galen. ad Glauc. lib. II, cap. X.

(o) Idem, *Comment. VI, in aph. 38.* Quant à la valeur du mot *cancer occulte*, Hippocrate & Galien donnoient également ce nom aux cancers non encore ouverts, & à ceux que leur ſiége dérobe à l'œil du Chirurgien. Voyez *tome I, page 391*, note *(e)*. Au reſte, il n'eſt pas inutile d'obſerver ici, qu'Artémidore & Dioſcoride n'avoient tranſcrit que la première partie de cet aphoriſme, comme s'ils avoient douté que les deux autres membres fuſſent d'Hippocrate, ou qu'ils les euſſent crus indignes d'un ſi grand Maître.

Le traitement du cancer roule sur deux indications: ramener la partie malade à l'état sain, & calmer ou adoucir le cancer lui-même, sur-tout s'il est ulcéré. On remplit cette dernière vue par des médicamens doux, & qui ne soient pas susceptibles de se putréfier. La première indication exige des moyens violens; l'amputation & l'ustion sont les seuls qui puissent convenir aux cancers récens. S'ils sont anciens ou situés profondément, dit Galien, l'extirpation est inutile, & je l'ai toujours vu augmenter l'irritation, & bientôt après précipiter les malades au tombeau. Ceux qui n'ont pas craint d'amputer ou de cautériser les cancers du palais, de l'anus ou du vagin, ont bien mieux réussi à redoubler les tourmens des malades & abréger leurs jours, qu'à cicatriser la plaie. A l'égard des cancers situés à la surface du corps, on ne doit y toucher que lorsqu'on peut les extirper *avec leurs racines;* car c'est ainsi, dit Galien, qu'on a nommé fort mal-à-propos, & à raison de leur figure, certaines veines du cancer, grossies d'un sang mélancolique, qui s'étendent & rampent à la surface de la tumeur. Il est néanmoins, continue-t-il, des Médecins célèbres qui défendent d'extirper d'autres cancers que ceux qui étant déjà ulcérés, causent des douleurs si vives, que les malades demandent eux-mêmes l'opération, ou bien ceux qu'on peut amputer ou brûler avec les racines *(p).* Enfin il en est d'autres qui défendent d'extirper aucun cancer, & qui rejettent tout ce qui tend à procurer la guérison radicale.

Pour être extrême, cette troisième opinion n'a pas manqué de partisans, même au XVIII.ᵉ siècle. On se souvient qu'un des plus grands Chirurgiens de l'Europe mettoit en problème, il n'y a pas long-temps : « s'il faut extirper les tumeurs cancéreuses, ou si l'on doit seulement les traiter par « les remèdes palliatifs, lorsqu'on ne peut venir à bout de les « résoudre. » Il pouvoit donner lui-même la solution du problème

---

(p) Pour que cette opinion diffère de celle qui la précède, il faut supposer que ses partisans n'admettoient l'extirpation du cancer, que dans les cas où l'on pouvoit couper bien loin derrière l'ulcère ou la tumeur, comme à la langue, à la verge, &c.

que fa modeſtie lui inſpira; mais le vrai ſavoir n'eſt pas tranchant, il ſe contenta de faire parler ſon expérience: « de près de ſoixante cancers que j'ai vu extirper, dit M. Monro *(q)*, je n'ai vu que quatre perſonnes qui ont été quittes de cette maladie pendant deux ans, trois deſquelles eurent enſuite des cancers occultes dans le ſein, & la quatrième eut un cancer ulcéré à la lèvre. »

Plus une maladie eſt difficile à guérir, plus elle élude les efforts de notre Art, plus on doit s'appliquer à ralentir au moins ſes ravages, à modérer ſes douleurs, à rendre en un mot ſupportable une exiſtence prête à ceſſer. Pénétré de cette maxime, Galien recueillit tous les petits moyens employés avec quelque ſuccès contre le cancer ouvert & l'ulcère cancéreux; deux maladies qu'il ſemble n'avoir pas aſſez diſtinguées, & qu'il eſt en effet très-difficile de ne pas confondre *(r)*. Ces moyens ſont en très-grand nombre, mais malheureuſement bien foibles pour un ſi grand mal. Il faudroit un volume pour les réunir tous; & l'on regrettera peu de ne pas les trouver ici, quand on ſaura que ceux qui avoient le plus de part à la confiance de ce Médecin, ſont le pompholix, la leſſive de cendres d'olivier, la thériaque, le ſuc de centaurée, pour les cancers envenimés des yeux; les feuilles de lierre, pour les ulcères cancéreux; & en général pour toutes les maladies de cette eſpèce, le ſuc d'ortie, de morelle, de pourpier, de joubarbe, de laitue, & pluſieurs autres, agités long-temps dans un mortier de plomb, chaud, avec un pilon de même métal, &c. *(ſ)*.

Après avoir parlé des tumeurs en général, l'ordre que nous avons adopté nous conduit à traiter en particulier des tumeurs propres aux diverſes parties du corps; tâche

---

(q) Eſſais d'Édimbourg, *tome V*, pages *538 & 539*.

(r) L'Auteur de la Diſſertation ſur le cancer, annoncée à la *page 391* du premier volume, a ébauché le diagnoſtic *abſolu* & *relatif* de ces deux maladies, qu'on confond trop ſouvent l'une avec l'autre. Il eſt à ſouhaiter qu'une main plus habile s'empare un jour de cette matière, auſſi neuve qu'importante.

(ſ) Galen. *Comment. V, aph.* 22.

immense, & qu'il faut néanmoins remplir, pour analyser avec fruit les Ouvrages de Galien. Ce même ordre exige encore que nous commencions par les tumeurs de la tête, & entre celles-ci, par celles des yeux. Ces maladies sont très-nombreuses, & l'on peut dire que leur liste annonce le trop grand loisir des Médecins ophthalmiques d'Alexandrie & de Rome, qui se firent une sorte de jeu de les diviser & subdiviser à l'infini, & de donner ensuite aux variétés les plus minces, des noms qui devoient être réservés aux genres, ou tout au plus aux espèces. Cette liste alla toujours en croissant depuis Hippocrate jusqu'à Galien; mais après ce dernier, elle parut fixée, & à quelques modifications près, qui sont même de peu d'importance, elle n'a point varié depuis *(t)*.

Les maladies qui affectent l'œil entier, sont la myopie, la confusion, les palpitations, les convulsions *(u)*, le strabisme, la lippitude, la xérophthalmie, la psorophthalmie, la sclérophthalmie, les fistules, les ulcères, l'*epiphora*, le gonflement, l'œdème, la dureté, l'inflammation, la chemose, le charbon, la gangrène, la pourriture, la procidence *(x)* & l'atrophie.

Les maladies particulières aux membranes de l'œil sont, la rupture, l'usure ou la perforation de ces membranes par corrosion *(y)*, la distension, l'adhérence, l'épaisseur, la densité *(z)*, le rétrécissement, l'extension & le relâchement.

La rudesse, l'épaississement, le *sycosis* ou amas de petits grains semblables à des pepins de figues, le *tylosis* ou callosité, la dureté, le *chalasion* ou grêle, les mûres, les

---

(t) Galen. *introduct. seu medic.* cap. 15.

(u) Dans ce genre est comprise la maladie appelée *hippos, cheval*; qui consiste dans un mouvement perpétuel des yeux.

(x) Elle est de deux espèces, l'ἐκπιεσμος, *expression*, mot qu'on croit avoir été inventé par Paul, pour désigner la saillie de tout le globe de l'œil, sa chute; & le προπτωσις,

restreint depuis à signifier la saillie considérable de l'uvée à travers la sclérotique. *Vid.* Aëtium, *lib. VII, cap. XXIV*; & Covillard, *obser. iatrochirurgiques, obser. 27*.

(y) Le mot grec Διαβρωσις signifie en françois, *usure, corrosion* ou *consomption*.

(z) Vid. Galen. *compos. med. sec. loc. lib. IV*.

excroissances, les poireaux & la pourriture sont les maladies qui ont leur siége dans l'intérieur des paupières. A l'extérieur surviennent les hydatides, la gravelle, le phthiriasis ou maladie pédiculaire, le méliceris, le drapeau, la défectuosité & la gangrène.

Sur les bords des paupières se trouvent l'orgueilleux & l'orgelet *(a)*, la galle, l'éraillement, la trichiase, la districhiase, la tristrichiase, le phalangosis, ou la pluralité des rangées des poils, la chute des poils, & le défaut ou manque de cils ou poils.

La paralysie *(b)*, la chute & le renversement, affectent les paupières dans leur totalité.

Les maladies qui occupent pour l'ordinaire les angles des yeux sont l'encanthis, ou l'excroissance de chair sur la caroncule, l'union des paupières entre elles *(c)*, le ptérygion ou excroissance charnue qui s'étend de l'angle vers le centre de l'œil, le rhœas ou consomption de la caroncule, le *prosphysis*, ou l'union des paupières par une cicatrice mal dirigée, soit entre elles, soit avec le globe même de l'œil.

L'*ægilops* & l'*anchilops* ont toujours leur siége à la partie externe de l'angle interne.

La blancheur de l'œil peut être altérée par la chemose, ou l'inflammation de la conjonctive portée au plus haut degré, par un *hyposphagma*, ou épanchement de sang sous la conjonctive *(d)*, par certains abcès, par des pustules ulcérées, par des ulcères larges & superficiels, par un *ptérygion*, par des taches noires, par des nodosités : elle peut encore être affectée de jaunisse.

(a) On lit dans le texte grec, Κριθη και ποσθια; d'où il suit que l'Auteur avoit distingué ces deux maladies, qu'on a plus d'une fois confondues après lui.

(b) Il semble qu'on doit rapporter à la paralysie, l'*altumar* d'Avicenne, maladie dans laquelle on voit du blanc au-dessus ou autour des objets colorés : les Modernes l'ont appelée *roue*. Galien en fait mention au livre X de l'*Usage des parties*.

(c) Autrement connue sous le nom de *bridement*, pour la distinguer de cette autre union, connue sous celui d'*ancyloblepharon*.

(d) Maladie plus connue sous le nom d'*echimose*.

Les maladies qui se placent vis-à-vis de l'iris sont, le *nephelion* ou nuage, l'*achlys* ou brouillard, les ulcères en général, en particulier, l'*argemon* ou ulcère rond, l'*epicauma* ou ulcère rongeant, le *bothrion* ou ulcère petit, mais profond, nommé encore *fossette*, le *cœloma* ou ulcère large & superficiel, l'*hypopyon* ou épanchement de pus, les phlyctaines, la crevasse, le *myocephalon* (e), le staphylome, la chute ou *hernie* de l'uvée (f), la cicatrice, le *leucoma* ou tache blanche, l'*onyx* ou l'onglet, l'ulcération *étendue des membranes, de la cornée seule* ou avec elle *de la sclérotique*, & la suppuration.

Les maladies qui apparoissent dans la pupille sont, les cataractes, le glaucome, la mydriase ou trop grande dilatation de la pupille, la phthisie ou l'étroitesse de la pupille, son déplacement ou sa situation contre nature, son froncement, la *myopie* ou vue courte, la diapie ou vue trop longue *(g)*, l'hémeralopie ou vue de jour *seulement*, la nyctalopie ou vue de nuit *seulement (h)*, & l'*amaurosis* ou goutte sereine.

L'obstruction du nerf, son dessèchement, sa destruction, l'effusion des humeurs & le cancer, sont autant de maladies dont le siége est ordinairement vers *le passage* des nerfs, (c'est-à-dire, dans le fond de l'orbite).

Après avoir classé les maladies de l'œil, à raison de leur siége, Galien, ou l'auteur inconnu du livre de l'*Introduction*, les définit chacune en particulier, avec assez d'exactitude &

(e) C'est le premier degré du staphylome ou chute de l'uvée. Ce mot, qui signifie *tête de mouche*, rend parfaitement l'idée qu'on doit avoir de cette maladie : en effet, la choroïde engagée entre l'épaisseur de la sclérotique, paroît comme un point noir qui ressemble à une petite tête de mouche, qu'on y auroit placée exprès.

(f) Le mot *hernie* convient mieux que celui de *chute*: de plus il convient encore aux trois espèces qui viennent d'être désignées.

(g) Cette maladie est plus connue sous le nom de *presbytie*. Le mot grec Διαπυησις qui, pris strictement, signifie *suppuration*, pourroit signifier ici *sécheresse* ou affaissement de la vision : sans doute, par opposition à la myopie.

(h) L'*héméralopie* a été encore définie, l'aveuglement ou cécité de nuit ; & la *nyctalopie*, l'aveuglement ou cécité de jour ; parce que ceux qui sont affectés de la première, ne voient point la nuit, & les derniers ne voient point de jour : mais cette double erreur, pour être très-répandue, n'en est pas moins une erreur. *Voyez* la note (*h*), page 606.

de précifion, pour faire adopter fes définitions d'âge en âge, jufqu'au dix-huitième fiècle. Les voici.

1. Le mot *Taraxis*, *perturbation*, *trouble*, a été confacré pour exprimer l'état de l'œil légèrement ou médiocrement affecté, & plus rouge que dans l'état naturel. 2. On fe fert de celui d'*ophthalmie*, lorfque le blanc de l'œil eft devenu rouge, que les paupières font bourfoufflées, qu'elles ne fe meuvent qu'avec douleur, & que le malade fouffre avec peine qu'on y touche. 3. Par *inflammation* des yeux, on entend cet état de rougeur dans lequel les paupières font encore plus tuméfiées (que dans le cas précédent), au point que le malade ne fauroit les ouvrir fans beaucoup de douleur (i). 4. L'*epiphora* ou le *larmoyement,* eft la dénomination générale d'une indifpofition qui accompagne, foit les grandes inflammations qui furviennent à toute l'habitude du corps, foit les grandes fluxions de la tête: ce nom s'emploie encore pour exprimer l'écoulement abondant des larmes, maladie de l'œil qui accompagne toujours les grandes inflammations de cet organe. 5. Lorfque l'œil paroît bourfoufflé, qu'il a perdu la vivacité ou l'éclat de fes couleurs, que le malade ne peut le mouvoir qu'avec difficulté, & que fouvent le blanc de l'œil femble fe prolonger jufque fur le noir, on a nommé cet état *œdème,* 6. On appelle *inflation* ou *gonflement,* la maladie dans laquelle l'œil perd la vivacité de fes couleurs en fe gonflant tout-à-coup par la préfence d'une férofité ou pituite furabondante, ainfi qu'il arrive fouvent aux vieillards, dans les chaleurs de l'été fur-tout. 7. Le *fquirre* eft la fuite d'une très-forte & très-longue inflammation, pendant la durée de laquelle il furvient des excroiffances de chairs dures & livides. 8. On dit que l'œil eft affecté de *rhumatifme*, non - feulement toutes les fois qu'il devient rouge, mais encore lorfqu'il fépare une grande quantité de larmes. 9; Et qu'il eft attaqué de *xérophthalmie*, quand les paupières

---

(i) Cet état eft celui que les Anciens ont appelé *phimofis.*

paroissent enflammées, qu'il est survenu à leurs angles des ulcères accompagnés de rudesse & de démangeaison dans toute l'étendue de leurs bords, & qu'en outre, il en découle des larmes âcres & salées. 10. La *Sclérophthalmie* est cet autre état des paupières dans lequel, devenues plus dures, elles sont accompagnées d'inflammation du globe de l'œil, qui lui-même ne peut se mouvoir qu'avec une sorte de difficulté *(k)*. 11. La maladie nommée *proptosis*, est celle dans laquelle les yeux sont affectés d'inflammation, & semblent sortir de leur place naturelle. 12. L'*atrophie* de l'œil est l'état où il se trouve lorsqu'à la suite d'une longue foiblesse, ou par une autre cause quelconque, néanmoins cachée, il paroît comme chassé peu-à-peu; qu'ensuite, tourmenté par des douleurs (plus ou moins vives) jusque dans sa racine, il devient insensiblement plus petit, & que le malade n'en voit que très-obscurément ou même point du tout *(l)*. 13. La *rudesse* des paupières est lorsque ces parties, étant renversées, paroissent sanguinolentes, plus rudes au toucher, plus charnues, & comme parsemées de petites aspérités semblables à des pepins de figues. 14. On appelle *épaisseur des paupières*, cette autre maladie où les paupières étant renversées, paroissent plus dures qu'elles ne doivent l'être naturellement, & sont plus charnues que dans le cas précédent. 15. L'excroissance à peu-près charnue, qui a pris naissance dans la partie interne de l'une ou de l'autre paupière, où elle forme une éminence qui gêne les mouvemens de l'œil, a été nommée *sycosis* ou *sycosité des paupières*. 16. Par *tylosis*, on entend ces inégalités qui surviennent aux paupières dans la vieillesse, lesquelles sont épaisses & blanchâtres, peu

---

(k) La *psorophthalmie*, dont Galien ne donne pas la définition, quoiqu'il l'ait annoncée, est la maladie connue aujourd'hui sous le nom de *gratelle des paupières*, *lippitudo pruriginosa* : les paupières sont rouges, il en découle des larmes salées & *nitreuses*, & les angles des yeux sont ulcérés.

(l) On a encore placé dans cette classe de maladies, celle où l'œil paroît, & est en effet, plus petit qu'il ne devroit être ; mais cela tient plutôt à un vice de conformation qu'à l'atrophie: aussi l'a-t-on nommée *microphthalmus, oculus parvus ;* & en françois, *œil petit* ou *œil de cochon*.

sensibles, & par cela même d'autant plus difficiles à détruire *(m)*. 17. La *scleriasis* est une tumeur de la paupière, accompagnée de rougeur, qui ne lui permet de se mouvoir qu'avec beaucoup de peine & de douleur : cette maladie subsiste plus long-temps que l'inflammation. 18. *Chalasion* ou grêle des paupières, est une maladie formée par l'assemblage de plusieurs petites tumeurs rondes, circonscrites, situées dans l'intérieur des paupières : ce nom lui a été donné à cause de la ressemblance de chacune de ces petites tumeurs avec des grains de grêle. 19. *Pladarotes* est le mot par lequel les Anciens ont désigné cette espèce de petit corps mollet & sans couleur qui survient à la partie interne des paupières, lequel n'offre pas au toucher des aspérités aussi sensibles ; c'est même pour cette raison qu'ils l'ont appelé ainsi *(n)*. 20. En général le mot *mydesis* a été consacré pour désigner une partie qui tombe en pourriture. Les paupières ne sont pas exemptes de cette maladie ; elles paroissent alors fort tuméfiées ; il en découle continuellement & en abondance, une matière fort épaisse, & le tissu cellulaire de ces parties est plus volumineux que dans l'état naturel. 21. *Crithé*, aussi appelé des Anciens *posthia*, est connu aujourd'hui sous le nom d'*orgelet ;* il est ainsi nommé à cause de sa figure : c'est une maladie des paupières dans laquelle il survient à leurs bords, du côté interne, une petite tumeur qui se termine par suppuration. Sa ressemblance avec un grain d'orge est ce qui lui a fait donner ce nom, nom que l'on a donné pareillement à d'autres petites tumeurs, un peu plus volumineuses que les premières, qui surviennent à la partie moyenne des paupières. 22. *Lithiasis*, ou pierre des paupières, est une tumeur blanche, épaisse, semblable à de petites pierres : son siége est à la face

---

(m) Dans ces sortes de sujets, outre cette maladie, les poils tombent, & leur chute est désignée par le mot grec, μαδ'αρωσις, *madarosis, defluvium pilorum e palpebris*. Il survient encore à cette indisposition un autre accident, la rougeur des bords, auquel on a donné le nom de μιλφωσις, *milphosis*.

(n) Par *sarcosis*, on a encore désigné de semblables tumeurs, lorsqu'elles sont plus grosses que celles-là, & qu'elles approchent de la grosseur d'un petit pois.

interne des paupières, & sa présence blesse l'œil *(o)*. 23. Lorsque quantité de petits poux larges sont dispersés parmi les poils des paupières & les molestent, ils forment la maladie à laquelle on a donné le nom de *phthiriasis*. 24. La maladie nommée *districhiasis* est celle dans laquelle, outre les poils qui doivent être naturellement sur le bord des paupières, il en survient une autre rangée en dedans, lesquels piquent l'œil & excitent une abondance de larmes. 25. Le *ptilosis* est cette autre maladie des paupières dans laquelle les poils naturels étant tombés, il en repousse d'autres (qui excitent de la douleur lorsqu'ils sont encore petits), ou dans laquelle ces poils étant cassés, piquent & molestent l'œil. 26. *Phalangosis* au contraire désigne la pluralité des rangées de poils qui pullulent aux paupières, tant à la supérieure qu'à l'inférieure. Elles sont quelquefois au nombre de deux ou de trois *(p)*. 27. L'œil est réputé *paralytique*, lorsqu'il est privé de ses mouvemens, qu'il ne peut s'élever ni s'abaisser, mais qu'il est encore susceptible de sentiment. Cette maladie attaque assez fréquemment les différentes parties de l'œil. 28. On appelle *ectropion* ou renversement des paupières, l'état où ces parties sont jetées en dehors par la présence de quelque ulcère situé sur les yeux. 29. Par *encanthis*, on entend une excroissance de chair qui prend naissance d'un ulcère creux, placé au grand angle de l'œil, près du nez. Cette maladie paroît être particulière aux matelots & aux pêcheurs *(q)*. 30. L'*unguis*, au contraire, est la maladie qui survient à la suite d'un ulcère considérable sur le blanc de l'œil, qui s'est rempli de chairs. On voit paroître alors une petite membrane fine & *nerveuse*, qui s'étend en forme de

---

(o) Il est encore une maladie à-peu-près semblable, mais où la matière renfermée n'est pas si solide. On lui a donné le nom de πωρίασις ou *tuf des paupières*.

(p) Ces trois maladies sont les trois espèces d'une maladie connue en général sous le nom de *trichiasis* ou *trichiase*.

(q) On reconnoît trois espèces d'*encanthis* : la première est une fluxion qui augmente le volume de la caroncule; la deuxième, un hypersarcose de cette caroncule; la troisième est la végétation nouvelle de la caroncule, lorsqu'à l'occasion de sa maladie, elle n'a pas été suffisamment détruite.

pyramide couchée, depuis l'un des angles, où sa base a pris naissance, jusque vis-à-vis de la pupille, où elle se termine par sa pointe *(r)*. 31. *Rhœas* est cette maladie dans laquelle l'angle interne étant vicié, soit par quelque cause cachée, soit par une cure mal dirigée, il ne peut plus retenir les larmes, & les laisse couler au dehors *(s)*. 32. Les paupières s'unissent quelquefois avec le blanc de l'œil ou avec la cornée. La cause de cette adhérence est toujours quelque ulcération qui a précédé ; il en résulte que, si elles sont adhérentes avec la cornée vis-à-vis de la pupille, la vue est tout-à-fait empêchée, & qu'elle l'est moins, si l'adhérence se borne à la conjonctive : le mot *ancylose* des paupières est celui par lequel on désigne cette maladie *(t)*. 33. L'*œgilops* & l'*anchilops* sont pris l'un & l'autre pour désigner un abcès au grand angle de l'œil, qui renferme du pus, lequel, rompant ses enveloppes, s'échappe & coule au-dehors; ou bien après avoir corrodé les os, il se porte au-dedans & pénètre même jusque dans les narines *(u)*. 34. Par le mot *psydracion*, on entend en général une maladie qui se répand sur toute la surface du corps, ainsi que celle qui a son siége sur le blanc de l'œil. C'est une espèce de pustule dont la pointe réfléchit une couleur rougeâtre. 35. Les *ulcères* ont leur siége indistinctement sur le blanc de l'œil, comme sur le noir. Ils surviennent à la suite de la destruction de la surpeau de ces parties. Tantôt ils sont ronds,

---

(r) C'est le *ptérygion* que l'Auteur désigne ici; car, à proprement parler, l'ονυξ, *onyx* des Grecs ou l'onglet, est l'amas de pus desséché entre les lames de la cornée, qui laisse une tache semblable à celle qu'on voit sur les ongles.

(s) On entend encore par ce mot la destruction de la caroncule, ou du repli sémi-lunaire de la conjonctive, d'où suit un écoulement involontaire des larmes.

(t) On appelle encore cette maladie *ancylo blepharon*. Elle désigne alors les paupières seulement jointes entr'elles ; mais lorsqu'elles sont unies avec l'œil, le mot propre est *symphysis* ou *prosphysis-blepharon*.

(u) Quoique ces deux mots soient mis l'un & l'autre pour signifier la même chose, cependant il est bon d'avertir ici que *ancilops* a été restreint à ne signifier que la tumeur qui existe au grand angle; & que par *œgilops*, on a entendu désigner l'ulcère qui résulte de cette tumeur lorsqu'elle est ouverte ; ce qui fait que ce dernier mot a été employé dans les temps postérieurs pour désigner la fistule lacrymale.

& tantôt demi-circulaires & en croissant. La couleur qu'ils réfléchissent est blanchâtre ou bleuâtre. 36. Les Anciens ont désigné par le mot *hyposphagma*, cette indisposition de l'œil dans laquelle quelques-uns de ses vaisseaux étant rompus par la violence d'un coup (porté sur cette partie), le sang s'épanche entre la sclérotique & la conjonctive; ce qui fait que l'œil réfléchit alors, & dans les premiers momens, une couleur sanguinolente qui se rembrunit insensiblement & devient livide *(x)*. 37. Le *chemosis* est l'état d'inflammation de l'œil porté au plus haut degré. Dans ce cas, la conjonctive acquiert un volume extraordinaire; elle repousse en dehors les paupières, & empêche qu'elles ne recouvrent l'œil. A proprement parler, le *chemosis* a lieu lorsque tout le blanc de l'œil est violemment enflammé, & que cette inflammation se borne à la circonférence de l'iris (la cornée transparente); de sorte qu'il reste dans cet endroit un creux qui ressemble à une ouverture de caverne (ou à un soupirail). 38. Par *cœloma*, on entend des ulcères ronds & creux, plus larges que ceux nommés *bothrion;* ils ont leur siège sur le blanc de l'œil, aux environs de l'iris (de la cornée). 39. L'*argemon*, au contraire, est un ulcère rond & blanchâtre, qui se place tantôt sur le blanc de l'œil, tantôt vis-à-vis du cercle de l'iris, quelquefois même vis-à-vis du noir de l'œil ou de la pupille. 40. *Nephelion* ou *nuage*, est une autre espèce d'ulcère de la la surpeau (de la conjonctive), blanchâtre & un peu plus grand que l'*argemon (y)*. 41. *Achlys* ou *brouillard*, est la foible cicatrice, suite d'une ulcération superficielle, qui a lieu à la circonférence du noir (de la cornée), laquelle ressemble à une espèce de brouillard. 42. Par *epicauma* on a désigné un ulcère qui attaque la surpeau, occasionné par une érosion quelconque, telle qu'une brûlure. Quelquefois il

---

(x) Les Grecs lui ont encore donné le nom d'*aimatops*, άιματωψ, & en françois nous l'appelons *œil poché*.

(y) Il a encore été appelé *nuage*, parce que, lorsqu'il se rencontre vis-à-vis de la pupille, il gêne la vision, l'offusque; ce qui fait que le malade croit qu'il y a un nuage entre lui & l'objet qu'il considère: *nuage* a été encore pris pour une cicatrice fort légère.

devient plus profond, & un *epiphora* considérable en est la cause déterminante *(z)*. 43. *Bothrion* est un ulcère creux, petit, étroit, semblable à des piqûres (d'épingles), & plus profond que les petits ulcères (dont il vient d'être fait mention) *(a)*. 44. On a donné le nom de *phlyctaines* à l'élévation d'une petite membrane très-fine, qui s'étend sur la partie externe de la cornée, soit à l'occasion d'une ulcération quelconque, soit sans ulcération. Il s'amasse au-dessous une certaine quantité d'humeur. Quelquefois c'est une humeur épaisse, renfermée dans l'épaisseur des membranes, qui donne lieu aux phlyctaines. 45. Le *myocephalon* est une maladie qui résulte de la corrosion de la membrane externe de l'œil, proche de l'iris; alors cette dernière s'engage & sort par l'ouverture, & représente assez bien *une tête de mouche (b)*. 46. Lorsque la pupille de l'œil (la cornée) est soulevée avec inflammation & douleur, que le blanc de l'œil devient tout-à-fait semblable, pour la couleur, à un grain de raisin, on lui a donné le nom de *staphylome*. 47. L'*hypopyon* est une collection de pus, qui (occupe les chambres de l'œil &) cache l'iris en totalité ou en partie *(c)*. 48. Un coup, ou toute autre cause, qui divise les membranes de l'œil, au point de laisser échapper les humeurs par le moyen desquelles la faculté de

---

(z) Guillemeau l'a défini, un *ulcère brûlant* qui, étant placé vis-à-vis de la pupille, paroît ressembler à un floccon de laine.

(a) Outre toutes les espèces d'ulcères dont il vient d'être fait mention, les Modernes (& Guillemeau le premier) ont ajouté 1.° l'ἐγκαύμα, *encauma*, *ulcus sordidum*, l'ulcère sordide; 2.° ceux nommés νομαι, *ulcera depascentia*, ulcères malins; 3.° le καρκινώδες, *ulcus canceratum*, ulcère chancreux.

(b) Lorsque la portion engagée de l'iris ou de l'uvée est un peu considérable, elle prend le nom de μηλον, *malum*, pommette: c'est l'état moyen entre le *myocephalon* & le staphylome. Il est encore une autre espèce de staphylome auquel on a donné le nom d'ηλος, *clavus*, lequel est défini dans cet Ouvrage, n.° 51. *Voyez* ci-après.

(c) Outre cette maladie, il en est une autre de cette espèce à laquelle on a donné le nom d'ονυξ, *unguis*, ou onglet, qui a lieu lorsque la matière est encore renfermée dans l'épaisseur des lames de la cornée.

Ces deux maladies sont désignées sous le nom général de πυωσις οφθαλμυ, *purulentia oculi*, *oculus purulentus*.

voir s'exécute, donne lieu à une maladie nommée *Rhexis*. 49. L'épaisseur qu'acquiert la cornée, & la couleur blanche qu'elle réfléchit à l'endroit où exiftoit auparavant un ulcère profond, a fait nommer cette efpèce de tache, *cicatrice*. La même chofe arrive également fur la partie blanche de l'œil (la fclérotique), mais la tache n'eft pas fenfible *(d)*. 50. L'*albugo* ne diffère en rien de la cicatrice; elle n'eft qu'une cicatrice plus large, plus épaiffe, qui a terminé la guérifon d'un ulcère. Cette efpèce de cicatrice peut avoir lieu fur la cornée, vis-à-vis de la fclérotique *(e)*. 51. Le *clou* eft une excroiffance du noir de l'œil, charnue & folide, accompagnée d'une efpèce de légère cicatrice, blanchâtre. Son fiége eft pour l'ordinaire fur le blanc de l'œil, & tient au noir; (fur le blanc de l'œil, & anticipe fur le noir ou fur la cornée, vis-à-vis de l'iris). 52. Certains Auteurs ont défini la *fuffufion* une humeur qui diftille dans la pupille, & s'y épaiffit au point de faire obftacle à la vifion, ou rend comme hébétés ceux qu'elle attaque. 53. Le *glaucome* eft le changement de l'humeur aqueufe & du criftallin en une couleur blanche & louche qui gêne la vifion. 54. On a appelé *mydriafe* cet état de l'œil dans lequel la pupille n'eft nullement altérée dans fa couleur, mais bien dilatée au-delà de fon état naturel, de manière qu'elle s'approche du grand cercle de l'iris: cette affection nuit à la vifion *(f)*. 55. La maladie contraire à celle-ci, dans laquelle la pupille devient fort étroite, a reçu le nom de *phthifie de la pupille*. Dans cet état, la pupille eft plus refferrée & moins fufceptible de mouvement. Ce

(d) Les Anciens ont encore appelé les yeux dans lefquels fe trouvent de pareilles taches, αἴγις, du mot αἴξ, qui fignifie *chèvre*; d'où ils ont fait *œil de chèvre*, *ægilops*.

(e) Outre le mot *albugo*, λευκωμα en grec, il eft encore un autre mot grec qui défigne une autre efpèce de cicatrice; favoir παραλαμψις, *cicatrix refplendens*, parce que le brillant qu'elle réfléchit, en fait le caractère diftinctif.

(f) Les Anciens ont encore ajouté à cette maladie, cette autre dans laquelle la pupille n'eft pas fituée dans l'endroit qu'elle doit occuper naturellement, foit que ce changement foit accidentel ou naturel; ils l'ont nommée πλατυκοριασις.

dérangement est produit ou par des douleurs de tête violentes, ou par une atonie *(imbécillité)* dangereuse. 56. Lorsque les humeurs de l'œil ne gardent plus entr'elles leurs places respectives, mais qu'elles se portent indifféremment à tel ou tel autre endroit, cette maladie prend le nom de *confusion* ou d'*œil brouillé*. 57. L'affoiblissement est une altération considérable de la vision sans aucune cause manifeste *(g)*. 58. La nyctalopie: les *nyctalopes*, sont ceux qui ne voient que très-peu le jour, un peu mieux au coucher du soleil, & beaucoup mieux pendant la nuit; & au contraire, les *héméralopes* sont ceux qui voient bien le jour, foiblement le soir, & point du tout la nuit *(h)*. 59. Les *myopes* sont ceux qui ne peuvent distinguer que les objets placés très-près d'eux, & qui ne voient point du tout ceux qui sont éloignés *(i)*. 60. La *suppuration* est la collection d'une humeur tenace dans l'intérieur de la pupille, qui s'évapore ou se résout difficilement, & dont le résidu devient plus sec que la matière qui forme la cataracte. 61. La *destruction* est cette maladie dans laquelle le nerf optique est détruit, soit dans le trou optique, soit plus haut, dans l'Intérieur des méninges, & se retire sur l'œil. Un coup porté sur la tête ou une chute de haut, en est la cause. La cécité est la suite nécessaire de ce désordre. 62. Par *coïncidence* on a entendu la maladie qui résulte de

---

(g) Cette maladie est encore appelée ἀναισθησία κρυσταλλοειδής, qui est l'espèce de stupeur dont l'œil est affecté par la présence d'une grande lumière.

(h) Nous ferons ici deux observations: la première, qu'en cet endroit le texte de Galien est évidemment altéré, & que cette altération a induit en erreur bien des Pathologistes, notamment Sauvages (Nosol. *tome 1, page 732*), à qui elle a fait dire, que l'*héméralopie* des Grecs est la nyctalopie des Modernes. La seconde observation tend à faire remarquer que Galien a compris sous la dénomination générique, des maladies très-distinctes:

1.° Comme l'affection nommée *tenebrosa affectio*, qui est cette vue par laquelle on fixe difficilement la lumière, quelque petite qu'elle soit.

2.° Celle désignée par ces mots: *acies solana*, qui est quand on ne peut voir qu'à la clarté des rayons du soleil.... &c.

(i) Il y a encore les *presbytes*, qui sont ceux dont la vue s'étend au loin, & ne distingue pas si bien les objets placés fort près. Cet état, le contraire de l'autre, est fort ordinaire chez les vieillards.

la présence d'une humeur extravasée (ou épanchée) qui vient de la base du cerveau se présenter au trou optique, par où se fait la vision, le bouche, & gêne la vision, en faisant éprouver des douleurs au malade. 63. *Symptosis* est cet état d'affaissement dans lequel tombe le nerf optique, lorsque le trou optique se rétrécit ou s'oblitère, soit à raison de l'atrophie, soit à raison de la *destruction*. De même que cette maladie est très-rare, de même aussi elle résiste aux remèdes qu'on peut employer pour la détruire. 64. Le *charbon* est un ulcère couvert d'une croûte, qui ronge les parties, & fournit une humeur (fétide); il est la suite d'un bubon. Il survient quelquefois à la suite des fièvres, quelquefois il paroît dans les diverses parties du corps indifféremment, & quelquefois aussi il occupe les yeux *(k)*.

Toute nombreuse qu'est cette liste ou nomenclature, peut-être n'y trouveroit-on pas une seule maladie dont Galien ne fasse mention en quelqu'autre endroit de ses Ouvrages; & cependant on ne peut pas dire qu'il ait perfectionné ni la théorie, ni la pratique des maladies des yeux. Il en est de même des médicamens ophthalmiques entassés dans ses Écrits; ils se ressemblent tous & paroissent calqués sur les formules répandues dans cette Histoire. On pourroit tout au plus le croire l'inventeur d'une espèce de liniment

---

(k) Le fond de la traduction de cette nomenclature & une partie des notes qui l'accompagnent, m'ont été fournis par M. Arrachart, Adjoint au comité de l'Académie royale de Chirurgie. Le début de ce Chirurgien dans la pratique des maladies des yeux, à laquelle il s'est spécialement livré, présente une circonstance digne d'être conservée. Il eut la louable fermeté d'extraire la cataracte à M. son père, Membre de la même Académie, & la satisfaction inexprimable de lui rendre la vue. Cette anecdote attendrissante échauffa la verve de M. Alix, Avocat au Parlement, & lui inspira ces vers:

> *Tu viens de rendre la lumière*
> *A qui t'avoit donné le jour;*
> *Et l'Art établissant le plus juste retour*
> *Entre un fils & son père,*
> *Vous acquitte tous deux: il te doit aujourd'hui*
> *Le bienfait précieux que tu reçus de lui.*

contre l'ulcération des bords des paupières, où il entre du fandarach & de l'arfenic *(l)*.

Nous devons à Galien la connoiffance de deux manières de traiter l'hypopyon; toutes deux remarquables, l'une par fa fingularité, & l'autre par la lumière qu'elle peut répandre fur la manière dont on opéroit alors la cataracte. La première n'eft, à proprement parler, qu'un procédé particulier, exécuté fous les yeux de Galien par un Médecin oculifte nommé *Juftus;* le voici. Le malade, affis fur un fiége ordinaire, ce Médecin plaçoit les deux mains fur fes tempes, & agitoit ou frappoit la tête *(quatiebat)* en différens fens, avec un tel fuccès, que nous voyions nous-mêmes, dit Galien, la matière defcendre, entraînée par fa gravité & refter à la partie la plus baffe de la chambre antérieure ; phénomène d'autant plus fingulier, que la cataracte abaiffée ne manque pas de remonter, à moins qu'en l'abaif-fant on ne l'ait bien appliquée à la partie fur laquelle on la conduit. Galien croit rendre raifon de la defcente du pus & de l'afcenfion de la cataracte abaiffée, en difant que quoiqu'il y ait des cataractes plus pefantes les unes que les autres, on peut les regarder toutes comme une efpèce de nuage, toujours plus léger que le pus. Enfin il ajoute une obfervation très-intéreffante & généralement vraie, c'eft que les cataractes qui remontent après avoir été abaiffées, ne laiffent pas à la longue de fe précipiter de nouveau fous l'apparence de bourbe ou de lie de vin *(m).* En effet, comme on le conjecturoit ailleurs *(n),* des fucs animaux épaiffis, tenus en digeftion dans un fluide chaud de même nature, ne peuvent manquer de tomber en colliquation dans un temps quelconque, même très-court, felon les obfervations intéreffantes de M. Pott, très-célèbre Chirurgien anglois *(o).*

(l) Sandaracha, & quod veteribus græcis arrhenicum, noftro verò ævo arfenicum appellatur. Galen. *de compof. med. fec. loc. lib. IV, cap. IV.*

(m) Hæc autem (hypochymata) punctione ad præfens difcutiuntur: interpofito tamen haud longo tempore, ceu limus quidam (aut quædam vini fex) deorfum fertur. Galen. *Meth. med. lib. XIV, cap. XIX.*

(n) Voyez tome *I,* page 427.

(o) Chirurgical obfervations relative to the cataract... &c. London, 1775.

La seconde méthode d'opérer l'hypopyon, méthode que Galien semble avoir pratiquée quelquefois, consiste à diviser la cornée transparente *vers la circonférence, un peu au-dessus du lieu de réunion des différentes membranes qui forment le globe de l'œil (p)*.

Quoique Galien ait paru dire, il n'y a qu'un instant, que toutes les cataractes sont des espèces de nuages, il semble insinuer ici que certaines cataractes pourroient bien n'être qu'un épaississement, ou, pour mieux parler son langage, qu'*une intempérie* du cristallin *(q)*. On apprend de Rufus, que les Anciens confondoient le glaucome avec l'hypochyme ou suffusion : mais à cette époque la confusion disparut, il les distingua lui-même; & l'on aperçoit en lisant attentivement les Ouvrages de Galien, que les mots *hypochyme, suffusion* ou *cataracte*, & celui de *glaucome*, approchoient moins alors de la synonymie qu'ils n'en approchent aujourd'hui. On croit y voir que la cataracte est un vice de l'humeur aqueuse, épaissie autour du velouté de l'uvée *(r)*, & le glaucome, une maladie du cristallin *(s)* : à la vérité, si le Livre *De Oculis* est de Galien, ce Médecin n'étoit pas bien affermi dans son opinion. Comme Galien diffère un peu de Celse dans le diagnostic & le prognostic de la cataracte, & que ses idées sont très-voisines de celles des Modernes, on ne peut se dispenser de les recueillir. « Entre l'uvée & le cristallin, s'interpose une eau coagulée, qui empêche l'esprit visuel de « s'échapper de la pupille. Cette maladie, difficile à recon- « noître dans son *principe*, est évidente dans son *état*. Les « personnes menacées de la cataracte voient devant leurs yeux «

(p) Galen. *Meth. med. lib. XIV, cap. XIX.*

(q) *Idem*, ibidem, *lib. II, cap. VI.*

(r) *Suffusio est concretio aquosi humoris, quæ visum magis minusve impedit. Differt suffusio a glaucomate, tum quòd concretio sit hæc diluti humoris, glaucoma verò naturalium mutatio humorum in cæsium colorem,* tum quòd in glaucomate, haud prorsus, in suffusione, aliquantulum cernant. Finit. med. Vide etiam *Aëtium*, tetr. II, ser. 3, cap. L, LI.

(s) *Uvea.... mollis fuit, ne cristallino inserret nocumentum. Proprios habet villos, in quibus aqua coadunatur in cataractá. De oculis, cap. LV.*

» des punaises volantes, & quelques-unes, des espèces de
» flammes. La couleur de la cataracte varie beaucoup; elle est
» cuivreuse, vitreuse, blanchâtre, céleste, verte ou bleu-clair *(t)*.
» C'est d'après la dernière de ces couleurs que les Anciens
» avoient appelé les yeux cataractés, *yeux bleus (venetici oculi)*;
» mais il y a cette différence entre ces deux maladies, que les
» *yeux bleus* reconnoissent deux causes, la trop forte coagu-
» lation de l'humeur aqueuse, & la trop grande siccité du
» cristallin. La cataracte couleur de cuivre est curable. La
» seconde espèce est tantôt curable, & tantôt ne l'est point; ce
» qu'on reconnoît ainsi: si fermant un œil, la pupille de l'autre
» se dilate, la maladie est curable; l'évènement contraire exclud
» le succès, parce qu'alors le *nerf concave* qui conduit l'esprit visuel
» à la rétine est obstrué. Cette cataracte provient du vice de
» l'estomac ou de celui du cerveau, & l'on en distingue facile-
» ment la source. Si la cataracte n'occupe qu'un œil, ou les deux
» ensemble, mais diversement, elle a sa cause dans le cerveau,
» & cette cause est pour l'ordinaire une *affection phrénétique*;
» si les deux yeux sont également cataractés, si la cataracte est
» tantôt plus & tantôt moins apparente, si elle l'est davantage
» quand le malade digère plus mal, si le malade se plaint
» d'une ardeur brûlante à l'estomac, s'il voit mieux après la
» purgation, la cause de la cataracte réside dans l'estomac *(u)*. »

Le traitement de la cataracte & du glaucome est à peu-
près le même ici que dans Celse, avec cette différence que
Galien employoit les plus forts purgatifs; & ce n'étoit pas
sans de bonnes raisons, si, comme il le dit, ils eurent les
plus grands succès, tant dans ses mains que dans celles de
plusieurs Médecins à qui il avoit fait part de sa méthode *(x)*.

Pour la cataracte confirmée, Galien, comme ses prédécesseurs, ne voyoit de ressource que dans l'abaissement, au

---

(t) Ces couleurs ont été multipliées ou réduites, selon la fantaisie des Observateurs; on en a compté depuis quatre jusqu'à douze. *Voyez* Guy de Chauliac, *traict. 6, doctrin. II, chap. II.*

(u) De oculis, particul. 4, cap. XII.

(x) Meth. med. lib. XIV, cap. XIX.

moins pendant une certaine époque de sa vie. Alors c'étoit l'opinion générale, que non-seulement les plaies de la cornée par où s'échappe l'humeur aqueuse, mais même que la simple corrugation de cette membrane étoient des causes suffisantes de cécité *(y)*. A ce sujet, Galien raconte, avec un étonnement mêlé d'admiration, qu'un enfant ayant eu l'œil percé d'un stylet, & l'humeur aqueuse s'étant écoulée entièrement, la pupille se rétrécit, la sclérotique s'affaissa & se rida, & que néanmoins cette humeur se reproduisit, & que l'enfant recouvra parfaitement la vue *(z)*. Si ce fait, qu'il n'ose presque croire, malgré le témoignage de ses yeux, est antérieur à la rédaction du XIV.ᵉ Livre *de la Méthode*, il ne désabusa point Galien, & ne pût lui faire adopter l'extraction de la cataracte, qu'il connoissoit, qu'on pratiquoit de son temps *(a)*, & dont il se propose de traiter dans sa Chirurgie *(b)*. Il falloit que le préjugé contre l'extraction de la cataracte fût bien fort & bien enraciné, puisque malgré la raison, l'analogie des faits & l'expérience, qui ne cessoient de réclamer contre lui, on le retrouve huit ou neuf siècles après Galien, tout aussi entier qu'il l'avoit laissé, dans les Écrits d'Avicenne; même avec cette particularité remarquable, que, comme le Médecin grec, le Médecin arabe connoissoit les succès de certaines gens qui pratiquoient l'extraction dans le pays qu'il habitoit *(c)*.

On pourroit croire, sur l'autorité de Gui de Chauliac, que les anciens Grecs connurent une troisième méthode d'opérer la cataracte; on auroit même d'autant plus de peine

---

(y) De sympt. causis, cap. II.
(z) Ibidem.
(a) E contrario verò in suffusione, quod hypochyma vocant, victi in primâ indicatione, ad aliam eam locum, qui minoris sit momenti, tranferimus. Non desunt qui hæc quoque vacuare sint aggressi: sicut in iis quæ Chirurgiâ tractantur, dicam. Galen. *Meth. med. lib. XIV, cap. XIII.*

(b) Voyez ci-devant, page 540.
(c) Et homines quidem habent vias diversas, in exercendo curam Aquæ, quæ fit cum instrumento; ita ut quidam sint qui disrumpunt inferiorem partem corneæ, & extrahunt aquam per eam, & hoc est in quo est timor: quoniam cum aquâ, quandò est grossa, egreditur albugineus. Avicen. *lib. III, sen. 4ᵃ, tract. I, cap. XX.*

à récuser son témoignage, qu'il l'appuie de l'autorité d'Avicenne & d'Albucasis. Cependant voyons la méthode; nous rechercherons ensuite la véritable époque de son invention. Cette méthode consistoit à faire *un trou sous la cornée, avec une aiguille cannulée, & à tirer* (la cataracte) *en suçant (d)*.

Persuadés que Chauliac avoit bien lû les originaux, nous avons employé beaucoup de temps à rechercher cette méthode dans les Écrits des Grecs & des Arabes, & nous désespérions du succès de nos recherches, lorsqu'en quelque sorte le hasard nous l'a offerte, dans une édition *du IXe Livre de Rhasès, au Roi Almansor*. Dans son Commentaire sur ce Livre, Galeatius de *Sancta Sophia* dit en termes très-exprès, *qu'il a imaginé cette méthode d'extraire la cataracte (e)*. Il ne faut donc pas la chercher ni chez les Grecs, ni chez les Arabes, à moins d'accuser Galeatius d'une effronterie qui ne se présume point. Il faut donc supposer que la mémoire manquant à Gui de Chauliac, il ne distingua pas en écrivant, le Commentateur de l'Auteur commenté; & que la confusion une fois entrée dans sa tête, il cita Albucasis, où l'on voit en effet le mot *sucer (f)*, mais sans aucune mention de la

---

(d) Chauliac, *ibidem*.

(e) *Vel aliter fiat hic modus magistralis, quem ego Galeatius de Sancta Sophia jam dudum imaginatus fui. Primò ergo accipiatur una acus aurea per totum, subtiliter concavata propè cuspidem, & dicta acus sit perforata usque ad concavitatem foraminis parvi. Quo facto, perfora oculum ut supra dictum est, & cùm apposuisti acum intra illam aquam, tunc volve dictam acum bis vel ter, & postea extrahe flatum a superficie acûs superiori fortiter, ad hoc ut dicta aqua ingrediatur concavitatem acûs. Et si tota aqua ingredi non posset, acum bis vel ter trahendo, tunc bene ipsam preme inferiùs, ut nihil remaneat. Nam sic extrahendo dictam aquam extra totum oculum est cura cæteris perfectior, quâ ampliùs dicta materia reverti non potest ad pupillam. Dico tamen quòd hæc cura fieri debet per* Medicum *valdè peritum in hac arte. Et quamvis hanc curam hoc modo fieri non vidi, ipsam tamen posui, quia mihi possibile videtur esse.* Lib. cit. cap. XXVII, *cui Titulus*, de aquâ descendente in oculum.

(f) *Et jam quidem pervenit ad nos quidam ex illis qui sunt de Alayrach, qui dixit, quod factum fuit in Alayrach Magdan perforatum, quo fugitur aqua. Verùm ego non vidi aliquem in terrâ nostrâ qui fecerit illud, neque legi illud in aliquo ex libris antiquorum: & est possibile, ut sit illud novum.* Albucas. Chir. part. II, cap. XXIII.

canulle, & Avicenne, qui ne dit rien de cette opération, au lieu de Rhasès ou son Commentateur.

Mais en éclaircissant une difficulté, nous en élevons une autre, qu'il n'est pas aisé de résoudre. Justus fait vivre Galeatius vers 1490, & M. Eloi plus tard encore, puisqu'il lui fait recevoir le bonnet de Docteur à cette même époque. A la vérité, Van-Der Linden, Matthias & M. de Haller, placent Galeatius à la fin du XIV.ᵉ siècle. Chauliac publia sa Chirurgie en 1362 ou 1363 ; il seroit donc antérieur à Galeatius, & n'auroit pas lû son Commentaire ; il n'auroit donc pas emprunté de lui l'opération dont il fait honneur aux Grecs, qui, d'après les recherches d'Albucasis, n'en ont rien écrit *(g)*.

Pour aplanir cette difficulté, fixons l'époque vague *de la fin du XIV.ᵉ siècle*, assignée à Galeatius, vers l'an 1380. Supposons que ce Médecin ait vécu soixante-dix ans, & qu'il ait écrit son Commentaire à quarante-cinq ; ç'aura été en 1355 : Chauliac aura donc pu le connoître & en profiter. D'ailleurs lorsque Galeatius commentoit Rhasès, il y avoit déjà long-temps qu'il avoit imaginé sa méthode, *jam dudum imaginatus fui*. Chauliac avoit donc pu la voir consignée dans quelque Écrit nouveau, depuis l'an 1340, ou même plutôt, jusqu'en 1355, & depuis 1355 jusqu'en 1362, dans l'Ouvrage de Galeatius.

Finissons sur la cataracte, pour n'y revenir qu'au XVIII.ᵉ siècle ; mais observons qu'il avoit fallu dix ou douze siècles pour faire inventer la succion, que ce ne fut que trois siècles après cette découverte infructueuse *(h)* qu'on rajeunit & qu'on accrédita l'extraction, rejetée pendant tant de siècles ; & cessons de nous étonner que les Arts marchent si lentement vers la perfection.

Les maladies des oreilles n'étoient guère moins nombreuses que celles des yeux ; aussi les Anciens avoient-ils des Médecins

---

(g) Voyez la note précédente.

(h) Scultet pouvoit se dispenser de faire graver les instrumens destinés à exécuter cette opération, aussi impraticable que ridicule. Vid. *Armament. Chirurg. Sculteti, editum a Sprögel, in-8.° 1741, pag.* 413, 414, 433, 604.

auriculaires, comme des Médecins ophthalmiques. Quand on jette les yeux sur la multitude & la variété des maladies propres à l'organe de l'ouïe parmi les anciens habitans de la Grèce & de l'Italie : douleurs de plusieurs espèces, fluxions, ulcérations, ulcères, chairs excroissantes dans le conduit auditif *(i)*, vers, & autres corps étrangers, tubercules, verrues, amollissement, carie du canal osseux, de la plus grande partie du rocher *(k)*, &c; quand, dis-je, on considère la multitude des vices qui assiégeoient un si petit organe, ne se sent-on pas disposé à croire qu'ils sont plus rares aujourd'hui, même dans la Grèce & dans l'Italie, qu'ils ne le furent autrefois? Les causes physiques sont les mêmes *(l)*, la fraîcheur & le serein de la nuit ne sont pas moins puissans ; mais l'habitude d'aller nu-tête, & l'alternative du casque & du chapeau ne viennent plus les mettre en action & leur donner de l'énergie.

De toutes les maladies de l'oreille, la plus formidable est la douleur profonde & aiguë, jointe à une fièvre continue violente. Elle fait périr la plupart de ceux qu'elle attaque, & quelquefois aussi promptement que l'apoplexie, selon l'observation de l'oracle de Cos. Les jeunes gens meurent au plus tard le septième jour, & presque toujours dans le délire; mais les vieillards, dont la tête s'ébranle plus difficilement, résistent plus long-temps, & ce délai donnant à la suppuration le temps de s'établir, en sauve un plus grand nombre que des premiers; car la suppuration est si salutaire ici, que lorsqu'elle est bonne & jointe à quelqu'autre signe avantageux,

---

(i) Le passage suivant de Tertullien, où il est question des *fungus* des oreilles, a beaucoup exercé les Commentateurs : *tales enim cicatrices cæstuum, & callos pugnorum, & aurium fungos a Deo cum suo plasmate accepit.* De spectacul. cap. X.

Voici le Commentaire de Mercuriali : *Constat ex Suetonio, in* Caligula, (n.° 32), *& Lampridio, in* Commodo, *Gladiatores rudibus, id est ligneis virgis,* *depugnare consuevisse, quarum percussionibus fungos seu tumores inducere solitos fuisse, rationi consentaneum est.... ut autem athletæ inter luctandum hujusmodi fungos vitarent, auribus tegimenta adhibebunt, quæ Pausanias & Plutarchus amphotidas esse vocata perhibent.* Var. lec. lib. VI, cap. XIV.

(k) Voyez ci-devant, page 353.

(l) Voyez ci-devant, page 93.

les jeunes gens même en réchappent quelquefois *(m)*. Parmi les topiques qu'on oppofe à cette maladie, aucun n'a réuni un plus grand nombre de fuffrages que celui qui réfulte de deux tiers de *caftoreum* & d'un tiers d'*opium*, ou d'égales parties de l'un & de l'autre, diffous dans le vin cuit; mais quelque preffante que foit l'indication, on doit bien fe garder d'employer l'*opium* feul, il peut donner la mort *(n)*. Galien rectifia l'ufage de cette mixture. A l'exemple de fes prédéceffeurs, il ne la verfoit pas goutte à goutte dans le conduit auditif, parce qu'il s'étoit aperçu que les percuffions de la chute, toutes foibles qu'elles font, ne laiffent pas d'augmenter la douleur; il la répandoit donc peu-à-peu fur la conque de l'oreille, d'où elle defcendoit dans le conduit, entraînée par fa gravité. Cette correction paroîtra minutieufe, mais ce font celles-là dont on s'avife le moins; auffi Trallian la jugea-t-il *un grand précepte de la thérapeutique des oreilles (o)*. Galien couvroit enfuite l'oreille externe de laine imbibée de la même diffolution. Il renouveloit ces panfemens à des intervalles très-courts, ufant toujours de la plus grande douceur, fur-tout en retirant le tampon de laine dont il bouchoit le conduit auditif, tant pour y retenir la liqueur, que pour en écarter les fons *(p)*.

Hippocrate avoit laiffé beaucoup à dire fur les parotides *(q)*; Celfe les nomme à peine; les Écrivains qui fuivirent ce dernier jufqu'à Galien, ajoutèrent peu de chofe *(r)*; mais le Médecin de Pergame les furpaffa tous, par l'étendue des détails & par la correction de la méthode thérapeutique.

(m) Galen. *in prognoft.* Hipp. *Comment.* XIII, n.° *13*.

(n) Conftat opium vetus effe deligendum, eò quòd nos magnam ipfius in torpore inducendo facultatem vitemus. Ego enim novi quemdam folo ufum opio, & vocem & fenfum ægro ademiffe, ut ne opobalfamo quidem, aut aliis quibufdam calidis injectis, homo amplius reftitui potuerit. Alexand.

Trallian. *lib. III, cap. II. Voyez* ci-devant, *page* 352.

(o) Idem, ibidem.

(p) Galen. *de compof. med. fec. loc. lib. III, cap. I.*

(q) Tome I, page 199.

(r) Voyez ci-devant, *page* 41, *349*.

Les parotides font bénignes ou malignes, & les unes & les autres font épidémiques ou fporadiques. Hippocrate fournit un exemple de parotides bénignes épidémiques *(f)*. « Vers la » fin d'un printemps, durant lequel les aquilons avoient fouffié » conftamment, plufieurs perfonnes furent attaquées de parotides, » tantôt d'un feul côté & tantôt des deux, les hommes plus » communément que les femmes, & parmi ceux-ci, les Athlètes » plus que les autres hommes. Chez quelques malades elles » prenoient d'abord un peu de chaleur, mais elles ne fuppuroient » point, comme ont accoutumé de fuppurer celles qui viennent » en d'autres occafions. Ces parotides étoient molles, larges, » aplaties, fans fièvre & fans douleur, & en tout fi bénignes, » que la plupart des malades ne s'altèrent point, & que la » réfolution s'en fit infenfiblement, par les feules forces de la » Nature. » Dans fon Commentaire fur ce paffage, Galien femble avoir foupçonné que la matière qui forme les parotides s'accumule bien moins dans la glande elle-même, que dans le tiffu cellulaire qui l'environne *(t)*.

Les parotides, appelées auffi *diofcores (u)*, font pour l'ordinaire accompagnées de fièvre & d'inflammation ; mais font-elles la caufe ou l'effet de la fièvre ? font-elles *maladie* ou *fymptôme ?* Galien fe propofe cette minutieufe queftion, qui fe trouve réfoute par cela même, « que les parotides fympto-» matiques diffèrent de celles qui font formées par fluxion, & demandent un autre genre de traitement. » Celles-ci cèdent à la feule application d'éponges imbibées d'oxycrat, pourvu que le corps ne foit ni cacochyme ni pléthorique, & la matière, ni abondante ni vénéneufe ; mais les parotides fymptomatiques étant des dépôts critiques, loin de s'accommoder

---

(f) Apud Galen. *de morb. vulgar. Comment. 1, n.° 19.*

(t) Ailleurs il s'explique plus clairement fur cet objet : *Quin, & cùm citra capitis affectionem in febribus acutis, natura fuperfluos humores ex vafis effundens, ad regionem intercutem, & fubjecta corpora deponit ; quandoque fanè, & glandulæ ex effufis humoribus participant.* De compof. med. fec. loc. lib. III, cap. 11.

(u) Διόσκορος, Finit. Medicæ.

des répercussifs, exigent les émolliens & les attractifs *(x)*. Ces dernières sont annoncées par la rougeur de la partie, le gonflement du cou, l'humidité des yeux, la confusion de la vue, &c. *(y)*.

Les topiques attractifs, comme les relâchans, ont leur temps marqué dans la curation. Pendant l'impétuosité de la fluxion, les attractifs & la ventouse augmenteroient la douleur, & celle-ci produiroit l'insomnie, l'épuisement des forces, & ranimeroit l'inflammation. Il faut donc favoriser d'abord le dépôt de la matière viciée, par les topiques où se trouvent réunies les propriétés relâchante & légèrement échauffante; quelquefois même on peut saigner, si le sang abonde. Les attractifs & la ventouse appartiennent au second temps, & peuvent trouver place dans le premier, quand la collection est lente & qu'on a lieu de craindre que la dépuration ne soit pas entière. L'ulcère résultant de l'ouverture de la parotide, se traite comme un autre ulcère, avec cette différence qu'on y applique quelquefois la ventouse, pour entraîner la matière profondément engagée sous les chairs, & des fondans, tels que la saunure, le velar, &c. pour résoudre les duretés qui le compliquent *(z)*. Le traitement du bubon *(a)* est le même que celui de la parotide; mais Galien s'appesantit sur la manière de l'ouvrir, quand il vient à suppuration. En général, ou il l'incise simplement, ou il excise sa paroi antérieure, toujours en conduisant l'instrument dans la direction du pli de l'aine ou de l'aisselle *(b)*.

(x) De remediis paratu facilibus, cap. VII.

(y) Galen. *in prorrhet.* Hippocrat. Comment. III, n.° 73.

(z) De comp. med. secund. loc. lib. III, cap. II.

(a) Hippocrate donne quelquefois ce nom aux amygdales tuméfiées. *De morb. popul.* lib. III, sec. 16.

(b) Sanè quidam in iis quæ in axillis & inguinibus suppurant, in myrtei folii speciem semper excidi cutim jubent, quoniam in iis laxa naturaliter sit, ideòque omne, quod ipsi advenit, promptè recipiens: præterea ipsa ex levi occasione phlegmonem facilè contrahant. At maximas aliqui sectiones facere solent: quarum occasione particula, ubi ad cicatricem est perducta, non solùm turpissima redditur, sed etiam fit imbecillior, & quæ sæpè homini ad motus sit in morâ. Hæc igitur ipsi vitantes, sæpissimè certè

Galien parle encore de beaucoup d'autres genres de tumeurs, comme d'une langue prodigieusement grossie & sortant de la bouche, où l'on ne remarquoit d'autre caractère maladif que son augmentation *(c)*; mais il ne fait que recueillir ce qu'on savoit avant lui. Nous dirons pourtant qu'on ne lit aucune part une énumération aussi ample que celle qu'il fait des matières solides & fluides renfermées dans les tumeurs *(d)*: on y voit des substances semblables à de la boue, à de l'urine, à des grumeaux, à du miel, à de la mucosité, à des os, à des cheveux *(e)*, à des animaux; ces dernières substances sont même variées autant que le sont eux-mêmes les animaux qui éclosent & se nourrissent dans la putréfaction.

On ne peut douter que par le mot générique *animaux*, ζῶα, Galien n'ait entendu des vers; car en décrivant le traitement des ulcères où ces animaux se trouvent, il les désigne par leur nom propre, ἕλμινθες, *vers (f)*. Remarquons que Galien a parlé le premier du traitement des ulcères vermineux, comme s'ils n'avoient été connus qu'à l'époque où il vécut. Cependant ils l'étoient fort anciennement. Hérode le Grand *(g)* & Phérétime, mère d'Arcésilas, Roi des

---

solâ incisione & medicamentis valenter siccantibus, hujusmodi affectus sanavimus. Quòd si aliquando excidere aliquid propter multitudinem, non puris modò, sed etiam corruptarum partium, fuit opus, contenti eramus sectione, quæ myrti folium imitatur, planè non magnâ. Cùm autem in eâ excisione longitudo major quàm latitudo sit, esto in inguine longitudo per transversum ducta, non autem per membri rectitudinem: quippe ita, cùm membrum inflectimus, naturaliter cutis sibi applicatur. Meth. meden. lib. XIII, cap. v.

(c) De differ. morbor. cap. IX.

(d) De tumoribus, cap. IV.

(e) Les observations qui avoient fait découvrir des substances ressemblantes à des cheveux dans les tumeurs des diverses parties du corps, se sont infiniment multipliées; & tandis que les Auteurs de ces observations n'hésitent pas à regarder ces substances capilliformes comme des vers, des cheveux, &c. s'imaginant rendre par-là les faits qu'ils racontent plus intéressans, on aime à voir un véritable Observateur, l'illustre Morgagni, avouer, avec Galien, qu'il reste à cet égard dans l'indécision. *De sedib. & cauf. morb. epist.* XXXIX, n.º 41.

(f) De compos. med. sec. gen. lib. IV, cap. X.

(g) Joseph. antiquit. Jud. lib. XVII, cap. VI.

Cyréniens *(h)*, en furent attaqués & en périrent; Galère Maximien mourut de cette maladie, avec cette particularité, que les vers s'attachèrent aux parties de la génération *(i)*, &c. Les Médecins ont donc connu dans tous les temps les ulcères vermineux. Pourquoi n'en parlent-ils pas dans leurs Écrits? Pourquoi semblent-ils même avoir négligé d'en chercher le remède? C'est peut-être que dès les premiers exemples qu'ils en eurent, la superstition ou le préjugé étoient déjà en possession de faire regarder cette maladie comme un effet de la vengeance divine, comme le juste châtiment des malheureux qu'elle tourmentoit: ainsi, selon l'opinion publique, recueillie par les Historiens, la colère céleste punissoit dans Phérétime, la barbarie & l'ambition; l'orgueil, dans Hérode; & dans Galère, la persécution exercée contre les Chrétiens, &c.

A l'exemple d'Hippocrate, Galien distingua quatre *genres* d'esquinancie, auxquels Paul d'Égine assigna dans la suite, d'une manière précise, les noms de cynancie, paracynancie, synancie & parasynancie *(k)*, noms connus de Galien, qui lui fournissent même l'occasion de remarquer, que l'époque où les Médecins s'occupèrent trop de la recherche des mots, fut précisément celle où ils négligèrent l'étude des choses *(l)*. La tête la plus ample, la mieux organisée, n'a qu'une capacité déterminée; on peut l'orner à son gré, mais on n'en augmente point les dimensions.

Sans le secours des noms particuliers, Galien caractérisa parfaitement les divers genres de squinancie. L'inflammation des parties contenues dans l'arrière-bouche, accompagnée de danger de suffocation, caractère également propre à tous les genres, constitue le premier. Le second est marqué par

---

(h) Herodot. *hist. lib. IV, in fine.*
(i) Sex. Aurel. Victor. *epitome.*

(k) Angina, quæ musculis faucium interioribus inflammatis accidit, synanche Græcis appellatur: quæ exterioribus, parasynanche. Eodem modo & in gutture habet: cujus si interiores musculi inflammatione confliclentur, cynanche: si exteriores, paracynanche. Paul. *lib. III, cap. XXVII.*

(l) Quippe tum primùm homines res ipsas neglexerunt, quùm nimio studio nomina quærere inceperunt. Galen. *de loc. affect. lib. IV, cap. III.*

la difficulté de respirer & la menace de suffocation, mais sans apparence de phlogose. Les parties extérieures qui répondent à l'arrière-bouche, enflammées, constituent le troisième. Le quatrième enfin tire sa source de l'inflammation tant interne qu'externe du gosier ou du commencement de l'ésophage.

A ces quatre genres d'angine, Galien ajoute une affection analogue, inconnue de ses contemporains, mais observée par Hippocrate, produite par la *luxation de quelques vertèbres du cou, par des tubercules, par la lésion de certains muscles...*, &c. *(m)*. Si pour décrire cette étrange maladie, Galien n'a rien vu de mieux à faire que de rapporter le texte même de l'oracle de Cos, pouvons-nous nous flatter de nous rendre plus intelligibles que lui en paraphrasant le même texte? & ne nous a-t-il pas fait un devoir de l'imiter dans son respect pour les Écrits du père de notre Art? Nous allons donc rapporter ce texte, avec le petit commentaire de Galien, renvoyant ceux qui desireront de plus grandes lumières, au commentaire fort étendu du même Galien, sur le second Livre des épidémies *(n)*. « Voici, dit
» Hippocrate, quel étoit l'état de ceux qu'attaquoit l'esqui-
» nancie *(o)* : Les vertèbres du cou se portoient en dedans,
» moins chez les uns & davantage chez les autres, de manière
» à laisser à l'extérieur une cavité douloureuse lorsqu'on la
» pressoit. Chez un de ces malades, l'angine s'étendit jusqu'au-
» près de la seconde vertèbre, appelée *dent*. Dans ce cas,
» la tumeur étoit peu élevée; elle l'étoit moins encore chez
» d'autres malades *(p)*. L'arrière-bouche, quoiqu'exempte

(m) At superest adhuc alius cervicis affectus, quem ipsi silentio præterierunt, ubi ad interiores partes vertebræ luxantur, & quidem solis interdum musculis, qui cum ipsis communicant, tumore præter naturam affectis, vel nato ibi tuberculo : interdum etiam gulâ pariter vitiatâ : nonnunquam musculis quoque qui guldm gutturi jungunt. Quin etiam propriis aliquando gutturis musculis qui ipsum aperiunt, oblæsis. Galen. *ibidem, & lib.* V, *cap.* V.

(n) N.° 27.

(o) De loc. affec. lib. IV, *cap. III.*

(p) On peut aussi traduire ainsi : ... « vertèbre qu'on appelle *dent*, « quoiqu'elle ne soit pas aussi pointue « qu'une dent véritable, & que même « dans quelques sujets, elle soit sensible- « ment arrondie. » Comparez la version

« d'inflammation, ne laiſſoit pas d'éprouver une certaine gêne;
« l'intérieur de la bouche étoit tuméfié, mais ſa tuméfaction
« n'étoit pas un véritable gonflement inflammatoire. Les amyg-
« dales conſervoient à peu-près leur état naturel. Ces malades ne
« pouvoient que difficilement mouvoir la langue, qui étoit
« gonflée & ſaillante, de même que les veines ſublinguales.
« Ils n'avaloient qu'avec beaucoup de peine, & s'ils s'efforçoient
« d'avaler, ce qu'ils avoient dans la bouche reſſortoit par les
« narines. Ils parloient du nez, & leur reſpiration n'étoit pas
« fort élevée. Chez quelques-uns, les veines du cou & des
« tempes étoient gonflées, & les tempes de ceux dont la
« maladie n'avoit pas une marche régulière, étoient un peu
« plus chaudes que dans l'état naturel, mais ſans fièvre. La
« plupart reſpiroient aſſez librement, excepté lorſqu'ils vouloient
« avaler leur ſalive ou quelque autre choſe : ils n'avoient pas
« les yeux enfoncés. Ceux dont la tumeur étoit directement
« en devant, n'éprouvoient point de paraplégie. Si j'apprends
« que quelqu'un de ceux-ci ait péri, je ne ferai point difficulté
« de le publier : car autant que je puis m'en rappeler, de
« ceux que j'ai vus juſqu'ici, aucun n'eſt mort ; quelques-uns
« même ont recouvré la ſanté très-promptement, d'autres après
« quarante jours, & la plupart ſans avoir eu la fièvre. A un
« très-grand nombre, il eſt reſté pendant fort long-temps une
« portion de la tumeur ; ce qu'on reconnoiſſoit à la voix & à
« la déglutition. La luette engorgée étoit un mauvais ſigne,
« quoique ceux à qui cela arrivoit n'en euſſent aucun ſoupçon *(q)*.
« Les choſes ſe paſſoient bien autrement chez ceux dont les
« vertèbres s'inclinoient ſur un des côtés ; car ils devenoient

---

de Chartier avec celle de Copus, dans la neuvième édition des Juntes. *Voyez* auſſi le Commentaire de Gorter, *Medecina Hippocratica*, lib. *IV*, *aphor. 35*.

(q) Nous ne garantiſſons pas cette interprétation. Voici le Commentaire de Galien, qui pourra ſervir à la rectifier : *Hæc pars* (la luette), *cùm ſecundùm naturam ſe habet, gurgulio nominatur. Ægrota verò, cùm ipſius extremum inflammatum uvæ ſimile fit, uva nuncupatur ; cùm verò tota, columella : cùm extenuata fit, lorum apellatur. Eliquatur autem acribus humoribus & excrementis in ipſam comportatis.* De morb. vulg. lib. II, comm. II, n.° 35.

» paralytiques du côté que les vertèbres quittoient, & les parties
» de ce côté étoient entraînées vers l'autre, ce qui se remarquoit
» sur-tout à la face, à la bouche, à la ligne qui partage le voile
» du palais & même à la portion des joues qui couvre la mâ-
» choire inférieure, laquelle étoit entraînée, autant que ses atta-
» ches le permettent. Ici la paraplégie ne s'étendoit pas à tout le
» corps, comme dans d'autres cas, mais jusqu'à la main seule-
» ment, du côté du déplacement. Ces malades-ci crachoient
» avec peine, & leurs crachats étoient louables & peu abondans;
» mais ceux dont la tumeur étoit en devant, crachoient sans
» difficulté. Ceux qui par-dessus tout cela avoient la fièvre,
» respiroient plus difficilement, laissoient échapper la salive en
» parlant & avoient les veines plus gonflées. Tous ces malades
» avoient les pieds froids, mais ceux-ci plus que les autres.
» De ces derniers, aucun ne s'est sauvé; ils sont tous morts,
» plus tôt ou plus tard; & de ceux qui sont morts tard, aucun
n'a pu se tenir debout depuis l'attaque jusqu'à la fin. »

« Nous avons inféré ce texte, dit Galien, parce qu'il y est
» question d'une angine sans tumeur dans le gosier, observée
» souvent par Hippocrate, & que nous n'avons rencontrée
» que rarement. On y distingue deux espèces d'esquinancie,
» l'une sous la première vertèbre & l'autre sous la seconde,
» moins aiguë. Il est en effet certain que les violences faites à
» la moëlle épinière, sont d'autant plus dangereuses qu'elles
sont plus voisines du cerveau *(r)*. »

Quoique ceux qui s'occupent particulièrement des maladies
de la bouche, puissent lire avec beaucoup de fruit ce que
Galien a recueilli sur cet objet dans les meilleurs Auteurs
de son temps, ses Écrits n'offrent rien qui doive entrer dans

---

(r) Il est aisé de prévoir qu'on sera tenté de mettre sur notre compte la confusion qui règne ici; cependant si l'on daigne suspendre son jugement jusqu'après la lecture du texte, peut-être ne sera-ce pas envers nous qu'on se croira obligé d'user d'indulgence. Fab. d'Aquapendente, plus capable que tout autre de porter la lumière de la critique dans l'obscurité du divin Vieillard, n'osa pas l'entreprendre. S'il se crut obligé de parler de cette étrange maladie, qu'il appelle *catarrhe*, il le fit, contre son ordinaire, sans citer personne & sans rappeler ce fragment d'Hippocrate, afin de s'épargner les discussions qu'il sembloit exiger, Operat. Chir. *cap. de struma.*

cette histoire, si ce n'est peut-être la découverte qu'il prétend avoir faite sur lui-même, que parmi les douleurs des dents, il en est qui appartiennent à la dent même ; qu'il croit en quelque manière susceptible de s'enflammer, comme elle l'est de se nourrir, & selon lui, même de croître *(f)*. A l'occasion de l'accroissement continuel des dents, qu'il croit réel & suffisamment prouvé par l'élévation de celles qui ne rencontrent pas d'antagonistes dans la mâchoire opposée, quoiqu'elle ne soit produite réellement que par le resserrement de l'alvéole *(1)*, il témoigne sa satisfaction d'avoir imaginé de limer les dents qui dépassent les autres, de l'avoir osé, enfin d'avoir inventé la lime & trouvé la méthode de bien pratiquer cette opération. « J'ai montré ailleurs, dit-il, que les dents se dessèchent & deviennent mobiles dans la vieillesse, ce à quoi on ne remédie que foiblement par les astringens, qui raffermissent les gencives. J'ajouterai ici que les dents deviennent vacillantes, en conséquence de l'ulcération des chairs qui les entourent, ou même sans ulcération. Dans le dernier cas, je présume que le nerf qui s'implante à leur racine, est relâché par la trop grande humidité, & qu'en conséquence c'est des desséchans qu'on doit attendre la guérison. M'étant aperçu dans la suite que les dents devenues mobiles, sur-tout par l'ulcération, s'élevoient au-dessus des autres, je pensai, continue Galien, qu'il convenoit d'emporter avec la lime ce qui excédoit, afin qu'elles ne nuisissent pas aux dents correspondantes, soit en mangeant, soit en parlant. L'expérience favorisa mes vues. Je fis faire une petite lime d'acier, pour que l'opération fût plus prompte ; car les secousses

---

(f) De comp. med. secund. loc. lib. V, cap. IX.

(1) Galien est excusable d'avoir cru que les dents croissent, même chez les vieillards ; mais M. Lind est-il bien sûr d'avoir vu sur un scorbutique, atteint de maladie vénérienne, pendant la salivation mercurielle, le volume des dents considérablement augmenté ! Sans doute que l'émail de ces dents étoit enlevé ou éclaté de toutes parts. *Voyez* Traité du Scorbut, traduction françoise, *tom. I, pag.* 232 & 233. On a souvent pris les enduits tartareux des dents pour de véritables exostoses.

» multipliées ébranlant la dent, la prudence veut qu'on les
» évite, fi l'on efpère qu'elle puiffe fe raffermir. Quelque-
» fois les dents ne furmontent les autres que par quelques
» points de leurs furfaces, & ce font les feuls qu'on doit
» emporter ; d'autres fois c'eft toute l'étendue de la dent qui
» s'élève, & qu'il faut pareillement limer. Dans l'un & l'autre
» cas, on faifit la gencive & la dent avec les doigts, enve-
» loppés d'un linge à demi ufé, on les ferre doucement, toutefois
» avec affez de force pour rendre immobile la dent fur laquelle
» on opère. Si le malade éprouve une douleur indépendante
» de la preffion des doigts, il faut fur le champ ceffer l'opé-
» ration, pour la reprendre après avoir calmé la douleur par
» les remèdes convenables, & l'interrompre & la reprendre
» ainfi jufqu'à ce qu'elle foit terminée. Comme il importe de
» mettre de longs intervalles entre ces reprifes, il vaut mieux
» répandre l'opération totale fur deux, trois jours & même
» davantage, que de la refferrer dans un feul. Pendant tout
» ce temps le malade s'abftiendra de parler & de rien manger
de folide. »

S'il eft étonnant qu'un grand homme, occupé des plus fublimes fpéculations de la Médecine, ait daigné defcendre *à limer des dents*, il l'eft davantage encore qu'il fe faffe honneur d'avoir inventé la lime & l'art de l'employer ! mais que dire de la rivalité qui femble exifter, à cet égard, entre Aëtius & lui ? Le Médecin d'Amide s'attribue auffi l'heureufe invention de cet humble inftrument ; mais ce n'eft qu'une méprife : il copie, & fe met, même fans y fonger, à la place de l'Inventeur.

Au furplus, Galien s'eft beaucoup occupé des vices des dents; depuis leur ftupeur ($αἱμωδία$), qu'il regarde comme un des accidens du tact *(u)*, jufqu'à la carie, rien ne lui eft échappé. Sur-tout il ne tarit pas en parlant de la douleur. Tantôt, pour la calmer, il emploie les cathérétiques, & tantôt les ftupéfians, tels que la fumée de femences de jufquiame,

---

(u) De fympt. cauf. lib. I, cap. v.

usage perpétué par les Charlatans *(x)*; tantôt enfin il perfore la dent avec un petit trépan *(y)*. Une chose très-remarquable ici, c'est que Galien a rassemblé plus de vingt formules, douées de la merveilleuse propriété de faire tomber les dents sans douleur. Par exemple, il enduit la dent malade d'une pâte de farine ordinaire & de lait de tithymale, & la recouvre de feuilles de lière *(z)*; ou il l'entoure de pulpe de pyrèthre macérée dans le vinaigre, avec la précaution de garantir les autres dents par un enduit de cire; ou bien enfin, ce qu'on aura peine à croire, il a recours au fandarach *(a)*. Si l'on s'en rapporte à son témoignage, l'efficacité de ces drogues est si prompte, qu'une heure après leur application, la dent se laisse arracher avec les doigts, ou se brise en éclats.

Si ce sont là de pures fictions, il est bien étonnant qu'on les retrouve dans Oribase, Aëtius, Paul d'Égine, & dans la plupart des Arabes; & s'il y a quelque chose de réel dans cette espèce de prodige, pourquoi l'a-t-on négligé?

Galien connoissoit tout le danger du phlegmon des mamelles, mais il n'a rien de mieux à lui opposer qu'un œuf délayé dans l'huile rosat. Il propose contre l'exomphale, un topique remarquable par la conformité, tant de son origine, que des propriétés qu'on lui suppose, avec celles de la poussière de tan, appliquée dans la suite à toutes les espèces d'hernie *(b)*; c'est une pâte, une sorte de cataplasme fait de

---

(x) Ce moyen réussit assez constamment, mais il a quelquefois produit le vertige, la stupeur, & d'autres accidens qui en rendent l'usage plus que suspect. Vid. act. Hafnienf. obser. *14, pag. 209.* Quant aux vers que les Charlatans prétendent déloger de la dent malade, & qu'ils ont grand soin de recueillir dans un vase rempli d'eau, où ils reçoivent la salive du souffrant, c'est une illusion. La fumée dépose entre les dents, des principes grossiers qui s'y figent, sous la forme de filamens blanchâtres, & sont entraînés par la salive : la crédulité anime ensuite ces filamens, & les transforme en vers. Malgré cela, nous ne prétendons pas nier que les dents ne puissent servir de retraite aux vers. Vid. Bianchi, *de generatione natur. vit. & morb....*

(y) De compos. med. sec. loc. lib. *V, cap. IX.*

(z) De med. facil. parab. cap. *XVI.*

(a) Ibid.

(b) Aëtius, tetr. *IV, ser. I, cap. XXIV.*

galles & d'écorce d'encens *(c)* pulvérifées, incorporées avec le blanc d'œuf *(d)*. Il nomme à peine le panaris, dont il n'avoit point vu les efpèces les plus fâcheufes, puifqu'il croit le combattre efficacement avec le *cerumen* des oreilles, excrément qui eft encore aujourd'hui, prefque par-tout, le remède familier du peuple, fans avoir pour cela des droits mieux fondés à notre confiance *(e)*. Galien fournit la première idée du féton pour la cure de l'hydrocèle ; encore n'eft-ce pas fans quelqu'incertitude : car le mot qu'il emploie pour défigner le féton eft rendu dans la plupart des traductions, par celui de *fypho*, devenu dans la fuite fynonyme de *feringue*. Mais les hommes verfés dans les opérations de la Chirurgie, n'ont pas pris le change; & Guy entr'autres *(f)* n'a pas manqué de traduire le mot grec ou arabe (car il avoit lû Galien dans ces deux langues), par le mot propre, celui de *féton*; qui eft en effet une efpèce de fyphon, puifqu'il pompe & tranfmet peu-à-peu aux pièces de l'appareil, l'humeur dont il s'abreuve. D'ailleurs, Galien mettant en oppofition le fyphon & la ponction, lorfqu'il dit, *qu'on évacue les eaux de l'hydrocèle par le fyphon, & celles de l'afcite par la ponction*, montre évidemment que ces deux opérations font différentes, & ce n'eft que par l'interprétation de Guy qu'on peut trouver cette différence, en confervant la poffibilité de l'exécution *(g)*.

Voilà ce que nous avons cru devoir recueillir des divers Traités de Galien, concernant les tumeurs humorales; paffons aux plaies.

Il appelle *plaie* toute folution de continuité des parties charnues, faite par une violence extérieure *(h)*. Cette

---

(c.) Il n'y a pas long-temps qu'on trouvoit encore dans le commerce cette écorce aftringente, fous les noms de *narcaphte*, *thyiniama*, parfum ou encens des Juifs.

(d) Galen. *de med. facil. parabil.* cap. XXXVI.

(e) De *fimpl. med. facult.* lib. X, *in fine*.

(f) Traict. II, doct. 2, chap. VII, f. de l'hernie aqueufe.

(g) Galen. *Meth. med.* lib. XIV, cap. XIII.

(h) Ibidem, lib. III, cap. I.

définition, claire & précife, n'empêche pas que la grande analogie de la plaie avec l'ulcère, ne ramène souvent notre Auteur à fe fervir, comme fes prédécesseurs, de ces deux dénominations prefque indiftinctement. Sa divifion la plus étendue des plaies, eft en celles qui font compliquées de leur caufe, & en celles où la caufe n'exifte plus *(i)*. Les caufes font internes ou externes : celles-ci font les différens corps confidérés comme tranchans, contondans ou diftendans; & celles-là, la rupture des vaiffeaux, produite par le chant, les cris, les courfes, les efforts, les fauts, & même les chutes, lorfque les plaies arrivent ailleurs que dans la partie qui a reçu le choc *(k)*.

Les différences des plaies relatives au pronoftic, font les plus importantes à connoître. En général, toutes les grandes plaies font accompagnées de danger. Il provient, ou de la néceffité de la partie bleffée, ou de la manière dont la plaie eft faite, ou de fa grandeur. Ainfi les coups portés fur la tête, la poitrine, le ventre, font très-dangereux, principalement lorfqu'ils fe communiquent aux organes renfermés dans ces cavités. Perfonne n'ignore auffi que les plaies des jointures ne tardent pas à prendre un mauvais caractère; car par-tout où la plaie divife des tendons, des nerfs, &c. on doit s'attendre à la douleur, à l'infomnie, aux convulfions & au délire. Le danger n'eft guère moindre dans les grandes plaies qu'on eft forcé de réunir par la future, telles que les divifions en travers des principaux mufcles, dans les plaies des veines, des artères, des nerfs, les diftenfions de la moëlle alongée, &c. *(l)*.

La léthalité des plaies arrête un moment Galien; & d'abord fixant la valeur des termes, il remarque que par celui de *plaie mortelle*, Hippocrate entend, tantôt celle qui l'eft toujours, & tantôt celle qui l'eft le plus fouvent. Au moyen de cette

---

(i) *Meth. med. lib. IV, cap. I.*
(k) *Ibid. lib. V, cap. II.*
(l) *Ibid. cap. VI.*

interprétation, Galien défend le Médecin de Cos contre ceux qui lui opposoient que parmi les plaies du cœur, qu'il déclara mortelles *(m)*, il n'y a que les plus grandes & les plus profondes qui le soient réellement. Il en est de même des plaies de l'estomac, dont quelques-unes guérissent, & de celles du foie, qui ne sont mortelles que lorsqu'elles ouvrent quelque gros vaisseau. Quant à celles du cerveau, dont Hippocrate prononce aussi la léthalité lorsqu'elles sont considérables, Galien nous apprend qu'il les avoit vu pour l'ordinaire guérir parfaitement; mais il ajoute, que tous les Médecins convenoient de la léthalité des plaies qui pénètrent dans les ventricules. Les plaies légères des intestins, celles même qui pénètrent dans leur cavité, ne sont pas désespérées; aussi l'Auteur d'un Livre fort ancien, *sur la léthalité des plaies*, Livre qui n'existoit déjà plus du temps de Galien, attribué par quelques Critiques, à Hippocrate lui-même, n'abandonnoit-il pas les plaies pénétrantes de l'estomac & des intestins, & les traitoit-il, au défaut de moyens plus efficaces, par les remèdes internes *(n)*.

Galien justifie en même temps le divin Vieillard sur la non réunion de l'os, du cartilage, du nerf, &c, qu'il avoit prononcée *(o)*, mais dans un sens qui n'est pas celui qu'on semble lui prêter, pour avoir occasion de le trouver en défaut, ou plutôt, de lui reprocher une absurdité dont n'étoit pas capable un Rhabilleur du douzième siècle *(p)*. Galien dit donc, pour la justification de son Maître & le nôtre, d'un côté, qu'à proprement parler, l'os ne se réunit point, mais qu'il se

---

(m) Vesicam dissectam habenti, aut cerebrum, aut cor, aut septum transversum, aut tenue aliquod intestinum, aut ventriculum, aut hepar, lethale. Aph. lib. VI, aph. XVIII. Dans un autre Livre *(prænot. coc. 508, 510)*, Hippocrate se commentant lui-même, dit que ces plaies sont *le plus souvent (maximè)* mortelles.

(n) Comment. VI, aph. 18.

(o) Cùm discissum fuerit os, aut cartilago, aut nervus, aut genæ particula tenuis, aut præputium neque augetur neque coalescit. Ibid. aph. 19.

(p) Vid. Lefebvre de Villebrune, aphor. Hippoc....

maintient dans la contiguité, au moyen d'une sorte de virole formée autour des extrémités fracturées par les sucs osseux qu'elles épanchent *(q)*; & de l'autre, que le défaut de réunion des parties molles doit moins être attribué à leur nature nerveuse qu'à l'écartement des bords, c'est-à-dire, à la difficulté de les mettre & de les retenir dans un juste contact.

C'est la Nature qui réunit, mais le Chirurgien doit écarter les obstacles qui l'empêcheroient de consommer la réunion, & disposer tellement les choses, qu'elle puisse agir efficacement. En général, les fonctions du Chirurgien se bornent donc à rapprocher les parties divisées, à les maintenir rapprochées par le bandage, la suture, & la *fibulation (r)* ; à empêcher qu'il se glisse entre les lèvres de la division aucun corps capable de nuire à l'aglutination, tel qu'un poil, de l'huile, &c. & finalement à couvrir la plaie de médicamens propres à conduire au but qu'il se propose. Galien n'a rien innové à aucun de ces égards, il a seulement cela de particulier, que personne avant lui n'avoit traité des différentes espèces de bandages, ni si amplement, ni si soigneusement qu'il l'a fait, dans son *Traité des Bandages & de la manière de les appliquer*.

Parmi les blessés, les uns sont bien & les autres mal constitués; comme parmi les plaies, les unes sont légères & les autres graves. Lorsque le corps est sain & la plaie légère, l'Art est inutile; la Nature se suffit. Dans le cas contraire, il faut user de prévoyance, comme dit Hippocrate au *premier Livre des Pronostics*, s'attendre à des accidens *(s)* & les

(q) Si quis velit inspicere . . . . (fracturas) dissecando, videbit manifesté a callo, veluti in vinculo quodam circumducto, partes ossium discissas esse constrictas; quas si abraserint, fracturæ profundum videbunt non glutinatum. Galen. ibid.

(r) Galen. *Ars Medicinal, cap.* XC. Il paroît bien clairement par ce passage, que la *fibula (agraffe)* étoit différente de la suture; mais cela ne suffit pas pour dissiper les ténèbres qui couvrent cet objet, tant & si inutilement discuté par les Savans. *Tome I, page 374.*

(s) Il en est qu'on ne sauroit prévoir. Tel est le cas de ce Pilote, qui, s'étant fracturé le doigt du milieu, fut assailli par la fièvre, l'inflammation, la gangrène, l'opisthotonos, & mourut peu de temps après sa blessure. Hipp. *epidem. lib.* VII.

écarter, s'il est possible. Dans cette vue, on doit saigner à la partie opposée à la blessure *(t)*, & combattre l'*intempérie chaude* par l'application de la jusquiame & de la mandragore; remèdes trop puissans, au jugement de ceux qui vécurent immédiatement après Galien, & qui par cette raison leur substituèrent les roses & le plantain *(u)*. Les avantages de la saignée ne se bornent pas à détourner les accidens, elle hâte l'aglutination de la plaie; observation que Galien reconnoît devoir à Hippocrate, & qu'il ne répète ici que pour opposer aux Érasistratiens, qui saignoient très-peu *(x)*, l'autorité du divin Vieillard, confirmée par sa propre expérience, de laquelle il résulte qu'en faisant couler assez de sang, pourvu qu'on ne néglige pas de prévenir ou de combattre la douleur, on voit quelquefois les plaies les plus considérables, même celles qu'on reçoit dans les combats singuliers, se réunir si vîte, qu'elles sont hors de tout danger avant le quatrième jour *(y)*. Galien comprend dans ce pronostic, les plaies des bras & des jambes, pénétrantes jusqu'aux os *(z)*, même celles des artères, quand les circonstances sont favorables; car il avoit vu consolider ces derniers chez les enfans, les femmes, & même chez un jeune adolescent, à cause, dit-il, de la mollesse & de l'humidité des solides *(a)*. Un mélange d'encens, de sang-dragon en poudre & de blanc d'œuf, formoit son premier appareil. A ces ingrédiens, Halyabbas ajouta les santaux; Lanfranc, trois parties de chaux vive; & Guy, le bol d'Arménie. Dans les pansemens suivans, Galien lavoit la plaie avec le vin rouge chaud, & la couvroit d'aglutinatifs; parmi lesquels il préféroit la millefeuille, les feuilles de chêne, de sumac, de ronce avec ses bourgeons,

---

(t) *Meth. med. lib. IV, cap. VI.*

(u) *Ibid. lib. III, cap. VIII.*

(x) Il y avoit encore à Rome lorsque Galien y arriva, des Médecins tellement prévenus contre la saignée, qu'ils ne saignoient pas même dans les cas où les malades sont près d'être suffoqués par la pléthore. *Galen. de venæ sect. advers. Erasistrateos, cap. I.*

(y) *Meth. med. lib. V, cap. XIV.*

(z) *De venæ sectione advers. Erasyst. cap. VI.*

(a) *Ibid. cap. VII.*

d'orme, & même l'écorce récente de celui-ci, appliquée immédiatement à la plaie *(b)*.

Si l'écorce d'orme facilite la réunion des folutions de continuité, en les défendant des injures extérieures, pourquoi s'émerveilla-t-on dans la fuite, qu'un particulier guérît les plaies & certains ulcères, en ne les panfant qu'avec du linge propre *(c)*, & Palazzo, avec des étoupes de chanvre ou de lin *(d)* ?

Une infinité d'obftacles, qui peuvent troubler les effets de ces moyens & s'oppofer à la réunion, rendent très-néceffaire au Chirurgien la connoiffance des fonctions & de la direction des mufcles, afin que, lorfque quelqu'un d'eux eft divifé en travers, il puiffe annoncer la perte du mouvement qui doit s'enfuivre, & fe mettre à couvert du blâme que fon filence ne manqueroit pas de lui attirer; comme auffi, pour guider l'inftrument dans l'ouverture des dépôts profonds, & les dilatations des plaies faites par des corps aigus. Dans ce dernier cas, le corps ne confervant pas la fituation où il étoit lorfqu'il a reçu la bleffure, & le Chirurgien ne pouvant la lui rendre, parce qu'il eft forcé de choifir la moins douloureufe, le fond de la plaie ne répond plus à fon ouverture, & rend la fiftule inévitable, à moins qu'on ne faffe correfpondre l'ouverture au fond par les dilatations convenables. En faifant ces dilatations, le Chirurgien ne doit pas perdre de vue que tous les mufcles qui fervent à une action ne

---

(b) *De fimpl. med. facult. lib. VIII.*

(c) Vidi qui vulneribus linteolis adhibitis puriffimis nitidiffimifque perfecte fanaret, præfatus tantùm quædam, quæ adorantis ritu in genua flexus panniculis fuis immurmuraret : juffoque ægroto precatiunculis quibufdam uti, ipfe intereà cùm alia quædam facere, tum fæmineum imprimis contactum vitare dicebatur. Idem præftabat in ulceribus, at non in omnibus ; nam fi quæ paulò magis maligna occurrebant, aut cancrofa, alias fæliciffimo fæpe fucceffu utens, in his fpe plerumque fuâ fruftratus decipiebatur. Jul. Alexandinus, *de Medicinâ & Medico,* lib. V, pag. 301.

(d) Felice Palazzo, *de verâ methodo quibufcumque vulneribus medendi cum aquâ fimplici & fruftulo de cannabe & de lino.* Voyez auffi, Traité & Réponfe propofée par *Angaron & Martel,* Chirurgiens du Roi, & décidée par L. Joubert : à favoir, fi avec la feule eau froide & fimple, on peut guérir, tant les plaies des arquebufades qu'autres.

lui font pas effentiels, & qu'il en eft de purement accef-foires; confidération qui le rendra très-circonfpect dans les incifions des premiers & hardi dans celles des autres *(e)*. Le précepte de dilater les plaies profondes fuppofe l'impoffibilité d'évacuer la matière qui s'y engendre; évacuation qu'il faut d'abord tenter, en donnant au membre une fituation telle que le fond de la plaie devienne fupérieur à l'ouverture. Dans une plaie profonde de la cuiffe, qui avoit fon fond vers le genou, Galien fit tenir la jambe élevée, & mit ainfi l'orifice dans le lieu le plus déclive *(f)*. Lorfqu'on peut changer la fituation, le traitement de ces fortes de plaies n'a rien de particulier. Cependant il eft utile d'aider l'écoulement de la matière par un bandage expulfif. Si ce moyen ne réuffit point, il en refte encore deux autres, la dilatation & la contre-ouverture, dont le choix doit être réglé fur la nature des parties & la grandeur de la plaie; car fi la plaie eft grande & occupe des parties qu'il foit dangereux d'incifer, il faut préférer la contre-ouverture à la dilatation, & dans le cas contraire, la dilatation à la contre-ouverture *(g)*.

La plaie avec perte de fubftance, préfente deux objets principaux, la folution de continuité & le manque de matière.

La reproduction de la matière qui manque porte fur quatre indications, felon Galien: la première eft prife de l'effence de la plaie; la feconde, de la nature du corps & des parties; la troifième, des chofes conjointes; la quatrième, de la contrariété des indications *(h)*. La matière que la Nature reproduit n'eft pas toujours femblable à la fubftance détruite: l'artère, le nerf, la membrane, le ligament, le cartilage ne fe réparent pas, quoique les chairs, les graiffes *(i)* & même quelquefois, mais rarement, les veines *(k)*, les

---

(e) De Anat. adminift. lib. I, cap. III.
(f) Lib. II, ad Glaucon,
(g) Ibid. lib. III, cap. ultimo.
(h) Ibid. cap. VIII & IX.

(i) De femin. lib. I, cap. II.
(k) Nonnulli venas in magnis ulceribus jam viderunt renafci, quemadmodum etiam nos ipfi cum aliis partibus, tum in capite, atque eas fatis magnas & multas.... caufam referam,

es *(l)* se régénèrent en quelque sorte, ou reproduisent quelque chose d'analogue à leur substance primitive. Ici Galien sent naître son admiration à l'aspect d'un phénomène qui pourroit exciter la nôtre. « Ce que j'admire, dit-il, c'est que tel des organes que nous avons dit ne pas se régénérer, étant mis à nu, ne laisse pas de se recouvrir de chairs, & jamais d'une substance pareille à la sienne propre, non pas même quand vous emploîriez les médicamens avec lesquels Pœon guérissoit les blessures des Dieux *(m)*. »

On voit qu'en général Galien n'avoit point d'autres idées sur la régénération que celles de ses prédécesseurs. La seule chose qui lui soit propre, ou qu'on puisse supposer lui appartenir, ce sont les longs raisonnemens dont il se sert pour rendre raison d'un phénomène qu'il eût mieux valu constater. Il se donne sur-tout bien de la peine pour expliquer la formation des nouvelles veines, ou plutôt, comme il s'exprime lui-même, la *renaissance des anciennes, tant les nouvelles leur ressemblent (n)*; mais son explication n'a jamais satisfait personne, & l'on douteroit encore de la réalité de cette régénération, si M. de Haller ne l'eût démontrée. Il ne satisfait pas davantage les bons esprits, lorsqu'il dit, que le sang reproduit les chairs, & que les chairs à leur tour forment la cicatrice, *espèce de peau* différente en tout de la véritable, mais qui en tient lieu *(o)*.

Galien, négligeant l'Art des Psylles *(p)*, renchérit sur les précautions prises de tout temps contre les plaies vénimeuses, en deux points principaux : en extirpant tout autour les parties qu'a pu toucher le corps vénimeux, & en donnant à ces plaies la forme ronde, dans la vue de ralentir la cicatrice ; persuadé, comme tous ceux qui ont écrit avant

---

referam, cur nequaquam multis, sed paucissimis prorsus, venæ in ulceribus gigni visæ fuerint, arteriam verò & nervum nemo, ne rarò quidem, in aliquo gigni unquam viderit. De semin. lib. I, cap. XIII.

(*l*) De med. art. const. cap. VII.
(*m*) De sem. lib. III, cap. XI.

(*n*) Method. meden. lib. III, cap. V.

(*o*) Ibid. lib. XIV, cap. XVI.

(*p*) Il existoit encore de son temps des gens qui faisoient profession de sucer les plaies. Meth. med. lib. XIII, cap. VI.

& après lui, jusqu'à Mercuriali *(q)*, que cette forme est la plus défavorable à la cicatrisation *(r)*.

Dès la première enfance de l'Art, on connut le danger des hémorragies & la nécessité des secours prompts & efficaces; mais la connoissance exacte de leurs sources, subordonnée aux découvertes anatomiques, attendoit le temps de Galien, puisque ce n'est qu'à cette époque qu'on voit l'anatomie arrivée au point de perfection, sans lequel elle ne pouvoit qu'égarer ceux qui la prenoient pour guide. Il convient donc d'analyser avec soin ce que Galien dit sur cette matière importante, ou plutôt de transcrire presque en entier tout ce qu'on en trouve dans ses Écrits & dans ceux de Rufus: car tout intéresse ici, ou comme appartenant à l'Histoire, ou comme faisant partie de la solide instruction.

Toute division d'une veine ou d'une artère fournit du sang en abondance, & laisse après elle une plaie difficile à cicatriser, si le vaisseau ouvert est une veine, & peut-être inglutinable, comme l'ont pensé quelques Médecins *(s)*, si c'est une artère.

L'hémorragie artérielle fixe d'abord l'attention de Galien. Si le vaisseau ouvert est une artère, comment arrêterons-nous le sang *(t)*! Rien de plus méthodique & de plus rationnel que sa réponse: d'un côté, en bouchant l'orifice du vaisseau, & de l'autre, en dérivant ailleurs le sang qui s'y portoit.

On bouche l'orifice de l'artère, ou par le rapprochement des lèvres de la division, ou par l'application d'un corps étranger. On rapproche les bords de la division par l'action

---

(q) Utrum ulcera rotunda difficilia sanatu sint, quemadmodum Hippocrates, libro de ulceribus, Alexander I, problem. 91; & Cassius, problem. 1, docuerunt, dubitari posset. Si quidem secùs experientia docet, neque valet quòd haudquaquam sponte curentur; sed excidere ea oporteat, ut sanitatem consequantur. Si quidem inter alia id exploratissimum est, ulcera cauteriorum rotunda, quantumvis lata atque profunda, nullo negotio, sed sponte & sine ullâ novâ excisione coalescere, simulque ad consummatam cicatricem perduci. Variar. lect. lib. VI, cap. XXII. Voyez aussi, Histoire de la Chirurgie, tome I, page 349.

(r) De ther. lib. I, cap. XVI.

(s) Method. med. lib. V, cap. II.

(t) Ibid. cap. III.

des mains, ou par les médicamens réfrigérans & aftringens. Je ne parle point de la future, ajoute Galien, parce qu'il n'eft permis de coudre ni les veines, ni les artères, quoique les Méthodiques l'aient confeillé. Quant à ce qui bouche le vaiffeau, tantôt c'eft le *fang caillé*, appelé par les Grecs Θϱομβός, *caillot*, & tantôt les chofes qu'on y applique, telles que les chairs voifines rapprochées, la peau, la charpie, le poil de lièvre *(u)*, les remèdes emplaftiques, les efcharotiques, fur-tout la chaux vive entaffée fur la plaie pour figer le fang, le fer rouge & les médicamens qui produifent le même effet, la fituation convenable, c'eft-à-dire, celle où la partie eft élevée & la douleur la moindre poffible, enfin la conftriction du membre, moyen dont il aperçoit trop bien les avantages & les inconvéniens, pour n'en avoir pas vu divers effais. En effet, ce n'eft qu'à la longue qu'on envifage un objet fous toutes fes faces, & qu'on reconnoît dans un appareil toutes fes propriétés *(x)*. Galien avertit ici que les conditions contraires à celles qu'il exige, loin de concourir à réprimer l'hémorragie, l'augmentent & l'entretiennent. Enfin il termine l'énumération des moyens ftyptiques, par la ligature, dont il établit deux efpèces, celle qu'on fait au vaiffeau même, & celle qu'on applique autour du membre *(y)*.

(u) De Curandi Rat. per fang. miff. cap. XXIII.

(x) Alius quidam (Medicus) putreficum vitium ex humotum decubitu, in brachio fubfecans, infignem arteriam particularum membri ignorantiâ divifit : fubitòque ob fanguinis profluvium conturbatus eft : & cùm vix laqueo ipfam poffet intercipere (erat enim profundior) repentè quidem ex fanguinis fluore periculum repulit, fed aliâ ratione hominem jugulavit, gangræna videlicet propter laqueum occupante arteriam maximâ, & primùm, deinde omnia ipfi circumdata.

De Anatom. adminift. lib. VII, cap. XIII.

(y) Quippe de genere obturantium quodammodò eft & vinculum ipfis profluentibus vafis injectum : ipfique noftri digiti, dum ea committunt, ftringuntque ; eft & alia hùc pertinens ligatio, quam Græci επιδεσιν vocant : Quanquam ipfum vas circulo non complectitur, ficuti vinculum. Verùm cùm ex parte complexu fuo committat quodammodo vulnerati membri difcidentia labra & quæ fuperimpofita funt contineat, meritò inter claudentia remedia numeratur. Method. meden. lib. V, cap. III & V.

Sans nous arrêter aux remèdes internes des hémorragies, nous remarquerons qu'à l'exemple d'Hippocrate *(z)*, de Craterus *(a)*, de Musa *(b)*, d'Apollonius *(c)* & de plusieurs autres anciens Médecins, Galien modéroit le mouvement du sang par la ciguë, la jusquiame, l'*opium*.

Les Médecins dûrent se convaincre de très-bonne heure que la ciguë prise intérieurement, à petite dose, n'est pas mortelle. Les faits venoient en foule les rassurer : les Prêtres d'Égypte & d'Athènes usoient intérieurement de la ciguë pour éteindre les feux de l'amour. On avoit vu dans la capitale de l'Attique une vieille femme en prendre habituellement sans en être incommodée *(d)*; même, si l'on en croit Pline, des gens faire en quelque sorte leur nourriture des tiges récentes de cette plante *(e)*.

Les Modernes mirent à profit ce double exemple, & prirent un juste milieu entre la témérité populaire & la timidité médicale. Melchior-Friccius conseilla la décoction de ciguë contre le flux immodéré des mois & des lochies; un nommé Boulle l'employa dans les fièvres malignes & intermittentes, & Reneaulme, contre le squirre du foie, de la rate, du pancreas *(f)*.

(z) De naturâ muliebri.

(a) Galen. de comp. med. secund. loc. lib. VII, cap. V.

(b) Ibid. cap. II.

(c) Ibid. cap. IV.

(d) Galen. de simpl. med. facult. lib. III, cap. XVIII.

(e) Il passoit autrefois pour constant, que le vin bu avec la ciguë, en augmente l'activité; & que bu après, il l'énerve. Plutarque *(des propos de table)* raconte que des voleurs s'apprêtant à piller le temple de Junon à Lacédémone, burent de la ciguë, & s'armèrent d'une bouteille de vin pour la boire & se guérir si l'entreprise réussissoit, & se laisser mourir en ne la buvant pas, s'ils étoient surpris.

La quantité de suc de ciguë nécessaire pour donner la mort, étoit d'une livre, & coûtoit douze dragmes ou trois liv. douze sous. Celui qui devoit la présenter à Socrate l'avertit, que s'il s'échauffoit à parler, une dose ne suffiroit point, & qu'il faudroit qu'il en but deux ou trois. Platon, dans le *Phédon*.

(f) Ce Médecin étoit de Blois, & vivoit au commencement du XVII.ᵉ siècle. Ses démêlés avec la Faculté de Médecine de Paris, lui donnèrent quelque célébrité. « *Les Médecins* « de cette ville, dit naïvement Éloi, « *trouvèrent mauvais* que Reneaulme « eût osé *prouver, par deux cents une* « *Observations*, que les remèdes chi- « miques sont quelquefois d'un grand « secours; ils lui firent un procès, « & finirent par l'obliger de venir « déclarer par-devant eux, qu'il « n'emploîroit plus à l'avenir *les* «

On a vu plus haut la ciguë employée extérieurement pour empêcher le développement des testicules & des mamelles *(g)*. Les Médecins tirèrent parti de ces attentats de la mollesse barbare : ils en inférèrent que la ciguë appliquée à moindre dose, pouvoit modérer le gonflement des mamelles chez les femmes récemment accouchées; ils s'en servirent contre les scrofules; Barbette & de Heer l'employèrent pour les phimosis, mais des paysans en firent la première application au cancer & aux ulcères cancéreux *(h)*.

Revenons à Galien. La ligature & le caillot *(i)*, qui semblent se montrer ici pour la première fois, feroient beaucoup d'honneur à ce Médecin, s'il n'avoit pas été devancé. Mais il n'en est pas tout-à-fait ainsi; car on a vu dans Archigène des vestiges de la première *(k)*, que d'ailleurs Galien ne s'attribue point, lui qui n'a pas voulu perdre le mince mérite d'avoir inventé la lime du Dentiste *(l)*, & l'une & l'autre découverte se trouvent assez nettement énoncées dans un Fragment de Rufus d'Éphèse *(m)*. Or Archigène est antérieur à Galien; & quant à Rufus, outre les raisons sur lesquelles est déjà fondée la plus grande ancienneté, la seule comparaison des deux morceaux où ils traitent l'un & l'autre de l'hémorragie, suffiroit pour l'établir; car ces Fragmens sont évidemment copiés l'un sur l'autre, & celui de Galien est le plus parfait : or, dans les Sciences, en cela bien différentes de la peinture, la copie exécutée par une main habile, est toujours supérieure à l'original.

» *médicamens qui lui avoient réussi dans sa pratique.* » La protestation du Médecin de Blois est conçue en ces termes : *Ego Paulus Reneaulmé profiteor apud Decanum & Doctores Parisiensis scholæ, nunquam usurum remediis scriptis in Libro observationum mearum typis edito, sed facturum medicinam secundùm Hippocratis & Galeni decreta & formulas a scholâ Parisiensis Medicis probatas & usurpatas.* Datum Lutetiæ, die 23 februarii 1607.

(*g*) Tome I, page 39; tome II, page 311.

(*h*) Hermann. cynos. mater. Medicæ, tom. II, edit. 1747.

(*i*) Galen. Meth. med. lib. V, cap. III.

(*k*) Voyez ci-devant, page 362, & Cels. lib. V, cap. XXVI.

(*l*) Voyez ci-devant, page 623.

(*m*) Apud Aëtium, tetrab. IV, serm. 2, cap. LI.

La première chose que doit faire le Chirurgien pour arrêter l'hémorragie, c'est de placer doucement le doigt sur l'ouverture du vaisseau, & de le presser légèrement. Ce petit moyen, suspendant le cours du sang, lui donne le temps de se cailler, & suffit quelquefois pour l'arrêter. Mais si le vaisseau qui fournit le sang est profond, le Chirurgien tâche d'en reconnoître la position & la grandeur, de distinguer s'il est veineux ou artériel; il le soulève ensuite avec un crochet & le tord un peu. Si ce moyen ne suffit pas, & que l'hémorragie soit veineuse, il peut essayer l'application d'un mélange de résine, de folle--farine & de plâtre. Mais si c'est une artère qui fournit le sang, ce qu'on reconnoît au jet *sautillant* (*saliendo*) (*n*), ou même une grosse veine, il n'y a guère d'autre ressource que de lier le vaisseau ou de le couper transversalement: après la section, les extrémités se retirent dans les chairs & le sang s'arrête. Galien ayant divisé ainsi une artère de la malléole, non-seulement l'hémorragie cessa, mais le malade fut délivré d'une douleur sciatique à laquelle il étoit sujet (*o*). Ce petit succès ne lui fit pas illusion; il convient que le plus sûr est de lier l'artère *à sa racine*, & de la diviser transversalement au-delà de la ligature. Il n'est pas possible de prendre le change sur ce que Galien appelle *racine du vaisseau*, car il ajoute tout de suite, j'appelle *racine* la portion du vaisseau la plus voisine du foie ou même du cœur: dans le col, elle est à la partie inférieure, & à la supérieure, dans les extrémités (*p*). Avant Galien, Celse avoit déjà posé le précepte de lier les vaisseaux; mais il l'avoit exprimé, selon sa coutume, en si peu de mots, qu'on ne l'avoit pas aperçu dans ses Écrits, & qu'on ne laissa pas de s'accorder pour donner à Galien le mérite de l'invention (*q*).

(*n*) *De loc. affect. lib. I, cap. I.*

(*o*) *De venæ sectione adversus Erasistrat.*

(*p*) *Meth. med. lib. V, cap. IV.*

(*q*) *Quod si illa quoque (auxilia) vincuntur, venæ quæ sanguinem fundunt, apprehendendæ, & circa id quod dictum est, duobus locis deligandæ intercidendæque sunt.* Lib. V, cap. XXVI, n.° 21.

L'hémorragie par érosion demande d'autres secours, & la cautérisation actuelle ou potentielle étoit celui de tous pour qui Galien & ses contemporains réservoient leur confiance *(r)*. Ces diverses opérations & les moyens raisonnés qui les accompagnent, ne s'accordent guère avec les idées que la plupart des Médecins avoient alors de la circulation du sang; aussi Galien s'en étoit-il procuré de plus saines. On sait que dans l'hypothèse des Sectateurs d'Érasistrate, c'étoient *des esprits*, & non le sang, qui remplissoient les artères. Galien établit le contraire; & son opinion fut aussi paradoxale alors que l'a été depuis la circulation Harvéienne *(s)*. Voici le principal argument du Médecin de Pergame. Si une artère étant ouverte, on voit couler le sang, ou il étoit contenu dans l'artère, ou il lui vient d'ailleurs: or une artère étant ouverte, le sang sort, & il ne lui vient pas d'ailleurs, comme il sera prouvé plus bas : donc c'est le sang qui remplit l'artère, non des esprits ou de l'air.

Galien connoissoit aussi la *communauté* des vaisseaux, ignorée de la plupart de ses contemporains, les anastomoses des artères avec les veines & la voie de communication des unes dans les autres, quoiqu'il ignorât la manière dont cela se passe, & qu'il en eût même une idée entièrement fausse. Cette matière a trop de liaison avec les ligatures des vaisseaux, pour n'en pas dire encore un mot. Après avoir avancé, d'après l'expérience, que l'ouverture d'une seule artère évacue tout le système vasculaire, il essaie d'expliquer ce phénomène par les connoissances anatomiques. « De l'artère *qui monte*, dit-il, naissent toutes celles du cou & de la tête, comme de celle *qui descend*, tirent leur origine toutes celles qui se distribuent au reste du corps. Il est donc évident qu'une seule ouverture

---

(r) Galen. *Meth. med. lib. V, cap. IV.*

(s) *Si vulnere arteriis illato sanguinem egredi conspicimus, vel in arteriis sanguis continetur, vel in ipsas aliunde confluit : sed vulnere arteriis illato sanguinem statim exire conspicimus, nec aliundè, sicuti demonstrabimus, confluit : igitur in arteriis sanguis continetur, non spiritus vel aer.* An sanguis in arter. natural. contineatur! *Cap. I.*

» doit vider toutes les artères jufqu'à leurs dernières ramifications.
» Or dès que les extrémités des artères ne contiendront plus
» de fang, celui des veines doit s'y porter, à la faveur des
» anaftomofes dont les petites bouches s'ouvrent alors dans les
» artères, remontant en partie des artères des extrémités infé-
» rieures dans celles qui rampent le long de l'épine, & de-là
» au cœur & au bras (où l'on fuppofe l'artère ouverte); &
» en partie defcendant de la tête, d'abord dans *l'artère qui*
» *monte*, de-là au cou, & bientôt après dans l'artère ouverte.
» C'eft ainfi que tout le fang s'échappera par la piqûre d'une
» aiguille; & cela n'eft que trop vrai, car nous voyons qu'une
» artère tant foit peu confidérable étant ouverte, tout le fang
» fe perd, à moins qu'on ne l'arrête. Nous oppofons ces phéno-
» mènes, non pas à ceux qui penfent que les artères contiennent
» du fang, mais aux Érafiftratiens, qui veulent qu'elles ne con-
» tiennent que de l'efprit vital *(t)*. »

Si la circulation de Galien n'étoit pas celle d'Harvée, au moins en approchoit-elle bien davantage que les hypothèfes de fes prédéceffeurs ? auffi étoit-il bien fupérieur à la plupart de fes contemporains, qui, « n'ayant aucune con-
» noiffance des vaiffeaux, ne pouvoient, en opérant, éviter
» ceux qui fe rencontroient fur le chemin de l'inftrument. Soit
» qu'ils enlevaffent des efquilles, ou qu'ils incifaffent des abcès,
» ils ouvroient de groffes veines, quelquefois même des ar-
» tères, & donnoient lieu à des hémorragies mortelles ; d'autres
» fois, ne fachant pas quelles font les veines des extrémités fous
» lefquelles paffent des troncs artériels, ils ouvroient ceux-ci
» en voulant piquer celles-là *(u)*. »

Galien, inftruit du danger des hémorragies de la veffie, de la matrice, des inteftins, ne craint pas de porter dans ces cavités des injections aftringentes; mais il n'approuve pas fans reftriction qu'on y applique des corps froids, perfuadé que le refoulement du fang fur les organes internes n'eft pas

---

(t) An fang. in arter. natur. contin. *cap. IV.*
(u) De Anat. adm. lib. *III, cap. I.*

exempt de risque, lors même que ces répercussifs sont précédés par les frictions des parties opposées à celles d'où le sang coule, par les ligatures des membres, par les ventouses, la saignée, &c. *(x)*. Ces précautions sont sages ; mais peut-on toujours les prendre ? & doit-on se permettre l'un en omettant les autres ? une entière inaction ne seroit-elle pas préférable à l'exécution partielle des préceptes de Galien ? Nous le demandons à ceux qui ont eu le courage d'envelopper de linges imbibés de vinaigre ou d'eau froide des femmes récemment accouchées, prêtes à périr d'hémorragie utérine ? S'il est affreux de voir mourir les malades, sans s'efforcer au moins de les secourir, il est plus affligeant encore de les voir périr avec le doute cruel qu'on peut avoir quelque part dans la fatale catastrophe.

Galien avoit dit ailleurs que tous les Médecins de son temps, convenoient que les artères ne se réunissent point ; que ce résultat étoit chez les uns, l'effet du raisonnement, & chez les autres, celui de l'observation : ici il rapporte *(y)* un fait contraire. « Un Médecin sans expérience ayant oublié de reconnoître la position de l'artère du pli du bras avant que de placer la ligature, celle-ci s'éleva par l'effet du lien, & le Médecin, la prenant pour la veine, l'ouvrit imprudemment. Le sang sortit par jets inégaux. Un des Médecins présens & moi fimes l'appareil convenable, après avoir rapproché soigneusement les lèvres de la plaie *(z)*. Cet appareil consistoit en un aglutinatif, un bandage & une éponge liée par-dessus, «

(x) Meth. med. lib. V, cap. V & VI.

(y) Ibid. cap. VII.

(z) Un très-jeune Médecin saigne & fait une faute ; des Médecins plus expérimentés, pansent & la réparent. Quelles étoient donc les fonctions des Chirurgiens de ce temps-là ! Ceux qui veulent que dès-lors il existât des Chirurgiens proprement dits, devroient bien leur en assigner. Car enfin, si ceux qui saignent & pansent sont des Médecins, qu'étoient donc les Chirurgiens ! En attendant qu'ils leur trouvent des fonctions, concluons de ce fait, comme de mille autres, que les Chirurgiens de Rome, au temps de Galien, comme ceux de Cos, au temps d'Hippocrate, étoient de vrais Médecins, & d'autant plus dignes de ce nom, qu'ils possédoient l'ensemble de l'art de guérir.

» que nous recommandames d'humecter souvent: nous le le-
» vames le quatrième jour, quoique la réunion nous parût faite,
» nous le rappliquames, & nous le continuames pendant long-
temps. » Le malade étoit jeune & robuste, il guérit; mais
c'est le seul que Galien ait vu guérir sans anévrisme après
un pareil accident. Quoique la cause la plus ordinaire des
anévrismes faux soit pour le moins aussi ancienne que
l'art de saigner, ce fut seulement entre Celse & Galien
qu'on les connut assez pour en consigner dans les Écrits des
notions reconnoissables *(a)*. On doit à Rufus la première
description de l'anévrisme qui soit parvenue jusqu'à nous *(b)*.
Cette esquisse est fort succincte; la description de Galien l'est
un peu moins, & l'on voit cette dernière s'accroître successivement sous la plume d'Aëtius & de Paul d'Égine. Galien
ne présente que les traits les plus saillans de l'anévrisme, mais
ils sont copiés fidèlement. Un des principaux caractères des
tumeurs anévrismales est le battement que l'artère leur communique; quand on les presse, elles disparoissent, parce qu'on
refoule le sang dans le vaisseau, & lorsqu'on les ouvre, elles
fournissent un jet de sang dont il n'est pas aisé de se rendre
maître. Dans l'œdème, la matière fuit aussi sous la main; mais,
outre que cette tumeur n'a point de pulsations, elle est plus
pâle & plus étendue que l'anévrisme, à moins que le sang ne
se répande autour de ce dernier; auquel cas la gangrène &
le sphacèle ne tardent pas à s'emparer de la partie *(c)*.

(a) La maladie d'Agésilas II, roi de Sparte vers l'an 356 avant J. C. décrite par Xénophon *(Rerum græc. lib. V)* & par Plutarque *(in vitâ Agesilai)*, auroit-elle quelqu'affinité avec l'anévrisme! ou étoit-ce une tumeur sanguine anomale du genre de celles dont Morgagni a recueilli divers exemples. *De sedib. & cauf. morb. epist. L, n.° 53.*

Cùm Agesilaus ascenderet in aulam Megarensem, incertum quâ venâ ruptâ, sanguis è corpore sanum in crus defluxerit *(altero enim erat claudus)*; cunque tibia nimium quantum intumesceret, ac dolores intolerandi accederent, Medicus quidam Syracusanus ei propter malleolum venam aperuerit, atque ubi semel cœpisset, noctu dieque sanguis profluxerit, & quidquid tentarent, fluxionem hanc inhibere non potuerint, donec Agesilaus tandem animo defecit, & tunc sanguis fluere desiit.

(b) Voyez ci-devant, page 435 & suiv.

(c) Galen, *de tumor præter natur.* cap. 11.

Aëtius, comme nous l'avons annoncé, étendant cette description, semble admettre deux espèces d'anévrismes: la première se forme à la tête, sous le menton & sur-tout au cou, chez les femmes dans le travail de l'enfantement; & c'est, selon lui, le broncocèle des Grecs *(d)*. Ces tumeurs anévrismales disparoissent très-sensiblement lorsqu'on les presse, & reparoissent dès qu'on cesse la pression. Quant au pronostic, il est fatal: aussi les contemporains d'Aëtius s'abstenoient-ils de les opérer, instruits par l'expérience que les malades périssoient tous d'hémorragie dans les mains du Médecin qui hasardoit l'opération.

Il n'en est pas de même de la seconde espèce d'anévrismes, de ceux qui suivent les plaies, (c'est-à-dire, des anévrismes faux, car ceux de la première espèce sont évidemment des anévrismes vrais) tels que celui qui survient lorsqu'un Médecin ignorant *(e)* ouvre l'artère avec la veine, en saignant au pli du bras; ceux-ci guérissent par l'opération qu'on pratique ainsi. Premièrement on marque le trajet de l'artère, depuis l'aisselle jusqu'à l'anévrisme; ensuite on incise sur la ligne tracée, à un travers de doigt de l'aisselle, dans l'endroit où l'artère est le plus sensible; on dépouille ce vaisseau de ses enveloppes celluleuses, on le soulève avec une érigne mousse, on le lie en deux endroits, & on le divise transversalement entre les deux ligatures. Après avoir pris ces précautions contre l'hémorragie, on passe à l'opération proprement dite; elle consiste à inciser la tumeur, enlever les caillots, chercher l'ouverture de l'artère, l'enfermer entre deux ligatures & diviser le vaisseau transversalement *(f)*.

Paul d'Égine, qui ne fait presque jamais usage de la compilation d'Aëtius, remonte à Galien en cette occasion, copie sa description de l'anévrisme, & l'enrichit de cette

---

(d) Paul d'Égine, plus voisin de nous qu'Aëtius, se rapproche aussi davantage des idées actuelles, en admettant deux espèces de broncocèles, le stéatomateux & l'anévrismal. *Lib. VI, cap. XXXVIII.*

(e) Voyez ci-devant, *page 641,* note *(z)*.

(f) Tetr. IV, serm. 3, cap. X.

remarque, que les anévrismes dépendans de l'ouverture de l'artère *(g)*, sont plus longs & plus profonds que les anévrismes par rupture, qui sont plus ronds & plus superficiels; & que si l'on presse les premiers avec les doigts, on entend un certain frémissement qu'on n'entend pas dans les anévrismes par rupture *(h)*.

Paul, imitant la sage circonspection des contemporains d'Aëtius, n'opéroit point les anévrismes considérables du cou, des aisselles, des aines, &c. Quant à ceux de la tête & des extrémités, formés par dilatation, il les opère; & voici comment. Il divise en long la peau qui les recouvre, met l'artère à découvert, passe dessous deux aiguilles enfilées, une au-dessus & l'autre au-dessous de la tumeur, incise le kiste pour le vider, serre les fils & fait suppurer la plaie jusqu'à ce qu'ils tombent d'eux-mêmes.

Dans l'anévrisme par rupture, Paul fait d'abord les deux ligatures conseillées plus haut, à travers la peau, qui se trouve comprise dans l'anse avec l'artère, & après s'être ainsi rendu maître du sang, il excise la peau comprise entre les liens, détache les couches sanguines & panse convenablement la plaie *(i)*.

Que l'Art avançoit lentement vers la perfection dans ces temps de ténèbres, où les hommes de génie même, privés du flambeau de l'anatomie, ne marchoient qu'en tâtonnant dans la carrière tortueuse de la pratique! Galien promit de décrire l'opération de l'anévrisme *(k)*, & ne la décrivit point; omission d'autant plus préjudiciable à l'Art, qu'il devoit attendre plus de lumières, sur cet objet particulier, de cet habile Anatomiste seul, que de tous les hommes qui le

---

(g) Dalechamps ajoute, *par anastomose.*

(h) Nos autem ipsos hoc modo invicem discernimus. Qui adapertâ arteriâ fiunt, prolixiores apparent, & in alto constituuntur: digitisque impressis ceu strepitus quidam exauditur, cùm nullus sonus in illis qui rupturæ feruntur accepti percipiatur: illi verò rotundi magis sunt & per summa oboriuntur. Paul. *lib.* VI, *cap.* XXXVII.

(i) Idem, ibidem.

(k) Meth. meden. lib. V, *cap.* VII.

cultivèrent jufqu'à la renaiffance des Lettres *(l)*. Quoi de plus douloureux & de plus inutile tout enfemble que la première ligature d'Aëtius & la feconde de Paul d'Égine ! Mais ne leur reprochons pas leur timidité, & fongeons qu'au milieu du XVIIIe fiècle, qu'au centre des connoiffances, on n'amputoit le bras dans l'article qu'après une ligature auffi douloureufe, & qui n'avoit pas même l'avantage de produire tout l'effet qu'on s'en promettoit. Que réfulte-t-il de ces fragmens encore enveloppés de leur antique obfcurité ? rien d'utile pour la pratique de la Chirurgie; mais l'homme qui veut connoître les révolutions de cet Art, y remarque avec étonnement qu'au plus tard au Ve fiècle, on connut deux efpèces d'anévrifmes; que chaque efpèce eut dès-lors fes fignes propres, tandis que l'anévrifme vrai, connu des derniers Grecs, paffoit pour douteux auprès des meilleurs efprits, il n'y a pas encore foixante années *(m)*. Comme la théorie, la pratique ne fit à cet égard aucuns progrès ni fous les Arabes, ni fous les Arabiftes jufqu'à l'illuftre Véfale, l'un des premiers Anatomiftes qui fe foient occupés à rechercher la nature des anévrifmes. Jufqu'alors & même long-temps après, les meilleurs efprits cherchèrent dans les livres des Anciens, des lumières que les diffections feules pouvoient fournir *(n)* ; & les ouvertures de cadavres étoient fi rares, que les quatorze premiers fiècles de l'ère chrétienne n'en fourniroient pas dix exemples *(o)*.

Nous avons annoncé dans la vie de Galien, la réforme qu'il fit dès fa jeuneffe dans le traitement des plaies des nerfs & des tendons, ou plutôt nous avons dit qu'il inventa,

---

(l) Voyez Cours d'opérations... de Dionis, par Lafaye.

(m) Freind, *Hiftoire de la Médecine, partie 1, page 108, in-4.°*

(n) On peut prendre une idée des connoiffances qu'on avoit au XVIe fiècle fur les anévrifmes, & des difcuffions par lefquelles on croyoit les augmenter, dans la Differtation du Médecin Doring *(Doringius)*, re-cueillie avec les Œuvres de F. de Hildan. *Cent. 3, obferv. 44.*

(o) M. de Haller, dont l'opinion eft ici d'un fi grand poids, prétend *(oper. minora, tom. III, pag. 272)* qu'il feroit difficile de prouver, que dans l'intervalle des onze fiècles, qui féparent Galien des modernes Anatomiftes, on ait difféqué un feul cadavre humain.

pour la curation de ce genre de blessures, une méthode entièrement différente de celle qu'on suivoit avant lui, & dont la perfection, au moins relative, ne peut être révoquée en doute, puisque, malgré la gravité de ces sortes de plaies, de tous les blessés sur lesquels il en fit usage, aucun ne périt.

Ses succès brillans en eux-mêmes, tiroient un nouvel éclat de leur comparaison avec les infortunes de la pratique vulgaire, non moins malheureuse que simple. Elle consistoit à rapprocher les bords de la plaie, & à les couvrir d'un topique agglutinatif *(p)*. Si la réunion ne se faisoit point, ce qui devoit arriver souvent, le phlegmon ne manquoit pas de survenir, ni les Chirurgiens de le combattre par des douches d'eau chaude & d'huile, & par l'application d'un *épiplasme (q)*, fait de farine de froment cuite dans l'huile & l'eau. Galien nous apprend qu'on n'employoit pas d'autres moyens, ni pour les plaies *du tendon des extenseurs de la jambe*, ni même pour celles *de la rotule;* « aussi, dit-il, ces malheureux blessés étoient-
» ils moins traités qu'abandonnés à leur destinée, dont presque
» aucun n'évitoit la fatalité. Le grand vice de ce genre de
» pansemens étoit de favoriser la putréfaction, & à tel point,
» qu'ils faisoient quelquefois sur les tendons ce qu'auroit pu faire une longue décoction. »

Convaincu d'un côté, que la putréfaction étoit l'effet de la chaleur & de l'humidité, instruit de l'autre, par un axiome d'Hippocrate, que *le froid est ennemi des nerfs (r)*, il prit un juste milieu, & réunit dans la matière de ses pansemens, la faculté desficcative à la faculté moyenne entre celle qui échauffe & celle qui rafraîchit. Il convient pourtant que la

---

(p) De *medicamentis quæ ad vulneratos, punctos, contusos ac quocumque pacto affectos nervos adhibentur.* De comp. med. per gen. lib. III, cap. I.

(q) Galien donne ce nom à une espèce particulière de cataplasmes. Vide *de comp. med. sec. loc. lib. III,* cap. 11. Les *platismata* (Oribas. synops. lib. II, cap. LX), les *empasmata* & les *diapasmata* étoient aussi des espèces de cataplasmes dont on peut voir les différences dans Oribase. Collect. medicinal. lib. X, cap. XXXI.

(r) De *humidorum sive liquidorum usu*, n.° 4.

faculté échauffante pourroit excéder un peu, pourvu que la desséchante fût en proportion: car la chaleur ne pourrit qu'autant qu'elle est jointe à l'humidité. En continuant à réfléchir sur cet objet, Galien s'aperçut aussi qu'il n'étoit pas indifférent, comme il semble qu'on l'eût cru jusqu'alors, que le topique fût appliqué sur le nerf ou sur le tendon à nu, ou bien l'un & l'autre recouverts de leurs tégumens, & que par conséquent, il falloit avoir égard à ces circonstances dans le pansement.

Le traitement des lésions des nerfs doit encore être varié selon la forme de la lésion; car ce seroit tomber dans le plus grossier empirisme, que de traiter le nerf piqué comme on traiteroit celui qui n'est que contus ou divisé, sans piqûre *(s)*.

La douleur & l'inflammation suivent de près la piqûre du nerf, ou le séjour dans son voisinage, d'une humeur âcre, peu différente de l'instrument piquant *(t)*. On se hâte donc de les prévenir *(u)*, & l'on y réussit en tenant la plaie ouverte, au moyen des remèdes inventés à cette fin par Galien; mais plus sûrement, en incisant en croix les tégumens qui recouvrent la piqûre *(x)*; en saignant, si le malade est robuste, & en purgeant, s'il est cacochime. Parmi les secours locaux, les fomentations d'huile chaude & vieille tiennent la première place; mais il est d'autant plus essentiel de l'appliquer & de la maintenir chaude, que venant à se refroidir, elle engorge & obstrue, au lieu de digérer & de résoudre, & produit même des accidens funestes, que la température contraire peut seule dissiper. Un de ces blessés qu'on pansoit avec l'huile chaude, se trouvant le quatrième jour sans douleur & sans inflammation, sortit par un temps froid, & rentra chez lui long-temps après, souffrant beaucoup du bras blessé, alors

---

(s) Meth. med. lib. VI, cap. II.

(t) Galen. de loc. affect. lib. II, cap. V.

(u) Galen. de comp. med. sec. gen. lib. III, cap. II.

(x) Nous avons déjà dit que Galien se conformant à la manière vicieuse de s'exprimer qui régnoit alors, désigne par *plaies des nerfs*, & celles des nerfs & celles des tendons. Il ne comprend pas sous cette dénomination les plaies des ligamens. *De comp. med. sec. gen. lib. III, cap. II.*

gonflé & tendu jufqu'au cou. Les fomentations d'huile chaude & l'application de l'euphorbe & du *caftoreum*, adoucirent d'abord la douleur, procurèrent enfuite le fommeil, & dès le foir, le malade fut auffi-bien qu'il l'étoit le matin, avant de s'expofer au froid *(y)*.

Quant à la chaleur de ces fomentations, elle devoit être la plus forte que le malade pût foutenir. Pour la conferver, on enveloppoit le membre de laine, & l'on renouveloit le panfement deux ou trois fois le jour, & en hiver, une ou plufieurs fois la nuit. L'appareil du panfement étoit difpofé de manière à conferver la chaleur, puifque par-deffus la laine imbibée d'huile ou, dans quelque cas, de vinaigre & d'huile, on appliquoit plufieurs couches de laine sèche, uniquement dans la vue de défendre la première du contact de l'air extérieur. On ufoit de cette précaution jufqu'au feptième jour, après lequel les accidens n'étoient plus à craindre, ni le froid, d'ailleurs fi puiffant, à redouter.

Dans le choix des matières propres aux panfemens, Galien compte beaucoup fur la térébenthine feule, pour les femmes & les petits enfans, & mêlée avec l'euphorbe, pour les perfonnes qui ont la chair ferme & dure. Le *propolis* & le *fagapenum* viennent après, feuls ou ramollis par l'huile & fortifiés par l'euphorbe. Pour les perfonnes robuftes, il fait auffi grand cas du foufre lavé mis en confiftance de bouillie claire ou de miel, au moyen de la quantité d'huile néceffaire : il en dit autant de la chaux lavée deux ou trois fois dans de l'eau falée, & mêlée avec de l'huile. La leffive de cendres peut auffi fervir au befoin. « Je fus mandé, dit-il, pour voir un bleffé
» que ces *Theffaliens améthodiques avoient putréfié* par leurs ap-
» plications humectantes. Comme je les vis difpofés à continuer
» le cataplafme de farine de froment, n'ayant pour le moment
» fur moi aucun remède, je pris chez un Potier, de la leffive,
» dans laquelle je fis cuire de la farine d'orge en confiftance
» de cataplafme, & par ce feul moyen je combattis avec fuccès,

---

(y) De comp. med. fecund. gen. lib. III, cap. II.

tant la putréfaction locale que l'inflammation du nerf. « Je me
souviens aussi, continue-t-il, que, privé d'autres moyens, «
j'appliquai sur de pareilles blessures, du *propolis* & du levain «
seuls, & mêlés ensemble, après avoir étendu le *propolis* dans «
de l'huile ou du vinaigre, & délayé le levain, lorsqu'il n'étoit «
pas assez vieux, dans le suc de tithymale, pour en augmenter «
l'activité : toutes ces applications m'ont également réussi, soit «
pour prévenir les accidens, soit pour les combattre *(z)*. »

Parmi les topiques plus composés, Galien estimoit sur-tout
l'emplâtre fait avec une once de résine d'euphorbe, trois onces
de cire & douze onces d'huile. Il appliquoit hardiment
(intrepidè) cet emplâtre cathérétique sur les piqûres des
nerfs, pour les tenir ouvertes, & il le fortifioit même, quand
le temps l'avoit affoibli, par l'addition de nouvelle euphorbe,
de misy & de rouille de cuivre. A cette occasion il raconte
une histoire propre à retirer les Chirurgiens de leur indifférence
sur la bonne ou la mauvaise confection des médicamens.
Quelqu'un déjà convaincu par plusieurs expériences de l'efficacité
de l'emplâtre d'euphorbe, lui fit voir avec étonnement
un blessé qui en usoit depuis trois jours, & dont la plaie
ne laissoit pas d'être enflammée & douloureuse. « Je m'informai
du malade, dit Galien, s'il avoit senti, lors de la première «
application, une chaleur douce, comparable à celle du soleil. «
Ayant appris que non, je voulus savoir depuis quel temps «
le remède étoit préparé, & découvrant qu'il étoit fait depuis «
un an, & qu'il avoit réussi sur deux enfans & un adolescent «
qui avoient les chairs blanches & molles, je le jugeai trop «
foible. J'en fis donc un plus fort, que j'introduisis dans la «
plaie, après l'avoir r'ouverte. Je prescrivis de renouveler le «
pansement & les fomentations d'huile chaude à quelques «
heures de-là, & dès le lendemain la douleur & l'inflam- «
mation furent dissipées *(a)*. Tous ceux, ajoute-t-il, qui furent «

(z) De comp. med. secund gen. lib. *III,* cap. *II.*

(a) On aperçoit, sans la chercher, une certaine analogie entre les moyens
employés par Galien contre la piqûre du nerf, & ceux dont on s'est servi avec
succès, dans ces derniers temps, contre le panaris.

Tome *II.* Nnnn

» témoins de ce fait, fe convainquirent de cette vérité,
» qu'on ne peut trop répéter, que le Chirurgien ne peut ob-
» tenir d'un remède l'effet qu'il en attend, qu'autant qu'il fera
» fûr de fa compofition, & qu'il en ufera judicieufement. Or
» ce n'eſt pas affez pour bien ufer d'un remède, de favoir fon
» nom, celui de fes ingrédiens, fes propriétés, il faut de plus
» connoître en détail toutes les fubftances qui le compofent,
» leurs bonnes ou mauvaifes qualités, leur choix, &c; connoif-
» noiffances d'autant plus néceffaires au Chirurgien, que des
» trois parties de l'Art de guérir, la Chirurgie eſt celle qui fe fert
le plus des deux autres *(b)*. » D'après cette fuppofition, c'eſt
particulièrement aux Médecins vulnéraires, que Galien adreffe
ici d'excellens confeils relatifs à la matière des médicamens,
au choix des fimples, à la manière de les cueillir & de les
conferver, à leur altération, à la fophiſtication que les marchands de drogues faifoient des animaux, des métaux & des
minéraux employés dans la confection des médicamens *(c)*;

(b) De comp. med. fecund. gen. lib. III, cap. 11.

*(c) Hæc fi quidem continua (her-barum, fruticum & arborum) fpecu-latio docebit te quomodo potiffimùm ipfos decerpas, ac in ficcis domunculis repofitos cuſtodias, ne a folis radiis exu-rantur, neque ab humiditate ex tecto vel muris madefiant. Id optimè fiet, fi domus neque fubterraneæ fint, neque aliis vicinæ, neque fub tegulis, fed oftia ad meridiem fpectantia habeant, propè quæ tamen medicamenta reponi non debent. Amici, vos admoneo, ut in hoc quoque me fequamini, fi artis opera pulchrè obire velitis: noviſtis enim, quomodo ex omni natione præf-tantiffima quotannis medicamenta mihi adferantur, eò quod perditi illi omni-genarum rerum coemptores (Græcè rhopopolas vocant) variis modis ea contaminant. Præſtiterat forfan non hos folùm, fed multò magis etiam mer-catores, qui illa advehunt incufare : atque his multò magis ipfos herbarios : item nihil minus eos qui radicum li-quores, fuccos, fructus, flores & ger-mina ex montibus in urbes conferunt, hi fiquidem omnium primi in eis dolum exercent. Quifquis igitur auxiliorum un-dique copiam habere volet omnis ſtir-pium materiæ, animalium, metallorum, & abfque metallicâ naturâ terreſtrium corporum quæ ad Medicinæ ufum du-cimus, expertus eſto, ut ex eis, & exquifita, & notha cognofcat . . . . .
. . . . nifi enim hoc modo inſtructus ad præfentis operis præfidia veniat, verbo tenus quidem medendi methodum fciet, opus verò nullum ipfâ dignum perficiet. Fingat namque ipfa, quæ de nervorum vulneribus prædixi, quæ-dam aliquis cognofcere, adulterata verò medicamenta per ignorantiam com-pofitioni injicere, vel neque omnino exactè facultates ipforum intelligere, an non erit neceffarium frequentius hunc errare quàm rectè agere! De comp. med. fecund. gen. lib. III, cap. 11.*

sophistication dont le fatal secret, transmis de mains en mains, semble être arrivé tout entier jusqu'à ceux qui remplacent parmi nous les *Rhopopoles* Grecs & Romains.

Le nerf peut être divisé en long & en travers *(d)*. Divisé dans sa longueur, & mis à découvert par la perte des tégumens ou l'écartement des lèvres de la plaie, il ne souffre point le contact immédiat des topiques âcres, tels que l'euphorbe, tandis qu'il s'accommode de la chaux lavée, dissoute dans beaucoup d'huile. Ce topique est d'autant plus précieux, qu'il remplit parfaitement la seule indication des plaies des nerfs, celle de dessécher sans érosion, & qu'il en est peu de cette espèce. Les applications froides offensent aussi les parties nerveuses, & celles-ci transmettent facilement au cerveau le sentiment désagréable qu'elles éprouvent, ou bien au muscle, si c'est son tendon, ou l'un de ses nerfs, qui soit divisé. Dans ces deux derniers cas, les convulsions qui surviennent, prouvent manifestement le danger des applications froides. Il ne faut pas non plus que l'huile touche le nerf, ou le tendon blessé, ne fût-ce que pour laver la plaie : on n'a besoin pour la nettoyer, que d'un pinceau de laine, qu'on peut tremper au besoin dans le vin cuit tiède, pour en rendre le contact plus doux.

Un reproche que Galien fait à la secte de Thessalus, semble nous annoncer l'époque où l'on eut recours à la section totale du nerf, pour faire cesser les accidens de la section partielle. « Un *Thessalien* de grande réputation, dit-il ironiquement, a inventé une merveilleuse curation des plaies « des nerfs ; il les a coupés en totalité, sans hésiter, sans « même en prévenir le malade, violant en cela les dogmes « de sa secte, qui n'admettent point d'indication prise de la « nature des parties. Car pour être conséquens, les disciples « de Thessalus devroient aussi couper transversalement les « muscles, les artères, les veines blessées dans cette direction, « & c'est ce qu'ils ne font point. »

(d) Meth. med. lib. III, cap. III.

Selon Galien, la division transversale & partielle des parties nerveuses, est presque toujours suivie de convulsions, parce que l'inflammation des fibres divisées se communique facilement aux faisceaux entiers, & que c'est par ceux-ci que la convulsion s'exécute.

Les saignées abondantes, la diète sévère, le repos dans un bon lit, & les fomentations d'huile chaude sur le membre, sur la colonne vertébrale & sur la tête, sont les secours généraux les plus recommandés par l'expérience; mais ces moyens ne suffiroient pas, selon Galien, pour conserver le mouvement du membre, dont la perte est inévitable dans la section totale du tendon, quoiqu'elle ne soit suivie d'aucun des accidens formidables qui accompagnent la demi-section *(e)*. Galien imagina donc, pour suppléer à l'inefficacité des remèdes & pour conserver au muscle ses fonctions, une suture particulière *(f)*. « Voyant, dit-il, sur un gladiateur,
» du nombre de ceux qu'on appelle *cavaliers* (ἱππεῖς) *(g)*,
» blessé profondément à la partie antérieure & inférieure de
» la cuisse, que les bords de la plaie, entraînés l'un vers l'ori-
» gine du muscle, & l'autre vers son insertion, laissoient un
» vide considérable, je n'hésitai pas à les rapprocher par la
» suture; mais craignant de coudre les tendons mêmes, je les
» mis à découvert jusqu'à l'origine de la portion charnue du
» muscle; & comme je savois que celle-ci peut être cousue
» impunément, & qu'il n'en est pas de même des tendons, ce
» fut dans les chairs que je fis les points de suture, quoiqu'en
» cela je ne pusse m'étayer de l'exemple d'aucun des Maîtres
» que j'avois suivis dans la pratique: car la plupart se conten-
» toient, dans ces sortes de plaies, de faire la suture aux
» tégumens; & quant au petit nombre d'entr'eux qui s'étoient
» enhardis jusqu'à porter l'aiguille dans le muscle, ils ne l'en-
» fonçoient pas assez, & ne rapprochoient que la portion comprise dans les anses, laissant le reste sans réunion. »

(e) Meth. med. lib. VI, cap. III.

(f) De comp. med. sec. gener. lib. III, cap. II.

(g) Nous ne connoissons que ce seul passage où il soit question de *monomaches* ou *gladiateurs*, appelés *cavaliers* ou *chevaliers*.

Il paroît que cette pratique de Galien fut goûtée de ses contemporains, mais qu'en l'imitant, ils la défigurèrent, parce qu'ils n'apportèrent pas dans l'exécution les connoissances anatomiques de son inventeur *(h)*. Ils étoient en effet tellement étrangers à l'Anatomie, qu'ils ne distinguoient pas les ligamens des tendons ; distinction d'autant plus essentielle, selon Galien, que l'insensibilité des premiers les garantit des funestes accidens dont les derniers lui paroissent susceptibles.

Toute la doctrine de Galien est enchaînée ; il va de conséquence en conséquence & ne se dément jamais. Selon lui, les tendons sont composés de nerfs & de ligamens *(i)*. Ils doivent donc être moins sensibles que les premiers, mais non pas insensibles comme les autres *(k)*. C'est sur ce fondement qu'il proscrit leur suture. Des milliers d'expériences n'ont pu décider la question sur laquelle il ne craint pas de prononcer. S'est-il trompé ? Malgré les nombreux travaux d'une longue suite de siècles, il n'est guère plus sûr de rejeter que d'admettre son opinion *(l)*.

Hippocrate avoit si bien parlé des plaies de tête, que jusqu'à cette époque les meilleurs Écrivains sur cette matière, sont ceux qui l'ont copié le plus fidèlement. Les Écrits de Celse, & malgré les progrès que fit après lui l'Anatomie, ceux de Galien, sont des preuves éclatantes de la supériorité de leur Maître commun. Le dernier, il est vrai, dans le VI.e Livre de la Thérapeutique, annonce des inventions faites par les successeurs de ce grand homme ; mais si nous examinons ces découvertes, nous les voyons s'évanouir ou dégénérer en minuties, qu'Hippocrate avoit pu négliger,

---

(h) Cæterum nonnulli opus a me confectum imitantes anatomes imperiti, ab omnibus musculis subjectas membranas avellunt, nescientes has simul cum musculis tutò consui, tendines autem similiter ipsis dilatatos non mediocri cum periculo... Quemadmodum alii quidam, cùm non valeant ligamenta cognoscere, ea tanquam nervos & tendines vulneratos suspecta habent, a periculo alioquin remota, quomodocumque afficiantur, ut pote insensibilia.. De comp. med. sec. gener. lib. III, cap. II.

(i) De motu muscul. lib. I.

(k) Ibid.

(l) Vide *Haller Elementa Physiologiæ*, tom. IV, pag. 273.

comme au milieu des riches dons de Cérès, le moissonneur laisse cachés sous l'herbe les humbles épis échappés à sa faulx.

Galien donne d'abord une idée des *cyclisques* & des *phacotes* (m), espèce de ciseaux, gouges ou rugines, avec lesquels on agrandissoit les fractures simples de la première table du crâne. Pour ne jamais manquer au besoin des instrumens qui conviennent le mieux au cas présent, il faut en avoir plusieurs & de grandeur différente. On commence à racler l'os avec le plus large; on prend ensuite celui qui l'est moins, & l'on finit par le plus étroit, le seul dont on puisse faire usage en approchant du diploë (n). On se servoit encore de quelqu'un de ces instrumens pour détacher & emporter une pièce d'os, cernée de petits trous faits avec la tarière ordinaire, appelée *abaptiste*, parce qu'étant retenue par un bourlet circulaire, elle ne peut plonger dans le cerveau, malgré la mal-adresse & la pesanteur de la main qui la conduit (o). On voit que la longueur de ces tarières, depuis le cercle jusqu'à la pointe, restant toujours la même, il falloit en avoir de toutes les grandeurs, & les choisir

---

(m) *Meth. med. lib.* VI, *cap.* VI.

(n) On peut les voir décrits & gravés dans le Livre intitulé : *Chirurgiæ Joannis Andreæ a Cruce Veneti Medici, libri septem*, in-fol. Venetiis, 1573.

(o) Langius, dans ses *Medicinalium epistolarum miscellanea* (epist. V), rapporte, au sujet du trépan *abaptiste*, un trait plaisant, qui caractérise à merveille l'ignorance du commencement du XVI.ᵉ siècle. *Nuper cum quibusdam Empiricis in convivium accersitus, & ut id genus hominum est gloriabundum, singulis sua Chirurgiæ instrumenta partim Augustæ, partim Nurbegæ, ex norico ferro & chalibe facta commendantibus : tum ego ab illis sciscitabar, ecquis illorum trepanum* ἀϐάπτιϛὸν, *cujus Galenus meminit, haberet, aut vidisset unquam! Obstupescebant omnes, attentique ora tenebant. Tandem unus ait : Langi Doctor, frustra quæris in Germaniâ abaptista. Non enim Chirurgicorum instrumenta nobiscum, sed campanæ & pueri baptisantur. Tum ego subridens, aiebam : me Romæ, vivente Leone (X) Pontifice, apud Vigonem Julii II ex Liguriâ Pontificis chirurgicum, trepana abaptista non vidisse modò; sed etiam quâ ratione, ne in perforatura cranii panniculum cerebri offenderent aut pungerent, indemersibilia conficerentur didicisse. Tum cæteri, Romæ ea ob præsentiam Pontificis facilè baptizari posse annuebant. Ego vero quùm risum continere non possem, illis vale dixi.*

proportionnées à l'épaisseur de l'os. Dans les grandes fractures, Galien se contentoit d'emporter les fragmens les plus mobiles, sans poursuivre l'éclat dans toutes ses divisions, ce qui lui avoit réussi, dit-il, *non pas une & deux fois, mais plusieurs.* C'est ainsi que dans une fracture du pariétal, qui s'étendoit jusqu'à l'os des tempes, il fit seulement une ouverture au premier de ces os, laquelle suffit pour donner issue à la matière épanchée sous l'un & l'autre os. Il n'ignoroit pas qu'il auroit été plus avantageux de perforer le temporal, comme plus déclive; mais la difficulté de l'exécution & le danger de l'ébranlement, d'autant plus grands l'un & l'autre qu'il paroît s'être servi de la gouge & non du trépan, lui firent préférer le pariétal à l'os des tempes. Il semble néanmoins se défier des raisons qu'il allègue & de l'effet qu'elles produiront sur l'esprit de ses Lecteurs, & il tâche de les fortifier par la crainte, mal fondée à la vérité, de voir sortir le cerveau par l'ouverture latérale & inférieure, & de blesser, en perforant le temporal, les nerfs qui rampent à sa face externe *(p)*. Ces vaines terreurs doivent d'autant plus nous surprendre dans Galien, qu'il étoit très-rassuré contre certaines lésions des meninges & du cerveau, beaucoup trop redoutées par ses prédécesseurs. Il savoit qu'on peut soulever avec une érigne la portion des meninges situées au-dessus de la faulx, les diviser, les emporter même, sans priver l'animal, ni du mouvement, ni du sentiment; qu'on peut retrancher avec la même impunité la portion de ces membranes qui recouvre postérieurement le cerveau; enfin que l'animal ne cessera de sentir ni de se mouvoir, que lorsqu'on incisera le cerveau lui-même jusqu'à ses ventricules: encore l'effet sera-t-il moindre sur les ventricules antérieurs que sur les moyens & sur le postérieur. Au reste, il avertit que les jeunes animaux supportent mieux ces épreuves que les vieux *(q)*.

(p) Quant à la nature des topiques dont il convient d'user ici, voyez page 503.

(q) De Hipp. & Plat. decret. lib. VII, cap. III.

A juger des progrès de la Chirurgie dans le traitement des plaies de tête, depuis Hippocrate jusqu'à Galien, par le peu qu'on vient de lire, quelle idée peut-on s'en former? Les croira-t-on réels? Nous sommes pourtant forcés de penser avec Galien, que l'Art n'en fit point d'autres. On ne sauroit néanmoins se dissimuler qu'on retrouve ici bien des préceptes plus clairement & plus positivement exprimés que dans les Écrits du divin Vieillard : tels sont le conseil de saigner de bonne heure & copieusement dans les plaies de tête *(r)*; la proscription des corps gras, & l'usage des poudres céphaliques introduit dans le pansement des os dénués de périoste *(s)*; la nécessité de bien défendre contre le froid les plaies de tête, solidement établie, nécessité d'autant plus absolue que le froid est ici *le dernier des malheurs (t)*; l'abolition de la défense faite par Hippocrate, de trépaner sur les sutures, en quoi cependant Galien avoit été précédé par Celse, comme il fut imité par Paul. Je dis l'abolition, parce qu'il n'est pas croyable que ce soit une omission de la part de deux hommes aussi exacts; & que d'ailleurs, après avoir posé le précepte général de trépaner, il pouvoit leur paroître inutile & superflu de donner séparément le conseil de trépaner sur les sutures. Galien reconnut que les bandages circulaires de la tête, trop serrés, favorisent l'engorgement *(u)*, l'inflammation & la douleur des parties internes ; douleur qui n'est pas sans danger, lorsqu'elle est produite par l'inflammation du péricrâne, transmise aux meninges par les filets de communication qui traversent les sutures *(x)*. C'est enfin chez lui qu'on voit pour la première fois les excroissances charnues qui compliquent quelquefois les plaies de tête, non-seulement revêtus du nom de *fongosités*, mais

---

(r) De comp. med. sec. loc. cap. I.

(s) Ibid. lib. V, cap. XIV.

(t) De usu part. lib. VIII, cap. III.

(u) De fasciis, initio. Il rapporte même en cet endroit, d'après Mantias, qu'un Pharmacopole ayant fait un bandage très-serré autour de la tête, se tuméfièrent jusqu'à sortir des orbites.

(x) De comp. med. sec. loc. cap. I. même

même annoncées comme des signes propres à la lésion des membranes du cerveau *(y)*; découverte que les observations postérieures n'ont fait que confirmer.

Comme Hippocrate, Galien s'étoit convaincu de la nécessité de donner issue au pus contenu dans la poitrine, pour éviter ses ravages, sur-tout la phthisie dont il peut devenir la source, malgré la possibilité de sa transudation dans le poumon & de son expulsion par la trachée-artère *(z)*. Une observation très-importante qu'on lui doit, c'est que les affections sympathiques du bras, lorsque la région supérieure de la poitrine souffre, dépendent de la gêne qu'éprouvent les nerfs du premier & du second intervalle intercostal. Cette remarque pathologique fut perdue pour nos pères. Nous-mêmes, nous n'en profitons point, puisque nous attribuons le gonflement du bras, si fréquent dans le cancer des mamelles, à la pression des glandes axillaires engorgées sur les vaisseaux brachiaux; sans considérer que dans le cancer même, le gonflement du bras n'est pas inséparable de l'engorgement de ces glandes, & qu'il est assez commun dans l'empyème & l'hydropisie de poitrine, où cet engorgement & cette pression n'existent point *(a)*.

Les catarrhes inflammatoires de la poitrine, très-communs à Rome, avoient rendu Galien si familier avec les opérations qui se pratiquent sur le thorax, qu'il exécutoit avec succès

---

(y) *Jam verò ex eis etiam rebus quæ adnascuntur, affectæ sedis notæ quandoque petuntur: proprietas enim essentiæ est eorum quæ adnascuntur, quemadmodum fungi fracturis capitis, quando meninx, id est, membrana cerebrum custodiens, fuerit affecta. Atque rursus alia proprietas conspicitur, esse particulæ cujuspiam vitiato.* De loc. affect. lib. I, cap. I.

(z) ..... *Sive id ob vulnus penetrans non conglutinatum eveniat; sive ob magnum abscessum utrinque eruptum: vel perinde quidem dissectum, ac externas dumtaxat partes afficeret, factâ verò sectione inveniatur cingens costas membrana erosa, aut costa ob sphacelum, id est, cariem, excisa....* In omnibus iis propositionibus, si aqua mulsa in thoracis spatium infundatur, mox tussiendo expuitur....... De loc. affect. lib. V, cap. III.

(a) Jam verò, & in alio sermone audivistis, cùm pectoris partes superiores circa primum & secundum costarum interstitium patiantur, meritò manus in consensum affectus adduci, nervis ab his ipsis interstitiis ad eas partes pervenientibus. In lib. VI, Hippoc. de morb. vulg. Comment. IV, n.° 4.

les plus hardies & les plus difficiles. Quelquefois il s'étoit vu forcé d'emporter la portion cariée d'une côte *(b)*, même une côte entière *(c)*; ce qui prouve que la Chirurgie vigoureuse de Celse *(d)* n'avoit pas dégénéré à cet égard dans les mains de Galien, comme elle dégénéra depuis dans celles des Arabes. La timidité de ces derniers avoit tellement affoibli le souvenir de la *Chirurgie efficace*, que lorsqu'à la fin du xvi.ᵉ siècle, Arcæus *(de Arce)* proposa d'extraire les portions de côte gâtées, pour guérir les fistules de la poitrine *(e)*, sa méthode eut le mérite de la nouveauté, & lui valut les honneurs d'une véritable découverte *(f)*.

Galien profitant de l'ouverture de la plèvre qui accompagne ordinairement la carie des côtes, après avoir emporté & la côte & les chairs putréfiées, injectoit du vin cuit dans la poitrine, faisoit incliner le malade sur l'ouverture, l'invitoit à tousser dans cette situation; & enfin, si le pus & l'injection ne ressortoient pas facilement, il les pompoit avec le *pyulque*, & finissoit par injecter dans cette cavité les médicamens appropriés *(g)*. Il est à propos d'observer qu'il n'admettoit pas dans ces injections, les détersifs métalliques, quoiqu'il s'en servît au-dehors, parce qu'ils sont très-âcres, & qu'ils nuiroient au poumon, si, comme il l'avoit vu arriver, ce viscère venoit à les pomper & à les rejeter en partie par la trachée-artère. Enhardi par ses connoissances exquises en Anatomie, il alla plus loin, & ne craignit pas de tenter sur une portion du *sternum*, l'opération qui lui avoit tant de fois réussi sur des portions de côtes. Un jeune esclave reçut un coup sur le *sternum*, qui fut négligé d'abord & mal traité ensuite. Au bout de quatre mois, il parut un abcès à l'endroit frappé. On l'ouvrit avec l'instrument; & comme on s'y

---

(b) Meth. med. lib. V, cap. VIII.
(c) Ossa quidem sæpius tota eximuntur e digitis & artubus & capite & costis. De diff. morb. cap. VIII.
(d) Histoire de la Chirurgie, tome I, page 406.

(e) De rectâ curandor. vuln. ratione.
(f) Vide Schenck. ubi De vuln. thorac.
(g) Meth. med. lib. V, cap. VIII.

attendoit, la cicatrisation fut prompte. L'inflammation se manifesta de nouveau; un nouvel abcès la suivit de près; on l'ouvrit comme le premier, mais celui-ci ne se cicatrisa point. Le Maître de ce jeune homme appela plusieurs Médecins, parmi lesquels étoit Galien. Les Consultans convinrent unanimement qu'il y avoit *gangrène* (carie) à l'os ou *sphacèle*, selon la manière dont s'expriment les Grecs; mais personne n'osoit entreprendre d'enlever l'os corrompu, parce que le mouvement du cœur, qu'on sentoit au côté gauche, leur faisoit regarder l'ouverture de la membrane qui revêt la poitrine comme inévitable. Galien leur promit d'enlever l'os, sans pénétrer dans cette cavité; mais il ne garantit pas la guérison, parce qu'il étoit incertain si quelqu'une des parties adossées au *sternum* ne seroit pas viciée, & à quel point elle le seroit. En conséquence, il découvrit l'os tout-à-l'entour, & trouva que la carie ne s'étendoit pas au-delà de l'espace qu'on avoit reconnu carié, avant d'écarter les tégumens. Il s'assura aussi que les bords du *sternum*, sous lesquels passent les artères & les veines, étoient sains; circonstance qui le rendit plus hardi à consommer l'opération proposée. Lorsqu'il eut enlevé l'os, & sur-tout la portion à laquelle s'attache le sommet du péricarde *(h)*, & qu'il vit que le cœur étoit à nu (car son enveloppe étoit tombée en pourriture), il eut d'abord mauvaise idée de l'évènement; cependant le jeune homme guérit complètement & en très-peu de temps. « On ne pouvoit obtenir cette guérison, ajoute Galien, sans retrancher l'os carié, & il n'y avoit qu'un homme fort exercé dans les dissections anatomiques qui en fût capable » *(i)*.

Quoique Galien ne décrive pas le manuel de son opération, on peut, par son récit, s'en former une idée assez juste : elle n'est pas à la vérité la *trépanation* du *sternum*, mais elle devoit y conduire, & enhardir à la tenter : elle est à

(h) On sait que le sommet du péricarde, loin de répondre à la pointe du cœur, se trouve à la partie supérieure de sa base.

(i) De *Anatom. administr. lib. VII, cap. XIII.*

cette dernière opération, ce que l'ouverture d'un dépôt formé sur un rein pierreux, est à la néphrotomie vraie, à celle qu'on dit avoir été pratiquée heureusement sur le Consul Hobson, par Dominique de Marchetti *(k)*.

On a souvent accusé Galien de foiblesse & de timidité; & M. A. Severini lui refuse même une place parmi les Propagateurs *de la Médecine efficace*. « Je n'ai point mis, » dit-il, de ce nombre Galien, qui parle rarement en ses » Écrits des opérations de la Chirurgie, & qui ne se sert » presque point du fer ni du feu. On peut l'accuser, avec » raison, de ce qu'admirant la doctrine d'Hippocrate, & s'y » étant vraiment attaché, il semble néanmoins n'avoir fait aucun » cas de ses opérations, quoiqu'on dût attendre de sa part » qu'il les suivroit, les imiteroit, & les enrichiroit de nou- » velles raisons & de nouveaux succès. S'il l'avoit fait, il n'y a » pas de doute qu'il n'eût conservé la Médecine efficace dans » sa vigueur, & qu'il ne l'eût empêchée de décliner comme » elle a fait; parce que tout le monde s'appuyant de son au- » torité, il étoit le maître des opinions ; il les auroit fixées. » Mais soit que le temps eût amené ce malheur, soit que le » peuple chez lequel il vivoit ne voulût plus souffrir ce genre » de secours, soit qu'il n'eût pas le temps de les essayer, à » cause de la multitude de ses occupations & de son penchant » à méditer, à composer, soit que son génie ne l'y portât pas, » soit enfin qu'il se fût amolli parmi les Médecins romains, » ou qu'il eût rencontré quelqu'autre obstacle, il semble qu'il » eut ces moyens en horreur. On peut le reconnoître à cela » seul, qu'il se servit de thapsie & de fiente de pigeon, au lieu » de feu, pour cette Dame Romaine, tourmentée d'une fluxion » âcre *(l)*; procédé que Trallian n'a pu s'empêcher de blâmer, » quoiqu'il donne à son auteur le titre de divin, & sur lequel ses partisans ne l'ont jamais bien justifié » . . . . *(m)*.

(k) Philosoph. transact. n.º 223, pag. 333.
(l) Alex. Trall. lib. VII, cap. I.
(m) De efficaci Medicinâ, lib. I, cap. XX. Francofurti, in-fol.

L'opération dont on vient de voir les détails, & quelques autres, qui ne fuppofent dans Galien ni moins de hardieffe ni moins d'habileté, font une réfutation bien victorieufe de cette critique injufte, en même-temps qu'elles nous donnent de la pratique de ce grand Médecin, une idée très-différente de celle qu'en avoit le vigoureux Profeffeur de Naples. D'ailleurs, une réflexion qui n'auroit pas dû lui échapper, c'eft que Galien fe propofoit d'écrire une Chirurgie; qu'il avoit fans doute réfervé pour cet ouvrage le détail de fes opérations, & qu'il n'en inféra quelques-unes dans fes autres Écrits que par occafion, & le plus fouvent pour fervir d'exemple à fes préceptes, ou de bafe à fes argumens contre les différentes fectes dont il confomma la ruine. Quant à l'adreffe qu'exige une pareille opération, pour fe convaincre qu'il en étoit éminemment pourvu, il fuffit de favoir qu'il portoit le talent de la diffection jufqu'à détacher une côte d'un animal vivant, fans bleffer la plèvre *(n)*.

Galien ne parle pas moins favamment des plaies du bas-ventre, que de celles de la poitrine; auffi Paul d'Égine a-t-il cru ne pouvoir mieux faire que de le copier, à quelques mots près, que Dalechamps a même jugé néceffaire de rétablir. Après avoir décrit anatomiquement les parois de l'abdomen, il établit que les plaies de la région antérieure font plus fujettes à donner iffue aux parties contenues, que celles des latérales, & que la réduction des parties forties eft plus difficile par les premières que par les autres *(o)*.

Le traitement de ces fortes de plaies roule fur quatre indications: replacer les parties forties, coudre la plaie, la couvrir de médicamens convenables, enfin préferver les parties nobles des défordres confécutifs. Ainfi que Celfe, il cherche d'abord à diminuer le volume de l'inteftin forti, en chaffant l'air qu'il contient, par l'application d'éponges trempées dans l'eau chaude, mais ce n'eft qu'autant qu'il n'a

---

(n) Anatom. admin. lib. VIII, cap. VII.
(o) Meth. med. lib. VI, cap. IV.

pas fous la main du vin auſtère chaud; car il préfère ce dernier, parce qu'il réchauffe davantage l'inteſtin, & qu'il le fortifie. Si ce moyen ne réuſſit pas, il dilate la plaie avec le ſyringotome ou ſcalpel fiſtulaire; & pour faciliter la rentrée des parties ſorties, il incline le malade *vers le haut*, ſi la plaie eſt ſituée à la partie inférieure, & *vers le bas*, ſi elle eſt à la partie ſupérieure de cette capacité. Il ſuit la même règle dans les plaies latérales : toujours la plaie doit occuper le lieu le plus élevé. Dans la gaſtroraphie, il veut que les points de ſuture ſoient très-rapprochés, que le fil ne ſoit ni dur ni mou; mais ſur-tout il recommande, avec raiſon, qu'un Aide ſoutienne de la main les points d'aiguille, à meſure que l'Opérateur les fait *(o*)*. Les médicamens dont il couvre la plaie & les ſutures, ne diffèrent pas de ceux qu'on a coutume d'employer pour les ſolutions de continuité des autres parties; mais il eſt fort eſſentiel de revêtir tous les environs, depuis les aines juſqu'aux aiſſelles, de laine molle, imbibée d'huile modérément chaude, & de ne pas négliger le bandage contentif, plus néceſſaire ici que par-tout ailleurs. Il conſeille auſſi des lavemens faits avec les mêmes médicamens qu'on emploie au-dehors, & ſingulièrement avec le vin auſtère, lorſque l'inteſtin eſt ouvert. Chez Galien, comme chez ceux qui l'ont précédé, les plaies du *jejunum* ſont incurables, & l'on reconnoît que quelqu'un des inteſtins grêles eſt ouvert, par le mélange du ſang avec les excrémens : car quand la plaie occupe les gros inteſtins, le ſang ſort plus pur & plus tard *(p)*. Les plaies de l'orifice de l'eſtomac ſont difficiles à guérir. L'on ne doit pas déſeſpérer des plaies de ſon fond, non plus que de celles des gros inteſtins, même avec iſſue des excrémens *(q)*. Quant à l'épiploon ſorti & flétri, il le lioit dans la partie ſaine, ce qu'il paroît

---

(o*) Il expoſe ici diverſes manières, plus embrouillées qu'utiles, de pratiquer la gaſtroraphie; mais on peut croire qu'il les trouva inventées, comme la dénomination ſous laquelle il les décrit. *Vid.* Scribon. *compoſ.* 206.
(p) De loc. affect. lib. VI, *cap.* II.
(q) Apud Rhazem. *lib.* XIV, *cap.* IV.

avoir fait un des premiers, & retranchoit ce qui étoit gâté *(r)*. Nous ajouterons ici que Galien ayant indiqué l'opération de l'épiplocèle *(s)*, c'est une chose remarquable que Paul, ni les Arabes ses imitateurs, n'enseignent pas à la pratiquer, & que le Médecin d'Égine déclare même qu'on n'opère point cette espèce d'hernies *(t)*.

De toutes les matières chirurgicales, il n'en est aucune sur laquelle Galien se soit autant étendu que sur les ulcères, & cependant il n'en est aucune où il y ait moins à prendre pour l'histoire, qui ne recueille que les inventions & les perfections. Les III, IV & Ve Livres de sa *Méthode* roulent entièrement sur ce genre de solutions de continuité ; mais on n'y voit que le développement de la doctrine d'Hippocrate, opposée à la pratique absurde des Thessaliens. Selon Galien, cette secte ne voyant dans un ulcère que la nécessité de l'incarner, les combattoit tous avec les mêmes moyens, les *métasyncritiques*. Thessalus appeloit *métasyncrise*, un changement opéré dans tout le corps ou dans quelque partie seulement ; & *métasyncritiques*, les *médicamens*, composés de plantes âcres & brûlantes qui font rougir la peau, excitent des vessies, ou causent de la démangeaison à la partie qui les reçoit : telles sont la moutarde, la grenouillette & plusieurs autres, mais sur-tout la thapsie, dont le suc & la racine fournissent, selon Dioscoride, les plus forts métasyncritiques *(u)*.

A ce traitement uniforme, & par-là même insuffisant, Galien oppose une curation variée comme les ulcères eux-mêmes ; laquelle embrasse, outre le bandage expulsif, agent principal de la curation des ulcères fistuleux *(x)*, les remèdes anti-phlogistiques, les échauffans, les relâchans, les toniques, & principalement les desséchans, parce que l'indication qu'ils remplissent est celle qui se présente le plus souvent

---

(r) De Anatom. mortuorum. inter spuria.
(s) Introd. cap. XVIII.
(t) Lib. VI, *cap.* LXV.
(u) Lib. IV, *cap.* CLVII.
(x) De iis quæ in medicâ officinâ fiunt. Comment. 2.

dans la cure des ulcères *(y)*. Les substances qui reviennent le plus souvent dans ses Écrits, sont l'encens, la farine d'orge, de féves, d'ers, l'iris, l'aristoloche, le panais, la cadmie, le pompholix, les galles cueillies avant la maturité, l'écorce de grenades, les balaustes, le chalcitis, le cuivre brûlé, l'écaille, la fleur & la rouille de cuivre, le misy, l'alun... &c. Quelquefois Galien donnoit à ces matières la forme emplastique; d'autres fois celle de cérat, comme lorsqu'il mêle de la rouille de cuivre avec du cérat ordinaire, pour obtenir un excellent sarcotique *(z)*, mais rarement celle d'onguent. Il attaquoit en même temps le vice intérieur, par les divers altérans ou anticachectiques, & notamment par les purgatifs, pour lesquels on connoît l'aversion des méthodiques, aversion fondée sur ce beau raisonnement de Thessalus leur chef:
« Prenons, disoit-il, un athlète tel qu'on voudra, c'est-
» à-dire, l'homme le plus robuste qu'on puisse trouver, &
» donnons-lui un purgatif. Nous verrons, qu'encore qu'il n'eût
» rien avant cela que de bon & d'entier en tout son corps,
» ce que le médicament en fera sortir sera corrompu. Nous in-
» férons de ce fait, sans qu'on puisse rien objecter de solide, que
» ce qui sort n'étoit pas auparavant dans le corps de cet homme,
» puisqu'il se portoit bien. Nous en inférons encore, que le
» médicament a fait deux choses en cette rencontre; la pre-
» mière, de corrompre ce qui étoit sain, & la seconde, de le
» faire sortir. » Il ajoute plus bas: « Que les Médecins de la
» secte d'Hippocrate étoient des insensés, de ne pas s'apercevoir
» que, quand ils vouloient purger la bile, ils purgeoient la
» pituite; & au contraire, que quand ils cherchoient à évacuer
la pituite, ils évacuoient la bile. » De-là Thessalus tire enfin
cette autre conséquence: « Que les purgatifs ne peuvent que

(y) Il apporte une attention extrême à marquer les plus petites nuances des ulcères. En voici un exemple: *Verùm distinguenda sunt ea (ulcera) quæ cicatricem ægrè ducunt, a cacoëthibus: neque enim omne cacoëthe cicatricem difficulter admittit.* De comp. med. secund. gen. lib. I, cap. XIV.

(z) Ibidem, cap. I.

nuire

nuire, en produisant un tout autre effet que celui qu'on en attend *(a)*. »

Nous finirons cet article par recommander aux Chirurgiens la lecture des trois Livres de Galien sur les ulcères, comme le supplément, ou, si l'on veut, le commentaire de ce qu'Hippocrate a écrit sur le même sujet, & nous ne craindrons pas d'assurer à ceux qui oseront revenir ainsi sur leurs pas, que quelqu'imbus qu'ils soient de la doctrine des Modernes, ils trouveront encore à profiter dans ces monumens antiques. Nous leur donnons ce conseil d'autant plus volontiers, qu'aujourd'hui la partie brillante de la Chirurgie, la partie opératoire, semble absorber toutes les études de la jeunesse, & qu'on néglige presqu'entièrement les plaies & les ulcères, quoique les occasions de les traiter soient beaucoup plus fréquentes que celles d'opérer, & qu'on dût par conséquent travailler davantage à s'y rendre habile.

Les systèmes introduits dans la Médecine, avoient fait négliger d'abord, & oublier ensuite, une infinité de choses contenues au Livre d'Hippocrate, *Des fonctions du Medecin (vulnéraire)*, & l'on ne savoit plus les y retrouver, parce qu'elles n'y sont qu'en germe. Galien crut rendre, & rendit en effet, un service important à la Chirurgie en commentant ce Livre; puisqu'il lui rouvrit une source pure, où elle ne puisoit presque plus. On pourroit même dire que si ce Livre d'Hippocrate devint si utile aux Arabes, aux Chirurgiens d'Italie, aux premiers Chirurgiens François & à nous, qui jouissons des travaux des uns & des autres, ce ne fut qu'à la faveur des Commentaires dont Galien l'enrichit *(b)*. Là, comme dans le Traité *des bandes & de la manière de les appliquer*, Galien montre combien il étoit exercé dans les plus menus détails de la Chirurgie : tels, par exemple, que les plus petites circonstances relatives à l'élégance d'un bandage, à la célérité

(a) Galen. *Contra ea quæ a Juliano in aphorism.* Hippoc. *dicta sunt, cap.* VIII.

(b) Commentarii tres in librum, de iis quæ in Medicâ officinâ fiunt.

de l'application & aux autres qualités qu'il doit avoir. Il compte, avec Hippocrate *(c)*, quatre conditions principales dans un bandage, exprimées par ces quatre mots, *Celeriter, Jucundè, Promptè, Eleganter*, auxquels les Chirurgiens ont substitué, sans qu'on sache trop pourquoi, ceux de *Citò, Tutò & Jucundè*, beaucoup plus modernes, & moins propres à la Chirurgie; puisqu'ils furent inventés par Asclépiade, homme adroit, mieux instruit de l'art de faire la Médecine que de la Médecine même, qui s'en servit pour annoncer au peuple, avide des nouveautés les plus extravagantes, qu'il ne peut ni ne veut apprécier, que sa méthode de guérir étoit *sûre, prompte & agréable (d)*.

Ce n'est pas dans les Livres, que Galien puisa la grande connoissance qu'il avoit des bandages; il s'étoit formé par l'exercice même, tant sur les malades, que sur des fantômes ou simulacres, de bois ou d'autres matières; moyen que nous avons appris de lui, & dont il semble être l'inventeur *(e)*.

Les membres fracturés, luxés, ou souffrans par quelque cause que ce soit, demandent à être situés de la manière la plus propre à prévenir, modérer ou faire cesser la douleur, si l'on peut y réussir par ce moyen. Les Anciens, Hippocrate

---

(c) Hippoc. *lib. I, epidem. sect.* 2. On ne sera pas fâché de trouver ici le commentaire d'André de la Croix sur ces mots célèbres: *Chirurgus operatur ratione finis*, Citò, *ante symptomatum adventum, ac sine vanis promissionibus pristinæ sanitati infirmum restituendo*. Lætè, *ac hilari vultu omnia peragendo, patientibus salutem promittendo ; astantibus verò, amicis & affinibus veritatem pro posse prædicendo ; & in hoc prudens & circunspectus sit; nam melius est silere, quàm errare, vanum judicium proponendo* (Cèls. lib. V, cap. XXVI). Tutò, *inceptam curationem adimplendo, nobilia membra ab omni noxâ præservando, ægrotum ab alio morbo, diverso symptomate, & non solita causâ liberando, & ne denuo vitium revivisçat curando*. Sine dolore, *manibus omnia leviter pertractando, medicamenta omni mordicatione carentia, præter quàm necessitate urgente, administrando, instrumentis optimis & accommodatis utendo, affectum membrum in suâ naturali habitudine conservando, & omnes dolorum causas tollendo; atque hoc inter curandum perpetuò servando, ut si non juvet, saltem non noceat.* In præfatione Chirurgiæ, ubi, De optimi Chirurgi generalibus conditionibus.

(d) Voyez tome *I*, page *347*.

(e) Galen. *de iis quæ in medicâ off. fiunt. Comment. I, n.° 1.*

à leur tête *(f)*, ont recherché soigneusement la situation la plus convenable à chaque membre, & nous ont laissé sur cet objet d'excellens préceptes, malheureusement négligés & presque oubliés des Modernes.

Ces préceptes sont fort nombreux, puisqu'ils sont aussi variés que les accidens même ; mais ils partent tous de cette règle générale, qu'il faut placer & maintenir les membres dans la position où la douleur est la moindre, afin d'écarter l'inflammation, & de procurer au malade la facilité de garder long-temps cette position *(g)* : car rien ne concourt plus puissamment à la perte des membres, que la douleur provenant de l'astriction ou de la *figure*. Cette position ou *figure*, est *le terme moyen de la révolution des membres*, c'est-à-dire, à peu de chose près, *le degré de deflexion qui les éloigne également des deux points extrêmes du mouvement total dont leur conformation les rend susceptibles*. C'est ce terme, que Galien désigne sous le nom de *figure moyenne (figura media)*, mais qu'il modifie à raison des circonstances diverses, & sur-tout, à raison de l'habitude du sujet. « Comme, dans les mains, la figure angulaire, qui est exactement moyenne entre la plus grande extension & la plus grande flexion, est absolument exempte de douleur, on pourroit croire, dit-il, que dans les jambes *(h)*, la même position procureroit le même avantage *(i)*. On se tromperoit cependant ; car dans

---

(f) De naturâ, quoad actiones pertinet, animadvertendum est, quid requirat opus, quod sit, quod ad hæc : attendenda quies, medium, consuetudo. In quiete quidem atque otio considerare rectum habitum oportet, putà brachii : in medio porrectionem, atque contractionem, quemadmodum ubi cubitus cum humero prope ad rectum angulum figuratur : consuetudo idcirco spectanda est, quia non alius habitus facilius fertur, cujusmodi est in cruribus, ubi extenta habentur. Quæ enim hoc modo collocantur, immobilia diu facil-limè perseverant. Ibid. Comment. III, n.° 20.

(g) Meth. med. lib. VI, cap. v.

(h) Galien se sert en différens endroits du mot générique *crus*, pour désigner toute l'extrémité inférieure ; ainsi, l'on peut, sans altérer le sens du texte, transporter à la cuisse, tout ce que nous lui faisons dire ici de la jambe. Voyez *De inæqual. intemper. cap. II*.

(i) Ratio inveniendi mediam figuram in omni motu. De motu musculari, lib. II, cap. VII.

» le dernier cas, c'eſt entre la figure moyenne & la plus
» grande extenſion, qu'il faut chercher la ſituation la plus
» commode. L'habitude fournit la raiſon de cette différence.
» Nous nous ſervons pour l'ordinaire des extrémités inférieures
» dans l'état d'extenſion; puiſqu'elles ſont deſtinées à ſoutenir le
» corps dans la ſtation & dans la progreſſion. De plus, pendant
» l'enfance, elles ont été tenues en extenſion par les bandes:
» de-là il réſulte, que cédant quelque choſe à l'habitude, elles
» ſont plus étendues que fléchies dans le ſommeil & dans le
» repos, & qu'on éprouve plus de mal-aiſe dans la flexion que
» dans l'extenſion, quand elles ſeront l'une & l'autre extrêmes.
» La plupart des hommes ne ſauroient exécuter l'entière flexion,
» ce que font néanmoins facilement les athlètes & les danſeurs,
» parce que ces ſortes de mouvemens leur ſont fort ordinaires.
» Il faut donc, en mettant la jambe dans la flexion, s'éloigner
» ou ſe rapprocher de la figure moyenne, en raiſon de l'ha-
» bitude qu'elle a contractée de l'un de ces deux états. C'eſt
» en conſidérant ces deux choſes, ſavoir, la nature & l'habitude,
» qu'on trouvera l'état moyen, exempt de gêne & de douleur;
» & comme en cela l'habitude, qu'on a dit, avec raiſon, une
» ſeconde nature, s'accorde avec la nature première, de même
» auſſi la flexion exempte de douleur doit s'accorder avec la
» figure moyenne, que la nature ſeule demanderoit. En effet,
» dans la jambe, la ſituation commode eſt la même que la
» figure moyenne; car il ne faut pas prendre pour terme
» moyen des mouvemens qu'un membre peut exécuter, le
» milieu de l'extenſion & de la flexion extrêmes, mais bien le
» milieu de ſes mouvemens habituels, c'eſt-à-dire, qu'on doit
» autant écarter le membre de l'angle droit en le ſituant, que
» celui-ci reſte éloigné, dans ſa flexion habituelle, de la flexion
» extrême. En général donc, dans toute articulation, on dé-
» duira la ſituation moyenne & agréable, de la connoiſſance
» de ſes plus grandes révolutions. Ainſi, dans l'articulation du
» coude, la ſituation exempte de gêne eſt à l'angle droit; dans
» celle du genou, cette ſituation décline un peu de l'angle
» droit vers le terme de l'extenſion; dans celle du carpe, elle

est parallèle aux os du bras; dans l'épine, la position droite «
n'est nullement la plus commode, mais celle qui approche «
davantage de la flexion; parce que dans ce sens, ses mou- «
vemens sont plus faciles & plus nombreux que dans le sens «
contraire : & c'est-là la raison pourquoi nous nous fatiguons «
davantage debout, l'épine étant alors dans l'extension, que «
couchés ou assis *(k)*, parce qu'alors l'épine est un peu fléchie. «
Cette figure moyenne, cette situation commode, sans gêne, «
dans laquelle on persiste long-temps sans souffrir, est donc «
facile à trouver; elle est même si naturelle à l'homme, que «
nous la prenons sans nous en apercevoir dans toutes nos «
articulations, au moment même où, contraints par la Nature «
bienfaisante, nous nous abandonnons au sommeil. »

De toutes ces connoissances physiologiques, Galien déduit des préceptes très-rationels, dont il fait l'application la plus juste & la plus heureuse aux cas pathologiques, & termine sur cette matière, en disant, qu'il pense qu'Hippocrate ayant égard à l'habitude, n'a pas prescrit strictement la position des membres à angle droit, mais celle qui en approche beaucoup; celle en un mot que prend le malade lui-même, lorsqu'il peut mouvoir l'extrémité blessée *(l)*.

On a dit ailleurs que Ctésias *(m)* soutenoit, contre l'opinion d'Hippocrate, qu'il est inutile de réduire la cuisse luxée à son articulation supérieure, attendu l'impossibilité de la maintenir réduite. Galien nous apprend que ce paradoxe eut ses

---

(k) Comme la fatigue seroit à peu-près la même, quant à l'épine, assis sur un tabouret, que debout, il est à présumer que Galien veut désigner ici la situation inclinée qu'on prenoit en s'asseyant sur des espèces de sophas, action qu'exprimoit le verbe *accumbere : tu das epulis AC-CUMBERE divûm*. Virgil.

(l) C'est également le sentiment d'Hippocrate & de Galien : car si le premier dit, *qui igitur prævio consilio nihil prospiciunt, plerunque nihil peccant. Qui namque deligatur, ipse justâ naturâ coactus, manum ita porrigit*; le second ajoute : *Medici, qui antè naturalem brachii habitum nihil attendunt, plerunque meliùs curant, quàm qui malè ratiocinantur. Idiota enim, qui alligandus est, Medico brachium porrigit figuratum, quemadmodum minimè lædatur, instructus a naturâ, quam nunc* justam *dixit*. De fractur. text 4, Comment 1.

(m) Tome *I*, page *298*.

défenseurs, mais il ne dit pas s'il en conservoit encore de son temps : on pourroit l'inférer du Commentaire où il défend, par la raison & par l'expérience, l'opinion du divin vieillard *(n)*. « Tant que le ligament reste entier & sain, la cuisse
» ne sauroit se luxer; mais il peut se rompre, il peut aussi s'a-
» longer *(o)* par l'accumulation des humeurs dans la cavité
» cotyloïde; & dans l'un & l'autre cas, la luxation devient
» possible. Mais, continue Galien, le ligament étant rompu,
» qu'est-ce qui retiendra l'os après son replacement ? Les
» muscles, répond-il; car si dans les bœufs vieux & maigres, les
» muscles permettent facilement la luxation, comme l'observe
» Hippocrate, après Homère, ils s'y opposent chez les athlètes, bien portans & forts. »

Lorsque l'excès d'humidité cause la luxation, il est manifeste que la cuisse retombera, tant qu'on laissera subsister l'humidité qui l'a produite; mais il n'est pas moins certain que l'os restera dans sa place, si la partie est desséchée. Selon Galien, Hippocrate connoissoit le déplacement du fémur par excès d'humidité ; & la preuve qu'il en apporte, c'est qu'il a dit, *que toutes les fois que la cuisse se déplace & se rétablit chez les personnes long-temps tourmentées de la sciatique, il s'engendre des mucosités (p).* La preuve eût été plus complète, si Galien avoit appuyé son assertion, de l'aphorisme qui suit immédiatement celui qu'il rapporte, & qui en est, en quelque sorte, la fin pratique & le complément; le voici : *toutes les fois que la cuisse se déplace dans ceux qui ont long-temps souffert de la sciatique, la jambe s'atrophie, & les malades boitent s'ils ne sont cautérisés (q).*

L'humeur glutineuse accumulée dans la cavité cotyloïde, doit humecter & relâcher le ligament. « Nous l'avons vu

---

(n) Comment in lib. Hipp. de articulis, Comment. IV, n.° 42.

(o) Galien, avec la plupart des Anciens, admet trois causes des luxations : la trop grande humidité des ligamens, la fracture des rebords cartilagineux des cavités articulaires, & le peu de profondeur de ces mêmes cavités, De causf. morbor. cap. X.

(p) Aphorif. Hippocr. sect. VI, n.° 59.

(q) Ibid. n.° 60.

arriver deux fois, dit Galien, & deux fois auffi nous avons «
réduit & contenu la cuiffe dans fon articulation; mais pour «
obtenir de pareils fuccès, il faut entourer long-temps la «
jointure de médicamens defficatifs, & ne les difcontinuer «
que lorfque le ligament s'eft tellement fortifié, qu'il ne permet «
plus à l'os de quitter fa place. » Héraclide Tarentin *(r)*, n'eft
pas moins pofitif que Galien, en faveur de la poffibilité de
maintenir la cuiffe réduite, lors même qu'on croit le ligament
rompu. « Ceux qui nient, dit-il, que la cuiffe puiffe demeurer «
à fa place, après avoir été réduite, à caufe de la rupture du «
ligament, font dans l'erreur; car ils nient la poffibilité en «
général. Eft-il vraifemblable qu'Hippocrate, Dioclès, Philo- «
timus, Évenor, Nileus, Molpis, Nimphodorus euffent décrit «
la manière de la réduire, fi toute réduction étoit inutile? Quant «
à nous, continue cet ancien Médecin, nous avons réuffi deux «
fois fur des enfans, plus fujets que les adultes à ces fortes «
de luxations. Il ne faut donc pas juger des évènemens par «
la raifon; mais puifque l'os refte quelquefois, il faut croire «
que le ligament ne fe rompt pas toujours, qu'il ne fait que «
fe relâcher, & fe raccourcit enfuite. Il eft bon de favoir cela, «
quoique les exemples n'en foient pas communs ».

Pour accumuler les preuves, nous recueillerons les deux
cas obfervés par Afclépiade le Bythinien. Il avoit vu deux
fois la cuiffe quitter la hanche, à la fuite de longues maladies,
& fans caufe manifefte *(f)*. Le premier de ces malades, qu'il
vit à Pario, ville de Natolie, n'avoit point reçu de coup ni
fait de chute ; feulement au commencement de fa maladie,
qui dura plus de trois mois, il avoit reffenti une légère
douleur à la jambe, laquelle devint extrême dans la fuite,
& attira des convulfions qui luxèrent la tête du fémur en-
dehors. Le fecond, jeune Acteur de Tragédie, eut le fémur
luxé pareillement en dehors, fans caufe évidente, autre que

(r) *Comment IV*, n.° *42*, *in* Hipp. *De articul.* Vid. tom. *I*, pag. *336*.
(f) Collect. Nicetæ, pag. *155*. Voyez tome *I*, page *346*.

l'inflammation des chairs *(t)*, qui défunirent l'articulation & chafsèrent l'os hors de fa cavité. Il feroit poffible, en fe livrant à des conjectures, de trouver dans l'expreffion vague *de chair enflammée qui défunit les os*, une découverte dont notre fiècle s'honore. Galien lui-même *(u)* nous fourniroit des matériaux qui fuffiroient feuls pour rendre cette opinion plus que probable; mais nous ne plaidons pas la caufe des Anciens, nous ne faifons qu'expofer leurs droits & leurs prétentions. Qui croiroit que ces connoiffances, ou fi l'on veut, ces germes de connoiffances, aient attendu le XVIII.e fiècle, & le génie de J. L. Petit, Chirurgien célèbre, pour recevoir leur développement! encore pourroit-on dire, avec une efpèce de certitude, qu'il prit moins dans les Écrits de nos pères la lumière qu'il répandit fur cette matière intéreffante, que dans fes propres obfervations *(x)*.

Il eft une défectuofité du thorax, peu choquante, peu nuifible à la fanté, & dont Galien ne laiffa pas de s'occuper, c'eft l'étroiteffe du thorax, fon défaut de proportion avec le refte du corps. Cette défectuofité très-réelle en elle-même, n'étoit, fans doute, que relative en Afie, & fur-tout à Pergame, puifqu'on s'appliquoit à la procurer aux femmes pour augmenter leur beauté. Le fait paroît incroyable; mais, au phyfique comme au moral, favons-nous quel eft le vrai beau? chaque peuple, chaque âge, je dirois prefque chaque individu, n'a-t-il pas à cet égard, fes idées particulières! ne fait-on pas que la beauté des femmes Tartares, c'eft de n'avoir point de nez;

(t) Si cette traduction n'eft pas claire, c'eft que le texte eft plein de confufion, & que nous aimons mieux laiffer fubfifter l'obfcurité, que de nous expofer à mettre nos idées à la place de celles d'Héraclide. En tout cas, voici la verfion du favant Cocchi.... *Ab ifchiade femur extrorfum propulfum, carne ob inflammationem divellente articulum, atque e fuâ fede expellente.* Ibidem.

(u) Male quoque actionibus funguntur quibus ob arthridis vehementiam luxatio oborta eft, aut perfracto juxta dearticulationem fupercilio, prompte articulus ad fuperiorem partem exilit ac excidit; aut cùm callus in articulo fupra modum excrevit: in ejufmodi affectibus tota dearticulatio ob fpatii anguftiam ad motum inepta eft. De morborum different. cap. VII.

(x) Maladies des os, *chap.* XI, *pag.* 309. Paris, 1741.

celle des Indiennes, d'avoir des mamelles pendantes & de longues oreilles; celle des Négresses, d'être noires & camuses; celle des Chinoises, d'avoir des pieds qui ne puissent pas les porter; jusque-là qu'une jolie femme de Pékin croiroit avoir le pied monstrueux si elle ne pouvoit pas chausser la pantoufle d'un enfant de cinq ans élevé parmi nous? Pourquoi s'étonner, après cela, que les compatriotes de Galien estimassent par-dessus toutes les formes, la forme pyramidale, ou en pain de sucre *(y)*! Pour la donner aux jeunes filles, les nourrices avoient soin, dans la première enfance, d'étreindre fortement la poitrine avec de larges bandes, afin d'en gêner le développement, & de faire évaser dans la même proportion les lombes & les hanches *(z)*. De-là naissoit, comme on l'a dit, la forme de prédilection pour les Asiatiques, forme extravagante, sans doute, mais moins contraire à la génération, à l'accouchement, & moins susceptible de déranger les organes destinés à ces fonctions, que celle qu'on recherche avec tant de peine, tant de soins & si peu de succès, dans nos climats. Tandis que les femmes travailloient ainsi à se contrefaire, & qu'elles n'y réussissoient que trop, tantôt en déjetant la colonne vertébrale en devant ou en arrière, & tantôt en faisant saillir les omoplates, ce qui produisoit des bossus ou *des Ailés*, (πτερυγώδεις) les Médecins s'occupoient à rétablir chez les hommes les proportions de la Nature, à développer le thorax trop grêle & trop serré. Le succès, impossible chez les vieillards, possible encore chez les adultes, étoit facile chez les enfans; & voici par quel moyen Galien parvint à rétablir le thorax d'un de ces derniers *(a)*. Il lui entoura l'abdomen d'une large ceinture, assez serrée pour affermir le tronc, mais pas assez pour en gêner les mouvemens; il lui prescrivit les exercices qui exigent l'action de tous les muscles des bras,

---

(y) Plaute parle quelque part, du goût qu'on avoit pour cette forme, & des moyens employés pour la procurer.

(z) De causis morb. cap. VII.

(a) De sanit. tuendâ, lib. V, cap. X.

pendant lesquels l'enfant devoit avoir l'attention de ne pas agir que le poumon ne fût plein d'air, & la glotte fermée. A ces moyens il en joignit un autre non moins efficace, la *Vocification* (ἀναφώνησις), forte d'exercice fi différent du chant ou fon modulé, qu'il avoit fes maîtres particuliers. On peut voir les règles de l'*anaphonèfe*, ou plutôt, les conditions qu'elle exige pour déployer toute fon utilité, dans les ouvrages d'Aëtius *(b)*.

Hippocrate n'avoit vu & ne reconnoiffoit parmi les luxations du bras avec l'épaule, que celle où la tête de l'os tombe dans l'aiffelle. Celfe, comme la plupart des contemporains du Médecin de Cos, admit la luxation en devant, mais il laiffa douter, ainfi que fes garans, que le fait eut été conftaté par l'expérience. Galien leva tout doute par cinq exemples de cette luxation, qu'il avoit vus, un en Afie, & quatre dans la feule ville de Rome, & qui ne différoient l'un de l'autre qu'en ce que la tête de l'humerus étoit tantôt plus & tantôt moins éloignée de la cavité glénoïde de l'omoplate *(c)*. Il s'émerveille lui-même que fa pratique ait réuni tant de fois, un fait très-rare, puifqu'Hippocrate ne l'avoit point vu, & que parmi fes fucceffeurs, deux feulement l'avoient rencontré, l'un une fois, & l'autre deux; mais il trouve la raifon de cette efpèce de prodige dans l'immenfité de la métropole du Monde; dans la confiance qu'avoient en fes lumières les Médecins, qui l'appeloient dans tous les cas extraordinaires, & le mettoient à portée de ne rien ignorer de ce qui fe paffoit à Rome, même au *Port (à Porto)*; dans l'augmentation du goût pour la lutte, & enfin dans l'ignorance des Médecins, qui, moins inftruits que les contemporains d'Hippocrate, faifoient d'une luxation en-bas, une luxation en-haut & en-devant, en quoi les maîtres d'Académie, qui fe mêloient auffi de r'habiller les os, ne manquoient pas de les imiter.

(b) Tetr. I, ferm. 3, cap. V.
(c) In lib. Hipp. de articul. comment. I.

Comme les autres luxations, celle du bras en-devant exige l'extenſion, l'impulſion & la conformation; mais l'impulſion ne doit pas être la même que pour la luxation dans l'aiſſelle. Pour remettre celle-ci, on conduit la tête de l'os, d'abord en-devant, & enſuite en-haut; au contraire, dans la luxation en-devant, comme la tête de l'os eſt tout-à-fait à la partie antérieure de l'articulation, ſoit qu'étant ſerrée par les muſcles, le membre incline en-dedans ou en-dehors, on doit la porter en ſens contraire. Par-là on évite qu'entraînée par les puiſſances muſculaires, elle ne tombe ſous l'aiſſelle. Il ne ſeroit pas inutile, pendant cette manœuvre, de garnir de quelque corps mollet le creux de l'aiſſelle, pour empêcher la tête de s'y porter. « Nous uſames de cette précaution, dit Galien, pour le lutteur de Smyrne : nous l'étendimes à la « renverſe, & après avoir matelaſſé le creux de l'aiſſelle, nous « y paſſames un large lac, pour faciliter les extenſions en ſens « contraire, telles qu'on les fait en ſe ſervant du talon. Pendant « les extenſions, nous travaillions à repouſſer la tête retenue « par les muſcles, & quand cela fut fait, nous la laiſſames « entraîner dans ſa cavité par la rétraction des muſcles. La main « nous ſuffit ici, parce que la luxation venoit d'arriver, & « qu'elle fut remiſe dans la Paleſtre même : d'autres fois, les « lacs ſont néceſſaires, & quelquefois même, lorſque le déplacement « eſt ancien, on n'en peut venir à bout qu'au moyen « du banc d'Hippocrate. »

Perſonne avant Galien n'avoit parlé d'une manière ſatisfaiſante de la luxation de l'extrémité de la clavicule, qui s'articule avec l'omoplate. Il l'avoit éprouvée, il étoit à portée de la bien décrire *(d)*. « J'ai expérimenté, dit-il, & ſenti ſur moi-même, que la clavicule luxée peut ſe *courber* (ou ſe rapprocher « de l'acromion) ; car lorſque le bandage la comprimoit « fortement, elle deſcendoit très-bas. J'ai ſoutenu quarante jours « la gêne de ce bandage, mais auſſi le rapprochement a été tel, « que ceux qui ont vu les deux os ſéparés d'un intervalle de «

(d) In lib. Hipp. *de articulis, comment.* 1, n.° 62.

» trois doigts, sont ravis d'admiration, & que ceux qui ne les
» ont pas vus dans cet état, croient à peine qu'ils aient été luxés.
» Il arriva cependant par l'effet de la compression du bandage,
» que l'épaule & le bras manquèrent de nourriture, & tom-
» bèrent presque dans un entier amaigrissement ; néanmoins
» je parvins en assez peu de temps, au moyen du seul *ban-*
» *dage* (e), à leur rendre l'embonpoint. L'enfance & l'ado-
» lescence sont plus favorables à la réunion de ces os, que l'âge
» adulte, & j'avois trente-cinq ans quand je me fis cette luxa-
» tion, en m'exerçant à la lutte (f). Je fus le seul de mon âge
» parmi ceux qui éprouvèrent cet accident, qui guérît parfai-
» tement, parce que les autres ne voulurent point soutenir le
» degré de compression nécessaire : moi-même j'éprouvois dans
» la partie malade, un sentiment de froid qui obligeoit à
» l'arroser nuit & jour d'huile chaude. Comme c'étoit dans la
» canicule, j'étois couché nu sur un cuir, qui versoit l'huile
» dans une cruche placée au pied du lit, d'où on la transportoit
» dans un pot, qui ne bougeoit d'auprès du feu, où on la
» reprenoit pour la verser de nouveau sur mon épaule. A
» peine discontinuoit-on un instant ces douches, qu'aussitôt
» les muscles du cou se distendoient, & montroient évidem-
» ment que la moindre négligence de la part de ceux qui
» m'arrosoient auroit amené les convulsions.... Il faut pourtant
» avouer qu'il y avoit quelque chose d'extraordinaire dans ma
» luxation. Le maître qui présidoit aux exercices, considérant la
» figure de la partie, crut que le bras étoit luxé, & que la
» tête de l'humérus étoit sous l'aisselle. Il fit en conséquence
» des extensions & des contre-extensions très-bien ménagées ;

(e) *Voyez* ci-après ce qui sera dit du bandage *Restaurant* ou *Divers*.

(f) Il faut convenir que l'image d'un grave Docteur, je ne dis pas revêtu des ornemens doctoraux, mais seulement dans le costume propre à son état, luttant dans la palestre avec des Athlètes, offre à l'esprit un grotesque plaisant. Telles étoient les mœurs du temps ; & de nos jours, dans la Navarre, on n'est point du tout choqué de voir un Docteur & un Curé jouer ensemble à la *longue paume* & *se renvoyer la balle*. Les Chirurgiens s'abstiennent de ce jeu, parce qu'il émousse la délicatesse du tact & rend la main tremblante.

mais moi, voyant que ſes tentatives étoient inutiles, je penſai « qu'il avoit péché dans la conformation & j'appelai d'autres « perſonnes pour l'aider à étendre l'humérus, tandis qu'on « tireroit auſſi dans le ſens contraire. Pendant que cela s'exé- « cutoit, moi-même je portai tous mes doigts entre les côtes & « la tête de l'os, que je croyois deſcendue, pour la ſoulever & « la pouſſer dans ſa cavité; mais n'y trouvant rien que de « naturel, j'avertis ceux qui tiroient avec le maître, qu'il n'y « avoit pas de déplacement, & les priai de ceſſer leurs efforts. « Cependant ils les continuoient, & je crois qu'ils m'auroient « déchiré les muſcles, comme il eſt arrivé à d'autres, ſi une « perſonne de ma connoiſſance, ſurvenant par bonheur, ne « leur eût aſſuré que ce n'étoit pas par foibleſſe que je les « priois de ceſſer les extenſions. Échappé de leurs mains, & « certain que la clavicule étoit luxée, je me fis arroſer de « beaucoup d'huile dans la paleſtre même, & j'y demeurai « juſqu'à ce qu'on m'eût apporté les choſes néceſſaires à « l'appareil & au panſement. »

On vient de voir, il n'y a qu'un inſtant, que Galien ſe ſervit d'un bandage pour rendre l'embonpoint à l'extrémité luxée. Il eſt d'autant plus à propos de faire connoître ce moyen, qu'il étoit très-employé dès le temps d'Hippocrate, & que Galien en faiſoit beaucoup de cas *(g)*. Parmi les Commentateurs du Vieillard de Cos, les uns ont gliſſé ſur les difficultés que ce bandage préſente & n'ont rien approfondi; d'autres ont haſardé leur opinion, & ſe ſont écartés à tel point de la vérité, qu'on auroit lieu d'être ſurpris qu'en ſui- vant leurs principes, ils fuſſent parvenus à rendre la nourri- ture aux membres. Quant à moi, continue Galen, ſi je ne ſaiſis pas toujours le ſens des paroles d'Hippocrate, au moins expoſerai-je aux jeunes gens les choſes telles qu'elles ſont.

(g) Voici le texte d'Hippocrate : *In his, quæ extenuata ſunt, plurimum integræ partis comprehendatur, ut ex transfuſione, quæ exhauſta ſunt, magis, quàm ſuapte naturâ emacreſcerent, di- verſo vinculo ad incrementum ſpectent, & carne impleatur.* Lib. de offic. med. comment. III, n.° 32.

Deux caufes font pour l'ordinaire la maigreur d'un membre, le trop long repos & le lien dont on l'entoure dans les fractures (& les luxations) : le premier, parce qu'il anéantit le reffort des parties; & le fecond, parce que repouffant le fang aux deux extrémités du membre, il le prive de fon aliment ordinaire. Pour guérir l'atrophie, il faut employer des moyens contraires à ceux qui l'ont produite, c'eft-à-dire rétablir le reffort, & rappeler abondamment le fang dans la partie dont il a été chaffé. Le reffort fera rendu par des frictions modérées, des fomentations & l'exercice; comme le fang fera rappelé copieufement par l'efpèce de bandage dont il eft queftion ici, par l'arrofement modéré d'eau chaude, par le mouvement & les frictions. Toutes ces chofes doivent être modérées, tant en *qualité* qu'en *quantité*. Il ne fuffit pas, ajoute Galien, de faire ce que nous recommandons, fans s'occuper du trop ni du trop peu, il faut encore que les frictions foient moyennes entre les *fortes* & les *légères*, entre les *longues* & les *courtes*; que l'eau foit au degré moyen entre l'eau tiède & l'eau bouillante, que l'arrofement ne foit ni trop léger ni trop copieux; & quant à fa durée, Hippocrate y met un terme fixe, en difant, *qu'il faut le ceffer lorfque la partie fe tuméfie & avant qu'elle s'affaiffe*. Alors la partie comparée avec elle-même eft très-rouge; je dis avec elle-même, car on n'a pas oublié que les membres atrophiés font plus pâles que les membres bien nourris, & qu'ils rougiffent difficilement par les douches & les frictions.

Le pronoftic de la curabilité ou de l'incurabilité de l'amaigriffement d'un membre, fe tire de ce qu'il rougit facilement ou difficilement, peu ou beaucoup. Dans le premier cas, Galien aide l'action des autres moyens, en frictionnant le membre avec quelque remède échauffant, & de préférence aux autres, avec quelqu'un de ceux où entre un peu de thapfie récente, ou bien un peu de poix, tels que les *Dropaftiques*. Si la première onction élève & fait rougir la partie, on s'en tient là; finon on la répète deux & même trois fois, tous les jours chez les uns, & chez les autres tous les trois ou quatre jours, comme on le juge le plus avantageux. Par cette méthode, continue Galien, j'ai souvent rendu l'embonpoint aux membres amaigris, sans le secours du bandage; & si je m'en suis servi quelquefois, c'est du *bandage divers*. Hippocrate appelle ce bandage *divers*, parce qu'il est moins serré que celui des fractures, avec lequel il le met en opposition. Il diffère de celui des fractures, dès le premier tour de bande; car on ne commence pas ici par l'endroit malade comme dans les ulcères *(h)*, les fractures, les hémorragies; & bien loin de serrer davantage le lieu malade que le reste du membre, on le serre beaucoup moins, on ne fait qu'y rouler lâchement la bande. Le lieu sain ne doit être lié que foiblement en hiver, de peur de le trop refroidir; mais en été, on le serre fortement, pour que le sang qu'il contient soit renvoyé au lieu qui manque de nourriture. Quand toute une jambe ou tout un bras sont très-amaigris, il faut appliquer le bandage à tout le membre semblable, commençant par la partie inférieure, & conduisant la bande, pour la cuisse, jusqu'à l'aine, & pour le bras, jusqu'à l'épaule; parce qu'en empêchant le sang de se porter dans un membre, il se jette sur le membre correspondant. La ligature du membre sain doit comprimer sans douleur, & le membre malade être revêtu jusqu'à l'aine, d'un peu de laine, si le temps est froid. On le frictionne avec des linges, & même avec des médicamens échauffans, si la chaleur tarde à s'y développer; dans le cas contraire, un peu de cérat suffit, parce qu'il reste long-temps sur la partie, & qu'il n'est presque point résolutif. On doit tenir pour le bras la même conduite que pour la jambe.

Après que ces choses sont faites, on interroge le malade pour savoir de lui si la chaleur qu'on avoit excitée par ces différens moyens, dans le membre affecté, dure encore.

(h) Galien, comme tous les Anciens, faisoit quelquefois des bandages très-serrés sur les contusions, les inflammations, les parties voisines des ulcères, ... &c, pour en chasser les humeurs languissantes, ou pour les empêcher de s'y jeter & d'y croupir.

S'il répond qu'elle est entièrement dissipée, on travaille à la rappeler, & l'on choisit les moyens les plus convenables au cas présent, parmi les quatre espèces indiquées : savoir, la friction avec des linges, la fomentation d'eau chaude, la friction avec des médicamens ou avec de l'huile, & l'onction avec le simple dropax, qu'on peut fortifier, quand la partie est très-refroidie, avec le soufre, le bitume & la pyrèthre. Enfin l'exercice est utile & ne doit pas être négligé, lorsqu'il est praticable.

Galien termine ce long commentaire, où l'on voit des préceptes plus embarrassés que contraires aux connoissances physiologiques, par avertir, que le texte d'Hippocrate étoit diversement interprété de son temps; mais il emploie un excellent argument en faveur de l'explication qu'on vient de lire, sa propre expérience. D'après ses principes, il avoit réussi souvent à restaurer les membres atrophiés ; il se croit donc autorisé à conclure de ses succès, qu'il a donné aux paroles d'Hippocrate leur véritable sens. Si cette conclusion n'est pas juste, elle est au moins satisfaisante. Galien peut s'être mépris dans l'appréciation d'un moyen, mais il n'a rien hasardé d'après la seule probabilité : l'expérience étoit son guide *(i)*. « Soumettez, dit-il, tout ce que vous imaginerez au creuset » de l'expérience, & ne donnez rien pour utile, dans vos » Écrits, qu'après l'avoir éprouvé, ou ayez soin d'avertir que ce n'est qu'une conjecture *(k)*. »

Galien n'excella pas moins dans ce qui concerne les fractures que dans le reste des maladies des os; s'il ne surpassa pas Hippocrate, c'étoit beaucoup d'en approcher *(l)*. Il aperçut le danger d'exciter des convulsions en étendant le membre

---

(i) De simpl. med. facult. lib. X, sect. 1.

(k) De custodiendis iis qui vel renum calculo, vel articulorum vitiis laborare solent.

(l) Il semble que rien n'avoit échappé à ce grand homme. Quelle sagacité dans l'observation ! *At verò magis evadunt quibus internā ossis pars eminet extra, quàm quibus supremā. multùm etiam differt an in internā brachii ac femoris parte ossa promineant ; multæ enim & periculosæ venarum extensiones in internā parte sunt, quarum aliquæ, si vulnerentur, lethales sunt..., &c, &c. De fracturis.*

autant que sa parfaite rectitude le demanderoit. Le cal ne lui cacha pas non plus la forme qu'il affecte ordinairement. L'espèce de virole qui soude les os longs, lui fut aussi-bien connue qu'elle l'a été depuis aux meilleurs observateurs. Il vit même dans le cal un phénomène qui s'est rarement présenté depuis, le sang en sortir & s'échapper à travers la peau, quoique saine & entière *(m)*. Galien favorisoit la résolution ou l'épaississement des sucs osseux extravasés & la réunion des os viciés par excès de siccité, au moyen des douches d'eau chaude, faites avec les précautions usitées pour les douches incarnatives *(n)*. Enfin, presque par-tout Galien perfectionne, sinon les vues, au moins les moyens employés par Hippocrate pour atteindre le but de l'art. Quoiqu'il soit difficile de marquer en quoi consistent les perfections ajoutées au texte par le commentaire, il n'en est pas moins vrai que si le Médecin de Cos nous paroît si admirable dans le livre des fractures, c'est par ce même Commentaire que nous nous sommes mis en état de l'entendre & d'en profiter.

Soit que les Anciens traitassent les fractures avec plus de succès que les Modernes, soit qu'ils déférassent davantage à la répugnance des blessés, presque toujours portés à conserver leurs membres, malgré la certitude qu'on tâche de leur inspirer, qu'après avoir alongé la cure & mis leur vie en un plus grand danger que n'eût fait l'amputation, ils ne seront qu'un inutile & pesant fardeau *(o)*, il est certain que les

---

(m) Nonnunquam verò (vidimus) & per cutem sanam existentem excidere sanguinem in ossibus quæ fracta occaluerunt. Aph. 5, lib. VII. Ce n'est pas dans ce seul cas que le sang s'échappe par la peau : Galien avoit observé plus d'une fois des sueurs de sang. Vid. *lib. de utilit. respirationis.*

(n) De off. medicâ, comment. III, n.° 15.

(o) On peut voir chez Saviard *(observ. 42)* un évènement de cette nature. Les Chirurgiens ne pouvant vaincre la répugnance d'une femme pour l'amputation d'une jambe fracturée avec fracas, la Chirurgie rassembla toutes ses forces & opéra l'une de ces cures, qui, dans tous les temps & chez tous les peuples, ont fait admirer ses ressources, & l'ont garantie des sarcasmes si injustement lancés contre la Médecine médicamenteuse ; cure qui toute merveilleuse qu'elle étoit, ne laissa pas d'être payée d'ingratitude par la malade, convain-

Anciens ne parlent jamais de l'amputation des membres, comme déterminée par les fractures ; c'est toujours la pourriture qui la nécessite. Galien distingua trois états où peuvent se trouver les différentes régions d'un membre attaqué de putréfaction : l'état des parties mortes qui ne peuvent plus revenir à la vie ; c'est le sphacèle : la mort imminente des parties situées entre le mort & le vif, également susceptibles de passer à la mort absolue, & d'être rappelées à la vie pleine & entière ; c'est la gangrène : enfin, l'état où se trouvent les chairs qui touchent à celles dont la mort commence à s'emparer. Comme Celse, Galien retranche le mort du vif, mais il fait la section du côté des parties saines, dans les confins de la région gangrénée, s'il est permis de s'exprimer ainsi, & non pas dans la limite même qui sépare le mort du vif. Ce qu'il conservoit de parties gangrénées, dans la section circulaire, étoit consumé dans la suite par le cautère actuel, qu'il appliquoit, à l'exemple d'Archigène, ou à nu ou à travers une compresse.

Cette méthode d'amputer les membres, toute imparfaite qu'elle étoit, se conserva, quoiqu'un peu défigurée, jusqu'à la fin du XVe siècle ; mais il falloit qu'elle eût été oubliée pendant le XVIe, puisque Fabricio d'Aquapendente disoit, franchement à cette époque, qu'il l'avoit inventée, *hunc modum quem ego fui imaginatus (p)*. Le Professeur de Padoue s'aperçut néanmoins, après coup, que le célèbre Chirurgien Vigo avoit décrit sa méthode, au dernier chapitre du livre des Ulcères ; mais il voulut se conserver le mérite de la découverte, en faisant observer que Vigo n'en parle que négligemment, & sans descendre à de menus détails, jugés d'autant plus essentiels par Aquapendente, qu'il ne perd jamais de vue les Élèves ses auditeurs, & qu'il croit devoir leur tout dire, afin de prévenir les écarts de leur imagination. Quelque

---

cue, mais trop tard, qu'elle avoit couru mille dangers, pour conserver un membre dont elle éprouvoit alors la gêne & l'inutilité. Combien de fois la Chirurgie n'a-t-elle pas opéré de pareilles merveilles, & reçu la même récompense !

(p) De Chirurg. operation. ubi, de sphacelo.

difficile qu'il foit de fe perfuader qu'un homme auffi favant que l'étoit Aquapendente, ne connut point la méthode de Galien, nous ne voyons néanmoins que ce moyen d'excufer la méprife d'un homme eftimable, qui donne d'ailleurs, en mille endroits de fes Écrits, des preuves non équivoques de fa franchife & de fa candeur.

Le lieu de la fection eft ici marqué par le progrès de la gangrène, mais il eft des circonftances où le choix du Chirurgien peut le déterminer; alors il femble que Galien, d'accord avec Hippocrate, donnoit la préférence à l'amputation faite dans l'article, fur celle qu'on pratique ailleurs, parce qu'elle eft moins compliquée & plus expéditive *(q)*.

Les maladies des organes urinaires occupent dans les Écrits des Anciens, beaucoup plus de place qu'elles n'en méritent. Elles reviennent à chaque page dans ceux d'Hippocrate, & cependant il eft beaucoup plus fobre à cet égard, que les Médecins de Gnide, auxquels il reproche, avec raifon, d'avoir porté trop loin la divifion des maladies en général, & en particulier, de celles des organes urinaires, multipliées par cette École jufqu'à douze pour la veffie feulement, fans compter quatre efpèces de ftranguries *(t)*. On croiroit que les Gnidiens, à peine réunis, *(ftatim ab initio)* réalisèrent le projet de Nofologie conçu depuis par M. de Sauvages. Leurs Commentaires n'exiftent plus; les immenfes connoiffances répandues avec tant d'art & de profufion dans l'ouvrage moderne, le feroient regretter fi, par le vice du cadre, il fubiffoit un jour le même fort.

Si l'on raffembloit tout ce que Galien a dit d'utile fur les maladies des voies urinaires, on verroit qu'il n'a prefque rien

(q) Neque enim fi in articulis diffeces manus aut crura, fanguis profluet. Si vero infra aut fupra articulum fecueris, cavas ac fanguifluas venas comperies: & difficile erit ut expedite fiftas. Hippoc. *de hemorrhoïdibus. Ad articulum autem fi fieri poteft præcidi voluit (Hippocrates), ad celeritatem fpectans: namque ubi medium os præciditur multum temporis abfumitur quum offa fecantur, fed juxta articulum affecta membri pars intacto offe abfcinditur.* Galen. comm. in lib. Hippoc. *de articul.* n.° 34.

(r) Comment. in lib. Hippoc. *de vict. ration.* ʃ. 8.

ignoré de ce que nous favons aujourd'hui fur cette matière; peut-être même y trouveroit-on des vérités oubliées, ou négligées par la plupart des Écrivains modernes. Gaubius en a profité, non en copifte fervile, mais en Savant qui perfectionne, dans fes *Inftitutions pathologiques*. Ce projet, ainfi que tous ceux de même genre qu'on pourroit former, feroit d'une exécution difficile, parce que Galien n'épuife jamais un fujet; que c'eft toujours fous de nouvelles faces qu'il l'envifage, qu'il le quitte & le reprend cent fois avant d'avoir dit, non pas tout ce qu'il en fait, mais feulement les chofes relatives aux afpects fous lefquels il le confidère. On peut pourtant fe former une affez bonne idée de fa doctrine fur les maladies des voies urinaires, en réuniffant ce qu'il en dit dans le livre *des caufes des Symptomes*, au chapitre IV du VI.ᵉ livre des *lieux affectés, &c.*

On dit dans le premier de ces livres, que les urines féjournent dans la veffie, ou parce qu'elle ne les chaffe pas, ou parce que fon col obftrué ne lui permet pas de s'en débarraffer. L'ifchurie eft un fymptôme commun à ces deux maladies; & l'on doit entendre par cette dénomination, la rétention de l'urine dans fon réfervoir, & non pas la fuppreffion, qui eft une maladie des reins ou des uretères : les uns ne filtrent pas l'urine, & les autres ne la tranfmettent pas à fon réfervoir.

Galien fait cette remarque, parce que le commun des Médecins de fon temps donnoient à l'un & à l'autre de ces accidens, le nom d'*ifchurie*, & cela par une raifon péremptoire; c'eft qu'il n'en exiftoit point d'autre. La même confufion de mots fubfifte encore aujourd'hui : *rétention* & *fuppreffion* font employés fouvent comme fynonymes; & cet inconvénient fubfiftera jufqu'à ce qu'on ait fait un nouveau mot, ou que l'ufage général ait adopté la divifion de l'ifchurie en *vraie* ou rétention, & *fauffe* ou défaut de filtration, déjà employée par quelques Pathologiftes.

Lorfque la veffie pleine d'urine, ne peut s'en décharger, la caufe de l'impuiffance réfide, ou dans l'obftruction de fon conduit excréteur, ou dans la foibleffe de fon corps, qui se contracte trop foiblement. Le col de la vessie peut être bouché par deux genres d'obstacles, l'obstruction & le resserrement ou *connivence*. Des grumeaux ou caillots de sang, du pus épaissi *(s)*, un calcul, un *tofus*, des excroissances *(t)*, telles qu'on en voit s'élever dans les oreilles, les narines, le vagin, l'anus, &c. produisent l'obstruction. La connivence ou resserrement, a lieu par la collection contre nature de quelque matière, ou par la trop grande sécheresse du conduit.

La collection a sa cause dans le phlegmon, le squirre & les autres tumeurs, & en général dans toutes les choses qui élevant le col de la vessie, refoulent l'urine dans sa cavité. « Une chose plus étonnante, dit Galien, que nous avons observée comme bien d'autres Médecins, c'est la perte de la faculté expultrice de la vessie, causée par la fausse honte qui empêche certaines personnes de quitter la table, la place publique ou le barreau, pour satisfaire au besoin d'uriner, dont les conséquences sont telles, qu'au besoin le plus pressant & le plus facile à satisfaire, succède une véritable rétention. »

Il n'est pas rare de voir le même accident produit par des chutes sur la colonne vertébrale ; ce qu'Hippocrate n'a pas ignoré *(u)*, & que Galien confirme par plusieurs observations *(x)*, où l'on admire sa sagacité. Dans un de ces cas, l'épine fut enfoncée en-dedans, & la rétention n'eut lieu que deux jours après la chute, & seulement après que l'inflammation se fut emparée de la vessie. Dans un autre, les vertèbres furent luxées en arrière, la vessie ne s'enflamma point, & les urines coulèrent involontairement ; tandis qu'elles

---

(s) Aëtius spécifie une des sources de ce pus, l'ulcère de l'urèthre, qu'il traite par des injections détersives. *Tetrab. IV, sern. 2, cap. XIX.*

(t) *Sic etiam ubi ob carunculam ab ulcere innatam, vesicæ cervicem obstructam esse putamus, & ex præcedentibus ulceris notis, & ex eo quòd demissâ fistulâ urina vacuatur, intelligere possumus. Nam & hunc affectum aliquando vidimus : quippe demissa fistula dolorem movit, in eâ videlicet meatûs parte, ubi antea ulcus esse conjiciebamus : fractâque sub fistulâ carne, secuta sunt urinæ excretionem, & cruor aliquis, & carnis fragmenta. De loc. affect. lib. I, cap. I.*

(u) Galen. ibid. lib. *VI*, cap. *IV*.

(x) *Ibid.*

se supprimèrent dans un cas semblable à ce dernier, *par le vice des nerfs qui ne portoient plus à la vessie le principe du sentiment. (y)*.

Il est très-peu de nos Lecteurs qui n'aient déjà cru voir dans les cas rapportés par Galien, la paralysie de la vessie; & cependant Galien, qui connoissoit la valeur des mots, ne l'emploie point, & croit plus analogue au phénomène annoncé, les mots de *stupeur* & d'*imbécillité*. Peut-être aussi se persuadera-t-on que si le Médecin de Pergame eût connu l'opinion moderne, qui reconnoît autant de paralysies de la vessie, qu'il arrive de rétentions à la suite des chutes sur l'épine, il n'eût pas manqué de l'adopter. Mais qu'on se désabuse, elle régnoit de son temps *(z)*; il l'examine & ne laisse pas de la rejeter comme une erreur. Si c'en est une en effet, elle a trop d'influence sur la pratique pour n'être pas dangereuse; c'est en tout cas aux Praticiens à la juger encore après Galien.

Il est une autre opinion à laquelle un aphorisme d'Hippocrate, dépravé, mal entendu ou faux, avoit donné lieu, & que la plupart des Commentateurs ne laissoient pas d'adopter, par égard pour son auteur, par ignorance, ou par légèreté: *si l'iléon*, dit le divin vieillard, *succède à la strangurie, le malade périt dans sept jours, à moins que la fièvre survenant, les urines ne coulent en abondance*. Galien ne voyant pas ce que peuvent avoir de commun ces deux maladies, ou plutôt, certain qu'il n'existe entr'elles aucune analogie de cause ni d'effet, réprouve le sens de cet aphorisme, & ne voit que deux partis à prendre pour conserver l'honneur d'Hippocrate compromis: celui de rejeter la sentence entière, comme l'ouvrage de quelque copiste ignorant, ou d'avouer que le sens que son Auteur y attachoit s'est perdu, sans qu'il soit

---

(y) Aëtius rapporte ces mêmes observations, & donne à entendre qu'elles lui sont propres. *Tetrab. III, ser. 3, cap. XXIV*.

(z) *At verò neque nervorum a spinali medullâ exortorum, neque etiam spinalis medullæ ipsius affectus, vesicæ aliquam imbecillitatem afferre possunt, ut urina propterea supprimatur: quemadmodum aliqui putaverunt....* Ibid.

possible de le retrouver *(a)*. Galien ne parle pas moins bien des maladies des reins que de celles de la vessie; mais Philagrius, dont il sera question bientôt, l'ayant à quelques égards, surpassé, nous renvoyons à son article ce que nous pourrions en dire ici.

L'ordre dans lequel nous nous sommes proposé d'analyser les Écrits de Galien, nous conduit à examiner quels furent, à cette époque, les progrès de la Pharmacie. Le fer & le feu sont les armes les plus puissantes du Chirurgien: ils sont dans ses mains comme la massue dans les mains d'Hercule, dit le fameux Sévérini, comme elle ils abattent les têtes de l'hydre; ils domptent les maux les plus féroces, & font tout céder à la main habile qui sait mettre à profit leur énergie & leur activité. Mais l'action de ces moyens est douloureuse, & c'en est assez pour que le Chirurgien ferme & intrépide, sans cesser d'être tendre & compatissant, toutes les fois qu'il peut s'abandonner à son penchant, sans trahir la confiance des malades & les devoirs de son état, n'y ait jamais recours qu'après avoir éprouvé l'impuissance des médicamens, ou s'être assuré d'avance, par une juste appréciation de leurs effets les plus ordinaires & les plus certains, qu'ils seroient trop foibles, insuffisans ou inutiles. Parmi les maux qui composent le domaine de la Chirurgie, il en est qui n'exigent point les ressources extrêmes du fer & du feu, & qu'on combat avec succès par les seuls médicamens; moyens doux & bienfaisans, qu'un Ancien appeloit la *main de Dieu*, pour en caractériser tout-à-la-fois la puissance & la douceur: il en est d'autres où le fer & le feu frappent les premiers coups; le reste est abandonné aux médicamens. C'est par ceux-ci que l'art de guérir a commencé. Peu nombreux d'abord, & par-là même mieux connus de ceux qui les administroient, ils se font à peine remarquer dans les premiers monumens

---

(a). *Quibus ex stillicidio urinæ (stranguria,* ut vertit Gorter, Medicina Hippocratica*) ileos supervenerit, in septem diebus pereunt, nisi febre superveniente satis urina fluxerit.* Lib. VI, aphor. 44.

de la Chirurgie. On est surpris en lisant Hippocrate, d'y voir si peu de remèdes, & la surprise augmente quand on vient à considérer les merveilles qu'il opéroit avec des ressources en apparence si bornées. Il étoit trop facile de multiplier ces moyens pour que leur nombre restât long-temps si limité. Les successeurs de ce grand homme les augmentèrent à l'envi l'un de l'autre, jusqu'à ce que la Pharmacie fût enfin parvenue à cette accablante profusion, dont les énormes recueils de Galien nous font moins connoître que soupçonner l'immensité.

Ici se présente un nouveau sujet d'étonnement. Comment, avec un si petit nombre de substances médicamenteuses simples, a-t-on pu, & comment a-t-on voulu, multiplier ainsi les remèdes composés? Quant à la possibilité de cette multiplication illusoire, on la conçoit assez dès qu'on sait qu'on peut varier à l'infini le petit nombre de caractères qui font la base de toutes les Langues; & pour ce qui regarde l'exécution, j'en vois plusieurs causes principales. D'un côté, la certitude que les circonstances d'une maladie quelconque ne sont jamais les mêmes, a dû faire un devoir au Médecin de chercher à varier les formules en raison de la variété des circonstances; de-là la multiplication apparente des médicamens. De l'autre côté, le manque d'une drogue, qu'on suppléoit par une drogue analogue, ou réputée telle; les dégradations que souffroient les recettes en passant de bouche en bouche, de commentaire en commentaire; l'envie, peut-être, de se singulariser avantageusement par un innocent artifice, ont dû nécessairement amener cette énorme profusion qui, à force d'offrir des moyens de comparaison, ôte presque la liberté de faire un choix.

Quoique ce soit dans les ouvrages de Galien que la Pharmacie étale son plus grand luxe, ce luxe ne doit point lui être imputé. Non-seulement il fut fort sobre à cet égard, mais peut-être auroit-on de la peine à indiquer six médicamens de sa composition. Il paroît même qu'il avoit fait un choix très-limité parmi ceux des autres, choix qu'il a tâché de rendre utile à ses successeurs, en accompagnant chaque recette

passée

passée au creuset de son expérience, de cette apostille pleine de candeur : *médicament d'un tel, dont je me sers.*

Il seroit peut-être plus difficile de justifier Galien sur l'excessive étendue de ses compilations pharmaceutiques. Mais il est si mal-aisé de s'arrêter quand on compile, si aisé de se persuader que l'abondance ne nuit pas, & Galien avoit sous les yeux de si riches modèles en ce genre, qu'on ne sauroit le blâmer, sans s'exposer à devenir injuste. C'est par lui que nous connoissons la plupart des Auteurs de matière médicale, du nombre desquels furent Iolas de Bithynie, Héraclide Tarentin, le Botaniste Crateras, le Médecin André, Julius Bassus, Niceratus, Petronius Niger, Diodore, Criton, les Asclépiades, Dioscoride, Pline, Archigène & plusieurs autres.

Galien trouva dans les Ouvrages de tant d'hommes alors célèbres, avec la matière de ses vastes compilations, la forme qu'il leur donna, forme très-propre à soulager la mémoire & à faciliter l'instruction. A l'exemple de quelques-uns d'entre eux, il disposa les médicamens sous quatre sections ou divisions générales : savoir, *1.° des facultés & des tempéramens des médicamens simples ; 2.° de la composition des médicamens considérés par rapport aux parties du corps ; 3.° de la composition des médicamens considérés par rapport à leurs genres ; 4.° des antidotes, &c.* Comme on voyoit cet ordre pour la première fois dans Galien, & que ses recueils sont les plus considérables qui nous soient restés de l'antiquité, on s'accoutuma peu-à-peu à regarder ce Médecin comme le père de la Pharmacie ; & lorsque la Chimie appliquée à la confection des médicamens, eut produit une pharmacie chimique, la reconnoissance & l'estime firent qu'on associa son nom à la pharmacie *ancienne*, pour la distinguer de la *nouvelle*. Ainsi naquit la dénomination de *pharmacie Galénique ;* dénomination qui servit beaucoup à fortifier l'opinion par laquelle Galien est établi l'inventeur, ou pour le moins le restaurateur d'un art dont il n'avoit guère fait que compiler & assembler les matériaux.

On ne connut point d'autre Pharmacie que celle de Galien, jusqu'à la naiſſance de la Chimie, c'eſt-à-dire juſqu'au XVI.ᵉ ſiècle. L'enthouſiaſme chimique, le plus chaud de tous ceux qui troublèrent jamais les foibles têtes des mortels, fait remonter bien plus haut dans l'antiquité, l'origine de la Science où il prend ſa ſource. Il a débité ſérieuſement, que dès le premier âge du monde, des anges ou des démons, épris d'amour pour les femmes, leur révélèrent les ſecrets les plus ſublimes de la chimie; que le Livre où ces ſecrets furent recueillis, s'appela *Kema*, d'où eſt venu le nom de *Chimie*; que le patriarche Tubalcain, ce *fondeur* ou *forgeron* dont parle l'Ecriture, connut à fond les myſtères les plus cachés de la chimie, & que Moïſe ne les ignora point ; c'eſt par lui enfin que les *Adeptes* s'enorgueillirent de la reſſemblance du nom de leur art, appelé *art hermétique*, avec celui du fameux Chimiſte égyptien *Hermès Triſmégiſte*, qui par un malheur bien étrange, même en le tenant pour auteur de tous les Livres publiés ſous ſon nom, n'en a fait aucun ſur la chimie.

Les Arabes des X & XI.ᵉ ſiècles firent quelques expériences relatives à la chimie. Mais des faits peu nombreux & iſolés ne conſtituent pas une ſcience; il faut que ces faits ſoient très-multipliés, qu'un génie vaſte & pénétrant s'en empare, les rapproche, examine les rapports qu'ils ont entr'eux, les lie & en déduiſe des inductions générales ou *principes*, qui puiſſent ſervir de guide dans les travaux poſtérieurs.

Le deſir de faire de l'or devint de bonne heure épidémique parmi les Chimiſtes. Cette manie, qui n'eſt pas encore entièrement diſſipée, produiſit des efforts ſurprenans, des découvertes admirables, & mit néanmoins de grands obſtacles à l'avancement de l'art, en concentrant toutes les vues, tous les travaux des Chimiſtes autour d'un point unique, la *chryſopée*, le *grand œuvre* ou la *pierre philoſophale*. Comme ces laborieux ſouffleurs ne voyoient rien qui fût au-deſſus du précieux métal qu'ils cherchoient, ils ſe crurent au-deſſus des autres Savans & Philoſophes, & ils tâchèrent de le persuader au vulgaire, par le nom emphatique d'*alchimie* qu'ils donnèrent à leur science, c'est-à-dire *chimie par excellence*, & celui d'*Alchimistes*, qu'ils prirent pour eux. Parmi ces infatigables chercheurs de pierre philosophale, on trouve les Synese, les Zozime, les Adfar, les Morien, les Calid, les Arnaud de Villeneuve, les Alain de Lille, les Jean de Meun, les Flamel, &c; personnages bien dignes assurément de rester dans l'obscurité où leur secte aime tant à s'envelopper. Il est cependant quelques autres Alchimistes dont les travaux n'ont pas été inutiles, tels que l'arabe Geber, Raimond Lulle *(b)*, Basile Valentin, Isaac le Hollandois, & sur-tout le Cordelier anglois Roger Bacon, homme étonnant pour son siècle, & dont les Écrits sont pleins de découvertes & de germes de découvertes, que les Modernes ont mis à profit pour leur gloire, & pour l'avancement de la Physique & des Arts, presque tous connus & enrichis par Bacon.

Tel étoit l'état de la Chimie au commencement du XVI.ᵉ siècle, lorsque le fougueux Paracelse, esprit vif & impétueux, agité par le délire du génie, imagina que cet Art fécond en merveilles, devoit fournir la *Panacée* ou *Médecine universelle*, folie dont Raymond Lulle, & plusieurs autres Alchimistes, avoient été atteints, mais que nul n'avoit reçue aussi largement que lui.

C'est pourtant ce même Paracelse, cet énergumène effréné, qui jeta les fondemens de la Chimie médicale. Il chercha des remèdes, & il en trouva qui produisirent de véritables prodiges. Les hommes sages fermant l'oreille à ses invectives, ouvrirent les yeux à ses succès, & furent curieux d'en connoître les agens. Il est encore douteux aujourd'hui si l'on trouva les remèdes de Paracelse, toujours cachés, dans ses

---

(b) Un bel esprit du temps fit contre les Adeptes, dans la personne d'un de leur Chef, le *calembour* suivant :

> *Qui Lulli lapidem quærit, quem quærere nulli*
> *Profuit, non Lullus, sed mihi nullus erit.*
> LANSIUS.

Écrits, sous l'enveloppe du jargon mystérieux & figuré de leur inventeur; mais il est certain qu'en les cherchant, on en rencontra d'autres qui payèrent abondamment les premiers travaux chimiques qui aient eu véritablement pour but le bien de l'humanité. On vit éclore alors successivement les ouvrages utiles de Crollius, de Quercetan, de Beguin, d'Hartmann, de Vigan, de Schroeder, de Zwelfer, de Tachenius, de le Febvre *(c)*, de Glaser, de Lémeri, de Lemort, de Ludovic..., & enfin de Jacques Barner, qui rangeant les principales expériences suivant l'analogie qu'elles ont entr'elles, & les accompagnant d'explications raisonnées tirées de la Physique du temps, fut véritablement le créateur de la Chimie rationnelle ou scientifique, vers le milieu du XVII.e siècle.

Quittons ici cette digression pour revenir à la Pharmacie de Galien, qu'elle nous met en état de mieux apprécier. Cette Pharmacie étoit d'une très-grande simplicité. Elle méloit les drogues telles que la Nature les fournit, ou, tout au plus, réduites en poudre ou en pulpe; elle les unissoit à la faveur de divers intermèdes, comme le vin, le vinaigre, l'huile d'olives & sa lie, le miel, les graisses, la cire, les gommes, les gommes-résines, les baumes, &c; elle tiroit des plantes des sucs, des extraits; elle en faisoit des décoctions, des infusions, dans le vin ou d'autres véhicules; elle calcinoit le plomb, les pyrites, la lie de vin, &c.

Les formes qu'on donnoit à ces substances étoient très-variées, & chaque forme avoit sa dénomination particulière, & constituoit une espèce de médicamens. Il n'est pas de notre sujet de parler des remèdes internes. Parmi les externes, les huiles tenoient le premier rang. On y faisoit infuser, principalement dans celle d'olives, de noix, d'amandes, de sésame, &c. les plantes dont on vouloit leur communiquer

---

(c) Premier Démonstrateur de Chimie au Jardin du Roi, à qui il n'a manqué que de tenir à une Compagnie savante, & d'être revêtu des dignités Scholastiques pour se voir placé au-dessus de la plupart de ceux à qui nous l'associons.

les vertus. Lorsque ces huiles s'étoient suffisamment chargées des principes susceptibles de passer dans ce genre de menstrues, on les appeloit *onguens*, en y ajoutant le nom de la plante, comme *onguent de roses, onguent d'aneth, &c.* Ces onguens étoient de deux espèces, par rapport à leur destination ; les uns, consacrés aux onctions journalières & diététiques, étoient toujours aromatiques ; les autres, destinés à rendre la santé, pouvoient être aromatiques, mais ce n'étoit pas une condition essentielle de leur composition *(d)*. On appeloit les onguens *acopes (e)*, lorsqu'ils étoient employés à faire des onctions sur les membres des personnes fatiguées par la marche ou le travail. Les Anciens, moins recherchés que les contemporains de Galien, se servoient, pour la même fin, d'huile d'olives, & lui donnoient le même nom. Ensuite on employa l'huile de *Ricin*, usage que les Grecs reçurent des Égyptiens, celle de raves, de moutarde, de sésame, & enfin l'on en vint aux onguens *(f)*. Soit que le nom d'*acope* plût davantage aux Romains que celui d'onguent, soit que le grand nombre de Grecs qui faisoient la Médecine à Rome, donnassent le ton aux autres, il arriva dans la suite, que les médicamens qui avoient des destinations tout autres que de délasser, comme de ramollir, d'exciter, &c, prirent aussi le nom d'*acopes*; c'est ce qu'il est bon de savoir quand on lit les Anciens, pour ne pas se former des idées fausses de leur pratique. La matière de certains acopes étant la cire, le miel, la térébenthine, les graisses, les gommes, les résines, &c, jointes à l'huile, ceux où entroient ces ingrédiens ne différoient que très-peu des onguens, même en donnant à ce

---

(d) L'onguent s'appelle en grec μύρον. Les Grecs modernes donnent encore aujourd'hui le nom de *myron* à la *sainte huile*, dans laquelle ils font entrer divers aromates. Nous verrons au XVIII.ᵉ siècle des hommes graves se mettre l'esprit à la torture pour deviner l'origine du nom *myre*, long-temps porté par les Chirurgiens françois.

Ils l'ont fait venir de *mirrhe, d'émyr, de myr* ou *myrus*. J'aimerois bien autant le tirer de μύρον, *myron*, onguent.

(e) Voy. ci-devant, *page 52*.

(f) De comp. med. secund. gen. lib. *VII*, cap. *II*.

mot la signification qu'il n'acquit que sous les Arabes, & qu'il conserve encore parmi nous. Lorsque les acopes recevoient des substances aromatiques, on les appeloit *myracopes*, pour les distinguer des huiles ou des onguens privés d'odeur *(g)*.

Le *céréléon* étoit un mélange de cire & d'huile, mais dans lequel la première n'entroit qu'en fort petite proportion. Quand la proportion étoit plus grande, & qu'on ajoutoit des poudres, la préparation devenoit un cérat. Les *linimens* de Paul d'Égine semblent répondre aux *céréléons* de Galien & des autres Grecs du premier & du moyen âge.

Les emplâtres recevoient aussi l'huile & la cire, mais moins comme base, que comme *excipient*. Ils avoient plus de consistance que les préparations précédentes, parce qu'il y entroit des substances métalliques, telles que la litharge, la céruse, le cuivre en différens états, les vitriols, & parmi les terres, la craie, les bols, &c, sans parler de la cire, qu'on y faisoit entrer en plus grande proportion que dans les onguens. On recueille de divers passages des Anciens, rapprochés & savamment discutés par un habile Historien *(h)*, que les emplâtres où ces dernières matières entroient en moindre quantité, & l'huile en plus grande proportion, étoient appelés *lipara*, emplâtres *gras*, ou *parygra*, emplâtres *humides*. Galien donne même des exemples d'emplâtres *liquides (i)*; & tels étoient sans doute ceux dont il se servoit dans l'inflammation des yeux *(k)*. Au reste, Oribase *(l)* éloignoit encore davantage les emplâtres de leur destination actuelle, en les faisant servir à combattre la soif inextinguible, la fièvre ardente & plusieurs autres maladies. Les compositions de ce genre dans lesquelles les substances sèches & solides prédominoient, étoient nommées *alipanda*, emplâtres sans graisse, ou *amolynta*, c'est-à-dire emplâtres qui ne s'attachent point

---

(g) Ci-devant, page 321 & suiv.
(h) Leclerc, page 609.
(i) Galen. *de comp. med. secund.* gen. lib. IX.
(k) De med. paratu facilibus.
(l) Synops. lib. III.

aux mains quand on les malaxe; ce qui caractérise moins une espèce d'emplâtres que la bonne coction.

Le malagme ne diffère pas essentiellement de l'emplâtre; aussi Galien permet-il d'user indistinctement de ces dénominations. Il y a néanmoins de l'apparence que le nom de malagme ne s'étendoit pas à tous les emplâtres, mais seulement à ceux qui n'avoient ni la forme, ni la consistance, ni la composition emplastique, tels que le topique contre les fluxions, fait avec la joubarbe, l'écorce de grenade, le sumach & la farine d'orge *(m)*, bouillis dans le vin.

Le malagme, destiné à ramollir, comme son nom le porte, étoit principalement composé de drogues pénétrantes, telles que des sels, des aromates, des gommes-résines, dissoutes dans le vin ou le vinaigre *(n)*.

L'épithème diffère moins des compositions précédentes, par ses ingrédiens & sa forme, que par sa destination. Les dropax *(o)*, dont le *ceropissus*, connu d'Hippocrate, & le synapisme *(p)* étoient la matière, sont des espèces d'épithèmes.

Le *smegma* ressembloit, selon l'usage qu'on en vouloit faire, tantôt aux pommades & tantôt aux opiats. Les premiers servoient à nettoyer & à polir la peau, aux démangeaisons, à la gale, à la goutte, &c; & les autres, à blanchir les dents ou à fortifier les gencives. Les *psilathrons* ou dépilatoires, dont les Anciens faisoient grand usage, & qu'ils composoient principalement d'orpiment, de sandarach, de chaux vive, dissous dans quelque suc, étoient des *smegmata* de la première espèce. Les Anciens avoient encore des cataplasmes, des suppositoires, des pessaires, des collyres *(q)*, sur lesquels nous

---

(m) De art. curat. ad Glaucon. lib. *II*, cap. 11. Voyez tome *I*, page *372*.

(n) On a pris quelquefois dans une acception fort étendue, le mot malagme: *Vocant quidem Medici*, dit Galien, *(de comp. med. secund. loc. lib.* VIII.*) haud scio quare, velut Asclepiades & Andromachus, omnia pharmaca, quæ forinsecus imponuntur, sive astringendo condensent, sive indurent, malagmata, quæ vox emollitionis significationem habet.*

(o) Ci-devant, page *368 & suiv.*
(p) Ibid.
(q) Tome *I*, page *404*. Les collyres tirent leur nom de leur forme, assez ressemblante, selon

ne nous arrêterons pas, soit parce qu'il en a été parlé suffisamment ailleurs, soit parce que leur forme, leur composition & leur usage étant aujourd'hui les mêmes qu'autrefois, ils ne présentent rien d'intéressant à rapporter. Il faut pourtant en excepter les collyres touchant lesquels on peut remarquer, qu'on en composoit de *secs* & *d'humides*, & que lorsqu'on vouloit se servir des premiers pour les maux des yeux, on les étendoit dans quelque véhicule, après les avoir porphyrisés. Le nom de collyre ayant été restreint depuis aux seuls médicamens ophthalmiques, on n'en prépara plus que de liquides, pour les avoir tout d'un coup sous la forme qui convient le plus à l'usage qu'on en fait.

Nous terminerons ici l'extrait des choses les plus originales conservées par Galien. La matière n'est pas épuisée *(r)*; mais nous en avons dit assez pour exciter les Chirurgiens à lire ses Ouvrages, ou pour lui concilier l'estime de ceux qui manqueroient de temps ou de courage pour entreprendre une aussi vaste lecture.

Le Médecin de Pergame fut à bien des égards l'émule, & à beaucoup d'autres, le rival du Médecin de Cos. Ces deux grands hommes ont cela de commun que doués l'un

---

Saumaise, à une espèce de colonnes plus grosses à la base qu'au sommet, appelées en grec Κολλουρια. La forme que doit avoir le pessaire, l'a aussi fait appeler collyre : *Opoponacis obolum accipe & collyrium fac, & locis muliebribus submitte* (Galen. *de med. facilè par. cap. LI*). Certains Hérésiarques arabes, appelés *Collyriens*, avoient pris leur nom d'une espèce de gâteau tors, appelé *collyris*, qu'ils offroient à la Vierge Marie, qu'ils disoient être Dieu, & qu'ils adoroient comme tel. *Epiph. heref. lib. III, heref. 75, 79*.

(r) Quoique nous ayons employé dix-huit mois à rechercher dans Galien les choses relatives à la Chirurgie elle-même, ou à son histoire, nous sommes bien éloignés d'espérer qu'il ne nous soit rien échappé d'utile. Galien sera désormais un peu plus connu des Chirurgiens qu'il ne l'étoit avant que nous prissions la plume.... (Et il l'étoit bien peu, puisque l'Historien *de l'Anat. & de la Chir.* renferme toute sa Chirurgie en deux pages & demie); mais il reste beaucoup à faire pour sa gloire & pour notre utilité. Galien ne sera bien apprécié que lorsque trois Savans, un Philosophe, un Médecin-Chirurgien & un Biographe auront consacré une grande partie de leur vie à recueillir les richesses immenses répandues & comme noyées dans le chaos de ses Écrits.

&

& l'autre d'un grand génie, ils ont pénétré fort avant dans les secrets de la Nature, principalement de l'économie animale; qu'ils ont tous deux recherché la vérité, plutôt par amour pour elle, que par l'attrait des richesses & des autres avantages personnels; qu'ils ont montré une égale ardeur, une égale sagacité, tant dans l'étude du cabinet que dans les voyages; qu'ils ont enfin mérité la première place, soit parmi les Écrivains, soit parmi les Praticiens d'un art dont ils sont en quelque sorte les créateurs *(t)*. Ces grands hommes se ressemblent encore par beaucoup d'autres côtés: ils reçurent tous deux une excellente éducation, ils rencontrèrent de bons maîtres, enfin ils eurent la commodité des écoles & l'avantage inestimable de vivre en des siècles heureux; mais ils diffèrent par la manière d'écrire & d'enseigner, comme par le style & par la pratique de leur Art.

Le style d'Hippocrate est concis, laconique, nerveux, obscur: celui de Galien, au contraire, est diffus, abondant, oratoire; & comme l'Auteur prépare sans cesse le Lecteur à ce qu'il veut lui proposer, sa diction est pleine de répétitions & de récapitulations. Cette différence a sa source dans plusieurs causes. Le caractère particulier du style d'un Auteur, annonce ou l'état de la Médecine à l'époque où il écrivoit, ou le temps qu'il pouvoit donner à rédiger ses pensées. Or, Hippocrate trouva la Médecine informe & inculte, & il avoit formé le projet de la défricher & de l'agrandir. Il lui falloit du loisir, & la considération dont il jouissoit dans toute la Grèce, jointe à la rareté des Médecins, l'obligeoit à se charger de tout le fardeau de l'art de guérir, & par conséquent à inventer ou perfectionner le traitement de beaucoup de maladies. Ajoutons à cela, qu'il n'existoit pas alors autant de Sophistes qu'on en vit dans la suite, & que le babil de la dialectique ne régnoit pas encore, circonstances qui ne furent pas les mêmes pour Galien.

(t) Vide M. A. Severin. *De Medecinâ effic. part. I, pag. mihi 35.*

Il vint dans un siècle de Sophistes & de Rhéteurs; il trouva le champ de la Médecine défriché en grande partie, & n'eut besoin que de le cultiver, c'est-à-dire, que le Prince de la Médecine ayant posé le sommaire de chaque matière d'une façon obscure & difficile à saisir, Galien crut procurer à l'art tout ce qui lui manquoit en éclaircissant ce qui étoit obscur, déterminant ce qui étoit incertain, développant ce qui étoit embarrassé, remplissant ce qui étoit défectueux, démontrant ce qui n'étoit qu'en assertion, perfectionnant ce qui étoit imparfait, mettant en ordre ce qui étoit indigeste & confus, aplanissant plusieurs choses difficiles, enfin, en étendant & amplifiant les mots & les sentences du divin Vieillard, comme on devoit l'attendre d'un Asiatique versé dans la lecture de Platon, & par conséquent ami du style abondant.

La doctrine d'Hippocrate est resserrée & enveloppée; celle de Galien est étendue & manifeste: telle est la première différence qui distingue ces deux grands Médecins. La seconde consiste en ce qu'Hippocrate paroît avoir principalement en vue la pratique de l'art, & Galien la théorie & la méthode: les genres de maladies, c'est-à-dire les divers genres d'intempéries, de vices de conformation, de solution, de continuité, &c, qu'Hippocrate avoit proposés confusément, Galien les développa, les expliqua. Il enseigna aussi les principes de l'homme, il divisa la Médecine en ses parties, &c. Une troisième différence bien remarquable, c'est que les préceptes d'Hippocrate sont presque toujours fondés sur l'observation, sans être appuyés de démonstrations; au lieu que celles-ci sont quelquefois la base des Écrits de Galien : aussi Hippocrate avoit puisé la Logique dans son propre génie, sans le secours d'aucun Maître, & Galien au contraire s'étoit beaucoup appliqué à la Dialectique scholastique. La quatrième différence consiste en ce que la médecine d'Hippocrate est presque toute pratique; tandis que Galien, lors même qu'il parle de la méthode relative, n'entre presque jamais, comme Hippocrate, dans les détails particuliers. On peut établir pour cinquième différence, qu'Hippocrate a uni étroitement la Médecine & la Chirurgie, ce que Galien n'a point fait *(u)*. Enfin la plus grande différence qui se trouve entre ces deux Princes de la Médecine, c'est qu'Hippocrate marche avec plus de simplicité, de gravité, de majesté, & Galien avec plus d'éclat, de faste & de pompe.

La décadence des Sciences & des Arts devint de plus en plus sensible après Galien, & dès-lors on put prévoir leur chute totale. La Médecine en particulier ne fut plus cultivée que par des hommes plus occupés d'acquérir de la considération, d'amasser des richesses, de s'élever aux dignités, que d'en conserver la pureté ou d'en hâter les progrès. Peu d'entre eux songèrent à se faire un nom durable par leurs Écrits. Quand on se rappelle combien les temps précédens avoient été féconds en hommes célèbres, on a peine à croire que deux siècles écoulés entre Galien & Oribase n'aient pas fourni, je ne dis pas vingt Écrivains, mais vingt noms de Médecins inconnus jusqu'alors. Qu'on n'impute pas cette disette à l'oubli des Historiens, ce seroit une erreur : pour rendre cette disette moins sensible, Oribase a ramassé les noms les plus obscurs & les plus étrangers à l'art de guérir.

On trouve sous Antonin & Sévère, Aphrodisée, remarquable par la crainte qu'il voulut inspirer, de voir mourir phthisiques ceux à qui l'on excise la luette à sa racine, & parce qu'il soutint qu'il est des ophthalmies contagieuses. Julius Pollux, qui vécut sous Commode, n'appartient pas à la Médecine, quoiqu'il ait écrit un Dictionnaire (ONOMASTICON) où la plupart des organes du corps humain sont moins décrits qu'indiqués. Dio & Proclus ont une époque moins certaine. Quelques Biographes donnent à Quintus Serenus Samonicus, massacré par l'ordre de Caracalla, les *préceptes* en vers *sur la Médecine*, & d'autres les attribuent à son fils, qui devint Précepteur & Bibliothécaire de Gordien le jeune *(x)*. Tout le

APHRODISÉUS.

JULIUS POLLUX.

DIO. PROCLUS. QUINTUS SERENUS SAMONICUS & son fils.

(u) On peut en voir la raison ci-devant, *page 661*.
(x) De Medecinâ, *Præcepta saluberrima*.

monde fait que Serenus accorde à des mots bizarres, à des amulettes de toute espèce, une influence marquée sur les fractures ; & personne n'ignore que dans ses Écrits, ces contes ridicules ne sont rachetés par aucun objet d'utilité.

ADAMANTIUS.

ADAMANTINUS.
PYTHAGORAS.

Adamantius Sophiste, est connu de nous par deux fragmens *sur les maladies des dents*, conservés par Oribase. On croit qu'Adamantinus, le même homme peut-être qu'Adamantius, avoit écrit sur les hernies *(y)*, comme un Pythagore dont il n'est point fait mention avant le 11.ᵉ siècle, mais qui est plus ancien *(z)*. Dans le peu qui nous est resté d'Adamantius, on trouve quelque chose d'assez original, pour faire regretter ce qu'on n'a plus. Il veut qu'on panse les ulcères phagédéniques, lorsqu'ils pèchent par excès d'humidité, avec un linge sec, appliqué immédiatement à la plaie, & recouvert de guimauve sèche ou récente, incorporée dans le suif *(a)*. La manière dont Adamantinus pansoit ces mêmes ulcères, n'est pas moins singulière ; la voici : faites cuire un oignon de scille dans dix-huit onces d'huile, jusqu'à la réduction des deux tiers. Avec la barbe d'une plume trempée dans cette huile, humectez de temps en temps l'ulcère, & laissez-le exposé à l'air. Si ce topique n'est pas assez puissant, après avoir humecté la plaie avec la même huile, couvrez-la de feuilles de panais sauvages, ou, à leur défaut, de celles de panais de jardin, pilées & réduites en cataplasme, par l'addition d'un peu de miel *(b)*. Enfin Adamantinus propose une méthode, insuffisante peut-être, mais rationnelle, pour guérir la hernie. Avant d'exposer sa méthode, il établit deux espèces de hernies, l'une qui tombe dans les bourses, & l'autre qui s'arrête à l'aine ; c'est la dernière qu'il prétend guérir de la manière suivante. Il réduit en poudre une once de noix de gales, trois onces de pyrites, deux onces de pyrèthre, une once de nitre, & autant de térébenthine & de *silphium (c)*,

---

(y) Haller. *Biblioth. Chir.* p. 93.
(z) Diog. Laërt. *in Pythagorâ.*
(a) Oribas. synops. *lib. III*, ubi, *de emplast. compositione.*

(b) Oribas. *ibidem.*
(c) L'odeur & le goût détestable de l'*assa-fœtida*, ont empêché de reconnoître dans cette gomme-résine,

deux gros de fandarach *(d)*, trois onces de cire, deux onces de graiffe rance, & une once d'*alun liquide* *(e)*; il unit le tout avec un peu de vin, *qui n'ait point paffé la mer*, & l'applique fur la partie, après avoir réduit l'inteftin *(f)*.

Philagrius de Lycie, ou felon d'autres, de Macédoine, PHILAGRIUS. vivoit peu de temps après Galien, ce qui n'empêche pas qu'il n'ait pu voir le règne de Conftantin, élevé à l'Empire en 306, comme le prétendent Juftus & Van-der-Linden. Il pratiqua, dit-on, la Médecine à Theffalonique, & compofa divers Ouvrages *(g)*, parmi lefquels on compte un *Commentaire fur Hippocrate*, & un *Traité du calcul des reins*, confervé dans la Bibliothèque du Roi *(n.° 2276)*, duquel Bernier prétend qu'on a détaché les morceaux répandus dans Aëtius & dans Mefué. On trouve encore de Philagrius, chez ces mêmes Auteurs & chez Oribafe, divers médicamens de peu de valeur, & quelques-uns dont les propriétés font ridicules à force d'être exagérées : telle eft la vertu lithontriptique & diurétique attribuée au fang de bouc defféché *(h)*. Il n'en eft pas de même de la faculté ftyptique de l'aloès, de l'encens & du poil de lièvre, qu'il regarde moins comme de vrais médicamens, que comme des agens mécaniques. Dans l'hémorragie, Philagrius infifte encore plus que Galien, fur la néceffité de tenir le doigt long-temps appliqué à l'ouverture du vaiffeau, avant que d'adapter le bandage qui doit maintenir les lèvres de la divifion dans le jufte contact, opéré par

le *filphium* des Anciens, qu'on fait avoir fait partie de leurs affaifonnemens *(Apicius, de re culinariâ)* en même temps qu'il entroit dans leur pharmacie; mais Saumaife croit que le *filphium* des Anciens, le *lafer* & l'*affa fœtida*, font abfolument la même fubftance. Néanmoins d'autres Critiques penfent que nous ne connoiffons plus le *filphium*.

(d) C'eft le fandarach des Grecs.

(e) L'alun liquide, dont on peut voir la defcription dans Pline *(Hift.* *Nat. lib. XXXV, cap. XV)* & dans Mathioli *(in lib. V. Diofcor. cap. LXXXII)*, ne fe trouve pas dans le commerce, mais on peut lui fubftituer l'alun ordinaire.

(f) Oribaf. fynopf. *lib. III*.

(g) Libros medicinales reliquit, monobiblos feptuaginta, & alios non paucos ; item commentarium in Hippocratem. Suidas.

(h) Aëtius, tetrab. *III, ferm. 3, cap. XII*.

ce premier moyen *(i)*. Il dit quelques bonnes chofes fur le ganglion. Il le diftingue du *meliceris* & de l'atherome, principalement en ce qu'il n'eft pas mobile en tout fens, mais feulement à droite ou à gauche, & non dans la direction du tendon, c'eft-à-dire, de haut en bas ou de bas en haut. La crainte que lui infpire l'extirpation des ganglions, fur-tout s'ils occupent les pieds ou les mains, prouve que cette opération étoit ufitée de fon temps; mais s'il la rejette, c'eft pour lui fubftituer un moyen mécanique, qui reproduit fous mille formes, n'a jamais pu fe fixer dans l'Art, parce qu'il n'eft ni affez rationel ni affez fûr. Notre Auteur amollit au feu, de la gomme ammoniaque pour en former un emplâtre, qu'il applique fur le ganglion, & qu'il maintient par une plaque de plomb étroitement liée fur la tumeur. Après quelques jours, il lève cet appareil, & fans prévenir le malade de fon deffein, il place le pouce de la main droite fur le ganglion, & les quatre autres doigts à la partie oppofée du membre, & preffe fi vigoureufement la tumeur, qu'en un inftant elle eft écrafée & diffoute, *(confeftim diffolvitur)* *(k)*. Ses réflexions fur les pollutions nocturnes font calquées fur la doctrine de Galien; mais il femble avoir puifé dans fa propre expérience cette remarque importante, que le chagrin & l'abftinence, en rendant les humeurs âcres, caufent des pollutions nocturnes fpontanées, c'eft-à-dire, abfolument indépendantes des objets fantaftiques, ou réminifcences nocturnes. Ce morceau mérite d'être lû *(l)*.

Le traitement des calculeux femble être arrivé dès le premier pas, au degré de perfection dont il eft fufceptible. Celui que Philagrius, étayé d'Archigène, décrit ici, n'eft prefque point différent de la méthode que nous fuivons: mêmes intentions, même ordre, mêmes moyens & même fuccès dans leur adminiftration. La partie théorique n'eft pas

---

(i) Aëtius, *lib. XIV, cap. LI.*
(k) Idem, *lib. XV, cap. IX.*
(l) Idem, *lib. XI, cap. XXXIV.*

moins soignée que la partie pratique ; en voici les principaux traits. Les enfans sont plus sujets au calcul de la vessie, que les personnes d'un âge avancé, & celles-ci le sont davantage au calcul des reins *(m)*. Ces derniers occupent, pour l'ordinaire, les *bassinets*. Les calculs en général sont grands ou petits, en grand ou petit nombre; ils diffèrent par le volume, la forme, le poli ou l'âpreté des surfaces, & par la couleur, tantôt noire, tantôt blanche ou cendrée..... La douleur qu'ils causent se fait sentir dans le lieu qu'ils occupent, sans qu'il paroisse jamais de tumeur au dehors, à moins que la partie n'en soit tant irritée qu'elle s'enflamme. Enfin l'épine se fléchit difficilement, tout le corps tombe dans l'affaissement & la langueur, & les extrémités inférieures, sur-tout l'extrémité correspondante au rein malade, s'engourdissent. Lorsque les calculs commencent à s'engager dans les *conduits*, les urines sont *aqueuses*, elles coulent en petite quantité, & bientôt elles se suppriment ; le ventre se resserre aussi, & le ténesme succède aux déjections naturelles. Les urines sont quelquefois sanguinolentes, mais lorsqu'enfin le calcul est tombé dans la vessie, il survient un flux abondant d'urines sablonneuses, souvent accompagné de selles copieuses.

Quoique nous ayons dit que le traitement de Philagrius ne différoit presque point du nôtre, il offre néanmoins des particularités qu'il est bon de recueillir en passant. Lorsqu'un calcul vient à s'implanter dans l'urètre, & que rien ne peut le déplacer, ni par conséquent soulager le malade, les Modernes se permettroient-ils, à son exemple, de gorger, pour ainsi dire, le malade d'eau froide ? C'est néanmoins un moyen qu'il avoit vu chasser la pierre à l'instant; & cela, par la crispation, où, comme il s'exprime, par la *corroboration* subite des reins ou des canaux, quels qu'ils soient, bouchés par le calcul. Mais pour user impunément de ce remède, il

---

(m) La supputation de M. Pouteau *(La taille au niveau, page 106)*, donne des résultats contraires; & j'avoue que l'autorité du célèbre Chirurgien de Lyon, enlevé trop tôt à un Art qu'il ne cessoit d'enrichir, est pour moi d'un tout autre poids que celle du Médecin de Thessalonique.

demande deux conditions : 1.° qu'aucun viscère ne pèche; 2.° que le malade soit habitué à la boisson d'eau froide. Cette dernière condition paroîtra sans doute superflue, & même ridicule à bien des Lecteurs ; mais ne savent-ils pas qu'on trouve des exemples assez fréquens chez les Anciens, de personnes qui n'ont jamais bu d'eau froide, c'est-à-dire, telle que la Nature la présente pour les besoins de la vie. Tel est l'exemple suivant fourni par Galien *(n)*. « Arius de
» Milet, attaqué d'une maladie que les Médecins estimoient
» ne pouvoir guérir que par la boisson d'eau froide, crut devoir
» se refuser à leur conseil, par la raison qu'il n'en avoit jamais
» usé, & qu'au contraire, il avoit *toujours bu chaud*. Les
» Médecins insistèrent, il se rendit à leurs instances, but de
» l'eau froide, & fut saisi de convulsions violentes, au milieu desquelles il expira peu de temps après. ».

Le calcul s'engage quelquefois plus ou moins avant dans l'urètre; on tâche alors de le repousser avec le catheter, ou de le faire descendre dans la vessie, en soulevant doucement le malade, étendu sur le dos, & le laissant retomber à plusieurs reprises. Si rien de tout cela ne réussit, Philagrius propose un moyen qui n'a pas trouvé plus de partisans que ses refoulemens & ses percussions, c'est de prescrire au malade une ample boisson diurétique, de lui ordonner de retenir ses urines, & lorsque la vessie est pleine, de les expulser avec force & impétuosité. Quand la pierre s'engage à l'extrémité de l'urètre, vers le gland, il a recours à l'incision. Jusqu'à Philagrius, on incisoit la partie postérieure ou inférieure de ce conduit ; mais comme on négligeoit d'introduire une sonde, les urines s'échappant par la plaie, la rendoient fistuleuse. Pour remédier à cet inconvénient, notre Auteur imagina d'ouvrir l'urètre, ou le gland même, à sa face antérieure ou supérieure ; & qui plus est, il exécuta, dit-il, avec succès, cette bizarre opération *(o)*. On ignore si la méthode de

Philagrius

(n) De consuetudine, cap. 1.
(o) Novi autem, inquit Philagrius, quendam in quo quidem aliàs lapis fuit progressus, non penitius autem quàm

Philagrius fut goûtée; mais Paul n'en faisant pas mention, donne lieu de soupçonner qu'on s'en tint à l'ancienne, c'est-à-dire qu'on continua de couper inférieurement entre deux ligatures. Observons qu'on n'opéra pas autrement jusqu'à Paré, qui modifia la méthode de Paul & d'Albucasis *(p)*, en divisant l'urètre latéralement *(q)*. Ajoutons enfin, pour n'y pas revenir, que cette modification ne fut point accueillie; & que peu de temps après Paré, Fabrice de Hilden, rétablissant la coupe inférieure, réunit les suffrages de tous les Praticiens, & s'acquit presque les honneurs de l'invention *(r)*.

Nous voilà parvenus à l'époque où nous avons cru devoir placer les détails qui concernent les Archiatres. En renvoyant ces Médecins au quatrième siècle, on n'a considéré que leur institution légale, sans prétendre nier que la dénomination qui les caractérise, & moins encore que les Archiatres eux-mêmes, ne fussent connus long-temps auparavant. Tous les Empereurs eurent des Médecins attachés à leur personne ou à leur Cour, connus les uns & les autres, sous le nom de *Médecins du Palais (Medici Palatii, Medici Palatini)*. Alexandre Sévère, qu'on ne sauroit accuser d'excès de munificence, ni de trop d'attachement à la vie, ne laissa pas d'avoir jusqu'à sept Médecins du Palais; & l'on peut croire qu'il suivit, à cet égard, l'ordre établi par ses prédécesseurs. Si Lampride, en faisant mention des Médecins de Sévère, contre l'ordinaire des Historiens, donne lieu de soupçonner quelqu'innovation de la part de cet Empereur, on pourroit la faire tomber sur la réduction de leurs honoraires. Une chose

---

quàm in summo pudendo fortiter obturatus, & parum abfuit quin homo periret, propter urinæ suppressionem, & maximum dolorem. Angustâ igitur vossellâ ipsum lapidem extrahere non potuimus, quare sensim & quietè agitavimus perquàm tenui auriculario specillo. Quum verò neque hoc modo eum extrahere possemus, secare statuimus, vulnusculo supernè juxtà glandis magnitudinem incusso. Infernè enim secare non expedit, quandoquidem ferè semper in fistulam proficit, ac postea per ipsam fissuram urina excernitur. Apud Aët. tetr. III, ser. 3, cap. V.

(p) Paul. lib. VI, cap. LX. Albucas. Chir. part. II, cap. LX.

(q) Liv. XVII, chap. XLI, XLII.

(r) De Lithotomiâ vesicæ, inter opera omnia.

certaine au moins, c'eſt qu'à la manière dont Sévère récompenſoit les Médecins du Palais, il pouvoit les multiplier beaucoup ſans gréver ſes finances. Un ſeul avoit des gages; les autres recevoient ſeulement quelques denrées en nature; encore obſervoit-on dans la diſtribution de cette penſion alimentaire, un ordre plus relatif au rang que ces Médecins occupoient entr'eux, qu'à leurs beſoins particuliers & à ceux de leur famille *(ſ)*.

Lampride ne dit pas quels étoient les honoraires du premier Médecin du Palais. Le mot *ſalarium*, *ſalaire*, par lequel il les déſigne, annonce bien des gages en argent, mais il n'en détermine pas la quotité; ce qui nous laiſſe dans une incertitude d'autant plus grande, que le ſalaire répondoit à la dignité pour laquelle le particulier qui le recevoit, *étoit couché ſur l'état du Prince*.

On pourroit croire que cet Hiſtorien n'omit les détails relatifs à la valeur du ſalaire, qu'à cauſe qu'elle étoit ſuffiſamment connue alors, & ſuppoſer les appointemens du premier Médecin de Sévère, les mêmes que ceux des premiers Médecins de Veſpaſien, de Galba, de Néron, & par conſéquent très-conſidérables, puiſque Pline *(t)* les fait monter à deux cents cinquante mille feſterces, ou à vingt-cinq mille livres de notre monnoie. Mais trop de difficultés accompagnent cette conjecture, pour qu'elle acquière jamais une grande probabilité. Premièrement, rien n'eſt ſtable dans un gouvernement arbitraire, & tel fut le gouvernement Romain ſous les Empereurs. Si Tibère *(u)* & Aurélien *(x)* ne réformèrent pas les Médecins de Cour, il eſt au moins à préſumer que ne s'en ſervant point, ils ne ſongèrent guère à les enrichir. Secondement, on ſait que dès avant Sévère,

---

(ſ) Medicus ſub eo (Alexandro Severo) unus Palatinus ſalarium accepit : cæteri omnes qui uſque ad ſex fuerunt, annonas binas, aut ternas accipiebant, ita ut mundus ſingulas conſequerentur, alias aliter. Aëlius Lampridius, ubi de Alex. Severo.

(t) Hiſt. Natural. *lib. XXIX, cap. 1.*

(u) Sueton. *in ejus vitâ.*

(x) Flav. Vopiſc. *in ejus vitâ.*

l'empire Romain penchoit vers sa ruine ; que ses richesses décroissoient avec ses forces ; que la plupart des sources qui portoient l'or à Rome, étoient alors détournées ou taries : or, des gages payés par l'État, pouvoient-ils ne pas se ressentir de la diminution des fonds publics ! En troisième lieu, il paroît raisonnable de supposer entre les récompenses des Médecins du Palais, une proportion qui réponde à leurs services & au rang qu'ils gardoient entr'eux ; & il n'en existe aucune entre les vingt-cinq mille livres du premier Médecin, & les trois rations assignées à ses collègues, dont une en pain blanc *(annona munda)* & les deux autres en pain commun. Il est vrai qu'on ne sait pas au juste ce que valoit une *annone (y)*, mais il y a de l'apparence qu'on ne se tromperoit pas de beaucoup en l'assimilant à ce qu'on appelle en France *bouche à cour*. Il résulteroit de cette appréciation, que les six Médecins qui venoient après le premier, avoient une table honnête au Palais, & deux rations d'alimens communs, pour leur famille ou pour leurs serviteurs. Mais en voilà trop sur un objet dont l'utilité ne dédommageroit pas de la peine qu'on prendroit à l'éclaircir.

La dénomination d'Archiatre, qui, selon toute apparence, n'étoit d'abord qu'un vain titre, inventé par la flatterie *(z)*, devint une qualité civile, une sorte de dignité, vers le

---

(y) Comme le salaire, l'annone étoit proportionnée à la dignité : il y en avoit du premier, du second, du troisième ordre, & d'autant de formes. Avec les alimens, elle contenoit des habits & de l'argent. Outre cela, dans certaines solennités, le Prince distribuoit à ses Officiers, des étrennes *(strenæ)*, comme il leur accordoit des gratifications *(solatia)*.

(z) Pourquoi ne seroit-il pas arrivé alors ce qu'on a vu arriver depuis ! Jamais les Chirurgiens de nos Rois n'ont prétendu se décorer de la dignité de *Comte des Archichirurgiens*. Cependant Jean Houllier, dans la dédicace de sa thèse *(pro Laureô)* à Jean-Baptiste Bontems, imprimée, & par conséquent publiée, soutenue aux Écoles royales des Chirurgiens de Paris, sous la présidence de Sébastien Colin, le jeudi 22 septembre 1644, ne laisse pas de qualifier ainsi son Mécène :

CLARISSIMO viro Domino D. Joanni Baptistæ Bontems, regi a Consiliis, & ARCHICHIRURGORUM COMITI.

Quæstio chirurgica discutienda die jovis 22 septembris 1644, præside Magistro Sebastiano Colin, Chirurgo

commencement du IVe siècle. On donna le nom d'Archiatre à deux espèces de Médecins : 1.° à ceux du Prince & de sa Cour ; 2.° à ceux des métropoles, Rome & Constantinople ; auxquels on associoit ceux des capitales des provinces Romaines, peut-être même ceux des Villes du second & du troisième ordre. Les premiers étoient *Archiatres du sacré Palais*, les derniers, *Archiatres populaires*.

D'après la marche que suivent ordinairement les faveurs émanées du trône, on s'attend à voir les Archiatres Palatins institués avant les populaires ; cependant des monumens positifs semblent assurer l'antériorité aux Archiatres des villes. L'Édit de leur établissement, donné par Valentinien & Valens, est de 368 *(a)*, & la première mention des Archiatres Palatins, contenue dans le rescrit d'Honorius & de Théodose, qui règle leurs rangs, au cas qu'ils parviennent à la comitive, est de 413 *(b)*. Il est vrai qu'on trouve un autre rescrit concernant les Archiatres, sans désignation particulière, donné par Constantin-le-Grand, l'an 326 *(c)*, & qu'ainsi, ou la loi de 368 ne fit qu'augmenter le nombre des Archiatres de Rome, déjà existans, ou la Loi de 326 doit s'entendre des Archiatres Palatins.

La nécessité de procurer les secours de la Médecine aux Grands, comme à la populace de Rome, fit sans doute établir les Archiatres populaires. Le nombre des Médecins avoit

---

Regio & Scholæ Chirurgorum Parisiensium Præfecto.

An in anthrace mittendus sanguis ad animi deliquium !

Asserebat Joannes Houllier Collumeriensis, pro laureâ, in Aulâ regiâ Chirurgorum.... Archives du Collége de Chirurgie, regiftre coté A. C. B B.

Nous ferons connoître ailleurs ce Bontems, dont les *recherches historiques sur la Chirurgie* ne parlent point.

(a) Cod. Theodof. *lib. XIII, tit. III, leg. 8.* Voy. la note *(e)* ci-après.

(b) Ibid. *lib. VI, tit. XVI.*

(c) Archiatri omnes, & Exarchiatris, ab universis muneribus Curialium, Senatorum, & Comitum, perfectissimorumque muneribus, & obsequiis, quæ administratione perfunctis sæpe mandantur, a præstationibus quoque publicis liberi immunesque permaneant : nec ad ullam auri & argenti & equorum præstationem vocentur, quæ forte prædictis ordinibus aut dignitatibus adscribuntur. Hujus autem indulgentiam sanctionis, ad filios quoque eorum statuimus pervenire. Dat. Kal. Jun. Conft. A, V II, & Conftantio Cæf. coff. (326). *ad Rufinum,*

diminué avec la culture des Beaux-arts, puisque ceux qui pratiquoient la Médecine à Rome, se refusoient aux instances des malades: pauvres, riches, amis, tous éprouvoient leur tiédeur, ou, pour m'exprimer comme Marcellin, leur *engourdissement (d)*. Une pareille conduite annonce des richesses dans ceux qui s'en rendent coupables; & les richesses des Médecins, quand elles sont générales, supposent qu'ils ne sont pas dans une juste proportion avec la population des lieux qu'ils desservent. Il en étoit bien autrement du temps de Galien: les Médecins abondoient alors à Rome; aussi loin de refuser leurs secours, se décrioient-ils mutuellement & mettoient-ils en œuvre les moyens les plus bas, pour s'élever à la confiane exclusive.

L'Édit de création des Archiatres populaires *(e)*, en établit un pour chaque quartier de Rome, & par conséquent, quatorze, sans y comprendre l'Archiatre du Port *(f)*, celui du

---

(d) *Et quoniam apud eos, ut in capite mundi, morborum acerbitates celsiùs dominantur, ad quos vel sedandos omnis professio medendi torpescit, excogitatum est adminiculum sospitale, ne quis amicum perferentem similia videat; additumque est cautionibus paucis, remedium aliud satis validum: ut famulos percontatum missos, quemadmodum valeant noti hâc ægritudine colligati, non antè recipiant domum, quàm lavacro purgaverint corpus. Ita etiam alienis oculis visa metuitur labes!* Ammian. Marcel. lib. XIV, sub *Constan. & Gallo*, c'est-à-dire vers l'an 337.

(e) *Exceptis portus (porticus), Systi (Xysti), virginumque Vestalium, quot regiones urbis sunt, totidem constituantur Archiatri. Qui scientes annonaria sibi commoda a populi commodis, honestè obsequi tenuioribus malint, quàm turpiter servire divitibus. Quos etiam ea patimur accipere, quæ sani offerunt pro obsequiis, non ea quæ periclitantes pro salute promittunt.*

Quod si huic Archiatrorum numero aliquem aut conditio fatalis, aut aliqua fortuna decerpserit, in ejus locum, non patrocinio præpotentium, non gratiâ judicantis, alius subrogetur, sed horum omnium fideli circumspectoque dilectu (delectu), qui & ipsorum consortio & Archiatriæ ipsius dignitate, & nostro judicio dignus habeatur: de cujus nomine referri ad nos protinus oportebit. Dat. III. Kal. feb. Triu. Valentiniano & Valente III (II), AA, coss. (368), ad Prætextatum. Cod. Theodos. lib. XIII, tit. III, leg. 8.

(f) Le célèbre Godefroi, incertain s'il doit lire dans la loi que nous venons de rapporter, *portus, porticus* ou *partus*, semble se décider en faveur de *porticus*, qu'il lie avec *Xysti*. Il use ici de la liberté accordée aux Critiques, de réformer les textes qui ne fournissent pas de sens raisonnable. Mais le nôtre a-t-il besoin de correction! Examinons.

On sait que les Loix romaines,

Xyste *(g)* & celui des Vestales *(h)*. Semblables aux *Médecins* de Paroisse, à nos Médecins stipendiés par les Villes,

remarquables sur-tout par leur concision, n'admettoient point de mot superflu. Or, la loi n'eût-elle pas été tout aussi claire, en disant *Medicus Xysti,* Médecin du Xyste, que *Medicus porticûs Xysti,* Médecin du portique du Xyste! Le mot *porticus* seroit donc superflu. Il faut donc lui en substituer un autre, ou laisser substituer *portus,* s'il faut un sens raisonnable.

Le lieu appelé *portus* à Rome, étoit le *portus Augusti,* creusé par Claude, auquel Trajan ajouta un bassin intérieur, comblé depuis par les atterissemens du Tibre, & qui néanmoins conserve le nom de *Porto*. Ce port faisoit en quelque sorte partie de Rome, puisqu'il renfermoit sa marine, le très-grand nombre d'hommes qu'elle occupoit, les Négocians, les troupes qui attendoient le moment de s'embarquer.... &c. Cette multitude étoit là comme expatriée, & c'est sans doute ce qui nécessita l'établissement du fameux *Xenodochium* dont parle St Jérôme (Voyez *Ci-dev. pag. 407*). Or, le Législateur fournissant les secours gratuits de la Médecine à la populace de la ville, pouvoit-il oublier les hommes utiles rassemblés à Porto! & lorsqu'il établissoit un Médecin pour chaque quartier de Rome, n'étoit-il pas naturel qu'il en assignât au moins un à cette espèce de Colonie! On peut donc admettre un *Médecin du port* & un Médecin du Xyste. *Portus* fait donc un sens raisonnable ; on peut donc le conserver.

(g) Voyez ci-devant, *page 331*.
Austurnius & Eutychus, dont il est question dans les inscriptions suivantes, remplissoient des fonctions analogues à celles de l'Archiatre du Xyste.

SILVANO SANCTO.
C. AVSTVRNIUS.
MEDICUS. LUDI GALLIC.
PORTIC. ET EXEDR.
ET SIGN. ÆN.
VOTO SUSCEPIT.
L. M.
DEDIC. KAL. MAI.
L. MARCIO ET
SEX JULIO COS.

EUTYGHUS
AUG. LIB.
NENORORIANUS
MEDICUS. LUDI
MATUTINI. FECIT. SIBI. ET
IRENÆ. LIB. CONJUGI
CARISSIMÆ. ET
LIBERTIS. LIBERTABUSQ.
POSTERIS, QUE
EORUM.

(h) On sait qu'aucun homme ne pouvoit pénétrer dans le temple de Vesta. Lorsque les Vestales tomboient malades, elles rompoient la clôture, sous la garde d'une Dame Romaine, ordinairement leur parente, à qui les Pontifes la confioient. De cette manière on concilioit la pureté du temple de Vesta, que la présence d'un homme auroit souillée, avec les devoirs de l'humanité. *Angit me Fanniæ valetudo. Contraxit hanc dum assidet juniæ Virgini, sponte primùm (est enim affinis) deinde etiam ex auctoritate Pontificum. Nam Virgines, cùm vi morbi atrio Vestæ coguntur excedere, Matronarum curæ custodiæque mandantur.* (Plin. jun. epist. lib. VII, epist. 19). Dans la suite, & au plus tard l'an 368, les Empereurs leur nommèrent des Médecins qui, selon toute apparence, les visitoient dans ce même Sanctuaire, si long-temps inaccessible.

les Archiatres devoient fecourir les pauvres de préférence aux riches, fans en exiger aucune récompenfe. « Que les Archiatres, dit le Légiflateur, à qui le Public fournit les « chofes néceffaires, préfèrent l'honneur de fervir les pauvres, « à la honte de ramper fous les riches. Quoique leurs foins « doivent être gratuits, néanmoins nous voulons bien tolérer « qu'ils reçoivent ce qu'on leur offriroit après la guérifon, « comme la récompenfe du zèle & de l'empreffement qu'ils « auront mis à la procurer; mais nous leur défendons de rien « accepter de ce qui leur auroit été promis durant le danger. »

Dans cette Loi, la claufe relative aux honoraires, ne concernoit que les Archiatres, payés d'avance par la Ville qu'ils deffervoient; les autres Médecins pouvoient fans doute, comme au temps d'Hippocrate, accepter, exiger, même ftipuler des récompenfes avant d'entreprendre le traitement, parce qu'ils n'étoient liés par aucun engagement antérieur. La Loi qui leur défend d'acheter les biens du malade, n'a pour objet que d'arrêter l'effet de la perfidie & de la féduction, dont quelque efclave Médecin s'étoit peut-être rendu coupable *(i)*.

Il femble que l'élection des Archiatres populaires fut d'abord laiffée au corps même des Archiatres, fauf l'agrément de l'Empereur, avec la condition de l'unanimité des fuffrages, & la défenfe expreffe de rien accorder ni à l'indulgence ni à la recommandation des Grands. Mais deux ans après la Loi de création (l'an 370), les mêmes Empereurs qui l'avoient portée, réglèrent par un autre refcrit, la forme de l'élection, & la déclarèrent bonne lorfqu'elle réuniroit fept fuffrages, qui dans le nombre de treize, emportoient la pluralité *(k)*.

(i) Si Medicus, cui curandos fuos oculos qui eis laborabat commiferat, periculum amittendorum eorum per adverfa medicamenta inferendo compulerit, ut ei poffeffiones fuas contra fidem bonam æger vendat, incivile factum præfes Provinciæ coerceat, remque reftitui jubeat. Cod. Juftin. lib. III, fect. *de var. & extraord. cognit.*

(k) Si quis in Archiatri defuncti eft locum promotionis meritis aggregandus, non antè eorum particeps fiat, quàm primis qui in ordine reperientur, feptem, vel eò amplius, judicantibus idoneus approbetur. Ita ut quicumque fuerit admiffus, non ad priorum numerum ftatim veniat, fed eum ordinem confequatur, qui cæteris ad priora

On pourroit entendre la Loi d'une autre manière, & dire, qu'elle exigeoit au moins fept Électeurs. Le Candidat nouvellement élu, prenoit toujours la dernière place parmi fes pairs, quelque rang qu'eût occupé l'Archiatre qu'il remplaçoit. On ne connoît à cet égard, qu'une feule exception, celle qui concerne l'Archiatre Jean, déjà Médecin de la Cour, lequel lors de fon agrégation, prit le rang qu'il auroit eu à cette époque, s'il avoit été agrégé parmi les Archiatres, le jour où il commença fon fervice dans le Palais; c'eſt-à-dire, qu'on compta pour l'*Archiatrie*, le fervice *aulique (l)*. Comme Rome, Conftantinople eut fes Archiatres. Les autres Villes jouirent du même avantage, mais en raifon de leur étendue feulement : une petite Ville n'en pouvoit avoir que cinq; une plus grande, fept; & les Métropoles dix *(m)*. Il n'eſt pas certain que les Médecins des petites Villes éluſſent leurs Confrères, comme les Archiatres de Rome. « Lorfqu'il » s'agira, dit le Légiflateur *(n)*, d'incorporer un Médecin dans » le nombre fixé pour une Ville, le Gouverneur ne fe mêlera » point de l'élection; elle fera laiffée à l'Ordre *(o)*, & aux (poffeſſeurs)

---

fubvectis, *ultimus poterit inveniri : hifque annonarum compendia, quæ eorum funt meritis dignitatique præftanda, tua finceritas juxta difpofitionem prius habitam faciat miniftrari.* Dat. VI, id. Mar. Valentiniano & Valente III, AA, coff. (370). ad Olibrium. Cod. Theodof. lib. XIII, tit. III, leg. 9.

(l) Gothof. ibid. tom. V, pag. 39, in-fol. Lugduni, 1665.

(m) Minores quidem civitates poffunt quinque Medicos immunes habere, & tres Sophiftas, Grammaticos totidem : majores autem civitates feptem, qui curent, quatuor, qui doceant utramque doctrinam : maximæ autem civitates decem Medicos, & Rhetores quinque & Grammaticos totidem. Supra hunc autem numerum ne maxima qui-

dem civitas immunitatem præftat. Decet autem maximo quidem numero uti metropoles gentium : fecundò autem quæ habent vel forum caufarum, vel loca judiciorum : tertiò autem reliquas. Modeftinus, lib. II, excufationum, ex epift. Antonini Pii, *communitati Afiæ defcripta. Digeft. lib. XXVII, tit. I.*

(n) Medicorum intra numerum præfinitum conftituendorum arbitrium non præfidi provinciæ commiſſum eft, fed ordini & poffefforibus cujufque civitatis : ut certi probitate morum & peritiâ artis eligant ipfi quibus fe liberofque fuos in ægritudine corporum committant. Ulpianus, Digeft. lib. L, tit. IX, *de Medicis.*

(o) Dans une note fur le mot *ordini*, Godefroi ajoute, *imo non ordini*

possesseurs *(p)* de chaque Cité, afin qu'ils s'assurent par eux- « mêmes de la science & de la probité de celui qui doit les « gouverner dans leurs maladies, eux & leurs enfans ».

Ici se présente une difficulté. La Loi désigne pour Électeurs des Archiatres dans les petites villes, *l'Ordre* & les *Possesseurs*. Qu'étoit-ce que cet Ordre ? la République Romaine n'en connut que trois principaux, le Sénatorial, l'Équestre & le Populaire *(q)*; & assurément les Archiatres d'une petite ville n'en formèrent jamais un quatrième. Il est vrai qu'on trouve quelquefois le mot *ordo* appliqué à différens Corps, comme à celui des Esclaves; mais ce mot employé seul & dans un sens absolu, signifie les Décurions, c'est-à-dire, les *Officiers de Ville*. Aussi Domat n'hésite-t-il pas à décider, que l'Ordre dont il est question ici, étoit l'Ordre municipal: « Par le Droit Romain, dit-il, ceux qui exerçoient les Charges municipales choisissoient quelque nombre de Méde- « cins, & devoient s'assurer de leurs bonnes mœurs & de leur « capacité *(r)* ». Au surplus, *l'Ordre* nommoit aussi les Grammairiens & les Orateurs, c'est-à-dire, les Professeurs de Belles-Lettres. Or, voudroit-on supposer dans une petite ville, un *Ordre* de deux Grammairiens, & un *Ordre* de deux Orateurs *(s)* !

La Loi qui confie l'élection des Archiatres de Rome au corps des Archiatres, ne pouvoit avoir lieu pour les petites villes: elle suppose treize Électeurs, ou au moins sept, & dans les petites villes, il ne pouvoit y avoir, au moment de l'élection, que

---

ordini, sed Episcopis & aliis personis. Ce Jurisconsulte s'appuie ici de l'élection des Parabolains, qui furent réellement à la nomination du Gouverneur romain & de l'évêque d'Alexandrie. Mais étoient-ils des Médecins ! *Voy.* ci-devant, p. 409, 410.

(p) On appeloit *possesseurs*, des citoyens qui, quoique possesseurs de fonds en toute propriété dans la cité, n'entroient pas dans les assemblées de la *Curie* ou du *Corps de ville*.

(q) Martia Roma triplex, equitatu, plebe, Senatu.

(r) Cod. lib. X, tit. IX.

(s) Cod. lib. X, tit. LII. Godefroi rend communément le mot *ordo* par celui de *curia*, qui ne peut convenir à des Médecins : comme lorsqu'il parle de la nomination des Professeurs d'humanités. *Cod. Theod. tom. V, pag. 31.*

six Électeurs, quatre, & moins encore. Enfin, une circonstance qui ne laisse aucun doute, c'est qu'il s'établissoit des Médecins dans les villes de l'Empire, malgré *l'Ordre*, ou sans le consulter ; & qu'alors ce n'étoient pas les Archiatres qui les punissoient, mais les Officiers municipaux, qui, en ne les comprenant pas dans la classe des *Privilégiés*, les privoient des exemptions accordées aux Médecins populaires, & leur faisoient supporter toutes les charges de l'État *(t)*.

Disons ici, pour ne rien omettre, que la Loi indique une sorte de rapports faits par les Médecins, sans spécifier si c'étoit aux Médecins en général, aux Archiatres, ou aux Médecins militaires qu'il appartenoit de les dresser *(u)*.

Il nous reste à parler de la Comitive créée par Constantin, dignité considérable, à laquelle les Archiatres furent souvent élevés. On la distinguoit en celle du premier & celle du second ordre. Trois classes d'hommes parvenoient à la comitive : 1.° certains Officiers du Prince pourvus de charges auxquelles cette dignité étoit attachée; 2.° des personnes qui n'avoient d'autre titre que la faveur ; 3.° enfin, des hommes distingués dans les sciences, les arts & les professions mécaniques *(x)*. Ainsi M. Leclerc s'est trompé, s'il a voulu dire que parmi les Médecins, les seuls Archiatres du Palais

---

(t) Cod. lib. X, tit. LII. Cette Loi donne l'intelligence de la restriction énoncée dans la lettre d'Antonin à un Médecin d'armée, rapportée ci-devant, *page 399*.

(u) Semel causaria missis militibus, instauratio non solet concedi obtentu recuperatæ valetudinis melioris : quando temerè non dimittantur, nisi quos constet Medicis denuntiantibus, & judice competente diligenter examinante, vitium contraxisse. Cod. lib. XII, tit. XXXVI, leg. 6.

(x) Hii quos aut vulgaris artis cujuslibet obsequium, aut operis publici cura temporalis injuncta, aut rerum publicarum procuratio levis commissa, adeo commendârit, ut comitivæ primi ordinis dignitate donentur, sciant, se inter eos, qui Consulares fuerint, amoto officio quod susceperant, nominandos ; nisi fortè emolumentis contenti, quæ tempore militiæ perceperunt, spreto nomine ac dignitatem Consularis viri duxerunt respuendam, ne conlationis onus sustineant, vel frequentare Senatum aliosque hujusce modi conventus qui honoratorum frequentiam flagitant, compellantur, &c. Honorius & Theodosius. Dat. XII, Kal. april. Constant. Lucio V. C. Consf. (l'an 413). Cod. Theodos. lib. IV, tit. XX.

pouvoient aspirer au titre de Comte *(y)*. Les citoyens honorés de la Comitive du premier Ordre, & il est peu fait mention de celle du second, étoient assimilés aux *Vicaires*, aux *Ducs*, aux *Personnes Consulaires*. C'est, sans doute, sur ce fondement qu'on assimila dans la suite, la Comitive à la dignité de Conseiller d'État, accordée à la plupart des *premiers Médecins* des Rois de France, depuis Charles VIII, dignité qui leur est commune aujourd'hui avec les *premiers Chirurgiens* des mêmes Princes ; dignité enfin, à laquelle les *premiers Chirurgiens* pouvoient d'autant mieux prétendre, que le titre sur lequel les premiers Médecins la réclament, leur est commun. Ce titre est la formule des Archiatres, & cette formule ne désigne pas un Médecin tel que ceux de nos jours, mais un Médecin-Chirurgien, un Médecin aussi habile à réduire une fracture, qu'à guérir une fièvre *(z)*.

Comme les richesses n'accompagnent pas toujours le mérite, & qu'il y a très-loin, pour l'ordinaire, de la fortune d'un *Duc* à celle d'un simple Artiste, ceux-ci refusoient souvent la Comitive, offerte par le Prince, de peur de l'avilir, en ne la soutenant pas avec assez de faste, ou de se ruiner, en prenant l'état convenable à leur dignité, & se soumettant aux charges qui y étoient attachées *(a)*.

Le Médecin élevé à la Comitive du premier Ordre, par les Empereurs, étoit comte Archiatre, mais non pas *comte des Archiatres*. La dignité de comte des Archiatres n'exista point chez les Romains, & il ne paroît pas qu'elle ait existé davantage chez les anciens Francs ou François. Grégoire de Tours,

---

(y) Histoire de la Médecine, page *590*.

(z) Voyez ci-après cette formule.

(a) Il semble qu'on songea dans la suite à rendre cette dignité moins onéreuse aux Archiatres qu'aux autres Comtes : *Archiatrorum qui intra penetralia regalis aulæ totius vitæ probitate floruerunt, nulla dignitate (dignitatem) sequatur expensa, neque eorum fatiget hæredes. Ab his etiam qui comitivæ honore donati sunt (ut consuetudo poscebat), sordidi muneris interpellatio conquiescat : nam dilecti a patribus atque susceptii honoris ac muneris incrementa servamus.* Dat. XVIII, Kal. oct. Tun. Ausonio & Olybrio, coss. (l'an 379) cod. Theodos. lib. XIII, tit. III, leg. 12.

père de notre histoire, qui fait souvent mention des premiers Médecins de nos Rois, les appelle Archiatres, mais jamais *Comtes*, ni par conséquent *Comtes des Archiatres (b)*.

La dignité de Comte des Archiatres exista peut-être à la Cour des Rois Ostrogoths; mais nous n'en avons d'autre preuve que LE TITRE *de la formule* du premier Médecin de ces Rois, rédigée par Cassiodore, Sénateur & Secrétaire d'État de Théodoric, vers la fin du v.ᵉ siècle; preuve d'autant plus foible, que la dénomination de comte des Archiatres ne se trouve ni dans le corps de la formule, ni dans aucun autre endroit des Écrits de Cassiodore, & que cet Historien est le seul qui en ait parlé. Voici cette formule ou *brevet* de Comitive pour le premier Médecin.

Après un long éloge de la Médecine, & l'exposition de quelques devoirs du Médecin en général, la formule continue ainsi. « Nous vous honorons dès-à-présent, dit le Prince à
» son premier Médecin, de la comitive des Archiatres (& non
» pas comme Leclerc traduit, de la dignité *de comte des*
» *Archiatres*), afin que parmi les maîtres de la santé, vous soyez
» seul estimé rare & excellent *(c)*. Que ceux qui auront quelque

---

(b) Il met au rang des Archiatres de nos Rois un *Marileifus*, un *Armentarius* & un *Reovalis*, « dont le
» premier étoit Médecin de Chilpéric,
» roi de France; le second avoit été
» Médecin de Sigebert, roi d'Aus-
» trasie, qui régnoit un peu après le
» milieu du VI.ᵉ siècle, en même
» temps que Chilpéric; le troisième
» possédoit le même office sous Chil-
» debert, autre roi d'Austrasie, fils du
» précédent.... » Leclerc, *page 596*.

(c) .... *Habeantur itaque Medici pro incolumitate omnium; & post scholas magistrum vacent, libris delectentur antiquis. Nullus justiùs assiduè legit, quàm qui de humanâ salute tractaverit. Deponite, medendi artifices, noxias contentiones; ut cùm vobis non vultis cedere, inventa vestra invicem videamini dissipare. Habetis quem sine invidiâ interrogare possitis. Omnis prudens concilium quærit: dùm ille magis studiosior agnoscitur, qui cautior frequenti interrogatione monstratur. In ipsis quippe artis hujus initiis quodam sacerdotii genere sacramenta vos consecrant. Doctoribus enim vestris promittitis odisse nequitiam, & amare puritatem. Sic vobis liberum non est sponte delinquere quibus ante momenta scientiæ animas imponitur. Et ideo diligentiùs exquirite quæ curent saucios, corroborent imbecilles. Nam videro, si quod delictum lapsus excuset. Homicidii crimen est, in hominis salute peccare. Sed credimus jam ista sufficere, quando facimus, qui vos debeat admonere. Quàpropter a presenti tempore comitivæ Archiatrorum honore decorare; ut inter*

différend relatif à la Médecine, le soumettent à votre décision. « Soyez l'arbitre d'un art distingué & le juge des contestations, « qui ne se décidoient auparavant que par l'évènement (ou « par la passion de chaque particulier). Vous guérirez en « quelque sorte les malades, si vous terminez les querelles « dont ils sont les victimes. C'est un grand honneur que de « dominer sur des gens habiles, & d'être distingué entre ceux « que tout le monde révère. Que votre présence soit le salut « des malades, la force des foibles & l'espoir de ceux qui sont « près de succomber. Les Médecins ignorans s'informent, si « le malade a dormi. Pour vous que le malade vous interroge, « & qu'il entende de votre bouche le récit exact des maux « qu'il ressent. Vous avez des témoins véridiques que vous « pouvez consulter. Le pouls annonce à l'Archiatre les désordres « intérieurs. On met aussi les urines sous vos yeux ; & il vous « seroit plus facile de ne pas entendre des cris poussés à vos « oreilles, que de ne pas reconnoître dans les urines les signes « qu'elles présentent. Habitez mon palais, entrez avec confiance « dans mon appartement *(jouissez des entrées familières)*, hon- « neurs qu'on achette ordinairement fort cher : car les autres « nous servent à titre de soumission, & vous à titre de supé- « riorité. Vous pouvez nous condamner à la diète la plus «

salutis Magistros solus habearis eximius ; & omnes judicio tuo cedant, qui se ambitu mutuæ contentionis excruciant. Esto arbiter artis egregiæ, eorumque discinge conflictus, quos judicare solus solebat effectus (vel affectus). In ipsis ægrotos curas, si contentiones noxias prudenter abscidis. Magnum munus est, subditos habere prudentes; & inter illos honorabilem fieri, quos reverentur cæteri. Visitatio tua sospitas sit ægrotantium, refectio debilium, spes certa fessorum. Requirant rudes, quos visitant, ægrotantes, si dolor cessavit, si somnus affuerit. De suo langore te ægrotus interroget, audiatque a te verius, quod ipse patitur. Habetis & vos certè verissimos testes, quos interrogare possitis. Perito si quidem Archiatro venarum pulsus enunciat, quid intùs natura patiatur. Offeruntur etiam oculis urinæ; ut faciliùs sit vocem clamantis non advertere, quàm hujusmodi minimè signa sentire. Indulge te quoque palatio nostro : habeto fiduciam ingrediendi, quæ magnis solet pretiis comparari. Nam licet alii subjecto jure serviant ; tu rerum Domino studio præstantis observa : fas est tibi nos fatigare jejuniis : fas est contra nostrum sentire desiderium ; & in locum beneficii dictare quod nos ad gaudia salutis excruciet. Talem tibi denique licentiam nostri esse cognoscis, qualem nos habere non probamur in cæteros. Cassiod. Variar. lib. VI, cap. XIX.

» sévère, combattre nos goûts, nous prescrire les choses que
» nous abhorrons, enfin exercer sur nous une autorité qu'on
» n'approuveroit pas que nous exerçassions sur les autres
hommes. »

Pour se former une idée juste de cette formule, il faut savoir que Cassiodore, en qualité de Ministre, avoit souvent délivré des *brevets*, des *provisions*, des *patentes*; qu'il n'existoit point de protocoles de ces sortes d'actes ; enfin qu'étant souvent expédiés à la hâte, il s'y glissoit des expressions peu soignées, & qui se ressentoient de la précipitation avec laquelle ils avoient été dictés. Pour éviter cet inconvénient, Cassiodore résolut dans sa vieillesse, de rédiger les formules de toutes ces provisions, soit pour s'épargner à l'avenir la peine de les dicter, soit pour la commodité de ceux qui viendroient après lui *(d)*. Telle est la nature & l'origine des LXXII formules dressées par le Secrétaire d'État de Théodoric *(e)*. Il ne paroît pas que ces protocoles eussent reçu la sanction du Prince, ni par conséquent que le Ministre prétendît faire un devoir à ses successeurs de les adopter : aussi ignore-t-on ce qu'ils devinrent après lui, & n'en retrouve-t-on aucune trace hors de ses Écrits.

Revenons à la formule du comte des Archiatres. La première partie, on l'a déjà dit, contient un éloge pompeux de la Médecine, que cette science ne méritoit plus au cinquième siècle. La seconde est un tissu de louanges données au nouveau Comte, louanges que le plus présomptueux

---

(d) Illud autem sustinere alios passi non sumus, quod nos frequenter incurrimus in honoribus dandis, impolitas & præcipites dictiones; quæ sic poscuntur ad subitum, ut vix scribi posse videantur. Cunctarum itaque dignitatum sexto & septimo libris formulas comprehendi, ut & mihi quamvis serò prospicerem, & sequentibus in angusto tempore subvenirem. Ita, quæ dixi de præteritis, convenient futuris : quia non de personis, sed de locis ipsis, quæ apta videbantur explicui. Cassiodor. in præfat. Variar.

(e) On a cru que ces formules étoient des discours d'inauguration dans les dignités qu'elles concernent. Mais quand le contraire ne seroit pas expressément indiqué dans le texte, à qui auroit-on prononcé les formules suivantes : *Formula ætatis veniæ ; formula de armorum factoribus; formula comitivæ insulæ Curritanæ & Celsinæ ; formula illustratûs vacantis, &c !* Lib. VII, Variar.

favoit bien ne pas mériter. Quel eſt le Médecin, par exemple, doué d'un amour propre aſſez robuſte pour ne pas rougir de s'entendre appeler, *le ſeul excellent* parmi les perſonnes de ſa profeſſion ! Quel eſt l'Archiatre aſſez dur d'oreilles ou aſſez peu clairvoyant, pour ne pas s'offenſer de l'ironie hyperbolique de Caſſiodore, qui lui déclare, *qu'il voit mieux les ſignes que préſentent les urines, qu'il n'entend les cris qu'on pouſſe à ſes oreilles !*

D'un autre côté, quand le Roi des Goths ſe livre ſans réſerve à l'arbitre ſuprême des Médecins, ou pour m'exprimer comme Leclerc, à cette *manière de Pape dans la Médecine, à qui il ne manquoit que l'infaillibilité (f)*, ſon Officier, ſon Médecin, ſon Sujet ne lui doit-il rien ? Cependant pas un mot des devoirs de ce dernier dans la formule ! le roi Goth préſumant auſſi avantageuſement de ſa probité que de ſa doctrine, n'en exige pas même le ſerment de fidélité. Comment concilier la foibleſſe, la puſillanimité, la ſoumiſſion de Théodoric dans cette formule, avec la vigueur, le courage & la fierté de ce Conquérant ? Enfin, qui choiſit-on pour verſer ſur les Savans, des honneurs qu'Auguſte, Léon X, François I.er n'accordèrent jamais aux Sciences ? Un Roi barbare, un Roi qui ne ſait ni lire ni écrire, & qui ne veut pas que ſes ſujets en ſachent davantage, qui n'eſtime les Lettres que dans ceux qu'il veut ſubjuguer, dans les peuples d'Italie : quant aux Goths, compagnons de ſes victoires, il leur défend d'envoyer leurs enfans aux écoles publiques, perſuadé que celui qui auroit craint une *férule*, ſoutiendroit mal l'aſpect d'un *ſabre*.

Concluons de tout ce qui précède, que la formule du comte des Archiatres n'a point été connue des Empereurs

---

(f) Un Médecin, capable de bien voir, s'il avoit pu conſidérer long-temps le même objet, homme d'eſprit & né plaiſant, a dit avec ſa gaieté ordinaire : *ſi jamais quelque Empereur prononça la formule du comte des Archiatres, il dut bien rire.* (Recherche ſur quelques points de l'Hiſtoire de la Médecine, Bordeu). Qui ne ſeroit pas tenté de le répéter après lui !

Romains *(g)*; qu'on peut raisonnablement douter qu'elle l'ait été des Rois Goths; qu'elle fut imaginée par Cassiodore, & qu'il est vraisemblable que ce vieux Ministre n'en fit jamais usage, ni personne après lui. On n'y reconnoît pas le langage des Souverains; c'est celui d'un enthousiaste outré de la Médecine, ou celui d'un Médecin qui, pour rendre à sa profession l'empire que les Asclépiades exerçoient sur leurs malades *(h)*, commence par y soumettre le Souverain lui-même. En effet, après avoir lû la formule, on ne doute pas que Cassiodore ne fût enthousiaste, & il est facile de prouver qu'il étoit un peu Médecin *(i)*, comme Eunapius, Porphyre, Jamblique, Procope & les autres Savans de son siècle. Il avoit rassemblé dans sa bibliothèque les principaux livres de Médecine, & il en connoissoit la matière, l'objet & le mérite, comme on peut le remarquer dans le conseil qu'il donne aux Moines de son Couvent, de les étudier, afin de se mettre en état de traiter avec fruit les malades qui alloient implorer leur assistance, & chercher la santé dans les cloîtres *(k)*.

(g) Cassiodore dit très-expressément, que le comte des Archiatres, tel qu'il le dépeint, n'existoit pas avant lui : *Huic peritiæ deesse judicem, nonne humanarum rerum probatur oblivio! & cùm lascivæ voluptates recipiant tribunum, hoc non meretur habere primarium! Habeant itaque præsulem, quibus nostram committimus sospitatem.* In formulâ.

(h) .... *Veteres illi Medici ab Æsculapio oriundi, qui, tanquam Duces militibus, & Reges subditis, imperare ægris voluerunt....* Galen. Meth. meden. lib. I, cap. I.

(i) Matthias le compte même parmi des Médecins.

(k) *Sed & vos alloquor fratres egregios, qui humani corporis salutem sedulâ curiositate tractatis, & confugientibus ad loca sanctorum officia beatæ pietatis impenditis.... Ut sicut artis vestræ peritiam decet, languentibus sincero studio serviatis... & ideo discite quidem naturas herbarum commixtionesque specierum sollicitâ mente tractare.... Quod si vobis non fuerit græcarum litterarum nota facundia, imprimis habetis herbarium Dioscoridis, qui herbas agrorum mirabili proprietate disseruit, atque depinxit. Post hæc legite Hippocratem atque Galenum latinâ linguâ conversos, id est Therapeutica Galeni ad Philosophum Glauconem destinata, & anonymum quemdam, qui ex diversis auctoribus probatur esse collectus. Deinde Aurelii Cœlii de Medicinâ & Hippocratis de herbis & curis, diversosque alios de medendi arte compositos, quos vobis in bibliothecæ nostræ finibus reconditos, Deo auxiliante, dereliqui.* Cassiodor, de institut. divinar. litterar. cap. XXXI.

DE LA CHIRURGIE. Liv. VI.

Les dignités accordées aux Médecins, n'excluoient point les grâces plus utiles. Constantin *le Grand*, Honorius, Théodose, Julien, confirmèrent les anciens priviléges, & leur en accordèrent de nouveaux. Depuis le règne d'Auguste, ils jouissoient de l'immunité des impositions. Constantin les gratifia de l'exemption des charges municipales, civiles & publiques, d'autant plus onéreuses qu'elles ne donnoient aucune considération, & il les honora de plusieurs distinctions que les premiers citoyens auroient ambitionnées. « Nous ordonnons, *dit cet Empereur,* que les Médecins « (on ajouta dans la suite, principalement les Archiatres & les « Exarchiatres)..... leurs femmes, leurs enfans, & toutes « leurs possessions dans la cité qu'ils desservent, soient « exempts de toutes charges civiles & publiques. Nous les « dispensons de logement de gens de guerre & autres, ainsi « que de toutes fonctions municipales. Nous les dispensons « également de comparoître en jugement, de se trouver en « personne devant le Juge, & défendons de les y con- « traindre *(t)*. Que si quelqu'un les insulte, nous ordonnons « qu'il soit puni selon la volonté du Juge. *Enfin* nous entendons « que les récompenses & les salaires *(u)* leur soient payés « exactement, afin qu'ils puissent donner plus de temps à « l'instruction de leurs Elèves, & en former un plus grand « nombre *(x)*. »

(t) *Nec ad judicium deduci, nec eximi, nec exhiberi, vel pati injuriam....* Les Wisigoths & les autres Barbares qui se partagèrent l'empire d'Occident, d'ailleurs sévères jusqu'à l'injustice envers les Médecins, ne laissèrent pas de leur accorder quelque chose d'analogue à ce privilége : *Nullus Medicum inauditum, exceptâ homicidii causâ, in custodiam detrudat. Pro debito tamen sub fidejussore debet consistere.* Leg. Wisigoth. lib. XI, sect. 8.

(u) *Mercedes & salaria.*

(x) Codic. Justin. *lib. X, tit. LII.*

De Medicis. *Imperator Constantinus, Crispo & Constantino Coss.* date qui revient à l'an 321.

La rédaction de cette loi étant un peu différente dans le Code Théodosien, nous avons cru devoir la transcrire ici.

Medicos, Grammaticos, & Professores alios litterarum immunes esse, cum rebus quas in civitatibus suis possident, præcipimus : & honoribus fungi : in jus etiam vocari eos, vel pati injuriam prohibemus : ita, ut si quis eos vexaverit, centum millia nummorum ærario inferat, a Magistratibus,

Tome II.

Il n'eſt pas facile de déterminer aujourd'hui ce que pouvoit ajouter aux anciens priviléges des Médecins la loi de Julien, *qui les exempte des Charges ſénatoriales*. Eſt-ce que ces charges n'étoient pas compriſes dans la déſignation des charges & des fonctions tant civiles que publiques, employée dans la loi de Conſtantin ? Une choſe certaine, c'eſt que Julien, en les diſpenſant de remplir les fonctions *ſénatoriales*, prétendit ſuivre *l'eſprit & la lettre des loix faites par ſes prédéceſſeurs (y)*.

Quoi qu'il en ſoit de l'ancienneté ou de la nouveauté de cette exemption, on n'en concevra pas mieux comment elle pouvoit être utile ou agréable aux Médecins, ſi l'on ne connoît d'une manière très-particulière la conſtitution de l'Empire romain. Quant à nous, voici notre opinion.

Chaque cité romaine avoit ſon Sénat & ſa Curie, qu'on appeloit auſſi Sénat *inférieur*. Les perſonnes les plus conſidérables compoſoient le premier, & je penſe que les Médecins étoient compris dans la claſſe de citoyens d'où l'on tiroit les Membres du ſecond ou de la *Curie*. Les citoyens de cette claſſe s'appeloient *Curiales* : or les *perſonnes curiales* étoient ſucceſſivement chargées de faire le recouvrement des ſommes dûes au fiſc par chaque contribuable, & d'en garantir & compléter la perception. Cette commiſſion étoit onéreuſe : car d'un côté elle compromettoit la fortune du *Collecteur*, & de l'autre, elle expoſoit ſa perſonne aux vexations des Officiers

---

vel quinquennalibus exactus, ne ipſi hanc pœnam ſuſtineant. Servus eis ſi injuriam fecerit, flagellis debeat a ſuo domino verberari, coram eo cui fecit injuriam : vel ſi dominus conſenſit, viginti millia nummorum fiſco inferat : ſervo pro pignore, donec ſumma hæc exſolvitur, retinendo. Mercedes etiam eorum & ſalaria reddi præcipimus. Quoniam graviſſimis dignitatibus vel parentes, vel domini, vel tutores eſſe non debent ; fungi eos honoribus volentes permittimus, invitos non cogimus. Lib. XIII, tit. III, leg. 1.

(y) *Artem medicam hominibus ſalutarem eſſe, uſus ipſe demonſtrat. Quare eam e cœlo delapſam non immerito Philoſophi prædicant. Etenim naturæ noſtræ infirmitas, & valetudinis offenſiones quæ quotidie incidunt, per hanc corriguntur. Quamobrem ſicut æquitatis ratio poſtulat, nos ſuperiorum regum authoritatem & vocem ſecuti, pro noſtrâ humanitate jubemus vos Senatoriis muneribus liberos in poſterum vivere.* Julian. imper. *inter epiſt.* pag. mihi 226.

du Prince, chargés de recevoir ſes comptes. Il arrivoit de-là que les Sénateurs du ſecond ordre deſiroient deux choſes de la faveur du Prince : ou de conſerver le rang de *perſonne curiale*, ſans en remplir les devoirs, & c'eſt la grâce qu'obtinrent les Médecins; ou de paſſer de la claſſe curiale dans celle des *poſſeſſeurs*, moins honorée à la vérité, mais plus ſûre de ſa fortune & moins expoſée à la tyrannie des *Traitans*. On redoutoit à tel point les fonctions curiales ou ſénatoriales, que lorſqu'on n'obtenoit pas du Prince l'une de ces deux grâces, on aimoit mieux s'exiler, aller vivre ailleurs, étranger & inconnu, que de les remplir *(z)*.

Voilà une partie des bienfaits verſés ſur les Miniſtres de la ſanté par des Légiſlateurs ſages, dont l'Europe entière reſpecte encore ou ſuit les loix. S'ils les méritèrent dans un temps où l'art déchu de ſa ſplendeur antique permettoit de mettre en problème ſon utilité, combien en ſont-ils plus dignes aujourd'hui ! On combla d'honneurs, d'exemptions, de priviléges les Médecins, pour les dédommager de la vie triſte à laquelle ils ſe condamnent, & du généreux ſacrifice qu'ils font de leur bonheur particulier à la félicité publique. On ne ſouffrit point que ces hommes utiles puſſent être forcés de donner aux diſcuſſions juridiques des momens précieux, deſtinés à ſoulager l'humanité ſouffrante, ou à former ceux qui devoient les remplacer dans cet honorable emploi. Et aujourd'hui que ce même art, par des efforts inouïs, s'eſt élevé à un degré de perfection, dont les Médecins ainſi favoriſés ne le ſoupçonnoient pas ſuſceptible *(a)*, des hommes éclairés, des Juges ſages, des Magiſtrats intègres ſouffriront que l'ingratitude & la cupidité forcent un Chirurgien de

---

(z) On a voulu que l'exemption des fonctions ſénatoriales ne concernât que les Archiatres; & cela, parce que la loi qui l'accorde, a pour titre dans le Code, *ad Archiatros*. Mais ne doit-on pas plus de confiance aux originaux qu'aux copies ? Or, dans l'Ouvrage de Julien, cette loi n'eſt pas intitulée, νόμος περὶ τῶν ἀρχιάτρων, *loi concernant les Archiatres*; mais νόμος περὶ τῶν ἰατρων, *loi concernant les Médecins*.

(a) C'eſt ſur-tout dans la Médecine théorique, & dans la Chirurgie ſoit théorique ſoit pratique, qu'on peut démontrer cette perfection.

parcourir le labyrinthe d'une procédure, toujours humiliante & souvent funeste à sa réputation; qu'elles le traînent au pied de leur Tribunal, je ne dis pas pour une légère faute, qu'il auroit pu ne pas commettre, si dans les cas embarrassans, la foiblesse humaine pouvoit tout prévoir, mais pour n'avoir pas opéré une de ces merveilles dont la spéculation, soutenue d'un petit nombre d'exemples, établit à peine la possibilité! mais pour la conduite sage qu'il a tenue, pour les succès qui l'ont suivie, pour le bien réel qu'il a opéré. Eh quoi! parce que le Chirurgien n'aura pu, ici, souftraire tout un membre à la gangrène; là, conserver la rectitude, la forme & tous les mouvemens à une extrémité, dont les os étoient écrasés, les chairs & les vaisseaux lacérés & broyés, les capsules & les ligamens déchirés & rompus, faudra-t-il oublier que dans le premier cas, il a conservé le tronc, & dans le second, tout l'individu?

C'est l'amour du bien public qui anime les hommes vertueux à qui Thémis a confié sa balance & son glaive. Veiller à la conservation des hommes est le plus sacré de leurs devoirs. Ils doivent le remplir ce devoir, contre le Chirurgien, avec la même sévérité que contre les autres ordres de citoyens; mais c'est moins à l'individu qu'il faudroit demander compte de ses connoissances, qu'au Corps dont il est Membre. Que les Magistrats veillent à l'exécution des statuts relatifs aux études des Ministres de la santé, à leurs épreuves, à leur incorporation ou licence; qu'ils punissent les sociétés dépositaires des règlemens, s'il arrivoit qu'elles adoucissent leur utile rigueur; ils le peuvent & le doivent peut-être. Mais lorsqu'au jugement des examinateurs désignés par la loi, les aspirans auront satisfait à ce qu'on peut exiger de leur zèle, de leur capacité, de leurs connoissances, lorsqu'ils auront été reconnus capables d'exercer avec fruit l'art de guérir, lorsqu'en un mot, ils auront reçu *la licence;* que ce soit aux *sociétés approuvantes* à garantir les talens du *Licencié*, & qu'il ne soit responsable que de son zèle, de sa vigilance, de sa probité, & du desir sincère d'être utile aux hommes.

Quelque juste que puisse nous paroître cette interprétation de la loi, supposons que le Chirurgien dût répondre personnellement des évènemens de sa pratique. Dans quelles circonstances est-il traîné devant les Tribunaux? Presque toujours après des cas graves, mortels par eux-mêmes, & tels que la conservation de l'ingrat qui se plaint d'une mutilation nécessaire, d'une difformité inévitable, est souvent un prodige de l'art, un de ces triomphes qui ont valu l'apothéose à ses inventeurs. Si les Juges daignoient jeter les yeux sur l'espèce d'hommes qui ne rougissent pas d'invoquer la loi contre leur bienfaiteur, qui verroient-ils? ou des hommes simples devenus, sans s'en douter, l'instrument de la haine ou de l'envie des rivaux de l'accusé; ou des malheureux sans mœurs, sans probité, poussés par l'indigence ou l'avarice, & d'autant plus criminels, que rarement ils ignorent qu'un Chirurgien moins habile que celui qu'ils osent calomnier, les eût réduits à un silence éternel, sans porter atteinte à sa réputation. *(b)*.

Allons plus loin. Le Chirurgien n'a pas déployé toutes les ressources de son art; il pouvoit être plus instruit *(c)*. Quel est donc l'art assez borné, ou la tête assez vaste pour

---

(b) Cette dernière réflexion est d'autant plus propre à modérer l'excessive rigueur des jugemens, que les exemples de Médecins punis pour de simples méprises, sont fort rares, & qu'il n'en existe peut-être aucun, de Médecins punis pour une mort exempte de fraude & de méchanceté.

(c) Un Coadjuteur de Rouen examinant deux Prêtres qui se présentoient pour être Curés, & ne les trouvant pas capables, vouloit les refuser. *Allez*, lui dit l'Archevêque, *il vaut mieux que la terre soit labourée par des ânes que de rester en friche*. Ne vaut-il pas mieux que le paysan d'un hameau soit secouru par un *guérisseur* médiocrement instruit, que de mourir sans secours! Tel a toujours été le sort des petits endroits. Galien raconte que deux Médecins de sa connoissance (c'étoient sans doute des Médecins de village) ayant perdu leur Recueil de formules, & avec lui tout leur savoir, l'un d'eux en mourut de chagrin, & l'autre, de dépit, quitta la Médecine.

En général, ce n'est pas le talent qui manque aux hommes, c'est l'instruction. Voulez-vous qu'ils la recherchent? attachez-y, sinon des richesses, au moins de l'aisance & de la considération. Que le Chirurgien d'un hameau ait le sort d'un Curé congruiste & marche son égal, bientôt il sera plus instruit que lui, parce qu'il sentira davantage la nécessité de l'être.

le posséder tout entier ? Le desir de faire le bien doit être le même chez tous les Ministres de la santé ; mais leurs connoissances souffriront toujours un partage inégal. Il n'est pas davantage au pouvoir des Chirurgiens d'être tous des Petit, des Lapeironie, des Paré, qu'au pouvoir des Magistrats d'être tous des Talon, des d'Aguesseau, des Séguier. La loi qui se prête en tant d'occasions aux imperfections humaines, ne seroit-elle donc inflexible que pour les Chirurgiens ? Elle pardonne au Procureur *des vices de forme*, au Notaire *des nullités*, au Magistrat lui-même *le mal jugé (d)*, & ses Ministres exigeroient dans le Chirurgien, je ne dis pas la perfection, mais l'infaillibilité *(e)* !

C'est donc porter trop loin la sévérité, que de rechercher dans le Chirurgien s'il a failli, car se tromper est un des funestes attributs de l'humanité ; mais qu'on s'assure s'il a failli sciemment, avec intention ou certitude de nuire, malicieusement, avec fraude. Tel est en effet l'esprit des loix Romaines : *Si le Médecin abandonne l'esclave qu'il a opéré, & que par le fait de cet abandon l'esclave périsse, la faute en est imputée au Médecin (f)*. Il est vrai que l'ignorance simple,

---

(d) « Autrefois on obligeoit les Juges à répondre de leurs jugemens devant les Tribunaux supérieurs : mais c'étoit un temps où les loix n'étoient pas encore si multipliées, que la lecture en fût longue, ni le souvenir difficile, & où les Juges portoient eux-mêmes la peine de leur injustice. Maintenant il est arrivé, par un effet bizarre du déréglement ordinaire dans la condition de toutes les choses humaines, que la multiplication des abus ayant donné sujet à la multiplicité des loix, & celle des loix ayant encore produit de nouveau, par une malheureuse fécondité, des désordres encore plus grands, il n'a plus été possible ni de lire les loix, ni d'en punir les violemens. » Domat. *tom. II, p. 247.*

Si l'on compare l'étendue de la Chirurgie ancienne avec celle de la Chirurgie moderne, on sentira combien ceux qui la professent sont fondés à réclamer la même indulgence, dont la loi use envers ses Ministres.

(e) Hippocrate, qui connoissoit si bien toutes les difficultés de son Art, réserve ses éloges, non pas pour le Médecin qui ne commet point de fautes, mais pour celui qui en fait le moins : *equidem vehementer hunc Medicum laudarim, qui parùm peccet.* De priscâ Medicinâ.

(f) Præterea si Medicus, qui servum tuum secuit, dereliquit curationem ejus, & ob id mortuus fuerit servus, culpæ reus erit. Instit. 7, ff. de leg. Aquil.

Qui benè secuerit & dereliquerit curationem, securus non erit, sed culpæ reus intelligitur. Digest. lib. XI, tit. II, leg. 8.

indépendante de la volonté, n'étoit pas exempte de blâme aux yeux de la loi *(g)*. Mais le mépris général qu'on avoit pour les esclaves, n'exigeoit-il pas cette sévérité? ne falloit-il pas une sauve-garde à ces êtres infortunés, contre le préjugé barbare qui les assimiloit aux bêtes de somme? L'esclave vil, mais précieux aux yeux du maître, pouvoit n'être que vil aux yeux du Médecin. N'arrivoit-il pas de-là des négligences punissables? on s'intéresse bien foiblement à ceux qu'on méprise! ces motifs de la loi me paroissent d'autant plus vraisemblables, que loin d'avoir puni, elle n'a pas même présumé les fautes des Médecins, dans les secours donnés aux personnes libres. D'ailleurs, en un temps où chacun pouvoit s'immiscer dans l'exercice de l'art de guérir, n'étoit-il pas raisonnable qu'on pût demander compte à l'ignorance, des hommes qu'elle immoloit à la cupidité *(h)*.

Les Wisigoths & les autres peuples qui se saisirent des débris de l'Empire romain, eurent aussi leur Code pénal pour les Médecins; mais c'étoient des barbares, livrés par leur ignorance dans les Arts, à des esclaves transfuges, toujours suspects de fraude, qui venoient exercer la Médecine parmi eux. La loi de ce peuple étoit même plus sévère que celle des Romains, si l'on peut appeler sévérité l'inconséquente cruauté qu'elle renferme: tandis qu'elle borne à cinq sous la récompense d'une cataracte extraite ou abattue *(i)*, elle

---

(g) Imperitia quoque culpæ adnumeratur: veluti si Medicus servum tuum occiderit, quia malè eum secuerit, aut perperam ei medicamentum dederit. Instit. 8, ff. de leg. Aquil.

Il y avoit aussi des loix pénales contre la mauvaise administration des remèdes: *si ex eo medicamine quod ad salutem hominis, vel ad remedium datum erat, homo perierit, is qui dederit, si honestior fuerit, in insulam relegatur, humilior autem capite punitur.* Jul. Paul. lib. V, tit. XXIII.

(h) On croit reconnoître ces motifs dans la loi suivante: *Sicuti Medico imputari eventus mortalitatis non debet, ita quod per imperitiam commisit, imputari ei debet: prætextu humanæ fragilitatis, delictum decipientis in periculo homines, innoxium esse non debet.* Digest. lib. I, tit. XVIII, leg. 6.

(i) Si quis Medicus hypocisma de oculis abstulerit, & ad pristinam sanitatem perduxerit, v solidos pro suo beneficio consequatur. Leg. Wisigoth. lib. XI, sect. 5. Si la récompense du Médecin étoit mesquine, l'apprentissage n'en étoit pas cher; il ne coûtoit que douze sous: *si quis Medicus famulum in doctrinâ susceperit, pro beneficio suo duodecim solidos consequatur.* Ibid. sect. 7.

condamne à cent sous d'amende, pour une saignée suivie de lésion des mouvemens; & si la mort s'ensuit, elle livre le Médecin aux parens du mort, pour en disposer à leur gré *(k)*.

Chez ces Peuples, les Médecins étoient moins exposés dans le traitement des maladies qui n'exigeoient que des remèdes ou des pansemens: ce qui pouvoit leur arriver de plus fâcheux dans les évènemens funestes, étoit de se voir privés de la récompense, qu'ils avoient été les maîtres de stipuler *(l)*.

Disons ici, puisque l'occasion s'en présente, que la barbarie, animée par le désespoir d'avoir perdu les têtes les plus chères, a quelquefois donné la mort à des Médecins qui n'avoient commis d'autre crime que celui de n'avoir pu les conserver. On prétend que l'empereur Maximien fit mourir ses Médecins, parce qu'ils n'avoient pu calmer les douleurs de ses plaies; qu'un roi de Perse fit écorcher vif un Médecin qui avoit promis de guérir son fils, qui mourut. Gabriel Zerbi n'ayant

---

(k) *Si quis Medicus dum flebotomiam exercet, ingenuum debilitaverit c solidos coactus exsolvat. Si verò mortuus fuerit, continuò propinquis tradendus est, ut quod de eo facere voluerint, habeant potestatem. Si verò servum debilitaverit aut occiderit, hujusmodi servum restituat.* Ibid. sect. 6.

Voilà du tragique, voici du comique. La jalousie wisigothe, qui a si bien prospéré, dit-on, chez les vieux Castillans, descendans de ce peuple, défendoit aux Médecins de saigner une femme libre, sans être assistés de ses parens ou des voisins, PARCE QU'IL N'EST PAS IMPOSSIBLE, dit la loi, QUE L'OCCASION FAVORISE LES ENTREPRISES AMOUREUSES: *Nullus Medicus sine præsentiâ patris, matris, fratris, filii aut avunculi, vel cujuscumque propinqui, mulierem ingenuam flebotomare præsumat: exceptò si necessitas emerserit ægritudinis, ubi etiam contingat supra dictas personas minimè adesse, tunc aut coram vicinis honestis, aut coram servis aut ancillis idoneis, secundùm qualitatem ægritudinis, quæ novi pendat. Quòd si aliter præsumpserit, X solidos propinquis aut marito coactus exsolvat:* QUIA DIFFICILLIMUM NON EST, UT SUB TALI OCCASIONE LUDIBRIUM INTERDUM ADHÆRESCAT. Ibid. sect. 1. Au XI.e siècle cette loi fut renouvelée par un Concile. *Voyez* ci-devant, page 85.

(l) Si quis Medicum ad placitum pro infirmo visitando, aut vulnere curando poposcerit: ut viderit vulnus Medicus, aut dolores agnoverit, statim sub certo placito, cautione emissâ, infirmum suscipiat.

Si quis Medicus infirmum ad placitum susceperit, cautionis emisso vinculo, infirmum restituat sanitati. Certè si periculum contigerit mortis, mercedem placiti penitus non requirat; nec ulla inde utrique parti calumnia moveatur. Ibid. sect. 3 & 4.

pu guérir un Bacha turc, fut poignardé par ses gens, & Avicenne raconte qu'il garda long-temps la prison pour la même cause. On pourroit rassembler une infinité d'horreurs pareilles, dont les siècles les plus voisins du nôtre ne sont pas exempts. Mais que nous apprendroient-elles? que l'homme puissant fut toujours injuste, & l'homme foible, toujours malheureux.

Reprenons le fil de l'histoire. Le quatrième siècle vit naître Oribase. Il étoit de Pergame, selon le témoignage d'Eunapius, son émule & son ami, & non de Sardes, comme l'ont écrit quelques Biographes, où seulement il étudia avec Magnus & Ionicus *(m)*, sous Zénon de Chypre, alors établi à Sardes, quoiqu'on le voie dans la suite professer la Médecine à Alexandrie. Ce Zénon, qu'on croit chrétien, fut exilé pour des motifs de religion, & rappelé à la sollicitation des habitans d'Alexandrie, par l'Empereur Julien, qui se félicite, dans une de ses lettres, *d'avoir rendu Zénon à Alexandrie, & Alexandrie à Zénon (n)*.

ORIBASE.
MAGNUS.
IONICUS.
ZENON.

Les qualités personnelles d'Oribase & son habileté dans la Médecine, lui attirèrent de bonne heure une grande considération dans la Métropole de l'empire d'Orient, & l'on prétend qu'il s'en servit pour aider Julien à monter sur le Trône : on ajoute que par reconnoissance, ce Prince le fit son Médecin, & lui confia la Questure de Constantinople. Observons ici qu'Eunapius, de qui nous tenons ces anecdotes de la vie d'Oribase, ne lui donne point le titre de premier Médecin de Julien, quoique, selon toute apparence, il fût le plus considéré des Médecins de la Cour de cet Empereur, ni par conséquent le titre d'*Archiatre*, dont il a été qualifié depuis, par des Historiens plus occupés des convenances que des monumens historiques *(o)*. On croit, sur des fondemens assez

---

(m) Bernier bouleversant tout, selon sa coutume, fait d'Ionicus, on ne sait sur quel fondement, un savant Médecin, tout-à-la-fois Chirurgien, Pharmacien, Astrologue, Poëte, & qui pis est, disciple de son condisciple Oribase. *Essais de Médecine*, p. 115.

(n) C'est la quarante-septième.

(o) Cette particularité rapprochée de la loi de Julien *sur les Archiatres*, rapportée *page 722*, peut inspirer des doutes sur la légalité du titre d'Archiatre. En effet, si ce titre eût été légal, honorable, usité, Julien l'au-

solides, qu'Oribase accompagna Julien dans les Gaules, qu'il le suivit dans son expédition contre les Perses, & que ce fut lui qui pansa la blessure faite par un dard à la région du foie, dont ce Prince mourut le 26 juin de l'an 363.

Après la mort de Julien, la fortune d'Oribase changea de face; il fut dépouillé de ses biens, de ses dignités, & relégué parmi des peuples barbares, où l'on espéroit sans doute qu'il trouveroit la mort. Mais Oribase trompa l'espoir de ses ennemis; il avoit emporté avec lui la meilleure partie de ses richesses, une ample provision de connoissances; il en fit usage, & parvint, tant par son courage que par les prodiges de son art, à inspirer le respect & l'admiration à ces hommes féroces, même *à se faire adorer comme un Dieu.* Enfin il fut rappelé à Constantinople, où il jouissoit de la plus grande réputation dans le temps où Eunapius écrivoit ses *vies des Philosophes (p),* c'est-à-dire, vers l'an 400, & par conséquent sous le règne d'Arcadius, Empereur d'Orient.

Malgré les malheurs, les voyages & les occupations qui partagèrent la vie d'Oribase, il trouva le temps de composer beaucoup d'Ouvrages. Quelques-uns sont perdus, & parmi ceux qui nous restent, les plus considérables sont, une *Collection médicinale (q),* en LXX Livres *(r),* & un abrégé de celle-ci sous le tire de *Synopsis,* en IX Livres. Quant aux IV Livres des *Euporistes,* on n'est pas bien certain qu'ils soient de lui. Le *Synopsis* nous est parvenu tout entier; mais les *Collections,* ouvrage beaucoup plus précieux, soit par l'étendue, soit par le développement des préceptes qu'il renferme, n'ont pas eu le même sort. On n'a connu pendant long-temps que les XV premiers Livres, avec le XXIV & le XXV, & ce n'est

---

roit-il refusé à Oribase, lui qui devoit en partie à ce même Oribase son élévation, lui qui confirme les honneurs & les privilèges accordés aux Médecins par ses prédécesseurs!.... &c.

(p) Vitæ Philosoph. & Sophist. in Chrysanthio.

(q) Oribasii medicinalium Collectorum, ad imperatorem Julianum, Cæsarem Augustum. Edit. Henrici Stephani, *inter Artis medicæ principes.*

(r) Suidas donne LXXII livres à cette collection, contre le texte même d'Oribase, *in præmio synopseos.*

qu'en 1754, que le favant Cocchi en retrouva deux dans la *Collection de Nicète*, qu'il croit être le XLVI & le XLVII. Selon la conjecture de cet habile critique, le Traité *des bandages*, attribué à Galien, appartient aussi à la Collection d'Oribase, dont il forme le XLIV; de même que les deux Livres *des Lacs & des Machines*, traduits par Vidus Vidius, qui en font le XLIII & le XLV. D'après ce calcul, nous possédons un peu plus du tiers des *Collections* d'Oribase, & c'en est assez pour les apprécier.

S'il étoit question de juger Oribase en qualité d'Écrivain, le jugement ne seroit pas embarrassant, nous lui rendrions justice en le plaçant parmi les plus utiles & les plus distingués; mais il faut lui assigner un rang comme Inventeur, & à cet égard, l'embarras est extrême. Il est certain qu'Oribase a compilé les deux Ouvrages qui nous restent, le premier par l'ordre exprès de Julien, & le second pour l'usage particulier de son fils Eustathius. Mais n'a-t-il fait que compiler? n'a-t-il rien pris dans son propre fonds? La perte de beaucoup de monumens antérieurs au IVe siècle, laisse peu d'espoir de résoudre ce problème d'une manière satisfaisante. Deux grands Critiques l'ont néanmoins tenté; mais leurs jugemens sont si opposés, qu'au besoin ils fourniroient la preuve de la difficulté de l'entreprise. Leclerc ne voit qu'un Copiste dans Oribase, tandis que Freind croit trouver dans ses Écrits *quelques choses nouvelles & particulières, qui peuvent être d'un grand avantage par rapport à l'art même de la Médecine*.

Il est clair que Freind conclud ici du mérite de la compilation au mérite du Compilateur: or, le mérite de l'Ouvrage est très-réel; on y trouve beaucoup de choses agréables ou utiles, qu'on ne découvre point dans les Ouvrages plus anciens. Il en est bien autrement quand on vient à considérer Oribase comme Médecin ou Chirurgien, comme Artiste perfectionnant son art, en un mot, comme Inventeur. Ce Médecin ne paroît pas avoir inventé, on peut même dire que la nature de son Ouvrage lui interdisoit les idées originales: car Julien ne lui demandoit pas un Ouvrage de sa façon, mais un résumé général de ce qu'on avoit écrit de mieux fur la Médecine. Et qu'on ne croie pas que l'ordre donné par l'Empereur ne fût qu'une fantaifie, auffitôt détruite qu'enfantée, ou comme on l'a vu depuis, une condefcendance de Miniftre, arrachée par la baffeffe & l'importunité ! ce Prince éclairé, dont un faint zèle a trop atténué les grandes qualités & les vertus, eut la conftance d'entendre la lecture d'un *abrégé de Galien*, qui précéda *les Collections*, & ce fut d'après la lecture de cet effai, qu'il parut defirer qu'Oribafe étendît fon travail à tous les Écrivains de quelque confidération en Médecine *(f)*.

Oribafe n'eft donc qu'un Compilateur dans la rigueur du terme, à qui même il arrive fouvent de ne pas changer un feul mot dans les fragmens qu'il raffemble, inattention qui le transforme en vrai Copifte, & de laquelle il réfulte très-fouvent que lorfque l'Auteur qu'il copie parle à la première perfonne, Oribafe eft cenfé parler & agir lui-même. C'eft ainfi que dans le Livre *des Fractures (t)*, & dans celui *des Luxations (u)*, en ne confidérant que l'expreffion, on croiroit qu'il fut chargé de panfer les Gladiateurs de Pergame, au lieu de Galien, & qu'il éprouva la luxation de la clavicule, arrivée réellement à fon Compatriote, qui en fait l'hiftoire dans fes Écrits.

Une autre circonftance qui concourt à donner à Oribafe un certain air d'originalité, c'eft qu'indiquant quelquefois les fources, il donne à penfer qu'il le fait toujours, & néanmoins il eft tellement inexact à cet égard, que fur plus de vingt chapitres, dont il nous eft quelquefois arrivé de connoître les vrais Auteurs, il n'en attribue pas un feul à qui que ce foit, & femble par-là fe les approprier. Que réfulte-t-il de ces obfervations ? Qu'il eft aujourd'hui très-difficile de décider, fi Oribafe peut réclamer quelque chofe comme Inventeur,

---

(f) Oribaf. *in præmio Collect. medicinal.*
(t) Collectio Nicetæ, *pag. 78.*
(u) Ibidem, *pag. 135,* & apud Oribaf. *collect. medicin. lib. VIII, cap. XI.*

ou s'il n'a rien mis qui lui appartienne dans ses diverses compilations.

En accordant à Oribase le mérite d'un bon Compilateur, s'ensuivra-t-il qu'il ait fait un emploi utile de ses talens, qu'il ait rendu des services réels à l'art qu'il professoit ? On peut élever le même doute sur Aëtius, sur les Compilateurs en général, & demander s'ils ont servi les Sciences ou s'ils leur ont nui ?

Ce n'est pas un préjugé favorable aux Compilateurs que l'époque à laquelle s'introduisit la coutume de compiler ; elle ne remonte pas aux siècles heureux qui virent fleurir les Arts & les Sciences parmi les Grecs & les Romains, elle fut un des premiers fruits de l'ignorance & de la barbarie, qui suivirent la décadence de l'Empire Romain. On n'estimoit pas assez les Sciences alors pour sacrifier beaucoup de temps à les acquérir. Les Écrivains connoissant le goût de leur siècle, s'occupèrent à faire des abrégés des meilleurs Livres, & par ménagement pour la paresse des Lecteurs, ils leur présentèrent des assertions dégagées de l'ennui des preuves, des préceptes détachés des raisons qui les étayoient, en un mot, ils firent avec les compilations ce qu'on a fait depuis avec les Dictionnaires. On connoît les effets des unes, que doit-on attendre des autres ?

Parmi les Compilateurs Médecins, les uns, tels qu'Oribase, & presque de nos jours, Lacuna, ont réduit un Auteur en *épitome*, en gardant les propres termes & les expressions de l'Auteur original, uniquement occupés d'en concentrer le sens, avec les moindres changemens possibles.

Quelques autres, ainsi qu'Aëtius, se contentèrent de faire des *centons*, ou pour me servir d'une expression de Baillet *(x)*, des *rapsodies* de plusieurs Auteurs, dont ils empruntèrent les morceaux qui convenoient à leur dessein.

Il en est enfin qui ont fait un choix judicieux des meilleures choses, dont ils ont enrichi leurs propres découvertes :

_____

(x) Voyez *sur cette question*, jugemens des Savans, *tome I, page* 240.

tels ont été Celse, à quelques égards, Aurelianus & Paul d'Égine.

Mais ces compilations, ces abrégés, quoique bons en eux-mêmes, n'ont-ils pas fait un mal irréparable aux Sciences & aux Arts ? n'ont-ils pas entraîné la perte des originaux ? Avant l'invention de l'Imprimerie, les gens d'une fortune médiocre ne pouvoient avoir que peu de Livres, à cause de leur cherté ; ils devoient donc préférer ceux qui étoient censés réunir tout ce qu'avoient d'utile un très-grand nombre d'autres. Dès-lors les Ouvrages originaux furent moins transcrits, moins multipliés & par conséquent plus en danger de se perdre ; les petits volumes sur-tout, les traités particuliers, les dissertations isolées, ou, pour conserver l'ancienne dénomination, les *monobibles* dûrent tomber dans un entier oubli : parce qu'étant extraits dans les gros Livres, on ne se soucioit plus de les conserver ni par conséquent de les transmettre à la postérité. Les petits livres sont néanmoins ceux qui contiennent le plus de vérités neuves en tout genre. Les Auteurs originaux, ceux qui déterrent quelques pierres qui manquoient au vaste édifice des Sciences, qu'on nous passe l'expression, ne composent point de gros livres : les découvertes sont des fleurs, il est vrai, mais elles ne naissent pas sous nos pieds, comme celles qui émaillent les prairies, & les hommes à qui le hasard & de longs travaux en offrent quelques-unes, ne sont pas ceux qui en composent des guirlandes & des faisceaux. On pourroit presque toujours, sans crainte de se tromper, évaluer au juste les inventions & les découvertes d'un Écrivain quelconque, en Chirurgie comme dans les autres Sciences, en les supposant précisément en raison inverse du nombre & de la grosseur des livres qu'il a produits.

D'après ces considérations & beaucoup d'autres qu'il seroit trop long de rapporter, les plus savans Critiques ont regardé les Compilateurs comme complices de la fureur des barbares, comme ayant autant concouru à la perte des livres originaux, que les torches dont marchoient armés les disciples de Mahomet. Si on les en croit, Tribonien, Dorotée, Théophile, qui travaillèrent au Digeste par l'ordre de Juſtinien, causèrent la perte totale de plus de deux mille volumes des meilleurs Juriſconſultes de l'antiquité. L'hiſtoire ſacrée & profane, la politique, la morale ont fait les mêmes pertes, & par la même cauſe. Que d'Auteurs originaux ſur la vie champêtre & les exercices de la campagne n'a point dévoués à l'oubli d'abord, & bientôt après à une perte abſolue, la Collection faite par l'ordre de Conſtantin Porphyrogenète, ſous le titre de *Géoponiques!* N'eſt-ce pas la collection vétérinaire, connue ſous le nom d'*Hippiatriques*, qui nous a privés de ce grand nombre d'Ouvrages mis au jour par les célèbres Hippiatres, dont on a tranſcrit ailleurs la sèche nomenclature *(y)*! Enfin quel tort n'ont point fait à la Médecine humaine les Ouvrages de Celſe, d'Oribaſe, d'Aëtius, de Paul même & des autres Compilateurs, s'ils ont cauſé la perte des Écrits originaux de Gorgias, de Soſtrate, des deux Heron, des deux Apollonius, d'Ammon, de Tryphon, d'Evelpiſte, de Megès, d'Archigène, d'Hérodote, d'Antylus, de Léonide, de Philumène, d'Héliodore, de Philagrius, & d'une infinité d'autres, dont il ne reſte que les titres, ou tout au plus quelques fragmens?

Malgré la ſolidité des raiſons ſur leſquelles eſt appuyé le reproche fait aux Compilateurs, d'avoir favoriſé la pareſſe, ruiné le goût & perdu les Sciences, il s'eſt trouvé des Critiques qui ont entrepris de les diſculper, & ils y auroient réuſſi, s'ils avoient pu prouver que les copies n'ont pas contribué à la perte des originaux. En ſuppoſant en effet cette perte indépendante de leurs compilations, nous leur devrions le ſervice important d'avoir ſauvé l'*ame* & l'*eſprit*, ſi l'on peut s'exprimer ainſi, des Auteurs qu'ils abrégeoient, & des membres entiers de ceux qu'ils compiloient : car il vaut mieux poſſéder les reſtes de ces Auteurs, tout mutilés qu'ils ſont, que d'en être privés entièrement. On pourroit dire encore, pour juſtifier de plus en plus les Compilateurs, que

---

(y) Voyez ci-devant, *page 35.*

l'exiſtence de leurs Ouvrages eſt une preuve parlante de l'eſtime qu'ils ſurent leur concilier. Peut-on leur faire un crime d'avoir fait oublier, en les ſurpaſſant, ceux qui vécurent avant eux!

Un mérite qu'on ne peut conteſter à Oribaſe, c'eſt qu'en copiant Galien pour le fond des choſes, il a quelquefois mis dans les matières un ordre très-méthodique, très-clair, très-favorable à l'inſtruction, & dans le ſtyle, une conciſion qu'on chercheroit en vain dans l'Auteur original. Par la réunion de ces qualités, la méthode & la conciſion, il a tiré des Écrits de Galien ſur les fractures & les luxations, deux Livres dogmatiques, qu'on peut regarder comme le précis bien fait de tout ce qu'on a ſu juſqu'à lui ſur les maladies des os; Traités auſſi peu connus que l'Ouvrage de Cocchi *(z)*, le ſeul où ils ſe trouvent, & qu'on devroit faire connoître davantage, ſoit en les réimprimant, ſoit en les traduiſant *(a)*.

Nous voyons, par l'exemple de Galien *(b)*, que les Directeurs des Paleſtres, les *Pédotribes* remettoient les luxations. A Rome, c'étoit un uſage, à Conſtantinople, ce fut une ſorte de droit, d'autant mieux acquis, ſelon Oribaſe, que ces *Académiſtes* étoient très-verſés dans l'art de rhabiller les os. Il paroît cependant que les *Pédotribes* ne ſe mêloient pas de réduire les luxations qui demandoient l'appareil des lacs & des machines *(c)*, appareil dont l'uſage ſi fréquent alors, ſe ſoutient encore par-tout où la nouvelle Chirurgie n'a point pénétré.

(z) *Collectio Nicetæ*....

(a) Sur notre invitation, M. Alouel, Membre du Collége royal de Chirurgie de Paris, Docteur en Médecine, &c, en prépare une traduction, qu'il ſe propoſe de publier.

(b) Voyez ci-devant, page 676.

(c) Voici le paſſage d'Oribaſe, qui le confirme: il eſt curieux à bien des égards. *De parte verò Medicinæ quæ manu medetur, quòd ea in itineribus tractari difficiliter poſſit, mentionem nullam faciam. Ad eam enim plerunque opus eſt machinis, atque inſtrumentis quæ neutiquam facilè ſuppetunt, quemadmodum in fracturis perſæpe & articulorum luxationibus contingit. Ex quibus quæ ſolùm manu curari queunt, ab iis qui pueros corporis exercitationem docent, quique athletarum curam gerunt, optimè reſtituuntur. Hæc igitur, & alia omnia quæ manuum operâ curantur, melius ab exercitoribus obeuntur.* Synopſ. ad Euſtat. in proemio.

Souvent

Souvent Oribafe a mieux traité les matières que les Auteurs qu'il copie, parce qu'il enchaîne & concentre des préceptes difperfés & diffus. C'eft ainfi qu'il renferme en peu de lignes tout ce qui concerne les nourrices, l'éducation des enfans & leurs maladies.

L'âge où les femmes font les meilleures nourritures, eft celui de vingt-cinq à trente-cinq ans. La bonne nourrice doit avoir la poitrine large, les mamelles grandes, les mamelons ni trop pointus ni renverfés. La nourrice d'un embonpoint médiocre eft préférable à celle qui pèche par l'un des deux excès contraires, & celle qui n'eft accouchée que depuis peu de temps, & d'un garçon, à celle dont le lait eft plus vieux, & qui eft accouchée d'une fille.

Après la bonne nourriture, il n'eft point de moyen plus capable d'augmenter le lait, que l'exercice des mains & des bras, tel que celui que prenoient les femmes Romaines en fabriquant des étoffes pour leurs maîtres ou pour leur famille, & en tournant la meule de moulins domeftiques, où elles broyoient les graines & les grains de leur confommation. Oribafe a mis aufli parmi les exercices convenables à la nourrice, celui de porter le nourriffon entre fes bras, dès qu'il a atteint l'âge de trois mois *(d)*.

Oribafe ne néglige pas les obfervations relatives à l'enfant. Il peut pécher par excès de nourriture ; ce qu'on reconnoît à fa grande tendance au fommeil, à fon inertie, à la tuméfaction du ventre, aux urines aqueufes, &c. Les convulfions qui accompagnent l'éruption des dents ne font pas oubliées ; on les prévient ou on les calme par des applications huileufes autour du cou & des mâchoires, même en verfant de l'huile dans les conduits auditifs ; mais Oribafe laiffe à Aëtius le mérite d'interdire aux enfans la mafticaton des corps durs, & cette obfervation-pratique, qu'il importeroit tant de vérifier, que le dévoiement, fi ordinaire aux enfans pendant la dentition, eft produit par la phlogofe de l'eftomac *(e)*.

(d) Synopf. *lib. V, cap. II.* | *(e) Tetr. I, fer. 4, cap. IX.* Seroit-ce

Quant à la durée de l'allaitement, qu'on a tant abrégée, il pense *que deux ans suffiroient (f)*. On se doute bien que pour conserver aussi long-temps la source du lait, Oribase, à l'exemple de ses prédécesseurs, interdit à la nourrice la compagnie de son mari. Cette défense, toute contraire qu'elle paroît être à l'ordre naturel, a été généralement adoptée des Médecins, & l'unanimité est si parfaite à cet égard, qu'il n'y manque peut-être que le suffrage de Martianus. Au XVI.e siècle, ce Médecin entreprit de prouver que le coït ne favorise pas moins la qualité que la quantité du lait, qu'il égaye la nourrice, & la maintient en santé; tandis que tous les effets contraires résultent de la privation des plaisirs amoureux *(g)*. Ajoutons que le célèbre Ramazzini paroît adopter l'opinion de Martianus, dans sa *Diatribe sur les maladies des artisans (h)*.

La longue durée de l'allaitement & les privations attachées par les Médecins à l'état de nourrice, ont dû dans tous les temps détourner les femmes d'accomplir les devoirs de mère, & l'éloquence de Favorin *(i)* seroit perdue aujourd'hui à Paris, comme elle le fut autrefois à Rome. Ce Philosophe étant allé voir un Sénateur dont la femme venoit d'accoucher, en prit occasion de discourir sur l'important objet de l'allaitement maternel; & son discours mérite d'être

---

dans la vue de modérer cette inflammation, qu'il prescrit *de pendre au cou de l'enfant un morceau de jaspe vert*, de manière qu'il repose sur la région de l'estomac. *Lib. X, cap. II.*

(f) Oribas. *ibid. cap. v.*

(g) Quæ si vera sunt, non rectè sentire videntur illi, qui coïtum nutricibus prohibent, lac inde vitiari existimantes; coïtu enim mediante motus concitatur in utero, a quo lactis generatio dependet, & ex coïtu alacritas inducitur mulieri, unde venulæ laxantur, ut dicebat Hippocrates (de *morb. mulier.* lib. I), *quæ ad lactis ubertatem, ac bonitatem plurimùm conferre indubitatum est; imò si veneri assuetas abstinentia tantopere lædit, quod viro orbatæ quotidie experiuntur, quæ variis morborum generibus fiunt subjectæ, nutrices a proprio viro penitùs segregare non est tutum.* Magnus Hippocrates Cous, notationibus explicatus.... *Ubi de naturâ pueri*, sect. 250.

(h) De *morbis artificum*, pag. mihi 553.

(i) Voyez ci-devant, page 451, note *(h)*.

rapporté. « Votre épouſe, lui dit-il, ſe propoſe ſans doute de nourrir elle-même ſon cher fils. Ah! s'écria la mère qui écoutoit, on va tuer cette pauvre enfant, ſi aux douloureux efforts de l'accouchement on joint ſans pitié les fatigues & les incommodités de la nutrition. Eh! de grâce, *Manlia*, reprit Favorin, ſouffrez que votre fille ſoit tout-à-fait mère de ſon enfant. Qu'eſt-ce donc que ce partage odieux & maudit par la Nature? Qu'eſt-ce que cette demi-maternité qui conſiſte à donner le jour à une innocente créature & à la rejeter auſſitôt loin de ſoi? Cet être informe, & que vous ne pouviez apercevoir lorſqu'il étoit enfermé dans votre ſein, qu'alors cependant vous avez nourri du plus pur de votre ſang, mères indolentes, quelle horrible inconſéquence de lui refuſer votre lait, maintenant qu'il eſt ſous vos yeux, qu'il participe à la vie, qu'il eſt homme, maintenant que ſes careſſes & ſes cris réclament la tendreſſe & les droits inviolables de la maternité!

Penſez-vous donc, *Manlia*, que ces globes ſéduiſans qui parent votre ſexe aient été arrondis par la main des grâces pour être l'ornement du ſein, & ne ſavez vous pas qu'ils y furent placés par la Nature pour être la reſſource des nouveaux-nés? Me préſervent les Dieux de vous appliquer ce que j'ajoute; mais enfin n'a-t-on pas vu des femmes déteſtables, que dis-je, des monſtres affreux, dans la crainte que l'abondance du lait ne nuisît à l'élégance de la gorge, s'efforcer de tarir & de deſſécher juſqu'à la dernière goutte cette ſource ſacrée, le premier aliment du genre humain, au riſque de périr en corrompant leur lait, pour s'en délivrer! Parlerai-je de l'exécrable rafinement de coquetterie qui fait recourir à certains remèdes pour procurer l'avortement, afin d'épargner à une jolie femme les incommodités de la groſſeſſe, le tourment de la délivrance, & ſur-tout les formes déſagréables que pourroit contracter, en s'affaiſſant, un flanc élevé pendant quelques mois.

Mais ſi c'eſt un attentat odieux & digne de toute l'exécration de la terre, de faire périr une créature innocente dans

» les premiers inſtans de la vie, de l'étouffer, pour ainſi dire,
» entre les mains de la Nature, qui l'ébauche & qui commence
» à la former; croyez-vous que c'en ſoit un bien moindre,
» lorſqu'elle a acquis ſa perfection, lorſque vous l'avez miſe
» au monde, lorſqu'elle eſt votre enfant, de lui refuſer avec
» dureté cette nourriture qui lui eſt deſtinée, nourriture qu'il
» connoît & à laquelle il eſt accoutumé depuis ſi long-temps?
» Eh! qu'importe, répondra-t-on, quelle eſpèce de lait il ſuce,
» pourvu qu'on lui en fourniſſe & qu'il le faſſe vivre? Que
» n'ajoute-tu donc auſſi, père dénaturé, que m'importe de quel
» ſang mon fils ſoit iſſu, & dans quel ſein il prenne la vie!
» Car enfin cette liqueur précieuſe que l'abondance des eſprits
» & la fermentation intérieure ont blanchie, n'eſt-elle pas dans
» les mamelles ce même ſang qui vient de former l'enfant dans
» les entrailles de la mère? N'eſt-ce pas ce ſang qui après
» avoir fini d'animer l'homme dans le ſein maternel, par une
» économie admirable de la Nature, au moment de la déli-
» vrance, remonte à la poitrine, s'y fixe pour étayer les foibles
» débuts d'une exiſtence fragile, pour fournir au nouveau-né
» un aliment doux & familier.
» Auſſi la Philoſophie a-t-elle bien judicieuſement obſervé
» que ſi la qualité du ſang influe ſur l'organiſation du corps &
» ſur la trempe de l'ame, la vertu du lait & ſes propriétés
» produiſent abſolument les mêmes effets, comme on le remarque
» non-ſeulement parmi les hommes, mais dans le règne pure-
» ment animal, & dans la claſſe même des végétaux. Faites
» téter une brebis par un chevreau, faites allaiter un agneau
» par une chèvre, la toiſon de l'une ſera plus forte & le poil
» de l'autre beaucoup plus fin. Voyez deux plantes, deux
» arbres ſortis du même germe, quelle différence dans la
» ſaveur & la qualité du fruit, ſi l'on en a mis dans le choix
» de la terre qui les nourrit & des eaux qui les abreuvent!
» Cet arbre qui, plein de vie & de gaieté, faiſoit l'ornement
» d'un côteau, ne le voit-on pas ſe deſſécher, & périr après
» le tranſport, faute d'une bonne nourriture!
» Quelle manie dès-lors & quel dommage, de livrer, pour

ainsi dire, au sein d'une vile mercenaire, & la noblesse «
d'ame de l'enfant qui vient de naître & la vigueur de son «
tempérament, au risque de voir l'une se corrompre, & «
l'autre s'énerver dans un lait ignoble & étranger, sur-tout «
si la nourrice que la mère se substitue, est esclave ou de «
race servile, si elle sort d'un peuple barbare, si elle est «
méchante, contrefaite, libertine, adonnée au vin ; car en «
pareille occasion on prend sans discernement la première «
femme qui peut mettre à prix ses soins & son lait. «

Souffrirons-nous donc, *Manlia*, que ce cher enfant qui «
vous appartient par les droits du sang, & que j'ose appeler «
mon fils, par la vive tendresse que j'ai conservée pour son «
père, mon illustre disciple, souffrirons-nous que ce cher «
enfant soit la victime d'un usage si pernicieux ? vous verrai-je «
le présenter à la mamelle d'une étrangère mal saine & cor- «
rompue, pour lui faire puiser dans son sang les vices du «
caractère & le germe des maladies ? Chastes Matrones, vous «
êtes désolées de voir des enfans qui dégénèrent : souffrez «
qu'on vous le dise, c'est votre faute ; il falloit avec votre «
lait, leur communiquer la pureté de vos mœurs & la force «
de votre constitution. «

C'est avec bien du sens & de la raison que Virgile non- «
seulement fait reprocher à Énée sa naissance, comme l'Auteur «
de l'Iliade l'avoit fait à l'égard d'Achille, mais parle encore «
du monstre qui l'a nourri, lorsqu'il dit : *Ouï, barbare, tu* «
suças le lait d'une tigresse d'Hyrcanie ; car il n'ignoroit pas «
que le caractère de la nourrice & la qualité du lait, déter- «
minent presque seuls les penchans & les goûts du nourrisson. «

Jeunes épouses, si tous ces dangers ne font sur vous «
qu'une légère impression, qu'au moins l'intérêt le plus cher «
de votre cœur vous réveille & vous touche. Faites bien «
attention que la mère qui abandonne son fruit, qui l'éloigne «
d'elle, qui le livre à l'étrangère, rompt par-là même ce «
lien si doux d'affection & d'amour, dont la Nature se sert «
pour attacher l'ame des enfans à celle des parens, ou du «
moins qu'elle l'affoiblit & qu'elle le relâche étrangement ; «

» car dès que vos yeux ne rencontreront plus ce fils que vous
» avez exilé, vous fentirez s'amortir peu-à-peu, & s'éteindre
» enfin ces flammes facrées de l'amour maternel, dont rien,
» dans le cœur des bonnes mères, ne peut arrêter l'impétuofité
» & l'énergie; vous n'entendrez plus ces murmures toujours
» renaiffans d'inquiétude & de tendreffe, & le fouvenir d'un
» enfant donné à la nourrice s'effacera prefque auffi vîte, que
» fi la mort l'avoit arraché d'entre vos bras.

» Mais la Nature ne tarde pas à venger fon outrage; l'enfant
» de fon côté ne connoît que le fein qui l'allaite : fentimens,
» affections, careffes, tout eft pour la nourrice; la véritable
» mère ne recueille que l'indifférence & l'oubli, comme on
» le remarque dans ces malheureufes victimes, qu'on expofe
» en public; en forte que toutes les impreffions du fang, tous
» les germes de l'amour filial ayant été étouffés dans fon cœur,
» dès les premiers inftans de la vie, fi par la fuite on le voit
» témoigner quelque attachement aux auteurs de fes jours, il
» n'eft point guidé par le cri de la Nature, c'eft une démonf-
» tration de pure civilité, elle dépend prefque uniquement
» de l'opinion qui lui affigne telles perfonnes pour fes
parens *(k)* ».

Oribafe décrit fous le nom de *firiafis (l)*, une maladie fort extraordinaire, propre aux enfans, qu'on a bien de la peine à reconnoître dans les defcriptions antérieures des maladies analogues, & qu'on ne retrouve après lui que dans Aëtius *(m)* & Paul d'Égine *(n)*, qui même l'ont copié, ou puifé dans la même fource. M. de Sauvages a pris chez le Médecin d'Amide la defcription qu'il en donne, & ne paroît pas s'être douté qu'il en exiftât de plus ancienne *(o)*. La *firiafe* eft une inflammation du cerveau, de fes membranes & des parties adjacentes, dans laquelle le finciput s'enfonce & forme un creux, les yeux fe retirent dans le fond des

---

(k) A. Gellii, noct. attic. l. XII, c. I.
(l) De loc. affect. curat. lib. IV, cap. I; ad Eunapium. fynopf. lib. V, cap. XIII.

(m) Tetr. I, fer. 4, cap. XIII.
(n) Lib. I, cap. XIII.
(o) Nofologia methodica.

orbites, la pâleur se répand sur le visage, & le corps se dessèche & maigrit. Si tous ces traits sont essentiels à la siriase, on doit présumer qu'elle est fort rare, puisque les Pathologistes les plus exacts, tels que Van-Swieten, ne la décrivent point, ou ne font tout au plus que copier les anciens Observateurs.

Il est une autre maladie aussi rare, aussi peu connue & non moins singulière que la siriase, dont on rapporte à Oribase la première description, c'est le *terebinthus, terminthus* ou *tereminthus*, si ce dernier mot n'est pas une faute de Copiste. Quoique pour l'ordinaire dans les recherches relatives à cette maladie, on ne remonte pas au-delà du Médecin de Julien, il est néanmoins certain qu'Hippocrate l'a connue, & que Dioscoride l'a décrite, assez mal à la vérité, mais en lui conservant un caractère qui lui est propre. Selon le Médecin de Cos, *les marisques* (hémorrohoïdes) *garantissent de beaucoup de maladies, & notamment des TERMINTHES.* Galien dans son Commentaire sur ce passage, définit les terminthes, certaines pustules noires, qui attaquent principalement les jambes, ainsi nommées de ce qu'elles ressemblent par la couleur, la figure & la grosseur aux fruits des terminthes ou pois-chiches *(p)*. Avant Galien, Dioscoride *(q)* en donnoit une autre idée ; chez celui-ci, le terminthe n'étoit pas une pustule, mais une excroissance de la peau, ronde, verte, tirant sur le noir, semblable au fruit du térébinthe *(r)*.

DIOSCORIDE.

(p) Marisscis laborantes, neque morbo laterali, neque pulmonario, neque phagedænâ, neque furunculis, neque terminthis, fortasse verò, neque lepris, fortasse neque aliis.... OCCUPANTUR. Galen. *in lib. VI*; Hipp. *de morb. vulg. comment. III.*

(q) Ce Dioscoride, surnommé *Phacas* ou *Lentinus*, étoit d'Alexandrie. On croit qu'il vivoit à la Cour de Cléopâtre, du temps de ses liaisons avec Antoine. Il ne nous reste de ses Ouvrages qu'un petit nombre de fragmens, indiqués par les Bibliographes & conservés par Aëtius.

(r) Matthioli décrit ainsi les fruits du térébinthe. *Fœminarum (terebinthi) alia fructum protinus rusum promit, magnitudine lentis, qui concoqui nequit : alia viridem, editum, rusum postmodum tingit, & cum uvâ maturescentem, nigrum novissimè facit, magnitudine fabæ, resinosum, sulphurosum.* Comment. *in lib. I. Dioscor.* pag. 108.

La singularité de cette maladie a fixé l'attention de Severini; ayons recours à ses recherches pour l'éclaircir.

D'abord ce Savant remarque qu'il n'est pas aisé de déterminer à quelle espèce de maladie, parmi celles que nous connoissons, peuvent se rapporter les terminthes, dont la connoissance & le nom même sont aussi oubliés que s'ils avoient disparu depuis long-temps de nos climats, comme l'a fait le dragoneau, dont le souvenir même n'existe plus (ſ). Cependant je puis assurer, dit Severini, non-seulement que cette maladie existe, mais même qu'elle n'est ni rare, ni différente aujourd'hui de ce qu'elle fut autrefois. On peut y distinguer deux temps, celui de la *non-ulcération*, qui n'a ni nom propre ni signe distinctif parmi les modernes, parce que loin d'être en état de reconnoître ce tubercule, ils en ignorent le caractère particulier; & le temps d'*ulcération*, dans lequel la peau ou l'écorce qui recouvroit le terminthe, s'use, se détruit, dévoile la pustule, & place le terminthe parmi les ulcères opiniâtres.

Il est étonnant que Fallopia, Vidus Vidius, Tagault, Fabricius & nos autres Écrivains célèbres n'aient point fait mention du terminthe; mais il l'est davantage que Manard & Ingrassias, qui s'en sont occupés, ne l'aient pas fait avec soin. Ce seroit perdre du temps que de consulter sur cette maladie les Arabes, les Arabistes & leurs Sectateurs; ils n'ont point saisi dans les descriptions faites par les Grecs, les traits fins & déliés qui en font le mérite. Nous recueillerons ce que les Anciens en ont dit, & nous prendrons ailleurs les connoissances que nous ne trouverons pas chez eux.

Notre première recherche, continue Severini, aura pour objet de fixer le genre incertain & douteux du terminthe.

(ſ) *Dracunculi, quorum penitus interiit memoria*...... Sever. *De reconditâ abscessuum naturâ*, pag. mihi 233. Aujourd'hui nous connoissons le dragoneau; mais le Lecteur équitable voudra bien considérer que les maladies d'outre-mer étoient très-peu connues en Europe, sur-tout en Italie, lorsque notre Auteur écrivoit ceci; c'est-à-dire dans les premières années du XVI.ᵉ siècle.

Oribase.

Oribase, Aëtius, Paul d'Égine l'ont envisagé comme un tubercule; Galien, comme une pustule; Dioscoride d'Alexandrie l'appelle ἡ ὑπερχεαν, c'est-à-dire excroissance, selon Rosario, Gunthier d'Andernach & Cornarius. Quoique le sentiment des Auteurs Grecs paroisse différent, il ne l'est pas en effet; car on voit que cette maladie est composée d'un tubercule qui la forme en grande partie, & d'une pustule qui surmonte le tubercule, formée par la suppuration, & mise en évidence par l'érosion & la rupture de la peau. Or, parmi ces Auteurs, les uns n'ont considéré que le tubercule, & les autres que la pustule; d'où il est arrivé qu'ils ont comparé les terminthes aux fruits du térébinthe, tandis que nous les faisons plus grands, & avec d'autant plus de raison, que selon Oribase, la pustule s'élève au-dessus du tubercule & le grossit.

En omettant ici les conjectures de Severini, sur le caractère de l'humeur qui forme le terminthe, nous croyons devoir observer avec Vallez *(t)*, que c'est le propre de cette maladie d'attaquer les pauvres, ceux qui se nourrissent de mauvais alimens, enfin, ceux qu'accablent la détresse & les travaux. Quant à son siége, la tendance qu'ont les humeurs à se porter sur les parties foibles, basses, exercées, fait qu'il occupe ordinairement les extrémités inférieures, où se trouvent réunies la plupart de ces conditions, lorsqu'elles n'y sont pas toutes.

Passons avec Severini de l'examen du genre de cet ulcère, à celui de sa nature. Il a toujours quelque chose de malin; il s'étend insensiblement, & presque sans qu'on s'en doute; il est rebelle aux remèdes & lent à guérir, ce qui l'a fait comparer à la dartre, & en effet, sans en avoir réellement la nature, il ne ressemble pas mal à l'esthiomène, la plus corrosive de toutes. Les terminthes sont plutôt des

---

(t) Lib. II, *epidem. sect.* 2, *text.* 6. Fallopia *(de morb. Gallic. cap.* V*)* pense qu'Avicenne a parlé du terminthe sous le nom d'*albotis* ou *alboton, sahasati, &c.* (*lib. IV, sen.* 7, *tract,* 3, *cap.* 1), genre de maladie qu'on a voulu confondre autrefois avec les pustules véroliques.

tubercules ou des tumeurs que des ulcères, quoique, à l'exemple de la plupart des tumeurs, ils fe convertiffent en ces derniers. Au commencement, on les reconnoîtra par leur reffemblance avec les baies de cèdre de Phénicie, dont la couleur, d'abord tirant fur le vert, paffe en avançant vers fa maturité, au noir verdâtre, ou violet foncé des baies de genièvre *(u)*. En examinant ainfi les térébinthes, dit Severini, vous leur trouverez la forme, la grandeur, la figure & la couleur que les Anciens leur attribuent. Pour ce qui concerne leur curation méthodique, ajoute-t-il, ordinairement je les extirpe avec l'inftrument tranchant, afin de les empêcher de s'étendre. Il importe d'obferver ici, que plus on les excife profondément, plus on emporte dans leur circuit des parties faines, plus le fuccès eft certain. Après l'opération, il s'écoule un fang brunâtre, femblable au fuc de mûres noires, & quelquefois à la lie de vin. Lorfque le malade ne veut pas fouffrir qu'on emporte beaucoup de chairs, & qu'on eft contraint de laiffer un peu de la caroncule, on a recours pour confommer la guérifon, aux plus forts *exficcatifs (x)*: mais alors on doit redoubler de foins dans la conduite de ces ulcères, opiniâtres par leur nature & trompeurs par leur marche. Ils fe jouent du Chirurgien confiant : au moment où de fauffes apparences de confolidation femblent fonder l'efpoir d'une guérifon prochaine, ils fe rouvrent, & déconcertent celui qu'ils ont abufé.

Il femble réfulter de cette difcuffion, que le terminthe exiftoit en Europe au commencement du XVII.ᵉ fiècle, & qu'il n'étoit pas rare en Italie. Il eft cependant bien certain que fon nom n'eft plus d'ufage parmi les Italiens. Sous quelle dénomination défignent-ils donc les tubercules que Severini

(u) Si nous avons bien faifi le fens de ces derniers mots, Severini n'eft pas d'accord avec Matthioli dans la defcription des fruits de l'oxycèdre. *Vid.* Matthiol. *in* Diofcorid. *pag. 121.*

(x) On peut voir dans *la Chirurgie à trois membres* de Severini (*Chir. trimembris*, pag. mihi 273), que fes *exficcatifs* font de vrais cathérétiques, fufceptibles par leur dofe de devenir cauftiques.

prenoit pour des terminthes, s'ils se montrent encore au-delà des Alpes ? Nous l'ignorons ; mais nous voyons que les Pathologistes modernes ne parlent plus de cette maladie que d'après les anciennes descriptions. Il est donc probable, que si ces derniers n'ont point vu le terminthe *(y)*, après avoir été prévenus de son existence, le célèbre Professeur de Naples n'avoit pas été plus heureux ; car ce qu'il a cru voir très-fréquemment, d'autres l'eussent au moins rencontré quelquefois. Croirons-nous donc que Severini s'est mépris ? Tout semble le prouver. Il est vrai qu'on doit mettre beaucoup de réserve dans les jugemens qu'on porte sur les grands hommes ; mais oublierons-nous que ce n'est point parce qu'ils ne se sont jamais trompés, qu'ils sont grands, mais parce qu'ils ne se sont trompés que rarement, & si j'ose le dire, d'une manière qui leur est propre, & qui fait presque desirer de se tromper comme eux.

Après l'espèce de certitude où nous sommes que Severini s'est mépris, & l'aveu fait par Sauvages qu'il n'a point vu le terminthe, oserons-nous hasarder nos propres conjectures, & mettre en question, si les terminthes ne seroient pas les *Pians* ! Un seul homme les a décrits d'après nature, & cet homme étoit d'Alexandrie. Le pian est endémique sur les côtes d'Afrique, & l'on ignore à quelle profondeur il s'avance dans les terres. N'a-t-il pas pénétré quelquefois dans la *Barbarie*, où les Égyptiens ont souvent porté la guerre, fait des prisonniers, acheté des esclaves ? le hasard n'auroit-il pas offert quelque *Pianiste* à Dioscoride, & refusé cet avantage à ceux de ses Compatriotes dont les Écrits nous sont restés ? Cette conjecture expliqueroit, pourquoi tous les Écrivains ont copié Dioscoride en parlant du terminthe, pourquoi la plupart n'en disent rien, pourquoi enfin ceux qui font du terminthe une maladie d'Europe, ont à peine donné quelque vraisemblance à leur opinion. Si nous étions

---

(y) De termintho, quem non vidi, aut non cognovi, nihil habeo quod dicam ; suspicor ejusdem esse generis cum epinyctide, aut esse furunculum diffusum. Sauvages, *Nosolog. Meth.* tom. I, pag. 134, in-4.°

jaloux de procurer des partifans à la nôtre, nous remarquerions que fi le terminthe eft ainfi nommé du nom d'un fruit, d'abord rouge & enfuite violet, felon Diofcoride & Matthioli, le pian tire aufli fon nom d'un fruit qui paffe de même du rouge au violet, je veux dire, de la framboife, appelée *yaw*, comme le pian dans la Guinée, où ce mal eft endémique; & nous ajouterions que de même, que certains Écrivains regardent aujourd'hui le pian comme une efpèce de vérole, de même à la naiffance de ce fléau, des Praticiens crurent reconnoître en lui les terminthes des Anciens. Nous dirions de plus, que cette dernière opinion, toute fauffe qu'elle eft, parut affez folide, ou pour le moins affez fpécieufe, au judicieux Fallopia, pour mériter une réfutation *(z)*.

Le feptième Livre du *Synopfis* d'Oribafe, qui traite des ulcères, eft un précis bien fait de ce qu'on avoit écrit avant lui fur ce fujet. Le traitement des plaies des parties nerveufes & tendineufes, pris entièrement de Galien, fe retrouve ici *(a)* débarraffé des chofes étrangères qui mettent tant de confufion dans l'Auteur original. On peut lire ce qu'il dit du panaris *(b)*; mais il eft utile de favoir qu'il confeille de panfer avec un mélange de cérat & d'*opium* les parties tourmentées par des démangeaifons violentes, de même que les puftules de la tête, appelées *pfydracia (c)*, lefquelles ne différent des phlyctaines, felon Galien, que par la moindre chaleur & la moindre acrimonie de l'humeur qui les produit *(d)*. On trouve au XIII.ᵉ Chapitre, plus formellement qu'ailleurs, le précepte d'humecter perpétuellement le cancer & fes environs avec le fuc de morelle, & de panfer avec un cataplafme de mie de pain & de *folanum*, les inflammations qui s'emparent du *coccyx* & du *facrum*, dans les maladies longues, où les malades font contraints par la nature des accidens ou par la foibleffe, d'être conftamment affis ou couchés fur le

---

(z) De morb. gallic. Ibid.
(a) Cap. XXI.
(b) Cap. XVIII.

(c) Cap. VIII.
(d) De compof. med. fec. loc. lib. I, cap. IX.

dos *(e)*. On voit enfin chez lui les hémorrhoïdes cautérisées, desséchées & séparées de la marge de l'anus par leur chute, dans l'espace de demi-heure, en les oignant avec une espèce de liniment, fait d'une once de sandarach & d'autant d'orpiment & d'alun de plume, dissous dans suffisante quantité de lessive *(f)*. Quoique nous soyons persuadés que cette méthode vigoureuse a ses dangers, cependant nous croyons devoir remarquer que le sandarach & l'orpiment des Grecs, qui étoient natifs, n'approchoient pas de la violence des nôtres, qui sont factices, & qu'en outre la lessive entrant avec ces substances dans une sorte de combinaison, pourroit en modérer l'activité.

Bornerons-nous ici l'extrait d'Oribase, ou parlerons-nous de cette étrange maladie qu'il appelle *lycanthropie* (Λυκανθρωπία), espèce de mélancolie ou de folie approchante de la rage ? Quel rapport peut-elle avoir avec l'objet de cette histoire ? Quoiqu'il n'en existe aucun de bien direct, néanmoins comme on lit la description de cette maladie dans un ouvrage de la nature du nôtre *(g)*, & que le célèbre Freind nous paroît manquer d'exactitude dans son récit, nous nous permettrons d'en dire assez, pour satisfaire la curiosité de nos Lecteurs.

« Les personnes atteintes de cette maladie *(h)*, sortent de
« leurs maisons pendant la nuit, & semblables aux loups, ils
« rodent autour des sépulcres, jusqu'au point du jour *(i)*. On
« peut les reconnoître aux signes suivans : ils ont le visage
« pâle, les yeux abattus, creux, secs, sans la moindre humi-
« dité de larmes ; la langue extrêmement brûlée & sèche ;
« point de salive dans la bouche ; une altération continuelle ;
« les jambes pleines d'ulcères & de plaies incurables, qu'ils
« se font en tombant & se heurtant contre tout ce qu'ils ren-

---

(e) Synops. *lib. VII, cap.* XLIV.

(f) Ibid. *Lib. IX, cap.* XVIII.

(g) Histoire de l'Anatomie & de la Chirurgie, *tome I, page 102.*

(h) Oribas. synops. *lib. VIII, cap.* X.

(i) Actuarius ajoute, qu'ils s'en retournent alors à la maison, & reprennent leur bon sens. *Meth. med. lib. I, cap.* XVI.

contrent *(k)* ». M. Freind, après avoir rapporté cette description d'après Oribafe, remarque que ce n'eſt point chez cet Auteur qu'Aëtius l'a priſe, mais dans les Écrits de Marcellus *Fidetes (l)*, qu'il fait vivre ſous Adrien & ſous Antonin; & cependant ce grand Critique ne laiſſe pas de ſe ſervir de cette même deſcription pour prouver qu'Oribafe étoit un judicieux Obſervateur, & à certains égards original. Cette manière de raiſonner eſt inconcevable de la part d'un auſſi grand homme, & l'aſſertion elle-même ne l'eſt pas moins, quand on conſidère qu'elle eſt avancée par un des plus ſavans Critiques de ſon ſiècle. Freind auroit-il oublié que cette même maladie eſt décrite dans un fragment qui traite de la mélancolie, inféré dans preſque toutes les éditions de Galien, & que les variantes des manuſcrits font attribuer à Rufus, à Galien, à Marcellus & à Poſidonius *(m)*! Or, la plupart de ces Écrivains, & peut-être tous, ſont de beaucoup plus anciens qu'Oribafe. Il ne falloit donc pas dire, comme il l'a fait, que cette deſcription eſt une des choſes neuves qu'on lit dans Oribafe, ou convenir que le deſir qu'il témoigne de faire de ce Compilateur un Auteur en partie original, pour réformer en cela le jugement de Leclerc, l'a jeté dans une illuſion bien effrayante pour ceux qui, ſans avoir ſes lumières, marchent après lui dans la carrière de la critique.

Si la lycanthropie étoit de notre ſujet, nous parviendrions ſans peine à établir ſa grande ancienneté; nous prouverions qu'elle fut la ſource où l'on puiſa l'idée de ces métamorphoſes d'hommes en loups, dont ſe ſont mocqués Hérodote, Platon, Pauſanias, Ovide, Pomponius Mela, Aulugelle, &c; nous ferions aiſément des *Lycanthropes*, des Belle-

---

MARCELLUS. FIDETES.

(k) « Parmi les pierres & les épines » (Actuarius), & qui ſont ſouvent » auſſi cauſées par les morſures des » chiens, qui ne les épargnent pas. Aëtius, » *tetr. II, ſer. 2, cap. XI.*

(l) Hiſtoire de la Médecine, Ire partie, page 9.

(m) Edit. Charter. *tom.* X, *pag.* 496.

rophon *(n)* & des Mœris *(o)*; enfin peut-être parviendrions-nous à la trouver dans Cæl. Aurelianus *(p)*, dans Galien *(q)*, & fous le nom de Cynanthropié, dans les Écrivains de la plus haute antiquité. Mais hâtons-nous de reprendre la marche de l'hiftoire, & quittant le iv.ᵉ fiècle, travaillons à recueillir le peu qui nous eft refté du v.ᵉ

L'efpace incertain qui fépare Oribafe de Théodore Prifcien, n'offre que trois ou quatre noms de Médecins, auffi obfcurs que les formules qu'ils accompagnent. Titianus, Terentius, Eutychianus, qui, felon toute apparence, eft le même que l'Archiatre Eutychianus, cité par Marcel l'Empirique *(r)*, Sebaftus, Philophianus, ne fe montrent un inftant dans les Écrits de Théodore, que pour difparoître auffitôt, & fe replonger dans l'oubli. Porphyre eft cité par Théodore, à propos d'une formule pour le calcul. La chronologie ne répugne pas à ce que ce Porphyre foit le célèbre Philofophe de ce nom, qui profondément verfé dans toutes les Sciences, n'avoit négligé d'écrire prefque fur aucune. Son Traité, *touchant l'abftinence*, prouve qu'il connoiffoit la Médecine fpéculative; & dans la vie de Plotin, fon maître, il rapporte des chofes dont la Chirurgie peut profiter. Les goutteux apprendront dans ce Livre, par l'exemple du Sénateur Rogatien, à ne pas défefpérer de leur guérifon. Ce perfonnage, après avoir été long-temps perclus de tous fes membres, trouva dans un exercice modéré, & une vie fi frugale, qu'il ne mangeoit que de deux jours l'un, un rétabliffement auffi entier qu'inattendu. Porphyre raconte d'une manière inftructive la mort de Plotin. Ce Philofophe étoit dans l'ufage de

TITIANUS.
TERENTIUS.
EUTYCHIANUS.
SEBASTUS.
PHILOPHIANUS.
PORPHYRE.

(n)   *Qui mifer in campis etrabat folus aleis,*
       Ipfe fuum cor edens, hominum veftigia vitans.
                                  Apud. Galen. introduct. cap. XIII.

(o)   *Vidi ego fæpè lupum fieri, & fe condere filvis*
       Mærim. . . . .
                            Virgil. Eclog. VIII, verf. 97.

(p) Chron. lib. *III*, cap. *IX*.
(q) De med. facil. parabil. lib. *III*, n.° *233*.
(r) *Voyez* un autre Eutychianus, ci-devant *page 710*.

se faire frotter tous les jours dans sa maison. Ceux qui lui rendoient ce service étant morts de la peste, il cessa de se faire frotter, & cette interruption lui procura de très-grands maux de gorge, dont on ne s'apercevoit pas auparavant. En peu de temps, ce mal s'aigrit à un tel point, qu'il étoit toujours enroué, que sa vue se troubla, & qu'il lui survint des ulcères aux pieds & aux mains; assemblage d'accidens dont il mourut peu de temps après *(f)*. Cet exemple du danger qu'on court à rompre les habitudes qui favorisent quelqu'excrétion, se reproduit tous les jours, & personne n'en profite.

THEODORUS PRISCIANUS.

HORATIANUS.

La postérité n'a guère mieux accueilli Théodore que ce petit nombre d'hommes obscurs qu'il lui a transmis. Ses Ouvrages n'ayant pu donner de l'intérêt pour sa personne, on l'a tellement négligée, qu'il est indécis aujourd'hui, si l'Auteur des Ouvrages qu'on lui attribue s'appeloit *Theodorus Priscianus* ou *Octavius Horatianus*. Quant au temps où il vécut, l'incertitude n'est guère moindre; & si l'on s'accorde à le faire vivre sous Gratien & sous Valentinien II, vers la fin du IV.ᵉ siècle, c'est moins parce qu'on est certain du fait, que pour s'épargner la peine de le discuter. Il en est de même de la qualité d'Archiatre de Valentinien, que lui donnent quelques Biographes.

Des trois ou quatre Ouvrages qui lui sont attribués, le troisième intitulé, *Gynæcia*, ou *des maladies des femmes*, inséré par Spachius dans un Recueil de Traités sur la même matière, est celui de tous qui se rapproche le plus de notre objet; mais dans celui-là comme dans les trois autres, tout annonce la ruine des Beaux-Arts, à peu-près consommée à cette époque, même à Constantinople, où la présence des Empereurs la rendit un peu plus lente que dans l'ancienne Métropole de l'Univers. On trouve pourtant dans ce dernier Ouvrage de Priscien, l'exemple d'une hernie aussi compliquée que rare: l'utérus tombé dans l'aine, avoit entraîné la vessie, d'où l'urine s'échappoit avec douleur.

(f) Plotin, comme on sait, ne vivoit que de végétaux, & n'avoit alors que soixante-cinq ou soixante-six ans

Après avoir rendu compte de l'Ouvrage de Scribonius-Largus, ce feroit pécher par excès d'exactitude que de s'arrêter à ceux de Marcellus.

Selon la plupart des Biographes, Marcellus, furnommé l'*Empirique*, avec tant de fondement, étoit de Bordeaux & vivoit à Conftantinople à la fin du IVe fiècle, fous Théodore le Grand, dont il fut Archiatre ou Médecin. Son *Traité des médicamens empiriques, phyfiques & rationels*, n'eft qu'une copie informe des Livres de Scribonius, augmentée de tant de pratiques fuperftitieufes & d'inepties, qu'il n'eft plus poffible de le lire fans le plus mortel dégoût. On prétend néanmoins que nous lui devons la diftinction de la paralyfie, en paralyfie fans mouvement & paralyfie convulfive *(t)* ; mais à moins de forcer le texte, on n'y voit que la *contraction (conductio)*, mentionnée avant lui par Cæl. Aurelianus *(u)*. Sextus Apuleius, furnommé pareillement l'Empirique, ne paroît pas s'éloigner beaucoup de cette époque ; non plus qu'Artemius & Dianion, tous deux cités par Marcellus, pour quelques formules de médicamens externes.

MARCELLUS EMPIRICUS.

SEXTUS APULEIUS.
ARTEMIUS.
DIANION.

Nous ne quitterons pas le IVe fiècle fans dire un mot d'Arifton, non qu'il ait concouru au progrès de l'Art, mais parce qu'on le voit impliqué dans le martyre de Saint Romain. Il en fut un des inftrumens, & c'eft affurément une bien mauvaife recommandation aux yeux de la poftérité; mais auffi peut-on s'empêcher de rire de la mauvaife humeur & du dépit d'enfant que témoigne le Médecin Bernier *(x)*,

ARISTO.

(t) Lib. I, cap. XX.
(u) Morbor. chron. lib. II, cap. I.
(x)   Arifto quidam Medicus accitus venit.
         Proferri linguam præcipit, profert ftatim
         Martyr rectam, pandit ima & faucium.
         Ille & palatum tractat & digito exitum
         Percurrens, vulneris explorat locum;
         Linguam deinde longè ab ore protrahens
         Scalpellum in ufque guttur infertans agit.
                           In martyrio Sancti Romani.
Voyez Bernier, Effais de Médecine, *page 116.*

se voyant forcé de convenir qu'Ariston appartient véritablement à la Médecine! « Ariston, dit-il, est à la vérité
» qualifié de Médecin par le Poëte Prudence; mais ce n'étoit
» qu'un *Chirurgien*, ou pour mieux dire, un *bourreau*, puisqu'il
» se servit de son Art pour arracher la langue à Saint
» Romain. »

Quand Ariston, par un privilége exclusif, auroit été Chirurgien, & non pas *Médecin*, dans un temps où tout Chirurgien étoit Médecin, quoique tout Médecin ne fût pas Chirurgien, parce qu'il faut professer la Chirurgie pour être réputé tel, & qu'il y a eu dans tous les temps de simples Médecins spéculatifs; quand, dis-je, Ariston n'auroit été *que Chirurgien*, faudroit-il pour cela l'abandonner à l'opprobre, ou plutôt s'en couvrir soi-même, lorsqu'il est si facile de le laver de tout reproche aux yeux de l'homme sans préjugés?

On l'a dit cent fois, pour bien juger des actions des hommes qui nous ont précédés de plusieurs siècles, il faudroit en quelque sorte se faire leur contemporain, se pénétrer de leurs passions, de leurs opinions, de leurs préjugés. Les exécuteurs de la fatale proscription de Charles IX, ne furent-ils pas regardés par le parti Catholique, comme les Ministres de la vengeance céleste & les Libérateurs de la Patrie, quoiqu'ils n'inspirent aujourd'hui qu'un mépris mêlé d'horreur? Le zèle barbare du Baron des Adrets n'eut-il pas ses admirateurs? A-t-on osé flétrir de quelque nom odieux les excès si connus de la piété filiale chez certains Peuples, où des enfans, jusque-là pleins de respect & d'amour pour leurs pères, leur donnent la mort pour les garantir de l'esclavage ou des infirmités de la vieillesse? Mais ne sortons pas de l'antiquité. Il n'est presque point d'ancien peuple qui n'ait sacrifié des victimes humaines. Les Phéniciens, les Carthaginois, les Thraces, les Scithes, les Lacédémoniens, les Athéniens, les Gaulois, les Romains eux-mêmes, si l'on en croit Porphyre *(y)*, n'ont-ils pas commis de ces pieux

---

(y) De l'Abstinence, *liv. II*, n. 56.

forfaits ? Par-tout c'eſt aux pieds d'un Prêtre, d'un Citoyen diſtingué que tomboit la victime? Et cependant voit-on quelque part que des contemporains aient accuſé de barbarie ou de cruauté les exécuteurs de ces horribles aſſaſſinats ? nous même l'oſerions-nous ? en déplorant leur aveuglement, ne nous ſentons-nous pas diſpoſés à l'excuſer, par la vue de ſon objet, le culte des Dieux ?

C'eſt d'après ces exemples qu'on doit juger Ariſton, pour apprécier avec équité l'action qu'on lui reproche. Les Romains recevoient dans leur ville les Dieux étrangers; mais en conquérans, en les faiſant ſervir d'ornement à leurs triomphes. La Religion chrétienne voulut ſe fixer à Rome, ſans y être appelée; de-là, les obſtacles qu'elle eut à ſurmonter. Les Chrétiens furent perſécutés, moins pour leur croyance que pour le mépris qu'ils marquèrent quelquefois pour les Dieux à qui les Romains croyoient devoir l'Empire du monde. On ne ſe perſuadoit pas que des hommes qui mépriſoient la religion d'un pays, puſſent en reſpecter les Loix. On les déclara donc plus d'une fois ennemis de la Patrie. Il eſt vrai que l'avarice & la cupidité dictèrent preſque tous les Édits portés contr'eux, mais le peuple n'en pénétroit pas les motifs. Il croyoit voir l'intérêt du Ciel dans celui de ſes Maîtres, & le venger en perſécutant des hommes qui craignoient bien moins *les foudres de Jupiter tonnant*, que les ſatellites de Dioclétien; en un mot, là, comme ailleurs, le peuple en proie au fanatiſme, en commit tous les excès. Ariſton lui-même fut fanatique, foible ou généreux & peut-être l'un & l'autre à la fois. Pour en bien juger, voyons ſa poſition.

Saint Romain eſt condamné au feu, comme ſéditieux; la pluie inonde le bûcher. Maxime Galère, alors à Antioche, accorde la vie au Saint Martyr; mais Aſclépiade, Préfet du Prétoire, lui fait couper la langue, & Ariſton prête ſon miniſtère à cette mutilation. Comme fanatique, il le fit avec joie, & ſon aveuglement doit l'excuſer à nos yeux; comme foible, il craignit les châtimens que des hommes puiſſans se permettoient d'infliger à ceux de ses semblables qui refusoient de servir leur barbarie *(z)*; comme généreux, il fit une mutilation inévitable, avec les précautions nécessaires pour que la grâce accordée par Maxime eût son effet, pour que des jours épargnés par l'Empereur ne fussent pas tranchés par la mal-adresse de celui qu'on auroit pu lui substituer, s'il eût refusé sa main. Les bourreaux qui venoient de fouetter le Saint, de le placer sur le bûcher, étoient présens; on les eût chargés de cette mutilation. Tout esprit exempt de prévention, verra donc dans notre Médecin un homme aveuglé par les préjugés de son siècle *(a)*, mais bienfaisant & généreux.

Un Historien ecclésiastique, il est vrai, fait annoncer par Ariston qu'il est contre les Loix de la Nature que Romain vive après la mutilation qu'il vient de subir. Mais les faits sont indépendans des opinions, & il est certain que l'extirpation de la langue n'est pas essentiellement mortelle, de même qu'il n'est pas sans exemple que des personnes ainsi mutilées aient conservé l'usage de la parole. Ariston peut n'avoir rien ignoré de tout cela : il n'en seroit que plus généreux, si par une ignorance affectée, il avoit favorisé le bruit du miracle opéré dans la personne de Saint Romain.

(z) Cùm ars nostra hùc tendat, ut corpora a statu qui præter naturam est, in naturalem deducat, eunuchos faciendi ratio, quam Græci eunuchismum dicunt, contraria promittit. Verùm quia & inviti a præpotentibus quibusdam eunuchos facere cogimur, explicandus compendiosè modus est, quomodo illis satisfaciamus. Paul Ægineta, *lib. VI, cap. LXVIII.*

(a) Un ancien Médecin mutile un criminel pour lui sauver la vie, & nous en murmurons; un Médecin moderne exécute lui-même sur un autre criminel, la sentence de mort, & sa conduite ne nous révolte point.

Qu'on méconnoisse après cela l'empire du préjugé! Écoutons Fallopia raconter froidement cette atrocité révoltante. *Princeps jubet (Pisis) ut nobis dent hominem, quem nostro modo interficimus, & illum anatomizamus: cui exhibui drachmas duas opii : & adveniens paroxismus (nam hic patiebatur quartanam) prohibuit opii actionem. Hic gloriabundus rogavit, ut bis adhuc exhiberemus, quod si non moreretur, ut procuraremus pro ejus salute apud principem. Rursus illi exhibuimus extra paroxismum drachmas duas opii, & mortuus est. De tumor. præter natur. cap.* XIV. Voyez page 636, note *(e)*.

Les motifs qui juſtifient Ariſton, doivent faire excuſer ceux des Médecins de Rome, qui ouvroient les veines aux citoyens condamnés à ceſſer de vivre. La mort des proſcrits étoit inévitable; c'étoit une eſpèce de grâce que la liberté d'en choiſir le genre. Les uns ſe perçoient d'un poignard, comme Néron; d'autres s'étouffoient par la vapeur du charbon, comme le Conſul Catulus *(b)*; mais le plus grand nombre préféroient l'ouverture des veines, ſoit qu'elle fût plus douce, plus ſûre ou plus expéditive. Ainſi ſortit de la vie Sénèque le Philoſophe, par les ſoins d'Annéé Stace, ſon Médecin & ſon ami *(c)*. On ne lui ouvrit d'abord que les veines des bras; mais le ſang s'échappant avec lenteur, on inciſa celles des cuiſſes & des jarrets. Les douleurs devenoient extrêmes & la mort n'arrivoit point. Le courageux vieillard demande au Médecin le breuvage de Socrate, il le boit & la mort s'obſtine à le fuir. On le tranſporte enfin dans un bain chaud où il expire, ſuffoqué par la vapeur. C'eſt auſſi un Médecin qui ouvre les veines au Conſul Veſtinus *(d)*; en un mot, cette eſpèce de ſervice étoit ſi peu flétriſſante alors, que les Médecins auliques ne s'y refuſoient point *(e)*. Eh! quelle apparence, que les premiers Médecins de l'Empire, qu'un Andromaque, eût accepté des fonctions aviliſſantes? Les Médecins qui ouvroient les veines étoient donc irréprochables aux yeux de leurs contemporains; qu'ils le ſoient aux nôtres.

Deux pieux Médecins nous ſont offerts ici par Marcellus;

(b) Q. Catulus (Lutatius) .... *cùm ad mortem conquireretur, concluſit ſe loco, nuper calce arenâque perpolito, illatoque igni, qui vim odoris excitaret, ſimul exitiali hauſto ſpiritu, ſimul incluſo ſuo, mortem magis voto, quam arbitrio inimicorum obiit.* Vel. Patercul. hiſt. lib. II.

(c) Diu ſibi amicitiæ fide & arte Medicinæ probatum.... Tacit. Annal. lib. XV, n.°ˢ 63, 64.

(d) Idem, ibid. n.° 69.

(e) Mori juſſis non ampliùs quàm horarium ſpatium dabat. Ac ne quid moræ interveniret, Medicos admovebat, qui cunctantes continuò curarent, ita enim vocabat, venas mortis gratiâ incidere. Sueton. Tranquil. in Vita Neronis.

Fabrice de Hilden appelle *ſaignée Néronienne,* une manière de ſaigner uſitée de ſon temps en Allemagne, par laquelle on ouvroit à la fois les veines des mains & des bras, des deux côtés.

CÔME. (S.) DAMIEN. (S.) Côme & Damien feroient oublier les torts d'Arifton & de fes Confrères, s'ils étoient réels. Selon l'opinion la plus commune, ils naquirent à Ægea, ville de l'Arabie pétrée. Le nom de leur père n'eft pas arrivé jufqu'à nous; leur mère, femme recommandable par fa piété, s'appeloit *Theodora*.

Les Hiftoriens font encore mention de quatre autres Saints du même nom, deux defquels furent martyrifés fous le règne de Carin, au plus tard vers l'an 285, à Rome ou dans fes environs, où leur Maître les avoit conduits fous prétexte de cueillir des plantes médicinales, & les deux autres, en Afie. Cependant un Écrivain eccléfiaftique moderne, penfe que la multiplication & la confufion de nos Saints perfonnages, ont leur fource dans la diverfité des noms de lieux, rapportés dans le Martyrologe des Grecs *(f)*. On entrevoit que la première jeunefle de nos Médecins fut confacrée à l'étude des Sciences facrées; dans la fuite ils s'appliquèrent à la Médecine, & la pratiquèrent avec fuccès, tant fur les hommes que fur les animaux. Soit qu'ils fuffent réellement éclairés par l'Efprit-Saint, foit que leur piété jointe à leurs œuvres, donnât lieu de le penfer ainfi, on crut voir dans les guérifons qu'ils opéroient quelque chofe de divin, & l'on avoit raifon, s'ils guériffoient, comme on le dit, toutes les maladies, quelque défefpérées qu'elles paruffent aux autres Médecins. Il eft même certain que pour opérer ces cures merveilleufes avec la matière médicale dont il nous refte des échantillons, il ne falloit pas moins que l'intervention du Ciel. Marcellus nous en a confervé quatre formules *(g)*, dont un collyre pour divers maux externes, un remède contre la fquinancie, & un troifième contre l'hydropifie & la paffion iliaque, dans lefquels on ne voit rien qui ne foit très-digne de refter enfeveli dans le fatras de l'Archiatre de Théodofe. Quant à

(f) Differtatio de actis SS. martyr. Cofmæ & Damiani, nec non de Monumentis Bafilicæ ipfis in urbe erectæ. A. F. Bernardin. Mezzadri; Romæ, 1750.

(g) Cap. III, VIII, XIV, XXIX.

l'*opopira (medicamentum)*, qu'Arnaud de Villeneuve a bien voulu leur attribuer, il auroit dû, pour aider notre foi, nous apprendre quelle route il a tenu pour arriver jusqu'à lui *(h)*.

Nos Saints ne profanèrent point le don du Ciel ; ils *rendirent gratis, ce qu'ils avoient reçu gratis :* circonstance remarquée, non-seulement par les Écrivains ecclésiastiques, mais même par Nicolas Mirepsus, qui les désigne dans ses Écrits, par cette périphrase, *les Saints méprisant les richesses (Sanctos contemptores pecuniæ (i))*.

L'exercice de la Médecine servoit de voile à l'apostolat de nos saints Personnages, & leur donnoit de fréquentes occasions de prêcher la Religion chrétienne, avec d'autant plus de fruit, que les hommes ne sont jamais mieux disposés à recevoir la parole de Dieu, que lorsque les infirmités faisant taire les passions, laissent à la raison sa droiture, & si on peut le dire, son indifférence naturelle.

Le bien physique que nos Médecins procuroient à l'humanité souffrante, ne balança pas long-temps aux yeux des Magistrats Romains le mal moral que produisoit dans la société leur zèle & leur constance à confesser la Religion chrétienne. Ils furent cités au Tribunal d'un certain *Lysia*, qui, dit-on, gouvernoit l'Arabie & l'Égypte, au nom de Dioclétien, lequel, conformément aux Édits de l'Empereur, exigea d'eux qu'ils renonçassent à leur culte, & sacrifiassent aux faux Dieux. Leur croyance étoit d'autant plus ferme qu'ils l'avoient reçue dès l'enfance, & que les études de leur jeunesse n'avoient pu que la fortifier ; aussi ne se démentit-elle point. Ils furent donc livrés aux tourmens les plus affreux, & enfin décapités auprès d'*Egra*, ville d'Arabie *(k)*, & enterrés dans les environs d'un bourg de Syrie, appelé *Cyrus (l)*, avec Anthimus, Leontinus, & Euprepius, trois

ANTHIMUS.
LEONTINUS.
EUPREPIUS.

(h) In Antidotario.
(i) Cap. CLXXXIII.
(k) Vid. Theod. Zwinger. *In Theatro vitæ humanæ.* vol. IV, pag. 1288.
(l) Procopius, *De ædificiis Justiniani*, lib. II, pag. 49.

frères qui professoient aussi la Médecine. En plaçant leur Martyre sous Dioclétien, il ne peut pas s'éloigner beaucoup de la fin du III.ᵉ siècle ; mais les savans Auteurs de *l'art de vérifier les dates*, faute de monumens certains, ne donnent pas à la mort de nos Saints, d'époque plus précise que la durée du IV.ᵉ siècle.

La réputation médicale de nos célèbres personnages leur survécut. L'Église Grecque & Latine ne les honora pas seulement comme Martyrs, elle les invoqua particulièrement dans les maladies, & leur consacra des formules de prières relatives à l'objet de leur invocation *(m)*. Justinien croyant leur devoir la guérison d'une maladie grave, leur éleva une superbe Basilique auprès de Byzance *(n)*. Plusieurs autres églises leur furent consacrées en Syrie, en Cappadoce, en Pamphilie ; mais la plus célèbre fut celle que le Pape Félix III leur dédia, sous le nom de *Basilique diaconale*, à laquelle Saint Grégoire donna depuis les corps des deux Martyrs, transportés à Rome par son ordre.

On sait que depuis l'établissement du Christianisme, un des premiers soins des Communautés, après leur formation, fut celui de se donner un Patron parmi les Saints, & qu'autant qu'elles purent, elles le choisirent entre les Saints dont l'état avoit eu quelqu'analogie avec celui des Membres qui composoient ces associations. Cet usage étoit ancien ; la vraie Religion le purifia, mais il existoit déjà, & l'on en voit des traces dans les *Communautés* ou *Colléges*, établis par *Numa*, dans la vue de rapprocher les personnes de la même profession. Le collége des Marchands, par exemple, avoit Mercure pour Dieu tutélaire & pour protecteur immédiat.

La célébrité de Saint Côme & Saint Damien dut fixer le choix des Médecins, au moment où, rassemblés en Corps, ils songèrent à se donner un Patron. La plupart des Facultés

---

(m) Vid. *Rituale Græcorum*, &c.
(n) Procopius, *Ibid.* lib. I, cap. VI.

DE LA CHIRURGIE. Liv. VI.

d'Allemagne se mirent sous l'invocation de Saint Côme & Saint Damien, & y restèrent jusqu'au schisme de Luther. Celle de Wittemberg, fondée en 1495, fit célébrer avec beaucoup de pompe, selon son usage, la dernière Messe en leur honneur, l'an 1519. Les Facultés d'Altorf, & d'Erford, plus récentes, célèbrent encore aujourd'hui Saint Côme & Saint Damien, comme leurs protecteurs & leurs modèles. Le collége des Médecins de Vienne en Autriche, postérieur à l'Université de cette ville, érigée en 1363, fait prononcer tous les ans par un de ses Membres, un Discours solennel en l'honneur de nos Saints, dans la basilique de Saint Étienne *(o)*. La même Compagnie, par un usage qui paroît lui être particulier, fait aussi mention des Saints Martyrs dans la formule qu'on récite, en donnant au Licencié le bonnet de Docteur, & dans le compliment par lequel le Récipiendaire termine la cérémonie de son inauguration *(p)*.

Les Chirurgiens de Paris adoptèrent aussi Saint Côme & Saint Damien pour Patrons, dès qu'ils furent réunis en Corps, & par conséquent long-temps avant ces autres Sociétés, & formèrent une confrérie du nom de ces Saints, dès l'an 1255, confirmée en 1268, par *les statuts faits & dressés en faveur des Maîtres Chirurgiens, par ordre de Saint Louis, deux ans avant le décès de ce saint Roi (q), & honorée en 1360, de l'agrégation de Charles, fils aîné du*

(o) Frid. Boerneri.... Noctes Guelphicæ... pag. 65 & seqq.

(p) Voici des fragmens de la formule & du discours : *Id quod cedat in Dei ter Optimi Maximi gloriam, Beatissimæ sine labe originali conceptæ Virginis Mariæ, ac omnium sanctorum divorum tutelarium D. D. Cosmæ & Damiani honorem.* Ex formula. *Sigillatim in vestrum, dive Cosma & Damiane, quidquid est honoris, quod nobis hoc die accessit, lubentissimè transferimus, bene gnari, vos, uti totius rei Medicæ, ita & nostrorum singulorum gravissimos apud Deum*

existere patronos. Ecquid enim non foveatis præcipuè gentem illam, quæ vestrum imitata exemplum, calamitatibus & miseriis proximi, omni operâ, subvenire conatur! Quemadmodum itaque vestris, Divi tutelares, auspiciis, nos totos consecramus, ita supplices obtestamur ut florem & decus nostræ facultatis non modo illibatum perseverare, verùm etiam novis in dies accessionibus, augere faciatis, &c... Ex oratione... Idem, *ibid.*

(q) Du Breul, Théâtre des Antiquités de Paris, *in*-4.° 1612.

Tome II.   Dddd d

roi Jean, Régent du Royaume. Ce fait reconnu fans contradiction par les Historiens, est prouvé par la charte de ce Prince, donnée à cette époque, qui *confirme les droits exclusifs des Maîtres Chirurgiens licenciés audit Art, à l'exercice de la Chirurgie, & qui soumet les Contrevenans à l'amende volontaire que lesdits Licenciés sont autorisés à prononcer au profit du Prince, & de* MONSIEUR, *son Frère, second fils du roi Jean.* C'est sans doute par opposition à ces Chirurgiens sans aveu, & par une distinction honorable, que les Chirurgiens légalement immatriculés, furent appelés *Chirurgiens de Saint Côme*, dénomination qu'ils ont conservée long-temps, & par laquelle le peuple les désigne encore aujourd'hui, lorsqu'il veut caractériser d'une manière spéciale les Membres du Collége & Académie royale de Chirurgie de Paris. L'ancienneté de ce Collége, ses droits primitifs, ses privilèges, la conformité de son origine, à bien des égards, avec celles des Facultés qui s'élevèrent dans la suite, sont des objets qu'on ne peut qu'indiquer ici, parce qu'ils ont leur place marquée au XIIIe siècle, époque aussi certaine qu'incontestable de l'établissement de cette Société.

La stérilité ne fut guère moins absolue au ve siècle que dans le précédent. Ce siècle, il est vrai, produisit Psycrestus, l'un des Médecins sur qui l'opinion publique accumula le plus d'honneurs & de dignités. Mais qu'est-ce, aux yeux de la postérité, que ces fantômes de l'opinion, lorsque les titres qui pouvoient leur donner de la consistance, ne les accompagnent plus? Psycrestus, Médecin de Léon de Thrace, vers l'an 457, parvint à un tel degré d'estime, qu'à la prière du peuple, l'Empereur lui fit ériger une statue à Constantinople, auprès du bain de Zeuxippe, & que les Athéniens lui élevèrent des monumens publics. Heureusement pour la Chirurgie, ce Médecin ne transmit pas à la postérité ses fausses idées sur cet Art, qu'il voulut dépouiller de toute son énergie, en le privant du fer & du feu. Ce n'est pas non plus pour avoir rassemblé les noms de Cyriacus, Archiatre d'Édesse; de Constantinus, de Danaüs, de Pierre,

CYRIACUS.
CONSTANTINUS.
DANAUS.
PETRUS.

Archiatre; de Marianus, Médecin Africain, & peut-être ceux de Jacob, de Caſtinus, d'André, comte Archiatre; de Majorianus, de Fauſtinus, de Ménas, Chirurgien *(r)*; de Polles *(ſ)*, &c. que ce ſiècle eſt moins pauvre que celui des Marcellus & des Priſcien; mais pour avoir vu naître un riche & judicieux Compilateur, le célèbre Aëtius d'Amide.

MARIANUS.
JACOBUS.
CASTINUS.
ANDREAS.
MAJORIANUS.
FAUSTINUS.
MENAS.
POLLES.

AETIUS.
Pluſieurs Médecins de ce nom.

Dans l'ordre des temps, ce Médecin eſt le troiſième de ce nom; car Aëtius de Sicile & Aëtius d'Antioche, l'ont précédé. Les Biographes penſent, & ſon nom paroît l'indiquer, qu'il étoit d'Amide, ville de Méſopotamie. Il étudia la Médecine à Alexandrie, où il l'exerça avec beaucoup de diſtinction. Son âge eſt plus incertain que le lieu de ſa naiſſance. La variation des Biographes à cet égard, embraſſe deux ſiècles entiers. René Moreau fait vivre ce Médecin en 350, & l'opinion la plus générale, à la fin du v.ᵉ ſiècle ou au commencement du ſixième. Ce dernier ſentiment eſt appuyé ſur ce que notre Auteur cite Saint Cyrille, Patriarche d'Alexandrie, mort en 444, Pſycreſtus, dont on vient de parler, & Pierre Médecin de l'un des Théodoric, dont les deux premiers, rois des Wiſigoths, moururent, l'un en 451, l'autre en 466, & le fameux roi des Oſtrogoths, le 30 août 526.

Comme Oribaſe, Aëtius a compilé; mais ſon recueil eſt beaucoup mieux digéré, plus judicieux, plus méthodique, & par conſéquent plus utile que ceux du Médecin de Julien. La compilation d'Aëtius eſt un ſyſtème entier de Médecine, extrait des meilleurs Auteurs; du nombre deſquels il faut excepter Hippocrate, auquel Aëtius ne remonte preſque jamais. Cet Ouvrage découvert par parties, fut imprimé de

---

(r) Apud Aëtium, tetr. *III*, ſer. 2, cap. *V*, & paſſim. Vid. etiam, Haller. *Biblioth. Chirurg.* tom. *I*, pag. 104.

(ſ) Ce dernier, oublié par les Biographes, & ſouvent cité par Aëtius, avoit compoſé des Ouvrages, dont il n'eſt rien reſté. Emplaſtrum elephantinum, inquit Polles, priùs inveneram, ſed poſtea longo uſu ductus immutavi, & cùm facilius meliuſque ac fortius cognoverim, in hunc ſecundum librum retuli. Apud Aëtium, tetr. IV, ſer. 3, cap. XIV.

même : de-là, ces éditions incomplètes, qui précédèrent celle de Janus Cornarius, de 1542 *(t)*. Les éditions poſtérieures n'ont point de différence qui en étende ou reſſerre l'utilité.

L'exécution de cet excellent Recueil ſuppoſe autant de jugement que d'érudition. A peine trouveroit-on dans les anciens une maladie interne, dont Aëtius ne parle point. Sa compilation eſt une mine féconde, où tous les Hiſtoriens de Médecine ont puiſé d'excellens matériaux, qu'ils n'auroient pas trouvés ailleurs ; elle forme en même temps un très-bon Code de Médecine pratique.

L'utilité de ce Livre n'eſt pas la même pour la Chirurgie. Son Auteur n'y parle point des fractures ni des luxations. Il excède à force de s'appeſantir ſur la thérapeutique médicamenteuſe des maladies des yeux, en particulier ſur les collyres, eſpèce de médicamens qu'on commençoit alors de reſtreindre à ces maladies, & qu'on leur a totalement conſacrés depuis. Il paſſe ſous ſilence les principales opérations de la Chirurgie, tandis qu'il en décrit un très-grand nombre d'autres, qui ne méritoient pas d'être tranſmiſes à la poſtérité. Enfin, ce n'eſt que par occaſion qu'il expoſe les méthodes d'opérer les plus importantes, encore ne le fait-il qu'en tranſportant dans ſes Écrits les deſcriptions d'Archigène, de Philumène, de Léonide, de Philagrius, de Rufus, d'Antylus, & de pluſieurs autres perſonnages diſtingués par leurs connoiſſances chirurgicales pratiques : ſouvent même il ſupprime leur nom ; ce qui pourroit lui attirer le reproche de Plagiat, ſi l'on ne ſavoit combien les Copiſtes ont défiguré les anciens Écrits.

(t) *Aëtii Medici græci contractæ ex veteribus Medicinæ Tetrabiblos, hoc eſt quaternio, id eſt, libri univerſales quatuor, ſinguli quatuor ſermones complectentes, ut ſint in ſummâ quatuor ſermonum quaterniones, id eſt ſermones XIV.*

Per Janum Cornarium Medicum Phyſicum latinè conſcripti. Apud Froben. Baſileæ, 1542.

Comme ce titre n'eſt pas d'Aëtius, mais de Cornarius, on ne le trouve pas dans les éditions antérieures. Les renvois d'Aëtius & les citations de Photius, ſuppoſent l'ordre numérique des livres, au nombre de ſeize.

DE LA CHIRURGIE. Liv. VI. 765

Un Biographe moderne *(u)* penſe que notre Auteur pratiqua la Chirurgie ; mais il n'a pas cru devoir publier les raiſons qui le déterminent à penſer ainſi. On pourroit croire que Aëtius appliqua quelquefois des emplâtres *(x)*, encore ne faut-il pas s'en rapporter à lui toutes les fois qu'il dit *avoir fait lui-même :* parce que copiant ſans ceſſe, il conſerve l'expreſſion, & ſe ſubſtitue au véritable Auteur, preſque ſans s'en douter *(y)*. Quant aux opérations, c'eſt toujours en Hiſtorien qu'il les décrit. Nous pourrions nous tromper, mais il nous ſemble que les perſonnes verſées dans la pratique de la Chirurgie, diſtinguent ſans peine l'Écrivain ſpéculateur, qui donne des préceptes ſans être en état de les remplir, du Praticien qui raconte ce qu'il a fait & ce qu'il peut faire encore. Le dernier, loſqu'il décrit une opération, a l'air d'opérer réellement ; on voit ſa main ſe mouvoir ; on la ſuit ; on opère avec lui : l'autre, timide, gauche, embarraſſé en écrivant, & tel eſt Aëtius, montre dans chaque trait la mal-adreſſe qu'il auroit en opérant, & décèle l'inexpérience du ſpéculateur.

Un Hiſtorien célèbre a prétendu que les opérations de Chirurgie ſont plus nombreuſes dans Aëtius, que dans Celſe & dans Galien *(z)*. Nous ne rejetterons pas un calcul que nous ne nous ſentons pas le courage de vérifier ; mais s'il en infère que la Chirurgie s'enrichit entre le Médecin de Pergame & celui d'Amide, nous n'adopterons pas ſon opinion. Freind ajoute, qu'on trouve dans Aëtius plus d'opérations que dans Paul d'Égine. Que conclure de ce nouveau calcul ? Que la juſte économie de Paul prouve qu'il étoit Chirurgien. Le Médecin le plus médiocre peut faire une ample compilation de Chirurgie ; le ſeul Chirurgien inſtruit peut faire un choix judicieux des moyens conſacrés par l'utilité.

(u) Bibliothèque.....de la Médecine, tome *I*.

(x) Ego verò manum alicujus enſe inter ulnam & radium vulneratam eo (emplaſtro) curavi. Tetrab. IV, ſer. 3, cap. XIII, XXII, XXIII & alibi.

(y) On en peut voir un exemple très-frappant au XIV.ᵉ livre, chapitre XXV, où il ſe porte pour témoin d'une anecdote racontée par Galien, & rapportée ci-devant, *page 725*, note *(c)*.

(z) Hiſtoire de la Médecine, part. *I, page 17*.

Une chose qui honoreroit infiniment Aëtius, s'il avoit moins puisé dans Galien & dans Oribase, ce sont ses idées judicieuses sur l'action des topiques, genre de remèdes qu'aucun de ses prédécesseurs n'a si bien appréciés, ni peut-être autant estimés que lui. Ce n'est pas que nous pensions avec M. Freind *(a)*, que notre Auteur ait rien dit de neuf sur ce sujet; mais il a pris la peine de méditer & de digérer ce que d'autres en avoient dit, ce qui suppose au moins qu'il estimoit la Chirurgie, s'il ne l'exerçoit point. M. Freind a déjà fait cette remarque, & il l'a justifiée par un fragment que nous croyons devoir rapporter après lui.

Lorsqu'une tumeur paroît se terminer par induration, s'il subsiste encore un reste de douleur, il faut se hâter d'appliquer les émolliens, ceux sur-tout qui résolvent légèrement. Les violens résolutifs qui évacuent sans ramollir, diminuent bien le volume de la tumeur, mais ils laissent un mal incurable, parce que les parties les plus subtiles s'étant exhalées, les plus terrestres s'unissent si étroitement que tout l'art du monde ne sauroit les désunir & les chasser. On doit donc se servir de remèdes qui réunissent la propriété de ramollir, à celle de résoudre; & pour les placer avantageusement, appliquer d'abord les émolliens, passer ensuite aux résolutifs, & mêler par degrés ces deux genres de médicamens. Il faut aussi observer quelle est la température & la situation présente du corps, la nature & l'état de la fluxion. Par cet examen, on arrive à des connoissances qui, bien qu'entre-mêlées de simples conjectures, ne sont pas tout-à-fait dépourvues d'art & d'utilité. Après avoir éprouvé pendant deux ou trois jours l'un ou l'autre genre de remèdes, on jugera facilement, s'il faut en augmenter ou diminuer la force, & quelle est la proportion la plus convenable au cas présent *(b)*.

Freind accompagne ce fragment d'un grand nombre de réflexions, puisées en partie dans son propre fonds, & en partie

---

(a) Histoire de la Médecine, part. *I*, page 28.
(b) Aëtius, tetr. *IV*, serm. *3*, cap. *11*.

dans le Recueil du Médecin d'Amide, utiles à lire, mais qu'il seroit trop long de rapporter, & il les termine par cette observation pleine de sagacité : « Si la partie de la Chirurgie, qui traite de la manière d'agir des médicamens externes, « étoit mieux éclaircie, par ceux qui sont Maîtres en cet Art, « & que les effets des remèdes appliqués au dehors, fussent « mieux développés, & disposés dans un meilleur ordre, rien « ne seroit plus capable de nous donner de justes idées des « vertus & des opérations des remèdes pris intérieurement (c). » Ce que ce Savant desiroit, pour l'avancement de la Médecine, l'Académie royale de Chirurgie l'exécuta vingt ans après sa mort, en proposant pour sujets de ses Prix ordinaires, une suite de problèmes sur la nature, la manière d'agir & les vertus des médicamens externes (d).

Le XV.ᵉ Livre d'Aëtius n'est qu'une compilation de médicamens externes très-composés, parmi lesquels les emplâtres dominent. Ce Livre fait le pendant du XIV.ᵉ où sont réunies toutes les maladies externes, dont la curation est moins soumise aux opérations de la main, qu'à l'action des médicamens. Ce dernier Livre est en quelque sorte un traité des ulcères, compilé de Galien, & par conséquent d'Hippocrate, puisque sur cette matière, le Médecin de Pergame ne fit que commenter le Médecin de Cos. Aëtius a porté fort loin la confiance dûe aux topiques, & ce n'est pas sans quelque apparence de raison que M. Freind trouve *extraordinaire*, pour ne pas dire *extravagant*, qu'il ait avancé que l'emplâtre *helladicum mollitorium* dissipe les abcès, lors même qu'ils sont suppurés (e). Le savant Critique croit pouvoir affirmer, qu'il est absolument au-dessus de la puissance de tout médicament, d'opérer un changement si miraculeux, dans les abcès qui succèdent à l'inflammation (f). Si ce Médecin

---

(c) Histoire de la Médecine, page 39.

(d) Voyez les premiers volumes des Recueils des Prix, proposés par cette Académie.

(e) Ibid. cap. XIV. Un autre emplâtre d'Aëtius attire le pus à travers la peau. *Ibidem.*

(f) Part. I.ʳᵉ pag. 28.

célèbre n'avoit témoigné qu'un doute raisonnable contre la possibilité de discuter le pus, on pourroit penser comme lui; mais dès qu'il s'agit d'impossibilité, on est retenu par la terminaison d'une infinité d'abcès internes, & même de quelques-uns placés assez près de la surface du corps, pour que le doigt pût en sentir, au moins confusément, la fluctuation *(g)*. Les vertus attribuées à l'*emplastrum Persarum e lapidibus*, appelé aussi *Tyrrhenicum*, *Pampathes*, sont encore plus admirables. Pour celui-ci, la dissolution de la pierre dans les reins & dans la vessie, la résolution des goîtres, l'évacuation des eaux des hydropiques, la guérison des vieilles fistules, &c. sont chose aisée : il guérit tout cela comme par miracle ; aussi l'a-t-on regardé comme *envoyé de Dieu (h)*. Malgré tous ces prodiges, l'emplâtre *Persan*, ne vaut pas la peine d'être rapporté. Ce qui est plus digne de remarque, c'est que le sandarach & l'orpiment, le nitre, le savon, entrent fréquemment dans les emplâtres résolutifs conservés par Aëtius *(i)*, & qu'on y trouve les plumes de grue & l'aspic calcinés, auxquels les siècles suivans ont substitué l'éponge *(k)*, préparée de la même manière.

On lit, dans les Ouvrages d'Aëtius, plusieurs circonstances particulières de la Pharmacie des Égyptiens. Il a rassemblé beaucoup de remèdes devenus célèbres chez ce peuple, par le secret qu'en faisoient leurs possesseurs. Quoi de plus précieux que les suivans, si leurs vertus répondoient à leur cherté ! Le collyre de Danaüs étoit vendu à Constantinople, par le Médecin dont il porte le nom, cent vingt écus, encore marquoit-il beaucoup de répugnance à le céder à ce prix, & ne l'obtenoit-on qu'à force d'instances & de sollicitations *(l)*. L'antidote de Nicostrate contre la colique, que son possesseur, osoit appeler *Isotheos*, égal à Dieu, ne se donnoit pas à moins de deux talens *(m)*. Comme Aëtius annonce simplement

DANAUS.

NICOSTRATE.

(g) Vide de Haën, *Ratio medendi.*
(h) Ibid.
(i) Tetr. III, serm. 3, cap. XIV, passim.

(k) Ibid.
(l) Tetr. II, ser. 3, cap. XCVIII.
(m) Tetrab. III, serm. 1, cap. XXXII.

ces merveilles pharmaceutiques, & sans en attester les vertus, M. Freind se plaît à croire qu'il ne les rapporte que, « comme autant de preuves de la friponnerie de ceux qui les vendoient, « & de la sotte crédulité de ceux qui les achetoient. Un « homme, ajoute-t-il, qui a la moindre connoissance de la « Médecine, doit être persuadé qu'il n'y a point de remède « universel, qui ne soit une tromperie achevée. Quelque bon, « quelqu'efficace que soit un remède, il est absolument im- « possible qu'on puisse l'appliquer à toutes sortes de personnes, « dans toutes sortes de rencontres, & en tout temps. Ainsi c'est « l'affaire d'un Médecin (ou Chirurgien) également habile « & prudent, qui connoît parfaitement la nature & les « symptômes de la maladie, de déterminer si l'on doit ou non « se servir d'un tel remède, ou quand & comment on doit « s'en servir *(n)*. »

Si notre Auteur fut chrétien, comme bien des Biographes l'ont prétendu, sa croyance accordoit aux pratiques superstitieuses des idolâtres, des effets qui pourroient rendre sa foi douteuse. Il indique des mots tirés de l'Écriture, dont la puissance dégage, fait sortir ou précipite les corps étrangers arrêtés dans l'œsophage *(o)*; tandis qu'il en est d'autres qui impriment à l'emplâtre le plus commun, la faculté de guérir les sinus, les fistules, l'ægylops, &c. *(p)*. Au reste, cette superstition a duré long-temps, au sein même du Christianisme. Les plus grands hommes en furent atteints; & Fernel lui-même, ne sut s'en préserver entièrement *(q)*. Entr'autres guérisons surna-

---

(n) Histoire de la Médecine, page 43.

(o) Ad eductionem eorum quæ in tonsillas devorata sunt, statim te ad ægrum desidentem converte, ipsunque tibi attendere jube: Ac dic, egredere os, si tamen os aut festuca, aut quicquid tandem existis : quemadmodum Jesus Christus ex sepulchro Lazarum eduxit, & quemadmodum Jonam ex ceto; atque apprehenso ægri gutture dic : Blasius martyr & servus Christi dicit, aut ascende aut descende. *Lib. VIII, cap. L.*

(p) Inter liquandum verò & dum agitas (unguentum) hæc verba insusurrato; Deus Abraham, Deus Isaac huic Pharmaco vires largiatur. *Lib. XV, cap. XIV.*

(q) De abditis rerum causis, lib. II, cap. XVI. *Vidi quemdam qui e quacumque corporis parte profluentem sanguinem cohiberet, partis contactu verba quædam obmurmurans....* &c. &c.

turelles, ce Médecin parle d'un homme qui faifoit ceffer les hémorragies, en prononçant des mots & touchant la partie d'où le fang couloit. Nous qui ne croyons plus à la vertu des mots, nous foupçonnons que cet impofteur n'ignoroit pas que l'application du doigt fur l'artère ouverte, aidée d'un léger froiffement, arrête fans retour la plupart des hémorragies, en procurant la formation du caillot *(r)*.

On pourroit mettre au nombre des pratiques fuperftitieufes adoptées par Aëtius, le régime des goutteux, pendant l'ufage de la poudre décrite fous le nom générique *ficcum* (efpèces). Voici d'abord le remède : On prend le maftic, l'encens, *la pierre d'affo*, la pierre ponce, *l'alcyon*, la ftaphifaigre, la terre cimolée, l'ellébore blanc, le fureau, la litharge, l'amidon, les clous de girofle, le fpicanard, le fouchet, les fleurs de jonc odorant & de buglofe, chacun à la dofe d'une livre; dix onces d'orpiment, autant de fandarach, & quantité fuffifante de favon. On pile toutes ces drogues, à l'exception des trois dernières ; on les paffe par un tamis, & on les garde pour le befoin. Lorfqu'on veut s'en fervir, on prend dix onces de chaux vive, une once d'orpiment, & autant de fandarach, demi-once de favon & deux grandes cuillerées de la poudre ci-deffus. On délaye le tout avec de la crème d'orge ou de riz, jufqu'à la confiftance de liniment, & on l'étend fur la partie occupée par la fluxion goutteufe.

Pour affurer l'effet de ce violent épifpaftique, le malade doit garder le régime fuivant. En Septembre, boire & manger du lait ; en Octobre, manger de l'ail ; en Novembre, s'abftenir du bain ; en Décembre, ne point manger de choux ; en Janvier, boire le matin un verre de vin pur ; en Février, ne point manger de poirée ; en Mars, mêler du fucre ou

---

(r) Les poudres ftyptiques, que la charlatanerie reproduit de temps en temps, doivent pour l'ordinaire au froiffement inféparable de leur application, ces fuccès trompeurs que le poffeffeur exagère, que l'ignorant admire, & que l'homme inftruit apprécie & rapporte à leur véritable caufe. *Voyez* ci-devant, *page 638*.

des choses sucrées avec tout ce qu'il boit ou mange; en Avril, ne point manger de raifort, ni en Mai du poisson appelé *polype*; en Juin, boire tous les matins un grand verre d'eau froide; en Juillet, s'abstenir de la compagnie des femmes; enfin, en Août, ne point manger de mauves *(s)*.

Cette espèce de charlatanerie, inconnue jusqu'au vi.^e siècle, & qui vraisemblablement naquit de l'ignorance qui le caractérise, fut imitée par Alexandre de Tralles, chez qui l'on retrouve les mêmes précautions, & de plus grandes encore, avec de moindres apparences d'utilité *(t)*.

Aëtius n'a pas négligé la cosmétique. On apprend chez lui la manière d'embellir les sourcils, de dissiper les meurtrissures des paupières, qu'il appele *hypopya*, de prévenir les rides, de dissiper ou d'empêcher en été, l'odeur désagréable des sueurs; enfin, l'art de prémunir le teint contre le soleil & le hâle *(u)*, & mille autres choses de cette importance.

Le chapitre XIIe *(x)* présente cette singularité, que les premières lignes enseignent à graver les stigmates, & les suivantes à les effacer. Ce dernier soin, le seul qui puisse appartenir à la Chirurgie, avoit occupé les plus anciens Chirurgiens; mais avant Aëtius, aucun d'eux ne s'étoit avisé d'enseigner l'art de faire un mal que la Chirurgie doit réparer. Tous ont même porté la réserve jusqu'à nous laisser ignorer en quoi consistoient les stigmates, quoiqu'on ne puisse apprécier les remèdes qu'ils proposent pour les effacer, que sur la connoissance de cette difformité. Les Historiens, les Philosophes, les Orateurs, les Jurisconsultes, les Poëtes satyriques *(y)*, ont été moins discrets; ils ont jeté sur cette

---

(s) Tetr. *III, ser. 4, cap.* XLVIII.
(t) Lib. *XI, cap. I.*
(u) Lib. *VIII, cap. III.* Il formoit un de ses défensifs du teint, avec le suc de morelle & l'huile. Il falloit que ce passage eût échappé, par hasard, aux savantes recherches de Mercuriali, puisque lui qui dit que les Anciens faisoient oindre le visage de leurs jeunes esclaves avec un suc, avoue qu'il ne sait pas quel étoit ce suc. Cependant voyant le suc de morelle employé de nos jours au même usage par les Dames Génoises, il penche à croire que ce pourroit bien être celui-là même dont se servoient les Anciens. *Variar. lect. lib. III, cap. I.*
(x) Lib. *VIII.*
(y) Vide Martial. *epigramm. lib.* VI, 64, XII.

Eeee ij

matière quelques foibles rayons de lumière que l'histoire doit réunir.

Les stigmates furent d'abord des marques de distinction. Chez les Thraces, comme de nos jours, parmi certains peuples d'Afrique, elles étoient des titres de noblesse *(z)*. Les Grecs firent de ces cicatrices honorables, des notes d'infamie, en les employant à perpétuer sur le front de leurs ennemis vaincus, le souvenir de leur défaite.

Les Athéniens imprimèrent, au front des Samiens pris à la guerre, la figure d'un vaisseau de leur nation; & ceux-ci prirent leur revanche, en gravant au front des Athéniens faits prisonniers par Périclès, après le siége de leur ville, la figure d'une chouette, qui, comme on sait, étoit la marque caractéristique de la monnoie d'Athènes *(a)*. Tel étoit à peu-près le cas de ce *Sabinus Calvus*, homme considérable, fait esclave après un naufrage & marqué de stigmates très-distinctes, que Triphon parvint à détruire, par l'application d'un remède dont les cantharides étoient le principal ingrédient *(b)*.

Les stigmates eurent diverses destinations & diverses formes chez les Romains. Caligula les faisoit appliquer à des citoyens honnêtes, pour les déshonorer, avant de les envoyer aux travaux publics, ou de les livrer aux bêtes dans les amphi-théâtres *(c)*. On apprend de Sénèque *(d)* qu'on les imprimoit avec un fer chaud, sur diverses parties du corps, mais le plus souvent au front, & l'on peut inférer d'un passage de Juvénal, que cet office appartenoit aux bourreaux *(e)*. Les Romains marquoient pour l'ordinaire leurs esclaves,

---

(z) Herodot. *lib. V, qui inscribitur* Terpsicore. *Initio.*
(a) Plutarque, dans la vie de Périclès.
(b) Scribon. Larg. n.° *231.*
(c) Suetonius, *in Calig. cap.* XXVII.
(d) Lib. IV, *de beneficiis, & alibi.*
(e) . . . . *Tortore vocato,*
  Uritur ardenti duo propter linteà ferro.
  Satir. 14.

sur-tout les fugitifs, avec des caractères qui publioient leur faute & leur condition. On voit dans Alciat une stigmate composée des cinq lettres *F. H. E. L. T.* expliquées par ces mots, *fugitivus hic est Lucii Titii (f)*. Pline fait allusion à ce genre de châtiment, lorsqu'en parlant des esclaves, il les appelle *visages inscrits, vultus inscripti;* d'autres les désignoient par le nom de *brûlés, inusti;* quelques-uns enfin, ajoutant l'ironie à l'insulte, les appeloient *Lettrés, litterati;* sans doute à l'imitation d'Aristophane, qui disoit des Samiens, à l'occasion de l'outrage rapporté plus haut, qu'*ils étoient fort lettrés.*

Quoique l'application d'un métal brûlant cause de la douleur, le châtiment des stigmates étoit plus moral que physique. Les esclaves étant des hommes essentiellement méchans, il fallut, pour les contenir, être attentif à châtier leurs fautes, à punir leurs crimes; mais comme la mort effraie peu des hommes à qui l'esclavage fait détester la vie, ce n'est guère en les menaçant de la perdre qu'on les rend meilleurs *(g)*. Les Romains crurent aller plus sûrement au but, en promettant aux bons esclaves la liberté, pour prix de leurs services, & gravant sur le front des mauvais, avec le caractère de leur servitude, celui de la perversité. Comme le pécule mettoit la plupart d'entr'eux à portée d'acheter un jour leur liberté, il arrivoit souvent que des esclaves stigmatisés devenus libres, honteux des cicatrices, témoins irrécusables & toujours présens de leur ancienne condition, avoient recours à la Chirurgie, sinon pour les enlever entièrement, au moins pour les effacer en partie, & les rendre méconnoissables.

Les Romains firent quelquefois stigmatiser des Ouvriers utiles, notamment les Armuriers, les Fontainiers, &c. pour

---

(f) Parerg. juris, *lib. I, cap. XXVI:* Quintil. *instit. orator. lib. VII.*

(g) On marquoit aussi au front les criminels condamnés aux mines où aux combats des Gladiateurs. Constantin abrogea cette peine : *quò facies, quæ ad similitudinem pulchritudinis cœlestis est figurata, minimè maculetur,* Cod. Theod. lib. IX, tit. XL.

qu'ils ne puſſent ſe ſouſtraire aux travaux de leur profeſſion. Quelques Généraux marquèrent auſſi leurs Soldats, dans la vue, ſans doute, d'oppoſer une barrière à la déſertion; mais on ignore en quel temps cet uſage, de flétrir des hommes que l'honneur ſeul doit conduire, a commencé, combien il a duré, & ſur-tout ſi l'on en retira l'avantage qu'on s'en étoit promis *(h)*. Les ſtigmates militaires placées ſur les mains, devoient reſſembler à ces pieuſes cicatrices dont la plupart des Matelots Provençaux, Italiens, Turcs & Arabes aiment à ſe couvrir les extrémités. Ce ſont celles-ci qu'Aëtius enſeigne à effacer, comme à imprimer. Voici d'abord comment il les fait.

Premièrement, il prépare une encre avec le bois, mais ſur-tout l'écorce d'acacia, l'airain brûlé *(i)*, les galles, le vitriol de mars & le ſuc de porreau. L'encre étant prête, on deſſine la ſtigmate par une ſuite de piqûres d'aiguille, qui pénètrent aſſez avant dans la peau pour en faire ſortir du ſang. Alors on paſſe du ſuc de porreau ſur ces petites plaies, & on applique l'encre.

A ce procédé, pour faire les ſtigmates, Aëtius en ajoute pluſieurs pour les effacer: le ſuivant nous a paru le meilleur. On pile & l'on broye enſemble, à l'aide d'un peu de miel, deux gros de poivre, demi-once de ruë & autant d'orpiment. On frotte avec du nitre la partie ſtigmatiſée; on la couvre de réſine de térébenthine, & l'on fait un bandage qu'on ne lève que le ſixième jour. Pour lors on pique chaque point noir de la ſtigmate avec une aiguille, juſqu'à ce que le ſang ſorte. On éponge ce ſang, & l'on fait tomber dans les

---

(h) On donnoit auſſi le nom de ſtigmates aux veſtiges des fouets & des verges, dont le nom propre eſt *molops*, *vibex*, & quelquefois même aux cicatrices difformes des plaies quelconques. Le mot *ſtigmata* pris au ſens figuré, ſignifie auſſi *tache*, *note d'infamie*: *Valerium Catullum, a quo ſibi verſiculis de* MAMURRA *perpetua ſtigmata impoſita non diſſimulaverat, ſatisfacientem, eâdem die adhibuit cœnæ (Cæſar): hoſpitioque patris ejus, ſicut conſueverat, uti perſeveravit*. Suetonius, *in Jul. Cæſare*.

(i) On peut voir les différentes manières de le brûler, dans Dioſcoride, *lib. V, cap.* XLVII.

piqûres, du sel pilé très-fin. On laisse agir le sel pendant autant de temps qu'il en faut à un homme pour faire dix stades à pied *(k)*. On applique ensuite le remède ci-dessus, étendu sur un linge, & on ne lève l'appareil qu'au bout de cinq jours. Alors on détache avec un scalpel le noir des stigmates, & on les enduit de ce même médicament, avec la barbe d'une plume. La guérison s'obtient ainsi dans l'espace de vingt jours, sans grande excoriation & sans qu'il reste de traces des stigmates *(l)*.

On a mis au nombre des choses neuves, dont Aëtius enrichit son Art, la multiplicité des cautérisations dans certaines maladies, telles que la paralysie, l'asthme, &c; mais il a pris d'Archigène les préceptes relatifs à la première; & quant à la seconde, le titre seul annonceroit que cet article est de Galien *(m)*. Dans l'asthme invétéré & rébelle à tous les autres moyens, Aëtius prescrit jusqu'à quatorze cautères, distribués de cette manière: un de chaque côté sur la jointure de la clavicule, en prenant garde toutefois de blesser l'âpre-artère; deux autres petits & superficiels, auprès des carotides, au-dessous du menton, un de chaque côté; deux au-dessous des mamelles, entre les troisième & quatrième côtes; deux encore plus en arrière, aux environs des cinq

(k) La stade valoit quatre-vingt-dix de nos toises.

(l) Aëtius, *loc. cit.* Nous devons aux jeux malins du satyrique Martial, la connoissance d'un *Cinnamus* (lib. VI, epigram. 64), d'un Héros qui excelloient dans l'art d'effacer les stigmates, & de plusieurs autres Médecins distingués dans la pratique de la Chirurgie. L'épigramme 56 du X.ᵉ livre en offre elle seule plusieurs.

Totis, Galle, jubes tibi me servire diebus,
    Et per Aventinum ter quater ire tuum.
Eximit, aut reficit dentem Cassellius *ægrum,*
    Infestos oculis uris, Higine, *pilos.*
Non secat, & tollit stillantem Fannius *uvam:*
    Tristia servorum stigmata delet Heros.
Enterocelarum fertur podalirius Hermes,
    Qui sanet ruptos, dic mihi, Galle, *quis est !*

(m) Tetr. II, serm. 4, cap. LVII. *Voyez* ci-devant, pag. 366, 367.

& sixièmes côtes; un au milieu du thorax, à la naissance du cartilage xiphoïde, vis-à-vis de l'orifice de l'estomac; un de chaque côté, entre la huitième & la neuvième côtes; enfin trois sur le dos, l'un directement au milieu & les autres deux plus bas, aux deux côtés de la colonne vertébrale. Ces ulcères doivent être entretenus long-temps, pour opérer tout l'effet qu'on en attend; c'est-à-dire, selon le précepte de Celse, qu'on doit les laisser couler, jusqu'à ce que toute l'humeur soit évacuée, & que le malade soit non-seulement soulagé, mais guéri *(n)*. On voit ici le conseil de ne point presser la guérison de l'ulcère : ce n'est pas assez, il faut la retarder, la tirer en longueur, & c'est ce qu'on ne trouve pas formellement exprimé dans ce passage, quoiqu'on puisse l'y soupçonner, sans en forcer le sens.

M. Freind examine, à l'occasion d'Aëtius, si nos cautères *(fonticuli, fontanellæ)* diffèrent de ceux des Anciens, & conclut qu'il n'existe entr'eux aucune différence essentielle. Glandorp pose néanmoins six différences, qu'il discute fort au long; les voici *(o)*. 1.° Les cautères s'appliquent à la partie malade; les *fonticules* à la partie saine, au-dessus ou au dessous du mal. 2.° Les cautères guérissent la partie où on les applique; les fonticules la blessent. 3.° Les cautères fortifient la partie; les fonticules l'affoiblissent. 4.° Les cautères dessèchent la partie qui les reçoit; les fonticules l'humectent. 5.° Les cautères ne sont pas tenus long-temps ouverts; le contraire a lieu pour les fonticules. 6.° Les cautères évacuent *simplement;* les fonticules évacuent avec révulsion, dérivation & interception. Il est aisé de voir que la plupart de ces différences sont en effet de vrais jeux de mots, & que la première & la cinquième ont seules quelque réalité.

Les Anciens appliquoient quelquefois le cautère sur des parties où la peau est collée aux os. Rhazès, à ce qu'on croit, conseilla le premier de les transporter aux parties du corps

---

(n) Lib. *IV*, cap. *XXII*, in fine.
(o) Matth. Glandorpii.... opera omnia, part. *IV*, pag. *99*, in-4.° Lond.

les plus charnues, ou plutôt de les placer sur les interstices des muscles *(p)*. Alors on pût introduire un corps étranger dans la plaie, & prolonger la suppuration à volonté. Par conséquent, les fonticules doivent être regardés comme une invention arabe; car, à proprement parler, les ulcères résultans de l'application du feu & des médicamens caustiques, ne méritent pas ce nom, quoiqu'ils produisent la plupart des bons effets des fonticules.

Peut-être sera-t-on bien aise de voir réunies ici, sous un même point de vue, le très-grand nombre de substances employées à cautériser, avec plus ou moins d'intensité.

Les premiers cautères actuels furent de fer; ceux d'or, d'argent & de cuivre, vinrent après; le soufre & le plomb fondus, succédèrent à ces derniers. Le règne végétal fournit aussi ses cautères: la racine de l'une & de l'autre aristoloche, de centaurée, de lys asphodèle, d'*arum*, de saponaire, l'*agnus castus*, le chêne, le figuier, le sarment, le buis, le myrte, les noyaux d'olives, les huiles, les coquilles de noix & de noisettes, le liége, le lin crud, &c. sont ceux qui reviennent le plus souvent dans les livres des Anciens. Le règne animal donna pareillement quelques cautères, parmi lesquels les crottes de chèvre, les coquilles d'œufs, la laine grasse *(q)*, les toiles d'araignée, le beurre, la graisse, &c. furent les plus célèbres & les plus usités durant les temps que nous parcourons.

Ces substances sont infiniment multipliées & variées dans la Pyrotechnie de Severini, & dans l'Ouvrage de Glandorp; nous y renvoyons, tant pour compléter cette matière, que pour y voir la manière d'employer chacun de ces cautères, avec les motifs de préférence ou d'exclusion.

(p) De cauteriis.

(q) Le texte porte οἰσύπη, œsype, qui peut également signifier la laine grasse, les ordures qui s'attachent au haut des cuisses & de la queue des brebis, & les crottes de cet animal. Mercuriali pense qu'on se servoit de ces dernières pour cautériser. *Variar. lect. lib. II, cap. II.* On appeloit aussi œsype, un topique composé, dont on peut voir la préparation dans Aëtius. *Tetr. IV, ser. 3, cap. XXV.*

Nous renvoyons aux mêmes sources pour les cautères potentiels, dont les formules sont aussi très-nombreuses : la seule chose que nous croyons devoir remarquer ici, c'est qu'autrefois, comme aujourd'hui encore, la lessive, le savon, la chaux vive, faisoient la base de ces cautères, & que plusieurs recevoient le sandarach, les cantharides & l'*opium*, substances qu'on n'y fait plus entrer, soit qu'on les ait proscrites, ou qu'elles soient seulement tombées en désuétude.

Il en est d'une infinité de petites perfections, comme de la multiplication des cautères ; on ne sauroit les revendiquer pour Aëtius, & cependant leur véritable Auteur est inconnu. L'excision du *parulis* & de l'*epulis*, substituée à la simple incision, n'est pas une opération absolument neuve ; mais la nécessité d'exciser dans la plupart des cas, & l'utilité de le faire dans tous, sont ici plus expressément prononcées que dans tous les livres antérieurs *(r)*. On peut en dire autant de l'arrachement de la dent, proposé comme le moyen le plus efficace, & souvent le seul, pour guérir la fistule qui succède à ces tumeurs, & de l'extirpation des cicatrices & des membranes qui gênent les mouvemens de la langue des enfans, & les font bégayer *(s)*. Il appelle ces enfans *anchyloglosses* ; ce qui n'est guère plus intéressant que de savoir, que les lettres grecques les plus difficiles à prononcer, sont les *rho*, le *lambda* & le *cappa*.

Comme Celse, Aëtius lie le staphilome ; & pour que la ligature soit plus ferme, il le perce à sa base de deux aiguilles, qui, traînant chacune un fil double, font huit chefs, d'où résultent quatre nœuds, au lieu de deux. Quoique Paul d'Égine adopte cette correction, on ne peut s'empêcher de la trouver minutieuse & de donner la préférence au précepte utile dont il l'accompagne, d'exciser le sommet de la tumeur au dessus de la ligature ; excision dont il attend avec quelque apparence de raison, ce double avantage, que la douleur

---

(r) Tetr. *II, serm. 4, cap. XXV, XXVI.*
(s) Ibid. *cap. XXXVI.*

& l'inflammation seront moindres, & la guérison plus prompte *(t)*.

Le chapitre où il traite de la hernie intestinale *(u)*, renferme quelques particularités bonnes à recueillir. Si le Chirurgien est appelé peu de temps après la sortie de l'intestin, il doit tout mettre en œuvre pour le réduire; mais si la hernie est enflammée, douloureuse; si les vents & les douleurs de colique tourmentent le malade, il faut attendre que ces accidens s'appaisent, pour procéder à la réduction. Pendant ce temps, on couvre la tumeur de laine imbibée d'huile & de vin; & pour prévenir la gangrène, on scarifie ses environs. Aëtius accumule ici beaucoup de formules qu'il croit propres à guérir la hernie, mais dont l'usage suppose l'intestin réduit. Il en est qui consistent en emplâtres solides, maintenus par le bandage, & qu'on ne renouvelle que tous les sept jours : tel est celui dont le sumach des corroyeurs ou *tan*, est un des principaux ingrédiens. Mais c'est sur-tout l'application sur l'anneau d'une boule de papier mouillé, qui lui paroit admirable, & qu'il conseille de tenir secrète, au moins pour le malade, par la raison sans doute qu'on accorde rarement sa confiance à des moyens trop simples & trop communs pour être estimés *(x)*.

Le chapitre des hémorroïdes, sans rien offrir de neuf, par rapport à la méthode de les extirper, renferme une particularité qui mérite d'être connue. Quoiqu'Hippocrate eût expressément recommandé de ne point emporter toutes les hémorroïdes, & d'en réserver une pour perpétuer la décharge à laquelle la Nature est habituée *(y)*; quoique ce précepte

---

(t) Tetr. IV, ser. 3, cap. XXXIV, XXXV.

(u) Tetr. III, ser. 1, cap. XXIV.

(x) Theodori admirandum ad herniam intestinorum, quod nos experti sumus, & cum multorum admiratione sanavimus. Curat magnas & diuturnas affectiones. Chartam in aquâ frigidâ ad triduum madefacito, & ubi hu-morem velut spongia imbiberit, ex eâ pilam facito, quam reducto priùs intestino, inguini adhibito, neque ante tertium diem exsolvito : tertio enim die miraberis de efficaciâ ipsius. Ibid.

(y) Hæmorrhoïdas curanti diuturnas, nisi una servata fuerit, periculum est ne hydrops superveniat, aut tabes. Lib. VI, aph. 12. Le même

soit exprimé de la manière la plus claire dans toutes les éditions des aphorifmes faites jufqu'ici; quoiqu'enfin cet aphorifme ait réuni le fuffrage général des Praticiens de tous les temps, Aëtius, ou l'Ecrivain qu'il copie en cette occafion, ne laiffe pas de le rejeter, pour mettre à fa place une opinion fingulière à plus d'un égard; la voici. « Après
» avoir réglé le régime & faigné le malade, il faut, dit-il,
» extirper les hémorroïdes, & n'en laiffer abfolument aucune,
» malgré le fentiment contraire de quelques Médecins; parce
» qu'il eft poffible d'atteindre la fin qu'on fe propofe & de
» conferver en bonne fanté ceux qu'on opère ainfi, par un
» bon régime & par la faignée répétée à propos. C'étoit-là,
» continue Aëtius, l'opinion d'Hippocrate; car il dit, *fi celui
» qui guérit les hémorroïdes, ne fe tient fur fes gardes, il doit
» craindre l'hydropifie ou l'éthifie*, & non pas comme quelques-
» uns fe le font imaginé, *fi l'on ne conferve une hémorroïde, pour
» l'évacuation du fang;* mais *fi l'on ne fe tient fur fes gardes,*
» c'eft-à-dire, *fi le malade n'ufe d'une diète convenable.* Que
» Hippocrate l'ait entendu ainfi, cela eft clair par la valeur
» même des termes qui compofent l'aphorifme : car il porte,
» *celui qui guérit les hémorroïdes invétérées.* Or, la guérifon eft
» un traitement radical, fuivi de la difparition du mal pour
» lequel on le fait. En conféquence, felon le fentiment d'Hip-
» pocrate, il ne faut point réferver d'hémorroïde, mais les
» extirper toutes; & après la guérifon, ramener le corps à
» l'état naturel, par une diète convenable, & la faignée du
» bras faite à propos, dans la vue de prévenir ou de diffiper
la pléthore (z) ».

Gorter, l'un des meilleurs Commentateurs des aphorifmes d'Hippocrate, en laiffant à celui-ci le fens qu'il préfente naturellement, femble fe rapprocher un peu de la pratique

---

précepte eft répété au Livre, *De victûs ratione;* mais il y eft fi déplacé, qu'on a bien de la peine à fe perfuader qu'il y ait été mis par Hippocrate. Au refte, le confeil de laiffer une hémorroïde ne fe retrouve pas dans le traité particulier *des Hémorroïdes*, Livre que tout Chirurgien devroit favoir par cœur, & que perfonne ne lit.

(z) *Tetr. IV, ferm. 2, cap. V.*

d'Aëtius. Il convient du danger qui suit l'extirpation simultanée de toutes les hémorroïdes invétérées. « Mais, dit-il, « si on livre les hémorroïdes à elles-mêmes, il est rare qu'elles « ne dégénèrent en fistules, maladies aussi dangereuses qu'in- « commodes. Que faire donc? si nous les guérissons toutes, « nous ouvrons la porte à beaucoup de maladies; si nous ne « les guérissons pas, il s'engendre des fistules. Il faut donc, « conclut-il, prendre un juste milieu; guérir toutes les hémor- « roïdes, mais l'une après l'autre, pour ne pas produire un « changement subit; en attendant, adoucir, dénaturer la « matière morbifique, ouvrir des cautères qui l'évacuent, & « purger & saigner de temps en temps *(a)*. » Le précepte d'Hippocrate est plus sage & plus sûr; celui d'Aëtius, modifié par Gorter, paroît plus conforme à la maxime générale, qui veut que l'Art guérisse tout ce qu'il peut guérir. Les Praticiens choisiront.

Pourra-t-on se persuader qu'on n'ait connu l'hydropisie de matrice qu'au temps d'Aëtius? n'est-il pas plus croyable, qu'alors seulement, on fit de cet accident une maladie particulière, qu'on décrivit ensuite séparément & avec plus de soin qu'on ne l'avoit fait dans les temps antérieurs? Elle devint alors plus sensible & plus frappante dans les Écrits, & sembla s'y montrer pour la première fois. Pour ne rien dire de quelques passages, plus ou moins obscurs, des anciens Médecins, où l'on pourroit croire qu'il est question de cette hydropisie, Hippocrate lui-même paroît en avoir parlé deux fois, dans son Traité *des Maladies des femmes (b)*, sous le nom de *hémophlegmatie de la matrice*. Le vieillard de Cos est à la vérité fort obscur en cet endroit; mais il pouvoit l'être beaucoup moins pour les contemporains d'Aëtius. Quant à nous, la seule chose que nous y voyons bien clairement, c'est qu'il ordonne, sans trop dire où, l'application des cantharides en poudre.

(a) Comment. *in aph.* 12, *lib. VI.*
(b) Lib. *I*, n.° 71; lib. *II*, n.° 59.

Dans Aëtius, au contraire, l'hydropisie de la matrice, non-seulement est bien décrite, mais de plus, rapportée à sa principale & peut-être son unique cause; je veux dire, les hydatides. A la suite des longues suppressions sans grossesse, il s'amasse souvent dans la matrice une plus ou moins grande quantité de fluide, & quelquefois il s'y forme *de petits corps semblables à la vésicule du fiel.* On reconnoît cette maladie, à la tuméfaction très-étendue, lâche & flatueuse du bas-ventre, à un bruit comparable aux borborigmes des intestins, à la lourdeur que les femmes éprouvent en marchant, enfin à la difficulté de respirer. Les excrémens sont plus puans que de coutume; la femme ne conçoit point, & les mois restent supprimés, ou coulent sans type & sans ordre. Quelquefois les obstacles sont surmontés avec violence; *les petits corps* se rompent & laissent échapper une humeur visqueuse très-ressemblante à de l'eau *(c)*. Ce seroit perdre le temps, que de rapporter la méthode curative d'Aëtius: l'insuffisance des ressources actuelles montre assez que nos pères n'en avoient point.

Il en est de même de l'*inflation (d)* de la matrice, que de son hydropisie. C'est encore au père de notre Art *(e)* qu'il faut remonter, pour se convaincre qu'Aëtius trouva l'*inflation* au moins indiquée, & qu'il ne fit que la décrire avec plus de soin.

L'air remplit quelquefois la matrice, refroidie par l'accouchement, & séjourne dans sa cavité; parce que son col, resserré sur lui-même ou bouché par un caillot, ne lui permet pas de s'échapper. Quelquefois aussi l'air s'amasse dans l'épaisseur de ses parois. On reconnoît cette maladie à l'élévation du ventre, semblable à la tympanite, accompagnée de douleurs pongitives très-vives. Elle occupe tout l'abdomen jusqu'à l'estomac, au diaphragme, aux flancs, aux aines, où on l'a vu

---

(c) Tetr. IV, ser. 4, cap. LXXIX.
(d) Ibidem, ser. 3, cap. II.
(e) Ibid.

imiter grossièrement la hernie *(f)*; la tête même est affectée sympathiquement. Quand l'air est contenu dans la cavité de la matrice, on entend, en fléchissant le tronc, une crépitation, une espèce de bruit, qu'on n'aperçoit pas lorsque ce fluide est répandu dans l'épaisseur de ses parois. Dans le premier cas, l'air s'échappe quelquefois d'une manière imperceptible pour la malade même; dans le second, on éprouve les plus grandes difficultés à le déloger *(g)*.

On sent, en lisant cette description, que l'inflation de la matrice est une maladie réelle, & cependant elle a disparu depuis quelque temps des meilleurs Traités des maladies des femmes. Est-ce qu'elle n'existeroit plus ? j'ose croire qu'elle existe & qu'elle est même assez fréquente, ou comme maladie ou comme accident. J'ai toujours soupçonné que dans certaines coliques des femmes nouvellement accouchées, l'air renfermé dans la matrice, où il se glisse à l'instant que l'enfant en sort, dilaté par la chaleur du lieu, & ne pouvant s'échapper par l'orifice bouché par un caillot, fait effort contre ses parois, les distend & produit la douleur. Jamais je n'ai pu me familiariser avec l'idée, qu'un caillot retenu dans ce viscère, puisse, par lui-même, causer les douleurs, les convulsions, les hémorragies & les autres accidens, auxquels on remédie en l'entraînant. La matrice ne pouvoit pas être irritée par ce corps doux & mollet; elle ne pouvoit pas non plus en être distendue, parce qu'il ne la remplit jamais entièrement. Il existoit donc une autre cause des accidens qu'on fait cesser par l'extraction du caillot; & cette cause est, à notre avis, l'air introduit & retenu, augmenté peut-être dans certaines circonstances, de celui qui se dégage des

---

(f) *Idem ventus per vulvam ingressus & receptus in dextram partem, vel sinistram matricis tantam generat ventositatem, quod quasi ruptæ vel iliacæ appareant.... Cùm enim quædam puella debens incidi propter hujusmodi ventositatem, quasi ex rupturâ laborasset : cùm eam vidisset Trotula admirata fuit quàm plurimùm. Fecit ergo eam venire in domum suam, ut in secreto cognosceret causam ægritudinis. Quâ cognitâ quòd non esset dolor ex rupturâ, vel inflatione matricis, sed ex ventositate : fecit hoc modo ei fieri balneum ex malvâ & parietariâ... &c.* Trotulæ, curandarum ægritudinum muliebrium... Liber unicus, cap. **XX**.

(g) Ibid. cap. LXXVIII.

sucs de toute espèce épanchés dans la matrice, & très-disposés à la putréfaction. Si ce n'est pas là la théorie des Anciens, théorie qu'ils n'ont point confiée à leurs Livres, au moins faut-il convenir que leur pratique est parfaitement d'accord avec les corollaires qu'elle fourniroit. Car un de leurs principaux soins, & le premier de tous, étoit celui d'extraire le caillot, faisant fonction d'obturateur au col de la matrice *(h)*: ils songeoient ensuite à donner du ton à ce viscère, & à déterminer son retour sur lui-même, par l'application infiniment variée des remèdes stimulans.

Nous arrêtons ici nos réflexions; nous n'en faisons même aucune sur l'*inflation* de la substance propre de la matrice, aussi réelle à nos yeux que celle de sa cavité; parce que nous écrivons une histoire, & non pas une dissertation sur cet objet particulier.

Il est encore quelques maladies qui semblent se montrer pour la première fois dans les Écrits d'Aëtius. La *hernie variqueuse* & la *hernie aqueuse* des *femmes* sont de ce nombre; mais c'est d'Aspasie qu'il emprunte ce qu'il en écrit. Ces hernies ont l'une & l'autre leur siége dans les grandes lèvres. On opère la première, en mettant à nu les vaisseaux gonflés, les liant en deux endroits, & les divisant entre les ligatures *(i)*. On doit croire que la hernie variqueuse est fort rare, puisque les modernes Pathologistes n'en parlent point; car ici on ne peut excuser l'omission, par le peu d'importance de l'objet omis. Le 28 mai 1772, une femme grosse de six mois, juchée sur une chaise d'un pied de haut, les bras fortement étendus pour atteindre un corps suspendu hors de sa portée, se laisse doucement tomber sur le carreau. Elle se relève, ne sent point qu'elle se soit blessée, & cependant se voit inondée de sang. La Sage-femme accourt, juge la perte utérine & me fait mander. J'arrive cinq quarts d'heure après l'accident; la femme étoit déjà morte, noyée dans son sang.

―――――――――

(h) Paul. Æginet. *lib. III, cap. LXX.*
(i) Lib. *XVI, cap. CII.*

Sa pâleur, plus que cadavéreuse, ne laissant point de doute sur la certitude non plus que sur la cause de la mort, je fais la section césarienne. Il étoit naturel de chercher la source de l'hémorragie. La matrice n'en offroit aucun vestige; mais la grande lèvre droite étoit tuméfiée, violette, infiltrée de sang & lacérée transversalement de la longueur d'un pouce. En portant mon doigt dans cette lacération, je tombai dans un sac qui pouvoit contenir trois onces de liquide, entre-coupé de petites brides celluleuses, & rempli d'un caillot de sang noir. Que le vaisseau qui versoit le sang dans la poche fût artériel ou veineux (ce que l'injection seule pouvoit montrer), il n'en est pas moins probable que c'étoit-là l'espèce de hernie variqueuse dont Aëtius indique la curation. Au reste, ni la mort, ni sa promptitude n'étonneront ici ceux qui savent qu'on a vu des hémorragies mortelles, fournies par une artériole des narines, des gencives, des dents, par un pore cutané, par une petite moucheture faite à la peau tuméfiée après l'application de la ventouse, par la piqûre d'une sangsue, &c.

La hernie aqueuse des femmes a le même siége que la variqueuse. Pour en obtenir la guérison radicale, on dissèque avec un scalpel les feuillets celluleux qui recouvrent le kiste où l'humeur est renfermée; on l'incise d'abord, on l'excise ensuite des deux côtés en feuille de myrte, & l'on réunit les lèvres de la plaie au moyen de deux ou trois points de suture, afin de rendre plus solide la cicatrice qui doit succéder *(k)*. Covillard *(l)* manque d'exactitude en rapportant la méthode d'Aspasie, & laisse douter que les *hydrocèles* des femmes qu'il a guéries par de légères incisions, fussent la hernie aqueuse des Anciens, laquelle, cantonnée dans une poche, ne paroît guère susceptible de céder à d'aussi foibles moyens, comme nous nous en sommes convaincus par notre propre expérience.

(k) Tetr. IV, serm. 4, cap. c.
(l) Le Chirurgien-opérateur... liv. II, sect. 2, chap. XIV.

Enfin, pour ne rien laisser à dire sur les maladies des grandes lèvres, Aëtius parle de leurs abcès, qu'il ouvre lorsqu'ils sont voisins du méat urinaire, & qu'il s'abstient d'opérer, quand ils s'étendent vers l'anus, retenu par la crainte que la plaie devienne fistuleuse *(m)*, & il finit sur cet objet par décrire la manière d'extirper les nymphes. Sa narration ne contient rien de neuf; la seule chose qu'on puisse y remarquer, c'est que la *nymphotomie* se pratiquoit de son temps en Égypte, où l'on étoit persuadé qu'en raccourcissant ces appendices, dans une juste mesure, & diminuant d'autant les frottemens, on ôtoit à l'amour un de ses aiguillons. Une particularité du récit d'Aëtius, qui achève de nous persuader que si la jalousie des Orientaux n'inventa pas cette opération, elle sut au moins en profiter, c'est qu'on n'attendoit pas l'alongement vicieux des nymphes, qui constitue cette prétendue difformité, pour les extirper, & qu'on le prévenoit, en opérant toutes les jeunes filles, dès qu'elles étoient nubiles *(n)*.

Aëtius observe que les gerçures ou crevasses du col de la matrice rendent le coït douloureux, & quelquefois sanglant *(o)*; & prescrit contre les tubercules *miliaires* du vagin, un pessaire fait avec l'alun de plume & la pulpe de figues grasses *(p)*.

C'est une chose étonnante que dans un temps où la Chirurgie avoit perdu beaucoup de son ancienne vigueur, on osât extraire les concrétions tophacées de la matrice, *en divisant son col avec le scalpel*; opération qui ne demande pas moins de hardiesse dans l'entreprise que d'adresse dans l'exécution, & qui transportée aux accouchemens rendus difficiles par la résistance du col, n'a point encore obtenu le suffrage de tous les Praticiens *(q)*. Au surplus, si ce fut au v.ᵉ siècle seulement qu'on osa diviser le col de la matrice, pour en extraire

---

(m) Aëtius, *ibid. cap.* CX.
(n) Ibid. *cap.* CIII.
(o) Ibid. *cap.* CVII.

(p) Ibid. *cap.* CVIII.
(q) Ibid. *cap.* XCVIII.

les calculs, ce n'est pas que la maladie ne fût connue depuis long-temps : on la voit décrite par le divin Vieillard. « La servante de *Dyseris* de Larisse ne pouvoit se livrer aux plaisirs de l'amour dans sa jeunesse, sans ressentir de vives douleurs; le reste du temps elle ne souffroit point. Parvenue à l'âge de soixante ans sans avoir eu d'enfans, un jour qu'elle s'étoit gorgée de porreaux, elle fut saisie d'une douleur plus violente que toutes celles qui l'avoient précédée, & qui ressembloit aux douleurs de l'accouchement. Elle se lève, porte la main au lieu de la douleur, & reconnoît un corps dur & raboteux. La douleur augmente; elle perd connoissance. Une femme profitant de la syncope, porte la main dans le vagin, & la retire chargée d'une pierre de la grosseur d'un peson *(r)*. » Ainsi se termina cette longue indisposition, à la guérison de laquelle la bonne femme n'eut certainement d'autre part, que de hâter la sortie de la pierre hors du vagin, où elle étoit tombée au moment de la syncope, & d'où bientôt après elle n'auroit pas manqué d'être entraînée par son propre poids.

Nous terminerons ici l'extrait des Écrits d'Aëtius. Nous aurions pu le grossir d'une infinité de petites nuances, qui se présentent chez lui pour la première fois, dans les descriptions des maladies *(s)*, dans la composition des médicamens, dans les procédés curatifs, dans les méthodes opératoires, &c. mais outre que ces nuances sont peu sensibles, difficiles à

(r) De morb. popul. lib. V, sect. 12.

(s) Qu'on en juge par ce tableau concis de la sciatique, imité d'Archigène, où des traits presque tous connus, forment un tout absolument neuf: Antecedit & quasi auspicatur (coxendicum dolorem) aliquando quidem vicinorum musculorum dolor, & maximè lumborum : aliquando verò ab ipsâ juncturâ initium fit affectionis. Jam verò quandoque etiam contingit ut vertebri dolore fere sublato, circa poplitem solum afflictio hæreat : aliis autem juxta talum : quibusdam verò totum crus æqualiter dolore affligitur. Multis item circa inguina dolor figitur, & tum sanè vesica ipsa molestiam transsumens, urinæ difficultatem inducit : & tunc maximè totum crus a coxendicibus usque ad calcaneum dolorem perfert, & non solùm si ipsum crus moveatur convulsiones infert, verùm si etiam aliqua alia corporis pars agitetur... Tetr. III, ser. 4, cap. 1.

saisir, & par conséquent minutieuses & peu susceptibles d'intérêt, nous les verrons bientôt reparoître dans les Écrits de Paul, plus exactes, plus marquées, plus intéressantes & plus utiles.

Le Recueil d'Aëtius est un Livre essentiel, que le Médecin & le Chirurgien doivent également lire, & peut-être méditer. Cependant nous ne dissimulerons pas que celui qui posséderoit les Écrits de Galien, ne tireroit pas un grand fruit de la lecture de ceux d'Aëtius, à moins qu'il ne s'en servît comme d'un épitome, qui sans rien apprendre, empêche d'oublier ce qu'on sait déjà, le grave plus profondément dans la mémoire, & peut quelquefois donner occasion de méditer sur des choses qu'on n'avoit fait qu'effleurer dans l'Auteur original.

ALEXANDRE DE TRALLES. CONSTANTIN. NILAMMON. BASILE. NÉRON. ASANITUS. AMYTHAON. ANICÈTE. ANTIPHANÈS.

Entre Aëtius & Paul d'Égine, l'Histoire ne présente que Alexandre de Tralles, qui mérite quelque considération; auquel on peut ajouter Constantin, un Anonyme de Marseille *(t)*, Nilammon *(u)*, Basile *(x)*, Néron *(y)*, Asanitus, Amythaon, & peut-être un Anicète *(z)*, & un Antiphanès, cités par Paul, sans aucun renseignement particulier, ni sur leur vie, ni sur leurs Écrits.

Alexandre, surnommé *Trallien*, parce qu'il étoit de la ville de *Tralles* en Phrygie, vécut sous Justinien le Grand, pratiqua la Médecine en différens pays, & s'établit à Rome, où ses succès le firent distinguer avantageusement de ses Émules.

Quoiqu'on ne puisse pas dire d'Alexandre, qu'il fût *un Auteur original*, quoiqu'on ne doive pas non plus le placer à côté d'Arétée, & qu'il faille le mettre un cran plus bas, il est certain qu'il a moins l'air copiste que les autres Médecins Grecs, postérieurs à Galien. Les personnes curieuses de solide instruction, lisent encore aujourd'hui ses Écrits;

(t) Paul. *Lib. VII, cap. XIII.*
(u) Ibid. *cap. XVI.*
(x) Ibid. *cap. XIX.*
(y) Ibid. *cap. XVII.*
(z) Idem. *Lib. IV, cap. LV.*

non parce qu'il a parlé le premier de la rhubarbe, associé le pavot & l'*opium* au *castoreum* & aux autres sudorifiques, dans la fièvre quarte, appliqué peut-être l'*opium* aux brûlures, pour en écarter la douleur, aperçu qu'on n'auroit pas dû négliger; non pour avoir rectifié l'usage du soufflet employé dans le *volvulus* par Hippocrate (a), & depuis par Zacutus Lusitanus (b), & donné lieu peut-être à l'invention de la pompe destinée à remplir d'eau le canal intestinal (c); non enfin, pour avoir observé le premier des calculs vrais rejetés par l'expectoration, & prescrit intérieurement le fer, dont Oribase & Aëtius se servoient extérieurement contre les ulcères malins, &c; mais pour avoir fait un tableau général & régulier des maladies, les avoir distinguées avec soin les unes des autres, & fixé le diagnostic de chacune, avec la plus exacte précision. Si ses Ouvrages sentent l'empirisme, quand le goût de son siècle ne l'excuseroit pas, il vécut vieux, il écrivit dans sa vieillesse, & l'on sait que les Médecins qui vieillissent dans l'exercice de leur Art, finissent tous par une sorte de pratique expérimentale, ou si l'on veut, par un empirisme rationel.

Alexandre a traité quelques questions chirurgicales, mais d'une manière commune. Il avoit promis de parler des fractures, & l'on doit peu regretter qu'il n'ait pas tenu sa parole. Qu'en pouvoit-il dire, après Hippocrate & Galien? L'Anatomie seule devoit perfectionner les connoissances sur cette matière, & il n'étoit ni ne pouvoit être Anatomiste. Dans l'épilepsie sympathique, il avoit ouvert une route qu'on ne suivit point après lui. Persuadé que pour combattre cette maladie avec succès, il faut l'attaquer dans sa source, & que cette source est le lieu d'où part la sensation pour aller gagner la tête, il ulcéra le pied où se manifestoit le signe avant-

---

(a) *Voyez* ci-devant, *page 257*.
(b) *Praxis admiranda*, lib. II, pag. 50.
(c) *Vide* de Haën, *tome IV*, part. *VIII*, cap. v. Malgré les succès de cette *pompe-à-clystères*, tant en Autriche qu'en Italie, il ne paroît pas qu'on l'ait seulement essayée en France.

coureur du paroxifme, & le fuccès couronna fa tentative *(d)*. Il défapprouva l'ufage de cautérifer dans les affections de la rate, l'épilepfie, la fièvre quarte; mais fans fuccès, puifque ces uftions n'en furent pas moins recommandées par fes fucceffeurs. L'abus des cautères étoit alors extrême, tant parmi les Nations policées que chez les Barbares; on l'employoit en toute occafion, finon avec fruit, du moins d'une manière affez impofante pour que les malades préféraffent les Médecins *cautérifans*, à ceux qui prefcrivoient la diète & les médicamens *(e)*. Peut-être Alexandre fut-il trop modéré dans la cenfure de la cautérifation des os du crâne, & devoit-il, au lieu de la reftreindre, la condamner à une entière profcription! Il eft au moins bien certain que quiconque balancera les faits & les expériences rapportées par de Haën *(f)*, avec les allégations vagues des partifans outrés des cautérifations de la tête, qui nous cachant peut-être leurs infortunes, n'ont publié que leurs fuccès, n'emploira déformais qu'en tremblant ce moyen empirique, & le réfervera pour les maux extrêmes, qui n'en admettent point d'autre.

(d) Lib. *I*, cap. *XV*.

(e) Sunt enim nonnulli, non modo barbari, fed etiam alii plerique, opinione ac ratione alienâ præditi, ut etiam fecari urique præ omni medicinâ malint : ac eos qui hæc faciunt, fcire aliquid arbitrantur, invitantque ftudiofè in ædes fuas : & præftantiores hofce Medicos cenfent, quam qui victum præfcribunt. Lib. XII, cap. VIII.

(f) Ratio medendi.... tom. *III*, part. *VI*, cap. *VI*. Qu'il nous foit permis de ranimer ici le goût des jeunes gens pour le genre de recherches qu'avoit adopté M. de Haën. Ce Médecin, vraiment homme de génie, étoit dans la route qui conduit à la perfection. En Chirurgie fur-tout, que peut-on attendre des fimples obfervations ! Elles montreront ce qu'on a déjà vu, & le remontreront fans fin. Il ne faudroit donc pas fe borner à écouter la Nature, il faudroit l'interroger, lui faire même une fage violence. Il eft mille objets fur lefquels on fe livreroit avec fruit à des tentatives nouvelles; il eft mille expériences à tenter fur l'homme ou fur les animaux. Si l'on foumettoit à cette épreuve, les vérités de notre Art les moins conteftées, il en eft plus qu'on ne penfe qui ne la foutiendroient point. En général, nous fommes trop dogmatiques; nous trouvons plus commode de croire que de douter, & cependant, fi l'on veut y réfléchir, on reconnoîtra que le doute eft le partage des bons efprits, & la perfuafion que rien n'ébranle, celui des fots.

On fait que le choix des vaisseaux à ouvrir dans les diverses maladies, avoit été déterminé dès avant Galien, qui tint beaucoup lui-même au dogme fameux de la dérivation & de la révulsion. Alexandre, à ce qu'on peut croire, avoit été désabusé par son expérience; il saigne presque indifféremment du bras ou du pied, dans l'hémoptysie, & semble dire assez nettement ailleurs, que tous les vaisseaux évacuant également le sang, le choix de celui qu'on doit ouvrir ne sauroit être fort important *(g)*. Ce peu de mots ne furent pas aperçus dans Alexandre, ou ils ne purent empêcher la doctrine des Arabes, qui prescrivent exclusivement la saignée du côté opposé au siége de la douleur, dans la pleurésie, de s'établir, de prévaloir sur la doctrine des Grecs, & de s'introduire dans les Écoles de Médecine, où elle a long-temps régné despotiquement.

L'attachement à la pratique arabe ne fut jamais plus marqué que dans la pleurésie vraie dont fût atteint le roi de Portugal en 1519 ou 1520. Brissot, que l'envie de voyager pour acquérir la connoissance des plantes médicinales, ou plutôt que les persécutions de la Faculté de Paris, alors toute arabiste, qu'il s'étoit permis imprudemment de rappeler à la doctrine des Grecs, sur la saignée, avoient forcé de s'exiler, se trouvoit à Lisbonne. Il fit saigner le Roi du côté affecté, contre le sentiment des Médecins auliques. Le Roi guérit, & cependant les partisans de M. Denis, *premier Médecin* de ce Prince, & antagoniste de Brissot, obtinrent un Arrêt, portant défense aux Médecins de saigner du côté où seroit la pleurésie *(h)*.

(g) Nihil igitur minus juvabis ex quâcunque parte sanguinem detraxeris, quum etiam omnia simul vacuentur: quemadmodum divus Hippocrates ait, confluxus unus, conspiratio una, omnia consentientia. L. I, cap. XVII.

(h) « Qui n'admireroit, dit à ce
» sujet Bayle, la facilité qu'ont les
» Magistrats de se déclarer pour ou
» contre certains remèdes : car, comme il ne leur arrive que trop «
d'en condamner qui dans la suite «
gagnent le dessus, & par raison «
& par usage, ne peut-on pas dire «
qu'ils avoient jugé sans connois- «
sance de cause, entraînés par la «
cabale qui savoit le mieux crier, «
& le mieux pousser toutes les «
voies d'oppression. L'antimoine «
est une preuve de ce que je dis. »

On est sans doute étonné de voir des Jurisconsultes occupés à marquer au Chirurgien le vaisseau qu'il doit ouvrir. Que seroit-ce si nous faisions l'histoire de la guerre excitée à cette occasion parmi les Médecins ? Depuis plus de sept siècles la doctrine des Arabes régnoit paisiblement sur les esprits, après avoir étouffé son ainée & sa rivale, lorsque (en 1515) ce même Brissot, homme de génie & profondément versé dans la Médecine d'Hippocrate, abandonnant les drapeaux arabesques, leva tout-à-coup l'étendard des Grecs au milieu des Médecins de Paris. Il attaquoit une pratique enseignée dans toutes les Écoles, adoptée de tous les Praticiens; il ne pouvoit manquer de contradicteurs. On s'éleva de toutes parts contre lui ; on traita son opinion d'erronée, de fausse, de ridicule, d'absurde, même d'*impie;* on prétendit qu'elle n'étoit pas moins pernicieuse au corps, que le *luthéranisme à l'ame*, & que par conséquent, les Médecins qui saignoient du côté malade étoient des gens *sans foi, sans religion*, en un mot, les *Luthériens des Médecins*. La guerre une fois allumée, on combattit pour savoir si l'on saigneroit du côté droit ou du côté gauche, comme on auroit combattu pour la défense de ses Pénates. Enfin les deux partis, excédés de fatigues, parlementèrent ; on convint d'établir un Médiateur, & l'on choisit l'école de Salamanque. Ce Tribunal étoit sans doute agité par la même diversité d'opinions sur la saignée qui rendoit nécessaire sa médiation ; il s'y prit à deux fois pour fixer la sienne. D'abord il prononça pour les Arabes ; mais bientôt après, condamnant ceux-ci, il jugea la controverse en faveur des Grecs. Une variation aussi frappante avilit les Juges ; ils furent désavoués par les Arabistes. On reprit les armes, & les hostilités recommencèrent ; on se battit de nouveau, jusqu'à ce qu'enfin les Arabistes s'avisèrent d'appeler du jugement de l'École espagnole *(i)* au Tribunal de l'Empereur Charles-Quint. Mais

---

(i) « Moreau dit qu'alors Salamanque appartenoit aux Portugais. Je crois » qu'il se trompe, & qu'on ne choisit cette Académie, qu'à cause de sa grande réputation, n'y ayant pas encore d'Université dans le Portugal. » *Bayle.*

ce Prince, occupé dans ses vastes projets à se faire admirer de la moitié de l'Europe & à faire trembler le reste, abandonna les enfans d'Esculape à leurs dissentions *(k)*.

Ainsi finirent ces débats, qui n'auroient pas eu de fin, si Charles-Quint n'eût dédaigné de s'en amuser. Car l'expérience a prouvé mille fois que l'intérêt que les Princes, les Grands, les Tribunaux prennent aux disputes scientifiques, de quelque genre qu'elles soient, suffit pour les éterniser; parce que plus le jugement a d'éclat, plus le parti condamné croit son honneur intéressé à ne point se rendre, & s'affermit dans l'obstination, ne manquant jamais de prétextes pour récuser le Juge & éluder ses décisions. *(l)*.

Tirons un voile sur les égaremens & les travers d'un siècle où régnoit despotiquement la scholastique, source éternelle d'ignorance, d'entêtement, de haines, de persécutions, & franchissant le vaste intervalle qui sépare ce siècle de celui de Paul d'Égine, voyons la Chirurgie & les autres Arts tomber avec Alexandrie, & s'ensevelir sous ses ruines. Il ne nous reste aucun vestige, aucun monument de l'état de notre Art entre Aëtius & Paul, c'est-à-dire, depuis le v.e siècle

---

(k) On croit aussi que la mort de Charles III, duc de Savoie, emporté par une pleurésie, le 16 septembre 1553, après avoir été saigné du côté opposé à la douleur, selon la doctrine de M. Denis, chef des Arabistes, fut une des causes qui empêchèrent l'Empereur de condamner les sectateurs des Grecs, moins puissans & moins nombreux que les partisans des Arabes. D'ailleurs, peu de temps après, ce Prince se démit du royaume d'Espagne, & ne tarda pas à abdiquer l'Empire.

(l) Je ne connois rien de moins exact que la notice de Brissot, publiée tout récemment par un Médecin de Paris. Comment l'Éditeur n'a-t-il pas senti qu'on perd la confiance des Lecteurs pour les faits qu'ils ignorent, lorsqu'on manque d'exactitude dans le récit de ceux que tout le monde sait. Selon M. Hazon, ce ne furent pas les persécutions de la Faculté de Paris, mais le seul desir de perfectionner la matière médicale qui fit quitter Paris à Brissot. Quel Corps ne fut pas persécuteur! Quel homme de génie, quel novateur ne fut pas persécuté! La résistance que les Compagnies savantes opposent aux nouvelles opinions a sans doute des inconvéniens; mais aussi que de paradoxes spécieux & néanmoins funestes n'ont-elles pas étouffés dans leur naissance, heureusement pour l'humanité! La barrière qu'elles élèvent quelquefois contre les nouveautés, est rarement franchie par l'erreur la plus séduisante, & n'arrête pas long-temps la vérité.

jufqu'au VII.ᵉ Quand les Chirurgiens, qui vivoient dans ces temps d'agitation & de trouble, auroient eu des connoiſſances, que les beaux Arts, depuis long-temps languiſſans, ne leur permettoient pas d'avoir, la convulſion preſque générale qu'éprouvoit alors l'Empire de Rome, près de ſe diſſoudre, ne leur eût laiſſé ni le loiſir, ni la tranquillité, ni peut-être le deſir de les tranſmettre à la poſtérité. Ainſi la ruine totale de la Chirurgie étoit inévitable, & malgré les travaux précieux du dernier des Médecins Grecs, du célèbre Paul d'Égine, elle fut conſommée à la priſe d'Alexandrie, par Amrou, Général des Sarraſins, l'an 641. A cette époque, nous verrons cet Art utile s'éclipſer, abandonner les régions fortunées où il avoit pris ſa naiſſance & ſes accroiſſemens, reſter enſeveli ſous la pouſſière des Bibliothèques, durant pluſieurs ſiècles, & ne ſe remontrer que foible, défiguré, & à peine reconnoiſſable au plus tôt vers la fin du X.ᵉ ſiècle, à la ſuite de Rhasès, d'Avicenne, d'Albucaſis, de Roger, de Roland, de Bruno, de Théodoric, de Salicet, de Lanfranc, de Guy de Chauliac, & de quelques autres Reſtaurateurs de notre Art, dont le Volume ſuivant fera connoître le mérite, les travaux & les ſuccès.

FIN du Tome ſecond.

TABLE DES MATIÈRES

Contenues dans ce Volume.

A

ABCÈS internes, signes qui les font distinguer les uns des autres, *page* 362 & *suiv.* — Signes qui annoncent sur quelle partie s'est fait l'épanchement, 267 & 268. — Quels sont ceux de ces abcès susceptibles des opérations chirurgicales, 362. — Sont quelquefois suivis d'ulcères chroniques, 274. — Comment guéris, 275.

——— du foie, signes qui les caractérisent, 207 & 208. — Différence de la matière qui les forme, 375. — Quand faut-il les abandonner à la Nature, 208 ? — Se portent sur différens viscères, *ibid.* — Signes qui font connoître le lieu qu'ils vont occuper, 209. — Divers moyens de leur donner issue, 208.

——— de la matrice, s'ouvrent dans le rectum, dans le vagin, dans l'abdomen, 376 & *suiv.* — Divers procédés curatifs, *ibid.*

——— des grandes lèvres, 786.

——— du rein, produits par une pierre, 214. — Difficulté de cicatriser la plaie qui suit l'incision de ces abcès, *ibid.*

ABDOMEN, signes de l'épanchement du pus dans (l'), 267. — Accidens qu'il cause, 269. — Opération pratiquée pour lui donner issue, 275. — Rejeté par la bouche, par les reins, par la vessie, 205. — Abcès externes de l'abdomen doivent être ouverts de bonne heure, 375 & 376.

ABORTIFS (remèdes), leur usage & leur abus, 289 & 290.

ACCOUCHEMENT facile & naturel, fonctions de la Sage-femme dans (l'), 293, 294 & 295. — Signes qui l'annoncent, 292. — Deux positions à donner à la femme en couches, la verticale & l'horizontale, 293. — Accouchement prématuré, 289. — Difficile, obstacles qui peuvent le rendre tel de la part de la mère, 297 & 298; de la part de l'enfant, 298 & *suiv.* — Différentes méthodes de le terminer suivant les circonstances, 300 & *suiv.* — Diverses situations qu'il faut donner aux femmes suivant les cas, 301. — Premiers vestiges de la méthode de retourner l'enfant, 495 & 497.

ACHILLAS, 116.

ACOPES, 52. Leur composition, 693 & 694.

ACRIBIUS, 385.

ACRIMONIE des humeurs, corrode les vaisseaux & produit l'hémorragie, 202.

ACROCHORDON, manières de l'extirper, 584.

ADAMANTINUS, 700.

ADAMANTIUS, *ibid.*

Hhhhh ij

ADEPTES. *Voyez* ALCHIMISTES.

ÆGILOPS, sa description; comment distingué de l'anchilops, 424; son traitement, 354, 596 & 602.

ÆLIANUS, 525.

ÆLIUS (GALLUS), 113.

ÆMILIUS (MACER), 26.

ÆSCHRION, 500.

AËTIUS. Plusieurs Médecins de ce nom, 763.

AFFECTIONS comateuses, moyens curatifs, 186. — Rhumatismales, fréquentes à Rome, 94.

AFFRICANA, 99.

AGATHINUS, 313.

AGATOCLÈS, 116.

AGNODICE, 98.

AIR épais & humide, cause des fluxions sur les yeux & les oreilles, 93, & des affections rhumatismales, 94.

——— méphitique, les végétaux & sur-tout les arbres ont la propriété de le désinfecter, 418.

ALBUGO. *Voyez* LEUCOMA.

ALBUTINUS, 26.

ALCHIMIE, son objet, 690 & 691.

ALCHIMISTES, ont fait des découvertes admirables, & néanmoins ont retardé les progrès de la Chimie, 690 & *suiv.*

ALCIMION, 117.

ALCON, 104.

ALEXANDER, 113.

ALEXANDRE DE TRALLES, 788.

ALGALI. *Voyez* SONDE.

ALIMENS de mauvais sucs, peuvent créer des maladies épidémiques, 563 & 564.

ALIPANDA, espèce d'emplâtres, 694.

ALKALI volatil, son efficacité contre le venin de la vipère, 162. — Seroit-il spécifique aussi contre certains autres venins? *ibid.*

ALLAITEMENT maternel préférable à celui d'une nourrice étrangère, 738 & *suiv.* — Discours de Favorin sur ce sujet, *ibid.*

ALOPÉCIE, son traitement, 280.

AMAUROSIS, goutte sereine, 597.

AMBI, employé à étendre le bras fracturé, 254.

AMBROSIUS, 42.

AMMODITE, *cenchrus*, espèce de serpent; accidens qui suivent sa morsure, 161. Cure de cette plaie, 163.

AMMONIUS, 437.

AMOLYNTA, espèce d'emplâtres, 694.

AMPHION, 395.

AMPHISBÈNE, serpent à deux têtes; les accidens de sa morsure ne diffèrent point de ceux de la vipère, 159.

AMPUTATION, causes différentes qui déterminent à pratiquer (l'), 360. — Manuel de l'amputation des membres, d'après Archigène & Léonide, 50, 361 & *suiv.* — Pratiquée dans la partie morte, 682. — Dans l'article, 683. — Sorte d'amputation en deux temps, 392. — A lambeaux, pour les doigts surnuméraires, 393.

AMULETTE, qui rendoit aux hydrophobes la faculté de boire, 43.

AMYNTAS, 394.

AMYTHAON, 395 & 788.

ANAPHONÈSE, ce que c'est, 674.

ANATOMIE a beaucoup d'analogie avec la Chirurgie, 179. — Fort utile au Chirurgien, 550. Est la partie la plus solide de l'art de guérir, 525. — Ses progrès au temps de Galien, 634.

ANATOMISTES anciens (les) ont-ils disséqué des cadavres humains? Preuves affirmatives. 528 & suiv.

ANCHILOPS, 596 & 602.

ANCHYLOGLOSSES (enfans), 778.

ANCYLOBLEPHARON, 596.

ANCYLOSE des paupières, 602.

ANDRÉ, 763.

ANDROGINES. Voyez HERMAPHRODITES.

ANDROMAQUE, 168.

ANÉVRISME: ce nom a été donné par quelques anciens au thrombus, 473.

——, principaux caractères de (l'), 642 & 643. — Signes distinctifs de l'anévrisme vrai d'avec le faux, 644 & 645. — Opération de l'anévrisme faux, ibid.

—— du col, sont incurables, 643 & 644.

ANGINE, les Anciens en ont distingué jusqu'à trois ou quatre espèces, 193.

—— Apostémateuse, Aqueuse, Œdémateuse, 198; Gangréneuse, 199. — Ses causes & sa curation, 200 & 201. — Inflammatoire ou avec tumeur, 193. Sa cure, 194 & suiv. — Par affaissement ou sans tumeur, ce que c'est, son traitement, 193 & 195.

ANICÈTE, 788.

ANKYLOSES espèces (d') auxquelles le mouvement convient, & celles auxquelles il seroit contraire, 336 & 337.

ANNEAU d'or; droit de le porter accordé aux Médecins par Auguste, 20 & 21.

ANTHERO, 32.

ANTHIMUS, 759.

ANTHRAX. Voyez CHARBON.

ANTIGÈNE, 526.

ANTIGONE, 396.

ANTIMACHUS, 112.

ANTIPATER, 112.

ANTIPHANE, 788.

ANTISTIUS, 12.

ANTYLUS, 470.

ANUS: ses maladies ont beaucoup de tendance à la pourriture; pourquoi? 433.

APELLÈS, 175.

APHONIE causée par la lésion des nerfs recurrens, 459.

APHRODAS, 113 & 395.

APHRODISÉE, 395 & 699.

APIUS, 104.

APIUS-PHASCUS, 500.

APOLLONIUS, 6 & 133. — Plusieurs Médecins de ce nom, ibid.

APOLLOPHANÈS, 116.

APOPLEXIE, usage de la saignée & des ventouses scarifiées dans (l'), 187.

APOSTÈMES, ce nom se donnoit très-anciennement à l'augmentation de tout le corps, 557. — De poitrine, très-communs à Rome, 94.

APOTHICAIRE, l'état ni les fonctions de (l') n'existoient point anciennement, 61. Il n'en est point fait mention avant l'an 400, 62 & 63.

APULÉE *(Celsus)*, 17 & 28.

APULÉE *(Sextus)*, 753.

ARC, ce que c'est que l'arc sur lequel les Anciens plaçoient les membres pour les amputer, 361 & 363.

ARCHIATRE, différentes significations ou acceptions de ce mot, 171. — Quelle est la plus vraisemblable? *ibid.* & 172.

——— leurs droits & leurs priviléges, 716 & 717.

——— (le Comte des), a-t-il existé! 715 & 716. — Ce que c'étoit que la dignité de Comte des Archiatres, *ibid.*

——— Populaires; comment se faisoit leur élection, à qui elle étoit confiée, la forme de cette élection, 711 & *suiv.* — Exemptions accordées à ces Médecins, 714. — Leur nombre étoit proportionné à l'étendue des villes, 712. — Rome en avoit quatorze & les autres villes dix, sept ou cinq; raisons de l'établissement de ces Médecins, 708 & 709. — Obligations auxquelles ils étoient tenus, 711.

——— Palatins, quels étoient leurs honoraires, 706 & 707. — L'institution légale des Archiatres n'est que du IV.ᵉ siècle, 705 & 708.

ARCHIGÈNE, 347.

ARÉTÉE, 180.

AREUS, 152.

ARGEMON, ulcère rond de l'œil, 597, 602 & 603.

ARISTARCHE, 394.

ARISTOCLÈS, 116.

ARISTOCRATÈS, 114.

ARISTOGÈNE, 10.

ARISTON, 6. — Justifié, 753.

ARISTUS, 6.

ART, l'exercice soutenu (d'un) peut seul rectifier les connoissances théoriques, 175.

ART de guérir a commencé par l'empirisme, dont il peut encore tirer des services, 351. — Ne fut pas divisé avant Celse, 78 & *suiv.* — Il ne l'étoit pas du temps de Galien, 82. — Il le fut au XIV.ᵉ siècle, 87 & 88. — Ceux qui s'y destinent doivent étudier à fond la Logique & les sciences Mathématiques, 521. — On ne trouve rien, dans les anciens Historiens, de relatif à l'exercice de l'art de guérir dans les camps & armées, 396, 397 & *suiv.*

ART Hermétique. *Voyez* ALCHIMIE.

ART Vétérinaire, a emprunté de la Médecine ses moyens curatifs, & lui a fourni à son tour quelques inventions, 34. — Descriptions de quelques-unes de ses opérations, 37 & *suiv.*

ARTEMIUS, 753.

ARTÈRE du bras, nécessité d'en reconnoître la position avant que d'appliquer la ligature, 641.

ARTÈRE coupée transversalement, se retire dans les chairs & le sang s'arrête, 638.

ARTÈRES carotides, pourquoi elles ont été ainsi nommées par les Anciens, 459.

ARTÉRIOTOMIE, étoit plus usitée chez les Anciens que la phléboomie, 476. — Son efficacité pour les douleurs de tête & les fluxions sur les yeux, 424.

ARTICULATIONS empâtées, les bains sulfureux peuvent en dissiper l'empâtement, 365.

ARTORIUS (MARCUS) sauve la vie à Auguste, 15 & suiv.

ARUNTIUS, 26.

ASCITE accompagne quelquefois la tympanite, 209. — Espèce d'ascite causée par une ample boisson d'eau à la glace, ibid. — Ne peut céder aux mouchetures des extrémités, 439.

ASCLÉPIADE, 425. — Plusieurs Médecins de ce nom, ibid.

ASPASIE, 99.

ASPHALARTESIUS, 112.

ASPIC, accidens qui suivent sa piqûre, 161; Nécessairement mortels, 163.

ASSOUPISSEMENT profond, moyen d'en tirer les malades, 313 & 314. — Causé par la compression ou la ligature des artères carotides & des nerfs qui les accompagnent, 459.

ASTER, 395.

ASTRINGENS forts, appliqués sur le phlegmon, le font dégénérer en squirre, 588 & 589.

ASTROLOGIE, son introduction dans la Médecine, & sa séparation d'avec cette science, 147 & suiv.

ATIMETUS, 92.

ATMOSPHÈRE, les variations dans la température de (l'), causent beaucoup de maladies, pourquoi? exemples, 329. Voyez AIR.

ATRABILE, regardée par les Anciens comme la cause du charbon, 577. — Du squirre & du cancer, 587.

ATROPHIE de l'œil, 595; des membres luxés & fracturés; moyen d'y remédier, 678.

ATROPHIE & foiblesse des membres, utilité des frictions sèches dans (l'). 325.

ATTALE, Roi de Pergame, fait des expériences sur les criminels condamnés à mort, 8.

ATTALUS, 572.

ATTIUS, 92.

ATTRACTIFS (remèdes), usage qu'en faisoient les Anciens dans les pleurésies suppurées, pour dériver le pus au dehors, 201.

AVORTEMENT est à craindre lorsque les seins deviennent tout-à-coup flasques & pendans, 277 & 278. — Peut être prévenu en certains cas par des bains alumineux, 365.

AURELIANUS. Voyez SORANUS.

AXIORIUS, 104 & 500.

AZANITA, 501 & 788.

B

BACCHIUS, 175.

BAINS publics chez les Grecs & chez les Romains; description des différentes pièces dont ils étoient composés, & leurs usages, 316 & suiv. — Différentes personnes employées aux bains, & leurs fonctions, 320 & suiv. — Naturels, leurs propriétés dépendent des substances que l'eau charrie, 365. — Quelle en doit être la température pour qu'ils produisent le bien qu'on en attend, ibid. — De mer, conseillés contre la goutte, 223. — D'eau salée, 365. — Alumineux, dans quelles maladies ils conviennent, ibid. — Sulfureux, & leurs usages, ibid. — D'huile, cas où ils conviennent & la manière de les adminiſtrer, 314 & ſuiv. — De ſable, méthode de les adminiſtrer ; maladies pour leſquelles les Anciens les employoient, 337. — Animaux, ce que c'eſt, & leurs propriétés, 223. — De ſang, opinion populaire ſur l'emploi de ces bains, 227.

BAISERS de cérémonie chez les Romains, tranſmettoient la mentagre ; défendus par Tibère, & par quel motif, 101 & 102.

BANDAGES, les Anciens s'exerçoient ſur le fantôme à bien pratiquer (les) ; principales conditions des bandages, 666. — Peuvent cauſer l'atrophie, 676. — Circulaire de la tête ne doit pas être trop ſerré, 656. — Défenſif, ſes bons effets dans les fractures ſimples ; conditions qu'il exige, 567. — Reſtaurant, 678 & ſuiv. — Expulſif, ſon utilité dans le traitement des ulcères fiſtuleux, 663.

BAPHULLUS, 501.

BASILE, 788.

BASILIC, *regulus*, animal fabuleux, 161 & 162. — Ce que c'eſt que le baſilic que montrent les Charlatans, *ibid*.

BASSUS (JULIUS) 28.

BÉGAYEMENT, 778.

BOTHRION, 597, 603 & 604.

BOUC hermaphrodite, 456.

BOUES minérales ſulfureuſes, leur utilité, 342.

BOUTON d'alun, employé pour arrêter le ſang après l'amputation des grandes extrémités, 41.

BRONCHES, ſignes de l'épanchement du pus dans (les), 267.

BRONCHOTOMIE ; eſpèce d'eſquinancie où elle doit être pratiquée ; cas où elle ſeroit inutile ; méthode de pratiquer cette opération, 489 & ſuiv.

BUBON, de quelle manière Galien l'ouvroit, 617.

BYTHINUS, 15.

C

CADAVRES humains ; les anciens Anatomiſtes en ont-ils diſſéqué ? 528 & ſuiv.

CAILLOT ; on avoit dit avant Galien que les plaies des artères ſe bouchent par un caillot ; il l'a répété, 635, 637.

CAIUS, 151. — C. Volgius, 26.

CALCULS de la matrice extraits par l'inciſion de ſon col, 786.

———— de la veſſie : ſignes de leur exiſtence, 216 & 250. Se forment tous dans le baſſinet des reins, 212. Signes de leur préſence dans le rein, 213 & 703. Différences qui ſe rencontrent entre les calculs des reins & ceux de la veſſie, *ibid*. — Adhérens à la veſſie, occaſionnent quelquefois des douleurs & la difficulté de reſpirer, 216. — Arrêtés au col de la veſſie peuvent cauſer la rétention d'urine, 685.

———— dans l'urètre ; moyens d'en procurer la ſortie, 703 & ſuiv.

———— de la veſſie très-volumineux, ne peuvent être extraits ſans le plus grand riſque, & pourquoi, 216.

CALLINICUS,

CALLINICUS, 17.
CALLOSITÉS de l'orifice de la matrice, peuvent s'opposer à l'écoulement des règles, 434.
CALPETANUS, 26.
CAMÉRATION, espèce de fracture du crâne, ses signes; doutes sur son existence, 250 & 251.
CANCER succède au squirre, 591. — Occulte, 114 & 115. — Ulcéré, ses indications, 594; ses racines, ce que c'est, 593. — Des mamelles, véritable cause du cancer des mamelles, 657. Pronostic & traitement du cancer, 592 & 593. En quels cas les moyens chirurgicaux peuvent réussir dans le traitement du cancer, *ibid*. Méthode particulière de Léonide pour amputer le cancer des mamelles; vues dans lesquelles il opéroit ainsi, 462. — De l'œil, 597.
CANTHARIDES prises intérieurement, accidens qu'elles causent, 50 & 51; moyen de les prévenir, 183 & 379. — Sont un des meilleurs maturatifs, 166.
CANULES pour conduire l'air à la trachée-artère dans l'esquinancie, dans quels cas elles pourroient être utiles, 196 & *suiv*.
CAPITO, (C.) 92.
CARCINOME. *Voyez* CANCER.
CARIDEMUS, 13.
CARIE des os du crâne, signes qui la caractérisent, 389. Signes qui annoncent qu'elle dépend d'une cause interne ou externe, 355. Ses différences, ses variétés, 387; ses effets, 388; son pronostic, son traitement, *ibid*. 390, 355 & 356. — De l'os temporal; &

moyen d'y remédier, 353 & 354.
CASSIODORE, 720.
CASSIUS, 26.
CASTINUS, 763.
CASTOR, 111.
CASTRATION pratiquée dans la chordapse ou colique, 207. — Dans la lèpre avec succès, 235 & 236; manière de la faire sur le taureau pour éviter l'hémorragie, sans recourir à la ligature, 38.
CASTUS, 113.
CATAGMATIQUES, ce que c'est, 113.
CATARACTE, 597. Sa description, 605. Opinion des Anciens sur sa nature, 609. Ses diverses couleurs, *ibid*. Signes des cataractes commençantes, 609 & 610. En quel cas la cataracte est curable, *ibid*. Trois méthodes de l'opérer, 610 & *suiv*. — Simplement abaissée, remonte, 608. Il paroît que son extraction a été connue des Anciens; preuves, 611.
CAUTÈRE actuel, préféré par les Vétérinaires au fer tranchant, pour ouvrir les dépôts en général, 37; par les Médecins, pour ouvrir ceux du foie, 208. — Employé pour ouvrir la poitrine dans l'empième, 437. — Se portoit en certaines circonstances à travers une canule, 484; à travers plusieurs linges, 361, 363 & 364.
CAUTÈRES, *fonticuli*, (les) ont-ils été connus des Anciens, 776. Matières diverses employées à cautériser, 777.
CAUTÉRISATION Africaine (la) ne diffère pas de celle des Chinois; manière de la pratiquer, 168 &

169. Avantages de la cautérisation dans les morsures des animaux enragés ou venimeux, 432 & 433; dans les engorgemens goutteux des articulations, 432; dans certaines hydrocèles, 445; la paralysie, 366; la phthisie, 367; les chutes du *rectum*, 441. — Employée pour arrêter le sang, 635 & 639. — Infidèle & pleine d'inconvéniens dans les hémorragies artérielles, 433. — Du crâne, pour l'épilepsie idiopathique, 182; pour les céphalalgies opiniâtres, 193. — Censurée & rejetée, 790. — Particulière, pour l'ægilops, 354. — De la portion gangrénée, après l'amputation faite dans la partie morte, 682.

CÉPHALALGIE violente, suivie de l'écartement des sutures du crâne, 386.

CÉPHALÉE ou migraine, utilité des vésicatoires entretenus long-temps dans (la), 378 & 379; son traitement, 191 & *suiv*.

CÉRASTE, accidens & traitement de sa morsure, 161 & 163.

CÉRÉLEON, ce que c'est, 694.

CERVEAU, (l'inflammation du) peut occasionner l'écartement des sutures du crâne. Ses membranes enflammées se tuméfient quelquefois au point de remplir & déborder même le trou du trépan, 386.

CHALASION, grêle ou gravelle des paupières, 595 & 600.

CHALASTIQUES (remèdes), leur application dans le traitement du phlegmon, 566.

CHARBON, ses signes, 575. — Des yeux, ses causes, 595 & 607. Pronostic du charbon, 577. Danger des charbons intérieurs, 576. Le délire est funeste dans cette maladie, 577. Curation du charbon, *ibid*.

CHARICLÈS, 31 & 501.

CHARITO, 501.

CHARIXENUS, 395.

CHARLATANS & Vendeurs d'antidotes (les), appelés *Médecins sédentaires*, 65.

CHÉMOSE, inflammation des paupières, 3. Ordinaire aux vieillards, 4. Son traitement, 3 & 4. *Voyez* 595, 596 & 603.

CHEVAUX, (les fractures des os des) peuvent se réunir, 41. *Voyez* INSUFFLATION.

CHEVEUX rendus avec les urines, 367 & 368.

CHÈVRES hermaphrodites, 450.

CHIEN enragé, (signes & accidens qui suivent les morsures du), 155. Manière de traiter ces morsures, 157.

CHIMIE, (fables sur l'origine de la), 690. Véritable époque de l'origine de la Chimie physique & médicale, *ibid*. & *suiv*.
—— Rationnelle n'est née qu'au siècle de Louis XIV, 16.

CHIRURGIE, ce que signifioit ce mot avant le partage de l'Art, 55 & 56. En quel temps elle fut séparée & abandonnée aux mécaniques, 86. Sa ruine parut consommée au VII.ᵉ siècle, 793. — Ne peut pas être tout-à-la-fois douce & efficace, 516. — A beaucoup d'affinité avec l'Anatomie, 179.

CHIRURGIEN, on donnoit anciennement ce nom aux Peintres & à tous les Artistes, 84. Le mot

Chirurgien, dans l'acception qu'il a présentement, ne se trouve pas une seule fois chez les Historiens avant le XVI.e siècle, 84. — Ne doit pas tant s'appliquer à la partie opératoire, qu'il néglige l'étude des plaies & des ulcères, 665. — Ne peut pas être formé par la pratique seule, 76 & 77. — Doit posséder les notions générales de la Médecine, 68 & 69. — Doit être versé dans la connoissance des médicamens, 54. — Doit régler le régime & administrer à ses blessés les remèdes nécessaires, 67. — La connoissance parfaite de l'Anatomie lui est indispensable, 550. — Doit posséder les Langues mortes & les Langues vivantes, & pourquoi, 518.

———— Ambulans ou périodeutes, ce qu'ils étoient, & leurs fonctions, 92. — Encore fort communs à la fin du siècle dernier, exemples, ibid. & 93. — Il y avoit des Chirurgiens attachés aux armées Romaines, 398 & suiv. — Ministres, n'ont jamais existé ni à Athènes, ni à Rome, 76. — Injustice des procès qu'on leur intente, à l'occasion de certains évènemens de leur pratique, 723 & suiv. Causes les plus ordinaires de ces procès, 725.

CHORDAPSE, ce que c'est, 206.

CHRISANTHUS, 152.

CHRISUS, 501.

CHRYSOPÉE. *Voyez* PIERRE PHILOSOPHALE.

CHUTE du *rectum* occasionnée par l'empâtement, 52; par le ténesme de la vessie dans les calculeux, 216. Usage de la cautérisation dans la chute de cet intestin, 441.

———— De la matrice, ses causes, 217.

CIGUE, employée pour diverses fins, intérieurement & extérieurement, par les Anciens & par les Modernes, 636 & 637.

CIMON, 51.

CIRCULATION du sang, assez bien décrite par Galien, 639 & suiv.

CISEAUX, leur usage pour emporter la portion cariée des os, 390; pour enlever les cornes ou excroissances osseuses du crâne, 391; pour extirper les doigts surnuméraires, 393.

CLAUDIUS, 5 & 395.

CLÉOBULE, 396.

CLÉODÈME, 117.

CLÉON, 11.

CLÉOPHANTE, 5.

CLISTÈRES (pompe-à-), 789.

CLONIANUS, 501.

CLOU de l'œil, 605.

CŒLOMA, ulcère de l'œil, 597 & 603.

CŒUR, (les abcès du) sont les plus dangereux de tous, 266 & 269.

COINCIDENCE, maladie de l'œil, 606 & suiv.

COLLYRES, de deux sortes, secs & humides, 696.

COLON, (signes des abcès du), 265.

COLONNE vertébrale, (les chutes sur la) sont tantôt suivies de rétention d'urine & tantôt d'incontinence, 685 & 686.

COLUMELLE, 36.

CÔME (SAINT), plusieurs Saints du même nom, 758.

COMITIVE accordée aux Archiâtres; ce que c'étoit que cette dignité, 714.

COMMOTIQUE, son origine & sa définition, 126; son objet, 130.

COMPILATIONS, ont-elles été utiles ou nuisibles aux Arts & aux Sciences! 733 & suiv.

CONDUIT auditif, (moyen d'extraire les corps étrangers du), 353.

CONFUSION de l'œil, ce que c'est, 595 & 606.

CONJONCTIVE, (maladies de la), 596.

CONSTANTIN, 788.

CONTRE-OUVERTURES, en quel cas elles méritent la préférence sur les incisions, 632.

CONVULSION & mouvemens convulsifs, accident funeste dans le travail de l'enfantement, 497. Convulsions qui accompagnent la dentition des enfans; moyen de les calmer, 737. — Qui suivent les lésions des tendons, 651 & 652; les extensions trop fortes dans les fractures, 680; les plaies récentes, ne sont pas toujours mortelles, 189 & 190; les ulcères, moyen d'y remédier, 190. — Calmées par le bain d'huile, 314. — Des yeux, 595.

COPIATÆ, ce que c'étoit & leurs fonctions, 416.

CORDON ombilical, diverses manières d'en faire la section, 294. Prévient-on certaines maladies en le vidant avant de le lier! 295 & 296.

CORNES, excroissance des os de la tête, 390. — Extirpées, 391.

CORPS étrangers, sont de deux es-
pèces; indications qu'ils présentent, 108. — Arrêtés dans l'œsophage, 166; dans le conduit auditif, 353; à l'orifice de la matrice, retiennent le sang menstruel, 434.

———— Gras & emplastiques, proscrits par Dioscoride, 154.

COSMETIQUE, sa définition & son objet, 127 & suiv. & 771.

CÔTES cariées, emportées en partie ou en totalité, 658. — Leurs fractures, les accidens qu'elles causent, 253.

COUREURS, (opinion populaire sur la cautérisation de la rate des), 241.

CRÂNE, (différentes espèces de fractures du), 250 & suiv. Le sang peut s'épancher entre les deux tables des os du crâne, 354. Comment on lui donne issue, 355.

CRATO, 11.

CRIMINELS. Voyez ATTALE.

CRISPUS, 113.

CRITHÈ ou POSTHIA. Voyez ORGELET.

CRITON, 122.

CROISÉS (les) ont fondé les premiers Hôpitaux, & divers Ordres religieux & militaires, 420 & 421.

CTÉSIPHON, 10.

CUBITUS fracturé, se déplace en dedans, 252.

CYCLISQUES, espèces de rugines, employés dans les fractures du crâne, 654.

CYRTUS, 114.

D

DAMIEN (SAINT), plusieurs Saints de ce nom, 758.

DAMOCRATE, 30.

DAMONICUS, 395.
DANAUS, 768.
DARIUS, 116.
DARTRES, attaquent plus souvent les hommes que les femmes, 579. Leurs différentes espèces, leur cause, leur traitement, 582 & suiv.
——— Croûteuses & rongeantes, guéries par un vésicatoire, 100, 103, 580, 582 & 583.
——— Miliaires, pourquoi ainsi nommées, 582.
DÉCIDUE (membrane), connue anciennement, 219.
DECIUS. *Voyez* LUCIUS.
DÉDOLATION, fracture du crâne, 250 & 252.
DÉGLUTITION empêchée par la paralysie des organes qui l'exécutent, moyen de les suppléer, 187; par la destruction de la voûte du palais, 201.
DÉILÉON, 394.
DÉLIVRANCE, (préceptes relatifs à la) après l'accouchement, 305 & 306.
DEMETRIUS, 15.
DÉMOSTHÈNE, 3.
DENTIFRIQUES (les) où entrent des drogues acides, rongent l'émail des dents, 136.
DENTS artificielles inventées fort anciennement; leur utilité pour la parole & la mastication, 129.
— Naturelles, leur éruption souvent accompagnée de convulsions; moyens de les calmer, 737. Leur chute causée par la boisson de l'eau d'une fontaine, 244 & suiv. — Arrachées dans la vue de guérir le *parulis* & l'*epulis*, 778. — Ne sont pas susceptibles d'accroissement, 623. Peut-on les faire tomber sans douleur? 625.
DÉPILATOIRES, leur composition, 695.
DESTRUCTION de l'œil, ses causes & ses effets, 606.
DÉVIATION de la matrice, de son col, de son orifice, 492 & 494.
DÉVOIEMENT, ordinaire aux enfans pendant la dentition; ses causes, 737.
DIAPÉDÈSE, cause du pissement de sang, 213.
DIAPHRAGME, (danger des inflammations du), 553; signes de ses dépôts, 264.
DIAPIE ou presbytie, vue trop longue, 597.
DIANION, 753.
DIAULE, 411.
DIÈTE, quelle est l'étendue de la signification de ce mot, 55.
DILATANS, (utilité des) dans le traitement des fistules, 483.
DILATATION des plaies étroites & profondes, en quels cas elle convient & suffit, 631 & 632.
DIO, 699.
DIODORE, 396 & 501.
DIOGÈNE, 10.
DIOMÈDE, 501.
DIONYSIENS; en quoi consistoit la difformité qui a donné lieu à cette dénomination, 390.
DIONYSIUS, 10.
DIOPHANTE, 396.
DIOSCORIDE, 152.
DIPSADE, symptômes de sa piqûre, 160; moyens curatifs, 163.

DISTRICHIASE, 596 & 601.

DIXIUS, 10.

DOIGTS surnuméraires, (méthode d'amputer les), 393.

DOMITIUS, 395.

DOUCHES d'eau chaude, (utilité des) avant l'application des ventouses, & avant les scarifications, 478 & 479; dans l'atrophie, 678; utilité des douches froides dans la frénésie, 184.

DOULEURS de l'accouchement, signes qui font discerner les vraies d'avec les fausses, 292.

DRAGON marin, symptômes de la piqûre (du) 159 & 162.

DRAGONEAU, ce que c'est, 466. Ses causes, 470; son siége ordinaire, ibid. & 467; en quels lieux il est le plus commun, ibid. & 469; son traitement & les précautions qu'il exige, 467. Forme particulière du dragoneau, 466 & 469.

——— Des brebis, 38.

DRAPEAU des paupières, 596.

DRINUS, hydrus, chelydrus, serpent, 160 & suiv.

DROPAX, ce que c'est; diverses manières de le composer, & ses divers usages, 369 & suiv.

——— Des Grecs, sa composition, ibid.

——— Des Gaulois, sa composition, ibid. Voyez 323.

DURE-MÈRE, (moyens de détruire les fongosités de la) 356 & 357.

DYSSENTERIE, l'un des effets les plus constans de l'ulcération des intestins, 211.

E

EAU glacée bue abondamment peut produire l'ascite, 209. — Très-froide pourroit faire perdre le sentiment aux parties qu'on y tiendroit long temps plongées, 247.

EAUX minérales; Pline avoit des connoissances très-étendues sur leur nature & leurs propriétés physiques & médicales, 243. — Bourbeuses, telles qu'étoient celles de la piscine; utiles contre la lèpre, 225 & 226.

EBULUS, 116.

ÉCARTEMENT des sutures, produit par de l'eau amassée dans le crâne, 466. Diverses autres causes de cet écartement, 386, 498 & 500.

ÉCHYMOSES, (toutes les) n'admettent pas les résolutifs stimulans; il en est qui ne cèdent qu'aux anodins & aux émolliens, 137.

ÉCROUELLES bénignes, leurs signes & leur pronostic. — Malignes, leurs signes particuliers & leur pronostic, 457 & 458; leur curation, 459 & suiv.

ECTROPION, ce que c'est, 484; Méthode particulière de l'opérer, 486 & 487.

ÉJACULATION lésée en deux cas particuliers; moyen d'y remédier, 435.

ÉLÉPHANTIASE. Voyez LÈPRE.

ÉLÉPHANTIDÈS, 98.

ÉLIS, 99.

EMBONPOINT (l') peut déranger les fonctions les plus essentielles à la santé; moyens de le diminuer, 127 & 128.

EMPHYSÈME, ses causes & sa cure,

586. — Exige des scarifications lorsqu'il est considérable, 41.

EMPIRISME, (de quelle utilité l') a été & peut être encore à l'art de guérir, 351.

EMPLÂTRES, leur composition & leurs espèces chez les Anciens, 694.

EMPYÈMES, signes qui les caractérisent & les font discerner les uns d'avec les autres, 262 & *suiv*. Signes qui annoncent sur quelle partie s'est fait l'épanchement, 267 & 268.

——— Vomiques, leurs causes, leurs signes, 262 & 263.

——— De la poitrine : quelques Anciens ouvroient cette cavité avec le cautère actuel pour évacuer le pus, 437.

——— Du ventre, opération proposée par Érasistrate & par Aurelianus pour évacuer le pus épanché dans le ventre; manière dont ils la pratiquoient, 275 & 374.

ENCANTHIS, 596. Ses diverses espèces, 601.

ENDROME, ce que c'est, & ses usages dans l'administration des bains d'huile, 314 & 315.

ENFANS nouveau-nés, soins qu'ils exigent, 306 & 307. Leur difformité & leur foiblesse en autorisoient l'exposition, 531. L'exposition étoit soumise à des formalités, 530 & *suiv*. — Sont plus sujets que les adultes à la luxation de la cuisse, & pourquoi, 671. — Sont sujets aux convulsions & au dévoiement pendant la dentition, 737. — Plongés dans l'eau froide, 522.

——— différentes positions qu'ils prennent dans la matrice, obstacles que quelques-unes de ces positions mettent à leur sortie : d'autres la favorisent, 298 & 299.

EPICAUMA, ulcère rongeant de l'œil, 597, 603 & 604.

EPICURUS, 116.

ÉPIGONE, 115.

ÉPILEPSIE de deux espèces : idiopathique & sympathique, 282. Moyens curatifs de l'épilepsie idiopathique, *ibid*. & 183. — Sympathique, guérie en ulcérant la partie où le signe avant-coureur du paroxisme se manifestoit, 790.

EPIPHORA, larmoyement, 595, 598 & 604.

EPISYNTHÉTIQUES (Médecins), quels ils étoient, 436.

EPULIS. *Voyez* DENTS.

ÉRAILLEMENT des paupières, 596.

ÉRASISTRATE, 396.

ÉRÉSIPÈLE, plus commun au printemps que dans les autres saisons, 578. Ses différentes espèces, sa cause, ses signes, 577, son siége, sa curation, 577, 578 & 579.

ÉROS, 89.

ÉROSION des vaisseaux sanguins (l') produit l'hémorragie; ses causes, son pronostic, ses indications, 202 & 209.

ÉROTIAN, 176.

ESQUINANCIE, (quatre espèces d') suivant Galien; leurs noms, les parties qu'elles affectent & les symptômes qui les accompagnent, 619 & 620.

——— Causée par le déplacement des vertèbres du cou, familière aux enfans, 488. — Particulière du même genre, & ses accidens, 620 & 621. — Inflammatoire, son traitement, 488. En quel cas elle exige l'ouverture de la trachée-artère, 489. *Voyez* ANGINE.

ESTOMAC, (signes de l'abcès de l'), 265, de l'épanchement du pus dans ce viscère, 267; Accidens qu'il occasionne, 269.

ÉTERNUMENT, (utilité de l') pour accélérer la rupture des abcès internes, 272. — La bouche étant fermée, peut chasser les corps étrangers engagés dans l'oreille, 353.

ÉTUVES publiques, leur description, 316 & 317. *Voyez* BAINS.

EUDEMUS, 149 & 503.

EUNOMIUS, 394.

EUNUQUES, rarement attaqués de la lèpre, pourquoi, 235 & 236. — Exclus du Saint Ministère, *ibid*.

EUPREPIUS, 759.

EUROPÉENS transplantés dans l'Amérique méridionale, éprouvent des maladies funestes; moyens de les en préserver, 329. Utilité dont pourroient être dans ce cas les onctions, 330.

EUTYCHIANUS, 751.

EUTYCLÉE, 10.

ÉVACUATIONS cutanées, leur variation cause beaucoup de maladies, 329. — Rationnelles & irrationnelles, ce que les Anciens entendoient par-là, 266. — Du ventre & des reins, suppléent l'insensible transpiration, 327 & 328.

EVANGELUS, 116.

ÉVELPIDE, 12.

EXCRÉMENS endurcis dans le *rectum* (les) peuvent rendre l'accouchement difficile, 297.

EXCROISSANCES osseuses. *Voyez* CORNES.

———— Des paupières, 595, 596 & 598. — Des yeux, 605. — Utérines, peuvent retenir les règles, 434. — De la vessie & de l'urètre, peuvent causer la rétention d'urine, 685.

EXEMPTIONS. *Voyez* IMMUNITÉS.

EXERCICES de la gymnastique médicinale, quels ils étoient, & en quoi ils consistoient, 333 & *suiv*. Leur utilité pour rendre le ressort aux parties, 678; pour augmenter le lait aux nourrices, 737.

EXOSTOSES (fausses les) & l'exostose vraie caverneuse connues des plus anciens Médecins, 392.

EXPÉRIENCE, (nécessité de l') dans les Sciences & les Arts, 43. Expériences nouvelles, leur utilité, 790. *Voyez page* 72.

EXPOSITION. *Voyez* ENFANS.

EXTENSIONS, (méthode de faire les) dans la réduction des fractures & des luxations 254. — Trop fortes des membres fracturés peuvent exciter des convulsions, 680 & 681.

EXTIRPATION de la matrice faite avec succès, 277 & 282.

F

FABULLA (LYBICA), 98 & 99.

FANTÔME ou SIMULACRE, (les Anciens s'instruisoient sur le) à bien appliquer les bandages, 666.

FARDS, (accidens occasionnés par les), 131 & *suiv*.

FASCIANUS ou PHASIANUS, 525.

FAUSTINUS, 763.

FÉCONDITÉ, comment on la reconnoît, 279.

FEMME (la) est la seule femelle assujettie aux menstrues, 240.

FEMMES,

FEMMES, rarement attaquées de la lèpre, & pourquoi, 235 & 236. — Enceintes, signes pour reconnoître si c'est d'un garçon, 279. — En travail, inconvéniens de les faire marcher, 273 & 301; accidens qui font désespérer de les sauver, 497.

FÉMUR fracturé, se déplace en quatre sens; pour l'ordinaire en devant, 253.

FENTES du crâne, comment on les distingue entr'elles, & des sutures, 250 & 251. Les Anciens les élargissoient pour faciliter la sortie des matières, 385. — Du *sternum*; 235.

FIBULATION, l'un des moyens dont on s'est servi pour réunir les plaies récentes, est différente de la future, 629.

FISTULES à l'anus, comment opérées par l'instrument & par le caustique, 441 & 442. — Et sinus, succèdent souvent aux abcès des parotides, 41. — Des yeux, 595. Moyens propres à dilater les ouvertures des fistules, 483.

FLORIS. *Voyez* FLORUS.

FLORUS ou PHLORUS, 17 & 27.

FLUEURS blanches, leur analogie avec la gonorrhée des hommes; moyen d'y remédier, 278.

FLUX hémorroïdal abondant, peut céder aux bains alumineux 365.

FLUXIONS sur les yeux & sur les oreilles, causées par l'air épais & humide, 93.

FOIE, signes qui caractérisent les abcès (du), 207 208 & 266. Le pus varie comme le siége de ces abcès, 376. S'épanche quelquefois dans le bas-ventre; opération

Tome II.

par laquelle on lui donne issue, 275.

FOMENTATION par les charbons; méthode de l'administrer, ses usages & ses utilités, 340 & *suiv.*

FONGOSITÉS de la dure-mère; comment détruites, 356 & 357.

FONTAINE dont l'usage faisoit tomber les dents & relâchoit les ligamens des jarrets, 244 & *suiv.*

FORELLA, 99.

FORMULES (la suppression des caractères anciennement usités dans les) a produit de très-grands maux, 29.

FOSSETTE. *Voyez* BOTHRION.

FRACTURES des vertèbres, accidens (des) attribués à leur luxation, 252 & 253. — Du crâne, leurs espèces, 250 & *suiv.* — Des os des chevaux, peuvent se guérir, 41.

FRÉNÉSIE idiopathique & sympathique, 184.

FRICTIONS, de deux espèces, gymnastiques & médicales, 324. — gymnastiques sont préparatoires ou restaurantes; leurs effets, 324. — Médicales ou thérapeutiques; manières de les exécuter & leurs effets, *ibid.* — Dures, molles, médiocres; leurs effets divers, *ibid.* & *suiv.* — Humides, leur administration & leurs effets, 326 & 327. — Sèches, comment s'exécutent, 325. Leurs bons effets dans quelques maladies chirurgicales, *ibid.*, & *suiv.* dans les hémorragies, 641; dans l'atonie, 678; dans le phlegmon, 565.

FROID, ennemi des nerfs, 646 &, 651.

FRONTINUS, 36.

FRONTO, *ibid.*

FUMIGATIONS, utiles dans l'angine, 350; dans les douleurs d'oreilles,

Kkkkk

351. — Conseillées pour les suppurations internes; leurs inconvéniens, 272. — De vinaigre, utiles contre le squirre, 590.

FUREUR utérine, ne doit pas être confondue avec la suffocation de matrice, 279; ses remèdes, 310 & 311.

G

GAIUS, 36. G. ou GALLIUS, 93.
GALE, danger des pommades arsénicales pour la cure de (la), 166. — Des paupières, 599. — Croûteuse des brebis, 38.
GALIEN, sa vie & ses Écrits, 508, 515 & suiv.
GALLIO, 92.
GANGLION, son caractère, son traitement, 702.
GANGRÈNE survient aux incisions faites aux hydropiques, 440. — De l'œil, 595 & 600.
GARDE-MALADES, nommés *Medici coqui, Medici ad matulam, Clinici*; pourquoi, 410 & 411.
GAULOIS empoisonnoient leurs flèches, 242.
GEMURSA, ce que c'est, 228.
GENNADIUS, 396.
GERÇURES du col de la matrice, 786.
GESTATION, son terme fixé au dixième mois, 292.
GLANDES salivaires recèlent quelquefois des concrétions pierreuses, 39. — Axillaires & inguinales, méthode de les extirper, 461.
GLAUCIAS, 583.
GLAUCOME, 597, 605 & 609.
GLICUS, 112.

GLYCON, 12.
GLYTUS, *ibid.*
GOUTTE, son vrai siége, 220. — Produit des concrétions terreuses, 261. Funestes effets des répercussifs & des narcotiques dans la goutte, 241 & suiv. Utilité de la torpille noire de mer dans la goutte, 33, 34 & 47; des rubéfians, 31 & 770; des stupéfians, 429.
GOUTTE-SEREINE, 597.
GRAVELLE des paupières. *Voyez* CHALASION.
GROSSESSES nombreuses & volumineuses sont des causes du relâchement & de la chute de la matrice, 278 & 281.
GYMNASES, palestres, thermes; ce que c'étoit, 316 & 330. Description de ces édifices, 330 & 331. — Par qui desservis, *ibid.*
GYMNASTES & leurs suppôts (les) n'ont jamais été réputés Médecins; leurs fonctions, 60.
GYMNASTIQUE, ce que c'étoit; divisée en trois branches, l'athlétique, la militaire & la médicinale, 331 & 332. — Médicinale, en quoi elle consistoit, son utilité, 333 & suiv.

H

HALIEUS, 11
HARPALA, 114.
HARPALION, *ibid.*
HARPOCRAS, 118.
HARPOCRATÈS, *ibid.*
HARPOCRATION, *ibid.*
HECATEUS, 10.
HEGESAGORAS, 36.

HÉLIODORE, 381.
HÉMÉRALOPIE, 597 & 606.
HÉMOPHLEGMATIE de la matrice. *Voyez* HYDROPISIE de la matrice.

HÉMORRAGIE artérielle, plus difficilement arrêtée que la veineuse, 203. Inconvéniens de la cautérisation; seul cas où on est nécessité de recourir à ce moyen, 433. — De la bouche, ses différentes sources, 202; ses causes, son pronostic, *ibid.* son traitement, 203 & *suiv.* — Des intestins, de la matrice & de la vessie; les Anciens lui opposoient les injections astringentes, 640 & 641. — Du nez, arrêtée par le vinaigre versé dans l'oreille, 49. — Des reins, ses causes, 213. — De l'urètre, 259. — Utérine & vaginale, arrêtée par des pessaires astringens & le tamponnement, 307 & 308. — Utérine, danger de l'application à l'extérieur des répercussifs froids; comment éviter ce danger, 641. — Utilité de l'écoulement lent du sang dans (l'), 475; du froissement du vaisseau, 770; divers autres moyens, 634, 635 & 638. — Par érosion, & les moyens de l'arrêter, 639.

HÉMORROÏDES, peuvent être cautérisées prudemment, 11. Ne doivent pas être guéries toutes; peuvent l'être sans danger, 779 & *suiv.* Fort tuméfiées, peuvent rendre l'accouchement difficile, 297. Remède qui en rappelle l'écoulement supprimé, 121. — De la vessie, donnent du sang par intervalles, comme celles de l'anus, 260. — Utérines, leur signe caractéristique, leurs accidens, leur pronostic & les opérations qui leur conviennent, 308 & 309.

HÉMORRHOÏS, suites & remèdes de sa morsure, 160 & 163.

HÉRACLÈS (JULIUS) H. (ULPIUS).

HÉRAS, 17.

HERMAPHRODITES. Pline est un des premiers Auteurs qui en ait parlé, 240. — En horreur aux Anciens, qui les dévouoient à la mort, 453 & 454. — Observés parmi les animaux 450, 451 & 456. Signes qui caractérisent leur sexe, 454 & *suiv.* Leurs différentes espèces, 449. Il n'y a point de véritables hermaphrodites, 452 & 453.

HERMÈS, 92 & 94.

HERMIAS, 11.

HERMON, *ibid.*

HERMOPHILUS, 500.

HERNIE intestinale avec & sans rupture du péritoine; signes qui la caractérisent, 447 & 448. — Descendue dans les grandes lèvres avec l'ovaire, 277. — Signes qui la font distinguer de l'hydrocèle, 443. Accidens de l'intestin étranglé, 447. — Guérie par le tan, par une boule de papier mouillé, 779. — De la matrice tombée dans l'aine, & qui avoit entraîné la vessie, 752. — Aqueuse & variqueuse des femmes, 784.

HÉRODIEN, 36.

HÉRODOTE, 313. Plusieurs Médecins de ce nom, *ibid.* & 337.

HÉRON, 91.

HEROS (SEXTUS POMPEIUS), 94.

HERTINIUS, 26.

HIERAX, 11.

HIEROCLÈS, 35 & 40.

HIMERIUS, 35.

HIPPASIUS (HELIAS), ibid.

HIPPIATRES (noms des principaux), ibid.

HIPPOCRATE (le Vétérinaire), ibid.

HÔPITAL des Orphelins, fondé par Alexis Comnène, 421 & 422.

HÔPITAUX civils, paroissent remonter au IV.e siècle, 407 ; à proprement parler, ne sont pas antérieurs au XII.e, 420 & suiv. — Militaires, inconnus des Anciens, selon toute apparence, 401, 402 & 404.

HORATIANUS (OCTAVIUS), 752.

HORUS, 92.

HOSPICES, privés ou publics, ont existé à Rome, 404 & suiv.

HOSPITALIERS (origine de l'ordre des), 421.

HUILE d'olives chaude, employée anciennement contre les morsures vénimeuses, 380 ; avec succès contre celle de la vipère, en Angleterre ; avec moins de succès, en France, 164 & 165.

HUMERUS fracturé se déplace en quatre sens, 253 ; étendu par l'ambi, 454. Pour exécuter les extensions, Soranus mettoit tous les muscles dans le relâchement, ibid.

HYDATIDES se forment dans différens viscères, le poumon, le foie, &c. — Du foie, peuvent se vider dans l'épiploon & produire l'hydropisie épiploïque, 575. — Des paupières, 596.

HYDROCÈLE, ses causes, ses espèces, son siége, 442 & 443. Comment distingué du sarcocèle, 443. Son traitement, 444, par le séton, 626. — Des femmes, 785.

HYDROCÉPHALES (causes, signes & traitement des), 464 & 465. — Internes toujours incurables, 483. Peuvent écarter les sutures, 386.

HYDROPHOBES, submergés, pour les forcer à boire, 15 & 16.

HYDROPHOBIE est le seul signe vraiment caractéristique de la rage, 155 & suiv. A son siége dans le cerveau & ses membranes, 93 ; dans le cœur, l'estomac, le diaphragme, 121. — Indépendante de la rage, curable ; dépendante, presque toujours mortelle, 133. — Quelquefois lente & quelquefois chronique, 15.

HYDROPISIE générale & particulière, 209. — ascite, 12 & 13. La ponction rejetée du traitement de cette maladie, 110. Utilité de l'insolation, 337, 341 & 344. L'eau des hydropiques rejetée par la matrice & par la vessie, 276. — Enkystée, 210. — Du poumon, du foie, de la rate, de la matrice, ibid. & 781. — Du péricarde, de l'épiploon, 575. — Hydatique, 782.

HYERONIMUS, 35.

HYGIENUS, 27.

HYGINUS, 17.

HYPNUS, 92.

HYPOSPADES (les) peuvent être féconds, 289.

HYPOSPADIE, de trois espèces, 286 & 287 ; sa curation, 287 & 288.

HYPOSPHAGMA, ce que c'est, 596 & 603.

HYPOPYON, 597 & 604. Deux méthodes de le traiter, 608 & 609.

HYPPARCHUS, 27.

I

IATRINES. Voyez SAGE-FEMMES.

IDÆUS, 10.

ILÉON, ce que c'est, 206; sanguin, 248. Voyez VOLVULUS.

IMMUNITÉS accordées aux Médecins par les Empereurs Romains, 721 & suiv.

IMPACTION du crâne & ses signes, 250 & 251. — Des vertèbres, 252. — Du sternum, 253.

IMPERFORATION de la matrice & du vagin, retient les règles; moyen d'y remédier, 434 & 435. — Du vagin, 278. — Cause de stérilité, 286.

IMPRESSION, ce que c'est, 250 & 252.

INFLAMMATION (causes générales de l'), 558 & 559. Théorie lumineuse de l'inflammation, 559. Erreurs de la nouvelle théorie de l'inflammation, 560 & suiv. Toute inflammation appelée phlegmon par les Anciens, 558. — Peut émousser la sensibilité, 198. Dégénère en squirre, 279. Traitement général des inflammations 565 & suiv. — Du péricrâne, se communique facilement aux meninges, 656.

INFLATION de la matrice, ce que c'est, 782 & suiv. — De l'œil, 595 & 598.

INJECTIONS balsamiques portées dans la vessie paralysée, 366 &

367, suppurée, ulcérée, 174 & 175.

INSECTES venimeux, tués par la salive de l'homme, 164.

INSOLATION (manière d'administrer l'), 340. Ses usages & utilités, ibid. — Trop longue, cause de violens maux de tête, 131 & 136.

INSUFFLATION, air porté dans les intestins par le moyen d'un soufflet de forgeron, 257 & 789. Voyez POMPE-À-CLISTÈRES.

——————Pratiquée sur les chevaux, pour les disposer à prendre de l'embonpoint, 41.

INTERCEPTION, bandage particulier, 344. Maladies pour lesquelles on la fait, 345. De quelle manière, & les précautions qu'elle exige, 346.

INTESTINS (signes des abcès des), 265; de l'épanchement du pus dans les intestins, 267. Moyens curatifs de ces abcès, 273. Exfoliation de la membrane interne des intestins, 211. — Sorti par une plaie de l'abdomen, ne peut rentrer par l'effet du vomissement, 40. — Tombé dans le scrotum; dangers des réductions forcées, 378. — Colon, donne quelquefois issue au pus formé dans le rein, 430 & 431.

IOLA, 89.

IONICUS, 729.

IRENEUS, 10.

IRION, 116.

ISCHURIE, ses causes, ses espèces, 684. — Causée par des grumeaux de sang amassés dans la vessie, & ses accidens, 213.

ISIDORUS, 116.

J

JACOB, 763.
JEJUNUM (fignes des abcès du), 265.
JOINTURES, (la foibleffe des) eft un des fignes du fcorbut, 245.
JOURS critiques, leur relation avec l'Aftrologie, 147.
JUIF (anonyme un), 10.
JULIA (SABINA), 99.
JULIANUS, 490.
JULIUS (BASSUS), 26. J. POLLUX, 699.
JUMENS hermaphrodites, 451.
JUSTUS, 608.

L

LAIT des nourrices (le) influe fur le moral, comme fur le phyfique des enfans, 741 & fuiv.
LAMPO, 501.
LANGUE prodigieufement groffie & fortant de la bouche, 618.
LANGUES mortes (les) font la clef des arts & des fciences, 517 & 518. — Vivantes, utiles au Médecin & au Chirurgien, 546.
LARYNGOTOMIE, premiers veftiges de (la), dans Arétée, 195. Argumens par lefquels il combat cette opération, ibid. & 196. Raifons qui ont empêché cette opération de s'accréditer, 197. — Profcrite par Aurelianus, 201.
LAVEMENS d'eau froide propofés par Eudème, 150 & 151.
LECTICARII, ce qu'ils étoient, & leurs fonctions, 416.
LÉGIONS Romaines; chacune avoit fon Médecin, 401.
LÉONIDE, 436.

LÉONTIASE. Voyez LÈPRE.
LEONTINUS, 759.
LEOPARDA, 99.
LÈPRE (différens genres de); quels ils font, 223. — Des Juifs, de deux-efpèces, ibid. Leur defcription, 224. — Contagieufe, ibid. Préceptes préfervatifs, curatifs, 224 & fuiv. — Des Grecs, fes différens noms, 228 & 229; fa defcription, 226 & fuiv. — Pourquoi plus commune en Égypte qu'ailleurs, 228; méthode curative tracée par Arétée, 234.
——— Attaque rarement les femmes & les eunuques, 235; pourquoi? guérie par la caftration, 236; par le vin de vipères, 233.
LESSIVES alkalines (les) diffolvent le fang coagulé dans l'eftomac & la veffie, 166. — Préjudiciables dans les difpofitions inflammatoires, 167.
LÉTHALITÉ des plaies, 627 & 628.
LEUCOMA, 597 & 605.
LEUCUS, 501.
LIGAMENS, (les Anciens confondoient les) avec les tendons. — Sont infenfibles, 653. — Articulaires, deviennent fenfibles dans la goutte, 221. Leur alongement & leur rupture donnent lieu à la luxation, 670 & 671.
LIGATURES, ufage qu'en faifoient les Anciens dans la cure des inflammations, 571. — Des extrémités, contre l'affoupiffement profond, 313. — Circulaire de la tête, au-deffus des oreilles, contre les maux de tête, 136. — Univerfelles dans la leuco-phlegmatie, 441. Inutilité d'une double ligature dans la faignée, 474.—

Multipliées pendant la saignée, dans l'angine, 194. — Pour la saignée, inconvéniens de la trop serrer; comment doit être placée, 473 & 474. — Des membres, pour arrêter l'hémorragie, 112 & 641. — Des mains, 10. — Des mamelles, pour les pertes de sang, 308. — Des vaisseaux, pratiquée avant de retrancher les membres, 360 & 362. — Des artères, premiers vestiges de cette opération, 637 & 638. — Du cordon spermatique, est douloureuse & dangereuse; comment s'en passer, 38. Voyez VAISSEAUX.

LIPARA, espèce d'emplâtres, 694.

LIPPITUDE, 595.

LITHIASE, pierre des paupières, 600 & 601.

LIVIE (l'Impératrice) distribue des remèdes aux personnes mordues par des animaux enragés, 50.

LOGIQUE nécessaire à ceux qui se destinent à l'art de guérir, 520 & 521.

LOIX, il n'en existoit aucune qui réglât la police de la Médecine chez les Romains, 70 & suiv.

LUCIUS, 351, 422 & 525.

LUETTE excisée, cause de phthisie, 699.

LUMBAGO, goutteux & rhumatismal, signe qui en est inséparable, 430.

LUXATION, on peut la supposer dans les membres paralysés; il faut être sur ses gardes, 259. — Du bras en devant, n'a été connue que depuis Galien, 674; manière de la réduire, 675. — De la clavicule avec l'omoplate, décrite exactement par Galien qui l'avoit éprouvée, 675; moyens d'y remédier, 678. — De la cuisse, & ses causes, 670. — Des vertèbres, crûe réelle quand il y avoit fracture, 252 & 253.

LYCANTHROPIE, sa description, 749 & 750.

LYCUS, 178 & 527.

LYRE, genre de torture, 32.

LYRIUS, 89.

LYSIAS, 395.

M

MACEDO, 116.

MACER (ÆMILIUS), 26.

MACHÆRION, ce que c'est, 501.

MADAROSIS, 600.

MAGNUS, plusieurs Médecins de ce nom, 121, 501 & 729.

MAGO, 35.

MAIA, 98.

MAIGREUR, moyens d'y remédier, 128.

MAJORIANUS, 763.

MALADIES chirurgicales (les) tirent peu de secours de la gymnastique, 334 & 336; cas où elle peut être utile, ibid. — D'où tire-t-on les indications curatives? 107. — Chroniques, demandent qu'on entre-mêle & qu'on varie beaucoup les remèdes, 234. — Cutanées, guéries par les bains sulfureux, 365. — D'Hercule, raison de cette dénomination, 229. — De l'œil & de ses dépendances, 595 & suiv. — Des oreilles, très-nombreuses, & très-variées; leur nomenclature, 614.

MALAGME, ce que c'est, 695.

MAMELLES des hommes, opération

par laquelle on en diminuoit le volume, 312. — Des femmes, leur amputation pratiquée comme châtiment, 311. — Comment on en empêchoit le développement chez les jeunes filles, *ibid*. — Comment on en modéroit la distension chez les nouvelles accouchées, 312. — Les Anciens en combattoient les inflammations par les stupéfians, 491. — Liées, pour arrêter l'hémorragie utérine, 308. — Inopinément flasques annoncent l'avortement, 277 & 278.

MARCELLUS, 753.
MARCIUS, 394.
MARCUS, *ibid*.
MARIA, 99.
MARIANUS, 763.
MARTIANUS, 28 & 526.
MATRICE (vices de conformation de la) qui suppriment les menstrues, 434 & 435. Causent la stérilité, 286. Rendent l'accouchement laborieux, 297. — Causes de ses inflammations, 492; signes qui annoncent quelle région l'inflammation occupe, *ibid*. & *suiv*. — S'exfolie dans quelques circonstance. Ce que c'est que la membrane décidue, 219. — Méthode curative de ses inflammations, 493 & 494. Le squirre de son fond plus fâcheux que celui de son col, 279. Signes de la formation de ses abcès, & leur traitement, 376. Ses abcès s'ouvrent dans le *rectum*, dans le vagin, dans le ventre; procédés curatifs, *ibid*. & *suiv*. & 266. — Quelles de ses parties les hémorroïdes occupent plus ordinairement, 260, 308 & 309. Sa consistance varie, 277. Signes de sa paralysie,

278. Causes, signes & accidens de son relâchement, *ibid*. Sa chute & ses causes, 217 & 218; confondue avec le renversement, 280; causes & accidens de ces maladies, 281. — Moyens de la réduire, 282. — Sa rétraction, ce que c'est, 492 & 494. Signes de ce déplacement, & moyens d'y remédier, 494 & 495. — Extirpée heureusement, 277 & 282. *Voyez* INFLATION, hernie, hydropisie de matrice.

MAUX de tête rebelles, guéris par les saignées du cou & les ventouses, 349.

MÉDECINE a été exercée à Rome par quelques esclaves; 24; communément exercée par des personnes libres, dans la Grèce, où l'exercice en fut interdit aux esclaves & aux femmes, 25. — N'étoit point partagée du temps d'Hérophile, 57 & 58; seulement divisée pour la commodité de l'enseignement, 60 & 66. — Son partage légal tenté plus d'une fois en vain, 87. — Est indivisible de son essence; 66 & 67. Ne peut être partagée sans qu'elle y perde, 54 & 58. — Ne fut véritablement partagée qu'au XIV.e ou XV.e siècle, 87. — Son exercice n'étoit pas interdit aux hommes les plus grossiers & les plus ignorans, 70. La Médecine & la Philosophie ont une origine commune; Hippocrate les sépara, 57. L'étude de ces deux sciences doit aller ensemble, 521. — Le Chirurgien doit en avoir les connoissances générales, 68 & 69. — Associée avec l'Astrologie, & séparée d'avec cette science, 147 & *suiv*. — D'Hippocrate diffère

diffère de celle de Galien, & en quoi, 698 & 699. — Clinique, pourquoi ainsi nommée, 412.

MÉDECINES. *Voyez* SAGE-FEMMES.

MÉDECINS; on appeloit ainsi tous ceux qui s'occupoient à secourir les hommes ou les animaux malades, 55 & 65. Les sectes qui les partagèrent, 525; les priviléges qu'ils obtinrent des Empereurs, 721 & *suiv.* le droit de bourgeoisie de Rome, 25; le privilége de porter l'anneau d'or, 20 & 21; l'exemption des charges de la République, 721 & 722. — Méthodiques; Fondateurs de cette secte, 105. Rangeoient les maladies sous trois genres principaux; quels sont ces genres, 106 & 107. Convenances d'où ils tiroient les indications, *ibid.* — Architectes & Ministres; ces dénominations n'ont point de fondement solide, 71 & 72. — Établissent mal la prééminence qu'ils prétendent, 81 & 82. — Ministres, ce qu'ils étoient, 77. — Mécaniques ou Médecins *ouvrans*, 86 & 87. — Confioient à leurs esclaves des fonctions peu importantes, 61 & 76. — Préparoient eux-mêmes les médicamens, 61, 543 & 544. — Arabes, cherchèrent les premiers à se débarrasser de quelques fonctions rebutantes, 26 & 86. — Physiciens (quelques) renoncèrent à l'opération de la main, 86. — Gagneroient beaucoup à débuter dans la pratique par l'exercice de la Chirurgie, 538. — Et Chirurgiens François, sont les seuls qui ne voyagent point, 533. — Les peines portées contr'eux par les loix Romaines, ne seroient pas équitables aujourd'hui, 726 & *suiv.* — Ambulans ou périodeutes, 412. — *Anaires*, 539. — Articulaires, 414 & 539. — Auriculaires, 613 & 614. — Cautérisans, plus estimés que ceux qui prescrivoient la diète & les médicamens, 790. — Dentistes, 539. — Militaires; chaque légion avoit le sien, 398 & 399. — Oculistes, principalement connus par des inscriptions, dont la plupart étoient des étiquettes, 88. — Oignans ou Iatraliptes, leurs fonctions, 118 & 321. — Organiques. *Voyez* Médecins articulaires. — Du palais. *Voyez* ARCHIATRES. — Sédentaires, 65 & 412.

MÉDICAMENS (quatre genres de), quels ils sont, 689; leurs formules multipliées à l'infini, 688.

MEDICI CLINICI, pourquoi ainsi nommés. A quels Médecins appartient cette dénomination, 410 & *suiv.* — COQUI, *ibid.* — AD MATULAM, *ibid.* & 413.

MEDUS, 9.

MÉLANCOLIE (analogie de la) avec la rage, 151.

MELANIONA, 99.

MELICERIS des paupières, 596.

MELITO, 113.

MEMBRANES de l'enfant (vices des) qui peuvent rendre l'accouchement difficile & laborieux, 297 & 300.

MEMNON, 36.

MENANDER, 90.

MENAS, 763.

MENÆTUS, 501.

MÉNÉCRATE, 29, 30 & 36.

MENECRITUS, 490.

MENEMACHUS, 12.

MENESTHEUS, 177.
MENINGES, accidens de leur léfion, 355.
MENIUS RUFUS, 394.
MENODORE, 385.
MÉNOPHILE, 11.
MENSTRUES (les femmes feules font fujettes aux), 240 Caufes de leur rétention ou fuppreffion, 434. & 435. — Trop abondantes, réprimées par les bains alumineux, 365.
MENTAGRE, dartre croûteufe du menton; endémique en Afie; quelles perfonnes en étoient exemptes; en quel temps fut apportée à Rome, 100 & 101. — Guérie par les cautères, les cauftiques, les véficatoires, 102 & 103. — Mal-à-propos confondue avec la lèpre, 104. Eft-ce pour en arrêter la propagation que Tibère défendit les baifers de cérémonie? 101.
MESSALINE, 28.
MÉTASYNCRISE, ce que c'eft, 109 & 110.
MÉTASYNCRITIQUES (remèdes), quels ils font, 109 & 663.
MÉTRODORE, 9.
MICON ou NICON, 9.
MICROPHTHALMIE, 599.
MILPHOSIS, 600.
MINIUS BLANDUS (CINTIUS), 92.
MINUTIANUS, 151.
MITHRIDATE, 8.
MNASEAS, 490.
MNASEUS, M. PHILUMENUS, *ibid.*
MOËLLE de l'épine (la) eft fouvent le fiége des maladies des extrémités : inductions pour le traitement de ces maladies, 553 & *fuiv.*
MOLE; le concours de l'homme eft effentiel à fa formation, 240 & 241. — Séjourne quelquefois très-long-temps dans la matrice, *ibid.* Signes qui la font diftinguer de la groffeffe, & accidens qui l'accompagnent, 290.
MORSURE du chien enragé, & fon traitement, 157.
MORTS (dans l'empire Romain, il étoit défendu d'enterrer les) dans l'enceinte des villes, 417. La même défenfe exiftoit chez les Francs, 419. La coutume contraire eft préjudiciable, *ibid.*
MOSCHION, plufieurs Médecins de ce nom, 283.
MOSCHUS, 9.
MOTS, ne chaffent pas les maladies, 769.
MOUCHETURES. *Voyez* SCARIFICATIONS.
MUCIUS, 525.
MURRANUS, 92.
MUSA (ANTONIUS), 17.
MUSARAIGNE, accidens & remèdes de fa morfure, 159 & 162.
MYDESIS, 600.
MYDRIASE, 597 & 605.
MYOCEPHALON, 597 & 604.
MYOPIE, 595, 597 & 606.
MYRACOPES, ce que c'eft, 694.
MYRES (pourquoi les Chirurgiens François ont-ils été appelés)! 693.
MYRMÉCIE, 584.

N

NARCOTIQUES, employés dans l'inflammation, 491 & 492.
NATRIX, accidens & traitement de fa morfure, 160 & 163.
NAUCRATIA, 500.

NEPHELION, 597 & 603.

NÉPHRÉTIQUE, fes fignes & traitement, 430. — Symptomatique, caufée par la diftenfion venteufe du colon, 207.

NERFS (le croifement des) explique la paralyfie des parties oppofées à l'épanchement, 182. — Recurrens, découverts par Galien, 460.

NÉRON, mis au nombre des Médecins, 111 & 788.

NICANDER, 8.

NICERATUS, 28.

NICÈTE ou NICETIS, 500.

NICOLAÜS, 395.

NICOMACHE, 117.

NICOMÈDE PHILOPATOR, 8.

NICOSTRATE, 501 & 768.

NIGER (SEXTUS), 89. — N. (CÆLIUS), 92.

NIGRINUS, 395.

NILAMON, 788.

NILEUS ou NILUS, 6.

NOURRICES mercénaires, tort qu'elles font aux Enfans qu'elles allaitent, 741. Qualités de la bonne nourrice, 737. Moyens d'augmenter le lait, ibid.

NUMENIUS, 10.

NUMISIANUS, 524.

NUMITORIUS, 89.

NYCTALOPIE, 597 & 606.

NYMPHODORUS ou NYMPHODOTUS, 8.

NYMPHOTOMIE, 786.

O

OBSERVATION (l') exige beaucoup de courage, de patience & de talent, 43.

OCTAVIE, fœur d'Augufte, 28.

OCULISTES, pourquoi les a-t-on appelés *Médecins* plutôt que *Chirurgiens*, 54, 55 & fuiv.

ŒDÈME, peut être compliqué d'éréfipèle, 577. — De l'œil, 595 & 598. — Des jambes, & fon traitement, 380. Utilité des frictions dans l'œdème, 325.

ŒIL brouillé. *Voyez* CONFUSION.

ŒSOPHAGE paralyfé ne peut être dilaté par la ventoufe, 187 & 188. Signes de fes abcès, 264.

OLYMPIAS, 98.

OLYMPIUS ou OLYMPIONICUS, 500.

ONCTIONS graffes, adminiftrées avant & après le bain, pour différentes fins, 120 & 322. — Pourroient être utiles aux naturels des régions tempérées tranfportés dans les climats brûlans, 326 & fuiv.

ONESIDEMUS, 396.

ONGUENS, de deux efpèces, diététiques & thérapeutiques, 693.

ONYX, onglet de l'œil, 597, 601 & 602.

OPÉRATIONS chirurgicales, en horreur au peuple Romain, 23. Sont fûres & ne laiffent rien au hafard, 74. Exigent beaucoup de reffources dans l'efprit, 77. Quand praticables ou impraticables dans les abcès internes,

OPHTHALMIE, fa defcription, 595 & 598; fon traitement, 579. — Contagieufe, 699.

OPIUM, verfé dans l'oreille peut donner la mort, 615; néanmoins confeillé, 492. — A-t-il été appliqué aux brûlures? 789.

ORDRES, fondés pour le fervice

& la défense des hôpitaux, au XII.ᵉ siècle, 421.

OREILLES (maladies des), 614 & suiv. Leur inflammation combattue par les narcotiques, 492.

ORGELET ou orgueilleux, 596 & 600.

ORIBASE, 729.

ORIGENIAS, 395.

ORION PEXOR, 113.

Os du bassin (vices des) & des symphyses qui peuvent rendre l'accouchement difficile, 297 & 298. — S'écartent-ils dans l'accouchement, ibid. — Du crâne défengrénés & écartés par l'inflammation du cerveau, 498. — Dépouillés du périoste, n'admettent pas les corps gras, 656. — Deviennent sensibles en se carnifiant, 220 & 221. — Fracturés, comment se réunissent, 628 & 629. — Temporal, méthode de traiter la carie, 353 & 354.

OTALGIE ou douleur inflammatoire des oreilles, maladie dangereuse, 614; son traitement, 615; danger des narcotiques, ibid. Précautions qu'exigent les remèdes versés dans les oreilles, ibid. Avantages de la suppuration dans l'otalgie, 614.

OVAIRE entraîné avec l'intestin dans une hernie complète, 277.

P

PACCIUS, 17.

PALESTRE, 330 & 331. Voyez GYMNASE.

PALPITATION de l'œil, 595.

PAMPHILE, 36 & 100.

PANACÉE, recherchée par les Alchimistes, 691.

PANARIS des bœufs (comment les Hippiatres traitoient les), 37.

PAPIAS, 503. P. ANTIOCHUS, 36.

PAPULÆ, éruptions familières aux enfans, 580 & 581.

PARABOLAINS, desservoient les hôpitaux, 408. Étoient-ils Médecins ou Infirmiers, 409 & 410.

PARACENTÈSE, son utilité dans l'hydropisie de l'abdomen, reconnue par Aurelianus, & comment il la pratiquoit, 259. — Rejetée par quelques Médecins, 110.

PARALYSIE, pourquoi elle occupe le côté opposé à l'épanchement ou à la compression du cerveau, 182. — Sympathique, combattue par des topiques appliqués sur le trajet des troncs de nerfs, & non sur la partie paralysée, 553 & 554. — Dissipée par les bains sulfureux, 565; par des cautères multipliés, sur la tête, 366; par l'insolation, 337 & 342. — De la matrice, ses signes, 278. — De l'œil, 601. — Des paupières, 596. — Du pharinx; moyen de suppléer à la déglutition, 187. — De la vessie, causée par la cohibition volontaire des urines, 212; n'est connue qu'imparfaitement, 258; ses signes sont fort équivoques, ibid. — De la vessie & du rectum, suivie de la rétention des urines & des excrémens, & quelquefois d'incontinence, 188.

PAROTIDES (différentes espèces de), 616. — Simples, indications qu'elles présentent, 349. — Critiques, doivent être ouvertes avant la maturité, ibid. Symptômes qui les accompagnent; 616; traitement,

617. — Suppurées, sujettes aux sinus & aux fistules, 41.
PARTHEMUS ou PARTHEMIUS, 9.
PARTIES génitales (les maladies des) ont beaucoup de tendance à la putréfaction; pourquoi, 433.
PARULIS. Voyez DENTS.
PARYGRA, genre d'emplâtres, 694.
PASICRATE, 6.
PASICRATÈS, 36.
PASION, 577.
PASTENAQUE. Voyez TARERONDE.
PATROCLUS, 395.
PEAU (la) est le siége des érésipèles, 578.
PAUPIÈRES (maladies particulières aux), 595 & 596. — Renversées; manières d'y remédier, 484, 486 & 487. — Paralysées, & les opérations pratiquées en ce cas, 366.
PEDOTRIBES (les) remettoient les luxations, 736.
PELAGONIUS, 35 & 41.
PELOPS, 524.
PERIGÈNE, 394.
PÉRIODEUTES. Voyez MÉDECINS ambulans.
PÉRONÉ fracturé, se déplace en devant, 254.
PERSTRICTION, bandage particulier, 344; maladies auxquelles elle convient, 345; sur quelles parties on la pratique; son manuel & ses effets, 346.
PESSAIRE pour maintenir la matrice des brutes après sa réduction, consistant en une vessie remplie d'air, 38 & 39. Cette invention a été transportée dans la Chirurgie humaine, *ibid*.

——— Astringens, employés dans les hémorragies utérines & vaginales, 307.
PETINIUS, 422.
PETRONIUS, *ibid*.
PENTUCA, 92.
PHACOTES, ce que c'étoit, 654.
PHALANGES, insectes, signes & traitement de leur morsure, 158 & 162.
PHALANGOSIS, ce que c'est, 596 & 601.
PHANIUS, 113.
PHARMACEUTES (les Médecins) n'ont jamais existé, comme tels, 60, 61 & 63.
PHARMACIE (en quoi consistoit la) des Anciens, 692. — Galénique & chimique, 543 & 689.
PHARMACION, 425.
PHARMACOPOLES, plus ressemblans à nos Droguistes qu'à nos Apothicaires, 61.
PHASCUS, 104.
PHASIANUS ou FASCIANUS, 525.
PHILAGRIUS, 701.
PHILENIDÈS, 9.
PHILETUS, 11.
PHILINUS, 114.
PHILIPPUS, 501.
PHILOCALUS, 395.
PHILOCLÈS, 112.
PHILOCRATÈS, 10.
PHILON, 11.
PHILONIDÈS, 9.
PHILOPHIANUS, 751.
PHILOSOPHIE (la) & la Médecine ont une origine commune, 57.

Quelle est la véritable philosophie ? 76 ; son étude doit accompagner celle de la Médecine, 521.

PHILOTENUS, 115.

PHILOXÈNE, 5 & 114.

PHILUMÈNE, 490.

PHIMOSIS de l'œil, 598.

PHLEGMON, on donnoit autrefois ce nom à toutes les inflammations, 558. — De deux espèces, sec & humide, *ibid. & suiv.* Ses indications curatives, 563 & 569 ; ses différentes terminaisons, 562 ; son traitement en raison de ces terminaisons, 565 & *suiv.* —rendu squirreux par le vice du traitement, 588 ; très-sujet à devenir tel dans le foie & la rate, 588. — Érésipélateux, 577.

PHLORUS. *Voyez* FLORUS.

PHLYCTAINES de la cornée, 597 & 604.

PHRONIMUS, 92.

PHTHIRIASIS des paupières, 596 & 601.

PHTHISIE de la pupille, 605.

PIAN, endémique sur les côtes d'Afrique ; a été regardé comme une espèce de vérole, 747 & 748.

PICATION, ce que c'est, 369. *Voyez* DROPAX.

PIERRE dans le rein (la) y produit l'inflammation & l'abcès, 214 ; dans la vessie, peut rendre l'accouchement laborieux, 297 ; dans les glandes salivaires, 39.

———— Philosophale, ce que c'est, 690.

PILI-MICTION, ce que c'est, 368.

PISSEMENT de sang, ses causes, ses accidens, 113. Est quelquefois périodique & avantageux. Son pronostic, *ibid.* Ne doit pas être confondu avec l'hémorragie de la verge, 259.

PITHION, 422.

PITUITE grossière, cause du squirre & du cancer, 587.

PLACENTA peut être abandonné à la Nature, 306. En cherchant à l'extraire, on produit quelquefois le renversement de la matrice, 498.

PLADAROTES, ce que c'est, 600.

PLAIES, leur définition, leur division, leurs causes, & moyens de réunion de celles qui sont récentes, 629 & 630. — Mortelles & non mortelles, 627 & 628. — Rondes, sont-elles plus difficiles à cicatriser que celles d'une autre forme ? 633 & 634. — Sinueuses & étroites, dégénèrent en fistules, 631. — Profondes, leur traitement, 632. — Faites par des animaux enragés, & leur cure, 432. — Venimeuses, leurs signes, 158 & *suiv.* Les ressources contre ces plaies sont très-bornées, 162. On doit en exciser la surface, 633. *Voyez* MORSURES. — Contuses, 295. — Grandes, suivies de convulsions & du tétanos, 189. — Pénétrantes, qui intéressent le poumon, ne sont pas toujours mortelles, 260. Préjugé des Anciens sur la léthalité de ces plaies, *ibid.* Signes de l'épanchement du pus dans la poitrine, 267. — Des artères, chez quels sujets elles se réunissent facilement ou difficilement, 630. — du bas-ventre, & leurs indications, 661. — Du cerveau, ne sont pas toujours mortelles, quoiqu'elles pénètrent dans les ventricules, 628. — Du cœur, sont-elles toujours mortelles ? 628. — de l'estomac, du foie, des intestins, ne sont pas toujours mortelles ; en quels cas elles le sont, 628 & 662. — Des jointures, acquièrent promptement un mauvais caractère, 627. — Des muscles temporaux, nécessité d'inciser ces muscles pour prévenir les convulsions, 385. — Des nerfs & des tendons ; accidens qui suivent leur section transversale partielle, 651 & 652 ; calmés par la section totale, 651. Pratique vicieuse dans le traitement de ces plaies, 646 & 647 ; réformée par Galien, *ibid.* & 652. — De la tête, leur pronostic & leurs signes avantageux & funestes, 358 & 359 ; nécessité de débrider les petites, 383. — De la vessie, pourquoi réputées mortelles par les Anciens, 216 & 217.

PLÈVRE (signes propres aux abcès de la), 263. Ces abcès s'épanchent quelquefois dans la poitrine, 266.

PLEURÉSIE, indications qu'elle présente, 201. — Pituiteuse, n'admet pas la saignée, 94. Traitée par les vésicatoires, 379 ; par les attractifs & les ventouses scarifiées, 201.

PLINE (*Caius secundus*), 236, P. (Valerianus), 249.

PODAGRE sanguine, moyens de la combattre, 431.

POLIXÈNE, 396.

POLLES, 763.

POLLINCTORES, ce que c'étoit, 411 & 416.

POLLUX (JULIUS), 699.

POLYIDAS, 577.

POLYPE, (moyen de détruire les restes du) échappés au fer, 365. — Utérin, ses progrès bien décrits par Philotenus, qui l'arrachoit ou excisoit, 115.

POLYTOMUS, 151.

POMPEIUS, 395.

POMPONIUS BASSUS, 500.

POIREAUX des paupières, 596.

POITRINE. *Voyez* PLAIES.

PORPHYRE, 751.

POULS (le) indique-t il le sexe de l'enfant dont une femme est grosse, 279.

POUMONS (les) sont sujets à des hydatides, dont la rupture fait l'hydropisie de poitrine, 209. Signes des abcès du poumon, 263 & 264 ; se rompent quelquefois dans la cavité de la poitrine, 266 ; dans les bronches, *ibid.* En quels cas il peut être utile de donner issue au pus par le cautère actuel, 367.

PONCTION inutile dans l'ascite dépendante de la squirrosité du foie, 12.

PRESBITIE, 597 & 606.

PRIAPISME, distingué du *satyriasis*, 258.

PRIMION, 396.

PRINTEMPS (le) est la saison où l'on voit le plus d'érésipèles, 578.

PRISCIEN, 152.

PRIVILÉGES des anciens Médecins, 721 & *suiv.*

PROCIDENCE de l'œil, 595 & 599.

PROCLIANUS, 501.

PROCLUS, 699.

PROSPHYSIS, ce que c'est, 596 & 602.

PROTARCHUS, 8.

PRYTANIDÈS, 151.
PSILOTHRON. *Voy.* DÉPILATOIRES.
PSOROPHTHALMIE, 595 & 599.
PSYDRACIA, pustules de la tête, 748.
PSYDRACION, maladie de l'œil, 602.
PSYLLES suçoient les plaies venimeuses. Tout homme peut les sucer impunément, pourvu qu'il n'ait pas d'excoriation dans la bouche, 163, 164 & 633.
PTÉRYGION, excroissance de l'œil, 596 & 602.
PTILOSIS, maladie des paupières, 601.
PTOLEMÆUS, 11 & 12.
PUBLIUS (MACEDO), 116 & 117.
PUPILLE de l'œil (maladie de la), 597.
PUS des abcès intérieurs, ses bonnes & mauvaises qualités, 270. — Peut boucher le col de la vessie & occasionner la rétention d'urine, 685.
PUTRÉFACTION (la) est un des effets de la chaleur & de l'humidité, 646.
PYLORE, (signes des abcès du), 265.
PYRAMUS, 92.
PYRRHON, sa sœur Sage-femme, 98.
PYTHAGORAS, 700.
PYTIUS (ou PYTHICUS), 501.
PYULQUE, ce que c'est que cet instrument, 658.

Q

QUADRATUS, 112.
QUINTILIANUS, 92.
QUINTUS, 699.

R

RAGE (les accidens de la) n'ont été observés que fort tard dans l'homme, 43; ne se déclarent quelquefois que plusieurs années après la morsure, 44. — Guérie après l'apparition de l'hydrophobie, 51; a beaucoup d'affinité avec la mélancholie, 51. *Voy.* HYDROPHOBIE.
RAPPORTS en justice; la Jurisprudence des Romains à cet égard paroît avoir été la même que la nôtre, 12 & 714.
RARÉFACTION ou dilatation des vaisseaux, cause d'hémorragie; ses signes, son pronostic, 202; ses indications, 209.
RATE, son extirpation sur les quadrupèdes. A-t-elle été extirpée aux Coureurs? cautérisée quand elle est squirreuse, 241.
RECTUM, son inflammation occasionne la rétention d'urine, 217. — Susceptible de tumeurs & d'ulcères cancéreux, 49. Signes de la formation de ses abcès, 265. — Paralysé, quelquefois retient & d'autres fois laisse échapper les excrémens, 188. Bons effets des suppositoires synapisés dans ce dernier cas, 371. *Voyez* CHUTE.
RÈGLES, leurs qualités chez les femmes mal réglées, 202.
REINS, (c'est dans le bassinet des) que se forment les pierres, 112. Signes & accidens de ces pierres, 213. — Signes & terminaison de leur inflammation; voies différentes par lesquelles le pus s'évacue, 430 & 431. Leurs abcès quelquefois suivis d'ulcères chroniques; méthode de les traiter, 274 & 275.

275. — Abcédés extérieurement ou incisés, se cicatrisent difficilement, 214; s'ulcèrent à la suite des hémorragies, *ibid.*

RELÂCHEMENT de la matrice, (causes, signes & accidens du), 278.

REMÈDE universel, n'existe point, 769.

——— Pour bien administrer les remèdes, il faut en connoître la composition, 649 & 650. — Superstitieux, leur origine, 143 & *suiv.* rejetés par les Médecins, 140 & *suiv.*

RENVERSEMENT de la matrice, ses causes, 217 & 218; du vagin, n'est formé que par sa membrane interne, 277. — Des paupières, 596 & 601; en quels cas il est curable, & en quels cas il ne l'est point, 484 & *suiv.*

RÉPERCUSSIFS, quand est-ce qu'ils conviennent dans le phlegmon, 566. Font dégénérer le phlegmon en squirre, 588 & 589; fréquemment employés pour les érésipèles commençans, 578. Inconvéniens attachés à l'abus de ces topiques, 579.

RÉSONANCE, fracture du crâne, 250 & 252.

RESPIRATION (causes diverses qui gênent la); signes qui les font distinguer, 551 & 552.

RÉTENTION d'urine, accidens qu'elle cause, son pronostic, 212, 684 & *suiv.* Quelles personnes y sont les plus sujettes; saisons où elle est le plus commune, *ibid.* — Doit être distinguée de la suppression, 684. — Causée par des grumeaux de sang amassé dans la vessie, 213.

——— genre de torture employé par l'empereur Tibère, 31 & 32.

——— des cavales, combattue par des matières âcres introduites dans le *rectum* & l'accouplement, par des fumigations sèches, 39 & 40.

RÉTRACTION ou rétropulsion de la matrice, ce que c'est, 494.

RHACOSIS, maladie du *scrotum*; opération par laquelle on remédioit à cette défectuosité, 448 & 449.

RHŒAS, ce que c'est, 596 & 602.

RHEXIS, 595, 604 & 605.

RHUMATISME de l'œil, ce que c'est, 598.

RUBÉFIANS, appellent & fixent la goutte aux extrémités, 31.

RUBRIUS, 26.

RUDESSE des paupières, 595, 599 & 605.

RUFUS ou RUFFUS, 429.

RUGINE, son emploi dans le traitement de la carie, 389 & 390.

RUPTURE des membranes de l'œil. *Voyez* RHEXIS. — Des vaisseaux, cause d'hémorragie; ses causes, son pronostic, ses indications, 202, 209 & 213.

S

SABINA, 99.
SABINUS, 395.
SAGE-FEMMES, ont existé dans tous les temps; leurs diverses fonctions, 95. — Étoient *Médecines* & traitoient toutes les maladies propres au sexe, 291. — Se mêloient d'assortir les mariages, 97; exerçoient une sorte de censure sur les mariages, 96. L'art d'embellir le corps étoit de leur domaine,

ibid. Les qualités & les connoissances que les Anciens exigeoient dans les Sage-femmes, 292.

SAIGNÉE, son manuel décrit par Antylus, 475. — Pratiquée dans presque toutes les parties du corps, 472. — Du bras; précautions à prendre en plaçant la ligature, 473 *&* 474. — De la veine frontale, conseillée dans les maux de tête, 349; rejetée comme augmentant l'engorgement des méninges, 256 *&* 257; son manuel, 425. — De la jugulaire, pernicieuse dans les engorgemens du cerveau, 257; comment doit être placée la ligature dans cette saignée, 474. — Du pied & de la main; manière de placer la ligature; nécessité de l'eau chaude, 474. — des veines ranines; inutilité de cette saignée; quelquefois suivie d'hémorragie, 257.

SAIGNEMENT de nez, ses avantages, 192.

SALIVE de l'homme à jeun, tue le scorpion & la vipère, 164.

SALPE, 98.

SALVINA, 99.

SALUSTIA, *ibid.*

SANDAPILÆ, ce que c'étoit, 416.

SANG artériel, à quels signes on le reconnoît, 203. — Vénal, à quels signes on le reconnoît, *ibid.* — Retenu dans l'estomac & les intestins, moyen de le dissoudre, 51. — De taureau avalé, réputé poison; comment il nuit, comment dissous & chassé, 51. — Coagulé & retenu dans la vessie, cause d'ischurie, 213 *&* 685. — Épanché sur les méninges, &

les accidens qu'il cause, 355; entre les deux tables des os du crâne; comment évacué, 354 *&* 355.

SANGSUES, les Anciens les appliquoient à l'hypocondre droit, dans les inflammations du foie, 207. — Avalées, s'attachent à l'arrière-bouche, moyen de les en chasser, 51 *&* 52.

SARCEUTITA, 116.

SARCOCÈLE, signes qui le distinguent de l'hydrocèle, 413.

SARCOSIS, maladie des paupières, 600.

SATYRIASIS, distingué du priapisme, 258. — épidémique, *ibid.*

SATYRUS, 524.

SCARIFICATIONS, leur usage dans l'anthrax, 577, dans le phlegmon, 568 *& suiv.* dans la leucophlegmatie. Susceptibles d'inconvéniens, 437 *& suiv.* dans les plaies venimeuses, 163; dans les plaies faites par les animaux enragés, 432. — Suivies de la cautérisation, dans l'hydropisie, 13. Précautions avec lesquelles on les pratiquoit, 478 *& suiv.* Substituées à la saignée, *ibid. & suiv.* Suppléent la saignée dans bien des cas, 134.

SCIATIQUE, sa description, 787. combattue par la cautérisation, 15; par des vésicatoires, 27 *&* 31; par les sinapismes, 371; par les bains sulfureux, 365.

SCIENCES & ARTS, fondés sur l'expérience & l'observation, 43.

SCLERIASIS, 600.

SCLÉROPHTHALMIE, 595 *&* 599.

SCOLOPENDRE, accidens & remèdes de fa morfure, 158 & 162.

SCORBUT, Hippocrate l'a-t-il décrit ? 248 ; eft-il le même que la ftomakake ? 244 & 245. — Exerce fes principaux ravages dans le Nord, 248. — De mer, eft-il plus formidable que celui de terre ? *ibid.*

SCORPION, accidens de fa piqûre, 158. — de mer, 159 & 162.

SCRIBONIUS LARGUS, 44.

SCYTALE, *cecile*, aveugle, efpèce de ferpent; fa morfure, 159.

SEBASTE, 751.

SECTES en Médecine, 525. *Voyez* MÉDECINS méthodiques.

SECUNDA, 99.

SECUNDUS, 92.

SENSIBILITÉ des parties peut être émouffée par l'inflammation, 198. — Eft-elle diminuée par la fumée du cuir de crocodile brûlé ? 137, 138 & 165. Pourroit-elle l'être utilement par l'application des ftupéfians ? 312.

SENTIA ELIS, 99.

SENTIMENT (la caufe de la perte du) réfide dans les nerfs, 312.

SERAPIAS, 394.

SERAPION, 5.

SERENUS (Q.) SAMONICUS, 699.

SERGIUS, 92.

SERPENS, leur venin ne nuit qu'autant qu'il pénètre par les plaies, 163 & 164.

SESAGORAS, 10.

SÉTON, comment pratiqué par les Hippiatres, 37; employé pour la cure radicale de l'hydrocèle,

SÉVÈRE, 422.

SEXTUS (APULEIUS) 753. S. (ASCLEPIADÈS), 92. S. NIGER, 26.

SILICIUS, 92.

SILICUS, 89.

SIMMIA, 501.

SINAPISME, ce que c'eft, 370 ; en quels cas utile ou nuifible, 371 ; fa préparation, *ibid.* fes formes, 372.

SIRIASE, maladie propre aux enfans, 722 & 723.

SITUATION des membres fouffrans, luxés, fracturés; de quels principes elle doit être déduite, 666 & *fuiv.*

SKELOTYRBE, paralyfie convulfive, 244 & 245.

SMEGMA, ce que c'eft, fes ufages, 695.

SOCRATE, 12 & 13.

SOCRATION, 104.

SOLEIL, fon action fur la tête peut caufer la frénéfie, 185.

SOLON, 151.

SOMMEIL léthargique, funefte durant le travail de l'accouchement, 497.

SORANUS, plufieurs Médecins de ce nom, 249 & 276.

SOSANDER, 501.

SOTIRA, Iatrine, 98.

SOURCILS, leur paralyfie, comment guérie, 366.

SPHENDUSA, 152.

SQUIRRE, fes fignes, fes caufes, fes efpèces, fimple & compliqué, fa curation, 587 & *fuiv.* Compliqué d'éréfipèle, 577. — De l'œil, 598.

SONDE, fon introduction dans la

vessie produit quelquefois des accidens funestes, 188.

STAPHYLOME, ce que c'est, 597; opération qui lui convient, 778.

STATUES érigées à divers Médecins, 21, 762, & ailleurs.

STÉRILITÉ des femmes, ses causes, 286; il en est qu'on peut détruire par des opérations; il en est d'autres qu'on fait cesser par les remèdes, 289. — Ou impuissance des hommes, 286 & 287.

STERNUM, la perforation de cet os sur les animaux est fort ancienne, 40; la partie cariée de cet os enlevée avec succès, 658 & 659. — Signes & accidens de sa fracture, 253.

STIGMATES, ce que c'étoit, leurs différences, l'art de les imprimer & de les effacer, 771.

STOLUS BRITANNICUS, 92, & 501.

STOMAKAKE, ce que c'est; est-ce le scorbut? 244 & 245.

STRABISME, 595.

STRATON, 175 & 394.

STRATONICUS, 35 & 525. Voyez MENESTHEUS.

STUPÉFIANS, très-employés contre les inflammations, 491 & 492. — Pleins d'inconvéniens dans les inflammations des yeux & des oreilles, 185 & 570. — Peuvent-ils convenir dans la goutte? leurs mauvais effets, & moyens de les prévenir, 428 & 429. — Leur usage contre l'hémorragie, 636. Appliqués sur les testicules & les seins des jeunes personnes, pour les énerver & en empêcher le développement, 311.

STUPEUR, produite par la torpille, 48.

STYMATOSIS, hémorragie de l'urétre, 259.

SUBGRONDATION, 250 & 251.

SUCCION, son utilité dans les plaies faites par des animaux venimeux, 163. Tout homme peut la pratiquer impunément, 164. — Du conduit auditif, pour en extraire les corps étrangers; pour guérir la surdité, 352 & 353.

SUCCOLLATORES, ce qu'ils étoient, & leurs fonctions, 415 & 416.

SUFFOCATION utérine, ne doit pas être confondue avec la fureur utérine, 279.

SUFFUSION, maladie de l'œil, 605.

SUPPOSITOIRES, employés dans la paralysie du *rectum*, 371.

SUPPRESSION d'urine, combattue par les bains d'huile, 314. — Doit être distinguée de la rétention, 684.

SUPPURATION, signes qui l'annoncent dans le phlegmon; comment favorisée, 567 & 568. — Rare dans l'érésipèle, 578.

SURDITÉ, ses causes; les ravages qu'elles produisent, peu connus, 351. — Comment combattue, 352.

SUTURE coronale mobile, 498 & 499. — Écartées dans les hydrocéphales internes, 464. — Écartées par diverses causes, 386; par l'inflammation du cerveau, 498 & 500. Signes & accidens de cet écartement, 499. Doit-on trépaner sur les sutures, 656.

SYCOSIS, ce que c'est, 595 & 599.

SYMPHYSES des os du bassin (les)

s'écartent-elles dans l'accouchement, 297 & 298.

SYMPTOSIS, maladie du nerf optique, 607.

SYRINGOTOME & ses usages, 662.

T

TARAXIS, maladie de l'œil, 598.

TARENTINUS, 35.

TARERONDE, sa morsure & les remèdes qui lui conviennent, 159 & 162.

TAUREAU hermaphrodite, 451.

TÉLAMON, 422.

TÉLÉPHANÈS, 116.

TEMPLE d'Esculape à Rome, bâti hors des murs, & pourquoi, 94.

TEMPLIERS, les vues de leurs Fondateurs, 421.

TÉNESME de la vessie (le) produit la sortie du *rectum*, 216.

TENTES, ne doivent pas être poussées avec force dans les fistules, 483.

TERENTIUS, 751.

THÉRÉBINTHE ou THERMINTHE, ce que c'est, 743. Quelles personnes sont le plus sujettes à cette maladie, 745. Son siége & sa curation, 746.

TESTICULES, comment énervés & arrêtés dans leur développement, 311.

TÉTANOS, survient aux grandes blessures; comment on y remédie, 189.

TÊTE d'un enfant restée dans la matrice, peut-elle être expulsée par les seules forces de la Nature! 305.

TETRIPPUS, 35.

TEUTONIQUE (établissement & destination de l'ordre), 421.

THÉODORE PRISCIEN, 752.

THEODOTUS, 11.

THEOMNESTUS, 35.

THEOXENUS, 10.

THÉRIAQUE (doutes sur la propriété *antitoxique* de la), 170.

THERMES. *Voyez* GYMNASE.

THESSALUS DE TRALLE, 195.

THEUDA, 116.

THREPTUS, 395.

THORAX étroit, cause de maladies; comment on travailloit à lui donner de l'ampleur chez les jeunes sujets, 672 & *suiv.* — Réputé une beauté dans les femmes Asiatiques, & comment on empêchoit son développement, 672 & 673.

TIBÈRE, Empereur, 31 & 32.

TIBERIUS, 35. T. Claudius, T. Julius Cutisonus, 91.

TIBIA fracturé se déplace en arrière, 254.

TIMOCRATÈS, 501.

TITIANUS, *ibid.*

TOFUS du col de la vessie, peut retenir l'urine, 685.

TORPILLE, sa vertu. Est-elle électrique ou magnétique! 33 & 34. — Utile contre la goutte & les douleurs de tête, 47 & 48.

TRACHÉE-ARTÈRE (la) est susceptible de s'alonger & de se raccourcir, d'augmenter & de diminuer son calibre, 271. Signes du pus épanché dans ce canal, 267 & 269. — Comment ouverte dans l'esquinancie, 489.

TRASEAS ou TARSÉE, 42.

TRÉPAN appliqué au crâne, pour enlever les portions cariées, 390 ; pour guérir les épilepsies idiopathiques, 182 ; au *sternum*, 40. — Perforatif & ses divers usages, 356, 385, 390 & 391. — Abaptiste, 654.

TRICHIASE, 503, 596 & 601.

TROTULA, 99.

TUBERCULES miliaires du vagin, 786.

TUMEURS cancéreuses du *rectum*, 49. — Venteuses, 585 & 586. — Renferment des matières très-variées, 618.

TURPILIANUS, 395.

TYLOSIS, 595, 599 & 600.

TYMPANITE, quelquefois compliquée d'ascite, 209.

U

ULCÈRES (le Traité de Gallen sur les) doit être lû & médité, 665. — Cancéreux du *rectum*, 49. — Avec carie, 388 & *suiv*. — Chroniques, qui succèdent aux abcès internes, comment traités, 276. — Gangréneux des amygdales. *Voyez* ANGINE. — Internes, principalement ceux du poumon, contr'indiquent les sinapismes, 371. — Phagédéniques, en quoi différens des dartres rongeantes, 582 ; comment traités, 700. — Putrides rongeans, nécessitent quelquefois l'amputation du membre, 360. — Rébelles, utilité des frictions sèches contre ces ulcères, 325. — Rongeans, souvent accompagnés d'hémorragie, 434. — Vermineux, connus des Anciens, mais leur traitement négligé, 618 & 619. — Vieux, leurs principales indications, 109 ; détergés par les bains sulfureux, 365 ; guéris en se nourrissant de chair de vipères, 112 ; par l'application d'un large vésicatoire, 110 ; par l'extirpation de leur contour & la cautérisation, 37. — Des intestins, signes qui manifestent leur siége, 211 ; des reins à la suite du pissement de sang, & leurs signes, 214 ; de la vessie, de deux espèces, benins & malins, ordinairement incurables, 217 ; des yeux, 595 & *suiv*. 602 & 603. — Quelquefois accompagnés de convulsions, moyens d'y remédier, 190. Nécessité de combattre le vice intérieur par les altérans & les purgatifs, 664.

URINES, causes qui les retiennent dans la vessie, 684. — Retenues volontairement, causent la rétention, 212. *Voyez* RÉTENTION. — Rendues par Ramus, 431. — Capilliformes, 367 & 368.

URTICATION des cuisses dans les maladies comateuses, 186.

V

VAGIN (le) est sujet aux hémorroïdes, 260. Tamponné pour arrêter les pertes, 307 & 308. — Imperforé, 278 & 286. — Renversé, 277.

VARICES des extrémités, combattues par les bains alumineux, 365.

VAISSEAUX lymphatiques (les) reçoivent-ils les globules rouges dans l'inflammation ! Vanité de cette hypothèse. — Sanguins, différentes causes qui font que le sang s'en échappe. — Liés avant l'amputation des membres, 360 & 362.

VÉGÉTAUX, désinfectent l'air, 418.
VEINE-de-médine. *Voyez* DRAGONEAU.
VEINES, différentes manières de les ouvrir dans la saignée, 475; quelles sont celles qu'on peut ouvrir, 203. Raisons de préférence, peu solides, 203, 204, 372 & 473. — Angulaires & préparates, en quels endroits il faut les ouvrir, 472. — Ranines, il n'est ni avantageux ni sûr d'en tirer du sang, 257. — Se régénèrent quelquefois dans les plaies, 632 & 633.
VENTOSITÉS, les Anciens en reconnoissoient de trois espèces, 585.
VENTOUSES, diverses manières de les appliquer, 476. Observations sur leur application, *ibid.* & 477. Leurs propriétés sont très-nombreuses, 393 & 394. — Conseillées pour l'assoupissement profond, 314, la frénésie, les affections comateuses, l'apoplexie, le tetanos, 185 & *suiv.* — Scarifiées, prescrites pour la céphalée chronique, 191 & 349. — employées dans la cure du phlegmon, 567; spécialement dans les inflammations du foie, 207. — Appliquées sur les plaies faites par les animaux venimeux. — Comment incapables de dilater l'œsophage, 188. — Scarifiées, appliquées sur la poitrine, pour attirer le pus au dehors, dans la pleurésie suppurée, 201. — Appliquées sur l'abdomen, dans le *volvulus*, 206.
VENTS bruyans, échappés du vagin, *ructus uteri*, 278.
VERGE (vices de la) qui rendent l'homme impuissant, & comment on y remédie, 286 & *suiv.*

VERRUES, leur traitement, 584.
VERS, tués par une eau mercurielle, 246.
VERTÈBRES, leur déplacement chez les enfans cause la squinancie, 488. — Signes de leurs fractures simples, & de l'impaction. — Leurs apophyses épineuses enfoncées dans la cavité de la colonne vertébrale, 252 & 253.
VÉSICATOIRES, guérissent quelquefois les dartres, appliqués sur les dartres mêmes, 580. — Employés avec succès pour guérir la mentagre, & comment, 100 & *suiv.* — Utiles dans les douleurs invétérées & la sciatique, 27. — Appliqués sur les vieux ulcères les dégorgent & les guérissent, 110.
VESPILLONES, ce que c'est, 411 & 415.
VESSIE urinaire irritée (la) communique l'irritation au *rectum*, 217. Pronostic de ses maladies, aiguës & chroniques. Préjugé des Anciens sur la léthalité des plaies faites au corps de la vessie, 216 & 217. Signes de la présence du pus dans la vessie, 217. Il varie suivant la nature des ulcères qui le fournissent, 217. Traitement des ulcères de la vessie, 273; pour l'ordinaire incurables, 217. — Quelquefois incapable de chasser les urines, & pourquoi, 684 & 685. — Paralysée, quelquefois laisse échapper & quelquefois retient les urines, 188. Les Anciens y portoient des injections irritantes, 366 & 367. Sa paralysie moins commune qu'on ne pense, 258. — Sujette aux hémorroïdes, 260. — Obstacles qui bouchent son col, 685.

Moyen de modérer l'action des cantharides sur la vessie, 379.
——— Employée à maintenir la matrice réduite, 39; à maintenir le *rectum*, & à arrêter ses hémorragies, *ibid*.

VICTORIA, 99.

VINS médicinaux (excellence des) préparés par la fermentation, 154.

VIPÈRES, symptômes & remèdes de leur morsure 100, 159 & 162.
— Remède contre la lèpre, 233 & 234; contre les vieux ulcères, 112. *Voyez* SALIVE.

VISIGOTHS, idée de leurs loix relatives aux Ministres de la santé, 85.

VOILE du palais (le) détruit, empêche la déglutition, 201.

VOLGIUS, 26.

VOLVULUS, ses causes; en quels cas il admet la saignée, 206; insufflation pratiquée dans cette maladie, 257, & 789.

VOMIQUES du poumon, en quels cas l'ouverture de la poitrine, par le cautère, peut être utile, 367. *Voyez* ABCÈS, EMPYÈMES.

VOMISSEMENT, peut rompre les vomiques, 272, & faire rentrer l'intestin sorti par une plaie de l'abdomen, 40.

VOYAGES, leur utilité pour le jeune Médecin & le jeune Chirurgien, 533 & 544.

X

XÉNOCRATE d'Alexandrie, X. d'Aphrodisée, 138.

XÉNOPHON, 100.

XÉROPHTHALMIE, 595, 598 & 599.

Y

YEUX (nomenclature des maladies des), 595.

Z

ZÉNON, 115, 116 & 729.

ZEUXIS, 501.

ZOILE, 92.

ZOPYRUS, 6 & 42.

ZOZIME, 500.

FIN de la Table des Matières.

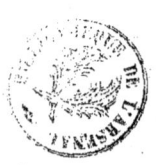

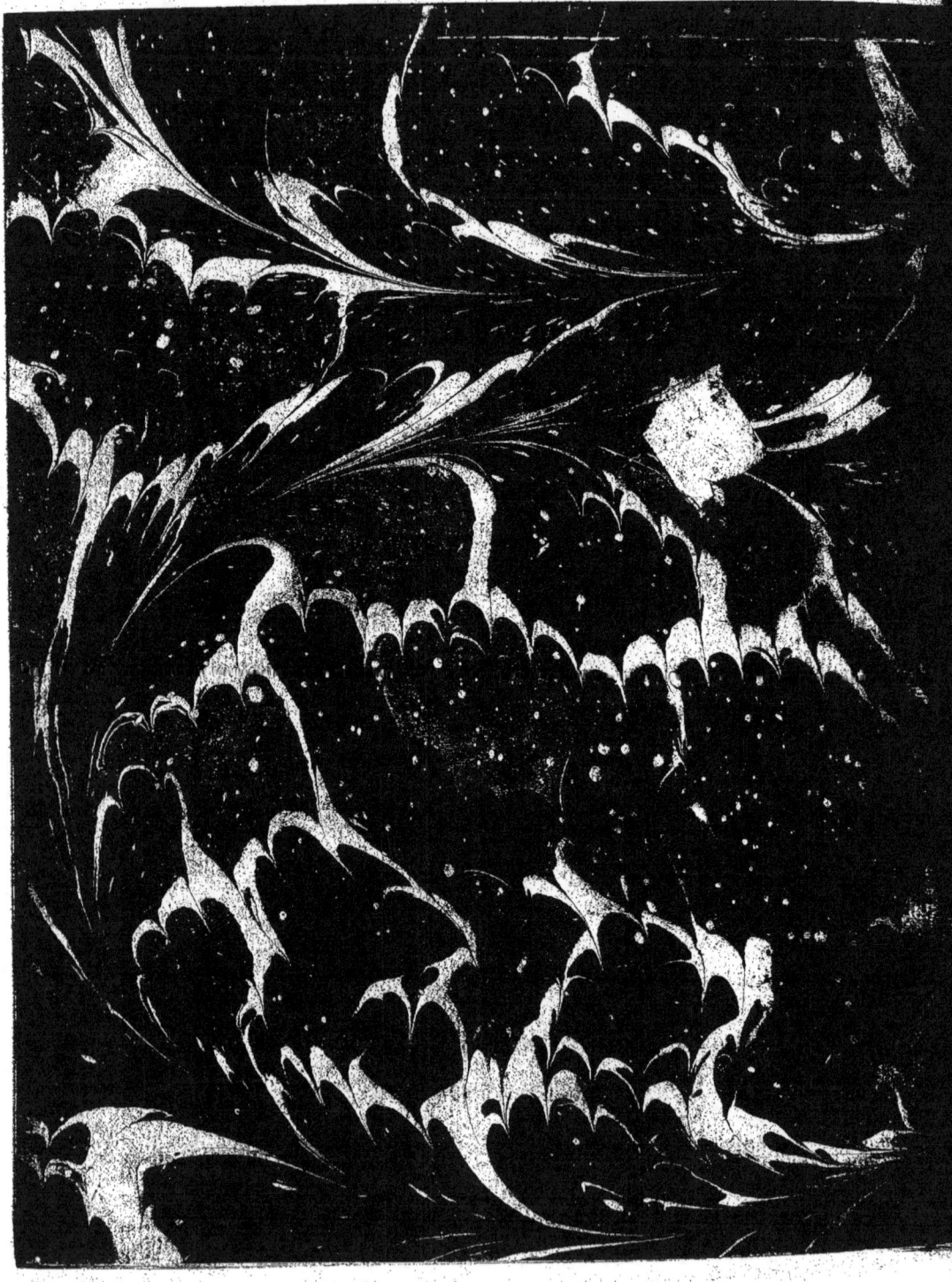

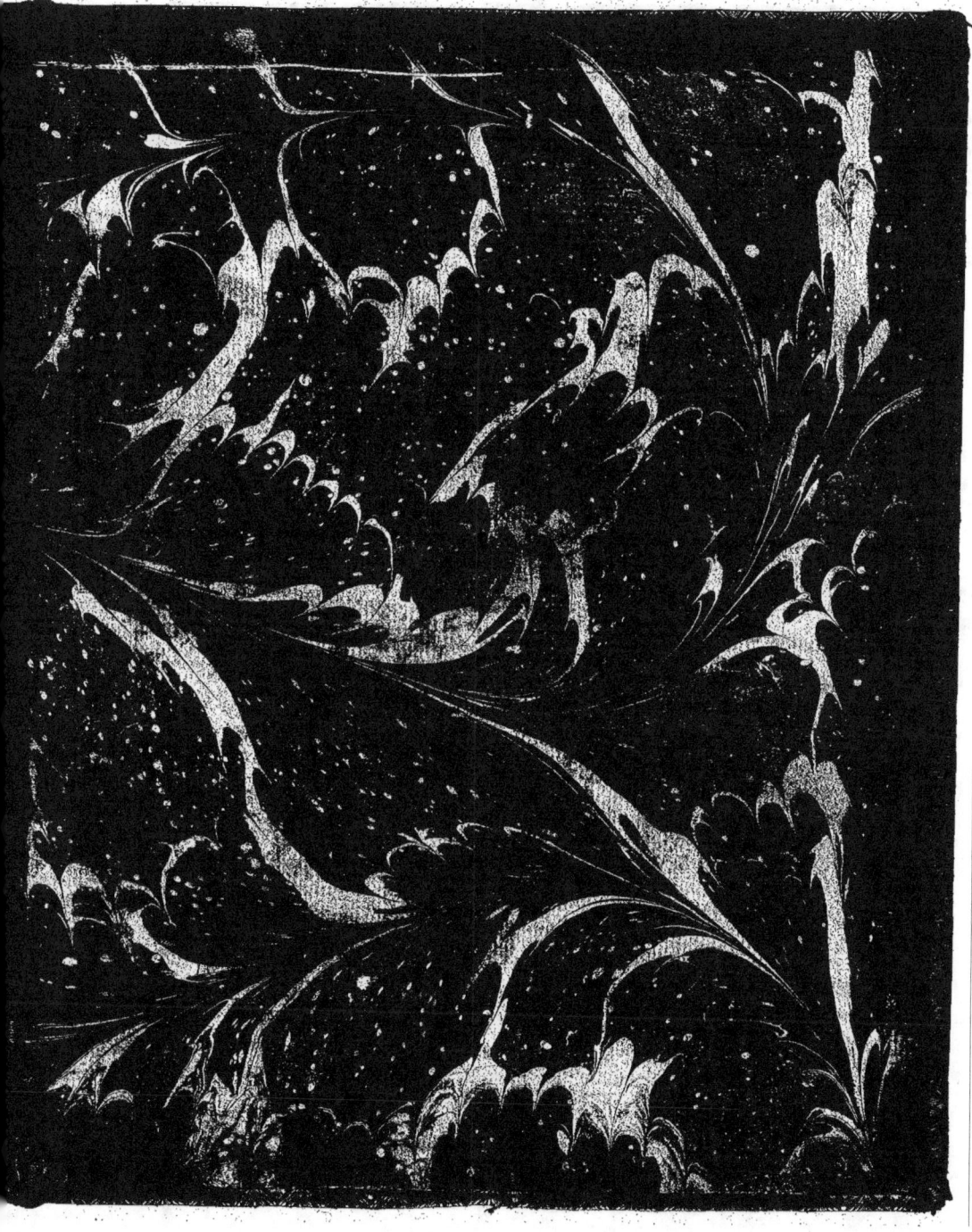